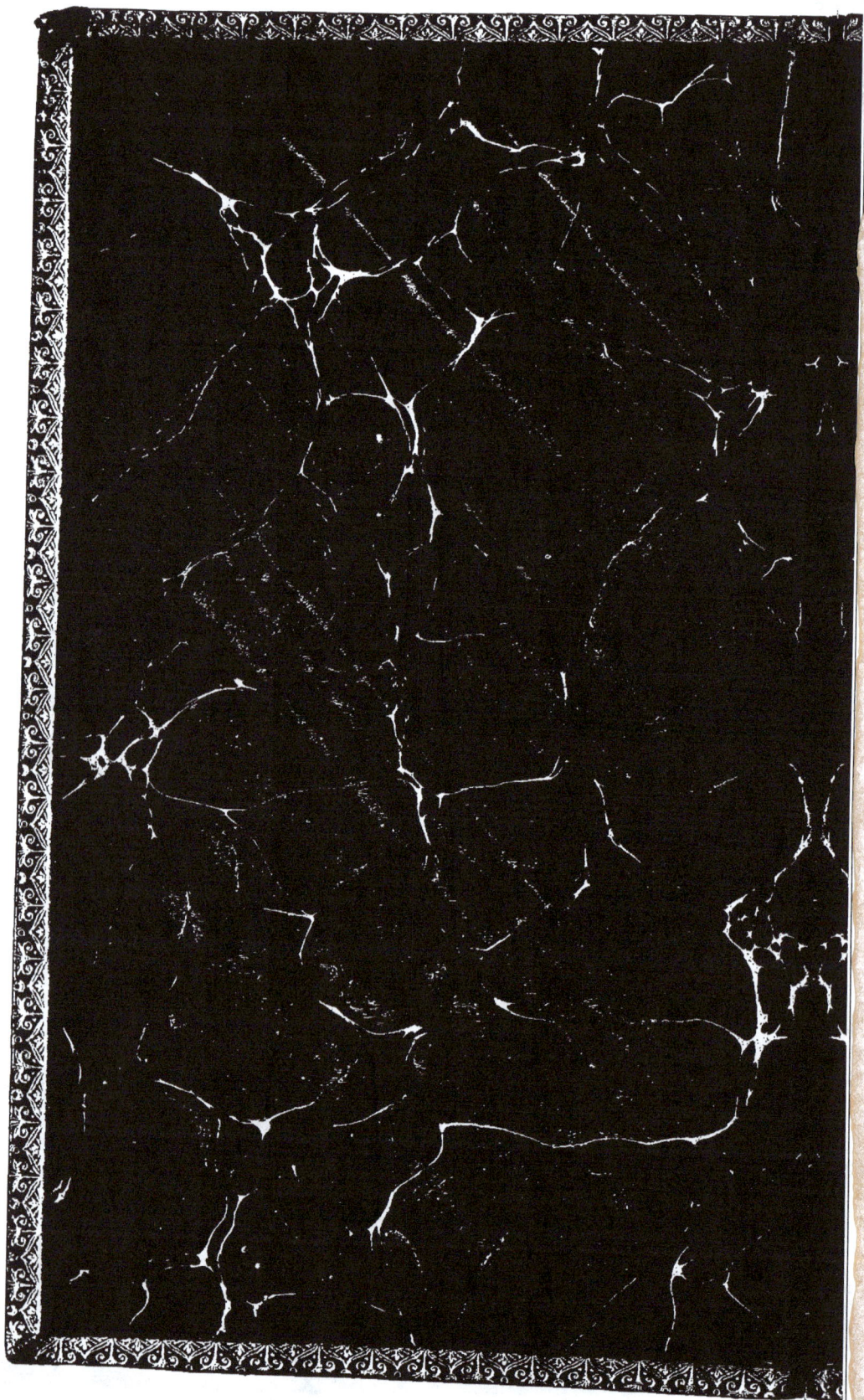

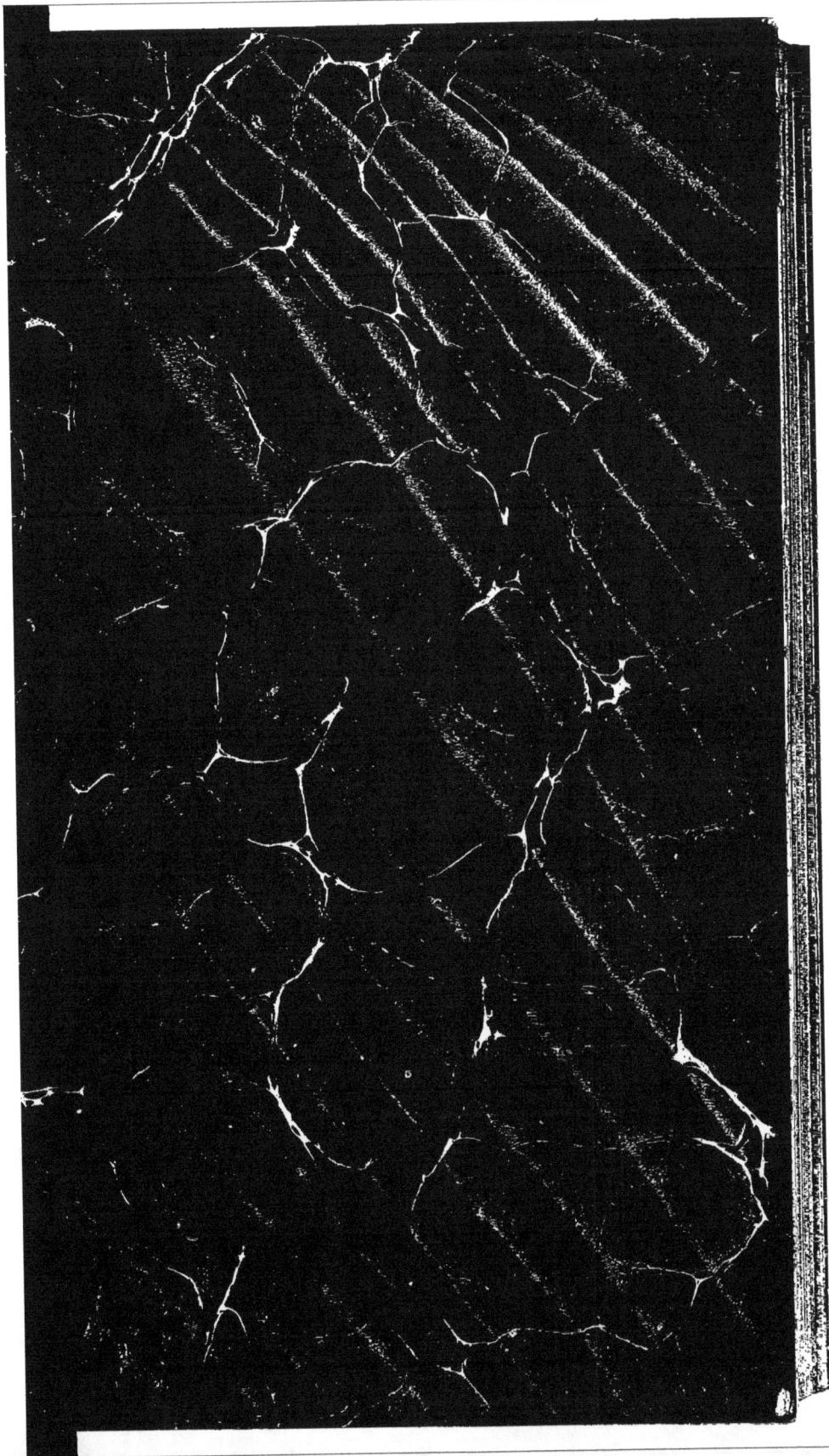

Ta⁹ 282

ANATOMIE

DESCRIPTIVE.

PARIS. — IMPRIMERIE DE FELIX LOCQUIN,
Rue Notre-Dame-des-Victoires, 16.

TRAITÉ

D'ANATOMIE

DESCRIPTIVE

PAR

J. CRUVEILHIER,

PROFESSEUR A LA FACULTÉ DE MÉDECINE DE PARIS, MÉDECIN DE L'HÔPITAL DE LA
CHARITÉ, OFFICIER DE LA LÉGION D'HONNEUR, PRÉSIDENT PERPÉTUEL DS
LA SOCIÉTÉ ANATOMIQUE, MEMBRE DE L'ACADÉMIE ROYALE
DE MÉDECINE, DE L'ACADÉMIE ROYALE DES
SCIENCES DE TURIN, ETC.

—

DEUXIÈME ÉDITION.

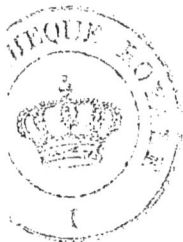

TOME QUATRIÈME.

—

PARIS

ANCIENNE MAISON BÉCHET JEUNE

LABÉ, success', LIBRAIRE DE LA FACULTÉ DE MÉDECINE,

Place de l'Ecole de Médecine 4.

—

1845

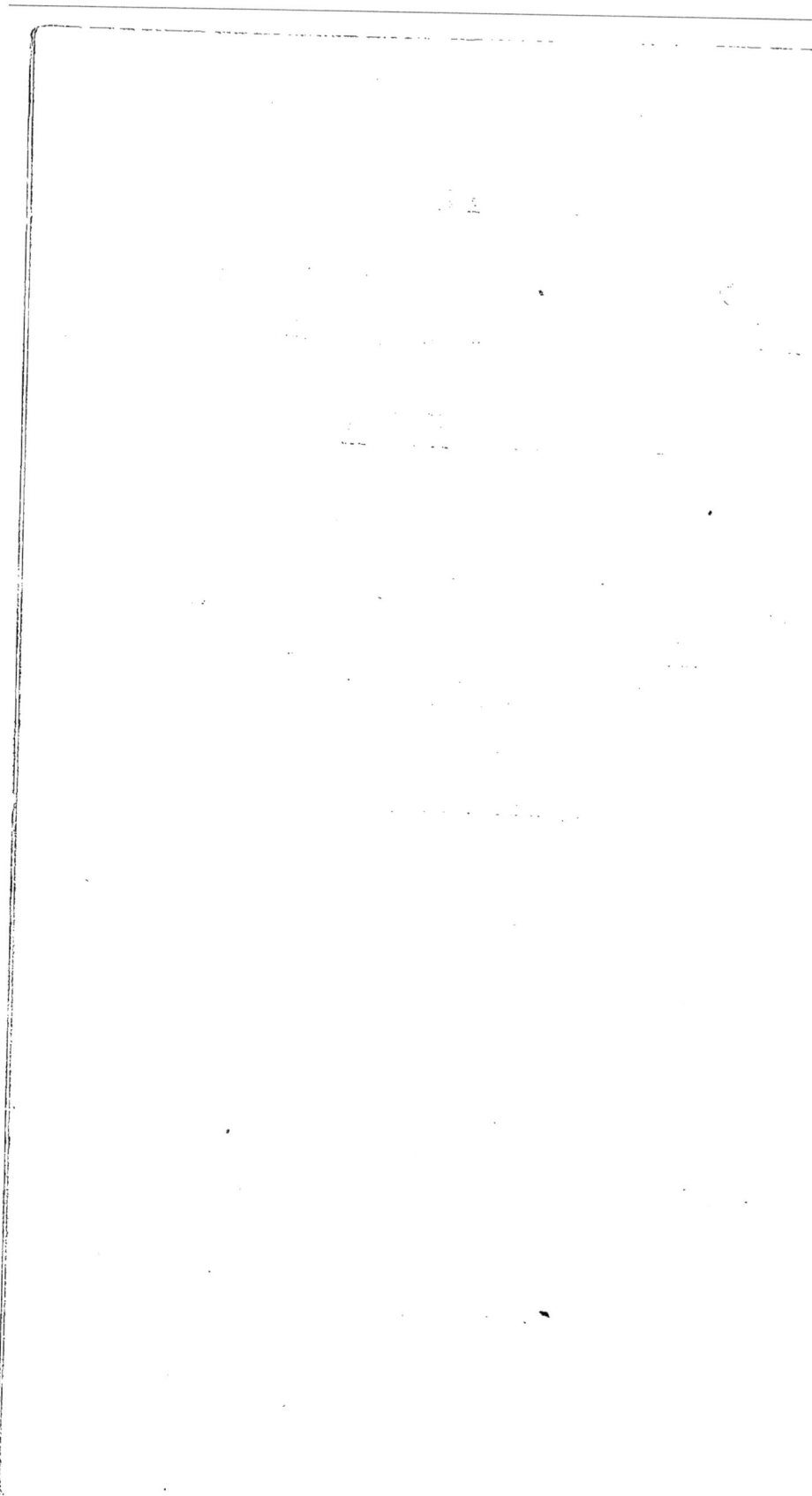

ANATOMIE

DESCRIPTIVE.

APPAREIL DES SENSATIONS

ET DE L'INNERVATION.

L'appareil des sensations et de l'innervation se compose
1° *des organes des sens*, 2° de *l'appareil nerveux* proprement
dit que constituent : A. une portion centrale, le *cerveau et la
moelle, tige* ou *axe cérébro-spinal*; B. une portion périphérique, les *nerfs*, espèces de cordons intermédiaires à l'axe cérébro-spinal et aux organes.

DES ORGANES DES SENS.

Les *organes des sens* sont des parties du corps destinées à Leurs carac-
tères généraux.
établir, par la sensibilité dont elles sont douées, nos relations
avec le monde extérieur. Les organes des sens sont, pour me
servir d'une expression hardie, des espèces de ponts jetés
entre l'organisme individuel et le monde extérieur (1).

Les organes des sens étant intermédiaires au cerveau et au
monde extérieur, leurs caractères communs ou généraux sont :
1° d'occuper la périphérie du corps; 2° de communiquer par

(1) Meckel, *Anatomie générale,* page 471, traduction française.

des nerfs plus ou moins volumineux, avec la partie centrale de l'appareil nerveux ; 3° de présenter une structure propre, en harmonie avec les modifications des corps qu'ils sont appelés à nous faire percevoir.

Les organes des sens sont au nombre de cinq. On admet généralement cinq organes des sens : *la peau,* organe du tact et du toucher ; *l'organe du goût, l'organe de l'olfaction, l'organe de la vue et l'organe de l'ouïe.* C'est dans cet ordre que je vais en faire la description. Il est à remarquer que quatre de ces sens, les *sens spéciaux,* occupent la tête pour être aussi rapprochés que possible du cerveau, et que *Situation générale des sens spéciaux.* le *sens général,* la peau, qui est destinée à nous mettre en rapport avec les qualités générales ou communes des objets extérieurs, enveloppe comme un vêtement toute la surface du corps, si bien qu'aucun objet extérieur ne peut être en contact avec notre corps, sans que nous en soyons immédiatement avertis.

DE LA PEAU.

Idée générale de la peau.

La peau n'est point perforée. La *peau,* organe du tact et du toucher, est une membrane qui sert d'enveloppe, de tégument au corps, et qui se moule exactement sur toute sa surface, dont elle rend les formes en même temps qu'elle en voile les inégalités. La peau n'offre point d'interruption dans sa continuité : au lieu d'être perforée au niveau des ouvertures naturelles du corps, elle se réfléchit sur elle-même pour constituer ces ouvertures, et se prolonge, modifiée dans les cavités intérieures dont elle forme le tégu*Sa continuité avec les membranes muqueuses.* ment interne, sous le nom de *membrane muqueuse,* que quelques anatomistes ont ingénieusement appelée une *peau rentrée.*

On peut considérer la peau comme une *limite sensible* et *résistante* tout à la fois, qui, par sa sensibilité, nous met en rapport avec les qualités tactiles des corps extérieurs, et, par sa résistance, nous garantit, jusqu'à un certain point, de leur action. Elle est en outre un *organe de perspiration*, par lequel l'économie se débarrasse des matériaux nuisibles, et *une voie d'inhalation* toujours ouverte à l'absorption des fluides appliqués à sa surface (1). Usages de la peau.

L'importance de la peau, sous le rapport anatomique non moins que sous les rapports physiologique et pathologique, explique les nombreux travaux qui ont été entrepris sur la structure de cet organe ; et la difficulté de cette étude rend compte de la différence des résultats auxquels tant de savants anatomistes sont parvenus. Une bonne pathologie de la peau doit être fondée sur une bonne anatomie de cette membrane. Son importance.

L'étude de la peau comprend : 1° sa conformation extérieure ; 2° sa structure.

CONFORMATION EXTÉRIEURE.

Considérée dans sa conformation extérieure, la peau présente, 1° une *surface libre* ou *superficielle ;* 2° une *surface adhérente* ou *profonde.*

(1) C'est par la peau que quelques auteurs anciens, Marc-Aurèle Séverin, entre autres, fidèles à l'ordre de superposition, qu'on appelle quelquefois l'ordre anatomique, commençaient la description du corps humain ; c'est encore par elle, mais pour un motif bien différent, que M. de Blainville commence la description de l'*Anatomie comparée :* ce naturaliste célèbre, poussant en quelque sorte l'induction analogique jusqu'à ses dernières limites, fait de la peau l'organe fondamental de l'économie, rattache à cette membrane tous les organes des sens qu'il regarde comme des *phanères* (a) analogues aux poils, fait sortir l'appareil de la locomotion de l'élasticité de la peau, qui devient contractilité ; les appareils de la digestion et de la respiration, d'une modification de la faculté absorbante de l'organe cutané ; les appareils des sécrétions et de la génération, d'une modification de la faculté exhalante. L'appareil circulatoire est le seul qu'il ne fasse pas dériver immédiatement de l'enveloppe extérieure. Encore, peu s'en faut qu'il ne regarde l'appareil de circulation comme une extension du tissu cellulaire sorti des mailles de la peau.

(a) Mot créé par M. de Blainville, par opposition au mot erypte, de φανερος, évident, manifeste, apparent.

Surface libre.

Objets que présente la surface libre de la peau.

La *surface libre* de la peau présente à considérer, 1° des plis et des sillons ; 2° une coloration variable suivant les races humaines et suivant les individus ; 3° des productions cornées, ongles et poils, annexes de la peau ; 4° des pertuis par lesquels s'échappent les produits des diverses sécrétions, et qui appartiennent les uns aux orifices des cryptes sébacées, d'autres aux orifices des vaisseaux sudatoires, d'autres enfin aux trous ou dépressions qui donnent passage aux poils. Les productions cornées, les pertuis et la coloration de la peau seront étudiés à l'occasion de sa structure.

Plis de la peau.

Un mot sur les *plis* divers dont la surface de la peau est sillonnée. Ils sont de plusieurs ordres :

1° Plis de locomotion.

1° Il est des *plis de locomotion* qui sont permanents, en quelque sorte inhérents à la constitution de la peau, et en rapport avec les divers mouvements des parties correspondantes. Ils se divisent en *grands* et en *petits*. Les *grands* plis s'observent autour des articulations, tant dans le sens de la flexion que dans celui de l'extension. Exemple : Articulations des phalanges, plis de la paume de la main. Les *petits plis* sillonnent toute la surface de la peau, qu'ils divisent en losanges peu réguliers ; c'est à ces plis que la peau doit son extensibilité.

2° Plis par froncement.

2° Il est des *plis par froncement* qui résultent de la contraction des muscles subjacents : tels sont les rides transversales qui résultent de la contraction du frontal, les plis verticaux qui résultent de celle des sourciliers, les plis radiés qui résultent de la contraction de l'orbiculaire des paupières, du sphincter. Ces plis, de temporaires qu'ils sont comme la contraction des muscles dont ils dérivent, deviennent permanents lorsque la contraction est fréquemment répétée. Nous devons ranger dans la même catégorie les plis du scrotum par la contraction du dartos.

3° Plis séniles, plis par amaigrissement, plis par distension forcée.

3° Les *plis séniles*, les *plis* par *amaigrissement* et par *distension* résultent de ce que la peau, après une distension plus ou moins considérable, se trouve relativement trop étendue pour les surfaces qu'elle doit recouvrir. Voilà pourquoi la maigreur des jeunes sujets ne ressemble nullement à la maigreur du vieillard. Ces plis dérivent du défaut d'élasticité de la peau ; et sont d'autant plus considérables que la peau a plus perdu de son ressort. Dans les distensions forcées, lorsque la peau a été altérée dans sa texture et comme éraillée, les plis sont beaucoup plus prononcés et permanents : tels sont ceux de l'abdomen, chez les femmes, après la grossesse ; dans les deux sexes, après l'hydropisie.

Sillons des papilles. Il faut bien distinguer des plis de la peau les sillons superficiels plus ou moins réguliers qui séparent les rangées d'éminences ou papilles qui s'observent à la paume de la main et à la plante des pieds, papilles qui se voient dans toutes les parties du corps, mais qui ne sont nulle part aussi prononcées que dans les régions que je viens d'indiquer. Ces papilles de la pulpe des doigts parfaitement figurées par M. Arnold (1), sont disposées les unes en spirale (*lineæ et sulci vorticosi*), les autres en arcs (*lineæ et sulci arcuati*), les autres transversalement (*lineæ et sulci transversi*). Ces sillons des papilles contrastent avec les plis de locomotion situés sur les parties latérales des phalanges.

Sillons des papilles de la paume des mains et de la plante des pieds.

Toutes les régions de la peau, autres que la paume des mains et la plante des pieds, vues à la loupe, offrent une multitude de petites éminences qui donnent à la peau l'aspect grenu de la surface d'une orange. Ces saillies inégales, qui sont constituées par des papilles, forment des groupes irréguliers séparés par des plis losangiques. Il faut bien distinguer ces éminences papillaires des saillies formées par les follicules sébacés et les follicules pileux, saillies très variables suivant les individus et qui apparaissent à leur maximum de développement dans le phénomène connu sous le nom de chair de poule.

Ils sont bien distincts des sillons ou plis losangiques du reste de la peau.

(1) *Icones organorum sensuum,* fascic. **2.**

Surface adhérente de la peau.

Tandis que la peau des mammifères est doublée dans la plus grande partie de son étendue, par une couche musculaire destinée à la mouvoir, *peaucier, pannicule charnu*, celle de l'homme n'en présente que des vestiges, tels que le peaucier du cou, le palmaire cutané.

Les peauciers sont concentrés à la face chez l'homme. Les peauciers de l'homme sont concentrés à la face. Il suit de là que, chez les animaux, les passions peuvent s'exprimer par toute la surface du corps, au lieu que chez l'homme leur expression est bornée à la face. Vainement a-t-on prétendu que le phénomène connu sous le nom de *chair de poule*, espèce de corrugation de la peau, qui rend saillants, en les repoussant à l'extérieur, les bulbes des poils et les follicules sébacés, témoignait de la présence d'une couche de fibres musculaires sous ce tégument. L'examen le plus attentif n'a rien fait découvrir de semblable; on n'y trouve pas même ce tissu dartoïde qu'on rencontre partout où il est besoin de mouvements toniques indépendants de la volonté.

Pannicule graisseux. Sous la peau de l'homme, on voit une couche plus ou moins considérable de tissu adipeux, *pannicule graisseux*, lequel est contenu dans les mailles fibreuses qui se détachent du derme et qui tantôt vont s'implanter aux aponévroses d'enveloppe, auquel cas la peau est dite adhérente; tantôt s'épanouissent en une membrane aponévrotique très mince, appelée *fascia superficialis*, et alors la peau est mobile. La quantité de tissu adipeux sous-cutané, l'adhérence ou la mobilité de la peau, sont dans un rapport constant et nécessaire avec les fonctions que doit remplir telle ou telle région. Ainsi, abondant à la paume de la main et à la plante des pieds, où il forme un *coussinet graisseux*, le tissu adipeux est nul aux paupières et à la verge, etc.

Bourses synoviales sous-cutanées. Lorsque la peau qui avoisine une surface osseuse doit être à la fois et très mobile et exposée à des frottements habituels, on trouve au dessous d'elle des espèces de bourses ou capsules synoviales, dont les unes sont congénitales et entrent dans le plan primitif de l'organisation, et dont les autres sont accidentelles et le résultat du frottement.

On doit considérer le tissu adipeux sous-cutané comme une dépendance, et même comme une partie constituante de la peau ; car il est impossible de l'en isoler complétement. Le tissu adipeux pénètre en effet les espaces aréolaires du derme, qu'il remplit entièrement. *Le tissu adipeux pénètre la peau.*

C'est par sa face adhérente, et plus particulièrement par ses aréoles, que la peau reçoit et émet ses vaisseaux, et que les nerfs la pénètrent : aussi, toutes les fois que la peau est décollée dans une certaine étendue, ou bien elle tombe en gangrène, ou bien l'énergie des phénomènes vitaux y est tellement altérée, qu'elle ne saurait suffire au travail de la cicatrisation. On ne se fait peut-être pas généralement une idée exacte de l'énorme quantité de nerfs et de vaisseaux artériels que reçoit la peau, du grand nombre de veines, et de vaisseaux lymphatiques qui en émanent. Son importance dans l'état physiologique et dans l'état pathologique est suffisamment expliquée par cette circonstance de structure. *C'est par sa face adhérente que la peau reçoit ses vaisseaux et ses nerfs.*

STRUCTURE DE LA PEAU.

La peau est essentiellement constituée par deux couches, l'une profonde, c'est le *derme* ou *chorion*, dont les *papilles* ou *corps papillaire* sont une dépendance ; l'autre superficielle, c'est l'*épiderme*, auquel je rattache le *corps muqueux de Malpighi* et les *ongles*. Entre ces deux couches se voient en procédant du dedans au dehors. *Parties constituantes de la peau.*

1° Le *réseau lymphatique ;*

2° La *matière colorante*, ou pigmentum.

Comme annexes de la peau, nous trouvons les *follicules sébacés*, les *follicules pileux*, les *glandes* et *vaisseaux sudatoires*.

Enfin, la peau reçoit un très grand nombre de nerfs et d'ar-

'ières ; elle émet un nombre non moins considérable de veines et de vaisseaux lymphatiques.

Nous allons étudier successivement ces diverses parties.

Derme ou chorion.

Le derme est la charpente de la peau. Le *derme* ou *chorion* est la partie fondamentale, la charpente de la peau ; c'est lui qui en détermine la résistance, l'extensibilité et l'élasticité. Si on conçoit la peau comme formée de plusieurs couches superposées, c'est le derme qui constitue la couche la plus profonde.

Son épaisseur est variable suivant les régions. L'*épaisseur* du derme, variable suivant les régions, est toujours en rapport avec les usages de résistance qu'il doit remplir. Ainsi, au crâne, il offre une très grande épaisseur et une très grande densité ; à la face, son épaisseur est généralement moindre qu'au crâne, mais variable dans les diverses régions. Comparez la densité et l'épaisseur de la peau des lèvres à la ténuité et à la délicatesse de celle des paupières. Au tronc, il offre en arrière une épaisseur presque double de celle qu'il présente en avant. Dans ce dernier sens, la finesse de la peau de la verge, du scrotum et de la mamelle, est bien plus grande que celle des autres parties. Aux membres, l'épaisseur du chorion, dans les surfaces qui sont dirigées vers la ligne médiane, ou dans le sens de la flexion, est beaucoup moindre que dans les parties situées dans le sens de l'extension, lesquelles sont plus exposées à l'action des corps extérieurs. A la paume de la main et à la plante des pieds, qui sont sans cesse en contact avec les corps extérieurs, le derme a une épaisseur très considérable.

Suivant les âges. L'épaisseur du chorion varie suivant les individus, suivant le sexe, suivant l'âge et suivant les professions. Chez le vieillard, le derme participe à l'atrophie des autres tissus ; il devient tellement mince qu'il acquiert une sorte de translucidité, et permet d'entrevoir dans certaines régions l'aspect nacré des tendons, et la couleur rougeâtre des muscles (1).

_____

(1) Toutefois dans cette appréciation de l'épaisseur du derme, il faut avoir

On considère au chorion une *face profonde* et une *face epidermique* ou *papillaire*.

La face profonde, qu'il est impossible d'isoler complétement du tissu adipeux sous-cutané, présente une foule d'*alvéoles* ou d'espaces coniques dont la base répond à la couche adipeuse, et dont le sommet est dirigé du côté de la surface libre de la peau, et percé d'ouvertures très fines. Ces alvéoles fibreuses, qu'on trouve à leur maximum de développement à la plante du pied et à la paume de la main, sont remplies de prolongements ou de paquets adipeux conoïdes, dont l'inflammation constitue le furoncle, et dont la gangrène constitue le bourbillon. C'est dans ces mêmes alvéoles coniques que sont reçus les vaisseaux et les nerfs de la peau. *Alvéoles coniques du derme.*

Examiné dans sa structure, le derme est constitué par un tissu fibreux extrêmement résistant, d'un blanc mat, beaucoup moins nacré que celui des tendons et des aponévroses, tissu fibreux disposé en faisceaux entrecroisés qui interceptent par leur entrecroisement les espaces coniques indiqués. Ce tissu fibreux est à peine extensible, à peine élastique ; en sorte que la peau doit l'extensibilité et l'élasticité dont elle est douée, non pas à la nature du tissu du derme, mais à l'arrangement de ses fibres (1). Car s'il est une extensibilité et une élasticité qui dérivent de la nature même des tissus, exemple, la gomme élastique, il est une extensibilité et une élasticité qui dérivent de l'arrangement même des tissus, exemple, le fil de laiton roulé en spirale. Or, l'extensibilité et l'élasticité de la peau appartiennent à cette dernière catégorie, et sont la conséquence d'un déplacement de fibres plutôt que d'un allongement et d'un raccourcissement de ces mêmes fibres. *Structure du derme.*

égard aux différences que présente l'épaisseur de l'épiderme correspondant, différences dont on n'a pas toujours tenu compte.

(1) Comme le tissu fibreux, le tissu du derme se résout en gélatine par la coction. Il acquiert une grande épaisseur et une grande résistance par le procédé du tannage, qui le convertit en cuir.

Papilles ou corps papillaire.

Des papilles. De la surface épidermique du derme s'élèvent une multitude de petites éminences, tantôt linéairement disposées, comme à la paume de la main et à la plante du pied, tantôt irrégulièrement disséminées à la surface de la peau. Ces éminences se nomment *papilles ;* leur réunion constitue le *corps papillaire.* *De leur forme conique.* Pour en avoir une bonne idée, il faut étudier la coupe d'une portion de peau appartenant à la paume de la main ou à la plante du pied ; cette coupe devra être perpendiculaire aux séries linéaires des papilles : on voit alors le derme hérissé de petites saillies conoïdes, à base appuyée sur le derme, qui s'enfoncent dans l'épaisseur de l'épiderme, lequel se distingue des papilles par sa transparence et par son aspect corné. Ces papilles qui font corps avec le derme dont elles ne peuvent être séparées par aucun procédé anatomique, apparaissent mieux encore sur la peau dépouillée de son épiderme par la macération, et étudiée à la loupe sous une couche mince de liquide. Les papilles de la peau des mains et de la plante des pieds sont disposées par paires, et nous verrons que chaque paire est reçue dans la même gaîne épidermique.

La structure des papilles est peu connue. Quelle est la structure des papilles (1)? L'anatomie microscopique n'a pas encore répondu à cette question d'une manière satisfaisante. Tout ce que nous savons, c'est que la papille cutanée est demi-transparente, molle, comme spongieuse ; que c'est à elle qu'aboutissent tous les nerfs cutanés, à sa surface et dans son épaisseur que se ramifient les vaisseaux

---

(1) On ne saurait révoquer en doute l'analogie qui existe entre les papilles de la peau et les papilles linguales, et même les papilles intestinales. Bien que nous ignorions ce qu'il y a d'intime dans cette structure, il nous suffit de savoir que les papilles sont constituées par une sorte de tissu spongieux érectile où aboutissent des nerfs et des vaisseaux. On suit par la dissection les filets nerveux jusqu'au fond des alvéoles du derme. Plusieurs anatomistes disent avoir vu les nerfs s'épanouir en pinceau dans la papille elle-même ; d'autres assurent, mais sans en fournir la démonstration, que la papille est essentiellement nerveuse.

artériels et veineux de la peau, et que toute sa surface est revêtue par le réseau lymphatique comme par une lame argentée.

Relativement aux nerfs des papilles, on remarque que le
nombre et le volume des nerfs cutanés sont en raison directe
du développement du corps papillaire, d'où l'énorme quantité
des nerfs de la paume de la main et de la plante du pied. On
suit les filets nerveux jusque dans les alvéoles du derme, jusqu'au fond de ces alvéoles, jusqu'à la base de la papille ; mais
leur mode de terminaison, dans l'épaisseur même de la papille,
ne nous a pas encore été révélé par le microscope.

On ignore le mode de terminaison des nerfs dans les papilles.

Relativement aux vaisseaux artériels et veineux, pour les
démontrer, il faut pousser des injections très fines dans l'artère principale d'un membre, après avoir intercepté par une
ligature fortement serrée toute communication entre cette
partie et le centre de l'arbre circulatoire. L'injection passe des
artères dans les veines, et par conséquent le système capillaire
sanguin est entièrement pénétré.

Injection des vaisseaux de ces papilles.

L'essence de térébenthine, le vernis à l'alcool coloré de
vermillon, le mercure, se prêtent parfaitement à cette injection. Lorsque ces injections ont bien réussi, les papilles sont
entièrement recouvertes d'anses vasculaires, et leur tissu est
entièrement pénétré par la matière à injection. On dirait d'un
tissu érectile. Il est d'ailleurs facile de reconnaître que, de
même que pour les nerfs, le développement des artères et
des veines, qui appartiennent à la peau, est en raison directe
du développement du corps papillaire.

C'est aux papilles que la peau doit la sensibilité exquise
dont elle est douée.

De l'épiderme et du corps muqueux de Malpighi.

L'*épiderme* (*cuticule*) est la couche la plus superficielle de
la peau, la *surpeau*, suivant une expression vulgaire : c'est
une lamelle demi-transparente, cornée, dépourvue de toute
sensibilité, qui se moule sur la surface papillaire du derme

L'épiderme est une lamelle cornée.

à la manière d'un vernis, et garantit la papille, organe essentiel de la sensibilité tactile, contre l'impression trop vive des corps extérieurs.

Nous distinguerons à l'épiderme une *surface externe* et une *surface interne*.

Surface externe. La surface externe de l'épiderme n'est autre chose que la surface libre de la peau, et présente en conséquence :

1° Les plis et sillons déjà décrits ;

2° Les trous ou pores dont les uns sont destinés au passage des poils, les autres sont les orifices des follicules cutanés, d'autres enfin les orifices des vaisseaux sudatoires. Nous verrons, à l'occasion de ces diverses parties, de quelle manière l'épiderme se comporte à leur égard.

Surface interne. Par sa face interne, l'épiderme adhère intimement à la surface papillaire du derme ; mais cette adhérence est vaincue sur le vivant par l'insolation, un érysipèle, par l'action d'un vésicatoire, en un mot par toute inflammation érythémateuse de la peau, et sur le cadavre par la macération.

Si, sur un fragment de peau macérée, on examine avec attention la surface profonde de l'épiderme (et l'épiderme de la paume des mains et de la plante des pieds se prête admirablement à cet examen), on voit que cette surface profonde est inégale, comme chagrinée; et si on l'étudie avec une forte loupe, on voit qu'elle est creusée d'une multitude innombrable de fossettes ou d'alvéoles, dans lesquelles sont reçues, comme dans un moule, les papilles de la peau. Le grand développement des papilles de la paume de la main et de la plante des pieds, donne aux fossettes ou alvéoles correspondantes de l'épiderme, l'aspect de tubes ou d'étuis cornés (1), disposition qu'on voit

Marginalia:
Surface libre de l'épiderme.

Surface interne ou papillaire.

Des alvéoles et des tubes papillaires de l'épiderme.

_____

(1) J'ai vu cette disposition à son maximum de développement dans la peau qui revêt la face inférieure de la patte de l'ours : les tubes épidermiques, unis entre eux à l'aide d'une matière glutineuse, pouvaient se séparer avec la plus grande facilité. (Voy. *Anat. path.* 2e livr. 1829.)

parfaintemet, soit en coupant l'épiderme perpendiculairement
à la surface de la peau, soit en séparant ces tubes par la lacération. Le plus souvent deux papilles sont réunies dans le même
tube épidermique, disposition qui a été parfaitement figurée
par M. Arnold, *papillæ geminæ quæ uni eminentiæ in ex-
teriori cutis parte respondent* (tab. undec. fig. 4),

Dans l'intervalle de ces séries linéaires de fossettes ou d'al- Prolongements
véoles, l'épiderme présente des saillies linéaires qui répondent épidermiques en
forme de pi-
aux dépressions de la surface libre, et entre les fossettes de la quants..
même série, des espèces de piquants sensibles au doigt qui
reconnaît des rugosités, sensibles à l'œil nu et surtout à l'œil armé
d'une loupe. Ces espèces de piquants ne sont autre chose que des
prolongements épidermiques tubulés, qui s'enfoncent dans les
orifices des petits conduits qui viennent s'ouvrir à la surface
de l'épiderme.

Si on examine la surface interne de l'épiderme appartenant
à des régions autres que la paume des mains et la plante des
pieds, on voit que les alvéoles papillaires, beaucoup moins
profondes, sont irrégulièrement disposés comme les papilles,
et réunis en groupes inégaux, séparés par des lignes saillantes, irrégulières, quelquefois rameuses, qui ne sont autre
chose que des plis de l'épiderme répondant aux sillons de la
surface externe.

Si on étudie, sous une couche d'eau limpide, l'épiderme sé- Prolongements
paré du derme, et si on agite l'eau, on voit se détacher de la chevelus faisant
suite aux pi-
surface interne de l'épiderme, et flotter dans l'eau une multi- quants épider-
tude de prolongements chevelus, mous, extrêmement dé- miques.
liés, ayant plusieurs lignes de longueur, et faisant suite aux
piquants épidermiques, dont ils diffèrent essentiellement par
leur mollesse et leur ténuité.

En quoi consistent ces prolongements? Sont-ce des prolongements épidermiques dans les aréoles du derme, comme le
dit Cruikshank? Sont-ce de simples *tractus muqueux* qui se
forment par l'allongement de la substance muqueuse intermédiaire au derme ou à l'épiderme, comme le dit Béclard? Ces fila-

ments sont-ils canaliculés et doivent-ils être considérés comme les vaisseaux sudorifères de Bidloo, ou les vaisseaux sudatoires d'Eichorn, qui leur attribue la faculté exhalante et absorbante tout à la fois?

Opinions di-
verses sur ces
prolongements
épidermiques. Toujours est-il que ces filaments déliés pénètrent dans l'épaisseur du derme, ainsi qu'on peut s'en assurer en écartant, sur un fragment de peau macéré, l'épiderme du corps de la peau. On voit alors une multitude innombrable de filaments très déliés sortir de l'épaisseur du derme et susceptibles d'acquérir plusieurs lignes de longueur avant de se déchirer.

Je suis porté à penser que ces filaments ne sont autre chose que des prolongements épidermiques canaliculés destinés aux vaisseaux sudatoires.

Structure de l'épiderme.

L'épiderme
forme une mem-
brane continue. De ce qui précède, il résulte que l'épiderme forme une pellicule continue, plus ou moins épaisse, suivant les régions, qui se moule sur la surface papillaire du derme, dont il traduit au Sa division en
deux couches
est purement
rationnelle. dehors toutes les inégalités. On pourrait rationnellement considérer l'épiderme comme composé de deux couches : la couche *profonde*, papillaire ou alvéolaire, que constituerait cette portion d'épiderme qui est creusée de fossettes ou d'alvéoles pour recevoir les papilles, et la couche *superficielle*, qui, bien qu'elle se moule sur la précédente, formerait un tout continu. Ces deux couches seraient matériellement distinctes d'après M. le professeur Flourens, qui est parvenu à les séparer par une macération méthodique (1).

Or, la couche profonde ou alvéolaire de l'épiderme plus molle, plus transparente peut-être que la couche superficielle, se résolvant plus promptement qu'elle par la coction en matière

---

(1) *Anat. générale de la peau et des membranes muqueuses*, Paris, 1843. « Il y a, dit M. Flourens, même dans la peau de l'homme de la race blanche, « deux épidermes, l'épiderme extérieur ou l'épiderme proprement dit, et le se- « cond épiderme, l'épiderme interne, l'épidermeplacé entre l'épiderme exté- « rieur et le derme. »

gélatiniforme, n'est autre chose que le *corps muqueux ou réti-culaire de Malpighi* (*corpus reticulosum seu cribrosum*), corps réticulaire que l'on a considéré comme une membrane à part, blanche chez les blancs, colorée chez les hommes de couleur, intermédiaire au corps papillaire et à l'épiderme dont elle serait parfaitement distincte. Non seulement on a admis l'existence de cette membrane, mais encore on a cru y reconnaître plusieurs couches ; et les 4 couches décrites par Gauthier dans sa thèse inaugurale et admises, pendant une trentaine d'années, par le plus grand nombre des anatomistes, sont un des exemples les plus frappants de l'illusion des sens et de la facilité avec laquelle certaines erreurs anatomiques, présentées avec talent et adoptées sur parole et sans examen, prennent droit de cité dans les sciences. Évidemment, les couches que Gauthier rapporte au corps muqueux de Malpighi ont été empruntées, les unes à l'épiderme, les autres au pigmentum, aux vaisseaux sanguins et aux papilles (1).

Toujours est-il que la couche alvéolaire ou aréolaire de

Le corps muqueux de Malpighi n'est autre chose que la couche profonde de l'épiderme.

(1) L'histoire du corps muqueux ou corps réticulaire de Malpighi est curieuse. Malpighi appelle *reticulum*, et depuis ce grand anatomiste, on désigne sous le nom de *corps muqueux, corps réticulaire*, une couche gélatiniforme que l'on considère comme une espèce de mucus concret, sous-épidermique, pénétré par les papilles, qui lui donnent l'aspect d'un réseau. Cette espèce d'enduit non vivant que Malpighi avait d'abord démontré sous l'épiderme de la langue soumise à la coction, et qu'il transporta ensuite à la peau, est si peu susceptible d'être démontrée, que les auteurs qui l'ont suivi ont été obligés, pour maintenir le corps muqueux, de le détourner de son acception primitive.

Ainsi, Haller et plusieurs auteurs qu'il cite, regardent-ils le corps muqueux comme une lame profonde de l'épiderme, que les uns confondent avec le pigmentum, à l'exemple de Malpighi, et que les autres en distinguent : *id verò quod dicitur reticulum pro interiori laminâ epidermidis habent* (Haller).

Bichat appelle corps réticulaire un lacis de vaisseaux extrêmement déliés, un système capillaire, formant avec les papilles une couche intermédiaire au chorion et à l'épiderme, système capillaire dans lequel il admettait une partie destinée au sang, et une partie destinée à la matière colorante.

Gauthier, en étudiant la peau du talon du nègre, a reconnu dans le corps

l'épiderme est essentiellement distincte de la couche de matière colorante ou pigmentum qui est située au dessous d'ell

La couche al-
véolaire de l'é-
piderme est es-
sentiellement
distincte du pig-
mentum.

Car si la couche profonde épidermique était colorée chez l
nègres, ainsi que le disent un grand nombre d'anatomiste
elle devrait l'être à toutes les périodes de son existence ; o
par suite de l'usure lente et progressive, mais incontestabl
de la couche superficielle de l'épiderme, arrive un mome
où la couche profonde devient superficielle ; or, chez
nègre, personne ne conteste que la couche superficielle d
l'épiderme ne soit aussi complétement décolorée que chez
blanc. On invoque la macération pour établir la coloration d
la couche profonde de l'épiderme ; mais si, dans une macéra
tion incomplète, la matière colorante s'enlève en même temp
que l'épiderme, une macération plus complète permet de voi
que la matière colorante n'était qu'appliquée à la face profond
de l'épiderme et qu'il n'y avait pas pénétration.

L'épiderme est-il formé d'écailles imbriquées à la manièr
des poissons ? L'observation est en opposition avec cette idé
préconçue qui n'a pu être suggérée que par un des modes d

muqueux quatre couches distinctes, à chacune desquelles il a donné un nom
qui sont ainsi superposées en dedans et en dehors : 1° *les bourgeons sanguins*
qui surmontent les papilles et font corps avec elles ; 2° *la couche albide pro*
fonde, qui serait composée de vaisseaux séreux et qui se moulerait en quelqu
sorte sur les bourgeons sanguins et sur les papilles ; 3° *les gemmules*, espèce d
membrane colorée, excavée à sa face interne, qui n'est séparée des bourgeon
sanguins et des papilles que par la couche albide profonde ; 4° *la couche albid*
superficielle, qu'il regarde comme formée de vaisseaux séreux de la même ma
nière que la couche albide profonde. Plus en dehors, serait l'épiderme.

Se fondant sur l'étude de la peau chez les quadrupèdes, M. Dutrochet adme
les couches de Gauthier, sauf les bourgeons sanguins, qu'il regarde avec raiso
comme faisant partie constituante des papilles : il appelle *membrane épidermi*
que, la couche albide profonde de Gauthier, *couche colorée* les gemmules, *cou*
che cornée la membrane albide superficielle.

Enfin, Gall, préoccupé par ses idées sur la substance grise du cerveau, a con
sidéré le corps muqueux comme une couche de substance nerveuse grise, tout à
fait semblable à la substance grise du cerveau et des ganglions nerveux.

séparation de l'épiderme, soit spontanément, soit à la suite de maladies. Mais si l'un de ces modes a lieu sous la forme de farine ou d'écailles, d'autres modes consistent dans des lames plus ou moins considérables qui attestent la continuité de la membrane épidermique dans l'espèce humaine (1).

L'épiderme est-il organisé ?

L'épiderme est un produit de sécrétion solidifié, qui se détruit incessamment par sa surface externe, et se reproduit à mesure par sa surface profonde ; c'est une lame cornée, plus ou moins épaisse, transparente, très hygrométrique, dont les altérations sont le résultat, non d'une vitalité propre, mais d'un état morbide des parties vivantes de la peau dont il paraît être le produit.

L'épiderme n'est donc point organisé, comme le pensaient Della Torre, Fontana et Mascagni, qui le considéraient comme un réseau lymphatique ; mais ainsi que l'a parfaitement démontré Panizza (1), le réseau lymphatique est toujours sous-jacent à l'épiderme, et la macération permet toujours de séparer l'épiderme de ce réseau lymphatique. J'ai, à l'exemple de Panizza, essayé d'injecter l'épiderme de la paume des mains et de la plante des pieds et des autres parties du corps, sans avoir pu y découvrir

[marginal notes: L'épiderme n'est pas formé d'écailles imbriquées. — L'épiderme n'est pas organisé. — Il est ininjectable.]

(1) Les études microscopiques semblent favorables à l'idée que l'épiderme a une structure écailleuse ; mais ces écailles microscopiques sont toute autre chose que les écailles visibles à l'œil nu, admises par les observateurs.

Leeuwenhoeck, dont tous les travaux microscopiques portent le cachet de l'observation la plus rigoureuse, avait dit que l'épiderme était formé d'écailles juxta posées, analogues aux écailles des poissons, écailles qui sont repoussées de l'économie au bout d'un certain temps : ces écailles microscopiques sont si petites, dit-il, qu'un grain de sable pourrait en couvrir deux cents au moins.

M. Henle, dans son travail sur l'épithélium (*Encyclopédie anatomique*, t. VI), a montré que l'épiderme doit son origine à des cellules à noyau, lesquelles s'aplatissent à mesure qu'elles deviennent plus superficielles, si bien que, dans la couche la plus extérieure de l'épiderme, la cellule est transformée en une lamelle plus ou moins régulièrement hexagone et constitue une écaille épidermique.

(1) *Osservozion antropo-zootomico-phisiologiche*, 1830, page 83.

4.

un seul vaisseau. Quant à l'opinion qui établit qu'il entre dans la composition de l'épiderme des vaisseaux sanguins artériels et veineux, elle est tellement en opposition avec les résultats de l'observation qu'elle n'a pas besoin d'être réfutée (1).

Existe-t-il un appareil de sécrétion pour l'épiderme ?

Relativement à l'organe de sécrétion de l'épiderme, MM. Breschet et Roussel de Vauzeme (2) admettent pour cette sécrétion, sous le nom d'*appareil blennogène*, de petites glandes rougeâtres situées au centre de petites vésicules adipeuses sous-cutanées ; d'après ces observateurs, du sommet de ces petites glandes part un canal excréteur qui traverse le derme pour s'ouvrir dans le fond du sillon qu'on remarque à sa face externe. Il ne m'a pas encore été donné de constater cette disposition, qui, si elle était confirmée, ferait cesser l'incertitude qui règne sur la manière dont l'épiderme se forme et se reproduit.

Des ongles.

Les ongles sont une dépendance de l'épiderme.

Les *ongles* sont une dépendance de l'épiderme, sous le rapport anatomique et physiologique, non moins que sous le rapport de la composition chimique . les ongles sont une sécrétion épidermique, un épiderme renforcé, condensé ; ce n'est pas un poil ou une agglomération de poils ; car il n'y a pas pour l'ongle de follicule producteur.

Ce sont des lames cornées.

Les *ongles* de l'homme sont des écailles dures, et néanmoins flexibles et élastiques, demi-transparentes, et ayant l'aspect d'une lame de corne ; ils occupent la face dorsale de la dernière phalange, appelée pour cette raison *phalange unguéale*, et

(1) La théorie cellulaire des micrographes modernes, d'après laquelle la vie et l'organisation ne seraient pas liées nécessairement à la vascularité, tend à modifier ce que je viens de dire sur la non vitalité de l'épiderme, dont les cellules microscopiques subissent des modifications qui, suivant M. Henle, ne peuvent s'expliquer que par une action vitale, et nullement par des influences physiques ou mécaniques. Quant à nous, nous n'admettrons la vie que là où nous verrons d'une part, des phénomènes de nutrition, et d'une autre part, des phénomènes morbides spontanés ou provoqués par des agents extérieurs.

(2) *Recherches sur la structure de la peau*, 1835.

paraissent bien plutôt destinés à servir de soutien et de protection à la pulpe des doigts, que de moyens d'attaque, de défense ou de préhension. Aussi l'homme civilisé coupe-t-il la partie de l'ongle qui dépasse le bout du doigt. Assez d'armes offensives et défensives créées par son intelligence armeront sa main, pour qu'il puisse faire le sacrifice de cette arme naturelle, qui d'ailleurs n'est, chez lui, qu'à l'état de vestige, et dont le développement pourrait nuire à la perfection du tact.

Les ongles sont chez l'homme à l'état de vestige.

Nous verrons également à l'article des poils, que les productions pileuses qui couvrent la surface du corps de l'homme, sont plutôt chez lui un ornement qu'une protection, en sorte que de tous les animaux soumis aux mêmes influences atmosphériques, l'homme est celui dont les productions pileuses et cornées sont au minimum de développement ; ses vêtements suppléent au pelage dont la nature a été si prodigue pour les animaux.

Le caractère propre de l'ongle humain, c'est de ne recouvrir que la face dorsale de la dernière phalange des doigts, et de présenter une largeur considérable, qui est en proportion avec l'espèce de fer à cheval que figure cette même phalange. Il résulte de cette disposition que la pulpe digitale tout entière est employée au toucher (1).

Caractère propre de l'ongle humain.

On distingue dans l'ongle *une racine, un corps et une partie libre :* la *racine* est cette partie de l'ongle qui est comme implantée dans la peau, qui la recouvre par ses deux faces ; le

(1) Le *sabot*, dont le cheval offre un type très complet, n'est autre chose qu'un ongle qui enveloppe de toutes parts les phalanges unguéales réunies, à la manière du sabot de bois qui nous sert de chaussure ; la *griffe* du carnassier est un ongle qui recouvre les deux tiers de la phalange unguéale effilée, un ongle dont les deux moitiés sont appliquées l'une contre l'autre, et qui se termine par un crochet pointu. L'ongle proprement dit n'appartient qu'à l'homme et au singe, et encore chez ce dernier, l'ongle se rapproche-t-il de la griffe. La distinction des mammifères en ongulés et en unguiculés est extrêmement naturelle, et se trouve en quelque sorte représentée dans tous les autres systèmes d'organes par des différences corrélatives et constantes. (V. *Anatomie comparée* de M. de Blainville.)

corps est cette partie de l'ongle qui est libre par une de ses faces ; la *partie libre* est celle qui déborde en avant la phalange, et qui tend à se re- courber en crochet, lorsqu'elle est abandonnée à son accroissement naturel.

Pour avoir une bonne idée de la disposition de l'ongle, il faut sur un cadavre soumettre à une coupe verticale antéro-postérieure la phalange unguéale du pouce ou celle du gros orteil.

Disposition de a racine et du corps de l'ongle. On voit alors, 1° que la racine de l'ongle forme le quart environ de la longueur du corps de l'ongle ; 2° que cette racine est d'ailleurs la partie la moins épaisse de l'ongle ; que son épaisseur diminue à mesure qu'on approche de son bord postérieur, qui est légèrement dentelé, et qu'elle augmente à mesure qu'on s'approche du corps de l'ongle ; 3° qu'elle est flexible et reçue dans un repli de la peau, auquel elle adhère par ses deux faces ; 4° que le bord postérieur et la face inférieure de la racine sont si peu adhérents à la peau qu'on dirait qu'il y a simple contiguïté ; 5° que la face supérieure de la racine, bien qu'elle soit plus adhérente à la peau que la face inférieure, l'est beaucoup moins intimement que le corps de l'ongle, pour l'avulsion duquel on est obligé d'user d'une grande violence ; 6° qu'un derme très épais sépare l'ongle de la phalange ; que ce derme est blanc au niveau de la racine ; que la couleur blanche se prolonge même un peu au delà de cette racine, sous la forme d'une tache blanche semi-lunaire, visible à travers la transparence de l'ongle,

Extrême vascularité de la peau subjacente au corps de l'ongle. qu'on appelle *lunule ;* que le derme, ou plutôt le corps capillaire qui répond au corps de l'ongle, est extrêmement vasculaire, d'où la couleur rosée de l'ongle, lequel, à raison de sa demi-transparence, permet d'apercevoir la couleur de la peau subjacente, circonstance qui n'est pas à dédaigner en séméiotique :

Connexions de la peau avec l'ongle. Un des points les plus importants dans l'étude de l'ongle, c'est la détermination de ses connexions avec le derme. Le repli de la peau, qu'on appelle *matrice de l'ongle,* est formé de la manière suivante. La peau des doigts se prolonge sur la face dorsale de l'ongle ; arrivée au niveau du bord parabolique qui limite en arrière le corps de l'ongle, elle se réfléchit d'a.

vant en arrière, en s'adossant à elle-même, jusqu'au niveau du bord postérieur de cette production cornée. Là, elle se réfléchit de nouveau sur elle-même, d'arrière en avant, en passant derrière le bord postérieur de l'ongle, entre sa face inférieure et la face dorsale de la phalange. Il suit de cette double réflexion que la peau répond toujours à l'ongle par sa face épidermique. Arrivée à l'extrémité antérieure de la phalange, le derme qui a revêtu la face unguéale de la phalange, retrouve, en quelque sorte, l'épiderme au défaut de l'ongle, et se continue avec le derme de la pulpe des doigts.

Qu'est devenu l'épiderme au moment de la première réflexion de la peau? Il s'est prolongé un peu au-devant de la ligne parabolique de réflexion du derme, et forme une espèce de zône ou de bandelette semi-circulaire, qui se termine par un bord bien net, et qui adhère intimement à l'ongle. Les auteurs ne s'accordent pas sur la disposition ultérieure de l'épiderme. Les uns pensent que si le prolongement épidermique ne se continue pas sur la face libre de l'ongle, c'est uniquement parce qu'il y est détruit par les frottements, sans s'inquiéter de l'objection déduite de la régularité accoutumée du rebord épidermique; les autres pensent que l'épiderme se réfléchit d'avant en arrière comme le derme; mais ils n'exposent pas de la même manière son trajet ultérieur : les uns veulent, avec Bichat, que l'épiderme se continue avec le bord postérieur de l'ongle; les autres veulent qu'il se réfléchisse de nouveau sur lui-même d'arrière en avant, comme le derme, qu'il n'abandonnerait jamais dans cette hypothèse.

Manière dont se comporte l'épiderme par rapport à l'ongle.

Une préparation bien simple établit de la manière la plus positive les rapports de continuité de l'épiderme et de l'ongle: elle consiste à faire macérer un doigt. Bientôt l'épiderme et l'ongle se détacheront en même temps, et on obtiendra une gaîne épidermique et cornée, dans laquelle on voit l'épiderme se réfléchir d'avant en arrière sur la surface dorsale de la racine de l'ongle, en se confondant avec lui sans jamais dépasser son bord postérieur, tandis qu'en avant,

Mode de continuité de l'épiderme et de l'ongle démontré par la macération.

aux limites du corps et de la portion libre de l'ongle, ce même épiderme se continue manifestement avec la couche la plus profonde de la lame cornée ; en sorte que l'identité de nature entre l'ongle et l'épiderme ne saurait être révoquée en doute.

L'ongle présente deux ordres de stries :

Structure de l'ongle et développement. Si on examine les deux faces de l'ongle et surtout sa face profonde et son bord postérieur, on remarque qu'elles sont parcourues par des stries ou lignes longitudinales très manifestes, qui semblent indiquer

1° Des stries longitudinales ;

une texture linéaire. Il semblerait donc que l'ongle fût le résultat de l'agglutination en lames de fibres dirigées suivant sa longueur ; mais si on examine attentivement la surface libre de l'ongle, on voit qu'indépendamment de ces stries longitudinales, cette surface est parcourue par des stries curvilignes

2° Des stries transversales.

perpendiculaires aux stries longitudinales. Ces stries curvilignes deviennent surtout apparentes, dans le cas assez fréquent où l'ongle du gros orteil, extrêmement volumineux, se recourbe en spirale, à la manière d'une corne, du côté de la face plantaire de la phalange : on voit alors que l'ongle est constitué par des lames imbriquées, emboîtées à la manière des diverses cou-

Décomposition de l'ongle en une série de lames emboîtées.

ches que présente la corne d'un animal. On peut même, à l'aide de la macération, séparer ces diverses lames, emboîtées à la manière de demi-cornets d'oublies, dont la plus profonde est la dernière qui ait été sécrétée. Le développement des ongles se fait donc par un mécanisme très analogue à celui que nous avons indiqué pour les dents (*voyez* t. I, page 570) (1).

_____

(1) J'ai étudié les cornes du bélier, dans le but d'en faire quelques applications à l'ongle humain. J'ai vu que ces cornes étaient supportées par une protubérance osseuse creusée d'une cavité qui communique avec le sinus frontal correspondant. Cette cavité est tapissée par une membrane muqueuse, épaisse, molle, très vasculaire, très adhérente à l'os, dans l'épaisseur duquel elle envoie des prolongements. D'un autre côté, le chorion de la peau se prolonge sur la surface externe de la protubérance, et présente des séries linéaires de papilles parallèles dirigées suivant la longueur de cette protubérance. Ces papilles sont très vasculaires, et les vaisseaux sanguins visibles à l'œil nu suivent la direction linéaire des papilles. C'est évidemment le chorion ou plutôt le corps papillaire

Les ongles sont donc, comme les cornes, comme l'épiderme, *Les ongles sont un produit de sécrétion non vivant.* un produit de sécrétion non vivant ; ils ne reçoivent ni vaisseaux ni nerfs ; leurs altérations ne sont point des maladies inhérentes à l'ongle lui-même, mais sont la conséquence d'une lésion de l'organe formateur. Ce n'est pas seulement le repli dermique, connu sous le nom de matrice unguéale, qui est chargé de cette sécrétion, mais bien toute la surface papillaire du derme adhérente à l'ongle. Les papilles sont disposées en séries longitudinales : c'est donc suivant des lignes que la sécrétion de la matière de l'ongle est opérée (1).

L'ongle croît continuellement en longueur ; il ne croît pas *Accroissement continuel de l'ongle en longueur.* sensiblement en épaisseur, à moins d'un état morbide. Les lamelles, qui sont le plus anciennement sécrétées, sont les plus superficielles, et occupent l'extrémité libre, absolument, de la même manière que dans une dent la couche d'ivoire le plus anciennement formée est celle qui touche à l'émail.

Matière colorante de la peau ou pigmentum.

Les colorations diverses de la peau de l'homme peuvent se *La matière colorante de la peau existe chez le blanc comme chez le nègre.* rapporter à la couleur blanche, à la couleur noire et au rouge de cuivre ; elles sont dues à la présence d'une matière colorante, *pigmentum*, qui existe chez l'Européen comme chez le nègre, et qui est déposée sous l'épiderme.

Cette matière colorante ou *pigmentum*, peut être démontrée

modifié qui est l'organe sécréteur de la corne, laquelle est constituée par des fibres parallèles juxta posées et disposées en cornets emboîtés.

(1) La disposition du derme et du corps papillaire qui revêt la face dorsale de la phalange unguéale, est digne de fixer l'attention : ce derme et ce corps papillaire adhèrent intimement au périoste, et forment une couche grisâtre extrêmement dense, pénétrée de vaisseaux et de nerfs ; en sorte que si la disposition des nerfs dans la papille peut jamais être déterminée, ce sera certainement au niveau de l'ongle où la papille nerveuse est à son maximum de développement. Ce serait également sur la portion de peau qui revêt la face dorsale de la phalange unguéale, qu'on pourrait découvrir, s'ils existent, les organes spéciaux de la sécrétion épidermique.

sur la peau du nègre avec la plus grande facilité, à l'aide de la

macération. On voit alors qu'elle n'est point contenue dans des vaisseaux particuliers, comme le supposait Bichat, mais qu'elle est déposée sous l'épiderme, où elle constitue une couche uniforme qui s'enlève ordinairement avec lui, qui reste quelquefois attachée au corps papillaire, mais qui est étrangère à l'un et à l'autre. L'épiderme, les papilles et le chorion ont absolument la

même couleur chez le nègre et chez le blanc (1). Identique en tous points au pigmentum choroïdien et à la matière colorante morbide de la mélanose, le pigmentum cutané, qui, examiné au microscope, présente en général la forme polyédrique, est formé de molécules d'une couleur noire ou plutôt brun-marron foncé, couleur de suie, insolubles dans l'eau. Blumenbach avait conjecturé que cette matière noire n'était autre chose que du carbone ; plusieurs expériences chimiques avaient paru appuyer cette conjecture ; aujourd'hui on pense généralement qu'elle est formée par la matière colorante du sang. Chez l'Européen, la matière colorante nous échappe, parce qu'elle ne tranche pas sur la couleur de l'épiderme et du chorion ; mais sa présence chez les individus de la race blanche ne saurait être contestée.

La couleur de la peau, si intéressante pour le naturaliste et pour le philosophe, et qui est un des caractères principaux des races humaines, est en rapport assez constant avec la couleur des cheveux : ainsi, les individus à cheveux blonds ont-ils généralement la peau plus blanche que les individus à cheveux noirs ; ainsi, voit-on coïncider avec les cheveux rouges, des taches

(1) Je ne saurais assez le répéter, puisque cela est contesté, la coloration de la couche réticulée ou alvéolaire de l'épiderme est la même dans la race nègre et dans la race blanche. La couleur noire suivant les uns, grise suivant les autres, de cette couche profonde chez le nègre, tient évidemment à la présence d'une certaine quantité de pigmentum qui reste attachée à l'épiderme, mais qui n'en fait nullement partie. Les observations microscopiques de M. Henle (*Encycl. anat.*, t. VI. p. 243), lui ont d'ailleurs appris que dans les parties où il est complètement dépourvu de pigmentum, l'épiderme du nègre ne diffère pas de celui du blanc.

cutanées plus ou moins analogues à cette coloration. Dans l'albinisme, il y a absence de matière colorante à la peau, comme aux cheveux, comme dans l'intérieur de l'œil. Du reste, des nuances insensibles conduisent de la coloration blanche à la coloration noire : ainsi, sous l'épiderme de la peau d'un certain nombre d'Européens, et particulièrement de la peau du scrotum, de la peau des grandes lèvres et même des petites lèvres ; sur la face basanée de certains individus qui avaient passé leur vie à l'ardeur du soleil, j'ai recueilli une matière colorante tout à fait semblable à celle des nègres. Il est une maladie qu'on a désignée sous le nom d'ictère noir, d'ictère cuivreux, dans laquelle la peau des blancs devient tantôt noire, tantôt olivâtre ; une irritation chronique superficielle déterminée par des vésicatoires, par une dartre, par le voisinage d'une plaie, amène aussi parfois une coloration noire aussi prononcée que chez le nègre. La peau des jambes, au voisinage des ulcères chroniques, celle des parties du corps qui sont affectées d'éléphantiasis, sont complétement noires.

Matière colorante noire observée chez l'Européen dans l'état physiologique,

Dans l'état pathologique.

Quelle est la source de cette matière colorante ? M. Gauthier pense qu'elle est fournie par les bulbes des poils. MM. Breschet et Roussel de Vauzème admettent un organe sécréteur du pigmentum, organe glanduleux qui serait situé à la partie extérieure du derme dans de profonds sillons ; cet organe serait surmonté d'un grand nombre de tubes excréteurs qui verseraient sous l'épiderme les globules du pigmentum (appareil chromatogène). On pense généralement que le pigmentum est fourni par les vaisseaux des papilles ; le mécanisme de sa formation doit être le même que le mécanisme de la formation du pigmentum choroïdien, et il est tout aussi peu connu (1).

Source du pigmentum.

(1) D'après M. Flourens, il existe dans la peau de l'homme de race colorée, un appareil particulier, qu'il appelle *appareil pigmental*, et qui se compose : 1° d'une membrane particulière qui porte le pigmentum ; 2° de la couche même du pigmentum. D'après cet auteur, la couche pigmentale n'existerait pas dans la race blanche ; mais je ne puis concilier cette opinion avec les faits précédemment indiqués.

Réseau lymphatique de la peau.

Procédé pour injecter le réseau lymphatique cutané. Si, avec un tube à injection lymphatique, on pique très obliquement et très superficiellement la peau, de manière à soulever l'épiderme seulement, on voit, dans les cas heureux, le mercure se précipiter dans les mailles d'un *réseau vasculaire sous épidermique*, et couvrir bientôt la peau d'une couche argentée. Ces mailles sont bien évidemment des vaisseaux lymphatiques, car le mercure ne tarde pas à passer de ce réseau dans les vaisseaux lymphatiques sous-cutanés, et de ces vaisseaux dans les ganglions inguinaux, si l'injection est pratiquée sur les membres pelviens. Le mercure ne pénètre dans les vaisseaux sanguins que lorsqu'on a piqué le réseau capillaire sanguin qui est subjacent au réseau lymphatique, et dans ce cas le mercure ne pénètre nullement dans le réseau lymphatique.

Mascagni, qui, dans ses belles planches, nous représente si souvent les vaisseaux de la peau, a figuré dans plusieurs cette couche lymphatique qui est située sur un plan plus superficiel que la couche des vaisseaux sanguins.

Ce procédé a été indiqué par le hasard. La prévention, aussi injuste qu'universelle, qui a longtemps accueilli les recherches microscopiques, avait à tort jeté quelque défaveur sur les résultats si positifs obtenus par ce grand anatomiste ; un hasard heureux permit à Haase (1) de suivre et de figurer les vaisseaux lymphatiques cutanés de la région inguinale, depuis la peau jusqu'aux ganglions de l'aine. Ce fut également par hasard qu'en 1826, après avoir injecté le réseau de la pituitaire du veau, j'injectai et je présentai à mes leçons le réseau lymphatique de diverses régions de la peau et des surfaces muqueuses. Panizza, en 1830, dans ses belles injections du pénis de l'homme et des animaux, a parfaitement montré la disposition du réseau lymphatique du gland et du prépuce. Enfin, M. Fohman (2) vient de faire des recher-

(1) De vasis cutis et intestinorum absorbentibus. Lipsiæ, 1789. Sur cette figure, le réseau lymphatique est fort mal représenté.

(2) Essai sur les vaisseaux lymphatiques de divers ordres, 1833. M. Fohman est mort depuis la 1re édition de cet ouvrage.

ches spéciales sur ce sujet, c'est à dire sur le réseau lymphatique
de la peau et des autres tissus. Deux belles planches représentant, l'une la peau de la mamelle, l'autre la peau du scrotum,
du gland et du prépuce, donnent une idée parfaite de la disposition du réseau lymphatique qui forme une couche argentée
sous l'épiderme : de ce réseau naissent des branches qui traversent le derme dans tous les sens ; et c'est de la face interne
du derme que partent les vaisseaux lymphatiques. M. le docteur Bonamy a parfaitement réussi à injecter les vaisseaux lymphatiques de tout le membre abdominal, en piquant la plante
du pied d'un enfant nouveau-né. Les cabinets de la Faculté
contiennent plusieurs pièces anatomiques très belles, représentant les vaisseaux lymphatiques du cou et de la tête, qui ont
été préparés, d'après mes indications, par l'injection directe du
réseau lymphatique cutané. L'injection des vaisseaux lymphatiques par le réseau capillaire de la peau réussit d'autant mieux
que l'individu est plus jeune.

Le réseau lymphatique de la peau est remarquable, 1° par sa
position plus superficielle que celle des vaisseaux sanguins,
ainsi que l'avait très bien vu Mascagni, et par son indépendance
complète de tout autre genre de vaisseaux ; 2° par les dilatations
ou ampoules qu'il présente çà et là ; 3° par l'absence de valvules ; 4° par l'absence d'ouvertures à la surface de la peau : en
sorte que dans aucune circonstance, à moins de déchirure,
on ne voit le mercure s'échapper par les pores épidermiques ;
5° le réseau lymphatique cutané forme ordinairement deux
couches bien distinctes : une couche superficielle extrêmement
déliée, entre l'épiderme et le derme, une couche sous-ja-
cente au derme appartenant à des vaisseaux plus profonds (1).

(1) D'après M. Fohman, la peau serait composée en allant de dedans en dehors :

1° Du pannicule graisseux.

2° De la couche interne du derme caractérisée par des mailles fibreuses.

3° De la couche du réseau vasculaire qui se compose des vaisseaux lympha-

PARTIES ACCESSOIRES DE LA PEAU.

Nous comprenons sous ce nom les follicules sébacés, les follicules pileux et les organes sudatoires.

Follicules sébacés.

Définition. La peau contient dans son épaisseur des *follicules sébacés :*
ce sont de petites poches ou utricules, du volume d'un grain de
mil, qui sont logées dans l'épaisseur du derme, soulèvent l'épiderme, et s'ouvrent à l'extérieur par un très petit orifice visible à
Des orifices la loupe, et même à l'œil nu, chez quelques individus. C'est par
des follicules sé-
bacés. cet orifice qu'est incessamment versée à la surface de la peau
une matière grasse, propre à en entretenir la souplesse, matière grasse qu'on exprime chez quelques individus sous forme
de petits vers, en comprimant certaines régions, et plus par-
Ces follicules ticulièrement les ailes et le dos du nez. Ces follicules, qui ont
manquent à la
paume   des beaucoup d'analogie avec ceux des membranes muqueuses,
mains et à la
plante des pieds. manquent complétement à la paume des mains et à la plante
des pieds. Peut-être existent-ils dans toutes les autres parties
du corps; mais on les remarque surtout au creux de l'aisselle,
au cuir chevelu, autour de l'anus, de la vulve, des ouvertures
du nez et de la bouche, des mamelles, dans le conduit auditif.
Ils sont très développés chez l'enfant naissant. Considérés sous
le point de vue de la structure, les follicules sébacés me paraissent appartenir au tissu granuleux ou glanduleux, et cette
structure est surtout évidente dans les follicules du creux de
l'aisselle, dont l'organisation me paraît plus complexe que celle
Ils appartien- des autres follicules cutanés; les follicules axillaires sont en
nent au tissu
glanduleux. effet des glandules constituées par des granulations agglomé-

tiques, de la dernière distribution des vaisseaux et des nerfs réunis par un peu
de matière animale.

4° D'une couche de ce réseau, uniquement formée des dernières ramifications
des vaisseaux lymphatiques.

5° Du mucus de Malpighi,

6° De l'épiderme.

rées, s'ouvrant dans un conduit excréteur commun, lequel verse ses produits à la surface de la peau. C'est par une pure conception de l'esprit qu'on a pu considérer les follicules sébacés comme formés par la peau amincie et réfléchie. Ces follicules sont très développés chez quelques sujets, et ce développement relatif porte tantôt sur la totalité de l'appareil sébacé, tantôt sur certaines régions. Du reste, le développement des follicules n'est pas en rapport avec celui du derme. Ex. : follicules de la peau du scrotum. Ce sont les follicules sébacés non moins que les follicules pileux qui proéminent à l'extérieur de la peau dans le phénomène connu sous le nom de chair de poule.

Les follicules sébacés sont les satellites des poils, et souvent deux ou trois follicules sébacés existent autour d'un follicule pileux. La paume des mains et la plante des pieds sont également dépourvues et de follicules cutanés et de follicules pileux.

Le développement des follicules n'est pas en rapport avec celui du derme.

D'après plusieurs anatomistes modernes, la plupart des follicules pileux seraient pourvus de follicules sébacés, qui s'ouvriraient dans leur cavité (1).

Les follicules sébacés s'ouvrent - ils dans les follicules pileux ?

J'ai vainement cherché cette disposition. M. Giraldès, agrégé de la Faculté, qui a bien voulu me seconder dans ces recherches, n'a pas été plus heureux ; en sorte que je suis fondé à admettre que les auteurs distingués qui l'ont adoptée, s'en sont laissé imposer par une illusion d'optique (*voy.* poils). Ce qu'il y a de certain, c'est qu'il y a connexion intime entre les follicules sébacés et les follicules pileux, et que constamment l'orifice cutané des follicules sébacés est situé à côté d'un poil, si bien qu'il semble quelquefois que l'orifice de sortie du poil soit le même que l'orifice d'un follicule cutané, et cependant le développement des follicules sébacés n'est pas en raison directe et nécessaire de celui des poils. Ex. : follicules de la peau du nez, de

(1) Les planches de M. Arnold représentent des glandes sébacées s'ouvrant dans les follicules pileux. *Glandulæ sebaceæ acinosæ, quarum duæ ad unum quemque folliculum pleumque pertinent... earum ductus excretorius cavitati folliculi pili continuus,* fig. decima fascicul. II, tabula XI.

Connexions
intimes entre
les follicules sé-
bacés et les fol-
licules pileux. l'aréole des mamelles. Ces rapports intimes entre les follicules sébacés et les follicules pileux, rapports tels que dans certaines régions, ces follicules semblent se transformer les uns dans les autres (1), expliquent l'opinion de certains auteurs, d'Eichorn, en particulier, qui tendrait à établir leur identité absolue ; suivant d'autres anatomistes, il n'existerait pas de follicules sébacés, mais les follicules pileux seraient chargés de la sécrétion de

Les follicules
sébacés et les
follicules pileux
sont des organes
distincts. l'enduit cutané. Mais il suffit d'étudier comparativement, avec Weber, les follicules pileux et les follicules sébacés, la situation plus profonde des premiers, leur forme si différente et même leur structure si distincte, pour être convaincu que les follicules pileux et les follicules sébacés sont des organes distincts.

Vus au microscope simple, les follicules sébacés représentent des utricules de diverses formes, à goulot extrêmement court,

Étude des fol-
licules sébacés
au microscope
simple. dans lequel s'enfonce l'épiderme aminci. La structure de ces utricules nous est inconnue ; mais la présence de l'épiderme dans leur cavité est démontrée par l'inspection directe et par la couleur jaune qu'acquiert la surface interne du follicule, lorsque la peau a macéré dans l'acide nitrique.

La matière colorante pénètre-t-elle dans la cavité du follicule sébacé ? On voit sur la peau du nègre la matière colorante entrer dans le goulot du follicule, mais on ne peut la suivre plus loin.

Follicules sé-
bacés simples et
composés. Il est des follicules sébacés simples : il en est de composés ; deux, trois, quatre utricules s'ouvrent dans la même cavité. Au reste, les follicules sébacés ne font pas partie intégrante, nécessaire, de la peau : c'est un organe surajouté.

Des follicules pileux.

Définition. Les *poils* sont des productions de la surface de la peau, épidermiques, filiformes, très flexibles et très déliées dans l'espèce humaine, variables par leur longueur, leur diamètre et leur couleur, et qui ont reçu divers noms suivant la région qu'ils

(1) Chez certaines femmes, plusieurs des follicules sébacés des mamelles sont remplacés par des follicules pileux.

occupent (1). Les poils ont pour organe producteur un follicule assez analogue au follicule dentaire.

Le système pileux est moins développé chez l'homme que chez les autres animaux qui vivent dans l'air, d'où la nécessité des vêtements. La sensibilité tactile étant en raison inverse de la protection, on conçoit pourquoi dans l'espèce humaine, celle-ci a été sacrifiée à la première. Les poils paraissent destinés spécialement à garantir la peau contre la température extérieure, de même que les follicules sébacés paraissent avoir été destinés à la garantir contre le desséchement.

Toute la surface du corps de l'homme, la paume des mains et la plante des pieds exceptées, est recouverte de poils très fins et très courts, sous la forme d'un duvet léger, et qui conserve ce nom (*duvet*) ; mais les poils proprement dits sont groupés sur certaines régions de la surface du corps, où ils sont affectés à des usages particuliers. Ainsi on les trouve en très grande quantité sur le crâne, où ils ont reçu le nom de *cheveux* ; à la face, où ils portent le nom de *barbe ;* les poils qui bordent l'une et l'autre paupières, s'appellent *cils ;* la rangée arquée qui surmonte les paupières s'appelle *sourcil ;* les poils des lèvres constituent la *moustache,* etc. *La paume des mains et la plante des pieds sont les seules parties dépourvues de poils.*

Au tronc, les poils forment un massif autour des parties génitales ; on en trouve également au creux des aisselles, dans les deux sexes ; sur le thorax, entre les deux mamelles chez l'homme.

Les poils présentent des différences très marquées suivant le sexe, suivant l'âge, suivant les races humaines. La race caucasique est celle qui offre le système pileux le plus développé ; la race nègre, au contraire, le présente à son minimum de développement. *Différences que présente le développement des poils.*

(1) Les *piquants* du hérisson, les *soies* du sanglier, le *crin* du cheval, la *laine* du mouton, la *bourre* de la plupart des mammifères, sont des espèces de poils. Il en est de même des plumes des oiseaux, suivant M. de Blainville ; car les plumes proviennent d'un bulbe contenu dans un follicule, et le tuyau de la plume sort par l'ouverture de ce follicule.

Les cheveux, les cils et les sourcils existent avant la naissance ; avant la naissance aussi, tout le corps est revêtu d'un duvet très épais, qui tombe dans les premiers mois de la vie extra-utérine. A l'époque de la puberté, la région pubienne et le creux des aisselles de l'un et de l'autre sexe ; chez la femme les grandes lèvres ; chez l'homme le scrotum et le pourtour de l'orifice anal, se couvrent de poils. En outre chez l'homme la barbe paraît ; la région antérieure du tronc et les membres se revêtent de poils plus ou moins longs, suivant les individus. Je ferai remarquer que le développement des poils n'est pas toujours en rapport avec la force de l'individu, ainsi que l'ont avancé certains auteurs, qui regardent un système pileux abondant comme un attribut de la force et de la virilité. Si parmi les hommes velus il en est qui soient doués du tempérament athlétique, il en est un grand nombre qui sont grêles et même affectés de phthisie tuberculeuse.

Un système pileux très développé n'est pas toujours un signe de vigueur.

Chez les mammifères, les poils de la région postérieure du tronc sont plus développés que ceux de la région antérieure, preuve de leur destination à l'attitude quadrupède ; chez quelques animaux, qui se défendent en se renversant le dos, ce sont les poils de la région antérieure qui sont les plus développés.

La longueur et la direction des cheveux prouvent la destination de l'homme à l'attitude bipède.

Les cheveux peuvent acquérir une grande longueur : on en a vu qui descendaient jusqu'à la partie moyenne de la jambe, et qui, disséminés autour du tronc, pouvaient le couvrir comme un vêtement. La longueur des cheveux et leur direction prouvent manifestement la destination de l'homme à l'attitude bipède ; car, dans l'attitude quadrupède, ils traîneraient à terre, et tomberaient sur la face.

Différences des cheveux sous le rapport de leur direction, de leur diamètre, etc.

Les cheveux présentent d'ailleurs un grand nombre de différences, sous le rapport, 1° de leur *direction* ; il en est qui sont lisses et longs, d'autres qui sont crépus et comme laineux : cette dernière disposition est propre à la race nègre ; dans ce cas, les cheveux n'acquièrent jamais beaucoup de longueur ; 2° de leur *diamètre* ; il en est qui sont d'une ténuité excessive ;

d'autres sont volumineux et roides ; 3° du *nombre :* en général, les cheveux sont plus nombreux chez la femme que chez
l'homme, comme si l'activité du système pileux se concentrait
chez elle sur le cuir chevelu ; 4° de la *couleur :* la couleur des
cheveux établit entre les hommes des différences importantes.
Les nombreuses nuances de coloration des cheveux se rallient
autour de trois couleurs principales : le *noir*, le *blond* et le
rouge de feu. Le *blond* appartient aux habitants du nord et
aux tempéraments lymphatiques et sanguins ; le *noir*, aux habitants du midi et aux tempéraments bilieux et sanguins ; le
rouge de feu n'appartient à aucun tempérament en particulier ;
et, dans nos idées de beauté, cette couleur, qui s'accompagne
ordinairement d'une transpiration d'odeur désagréable, est regardée comme une disgrâce de la nature. Il est bon de rappeler que le pigment de la peau est en général en rapport avec la
couleur des cheveux.

La *barbe* est propre au sexe mâle : elle occupe la partie inférieure de la face, et par conséquent laisse à découvert les régions qui servent éminemment à l'expression de la physionomie ; savoir : les régions oculaire, nasale et frontale.

On ne saurait trop insister sur la connexion qui existe entre
le développement des organes génitaux et celui de la barbe.
L'eunuque est presque imberbe.

Les soins minutieux que nécessitent une longue barbe et
une longue chevelure, ont porté l'homme à s'en affranchir, en
se soumettant à la coupe des cheveux et de la barbe. Il est
assez remarquable que les peuples les plus efféminés, les Orien-
taux, par exemple, soient précisément ceux qui attachent le
plus de prix à une longue barbe. L'hygiène s'occupe, non
sans de grands motifs, de l'influence de ces diverses habitudes
sur la santé.

Structure et développement des poils.

On ne peut avoir une bonne idée de la structure des poils
que par l'étude de leur développement. Les poils, par celle de

4.   3

leurs extrémités qui tient à la peau, sont contenus dans une espèce de *bulbe* ou *follicule*, très analogue au bulbe ou folli-

Bulbe ou fol-
licule pileux.

cule dentaire. Ce *bulbe* ou *follicule pileux*, qui est l'organe formateur du poil, est logé dans le tissu cellulaire sous-cutané, et se prolonge jusqu'à la surface de la peau par une sorte de canal membraneux, bien décrit par Bichat. On considère dans le *bulbe* ou *follicule pileux* une *poche* ou *bourse* et une *papille* ou *pulpe pileuse :*

Membrane
bursale ou fol-
licule pileux.

1° La membrane en forme de poche ou de bourse (*membrane bursale* ; Heusinger), est une espèce de cul-de-sac oblong, ouvert à l'extérieur par un goulot ou orifice étroit, qui donne passage au poil sans y adhérer en aucune manière. Sa transparence permet de voir le poil contenu dans sa cavité. Si on divise cette *membrane bursale*, qui ne serait, d'après M. Dutrochet, que la peau déprimée, on voit que sa surface interne est lisse, sans adhérence avec le poil, dont elle est séparée par un liquide rougeâtre, indiqué par Heusinger. Cette membrane bursale, bien distincte du derme qu'elle traverse, est constituée par trois couches ou membranes superposées : 1° une couche externe fibreuse ; 2° une couche moyenne qui forme un réseau vasculaire ; 3° une couche interne épidermique. La présence d'une couche épidermique est démontrée par la coloration jaune qu'y développe l'acide nitrique étendu et par sa résistance à l'action de cet acide, lorsque les autres couches du follicule ont été converties en gélatine par l'action prolongée de cet acide, si bien qu'on peut isoler la gaîne épidermique.

Papille pi-
leuse.

C'est du fond, c'est à dire du point le plus éloigné du pore épidermique qui doit livrer passage au poil, que naît la *papille pileuse*, papille conique, à base adhérente, à sommet libre, qui est bien loin de se prolonger jusqu'à l'orifice du follicule, comme on l'a dit, mais qui est au contraire extrêmement courte et est reçue immédiatement dans la base du cheveu creusée en cône pour la recevoir. Ces choses ne peuvent bien se voir qu'à l'aide du microscope.

C'est par son fond, et pour se rendre essentiellement à la papille, que le follicule reçoit les vaisseaux et les nerfs destinés à l'accroissement du poil. Le grand nombre de vaisseaux et de nerfs qui se rendent aux parties abondamment pourvues de poils, établit combien est active la nutrition des follicules pileux, et explique la douleur qui résulte de l'arrachement des poils. On dit avoir suivi les nerfs jusque dans la papille pileuse.

Relativement aux connexions qui existent entre les follicules pileux et les follicules sébacés, ces connexions sont intimes ; mais je n'ai jamais vu les follicules sébacés s'ouvrir dans les follicules pileux : cette disposition, qui a été représentée dans des figures, très bonnes d'ailleurs, ne peut être considérée que comme une simple apparence. Effectivement, en examinant au microscope des parties de peau appartenant au cuir chevelu, lesquelles avaient été préalablement comprimées entre deux verres, il m'a semblé quelquefois que le follicule pileux traversait plusieurs cavités folliculeuses ; mais un examen plus attentif m'a permis de voir qu'il y avait juxta position et non fusion entre les follicules pileux et les follicules sébacés.

Étui corné. C'est sur la papille que se forme le poil, qui représente un *étui corné*, conique, lequel se moule exactement sur le sommet de la papille. A ce premier cornet en succède un autre qui soulève le précédent, et ainsi de suite, de telle manière que le poil a constamment une forme conique. Les stries circulaires que présente à sa surface le corps des poils vus au microscope, stries que je ne peux mieux comparer qu'à celles de la corne du bélier, sont le vestige de cette disposition.

D'après les expériences de Heusinger, qui a enlevé, à des intervalles déterminés, les moustaches d'un chien qu'il a sacrifié ensuite, dans le but d'observer les changements successifs qui se passent dans les follicules pileux ; d'après ces expériences, dis-je, il s'écoule un temps assez long avant que le poil ne traverse l'épiderme ; mais une fois qu'il l'a franchi, son accroissement se fait avec facilité.

Que devient l'épiderme au niveau du poil ? Suivant les uns, il se prolonge sur la partie libre du poil, dont il forme la mem-

Connexions des follicules pileux et des follicules sébacés.

Étuis cornés.

Disposition de
l'épiderme par
rapport au poil. brane extérieure; en sorte que, dans cette hypothèse, l'épi
derme serait entièrement étranger à la racine du poil. Suivan
d'autres, il s'enfonce dans la membrane bursale, qu'il tapisserai
pour se continuer avec la base du poil, d'après une opinion
pour se réfléchir sur la surface externe du poil; d'après une
autre opinion, de manière à lui former un tube épidermique qu
tomberait par écailles à mesure que le poil se produirait au de
hors. Suivant certains observateurs, l'épiderme est tout à fai
étranger au poil, lequel perfore l'épiderme (1) pour se produire
au dehors. Cette dernière manière de voir serait confirmée pa
les observations de Weber, qui a vu le poil soulever l'épiderme
en manière de papilles (2); et par les recherches récentes de
M. Simon (3), qui a vu qu'avant de se produire au dehors, le
poils du fœtus semblent arrêtés par l'épiderme; de telle façoi
qu'ils se courbent sur eux-mêmes ou se contournent en spirale
M. Giraldès a répété la même observation sur des fœtus de co
chons. Cependant, les observations que j'ai présentées plus hau
ne permettent pas de douter de la présence de l'épiderme dan
la cavité bursale; et il est clair que cet épiderme folliculaire doi
se continuer avec l'épiderme cutané. La difficulté qu'éprouve l
poil à franchir le goulot des follicules, ne suppose pas nécessai
rement que ces follicules soient clos.

Le poil est un
produit de sé-
crétion. En quoi consiste la tige du poil? On vient de le voir; le poi
est un produit de sécrétion, et par conséquent un produit no
vivant, résultant de l'emboîtement successif de petits cornets
Vu au microscope, le poil paraît noueux; ici étroit, là renflé
quelquefois bosselé; sa surface est souvent écailleuse, et ce

(1) D'après M. Flourens, l'épiderme, en s'enfonçant dans le derme pour fo
mer des gaînes à la racine des poils, s'arrête à l'entrée du bulbe et à la racin
du poil. (*Anat. génér. de la peau et des memb. muq.*, *Archives du Muséun*
1843, t. III. p. 108.

(2) Leeuwenhoek attribue l'incurvation que présentent quelquefois les poi
à leur extrémité, à la difficulté qu'ils éprouvent à traverser l'épiderme, 169?
Annot. naturæ, in-4°, p. 421.

(3) Muller, *Archives.*

petites écailles superficielles, que l'acide acétique étendu détache, présente tous les caractères de fragments d'épiderme.

Les poils, ai-je dit, présentent à leur surface des stries circulaires à la manière des ongles; en outre, comme ces derniers, ils présentent des stries longitudinales; et lorsqu'on a rendu le poil demi-transparent, à l'aide de l'acide acétique étendu, on voit, de la manière la plus manifeste, ces lignes longitudinales, lesquelles sont surtout évidentes, même à l'aide d'une simple loupe, au voisinage de l'extrémité papillaire du poil. Du reste, la division en fibres longitudinales, si manifeste à l'œil nu, dans la soie du sanglier, n'existe que pour la substance corticale du poil; car, au centre du poil, la disposition linéaire est remplacée par une disposition aréolaire : et au milieu de ces aréoles, qu'il faut étudier à l'aide d'un fort grossissement, on voit disséminée la matière colorante du poil. Nulle part la partie centrale ou médullaire du poil ne présente ces vaisseaux remplis de matière colorante admis par Bichat.

Structure du poil.

La coloration des cheveux paraît exclusivement due à la substance médullaire; la substance corticale est également incolore dans le cheveu blanc et dans le cheveu coloré. Le cheveu blanc contient tous les éléments du cheveu noir, moins la matière colorante.

3° Vaisseaux sudatoires.

Stenon, Malpighi et autres, avaient admis des *glandes sudorifères* situées dans le tissu cellulaire adipeux, sortes de tubes s'ouvrant à l'extérieur par un orifice muni d'une valvule (1). Fontana avait parlé de vaisseaux serpentins qu'il avait vus sous l'épiderme à l'aide du microscope. Les orifices ou pertuis de la peau qui donnent issue à la sueur, signalés en 1717 par Leuwenhoeck, avaient été reconnus depuis par tous les observateurs (2). N. Eichorn avait de nouveau appelé l'attention sur

Les vaisseaux sudatoires ont été indiqués par beaucoup d'anatomistes.

(1) Haller, *Elementa physiologiæ.* t. V, lib. 12, p. 42.
(2) Il suffit de regarder attentivement à la loupe et même à l'œil nu la face

les conduits sudorifères, qu'il décrit comme des canaux droits, rampant obliquement sous l'épiderme ; mais c'est à MM. Breschet et Roussel de Vauzème (1) que nous devons la description exacte et complète de l'appareil sécréteur de la peau (appareil

De la glande sudatoire. diapnogène), qui se compose : 1° d'une petite glande ; 2° de petits canaux en tire-bouchon. Rien de plus facile à démontrer

Ses canaux excréteurs sont disposés en spirale. que la présence de ces glandes et de ces canaux spiroïdes à la paume des mains et à la plante des pieds. Il suffit d'étudier à la loupe et même quelquefois à l'œil nu une coupe perpendiculaire de la peau : on voit alors qu'il existe, non dans l'épaisseur du derme, mais sous le derme, dans le tissu cellulaire sous-cutané, une sorte de petit corps arrondi qui paraît formé par un canal capillaire contourné plusieurs fois sur lui même : de ce corps arrondi part un canal qui décrit un certain nombre de spires en traversant le derme, en décrit de non moins considérables en traversant l'épiderme, et vient s'ouvrir à la surface de la peau par une ouverture évasée ou infundibuliforme.

Ces glandes et canaux sudatoires existent dans toutes les régions de la peau autres que la paume des mains et la plante des pieds, bien qu'ils y soient plus difficiles à démontrer. La section par tranches de l'épiderme de la plante des pieds et de la paume des mains, permet d'y voir, même à l'œil nu, les coupes des canaux spiraux.

palmaire des doigts et de la paume de la main en sueur, pour voir de petites gouttelettes s'échapper d'innombrables pertuis ou orifices déprimés, infundibuliformes, et ces gouttelettes, évaporées, remplacées immédiatement par d'autres gouttelettes. Ces orifices m'ont paru situés sur la même ligne que les papilles.

(1) *Recherches sur la structure de la peau*, 1835, pag. 26, 72, 90.

DE LA LANGUE

CONSIDÉRÉE COMME ORGANE DU GOUT.

La *langue* (1), organe du goût, que nous avons décrite ailleurs (Voy. *Cavité buccale*, t. 3, p. 219), est de tous les organes des sens spéciaux, celui dont la structure a le plus d'analogie avec la peau. Aussi la langue en même temps qu'elle est l'organe du goût, est-elle en même temps un organe de tact et de toucher.

Le sens du goût réside essentiellement dans la membrane papillaire qui revêt la face supérieure de la langue. Nous avons vu que les éminences perforées qui occupent la base de la langue, ne sont pas des papilles, mais des glandules, et nous avons divisé les papilles proprement dites en papilles grosses ou caliciformes, disposées en V à la base de la langue, et en papilles petites, qu'on peut subdiviser en papilles coniques, filiformes, lenticulaires, arundiniformes, d'après les figures variées qu'elles présentent. *(Le sens du goût réside dans la membrane papillaire.)*

Tout sens spécial, et on donne ce nom aux sens qui n'ont pas pour objet la sensation tactile proprement dite, présente à étudier un *appareil spécial* destiné à recevoir les impressions, et un *nerf spécial* approprié à ces impressions, et destiné à les transmettre. *(Caractères généraux des sens spéciaux.)*

La structure musculaire de la langue, qui semble n'avoir

(1) Bien que des expériences ingénieuses aient prouvé que diverses parties de la cavité buccale et plus particulièrement le voile du palais et ses piliers, sont susceptibles de recevoir l'impression de certaines saveurs, il n'en est pas moins vrai que la langue est l'organe essentiel du goût.

trait qu'à des usages relatifs à la mastication, à la déglutition et à l'articulation des sons, est intimement liée à la gustation, qui serait très imparfaite si la membrane gustative ne pouvait pas être promenée sur les corps sapides.

Idée générale de l'appareil de la gustation.

Une *membrane papillaire* étendue sur un organe musculeux très compliqué, susceptible de se mouler, de glisser légèrement sur les corps ou de s'appliquer fortement à leur surface, membrane papillaire, maintenue dans un état habituel d'humidité, et occupant la première des cavités que présente l'appareil digestif : tel est l'appareil de la gustation.

Appareil musculeux de la langue.

Appareil musculeux de la langue. Je ne reviendrai pas sur la description spéciale des divers muscles de la langue ; je vais me borner ici à une vue d'ensemble, analogue à celle que j'ai présentée pour les muscles de la face. Or, si, sur une langue qui a macéré dans l'acide nitrique étendu d'eau, ou qui a été soumise à la coction, on cherche à établir la continuité et les connexions des fibres linguales, on ne tarde pas à s'apercevoir

L'entrecroisement des muscles génio-glosses est la clef de cette structure.

que le nœud gordien de la structure musculaire de la langue réside dans l'entrecroisement des deux muscles génio-glosses, entrecroisement auquel échappent seules les fibres les plus postérieures de ces muscles, lesquelles vont s'insérer directement à l'os hyoïde. Tous les autres faisceaux des muscles génio-glosses appartiennent à la langue et s'entrecroisent dans son épaisseur.

Dans la moitié antérieure de cet organe, l'entrecroisement des génio-glosses est facile à démontrer, car il a lieu par faisceaux distincts, très facilement séparables ; dans la moitié postérieure, l'entrecroisement est plus difficile à constater, attendu qu'il a lieu non plus par faisceaux, mais par fibres isolées extrêmement déliées, lesquelles se reconstituent en faisceaux après

Le raphé fibreux de la base de la langue résulte de l'entrecroisement de fibres tendineuses.

l'entrecroisement ; en outre, tout à fait en arrière, au niveau du quart postérieur de la langue, les fibres musculaires deviennent tendineuses pour cet entrecroisement et constituent ainsi une sorte de raphé fibreux extrêmement dense, que M. le professeur Blandin a décrit sous le nom de *cartilage médian* de la langue, et qu'il considère ingénieusement comme le vestige du prolon-

gement que l'os hyoïde envoie dans l'épaisseur de la langue de
certains animaux. Ce raphé fibreux se continue dans l'épaisseur du ligament épiglottique médian, lequel peut être considéré comme un tendon aponévrotique du génio-glosse.

Après s'être entrecroisées, les fibres musculaires des génio- *Il n'y a pas dans la langue de muscles intrinsèques proprement dits.*
glosses se portent, en suivant diverses directions, les unes d'ar-
rière en avant, les autres transversalement, les autres perpendiculairement en haut pour constituer les fibres ou muscles intrinsèques de la langue. D'après cette manière de voir, il n'y
aurait donc point dans la langue de muscles intrinsèques proprement dits, c'est à dire de muscles naissant et finissant dans
l'épaisseur de cet organe.

Membrane papillaire gustative. On trouve, dans la membrane gustative, tous les éléments de la peau :

1° Un *chorion* qui ne le cède en rien, sous le rapport de la *Densité du chorion lingual.*
densité, au chorion cutané, et auquel viennent s'insérer un
très grand nombre de fibres musculaires : en sorte que la membrane linguale peut éprouver non seulement des mouvements
en masse, mais encore des mouvements isolés dans chacune de
ses parties.

2° Les *papilles* qui hérissent la surface de la langue, repré- *Papilles linguales.*
sentent le corps papillaire de la peau à son summum de développement (1).

Les papilles reçoivent des *nerfs;* leur présence dans les pa- *Leurs nerfs.*
pilles de la langue est bien plus facile à démontrer que dans les
papilles cutanées. Haller a poursuivi les filets du nerf lingual
jusque dans les papilles; je les ai suivis également, mais sans
pouvoir déterminer comment ils se terminent.

Les papilles reçoivent des *vaisseaux* artériels et veineux; *Leurs vaisseaux.*
ils y sont tellement abondants dans les injections heureuses,
qu'il semble que le corps papillaire soit entièrement vasculaire.

---

(1) Lorsqu'on a enlevé les tubes épidermiques si remarquables de la patte
de l'ours, les papilles mises à nu représentent exactement les papilles de la
langue.

Réseau lymphatique.

3° *Réseau lymphatique*. Si on pique au hasard, mais superficiellement, soit la langue, soit les bords de la face dorsale, on trouve un réseau lymphatique tout à fait semblable à celui de la peau.

Ce qu'on doit entendre par le corps réticulaire de la langue.

4° Le *corps muqueux* ou *corps réticulaire* n'existe pas plus sur la langue que sur la peau. J'ai dit que c'était en étudiant la langue du bœuf, préalablement soumise à l'ébullition, que Malpighi avait reconnu une couche glutineuse, intermédiaire à l'épiderme et aux papilles, perforée d'autant d'ouvertures qu'il y a de papilles : d'où le nom de *reticulum* qu'il lui a donné (1); mais il est aussi impossible de le démontrer sur la langue que sur la peau.

Pigmentum lingual.

5° *Pigmentum*. Il n'existe jamais de matière colorante noire sur la langue de l'homme ; elle est on ne peut plus manifeste sur la langue de certains animaux, du bœuf par exemple, et son siège entre les papilles et l'épiderme est facile à démontrer.

Épiderme lingual.

6° *Épiderme*. Chaque papille est revêtue d'une espèce d'étui épidermique, dont Haller attribue la démonstration à Méry et à Cowper, et qu'Albinus a parfaitement décrit sous le nom de *periglottis*. Cet épiderme, si facile à démontrer chez les animaux, où il présente une consistance cornée, n'est pas moins facile à démontrer chez l'homme, malgré sa ténuité, qui est en harmonie avec le développement du goût dans l'espèce humaine (2). Si on examine à la loupe la face supérieure de la langue, surtout après la macération, on voit que l'épiderme lingual se comporte absolument comme l'épiderme cutané, et

---

(1) Hanc fabricam à Malpighio inventam, et à Bellino libenter acceperunt scriptores anatomicorum et physiologicorum operum, iconibus etiam fictis expresserunt. Haller, t. V, lib. 13, p. 107.

(2) L'épiderme lingual est tellement épais dans le genre felis et en particulier chez le lion, que chaque papille est transformée en un piquant, à l'aide duquel cet animal déchire sa proie en la léchant. Le développement du goût est en raison inverse de celui de l'épiderme lingual : chez les animaux qui goûtent leurs aliments avant de les déglutir, l'épiderme est très mince.

forme à chaque papille une enveloppe protectrice. Chez les individus qui ont succombé à une longue diète, la gaine épidermique forme plusieurs étuis imbriqués, qui s'enlèvent par le frottement ; l'enduit lingual adhérent est en grande partie formé par ces débris de l'épiderme. L'épiderme lingual s'enlève par le frottement, et la langue s'en dépouille dans certaines inflammations. Lorsque, dans les maladies, la papille linguale est dénuée d'épiderme, elle est excessivement douloureuse.

Nerfs de la langue. Il n'est peut-être aucun organe qui, pour un volume donné, reçoive autant de nerfs que la langue ; une paire tout entière lui est destinée : c'est la *neuviéme*, ou le *grand-hypoglosse ;* le nerf *glosso-pharyngien*, compris dans la huitième, s'y distribue en grande partie ; le *nerf lingual*, branche volumineuse de la cinquième paire, lui appartient exclusivement ; le *nerf laryngé supérieur*, branche du pneumogastrique, envoie constamment à la base de la langue un filet qu'on peut suivre jusqu'au V lingual : ce filet est exclusivement affecté à la membrane muqueuse de la base de la langue et semble destiné à suppléer les filets du nerf glosso-pharyngien. Enfin, j'ai vu une fois le *nerf facial* envoyer à la langue un rameau assez considérable. Quel est celui de ces nerfs qu'on doit considérer comme nerf gustatif ? C'est évidemment celui qui se distribue aux papilles linguales. C'est à ce titre que, depuis Galien, le nerf lingual est regardé comme le nerf gustatif, tandis qu'il semblerait plus naturel d'admettre avec Boerhaave que le nerf grand-hypoglosse, qui appartient exclusivement à la langue, est comme préposé aux fonctions propres de cet organe. Or, le nerf lingual pénètre la langue par ses bords, s'épanouit en rameaux qui se portent verticalement en haut, gagnent la membrane papillaire, et se distribuent seulement à la moitié antérieure ou libre de la langue.

Le nerf *grand-hypoglosse* se porte d'arrière en avant, entre le génio-glosse et le stylo-glosse, et communique avec le nerf lingual, de manière à constituer un plexus, *plexus lingual.*

La langue est très abondamment pourvue de nerfs.

Le nerf laryngé supérieur envoie constamment à la base de la langue un filet.

Le nerf facial y envoyait un rameau dans un cas particulier.

Le nerf lingual est le nerf gustatif.

Le nerf grand-hypoglosse est un nerf musculaire.

Il est certain qu'aucun des filets nerveux du grand-hypoglosse ne se rend aux papilles ; il est positif que la totalité de ces filets se perd dans les muscles de la langue.

Le nerf glosso - pharyngien est destiné à la muqueuse de la base de la langue.

Le nerf *glosso-pharyngien*, nerf de la base de la langue, va se rendre exclusivement à la membrane muqueuse qui revêt cette base. Aucun filet du glosso-pharyngien n'est destiné aux fibres musculaires ; et, chose bien remarquable, dans le cas mentionné plus haut, où le nerf facial envoyait à la langue un rameau supplémentaire du glosso-pharyngien, ce rameau se distribuait absolument de la même manière que le glosso-pharyngien, c'est à dire, qu'il se rendait exclusivement à la membrane de la base de la langue. D'après tout ce qui précède, il est anatomiquement démontré que le nerf lingual, et le nerf glosso-pharyngien sont les nerfs spéciaux de la langue (1).

Fait d'anatomie pathologique très demonstratif.

Un fait d'anatomie pathologique non moins démonstratif est le suivant : Un individu avait une paralysie complète du mouvement dans la moitié droite de la langue. Cette moitié de langue était atrophiée, et avait à peine le tiers de l'épaisseur de la moitié saine. La sensibilité tactile et gustative était développée au même degré de l'un et de l'autre côtés. A la mort de cet individu, on trouva un kyste acéphalocyste engagé dans le trou condylien postérieur : ce kyste avait complètement atrophié le nerf grand-hypoglosse. Je me suis assuré que les fibres musculaires de la moitié correspondante de la langue avaient subi la transformation graisseuse.

(1) On a dit, dans ces derniers temps, et on s'est fondé sur des expériences, que le nerf lingual était le nerf de la sensibilité générale, et le nerf glosso-pharyngien le nerf gustatif ; mais il suffit de réfléchir sur la distribution respective de ces deux nerfs, pour être convaincu du peu de fondement de cette théorie.

ORGANE DE L'ODORAT.

L'organe de l'odorat est situé à la face, comme d'ailleurs Sa situation.
tous les sens spéciaux, dans deux grandes cavités creusées en
quelque sorte dans l'épaisseur de la partie moyenne de la face,
à l'entrée des voies respiratoires, au dessus de la cavité buccale et par conséquent de l'organe du goût avec lequel il a tant
de points de contact. Double, quoique situé sur la ligne médiane, l'organe de l'odorat se compose de deux parties :

1° D'un appareil extérieur destiné à protéger l'organe olfac- Ses parties
tif, à le maintenir dans des conditions d'humidité favorables à constituantes.
ses fonctions, et à diriger l'air vers la région de l'organe qui est
douée de la plus grande sensibilité olfactive : cet appareil extérieur, espèce d'auvent protecteur, c'est le *nez* proprement dit.

2ª De deux cavités anfractueuses, qui se prolongent par des
arrière-cavités dans l'épaisseur de plusieurs os du crâne et
de la face ; ce sont : les *fosses nasales*, que revêt une membrane muqueuse, la *pituitaire*, organe essentiel de l'olfaction.

A. DU NEZ PROPREMENT DIT.

Le *nez* représente une pyramide triangulaire, verticalement Position.
dirigée, espèce de chapiteau saillant à la partie moyenne de la
face ; de telle sorte que l'organe de l'odorat est de tous les
sens spéciaux celui qui est le plus antérieur.

L'étude des variétés de forme et de volume qu'il présente, Variétés de
appartient aux peintres plutôt qu'aux anatomistes ; car ces va- forme.
riétés influent bien plus sur la physionomie que sur l'exercice
des fonctions.

Les faces latérales du nez sont remarquables inférieurement Faces latérales du nez.

par une rainure demi-circulaire, à concavité inférieure, qui limite l'*aile du nez* (*alæ seu pinnæ*); c'est de cette rainure que part le sillon naso-labial des séméiologistes. Les deux faces latérales constituent, par leur angle de réunion, le *dos du nez*, lequel est rectiligne, convexe ou concave, suivant les sujets, et détermine en grande partie les formes nationales ou individuelles de cet organe. On appelle *lobe du nez* l'éminence arrondie, quelquefois distincte par un sillon superficiel, qui termine inférieurement le dos du nez.

Le sommet, ou *racine du nez*, est séparé de la bosse nasale par une rainure transversale. La *base du nez* présente deux orifices elliptiques ou semi-lunaires qu'on appelle *narines*. Les narines, horizontalement dirigées en arrière et en dehors, séparées l'une de l'autre par une cloison antéro-postérieure, présentent un orifice garni de poils roides, *vibrissæ*, destinés à arrêter les corpuscules qui voltigent dans l'air (1).

La *direction* des narines atteste la destination de l'homme à l'attitude bipède ; car, dans l'attitude quadrupède, le dos du nez eût seul été dirigé vers les corps odorants. La situation des narines au dessus de l'orifice buccal explique pourquoi aucune substance alimentaire ne peut être introduite dans la cavité buccale sans avoir été préalablement soumise à l'exploration de l'organe de l'odorat.

Considéré dans sa *structure*, le nez présente une charpente et des muscles. Il est revêtu, à l'extérieur, par la peau ; à l'intérieur, par une membrane muqueuse, il reçoit des vaisseaux et des nerfs.

Dos du nez.

Lobe du nez.

Racine et base du nez.

Narines.

Direction des narines.

----

(1) Cette destination des vibrisses, s'observe surtout dans les maladies graves, lorsque la respiration étant extrêmement fréquente, les corpuscules atmosphériques non humectés s'attachent à ces poils à la manière d'une poussière. Souvent la pulvérulence des narines donne l'éveil au praticien sur la gravité d'une maladie.

Structure du nez.

Charpente du nez. La charpente du nez est *osseuse, cartilagineuse* et *fibreuse.*

La *charpente osseuse* occupe la partie supérieure de l'organe; elle est constituée par les os propres du nez, et par les apophyses montantes des os maxillaires, les uns et les autres fortement appuyés sur le frontal qui les soutient.

Charpente osseuse.

La *charpente cartilagineuse* est constituée : 1° par les *cartilages latéraux du nez,* auxquels on peut joindre le *cartilage de la cloison,* quoiqu'il fasse plutôt partie des fosses nasales que du nez proprement dit; 2° par les *cartilages des narines* : en tout, cinq cartilages. Ajoutez à cela, 3° des noyaux cartilagineux, intermédiaires à ces derniers et au cartilage de cloison. Santorini a décrit dans le nez onze cartilages, sans doute parce qu'il a considéré comme autant de cartilages distincts, de très petits noyaux cartilagineux (*cartilagines minores vel sesamoideæ*) développés accidentellement dans l'épaisseur du tissu fibreux.

Cartilagineuse.

La *charpente fibreuse* est constituée par une lame fibreuse qui remplit l'intervalle existant entre les cartilages latéraux du nez et les cartilages des narines.

Charpente fibreuse.

Il résulte de cette structure qu'inflexible à sa partie supérieure, le nez est flexible à sa partie moyenne, et extrêmement mobile à sa partie inférieure : disposition qui a le triple avantage de prévenir les fractures de la partie la plus proéminente du nez, de permettre des mouvements de dilatation dans les orifices, en même temps que la solidité de la partie la plus supérieure et la plus étroite des fosses nasales, assure une voie libre à l'air atmosphérique et une protection efficace à la partie la plus importante de l'organe de l'odorat.

Cartilage latéral du nez. Triangulaire, uni, par son bord antérieur qui est épais en haut, avec celui du côté opposé, formant avec lui un angle aigu qui constitue le dos du nez. Une sorte de rainure superficielle, sensible même à travers

Cartilage latéral du nez.

la peau, se voit sur l'angle de réunion. Par son *bord supérieur*, et en même temps postérieur, le cartilage latéral s'articule avec les os propres du nez : je dis qu'il s'articule, car il n'y a pas continuité, mais articulation à l'aide d'un tissu fibreux ; ce qui permet à ces cartilages une assez grande mobilité. Le *bord inférieur*, convexe, répond, en avant, au cartilage de l'aile du nez ; en arrière, au tissu fibreux qui remplit les vides des cartilages. Les cartilages latéraux du nez sont intimement unis, sur le dos de cet organe, avec le cartilage de la cloison ; en sorte qu'on pourrait considérer ces trois pièces cartilagineuses comme ne formant qu'un seul cartilage.

Modes d'articulation des bords du cartilage latéral du nez.

La partie la plus épaisse du cartilage latéral du nez est en haut et en avant.

Cartilages des narines (*cartilagines alares seu pinnales, cartilages pinnaux*). On les appelle, depuis Bichat, *fibro-cartilages des ailes du nez ;* mais nous avons vu que les fibro - cartilages de Bichat sont tantôt des cartilages minces, tantôt des tissus fibreux condensés. Or, les prétendus fibro-cartilages des narines sont dans la première catégorie. Un seul cartilage est destiné aux ailes du nez, au lobe et à la sous-cloison ; il représente une lame peu régulière repliée sur elle-même en demi-ellipse ou parabole ouverte en arrière. Nous lui considérerons deux branches : l'une externe, l'autre interne.

Cartilages des ailes du nez.

Branche de la sous-cloison.

La *branche externe* ou *pinnale proprement dite* du cartilage des narines, est généralement décrite comme appartenant à l'aile du nez ; mais je me suis assuré qu'elle n'appartenait nullement à l'aile du nez, qu'elle était située au dessus de cette dernière, si bien que son bord inférieur répond au sillon curviligne qui limite supérieurement l'aile du nez. Nous verrons que l'aile du nez est essentiellement constituée par un repli de la peau, repli dans l'épaisseur duquel sont contenues des fibres musculaires très remarquables.

La *branche interne* du cartilage des narines (*cartilage mobile de la sous-cloison*) plus épaisse que la branche externe, se trouve sur un plan inférieur ; elle répond par sa face interne à la branche interne du côté opposé, dont elle est séparée supérieurement par le cartilage de la cloison. Ces deux branches internes sont séparées l'une de l'autre par un tissu cellulaire assez lâche, qui leur permet de jouer l'une sur l'autre, et qui permet aussi de pénétrer entre elles jusqu'au cartilage de la cloison, sans les intéresser en aucune manière. Cette branche interne ne se prolonge pas jusqu'à l'épine nasale antérieure, mais se termine brusquement à une certaine distance de cette épine par une saillie très prononcée, surtout chez quelques sujets, saillie souvent inégale des deux côtés, qui soulève la muqueuse de l'entrée des narines d'une manière sensible, et explique en partie l'inégalité des orifices de ces cavités. Au point de réunion de la branche interne et de la branche externe, c'est à dire, au sommet de la parabole décrite par chaque cartilage des narines, ce cartilage s'élargit et s'excave en arrière pour constituer le lobule du nez.

Branche interne ou cartilage de la sous-cloison.

Excavation du lobule du nez.

Les *bords* du cartilage des narines sont inégalement découpés et comme festonnés. Le bord supérieur est uni aux cartilages latéraux du nez, au moyen d'un tissu fibreux qui leur permet de jouer facilement, soit sur ces cartilages latéraux, soit sur le cartilage de la cloison.

Tubercules cartilagineux. Entre le cartilage des ailes du nez et le cartilage de la cloison, au niveau du lobule du nez, se voit de chaque côté un tubercule cartilagineux, qui semble n'avoir d'autre objet que de favoriser les mouvements du lobule sur la cloison.

Tubercules cartilagineux.

Cartilage de la cloison des fosses nasales. Il remplit l'intervalle triangulaire qu'interceptent la lame perpendiculaire de l'ethmoïde et le vomer. Il est constitué par deux parties : l'une, large et libre, c'est la seule généralement décrite ; l'autre, étroite, qu'on peut appeler *prolongement caudal du cartilage*, qui est contenue dans l'épaisseur de la portion osseuse de la cloison des fosses nasales, entre les deux lamelles du vomer.

Cartilage de la cloison.

4.

Portion libre du cartilage de la cloison.

1° *Portion libre du cartilage de la cloison.* Epais, triangulaire, placé de champ comme la cloison osseuse, le cartilage de la cloison présente : 1° *deux faces* recouvertes par la pituitaire, ordinairement planes, quelquefois concaves et convexes en sens opposé ; 2° un *bord antérieur*, qui se confond sur le dos du nez avec les cartilages latéraux dans sa moitié supérieure, et qui, dans sa moitié inférieure, est libre, convexe, regarde en bas, et est intermédiaire aux deux cartilages des narines ; 3° un *bord supérieur et postérieur*, qui est extrêmement épais et rugueux, et qui s'unit intimement au bord également épais et rugueux de la lame perpendiculaire de l'ethmoïde : le mode d'union de ce bord a lieu non par articulation, mais par continuité de tissu, à la manière des cartilages costaux avec les côtes ; 4° un *bord inférieur*, qui est reçu dans l'intervalle des deux lames du vomer. Cette réception est extrêmement profonde. Comme les deux lames du vomer s'écartent d'autant plus l'une de l'autre qu'on les examine plus antérieurement, le bord correspondant du cartilage va en s'épaississant : d'où la saillie quelquefois très considérable que présente l'extrémité inférieure de la cloison dans l'une ou l'autre narine, saillie telle, qu'elle a pu en imposer par un polype.

Prolongement caudal du cartilage de la cloison.

2° *Prolongement caudal du cartilage de la cloison.* Si l'on examine avec attention l'angle rentrant que forme la lame perpendiculaire de l'ethmoïde avec le vomer, on verra qu'au niveau de cet angle, le cartilage de la cloison envoie un prolongement considérable en forme de bandelette, qui remplit l'intervalle des deux lames du vomer, et va se fixer au rostrum du sphénoïde. Cette bandelette cartilagineuse est tout entière contenue dans l'épaisseur de la partie osseuse de la cloison au niveau de sa partie moyenne. *Son bord supérieur* est mince et comme dentelé, le *bord inférieur* est épais et arrondi. Les deux nerfs naso-palatins sont contenus dans le même canal osseux que le cartilage, et placés de chaque côté (1).

(1) Le cartilage de la cloison et son prolongement caudal représentent assez exactement par leur forme un papillon dont les ailes seraient rapprochées.

Couche musculaire du nez. Elle comprend (1) : 1° les *py-*
ramidaux, languettes charnues qui font suite au frontal, s'entrecroisent en partie sur le dos du nez, et se terminent dans
l'épaisseur de l'aile du nez ; 2° le *pinnal transverse,* qui appartient essentiellement à l'aile du nez ; le *pinnal radié,* qui se
porte à la sous-cloison et à la partie postérieure de l'aile du nez.
Nous devons encore ajouter à cette couche musculaire : le faisceau nasal d'origine du releveur profond, son faisceau pinnal
de terminaison, et les insertions nasales du muscle canin.

Couche mus-
culaire du nez.

Couche cutanée. La peau qui répond aux os du nez et aux
cartilages latéraux, ne présente aucun caractère particulier ;
elle a peu d'épaisseur ; elle est mobile. La peau qui répond aux
ailes du nez et au lobule, est très épaisse, d'une densité extrême,
crie sous le scalpel, à tel point qu'on a admis des cartilages
dans l'épaisseur des ailes du nez. Or, nous avons vu que les
cartilages des narines ne se prolongent pas dans l'épaisseur des
ailes du nez ; les ailes du nez sont essentiellement constituées
par une peau très résistante qui se réfléchit en dedans d'elle-
même, au niveau de l'orifice des narines.

Couche cuta-
née.

La peau du nez est remarquable par le grand développement
des follicules sébacés qu'on y rencontre. L'orifice de ces follicules se manifeste chez un grand nombre d'individus par des
points noirs qui ne sont autre chose que la matière sébacée,
teinte par la poussière. C'est cette matière sébacée qu'on peut
faire sortir sous la forme de petits vers, par une pression latérale.

Couche muqueuse. La peau se réfléchit sur elle-même au
niveau des ouvertures des narines pour se continuer avec la
pituitaire. Il suit de là que l'aile du nez est essentiellement
constituée par un repli de la peau, dans l'épaisseur duquel sont
contenues des fibres musculaires très remarquables, qui expliquent les mouvements de dilatation et de resserrement de ces
orifices, soit pour les besoins de la respiration, soit pour l'ex-

Couche mu-
queuse.

Structure
musculaire de
l'aile du nez.

(1) Voy. *Myologie,* t. II, p. 223.

pression des passions. La peau réfléchie conserve encore les caractères de la peau dans la partie de la face interne des ailes du nez qui est garnie de poils. Au dessus de ce point, qui comprend, en dehors, toute la face interne de l'aile du nez, et en dedans, une lisière non moins considérable de la cloison, l'épiderme cesse brusquement, et la peau réfléchie prend immédiatement tous les caractères des membranes muqueuses.

DE LA MEMBRANE PITUITAIRE.

La pituitaire est l'organe immédiat de l'olfaction.

La *membrane pituitaire, membrane de Schneider* (1), organe immédiat de l'olfaction, est une membrane fibro-muqueuse, qui tapisse les fosses nasales dans toute leur étendue, et qui se prolonge, en subissant des modifications de texture telles qu'elle y est méconnaissable, dans les cellules et sinus qui viennent s'ouvrir dans ces cavités.

Configuration des fosses nasales revêtues de la pituitaire.

Ainsi revêtues par la pituitaire, les fosses nasales présentent une configuration qui diffère à quelques égards de celle qu'elles offrent sur le squelette. Un grand nombre de trous et de conduits sont bouchés par la membrane ; plusieurs sont rétrécis. Les rugosités de la surface des cornets sont en quelque sorte dissimulées. En outre, la muqueuse, en se réfléchissant sur elle-même, forme des plis dont les uns prolongent les cornets et dont les autres rétrécissent plus ou moins les orifices de communication des sinus et cellules avec les fosses nasales.

Tirant ainsi son origine de la peau réfléchie et garnie de poils qui tapisse la surface interne de la narine, la pituitaire se continue, sans ligne de démarcation, avec la muqueuse du pharynx, du voile du palais, de la trompe d'Eustachi et du canal

(1) Schneider Conrad Victor (*de Catarrho*) a attaché son nom à cette membrane, parce qu'il a, le premier, réfuté victorieusement l'erreur des anciens, qui faisaient descendre des ventricules du cerveau, le produit des sécrétions nasales. Le nom vulgaire de rhume de cerveau est encore un vestige de cette erreur.

nasal. Voici, du reste, les particularités les plus remarquables qu'elle présente dans sa distribution sur les parois des fosses nasales.

1° A *la voûte* des fosses nasales, elle ferme les trous de la lame criblée, les trous des os propres du nez : en sorte que tous les vaisseaux et nerfs qui traversent ces trous, pénètrent la muqueuse par sa face externe. Au niveau de l'orifice du sinus sphénoïdal, la pituitaire forme, avant de pénétrer dans le sinus, un repli qui rétrécit singulièrement cet orifice, et lui donne la forme d'une fente verticalement dirigée.

Disposition de la pituitaire à la voûte des fosses nasales.

2° Sur la *paroi externe* des fosses nasales, la pituitaire revêt de bas en haut un grand nombre de parties : 1° le *méat infé- rieur*, à la partie antérieure et supérieure duquel elle rencontre l'orifice inférieur du canal nasal ; autour de cet orifice, elle forme un repli valvulaire à bord inférieur, semi-lunaire, qui prolonge le canal nasal plus ou moins, suivant les sujets : en sorte que, sur les sujets chez lesquels cette valvule est très dé- veloppée, on est quelquefois fort embarrassé pour découvrir l'orifice inférieur du canal nasal, même lorsque le cornet infé- rieur est relevé ou brisé. On conçoit, en outre, que chez ces mêmes individus, le cathétérisme du canal nasal par le méat inférieur, doive presque nécessairement déchirer cette val- vule (1).

Sur la paroi externe.

Valvule semi- lunaire de l'ori- fice inférieur du canal nasal.

Du méat inférieur, la pituitaire se réfléchit sur le *cornet in- férieur*, qu'elle prolonge par un repli, en avant, et surtout en arrière. C'est sur ce cornet inférieur que la pituitaire présente sa plus grande épaisseur.

3° Dans le méat moyen, la pituitaire revêt l'*infundibulum*, lequel présente, à son extrémité inférieure, une ampoule ou di-

---

(1) Ne serait-il pas possible que l'adhérence du bord libre et de la face ex- terne de cette valvule à la muqueuse correspondante, fût une des causes de la tumeur et de la fistule lacrymales ? N'est-il pas permis d'expliquer ainsi un cer- tain nombre de tumeurs et fistules lacrymales, dans lesquelles les voies lacry- males ne présentent aucun obstacle au cathétérisme.

latation dans laquelle se voit le plus ordinairement *l'orifice du*

sinus maxillaire. Cet orifice est loin d'offrir le même aspect que sur une tête sèche : il est extrêmement étroit, et constitue un pertuis qui admet à peine l'extrémité boutonnée d'un stylet ordinaire. Cet orifice semble manquer quelquefois ; on le trouve alors au niveau de la partie moyenne de l'infundibulum : on dirait, dans ce cas, que le sinus maxillaire communique directement avec les sinus frontaux et non avec les fosses nasales. Il n'est pas rare de voir le sinus maxillaire communiquer à la fois et dans le méat moyen et dans l'infundibulum. La pituitaire se prolonge, de l'infundibulum, dans les cellules antérieures de l'ethmoïde, dans les sinus frontaux et dans les sinus maxillaires. En soulevant le cornet moyen, on voit dans le méat moyen, qu'elle rétrécit singulièrement, une saillie considérable qui limite en haut l'infundibulum, et qui répond à une grande cellule de l'ethmoïde. C'est sur cette saillie, sur laquelle se moule le cornet moyen, que l'on voit souvent, en arrière, une ouverture qui communique avec cette grande cellule, et, en avant, une ou plusieurs ouvertures qui communiquent avec les cellules ethmoïdales antérieures et supérieures.

Du cornet moyen, qu'elle prolonge en arrière, la pituitaire se porte dans le méat supérieur, où j'ai plusieurs fois rencontré quatre ou cinq ouvertures communiquant avec autant de cellules postérieures de l'ethmoïde, lesquelles, dans ces cas, ne communiquaient nullement entre elles ; j'ai même vu une cellule ethmoïdale s'ouvrir sur le cornet supérieur.

La pituitaire s'enfonce dans toutes les cellules ethmoïdales et dans les sinus frontaux, soit directement, soit médiatement ; mais elle ne pénètre en aucune manière dans le trou sphéno-palatin, qu'elle ferme au contraire complètement.

Sur la cloison, la pituitaire est remarquable par son épaisseur, qui ne le cède qu'à la portion de cette membrane qui revêt le cornet inférieur. On ne voit nullement chez l'homme ce prolongement en cul-de-sac qui existe constamment chez les animaux, en avant et en bas, dans l'épaisseur de la suture in-

ter-maxillaire, au niveau du bord inférieur de la cloison, prolongement sur les usages duquel la physiologie est en défaut.
Dans le même point, la pituitaire ferme les ouvertures supérieures du canal palatin antérieur.—Sur le *plancher* des fosses
nasales, la pituitaire n'offre rien de remarquable.

Structure. La pituitaire appartient à la classe des mem- La pituitaire est une membranes muqueuses ; et, par une disposition spéciale, elle se brane fibro mu-
trouve étendue sur des os et sur des cartilages. Sa surface libre queuse.
est molle, rouge, criblée de trous, par lesquels on peut exprimer une grande quantité de mucus. Sa surface adhérente est
intimement unie au périoste et au périchondre qui revêtent les
os et les cartilages des fosses nasales : aussi est-elle rangée
parmi les membranes *fibro-muqueuses*.

La pituitaire est généralement plus épaisse que les autres Disposition
membranes muqueuses : aussi est-il extrêmement facile de dé- érectile de ses vaisseaux san-
terminer la structure éminemment vasculaire et véritablement guins.
érectile de cette membrane. Si on pique la pituitaire avec un
tube à injection lymphatique rempli de mercure, ce liquide pénètre immédiatement dans les cellules du tissu érectile, et s'é-
coule de là par les veines qui y aboutissent. Si on pique plus
superficiellement, on voit se former un *réseau lymphatique* Son réseau lymphatique.
admirable, et tellement superficiel, que le mercure présente
tout son éclat métallique. Ce réseau lymphatique ne communique nullement avec les cellules veineuses dont je viens de
parler.

Ce réseau lymphatique, qui est commun à toutes les membranes muqueuses, donne à la lamelle ininjectable par les
vaisseaux sanguins qui les revêt, l'aspect d'une membrane
séreuse.

Artères. La pituitaire reçoit un très grand nombre de vais- Artères de la pituitaire.
seaux artériels, qui la pénètrent par plusieurs points, et qui
d'ailleurs émanent presque tous de la même source, de l'artère
maxillaire interne ; ce sont : la sphéno-palatine, la sous-orbitaire, l'alvéolaire supérieure, la palatine, la ptérygo-palatine.
Quelques-unes viennent de l'artère ophthalmique; ce sont : les

sus-orbitaires et les ethmoïdales ; d'autres de la faciale ; ce sont :
les dorsales du nez, l'artère de l'aile du nez, l'artère de la sous-
cloison.

Veines de la pituitaire. *Veines.* Le système capillaire veineux de la pituitaire est tellement considérable, qu'il constitue en quelque sorte la base
de sa texture ; les veines qui en émanent suivent le trajet des
artères, et vont se rendre, par des troncs extrêmement considérables, dans les veines maxillaire interne, faciale et ophtalmique. Il y a de nombreuses communications entre ces veines
et celles de la région ethmoïdale de la base du crâne.

C'est pour recevoir les divisions artérielles et veineuses, que
la surface interne des fosses nasales, et plus particulièrement la
surface des cornets, présente cet aspect spongieux qui la caractérise. A la vue des nombreux vaisseaux artériels et veineux que
reçoit la pituitaire, on se rend facilement compte de la fréquence et de l'abondance des hémorragies de cette portion du
système muqueux.

Vaisseaux lymphatiques. *Vaisseaux lymphatiques.* Je ne connais que le réseau lymphatique superficiel dont j'ai parlé. Pour l'injecter, il faut en
quelque sorte égratigner la membrane avec un tube à injection. J'ai déjà dit que c'est sur la pituitaire qu'en 1826, j'ai, pour
la première fois, par hasard, injecté le réseau lymphatique.

Follicules. *Follicules.* Existe-t-il des glandes et des follicules dans la
pituitaire ? Sténon a décrit des glandes que je n'ai pas pu y
découvrir ; les follicules y sont très nombreux.

Du nerf ol-factif. *Nerfs.* De même que tous les organes des sens spéciaux, la
pituitaire est pourvue d'un nerf spécial appelé *nerf olfactif* ou
nerf de la première paire. L'anatomie comparée, en montrant que le développement de ce nerf est en rapport avec le
développement de l'olfaction, établit d'une manière positive
l'opinion généralement admise sur les fonctions de ce nerf. Sans
entrer ici dans la description du nerf olfactif, qui m'occupera
ailleurs, je dois dire qu'il s'exprime en quelque sorte à travers
les trous et canaux de la lame criblée de l'ethmoïde, en s'enve-
loppant de gaînes fibreuses ; qu'il pénètre la pituitaire par sa

face externe, et qu'il s'épanouit en réseau dans son épaisseur. On ne suit pas ces nerfs au delà du cornet moyen, d'une part, et de la partie moyenne de la cloison, d'une autre part. Aussi bien, la partie supérieure des fosses nasales, qui est d'ailleurs excessivement étroite, est-elle le siège essentiel de l'olfaction, tandis que la partie inférieure, plus spacieuse, peut seule permettre le passage de l'air dans l'acte de la respiration.

Indépendamment du nerf spécial, la pituitaire reçoit d'autres filets nerveux, qui viennent tous de la *cinquième paire*, savoir : de la branche ophthalmique de Willis, par le rameau nasal interne et par le rameau frontal ; du maxillaire supérieur, par le sphéno-palatin, le grand nerf palatin, le nerf vidien et les dentaires antérieurs. Les expériences des physiologistes modernes ont démontré que l'intégrité de ces diverses branches de la cinquième paire était nécessaire pour l'intégrité des fonctions olfactives. Il y a loin de cette manière de voir à celle qui fait siéger le sens de l'olfaction dans la cinquième paire. *Branches fournies par le nerf de la cinquième paire.*

La membrane qui tapisse les sinus, bien qu'elle se continue avec la pituitaire, ne présente aucun des caractères de cette membrane : c'est une lamelle excessivement mince, transparente, qui ressemble plutôt à une membrane séreuse qu'à une muqueuse, et dont le caractère muqueux n'est définitivement établi que par diverses circonstances pathologiques. La muqueuse des sinus des fosses nasales offre la plus grande analogie avec la conjonctive sous le rapport de son épaisseur. *Ténuité de la Membrane du sinus.*

APPAREIL

ou

ORGANES DE LA VISION.

Situation.   Les *yeux*, organes de la vision, sont situés à la partie la plus élevée de la face, d'où ils peuvent exercer au loin leurs fonctions exploratrices.

Ils sont au nombre de deux ; mais, solidaires dans leurs fonctions, ils agissent, pour ainsi dire, à la manière d'un seul. Il en résulte que la vision est plus assurée, et qu'elle peut s'exercer dans un champ plus étendu, sans que son unité soit troublée, les deux yeux agissant à la manière d'un seul.

Des parties accessoires de l'œil.   Les yeux, protégés par les cavités orbitaires dans lesquelles ils sont contenus, sont recouverts par les *paupières* que surmontent les *sourcils. Six muscles propres* les entourent et leur impriment des mouvements dans tous les sens : ce sont les muscles *droits et obliques de l'œil.* Une aponévrose très remarquable, l'*aponévrose orbito-oculaire,* l'isole et le suspend en quelque sorte à la partie antérieure de l'orbite. Un appareil de sécrétion, *appareil des voies lacrymales,* est destiné à lubrifier la surface antérieure du globe de l'œil, et à favoriser l'exercice de ses fonctions.

L'étude de l'organe de la vision comprend donc, indépendamment de l'œil lui-même, l'étude : 1° des moyens de protection, cavités orbitaires (voyez Ostéologie), paupières et sourcils ; 2° des muscles, organes de locomotion ; 3° de l'aponévrose orbito-oculaire, organe d'isolement et de sustentation ; 4° des voies lacrymales, organes de lubréfaction. L'ensemble de ces parties accessoires de l'organe de la vision a été désigné par Haller sous le titre de *tutamina oculi*. C'est par elles que nous allons commencer cette description.

Sourcils.

Les *sourcils* sont deux éminences arquées, couvertes de poils raides et courts, dirigés de dedans en dehors, et comme imbriqués, qui occupent le bas du front, et limitent la paupière supérieure. Leur direction est exactement la même que celle de l'arcade orbitaire. Les poils qui les recouvrent sont plus nombreux et plus longs à l'extrémité interne, qui porte le nom de *tête,* qu'à l'extrémité opposée, qui porte le nom de *queue du sourcil.* Les têtes des sourcils sont séparées l'une de l'autre par un intervalle qui répond à la racine du nez; quelquefois cependant ces têtes sont confondues.

Situation.

Direction.

Poils.

Structure. La peau dans laquelle sont implantés les poils des sourcils, est épaisse et très intimement unie à une couche musculaire formée par le frontal, l'orbiculaire et le sourcilier. Ce dernier forme un plan subjacent aux précédents. L'arcade orbitaire et l'arcade sourcilière servent de support et de base aux sourcils. Les nerfs, fort nombreux, viennent du facial et de la cinquième paire : les nerfs émanés du premier appartiennent à la couche musculeuse, les nerfs émanés du second appartiennent à la couche cutanée. Les artères sourcilières viennent de l'artère ophthalmique et de la temporale. Les veines sourcilières vont se rendre dans les veines correspondantes.

Structure.

Usages. Les sourcils, qui sont un des attributs de l'espèce humaine, protègent l'œil, et absorbent, en s'abaissant au devant de lui, un grand nombre de rayons lumineux. Ils concourent singulièrement à l'expression de la physionomie.

PAUPIÈRES.

Les *paupières* sont deux voiles mobiles et protecteurs, placés au-devant du globe de l'œil, qu'ils recouvrent ou laissent à découvert, suivant qu'ils sont rapprochés ou écartés.

Les paupières sont au nombre de deux : l'une *supérieure*,

l'autre *inférieure*. Chez un grand nombre d'animaux, il existe une troisième paupière, qui ne se rencontre chez l'homme qu'à l'état de vestige. Les dimensions des paupières sont assez considérables pour fermer complètement la base de l'orbite et pour intercepter entièrement le passage des rayons lumineux.

Les paupières présentent : 1° une *face cutanée*, convexe, remarquable par des plis semi-lunaires concentriques, qui s'effacent lorsque les paupières sont rapprochées ; 2° une *face oculaire*, concave, exactement moulée sur le globe de l'œil, et qui présente des lignes verticales jaunâtres, que nous verrons formées par les glandes de Meibomius ; 3° un *bord adhérent*, limité, pour la paupière supérieure, par l'arcade orbitaire, moins exactement limité pour la paupière inférieure,

et se continuant avec la joue ; 4° les *bords libres* de l'une et l'autre paupières sont droits dans l'état d'occlusion de l'œil, et curvilignes lorsqu'ils sont écartés : ils interceptent, dans ce dernier cas, un espace elliptique, dont les dimensions, variables chez les différents sujets, ont motivé les expressions de *grands yeux*, de *petits yeux*, expressions qui ne se rapportent nullement aux dimensions réelles, mais seulement aux dimensions apparentes du globe de l'œil. Ces bords ne sont point taillés en biseau aux dépens de la face postérieure de la paupière, de manière à intercepter, dans leur rapprochement, un espace ou canal triangulaire, qui serait complété en arrière par la surface du globe de l'œil, canal qu'on supposait s'élargir de dehors en dedans, pour conduire les larmes vers les points lacrymaux. Ces bords libres sont coupés horizontalement d'avant en arrière : rapprochés, ils interceptent une fente étroite qui peut tout aussi bien servir de conducteur aux larmes pendant le sommeil, que le prétendu canal triangulaire généralement admis.

Du reste, ces bords, dont l'épaisseur est assez grande, offrent à leur lèvre antérieure une triple ou quadruple rangée de poils durs et raides, arqués, plus nombreux et plus longs Direction des cils. à la paupière supérieure qu'à la paupière inférieure, plus longs à la partie moyenne de chaque paupière qu'aux extrémités : ce sont les *cils*. Leur direction est remarquable : à la paupière supérieure, ils sont d'abord dirigés en bas, puis ils se recourbent en haut, en décrivant un arc de cercle à concavité supérieure ; le contraire a lieu pour la paupière inférieure. Il suit de là que les cils de l'une et l'autre paupières s'opposent leur convexité, et que, dans l'occlusion de l'œil, ils se touchent sans pouvoir s'entre-croiser jamais. Lorsque les cils se dévient et se renversent en dedans, il en résulte de très graves inconvénients ; lorsqu'ils manquent, les bords libres des paupières sont le siège d'une inflammation chronique.

La lèvre postérieure du bord libre de la paupière, ou plu- Série des orifices des glandes de Meïbomius. tôt l'angle de réunion de ce bord avec la face postérieure de la paupière, présente une série fort régulière de trous, à travers lesquels la pression fait suinter une matière sébacée sous la forme de petits vers qui viennent des glandes de Meibomius.

A la réunion des 5/6 externes avec le 1/6 interne, le bord libre de chaque paupière présente un tubercule très remarquable, *tubercule lacrymal*, lequel est percé d'un trou visi- Tubercules et points lacrymaux. ble à l'œil nu : c'est le *point lacrymal*, orifice du conduit lacrymal correspondant. La partie du bord libre de la paupière, qui est en dedans du tubercule lacrymal, est arrondie, dépourvue de poils et d'orifices folliculeux ; elle est en rapport avec la *caroncule lacrymale*.

Du reste, la paupière supérieure a une hauteur double de celle de l'inférieure : en sorte que, dans son abaissement, elle descend au-dessous du niveau du diamètre transverse, ou équateur de l'œil, pour me servir d'une expression de Haller.

On appelle *angles de l'œil*, ou mieux *commissures des pau-* Commissures des paupières. *pières*, les angles que forment, par leur réunion, les extrémités des bords libres. L'angle externe, *commissure externe* ou *temporale*, est encore connue sous le nom de *petit angle* (*canthus minor*) (1).

L'angle interne, *commissure interne* ou *nasale*, improprement nommée *grand angle de l'œil* (*canthus major*), répond au niveau du bord postérieur de l'apophyse montante de l'os maxillaire supérieur.

Structure des paupières.

Structure des paupières. Une charpente cartilagineuse ; les cartilages tarses ; une membrane fibreuse ; une couche musculeuse ; deux téguments, l'un muqueux et l'autre cutané ; des follicules, des vaisseaux, des nerfs, et du tissu cellulaire : telles sont les parties qui entrent dans la structure des paupières.

Cartilages tarses.

Cartilages tarses. Semblables, pour leurs usages, à ces cilyndres de bois que l'on place au bas des tableaux pour les empêcher de se plisser, les cartilages tarses, au nombre de deux, un pour chaque paupière, sont des lames cartilagineuses qui occupent le bord libre des paupières et le voisinage de ce bord. Le cartilage tarse de la paupière supérieure est semilunaire. Le cartilage tarse de la paupière inférieure représente une petite bandelette étroite ; l'un et l'autre n'occupent pas toute la longueur de la paupière. Leur face antérieure convexe est recouverte par les fibres du muscle orbiculaire. Leur face postérieure répond à la conjonctive qui lui adhère intimement. C'est entre la conjonctive et le cartilage, ou plutôt dans l'épaisseur même du cartilage, que sont logés les follicules de Meibomius.

Le bord adhérent des cartilages tarses est mince, et donne attache à la membrane fibreuse des paupières ; en outre, le bord adhérent du cartilage tarse supérieur, qui est convexe, donne attache au muscle élévateur de la paupière supérieure.

---

(1) La commissure externe ne répond pas à l'extrémité externe du diamètre transverse de la base de l'orbite, mais est située à trois lignes en dedans : d'où la nécessité d'inciser cette commissure pour faciliter l'extirpation du globe de l'œil.

Le bord libre de ces cartilages est leur partie la plus épaisse ; c'est lui qui détermine l'épaisseur du bord libre des paupières.

Couche cutanée. Remarquable par son excessive ténuité et par sa demi-transparence : les *cils* en sont une dépendance.

Couche celluleuse. Non moins remarquable par l'absence du tissu adipeux que par son extrême finesse ; c'est le tissu cellulaire séreux par excellence : aussi les infiltrations séreuses des paupières sont-elles très fréquentes.

Couche musculeuse. Formée par la portion palpébrale ou ciliaire de l'orbiculaire, dont j'ai noté ailleurs la pâleur, qui contraste avec la couleur rouge de la portion orbitaire du même muscle. Indépendamment de cette couche musculeuse, les paupières ont un muscle extrinsèque, l'élévateur de la paupière supérieure ; mais ce muscle ne concourt à la formation de la paupière que par son aponévrose qui s'insère au bord supérieur du cartilage tarse. Le droit supérieur envoie également à la paupière supérieure, et le droit inférieur à la paupière inférieure, une petite expansion aponévrotique.

Couche fibreuse. Une membrane fibreuse naît du pourtour de l'arcade orbitaire et vient s'insérer aux bords correspondants des cartilages tarses. Cette membrane, très forte et très résistante au niveau de la moitié externe de la base de l'orbite, diminue d'épaisseur au niveau de la moitié interne de cette base, surtout en dedans de la paupière supérieure, où elle dégénère en tissu cellulaire.

On pourrait appeler *ligament de l'angle externe des paupières*, un raphé fibreux horizontalement étendu de cet angle à la base de l'orbite. Ce raphé, qui se bifurque au niveau de l'angle externe, pour aller s'insérer à l'extrémité externe de l'un et de l'autre cartilages tarses, représente exactement en dehors le tendon du muscle orbiculaire, qui se bifurque également, pour aller se rendre à l'extrémité interne du même cartilage.

Si on divise ce raphé, on voit qu'il existe au-dessous de lui

Couche cutanée des paupières.

Couche celluleuse.

Couche musculeuse.

Couche fibreuse.

des trousseaux fibreux extrêmement résistants, qui naissent de la paroi externe de l'orbite, et qui viennent s'épanouir dans l'épaisseur de la paupière supérieure (1).

Indépendamment de la membrane fibreuse propre, les paupières présentent d'autres couches fibreuses dans leur épaisseur ; savoir pour la paupière supérieure : 1° une deuxième couche formée par l'aponévrose de terminaison du muscle élévateur de la paupière supérieure, à laquelle vient se joindre une expansion très ténue du muscle droit supérieur ; 2° une troisième couche formée par la portion palpébrale de l'aponévrose orbito-oculaire. Les cartilages tarses sont sur le même plan que la première couche fibreuse.

La paupière inférieure présente, indépendamment de sa membrane fibreuse propre, 1° une expansion du droit inférieur, et 2° la portion palpébrale inférieure de l'aponévrose orbito-oculaire.

Couche muqueuse ou *conjonctive palpébrale.* La face postérieure des paupières est revêtue par une membrane qui recouvre aussi l'hémisphère antérieur du globe de l'œil. Cette membrane s'appelle *conjonctive*, *adnata*, parce qu'elle unit les paupières au globe de l'œil. Pour en faciliter la description, on peut supposer que cette membrane part du bord libre de la paupière supérieure, où elle se continue avec la peau, recouvre toute l'épaisseur du bord libre, revêt la face postérieure du cartilage tarse, auquel elle adhère intimement, et continue son trajet jusque sous l'arcade orbitaire. Là, elle se réfléchit sur la partie antérieure du globe de l'œil, en formant un cul-de-sac entre cet organe et la paupière supérieure, adhère à la sclérotique par un tissu cellulaire d'abord très lâche, puis de plus en

On trouve trois couches fibreuses bien distinctes dans les paupières.

Conjonctive.

Réflexion de la conjonctive.

(1) Ce trousseau fibreux a été parfaitement décrit par Tenon, sous le titre de *Ligament angulaire externe des paupières.* On sent distinctement, dit-il, ce ligament chez l'homme vivant, en appuyant un peu fortement le bout du doigt entre le bord de l'orbite et l'angle externe des paupières.

Tenon a également mieux décrit qu'on ne l'avait fait, les ligaments de l'angle interne des paupières (*Mémoires sur l'anat.* 1806, t. 1, p. 205).

plus serré, à mesure qu'on approche de la cornée transparente.
La laxité de ce tissu cellulaire est telle, excepté au voisinage *Séreuse rudi-*
de la cornée, qu'on serait tenté d'admettre entre la sclérotique et *mentaire sous-*
la conjonctive, une membrane séreuse rudimentaire analogue *conjonctiviale.*
aux bourses muqueuses sous-cutanées. Sur la cornée, l'adhé- *Adhérence in-*
rence est tellement intime, que quelques anatomistes ont nié son *time de la con-*
jonctive sur la
existence dans ce point. Le fait est qu'on ne peut la démontrer *cornée.*
anatomiquement, dans l'état sain, que sur la circonférence de la
cornée ; mais les maladies y révèlent sa présence. Après avoir
revêtu la partie antérieure et inférieure de la sclérotique, la
conjonctive se réfléchit sur la face postérieure de la paupière
inférieure, en formant un cul-de-sac, analogue au cul de-sac
supérieur, revêt son cartilage tarse, puis son bord libre, et se
continue avec la peau. En dedans du globe de l'œil, la conjonctive forme un petit repli semi-lunaire, à concavité dirigée
en dehors, et qu'on peut regarder comme le vestige de la
troisième paupière des animaux : on l'appelle improprement
membrane clignotante. En dehors, elle s'enfonce profondé- *Membrane*
clignotante.
ment entre les paupières et le globe de l'œil, pour former un
cul-de-sac très remarquable. Au niveau des tubercules lacrymaux, la conjonctive pénètre dans les points du même nom,
pour aller tapisser les voies lacrymales et se continuer par leur
intermédiaire avec la pituitaire.

On peut donc distinguer dans la conjonctive deux portions :
1° la *conjonctive palpébrale ;* 2° la *conjonctive oculaire,* celle-
ci subdivisée en conjonctive scléroticale et en conjonctive cor-
néenne.

D'après la description qui précède, on voit que la conjonctive *La conjonctive*
n'est point une
représenterait un sac sans ouverture, comme les séreuses, si les *séreuse.*
paupières étaient censées réunies. Comme les séreuses, elle est
destinée à revêtir deux surfaces frottantes. Sa ténuité, sa transparence, les adhérences filamenteuses qu'on observe quelquefois entre les surfaces contiguës, avaient fait rayer cette membrane du nombre des muqueuses, pour la classer parmi les
séreuses ; mais sa continuité avec la peau, sa structure émi-

4.   5

nemment vasculaire, sanguine, ses usages qui la mettent en rapport avec l'air, doivent la faire maintenir parmi les membranes tégumentaires (1) internes ou membranes muqueuses.

Glandes des paupières. Ce sont : 1° une glande dépendante de la glande lacrymale, qu'on peut appeler *glande lacrymale palpébrale ;* 2° les glandes de Méibomius ; 3° la caroncule lacrymale.

Glande lacrymale palpébrale.

La *glande lacrymale palpébrale*, séparée de la glande lacrymale orbitaire par plusieurs trousseaux fibreux, occupe le côté externe de la paupière supérieure, et atteint le bord supérieur du cartilage tarse. Cette glande, très développée chez quelques sujets, est recouverte par une lame fibreuse assez épaisse et par la conjonctive, à travers laquelle ses granulations se manifestent lorsqu'on renverse et qu'on tend fortement cette paupière. Du reste, cette glande est formée par des grains juxtaposés, mais bien distincts, pourvus de conduits excréteurs, que M. Gosselin, prosecteur et agrégé de la Faculté, a montré s'ouvrir par sept ou huit pertuis à la face postérieure de la paupière. Ces glandules lacrymales sont à la glande lacrymale proprement dite, ce que sont les glandules labiales aux glandes salivaires.

Ses conduits excréteurs.

Glandes de Méibomius. Ce sont des séries de follicules sébacés, situés sur la face postérieure des deux paupières, au niveau des cartilages tarses. Elles représentent des lignes jaunâtres, verticales et parallèles, tantôt droites, tantôt curvilignes, dont la hauteur est mesurée par celle des cartilages, et qui ne font nullement relief à la face postérieure des paupières. Chacune de ces lignes, dont le nombre est de 30 à 40

---

(1) On a donné l'absence des villosités comme un caractère de la conjonctive ; mais cette erreur anatomique pourra facilement être réfutée, si on examine à la loupe et même à l'œil nu, la face postérieure du cartilage tarse et plus particulièrement celle du cartilage tarse supérieur. La disposition papillaire de la conjonctive tarsienne, avec ou sans grossissement, a été parfaitement représentée par M. Arnold, tab. anat. fascic. II, tab. fig. 13 et 14, sous le titre de *Corpus papillare conjunctivæ,* etc.

pour chaque paupière, est constituée par un canal tortueux, replié sur lui-même un grand nombre de fois, dans lequel viennent s'ouvrir, en affectant une disposition régulièrement alterne, un nombre considérable de petits follicules placés à droite et à gauche de ce canal. Tous ces canaux viennent eux-même s'ouvrir très régulièrement sur la lèvre postérieure du bord libre des paupières, par une rangée d'orifices disposés suivant une seule ligne. Je n'ai jamais vu deux rangées d'orifices, ainsi que Zinn dit l'avoir observé. Si, à l'aide d'une pince, on comprime les paupières au niveau du cartilage tarse, on voit s'échapper par ces orifices une espèce de cire sous la forme de petits vers contournés un grand nombre de fois sur eux-mêmes. Du reste, on voit quelquefois les petits canaux linéaires communiquer entre eux au niveau du bord adhérent du cartilage tarse; d'autres fois, ils se bifurquent. C'est la cire des glandes de Méibomius, qui s'oppose à ce que les larmes ne coulent au devant des paupières : leur sécrétion surabondante et morbide porte le nom de *chassie*. Les glandes de Méibomius sont logées dans des sillons profonds que présentent les cartilages tarses : aussi se voient-elles tout aussi bien à la surface externe qu'à la surface interne de ces cartilages.

Chaque série de follicules s'ouvre dans un canal tortueux.

Les glandes de Méibomius appartiennent à la classe des follicules sébacés, et constituent, en quelque sorte, le passage entre les follicules et les glandes.

Caroncule lacrymale. Petit groupe de follicules sébacés, oblong, occupant l'angle interne des paupières, en dedans de ce repli semi-lunaire de la conjonctive que nous avons considéré comme le vestige d'une troisième paupière. Son volume représente un grain de blé. Interposée aux bords libres des paupières, dans cette espèce d'appendice du bord libre qui est intermédiaire à la commissure interne et aux tubercules lacrymaux, la caroncule lacrymale occupe un plan postérieur à ces bords ; en sorte que sa présence ne s'oppose pas à leur contact mutuel. Revêtue par un repli de la conjonctive, qui lui donne un aspect rougeâtre, elle présente à sa surface un grand nombre de

La caroncule lacrymale est un groupe de follicules sébacés.

pertuis, par lesquels on voit suinter une espèce de cire, et plusieurs petits poils, qui peuvent acquérir une certaine longueur, et devenir cause d'ophthalmie. La caroncule lacrymale est formée de follicules ou glandules sébacés, de même nature que les glandes de Méibomius. On l'a considérée longtemps comme une seconde glande lacrymale. Pour bien voir les orifices et les poils toujours blonds, et quelquefois très nombreux, de la caroncule lacrymale, il faut la couvrir d'une couche d'encre ou de solution de carmin, et l'examiner ensuite à la loupe.

Vaisseaux et nerfs des paupières. Les *artères* sont les palpébrales internes et externes de l'ophthalmique, les branches palpébrales de la temporale, de la sous-orbitaire et de la faciale. J'ai déjà dit que les artères palpébrales formaient deux arcades, une pour chaque paupière.

Les *veines* portent le même nom, suivent la même direction, et aboutissent aux mêmes troncs.

Les *nerfs* des paupières viennent de deux sources : 1° du facial, ce sont les nerfs du mouvement; 2° de la cinquième paire, ce sont les nerfs du sentiment. Les uns et les autres sont très nombreux.

Usages. Les paupières protègent l'œil contre l'action de la lumière, contre l'action de l'air et des corpuscules qui y voltigent ; elles balaient, en quelque sorte, la surface de l'organe, sur lequel elles ont aussi pour office d'étaler le fluide lacrymal, autre manière de protéger le globe de l'œil contre l'action de l'air. Les paupières, en s'interposant entre l'œil et les objets extérieurs, mettent l'exercice de la vision sous l'empire de la volonté. La présence de la glande lacrymale palpébrale explique pourquoi l'œil est resté humide et les larmes ont pu être secrétées après l'extirpation de la glande lacrymale proprement dite.

MUSCLES DE L'ŒIL ET RELEVEUR DE LA PAUPIÈRE SUPÉRIEURE.

Les muscles de l'œil, au nombre de six, se distinguent en *droits* et en *obliques*. Il y a quatre muscles droits et deux obliques. Nous étudierons en même temps le *releveur de la pau-*

Marginal notes:

Procédé pour mieux voir les petits poils de la caroncule.

Artères et veines palpébrales.

Nerfs palpébraux.

Usages protecteurs des paupières.

pière supérieure, qui a des connexions si grandes avec le muscle droit supérieur. En tout, sept muscles.

Préparation. Enlever la voûte de l'orbite par deux traits de scie, Préparation des muscles de l'œil. qui se réunissent à angle aigu sur le trou optique ; faire attention à ce que le trait de scie interne n'intéresse pas la poulie cartilagineuse du grand oblique, et que le trait de scie externe passe au dessus de l'apophyse orbitaire externe. Disséquer avec de minutieuses précautions les insertions de ces muscles au fond de l'orbite. Ces insertions sont disposées suivant deux cercles fibreux : l'un autour du nerf optique, et l'autre autour du nerf moteur commun. Les insertions qui ont lieu au dessus du nerf optique, tiennent à la dure-mère et au périoste et nullement aux os ; celles qui ont lieu au dessous de ce nerf, tiennent plus fortement aux os. L'oblique inférieur, ou petit oblique, est le seul qui ne s'insère pas au fond de l'orbite.

Pour bien voir les *insertions orbitaires antérieures* de ces muscles, il faut, à l'exemple de Tenon, les disséquer en écartant ou séparant les parties et non en les divisant avec le scalpel.

Les faisceaux orbitaires des muscles droit externe et droit interne de l'œil, avaient été indiqués par Zinn ; ceux des muscles droit supérieur et droit inférieur, ont été indiqués par Tenon. Ces faisceaux, oubliés ou négligés par les anatomistes, ont dû être recherchés et retrouvés à l'occasion de la strabotomie ; et les travaux de MM. Bonnet, Boyer et Guérin, contiennent des documents précieux à cet égard ; la thèse de M. le docteur Hélie, mon ancien interne ; les excellentes préparations faites par M. Richer, pour le concours de prosecteur, un assez grand nombre de préparations fraîches, qu'il a bien voulu faire à ma prière, m'ont permis de donner, de ces muscles, une description plus complète, qu'on ne l'avait fait jusqu'à ce moment.

Releveur de la paupière supérieure.

Beaucoup plus mince et plus étroit que le droit supérieur de Origine. l'œil, qui lui est subjacent, le *releveur de la paupière supérieure* (*orbito-palpébral*, Chaussier), naît du fond de l'orbite, à la partie supérieure du pourtour du trou optique, ou plutôt de la gaîne fibreuse que la dure-mère envoie autour de ce nerf. Cette origine a lieu par des fibres aponévrotiques, courtes et radiées,

Direction. auxquelles succèdent des fibres charnues, qui forment un faisceau mince, aplati, triangulaire, lequel se porte, en s'épaississant, d'arrière en avant, parallèlement au grand axe de l'orbite, s'épanouit en une aponévrose, qui mesure toute la largeur de la voûte orbitaire et se comporte de la manière suivante :

Ses insertions tarsiennes. la plus grande partie de cette aponévrose vient s'insérer au bord supérieur du cartilage tarse, après s'être réfléchie sur le globe de l'œil ; mais les fibres les plus externes constituent un Son faisceau orbitaire externe. petit faisceau tendineux (*faisceau orbitaire externe*), qui va se fixer à la base de l'orbite, immédiatement au dessous de la glande lacrymale, au niveau de la suture de l'apophyse orbitaire externe du frontal avec l'angle supérieur de l'os malaire.

Son faisceau orbitaire interne. Les *fibres les plus internes* forment un faisceau tendineux moins considérable (*faisceau orbitaire interne*), qui va s'insérer au côté interne de la base de l'orbite, autour de la trochlée du grand oblique.

Une arcade aponévrotique est étendue du faisceau orbitaire externe au faisceau interne.

Rapports. *Rapports*. Recouvert par le périoste de la voûte orbitaire, obliquement croisé à son insertion postérieure par le nerf ophthalmique de Willis, il recouvre le droit supérieur de l'œil.

Action. *Action*. Releveur de la paupière supérieure, qu'il porte en même temps en arrière, de telle sorte que le bord supérieur de cette paupière se cache sous l'orbite. Cette action me paraît singulièrement limitée par les insertions orbitaires antérieures de ce muscle.

Droit supérieur ou élévateur de l'œil.

Double origine. Le *droit supérieur* présente deux origines distinctes. La première a lieu, comme celle du précédent, à la partie supérieure de la gaîne fibreuse qui revêt le nerf optique, mais sur un plan inférieur ; la deuxième se fait à la partie interne de la fente sphénoïdale, entre cette fente et le trou optique. Cette dernière insertion, qui fait suite aux insertions du muscle droit externe, paraît avoir lieu à la gaîne que la dure-mère fournit au nerf moteur commun.

Nées par des fibres aponévrotiques radiées, les fibres charnues forment un faisceau aplati, triangulaire, qui se dirige en avant et en dehors, suivant l'axe de l'orbite, et se divise en deux portions bien distinctes : l'une *oculaire*, l'autre *orbito-palpébrale*.

Direction.

1° La *portion oculaire*, qui est la plus considérable, continue sa direction primitive, se réfléchit sur le globe de l'œil, où le muscle dégénère en une aponévrose large, mince, qui vient s'insérer sur la sclérotique, à une petite distance de la cornée.

Portion oculaire.

2° La *portion orbito-palpébrale*, qui est infiniment moins volumineuse que la précédente, est formée aux dépens des fibres les plus supérieures du muscle, et se termine par une aponévrose mince qui se divise en trois parties : une *partie moyenne* ou *palpébrale*, qui va se confondre avec le releveur de la paupière supérieure ; un *faisceau orbitaire externe*, qui va s'insérer immédiatement au dessous du faisceau orbitaire externe du releveur de la paupière supérieure ; un *faisceau orbitaire interne*, dont l'insertion est bien remarquable. Cette insertion (1) a lieu, non à la trochlée du grand oblique, non aux os, mais sur le tendon même du grand oblique, après qu'il a traversé la trochlée. Il en résulte que la portion orbitaire du droit supérieur et la portion directe du grand oblique, forment une anse susceptible de glisser dans la trochlée. Le muscle droit supérieur et le grand oblique sont donc solidaires.

Portion orbito-palpébrale

Insertion remarquable du faisceau orbitaire interne.

Ce muscle répond, comme tous les autres muscles droits, au périoste de l'orbite, dont il est séparé en dedans par le muscle releveur de la paupière supérieure ; il recouvre le nerf optique et le globe de l'œil.

Droit inférieur ou abaisseur de l'œil.

Le *droit inférieur* naît d'un tendon qui lui est commun avec

(1) Ce mode d'insertion est parfaitement démontré par les pièces de M. Richer.

les muscles droit interne et droit externe, *tendon* ou *ligament de Zinn*, qui s'insère à la moitié inférieure du pourtour du trou optique, et plus particulièrement dans une dépression qui se voit en dedans de la fente sphénoïdale. Ce tendon se trifurque presque immédiatement après sa naissance : c'est de la branche moyenne de ce tendon que naît le droit inférieur, qui se porte horizontalement en avant et en dehors, se réfléchit sur le globe de l'œil, et se termine de la même manière que le précédent. Le *faisceau orbitaire*, émané du droit inférieur, quoique peu considérable, mérite le nom d'orbito-palpébral : une partie s'épanouit dans la paupière à la manière du droit supérieur; l'autre partie va s'insérer au plancher de l'orbite, à côté du petit oblique.

Tendon commun ou ligament de Zinn.

Faisceau orbito-palpébral.

Droit interne ou adducteur de l'œil.

Double origine.

Le *droit interne* naît par deux origines bien distinctes : l'une, du tendon de Zinn; l'autre, de la partie interne de la gaîne fibreuse du trou optique : cette dernière origine continue la série des insertions du muscle droit supérieur. De là, ce muscle se porte d'arrière en avant, le long de la paroi interne de l'orbite, et se divise en deux portions : l'une *oculaire* plus considérable, qui se réfléchit sur le globe de l'œil, pour se terminer comme les précédents; l'autre *orbitaire*, plus petite, qui va se fixer à la crête de l'os unguis. J'ai déjà dit que ce faisceau, signalé par Zinn, avait été plus explicitement indiqué par Tenon.

Double terminaison :

Oculaire,

Orbitaire.

Droit externe ou abducteur de l'œil.

Double origine.

Le *droit externe* naît également par une double origine : l'une inférieure, qui est fournie par le ligament de Zinn; l'autre supérieure, qui vient de la gaîne fibreuse du nerf moteur externe, et fait suite aux insertions externes du droit supérieur. Une arcade fibreuse, sous laquelle passent des nerfs, réunit ces deux insertions et devient elle-même point d'insertion. De là, ce muscle se porte obliquement en avant et en dehors, le long

de la paroi externe de l'orbite, et se divise en deux portions :
l'une *oculaire*, continuation du muscle, qui se réfléchit sur le — Portion oculaire.
globe de l'œil, et se termine comme les précédents ; l'autre
orbitaire, qui va s'insérer au dedans de la base de l'orbite, im- — Portion orbitaire.
médiatement au dessous du faisceau orbitaire du droit supé-
rieur, par conséquent au niveau de l'articulation de l'apophyse
orbitaire externe de l'os frontal avec l'os malaire.

Description générale et action des muscles droits.

Les quatre muscles droits viennent du fond de l'orbite, et — Analogies d'origine,
se terminent au globe de l'œil, à quelques lignes de la cornée.

Leur forme est identique : ils représentent des triangles iso- — De formes,
cèles, alongés, dont la base est en avant et le sommet en arrière.
Leurs rapports sont les mêmes : d'une part, ils correspondent — De rapports.
au périoste de l'orbite ; de l'autre, au nerf optique et au globe
de l'œil, dont ils sont séparés par de la graisse et des vaisseaux. Tous sont pourvus d'une gaîne aponévrotique que nous
verrons fournie par une aponévrose très remarquable, que j'ap-
pellerai *aponévrose orbito-oculaire*, ou aponévrose de *sus-* — Leur gaîne aponévrotique.
tentation de l'œil, gaîne aponévrotique qui occupe la moitié
antérieure seulement de la longueur des fibres charnues des
muscles.

Vu leur insertion au devant du grand diamètre de l'œil, tous — Tous sont des muscles réfléchis.
sont des muscles réfléchis autour du globe oculaire. Cette ré-
flexion est surtout considérable, lorsque l'œil est porté dans un
sens opposé à l'action du muscle que l'on examine ; leurs tendons sont entourés d'un tissu cellulaire membraneux blanchâtre, et comme élastique, qui favorise les mouvements.

Les muscles droits présentent entre eux des différences qui — Différences.
se rapportent à la longueur et à l'épaisseur. Ainsi, le droit interne est le plus court, le droit externe est le plus long ; le droit
supérieur est le moins volumineux.

D'autres différences sont relatives à la disposition de la por- — Différences déduites de la portion orbitaire de ces muscles.
tion orbitaire de ces muscles. Cette portion orbitaire appar-
tient-elle aux muscles eux-mêmes ? Ne serait-elle pas plutôt

constituée par quelques trousseaux fibreux détachés de la gaîne aponévrotique de ces muscles? Une dissection attentive démontre que cette portion orbitaire est bien une émanation du muscle; mais que le petit tendon qui la constitue est enveloppé par un prolongement de l'aponévrose orbito-oculaire.

Or, nous voyons que le droit supérieur et droit inférieur émettent un faisceau orbito-palpébral, et qu'en outre, le droit supérieur s'implante sur le tendon réfléchi du grand oblique. Le droit externe et le droit interne émettent chacun un faisceau orbitaire.

Les muscles droits agissent à la manière des muscles réfléchis.

Action. Si ces muscles n'étaient pas réfléchis autour du globe de l'œil, leur action se bornerait à porter fortement le globe vers le fond de l'orbite; mais leur réflexion a pour effet de lui imprimer un mouvement de rotation. Ainsi, le droit supérieur et le droit inférieur font rouler le globe de l'œil autour de son axe transversal; le droit interne et le droit externe le font rouler autour de son diamètre vertical. Lorsque ce premier effet est produit, l'œil est porté ou plutôt tend à être porté en arrière : le mouvement direct en arrière a lieu par la contraction simultanée des quatre muscles droits.

Combinaisons d'action de ces muscles.

Lorsque deux des muscles droits se contractent simultanément, l'œil suit la diagonale des forces que représentent ces deux muscles : d'où il suit que l'œil, et par conséquent la pupille, peut parcourir dans ses mouvements tous les rayons du cercle que forme la base de l'orbite : disposition qui favorise les fonctions exploratrices de cet organe, en même temps qu'elle concourt à mettre la vision sous l'influence de la volonté, puisque l'œil peut échapper par ses mouvements à une sensation qu'il repousse. Les muscles droits de l'œil (et cet usage leur est commun avec les muscles obliques) servent encore à l'expression des passions : de là les dénominations suivantes qui leur avaient été imposées par les anciens : le droit supérieur s'appelait *superbus* (*mirator*, Haller); le droit inférieur, *humilis;* le droit externe, *indignatorius;* le droit interne, *amatorius seu bibitorius.*

Enfin, on a pensé que les muscles de l'œil pouvaient, par la compression qu'ils exercent sur cet organe, faire varier l'intervalle qui sépare la rétine du cristallin ; on a même déduit de la possibilité de cette compression, une théorie relative à la faculté que nous avons de voir les objets à des distances si différentes.

Du reste, un fait de physiologie très remarquable, c'est l'action nécessairement simultanée et coordonnée des muscles, tantôt homologues, tantôt différents dans les deux yeux. Ainsi, la contraction du muscle droit supérieur de l'œil droit s'accompagne d'une manière nécessaire de la contraction du muscle droit supérieur de l'œil gauche ; la contraction du droit externe de l'un des yeux s'accompagne de celle du muscle droit interne de l'œil opposé, et réciproquement ; et la volonté ne peut rien, soit pour empêcher, soit pour coordonner, dans un sens différent, cette contraction. Cependant on peut, même sans beaucoup d'habitude, échapper à ces rapports de coordination, c'est à dire, loucher, en cherchant à regarder son nez. *Simultanéité d'action et coordination des muscles de l'œil.*

Il n'est pas sans intérêt de remarquer que le muscle droit externe reçoit à lui seul une paire de nerfs, la sixième, et qu'une seule et même paire, la troisième, se distribue aux trois autres muscles droits, à l'élévateur de la paupière supérieure et au petit oblique Aucun muscle ne reçoit des nerfs proportionnellement aussi considérables que ceux des muscles de l'œil.

Quels sont les usages de la portion orbitaire de ces muscles ?

Tenon pense que la contraction de cette portion orbitaire des muscles droits, du muscle droit externe ou abducteur en particulier, « force le tendon de ce muscle à se couder ; en « changeant ainsi sa direction, il fait, par rapport à ce tendon « et au muscle entier, l'office d'une poulie de renvoi (1). » Il ajoute que, par ce mécanisme, la pression qu'exerceraient ces muscles sur le globe de l'œil est empêchée. Telle n'est pas ma manière de voir sur l'action de ces muscles. *Usages présumés de la portion orbitaire.*

(1) Tenon, *Mém. sur l'Anat.*, t. 1, p. 197.

Il m'a paru que la portion orbitaire des muscles droits n'avait d'autre usage que de limiter leur action. Je suis convaincu que si, sur un animal vivant, on divisait cette portion orbitaire, les mouvements de l'œil seraient singulièrement exagérés.

Les faisceaux palpébraux des muscles droit supérieur et droit inférieur, rendent solidaires les mouvements d'élévation et d'abaissement de l'œil et des paupières.

MUSCLES OBLIQUES DE L'ŒIL.

Au nombre de deux, distingués en *supérieur* ou *grand oblique*, et en *inférieur* ou *petit oblique*.

Oblique supérieur de l'œil ou grand oblique.

Long, fusiforme, réfléchi, pourvu d'une trochlée (*muscle trochléaire*), l'*oblique supérieur de l'œil,* ou *grand oblique*,

Origine. naît de la gaîne fibreuse du nerf optique, entre le droit supérieur et le droit interne, de la même manière et sur le même

Direction. plan que ces muscles ; de là il se porte, d'arrière en avant, au niveau de l'angle rentrant que forment par leur réunion la voûte et la paroi interne de l'orbite ; représente un faisceau musculaire arrondi, qui dégénère en un tendon également arrondi, au voisinage de la poulie cartilagineuse qui lui est des-

Sa réflexion dans une poulie. tinée ; traverse cette poulie ; se réfléchit à angle aigu sur lui-même, de telle manière, qu'il se dirige en bas, en dehors et un peu en arrière, passe au dessous du muscle droit supérieur de l'œil, et s'épanouit avant de s'insérer à la sclérotique, au niveau du plus grand diamètre transversal de l'œil, et, par conséquent, sur un plan postérieur à l'insertion des muscles droits. Le grand oblique est le plus long des muscles de l'œil. Le grand oblique n'a pas de portion orbitaire proprement dite ; la disposition que j'ai signalée à l'occasion du droit supérieur, et qui consiste dans l'insertion d'un faisceau du droit supérieur à la portion réfléchie du grand oblique, me paraît en tenir place.

La *poulie du grand oblique* est un petit cartilage formant les cinq sixièmes d'un cylindre ou d'un anneau ; les bords de

ce cylindre sont attachés aux petites crêtes qui limitent une dépression osseuse qu'on remarque sur la paroi supérieure de l'orbite. Ce cylindre est fixé à l'aide de fibres ligamenteuses lâches, de telle manière que la poulie elle-même jouit d'une certaine mobilité. Une *synoviale* qui revêt le tendon et la poulie, et qui se prolonge en avant et en arrière de celle-ci, facilite le glissement. Plus en avant, un tissu filamenteux blanchâtre remplace la synoviale.

Les *rapports* du grand oblique sont les mêmes que ceux du muscle droit.

Action. De même que pour tous les muscles réfléchis, l'ac- tion du grand oblique doit être prise à partir du point de la réflexion. Il en résulte que ce muscle fait rouler l'œil sur lui-même, c'est à dire, suivant son axe antéro-postérieur, de dehors en dedans. L'obliquité d'avant en arrière que présente son tendon, après sa réflexion, lui permet de porter l'œil en avant, et de tendre à l'amener hors de l'orbite. On regarde le grand oblique comme concourant à l'expression des passions tendres (*patheticus*). Une paire nerveuse, la quatrième paire, ou nerf pathétique, lui est exclusivement destinée. Si l'insertion du droit supérieur à la portion réfléchie du tendon du grand oblique, sert, en quelque sorte, de modérateur à l'action du premier de ces muscles, cette même insertion devient à son tour le modérateur du grand oblique : car la contraction du grand oblique, en même temps qu'elle fait glisser son tendon dans la trochlée', attire également le faisceau tendineux du droit supérieur, ce qui limite son action. Il suit de là que le grand oblique, en même temps qu'il fait tourner l'œil sur son axe antéro-postérieur, porte la pupille en haut, et non point en bas, comme on l'a dit.

Oblique inférieur ou petit oblique.

L'*oblique inférieur*, ou *petit oblique*, est le plus court des muscles de l'œil, et le seul qui ne s'insère pas au fond de l'orbite; son insertion fixe a lieu à la partie interne et antérieure du plancher de cette cavité, et, par conséquent, à la face orbitaire de l'os maxillaire supérieur, immédiatement derrière la base de l'orbite, et souvent même au sac lacrymal. De là il se porte de bas en haut, de dedans en dehors, et un peu d'avant en arrière; forme un faisceau aplati qui s'enroule sur la face inférieure du globe de l'œil, qu'il sépare du droit inférieur d'abord, puis du droit externe, et s'épanouit en une aponévrose qui se confond avec la sclérotique, au voisinage du bord externe du droit supérieur.

Le petit oblique s'enroule sur la face inférieure de l'œil.

Son insertion à la sclérotique a lieu plus en arrière que celle du grand oblique, par conséquent bien en arrière de celle des muscles droits. Le muscle petit oblique est complètement dépourvu de portion orbitaire, et, par conséquent, de muscle modérateur.

Son insertion scléroticale.

Action. Ce muscle est rotateur de l'œil dans un sens opposé à celui du grand oblique. Son enroulement autour du globe de l'œil, rend cette action extrêmement efficace. Son obliquité d'avant en arrière lui permet d'attirer l'œil un peu en avant.

Son action.

De l'aponévrose orbito-oculaire, ou aponévrose d'isolement et de sustentation de l'œil.

Signalée mais décrite d'une manière fort incomplète, sous le titre de *nouvelle tunique de l'œil,* par Tenon (1), elle a été parfaitement décrite par M. le docteur Hélie dans sa thèse inaugurale (Thèses de Paris, juin 1841). M. Richer, dans un concours pour le prosectorat, en 1843, en a fait le sujet d'une série de pièces qui mettent dans tout leur jour les détails le plus circonstanciés de la disposition de cette membrane.

Supposez une membrane fibreuse qui naisse de tout le pourtour de la base de l'orbite, en se continuant avec le périoste orbitaire; s'adosse à la conjonctive (2) palpébrale, au dessou

---

(1) *Obs. sur l'œil et les paupières, dans un Mém. sur l'anat.,* 1806, p. 200

(2) La face postérieure des paupières est donc tapissée par l'aponévrose orbito-oculaire, bien distincte du ligament propre de la paupière.

de laquelle elle est placée, puis à la conjonctive oculaire, qu'elle abandonne à quelques millimètres de la cornée ; supposez que cette membrane fibreuse, après avoir abandonné la conjonctive, se porte en arrière pour recouvrir l'hémisphère postérieur de la sclérotique, sur laquelle elle se moule en lui formant une espèce de coque concentrique ; se laisse traverser par les tendons des six muscles de l'œil, auxquels elle envoie en arrière une gaîne aponévrotique, et par le nerf optique sur lequel elle se termine en se confondant avec son névrilême ; et vous aurez une idée exacte de cette aponévrose qui soutient l'œil, lui fournit un point d'appui résistant, mais flexible, le suspend, pour ainsi dire, à l'entrée de l'orbite, en le liant aux paupières, et le sépare complètement des muscles et des graisses de l'orbite : cette séparation, cette délimitation est telle, que si l'on divise la conjonctive circulairement autour de la cornée, si l'on coupe les tendons des six muscles de l'œil et le nerf optique, en rasant la sclérotique, on peut enlever l'œil sans pénétrer en aucune façon dans la partie de l'orbite, qui est remplie par les muscles, les nerfs et la graisse. *(Idée générale de l'aponévrose orbito-oculaire.)*

Cette préparation, indiquée par M. Hélie, permet de voir parfaitement la face antérieure ou oculaire de l'aponévrose.

Pour voir sa face orbitaire, il faut, comme dans les pièces de M. Richer, enlever la paroi supérieure et la paroi externe de l'orbite, en laissant intacte l'arcade orbitaire; on aura également soin de respecter et de laisser en place le périoste de l'orbite. Ce périoste incisé, on dissèque les muscles en les écartant, sans se servir du bistouri; on enlève avec soin les flocons graisseux, les nerfs et les vaisseaux ; on arrive ainsi peu à peu jusqu'au globe oculaire, sur lequel on trouve l'aponévrose, qui le sépare complètement des parties profondément situées. *(Face orbitaire.)*

D'après ce qui précède, on voit que l'aponévrose orbito-oculaire forme, dans la cavité orbitaire, une espèce de diaphragme qui divise cette cavité en deux chambres : une chambre antérieure ou oculaire, qui est limitée en avant par les paupières, et dans tout le reste de son étendue par l'aponévrose : cette *(L'aponévrose orbito-oculaire forme une espèce de diaphragme.)*

chambre est exclusivement destinée au globe de l'œil ; une chambre postérieure, exclusivement destinée aux graisses de l'orbite, aux muscles et aux nerfs.

La présence de ce diaphragme aponévrotique, explique pourquoi il n'existe peut-être pas d'exemple d'extirpation de l'œil qui ait été suivie d'inflammation du tissu cellulaire de l'orbite (1). Elle explique encore pourquoi, dans les fractures de la voûte orbitaire, le sang épanché dans la chambre postérieure de l'orbite, vient soulever l'aponévrose, et apparaît à travers la transparence de cette aponévrose et de la conjonctive.

Membrane séreuse rudimentaire.

Le mode d'adhérence de l'aponévrose orbito-oculaire avec la conjonctive et avec la sclérotique, est remarquable : cette adhérence s'effectue à l'aide d'un tissu cellulaire lamelleux extrêmement lâche, permettant les glissements les plus faciles, si bien qu'on serait tenté d'admettre, entre cette aponévrose et le globe oculaire, une membrane séreuse, rudimentaire, analogue aux bourses sous-cutanées.

Mode de perforation de l'aponévrose par les tendons et par le nerf optique.

Le mode de perforation de l'aponévrose par les tendons des six muscles propres de l'œil, est digne d'être noté. Vue par la face antérieure, l'aponévrose semble perforée directement par les tendons ; vue par sa face postérieure ou profonde, on reconnaît que cette aponévrose envoie autour de chaque tendon un prolongement en forme de gaîne, qui dégénère en tissu cellulaire, après avoir recouvert le tiers environ du muscle ; chaque gaîne représente un entonnoir dont la partie rétrécie est en avant (2).

(1) La présence de cette aponévrose explique comment une aussi grande quantité de graisse a pu coïncider dans l'orbite avec la grande mobilité de l'œil. Je crois avoir établi ce fait général, savoir : que les vuides, dans l'économie, sont remplis par de la sérosité, lorsqu'il y a mouvement, et par de la graisse, quand il y a absence de mouvement. Eh bien! avant la connaissance de l'aponévrose orbito-oculaire, je ne pouvais me rendre un compte satisfaisant de la présence de la graisse dans la portion de la cavité orbitaire qui avoisine l'œil.

(2) C'est probablement à cette gaîne qu'est due, dans certains cas, la persis-

Au niveau de la portion orbitaire des muscles droits, l'aponévrose envoie sur cette portion orbitaire un prolongement qui
voile le tendon de cette partie orbitaire. Ce sont ces prolongements aponévrotiques que Tenon appelle ailes ligamenteuses.

DES VOIES LACRYMALES.

Les *voies lacrymales* comprennent l'appareil de sécrétion
et d'excrétion des larmes. Cet appareil se compose : 1° d'un
organe sécréteur, la *glande lacrymale ;* 2° de *conduits excréteurs*, qui déposent les larmes sur la conjonctive ; 3° d'un second ordre de conduits destinés à absorber les larmes et à les
transporter dans les fosses nasales, savoir : des *points* et des
conduits lacrymaux, du *sac lacrymal* et du *canal nasal*.
C'est dans cet ordre que nous allons décrire cet appareil.

*Parties con-
stituantes des
voies lacryma-
les.*

Glande lacrymale.

La *glande lacrymale, glande innominée* des anciens, se
compose de deux parties bien distinctes : l'une, *portion orbitaire*, qui occupe la fossette de la voûte orbitaire, c'est la
glande lacrymale proprement dite ; l'autre, qui occupe l'épaisseur de la paupière supérieure, *portion palpébrale*, que j'ai
déjà décrite (*Voyez* Structure des paupières). C'est la partie
accessoire de la glande lacrymale.

La glande lacrymale proprement dite, ou *glande lacrymale
orbitaire*, la seule généralement décrite, se présente sous la
forme d'un demi-ovoïde peu régulier, dont le grand diamètre
serait transversal. Son volume, variable suivant les sujets, est
généralement égal à celui d'une aveline. Par sa face supérieure
convexe, elle répond à la fossette du frontal, auquel elle adhère,
surtout en avant, par des trousseaux fibreux très prononcés ;
par sa face inférieure concave, elle répond au muscle droit ex-

Son volume.

Ses rapports.

tance du strabisme, même après la section la plus complète du tendon du muscle.
Dans quelques cas particuliers, le débridement de l'aponévrose peut être nécessaire pour obtenir un redressement complet.

4.

6

terne, et un peu au droit supérieur de l'œil. Son bord antérieur répond à l'arcade orbitaire, ou plutôt à la membrane fibreuse de la paupière, derrière laquelle elle est immédiatement située ; d'où la possibilité de la mettre à découvert par une incision pratiquée le long de cette arcade. Par son bord postérieur, la glande reçoit ses vaisseaux et ses nerfs.

Des conduits excréteurs de la glande lacrymale. Avant la découverte des conduits excréteurs de la glande lacrymale, ce n'était que par induction qu'on pouvait considérer la glande dite *innominée*, comme servant à la sécrétion des larmes. Ce fut en 1661 que Stenon démontra ces canaux chez le mouton, et put y introduire des soies de sanglier. Il en a décrit treize ou quatorze. La difficulté de voir ces conduits chez l'homme, est suffisamment établie par ce fait, que Morgagni, Zinn et Haller n'ont jamais pu les y découvrir : il n'en est pas de même de Monro fils, qui a pu les remplir avec du mercure, et les a parfaitement décrits. Suivant cet auteur, ils sont au nombre de dix à douze, qui marchent parallèlement entre eux sous la conjonctive palpébrale, et viennent s'ouvrir, à la face interne de cette paupière, par autant d'ouvertures très régulièrement placées à une ligne environ du cartilage tarse, au niveau de la moitié externe de ce cartilage. Chaussier et M. Ribes sont parvenus à les injecter avec du mercure, en dirigeant l'injection de la glande vers les paupières. Ayant inutilement cherché à voir, soit à l'œil nu, soit à la loupe, les orifices des canaux excréteurs de la glande lacrymale dans l'espèce humaine, j'imaginai de plonger l'œil et les paupières tantôt dans une solution de carmin, tantôt dans de l'encre un peu étendue : je vis alors manifestement une douzaine de pertuis disposés linéairement dans le point où la conjonctive palpébrale se réfléchit pour devenir conjonctive oculaire, et occupant la moitié externe de la longueur des paupières (1).

Des conduits excréteurs de la glande lacrymale.

Procédés pour la démonstration de ces conduits excréteurs.

(1) Je lis, dans Haller, que c'est sur un œil humain, qui avait macéré pendant quelque temps dans de l'eau teinte de sang, que Monro fils avait décou-

Il résulte des recherches de M. Gosselin, prosecteur et Plusieurs des
conduits excré-
agrégé de la Faculté, que le nombre des canaux excréteurs de teurs appartien-
la glande lacrymale proprement dite, ou orbitaire, n'est pas nent à la glande
lacrymale pal-
aussi considérable qu'on l'admet depuis Stenon ; que des dix à pébrale.
douze pertuis qu'on regarde comme appartenant aux orifices
des conduits excréteurs de cette glande, le plus grand nombre
appartient à la glande lacrymale palpébrale. Ainsi M. Gosselin n'a constaté, chez le mouton, que deux conduits excréteurs;
chez le bœuf, que cinq conduits excréteurs ; et chez l'homme,
que deux conduits excréteurs venant de la glande lacrymale orbitaire. Il a vu que six ou huit canaux extrêmement
étroits et courts, appartenaient aux glandules qui constituent
la portion accessoire ou palpébrale de cette glande ; que, le
plus souvent, le canal excréteur de chacune de ces glandules
s'ouvre isolément, mais qu'il s'unit quelquefois à l'un des conduits plus grands, pour traverser avec lui la conjonctive (1).

Des points et des conduits lacrymaux.

1° Les *points lacrymaux*, au nombre de deux, un pour Points lacry-
maux.
chaque paupière, sont ces pertuis, *foraminula*, visibles à l'œil
nu, que présente le centre des tubercules lacrymaux : parfaitement circulaires, toujours béants, contractiles au moindre
attouchement, ils sont dirigés en arrière ; le supérieur regarde
en bas, l'inférieur regarde en haut. Ces pertuis, qui sont tenus à distance par la présence de la caroncule lacrymale,
sont l'orifice capillaire de petits canaux des larmes, connus
sous le nom de *conduits lacrymaux*.

2° Les *conduits lacrymaux* sont des canaux capillaires,
étendus des points lacrymaux au sac lacrymal. Ils sont au
nombre de deux, l'un supérieur, l'autre inférieur. Leur calibre est un peu plus considérable que celui du point lacrymal

vert ces orifices. Ces pertuis, une fois découverts, rien de plus facile que d'y
faire pénétrer un tube à injection lymphatique.

(1) *Arch. de médec.*, octobre, 1843, p. 202.

correspondant. Leur direction anguleuse est très remarquable : ils se portent d'abord verticalement, le supérieur en haut, l'inférieur en bas; et, après un court trajet, ils se coudent brusquement à angle droit, pour se diriger de dehors en dedans, et s'ouvrir chacun par un orifice distinct, et très rarement par un orifice commun, à la partie antérieure et externe du sac lacrymal. La direction de cette seconde portion des conduits lacrymaux varie suivant que les paupières sont rapprochées ou écartées : légèrement obliques de bas en haut, pour la paupière inférieure, et de haut en bas, pour la supérieure, même dans le rapprochement le plus complet des paupières, ils acquièrent une bien plus grande obliquité, lorsque les paupières sont écartées : or, cet écartement étant principalement déterminé par l'élévation de la paupière supérieure, il en résulte que l'obliquité est surtout très prononcée pour le conduit lacrymal supérieur.

Les parois des conduits lacrymaux sont denses et élastiques : il en résulte que ces conduits ne s'affaissent pas, lorsqu'ils sont vides; et, sous ce rapport, ils doivent faire l'office de tubes capillaires. On ne peut reconnaître de sphincter, ni à leur orifice palpébral, ni à leur orifice nasal; ils paraissent creusés dans l'épaisseur du bord libre de la paupière; un prolongement de la conjonctive revêt leur surface interne; les fibres du muscle orbiculaire les recouvrent. En arrière, se voient des fibres musculaires, dépendance d'un petit faisceau musculaire, connu sous le nom de *muscle de Horner*, ou de *Rosenmuller*, ou *muscle lacrymal*, et qui serait destiné, suivant Horner, à tirer en dedans les conduits lacrymaux (*tensor sacci lacrymalis*).

Muscle de Horner.

Préparation. Renverser les paupières de dehors en dedans; enlever avec précaution une lame fibreuse qui revêt ce muscle sur le sac lacrymal.

Ce petit muscle ou plutôt cette languette musculaire naît de

l'unguis, sur la crête verticale qui borne, en arrière, la gouttière lacrymale; de là il se porte transversalement en dehors,
couché sur le tendon postérieur du muscle orbiculaire, et se
divise en deux languettes plus petites, l'une supérieure, l'autre
inférieure, qui répondent chacune au conduit lacrymal correspondant, et qui ne m'ont pas paru se terminer au niveau de
l'orifice du point lacrymal, mais bien se continuer avec la
couche la plus profonde du muscle orbiculaire.

Le muscle de Horner est une dépendance du muscle orbiculaire.

Je regarde donc le petit faisceau musculaire décrit sous le
nom de muscle de Horner, comme constituant les insertions
postérieures du muscle orbiculaire des paupières.

Sac lacrymal et canal nasal, ou conduit lacrymo-nasal.

Le *sac lacrymal* et le *sac nasal* constituent un seul et
même conduit, *conduit lacrymo-nasal*, étendu de la partie
supérieure de la gouttière lacrymale de l'os unguis au méat inférieur des fosses nasales.

Sac lacrymal.

Portion du canal lacrymo-nasal qui occupe la gouttière lacrymale, le *sac lacrymal* représente la moitié d'un cylindre
terminé en cul-de-sac supérieurement. Creusé, pour ainsi dire,
dans l'épaisseur de la paroi interne de l'orbite, immédiatement
derrière la base de cette cavité, le sac lacrymal est en rapport
avec l'angle interne des paupières, la caroncule lacrymale, le
tissu adipeux de l'orbite, et le tendon du muscle orbiculaire.
Ce dernier rapport est un des points les plus importants
de l'étude du sac lacrymal. Si on détache les paupières circulairement à leur angle externe, et à leur bord adhérent, de
manière à pouvoir les renverser de dehors en dedans; et
si on prépare avec soin le tendon du muscle orbiculaire,
on voit que ce tendon se trifurque; que la branche antérieure, appelée *tendon direct*, s'insère au devant de l'apophyse montante; que la branche postérieure, non moins
considérable que l'antérieure, s'insère à la crête de l'os un-

Rapports du sac lacrymal.

Rapports du tendon de l'orbiculaire avec le sac lacrymal. guis; que la branche moyenne ascendante va s'attacher à la partie supérieure de la gouttière lacrymale; enfin, de la partie inférieure de ce tendon, part une expansion fibreuse, qui forme le côté externe du sac lacrymal, et qu'on pourrait considérer comme un quatrième épanouissement tendineux. C'est sur le tendon postérieur qu'est couchée la languette musculaire connue sous le nom de muscle de Horner.

Le tendon de l'orbiculaire répond à la partie supérieure du sac lacrymal, qui ne le déborde en haut que par son cul-de-sac. La plus grande partie du sac est donc située au dessous.

Vu par sa face interne, le sac lacrymal présente l'aspect de tous les conduits tapissés par des membranes muqueuses : Surface interne du sac lacrymal. on y rencontre souvent beaucoup de mucus. A la partie antérieure de sa paroi externe, vers le milieu de la hauteur de cette paroi, se voient les deux orifices des conduits lacrymaux; en haut, est le cul-de-sac étroit qui le termine; en bas, sa continuation avec le canal nasal : là se voit, assez souvent, une valvule semi-lunaire, quelquefois même circulaire; espèce de diaphragme admis par Zinn, et rejeté par Morgagni. Haller dit ne l'avoir rencontré qu'une fois.

Structure. *Structure.* Le sac lacrymal est constitué par un canal osseux et fibreux, tapissé par une membrane muqueuse. 1° La 1° Portion osseuse, *portion osseuse* de ce canal est formée par la gouttière de l'apophyse montante de l'os maxillaire, et par la gouttière de l'os unguis : cette dernière, mince et criblée de trous, peut être facilement perforée : d'où la facilité d'ouvrir aux larmes une route artificielle. Le sac lacrymal répond au méat moyen des fosses nasales.

2° Portion fibreuse. 2° La *portion fibreuse* forme le côté externe, aplati, de ce canal; elle est très fortement constituée, inextensible, ou plutôt ne cédant qu'à une cause de distension permanente.

Couche musculeuse. *Couche musculeuse.* On peut considérer comme appartenant au sac lacrymal, la petite couche musculeuse, connue sous le nom de *muscle de Horner*, et qui est elle-même recouverte par une lame aponévrotique.

Membrane fibro-muqueuse. La membrane interne du sac lacrymal est rougeâtre, et comme pulpeuse, et présente beaucoup d'analogie avec la membrane pituitaire, avec laquelle elle se continue par l'intermédiaire du canal nasal ; elle adhère, assez fortement, au périoste des parois du canal, pour mériter le nom de *membrane fibro-muqueuse*.

Membrane fibro-muqueuse.

Canal nasal.

Le *canal nasal*, qu'on peut considérer comme creusé dans l'épaisseur de la paroi externe des fosses nasales, s'étend du sac lacrymal, à la partie antérieure du méat inférieur des fosses nasales.

Il est de forme cylindroïde, un peu aplati sur les côtés, un peu plus étroit à sa partie moyenne qu'à ses extrémités. Verticalement dirigé, il offre une légère courbure, dont la convexité regarde en avant et en dehors. On conçoit d'ailleurs que l'élargissement, ou le rétrécissement de la racine du nez, doivent influer sur la direction de ce canal.

Sa forme et sa courbure.

Il répond, *en dedans*, au méat moyen des fosses nasales et au cornet inférieur ; *en dehors*, il répond au sinus maxillaire, dont le sépare une lame osseuse, fort mince et très fragile. C'est, sans doute, ce rapport et la facilité de la rupture de la lame de séparation du canal nasal et du sinus maxillaire qui ont fait dire à un anatomiste que le canal nasal s'ouvrait à la fois et dans le sinus maxillaire et dans les fosses nasales.

Rapports.

Structure. Le canal nasal est formé par un conduit osseux que tapisse un canal fibro-muqueux ; le conduit osseux est complet, et constitué par l'os maxillaire, l'os unguis et le cornet inférieur. Très résistant dans la partie qui répond à l'os maxillaire, excepté au niveau du sinus de cet os, le canal nasal est très mince et très fragile dans celle qui répond à l'os unguis et au cornet inférieur. La membrane qui le tapisse est une fibro-muqueuse, qui adhère peu aux parois du canal, et qui se

Structure.

Du repli val-
vuleux du canal
nasal.
continue, d'une part, avec la muqueuse du sac lacrymal, d'une autre part, avec la pituitaire. Cette membrane prolonge souvent en bas de plusieurs lignes le canal nasal, en formant un repli valvuleux. Dans le cas où ce repli existe, l'orifice inférieur du canal nasal est toujours affaissé sur lui-même et difficile à apercevoir, même lorsqu'on a emporté ou luxé le cornet inférieur ; en sorte que pour le découvrir on est obligé d'avoir recours à l'introduction du stylet par la partie supérieure des voies lacrymales. Dans le cathétérisme du canal nasal, de bas en haut, suivant la méthode de Laforest, on doit nécessairement déchirer ce repli muqueux, quand il existe.

On a dit que l'orifice inférieur du canal nasal était précédé par une ampoule, ou dilatation infundibuliforme. J'ai rencontré cette disposition ; mais je l'ai regardée comme morbide. Je suis persuadé qu'un grand nombre de tumeurs lacrymales tiennent au rétrécissement ou à l'oblitération de l'orifice inférieur de ce canal.

DU GLOBE DE L'ŒIL.

Le *globe de l'œil* est *situé* dans la cavité orbitaire, dont il occupe la partie antérieure ; il est maintenu dans sa position par le nerf optique, par les muscles droits et obliques, par des vaisseaux, par la conjonctive, par les paupières, moyens de contention qui, loin de l'assujétir d'une manière fixe, lui permettent une grande mobilité, et enfin par l'aponévrose orbito-oculaire. L'œil peut, en effet, se mouvoir suivant tous ses axes ; il peut même être porté un peu en avant (*Voyez* Muscles de l'œil) (1).

Volume de
l'œil.
Son *volume*, peu considérable par rapport à la capacité de l'orbite, présente, chez les divers sujets, quelques légères dif-

---

(1) Il n'est pas sans intérêt de faire remarquer que, vu le défaut de protection de l'œil à son côté externe, pour peu que cet organe prédomine en avant, il semble qu'il soit tout entier chassé de la cavité orbitaire : d'où ces descriptions d'exophthalmies avec chute de l'œil, qui se serait ensuite spontanément replacé.

férences qui n'ont pas encore été bien appréciées. Les mots de *grands* et *petits yeux*, usités dans le langage vulgaire, s'appliquent moins au globe de l'œil lui-même, qu'à l'ouverture des paupières. L'œil est, d'ailleurs, proportionnellement plus volumineux chez le fœtus et chez l'enfant nouveau-né, que chez l'adulte et chez le vieillard.

Sa *forme* est celle d'un sphéroïde régulier, surmonté en avant par un segment de sphère plus petite, disposition qui accroît le diamètre antéro-postérieur de l'organe. Aussi, a-t-il onze lignes d'étendue, tandis que les autres diamètres ont une ligne de moins. On dit que la contraction des muscles de l'œil peut modifier cette forme; mais le changement est si léger, vu le degré de tension du globe de l'œil, qu'il mérite à peine d'être mentionné.

Les *rapports généraux* du globe de l'œil sont les suivants : *en avant*, dans la moitié antérieure de sa circonférence, il est recouvert immédiatement par la conjonctive et médiatement par les paupières, qui l'abritent contre la lumière et les corpuscules qui voltigent dans l'air, bien plus que contre l'injure des corps extérieurs. Il résulte, en outre, de la coupe oblique de la base de l'orbite, qu'en dehors, l'œil déborde de beaucoup la base de cette cavité, disposition qui le rend facilement vulnérable dans ce sens. En arrière, dans son hémisphère postérieur, l'œil est en rapport avec le coussinet graisseux du fond de l'orbite, dont il est séparé par l'aponévrose orbito-oculaire, sur laquelle il glisse à l'aide d'une membrane synoviale rudimentaire, qui favorise ses mouvements. J'ai déjà dit que l'aponévrose orbito-oculaire fournit à l'œil un point d'appui, résistant, mais flexible, en même temps qu'elle l'isole complètement des parties environnantes.

Bien que contenu dans une cavité osseuse protectrice, l'œil se trouve donc en réalité plus particulièrement en rapport avec une membrane fibreuse qui l'en sépare et avec les paupières, voiles mobiles qui l'encadrent en avant.

Il est maintenu dans sa position : 1° par les paupières, dont la

Sa forme sphéroïdale.

Ses rapports généraux.

L'aponévrose orbito-oculaire le sépare du coussinet graisseux.

fente, un peu plus étroite que le diamètre transverse de l'œil, ne le laisse pas sortir sans quelque difficulté ; 2° par la conjonctive qui le lie aux paupières par sa réflexion ; 3° par les six muscles de l'œil, et 4° par le nerf optique. Les portions orbitaires des quatre muscles droits me paraissent propres à fixer l'œil du côté de la base de l'orbite, de même que les attaches postérieures de ces muscles fixent l'œil au sommet de cette cavité.

Structure de l'œil. **Structure.** De même que tous les autres organes des sens, l'œil est constitué par une membrane pourvue d'un nerf spécial, et par un appareil particulier en rapport avec l'agent extérieur. La membrane, organe immédiat de la vue, est la *rétine* ; le reste de l'œil n'est autre chose qu'un appareil de dioptrique très compliqué, une chambre obscure, qui a pour objet de réfracter les rayons lumineux, de les concentrer pour augmenter l'intensité de l'impression, et qui est en même temps pourvue d'un diaphragme, susceptible de dilatation et de resserrement, propre à graduer la quantité de ces rayons.

Sa division en membranes et en humeurs. Sous un point de vue plus anatomique, on divise l'œil en membranes et en humeurs ou milieux. Les membranes sont, dans l'ordre de superposition : 1° la *sclérotique* et la *cornée ;* 2° la *choroïde* et l'*iris* ; 3° la *rétine*. Les humeurs ou milieux, sont : 1° le *corps vitré* et sa *membrane (l'hyaloïde)* ; 2° le *cristallin* et sa *capsule* ; 3° *l'humeur aqueuse*.

Sclérotique.

Préparation. Isoler le globe de l'œil ; laisser les muscles attachés à la sclérotique ; diviser circulairement cette membrane, en évitant d'entamer la choroïde ; renverser en avant et en arrière les deux hémisphères de la sclérotique, dont la section, sans entamer la choroïde, se fait plus facilement sur un œil un peu flétri, que sur un œil frais.

La *sclérotique* (σκληρος, *dur*), *cornée opaque, tunique albuginée de l'œil*, est la membrane la plus extérieure de l'œil, dont elle forme, en quelque sorte, la coque ; elle est d'un blanc nacré, très résistante, perforée en arrière, pour laisser passer le nerf optique, et présente, en avant, une ouverture circulaire, dans laquelle est enchâssée la cornée.

Sa *surface externe*, qui forme la surface extérieure du globe de l'œil, présente les mêmes rapports que ce globe. Ainsi, elle est recouverte en avant par la conjonctive, qui lui adhère au moyen d'un tissu cellulaire très lâche et susceptible d'infiltration : c'est sur elle que s'implantent les muscles droits et obliques de l'œil. Une sorte de capsule synoviale rudimentaire la sépare de la conjonctive, d'une part, de l'aponévrose orbito-oculaire, d'une autre part, et lui donne un aspect lisse.

Surface externe de la sclérotique.

Sa *surface interne* présente un aspect terne et rugueux, tout à fait étranger à la surface externe ; elle offre, en outre, une couleur brune très prononcée, qui est due au pigmentum choroïdien ; elle répond à la choroïde, qui lui est unie par un tissu cellulaire très fin et par les vaisseaux ciliaires. Les nerfs ciliaires marchent librement d'arrière en avant entre ces deux membranes, et sillonnent légèrement la surface interne de la sclérotique. Ces vaisseaux et ces nerfs traversent très obliquement l'épaisseur de la membrane.

Aspect terne et rugueux de sa surface interne.

Suivant M. Arnold, il existerait, entre la sclérotique et la choroïde, une membrane séreuse, analogue à la membrane de l'humeur aqueuse ; membrane, dont le feuillet externe ou sclérotical serait la source de la couleur brunâtre de la surface interne de la sclérotique ; il existerait aussi un feuillet choroïdien et une humeur particulière, contenue dans la cavité séreuse. L'existence de cette membrane, que M. Arnold nomme membrane arachnoïdienne (*membrana arachnoïdea*), me paraît impossible à concilier avec l'aspect tomenteux de la surface interne de la sclérotique et de la surface externe de la choroïde.

La présence d'une membrane séreuse sclérotico-choroïdienne n'est pas démontrée.

Structure. La sclérotique est une des membranes fibreuses les plus épaisses et les plus fortes de l'économie ; son épaisseur n'est pas uniforme dans tous les points de son étendue ; sa partie la plus épaisse répond, en arrière, à l'entrée du nerf optique ; sa partie la moins épaisse répond, en avant, au voisinage

La sclérotique est un type de membrane fibreuse.

de la cornée. Comme toutes les membranes fibreuses, elle est inextensible ; ce qui donne à l'œil le degré de fermeté et de tension qui le caractérise. C'est encore à cette inextensibilité que tiennent les douleurs atroces qui accompagnent l'inflammation de l'intérieur de l'œil et certaines hydrophthalmies. Le mode de perforation de la sclérotique par le nerf optique, est remarquable. Cette perforation n'a pas lieu par un seul point, mais par une foule de points, à la manière d'un crible ; le nerf optique s'exprime à travers la sclérotique, comme le nerf olfactif à travers la lame criblée de l'ethmoïde.

Elle n'est pas composée de deux lames distinctes.

Les anciens considéraient la sclérotique comme composée de deux lames, dont l'interne serait, d'après Zinn, le prolongement de la pie-mère, et, d'après Meckel, le prolongement de l'arachnoïde. Mais, outre que la division de la sclérotique en deux lames est purement artificielle, on peut affirmer que ni la pie-mère ni l'arachnoïde ne se prolongent sur le nerf optique. Enfin, on a considéré la sclérotique comme la continuation de la dure-mère par l'intermède du névrilème du nerf optique ; et cette manière de voir n'est nullement contredite par la dissection, qui montre la gaîne fournie au nerf optique par la dure-mère, se prolongeant manifestement sur la sclérotique et se confondant avec elle. En outre, on a admis, mais à tort, pour la partie antérieure de la sclérotique, une lame distincte, qui serait formée par la réunion des aponévroses des muscles droits de l'œil.

La sclérotique est constituée par des faisceaux fibreux, qui s'entrecroisent dans toutes sortes de directions.

Ses usages.

Ses *usages* sont surtout relatifs à la protection de l'œil, dont elle forme l'enveloppe, et dont elle détermine la forme.

Cornée.

La *cornée transparente* complète, en avant, la coque extérieure de l'œil : elle représente le segment d'une sphère plus petite, surajoutée à une sphère plus grande ; sa circonférence est circulaire, ou plutôt un peu elliptique, car le diamètre transverse a une demi-ligne en sus des autres diamètres.

La *face antérieure*, convexe, faisant relief au-devant de la sclérotique, est revêtue par la conjonctive, à laquelle elle est si intimement unie, que sa présence a été niée par quelques anatomistes (1). *Face antérieure de la cornée.*

La convexité exagérée de la cornée, en augmentant les forces réfringentes de l'œil, détermine la myopie.

La *face postérieure*, concave, forme la paroi antérieure de la chambre antérieure de l'œil. On admet sur cette face postérieure un feuillet membraneux, connu sous le nom de *membrane de l'humeur aqueuse* (*membrane* de *Demours* ou de *Descemet*). *Face postérieure.*

La *circonférence* de la cornée, enchâssée dans l'ouverture de la sclérotique, est taillée en biseau aux dépens de sa face externe, et correspond au biseau, en sens inverse, que présente la sclérotique. *Circonférence.*

L'adhérence entre la cornée et la sclérotique est telle, qu'on a longtemps regardé ces deux membranes comme constituant une seule et même membrane; mais, indépendamment de leur différence d'aspect et de texture, on parvient à les isoler l'une de l'autre par l'ébullition ou par une macération longtemps prolongée.

Structure. La cornée a plus d'épaisseur que la sclérotique: on peut la décomposer en un grand nombre de lamelles unies par des couches très minces de tissu cellulaire; mais cette décomposition est purement artificielle; aussi le nombre de ces lamelles est-il indéterminé. La couche la plus mince de liquide, interposé entre les lamelles, suffit pour troubler la transparence de la cornée; la macération lui donne de suite *La lamellation de la cornée est artificielle.*

_____

(1) Une dissection attentive, surtout après une macération prolongée, montre la continuation de la lame la plus superficielle de la cornée avec la conjonctive. Il est un vice de conformation, dans lequel une partie de la cornée est revêtue par un prolongement non adhérent de la conjonctive.

un aspect laiteux. L'aspect blanc-laiteux, qu'elle contracte dans certaines ophthalmies, tient à la présence d'une certaine quantité de liquide infiltrée entre ses lames, en sorte que l'absorption de ce liquide redonne à la cornée toute sa transparence.

La cornée est dépourvue de vaisseaux sanguins. Les injections les plus fines, poussées dans les veines et dans les artères de l'œil, ne démontrent aucun vaisseau dans la cornée ; sa couche superficielle, celle qui fait suite à la conjonctive, est formée par un réseau lymphatique qui se continue avec celui de la conjonctive, et qu'on démontre en piquant au hasard la couche la plus superficielle de la cornée.

Son réseau lymphatique. Vainement introduit-on le tube plus profondément ; ce réseau lymphatique est tout entier à la superficie.

Ses usages. *Usages.* La cornée transparente est le premier milieu que traversent les rayons lumineux ; à raison de sa densité et de sa forme convexe, elle réfracte ces rayons et les fait converger. La densité de la cornée est la même chez les divers individus ; mais sa convexité variable détermine en grande partie la myopie, la presbytie ou la vue naturelle.

Choroïde, cercle ciliaire, procès et corps ciliaires.

La choroïde est une membrane vasculeuse. La *choroïde,* ainsi nommée à cause de sa grande vascularité (1), est la seconde des membranes de l'œil, dans l'ordre de superposition : c'est une membrane vasculeuse, revêtue d'une couche épaisse de pigmentum ; elle double exactement la sclérotique, et se termine comme elle à la circonférence de la cornée.

Sa surface externe. Sa *surface externe* adhère à la sclérotique par les vaisseaux et les nerfs ciliaires, et par un tissu cellulaire rare et très fin, qui se déchire avec la plus grande facilité, et s'enlève à la manière d'une toile d'araignée. C'est cette espèce de toile d'araignée que M. Arnold regarde comme le feuillet choroïdien de la membrane séreuse, qu'il admet entre la sclérotique et la

---

(1) Choroïde est synonyme de vasculeuse.

choroïde. Cette face, examinée à la loupe, présente un aspect tomenteux, semblable à celui de l'agaric.

Sa *surface interne* répond, sans y adhérer, à la rétine, qui la tapisse dans toute son étendue. Sa surface interne.

L'une et l'autre surfaces sont revêtues d'un enduit ou pigment tout à fait semblable au pigment de la peau des nègres, et qui est beaucoup plus abondant sur la face interne que sur la face externe, moins abondant en arrière qu'en avant, où il forme une couche épaisse en forme de zône concentrique à la couronne ciliaire. Pigment choroïdien.

Ces deux surfaces sont sillonnées par des stries innombrables, longitudinales, contournées, qui correspondent aux vaisseaux de la choroïde.

Chez un grand nombre d'animaux, chez le bœuf, par exemple, ce pigment est remplacé, en arrière, par un brillant métallique qui constitue le *tapis*. Dépouillée de son pigmentum, cette surface présente un aspect lisse et nullement tomenteux, comme la surface externe. Sa couleur est gris-blanc ; elle devient blanche, et comme resplendissante en avant, dans la partie couverte d'une couche épaisse de pigmentum. Aspect lisse de la surface interne de la choroïde.

En *arrière*, la choroïde est percée d'une ouverture circulaire pour le passage de la pulpe du nerf optique ; *en avant*, elle se termine par le *cercle* ou *anneau ciliaire*, et par les *procès ciliaires* qui doivent en être considérés comme une dépendance.

Du cercle ciliaire. Le *cercle* ou *anneau ciliaire* est une zône circulaire d'une ligne à une ligne et demie de largeur, d'une couleur grisâtre, d'une consistance molle, qui limite, en avant, la choroïde. Son épaisseur est considérable. Sa face externe répond à la sclérotique, à laquelle elle adhère peu. Sa face interne répond aux procès ciliaires : par sa grande circonférence, qui se distingue de la choroïde par un léger relief, il reçoit les nerfs ciliaires, lesquels se bifurquent, et semblent s'anastomoser entre eux, avant de pénétrer dans son épaisseur ; par sa petite circonférence, qui répond à l'iris, il Cercle ciliaire. Ses rapports,

adhère intimement à la circonférence de la cornée, dans le point précis où cette membrane se continue avec la sclérotique.

Les anciens appelaient le cercle ciliaire *ligament ciliaire*. La grande quantité de nerfs que reçoit le cercle ciliaire, sa couleur grisâtre, son aspect pulpeux, l'ont fait considérer par les modernes comme un ganglion nerveux, *annulus gangli-formis, seu ganglion annulare* (Sœmmering); et je me range d'autant plus de cet avis, que les nerfs ciliaires traversent tous le cercle ciliaire, et se comportent, en le traversant, à la manière dont les nerfs ganglionnaires se comportent dans leurs ganglions respectifs.

Quelques anatomistes décrivent, sous le nom de *canal ciliaire*, ou *canal de Fontana*, un très petit espace circulaire, extrêmement étroit, qui serait limité par le cercle ciliaire, la cornée et la sclérotique. Il n'est pas certain que cet espace, qui est susceptible d'injection, ne soit pas la cavité d'un vaisseau sanguin.

Des procès ciliaires et *du corps ciliaire*. Si on enlève la partie postérieure de la sclérotique, de la choroïde et de la rétine, ou même si on se borne à diviser l'œil en deux moitiés, l'une antérieure, l'autre postérieure, par une coupe circulaire, on voit autour du cristallin un disque rayonné, parfaitement régulier. Ce disque, que l'on a comparé très exacte-

ment à une fleur radiée, s'appelle le *corps ciliaire* ou la *couronne ciliaire;* chacun des rayons porte le nom de *procès ciliaires, plis ciliaires*, ou *rayons ciliaires*. Si, après avoir

pris une idée exacte de ce disque rayonné, on sépare la choroïde des humeurs de l'œil, on voit, après cette séparation, deux disques bien distincts, dont l'un reste attaché à la choroïde : c'est le *disque* ou *corps ciliaire de la choroïde;* dont l'autre reste attaché au corps vitré et au cristallin : c'est la *zóne ciliaire*

de Zinn, qu'on peut appeler, avec M. Ribes, *procès ciliaires du corps vitré*. Nous n'allons nous occuper ici que des procès ciliaires de la choroïde, renvoyant la description des procès ciliaires du corps vitré, à l'occasion de celle de ce corps.

Les *procès ciliaires de la choroïde*, si bien décrits par Zinn, qui en porte le nombre à soixante, sont regardés comme autant de plis de la lame interne de la choroïde. On pourrait en admettre de *grands* et de *petits*. Ces derniers occupent l'intervalle des grands : tous vont grossissant à mesure qu'ils approchent de la grande circonférence de l'iris derrière laquelle ils se prolongent sans y adhérer (d'où le nom de *rayons sous-iriens* qui leur a été donné par Chaussier), se recourbent sur eux-mêmes d'arrière en avant, pour venir se fixer à cette grande circonférence. Ces procès ciliaires, qui se regardent par leurs faces latérales, présentent donc une partie *adhérente* ou *choroïdienne*, et une partie *libre* ou *irienne*. Cette dernière est flottante au milieu des humeurs de l'œil, à la manière d'une frange; la moindre agitation, imprimée au liquide ou au vase dans lequel sont contenus les procès ciliaires, se communique à cette portion libre de la couronne ciliaire.

Procès ciliaires de la choroïde.

Le *corps*, ou *disque ciliaire*, *couronne ciliaire*, qui résulte de la réunion de tous les procès ou rayons ciliaires, répond en arrière au corps vitré, et s'avance sur la circonférence du cristallin. Ses rapports avec le corps vitré ne sont pas une simple application; il y a adhérence assez intime, et nous verrons plus bas que cette adhérence est un véritable engrènement, tel que les procès ciliaires du corps vitré sont reçus dans l'intervalle des procès ciliaires de la choroïde, et réciproquement.

Corps ou disque ciliaire.

Son adhérence au corps vitré.

Dépouillés de la couche épaisse de pigment qui les recouvre, examinés à la loupe et sous l'eau, les procès ciliaires ont une couleur blanche : leur surface est spongieuse ; leur substance est creusée de cellules irrégulières que remplit la matière brune du pigment, et qui donnent aux procès ciliaires l'aspect spongieux et comme déchiqueté. On voit manifestement leur continuité avec la choroïde, qui offre autour d'eux une zône plus blanche que le reste de la surface interne de cette membrane.

Aspect spongieux de la surface des procès ciliaires.

Structure de la choroïde et des procès ciliaires. La structure des procès ciliaires et de la choroïde est essentiellement vasculaire. Les injections fines, poussées chez les jeunes sujets,

Structure toute vasculaire de la choroïde et des procès ciliaires.

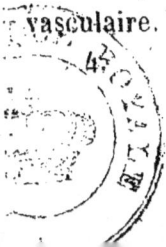

7

d'une part, dans l'artère carotide; d'une autre part, dans la veine jugulaire interne, couvrent cette membrane d'un réseau admirable. On voit manifestement la disposition tourbillonnée d'un certain nombre de ces vaisseaux, disposition qu'indiquent très bien, sans injection préalable, les stries qui sillonnent la surface de la membrane. Les artères ciliaires courtes sont exclusivement destinées à la choroïde. Il résulterait d'un grand nombre d'injections faites par M. Ribes, que les injections artérielles ne pénètrent pas dans les villosités et franges du corps ciliaire, mais que les injections veineuses les remplissent; en sorte que la structure de la portion libre et frangée des procès ciliaires serait tout à fait veineuse, à la manière du tissu caverneux ou érectile.

L'aspect différent de la surface externe et de la surface interne de la choroïde, a fait admettre dans cette membrane deux lames, dont l'interne a été appelée *ruyschienne*, du nom de l'anatomiste célèbre, Ruysch, qui l'a le mieux décrite. D'après une manière de voir qui n'est pas sans quelque fondement, la lame interne concourrait seule à la formation des procès ciliaires; tandis que la lame externe seule correspondrait à l'anneau ciliaire.

Usages. Par son pigment, la choroïde convertit l'œil en une véritable chambre obscure. Par leur grande vascularité, la choroïde et les parois ciliaires doivent remplir des fonctions importantes relatives aux mouvements de l'iris.

Iris.

Ainsi nommé à cause des couleurs variées qu'il présente, l'*iris* est une cloison membraneuse, espèce de diaphragme actif, verticalement dirigée et perforée à son centre, à la manière des diaphragmes des instruments d'optique. C'est par cette cloison que l'intervalle compris entre la cornée et le cristallin est divisé en deux parties ou *chambres*, l'une *antérieure*, l'autre *postérienre*. L'iris est circulaire, et perforé à son centre d'une ouverture qui constitue la *pupille* ou *prunelle*, ou *petite cir-*

(marginalia:)

Lame ruyschienne de la choroïde.

Usages.

L'iris sépare les deux chambres de l'œil.

Pupille.

conférence de l'iris : ouverture circulaire chez l'homme, oblongue dans le sens transversal ou dans le sens vertical chez les animaux, et dont les dimensions variables mesurent la quantité de rayons lumineux qui arrivent jusqu'à la rétine. On observe constamment dans plusieurs espèces d'animaux, et quelquefois chez l'homme, de petites franges attachées à cette petite circonférence et qui flottent dans l'humeur aqueuse.

Par sa *grande circonférence,* l'iris est comme enchâssé entre le cercle ciliaire, qui la déborde un peu en avant, et les procès ciliaires qui la débordent et qui empiètent même sur elle en arrière. Le mode suivant lequel a lieu cette adhérence, n'est pas encore bien connu. Il y a véritable continuité, et cependant la séparation peut s'effectuer par une traction légère : d'où l'opération de la *pupille artificielle* par décollement de l'iris. La grande circonférence de l'iris n'a d'ailleurs aucun rapport de continuité avec la circonférence de la cornée.

Face antérieure de l'iris. C'est cette surface diversement nuancée qu'on aperçoit à travers la cornée transparente ; elle est plane et non convexe. L'intervalle qui la sépare de la cornée mesure les dimensions de la chambre antérieure de l'œil. Cet intervalle, dont on peut parfaitement apprécier la forme et les dimensions sur un œil congelé, est rempli par l'humeur aqueuse ; son plus grand diamètre d'avant en arrière est d'une ligne.

Examinée à la loupe, la face antérieure de l'iris présente un aspect tomenteux, comme la choroïde, mais plus prononcé : on dirait l'agaric du chêne. Elle est comme crevassée çà et là et présente chez l'homme des stries radiées très manifestes. Ces rayons, qui sont rectilignes quand la pupille est resserrée, deviennent flexueux pendant sa dilatation. Ils semblent se confondre en s'entrecroisant au voisinage de la pupille. On admet assez généralement que la membrane de l'humeur aqueuse revêt la face antérieure de l'iris ; mais on ne saurait le démontrer anatomiquement.

Cette face, diversement colorée chez les différents individus, et dont la couleur est généralement en rapport avec celle des

Grande circonférence de l'iris.

Son mode d'adhérence.

Face antérieure de l'iris.

Son aspect tomenteux.

Sa disposition radiée.

Différences de sa coloration.

cheveux, a fait établir la distinction des yeux en bleus, noirs et gris. Quelle que soit cette couleur, elle présente deux nuances d'intensité qui ont fait admettre dans l'iris deux zônes ou anneaux colorés concentriques : un petit anneau qui est plus foncé ; il avoisine la pupille ; un grand anneau moins foncé , qui comprend les deux tiers extérieurs de la membrane. Cette distinction n'est pas toujours facile à établir.

Face postérieure de l'iris. Elle répond au cristallin , dont la sépare un intervalle rempli par l'humeur aqueuse au postérieur de l'iris, et qu'on appelle *chambre postérieure* de l'œil.

Les deux chambres de l'œil communiquent entre elles à travers la pupille.

La face postérieure de l'iris est enduite d'une couche épaisse de pigment, qui se continue avec le pigment choroïdien : elle est recouverte, au voisinage de la grande circonférence de l'iris, par la portion libre ou irienne des procès ciliaires, dont le renversement facile laisse à découvert toute cette face postérieure. Elle présente des stries radiées extrêmement prononcées, qu'on voit très bien, même avant l'ablation du pigment choroïdien.

L'aspect de la face postérieure de l'iris diffère essentiellement de celui de la face antérieure : il est blanc , lisse , et a beaucoup de rapport avec celui de la face profonde de la choroïde. Quelques anatomistes admettent que la face postérieure de l'iris est recouverte par la membrane de l'humeur aqueuse. Il est difficile de comprendre comment , dans cette hypothèse, se comporterait cette membrane par rapport au pigment.

Structure. L'iris a trois ou quatre fois plus d'épaisseur que la choroïde ; son épaisseur va en diminuant de la circonférence externe à l'interne. La véritable structure de cette membrane est peu connue. L'opinion ancienne que l'iris est de nature musculeuse, réfutée par Weitbrecht et par Demours, a été reproduite par M. Maunoir, qui admet deux ordres de fibres musculaires : les fibres radiées, qui répondent à l'anneau

Face postérieure de l'iris.

Pigment de l'iris.

Aspect de la face postérieure de l'iris dépouillée du pigmentum.

La structure de l'iris est encore indéterminée.

Les uns la considèrent comme musculaire,

coloré externe ; les fibres circulaires, qui correspondent à l'anneau coloré interne, et qui formeraient autour de la pupille une sorte de sphincter ; mais il n'y a point de fibres circulaires appréciables autour de la pupille. Ce qui a pu en imposer, c'est une disposition particulière des fibres radiées, qui semblent se bifurquer au niveau du petit anneau coloré, pour s'entrelacer, et se terminer brusquement autour de la pupille ; en sorte que la petite circonférence de l'iris ou la pupille présente l'extrémité nettement coupée de ces lignes radiées.

Chef le bœuf et le mouton, l'iris présente deux ordres de fibres disposées suivant deux couches bien distinctes : les unes, antérieures, sont circulaires, et occupent toute l'étendue de cette face ; les autres, postérieures, sont radiées, convergentes de la circonférence au centre. Le premier ordre de fibres n'existe pas chez l'homme.

Une autre opinion sur la structure de l'iris, est celle qui considère cette membrane comme *vasculeuse* ou comme *érectile* (1). Si l'on examine à la loupe une coupe oblique de l'iris, on voit, en effet, une disposition spongieuse : la grande vascularité de l'iris vient encore à l'appui de cette manière de voir.

Les autres la regardent comme étant de nature érectile.

Cependant, si l'on considère qu'il y a dans cette structure de l'iris, des fibres qui résistent à l'injection ; si on considère que les nerfs ciliaires ou iriens, émanent, en très grande partie, du nerf moteur oculaire commun, nerf exclusivement musculaire ; que sur des suppliciés, soumis à la pile de Volta, Nysten a déterminé des mouvements dans les pupilles ; que M. Longet a répété, avec succès, la même expérience sur des chiens qu'il venait de sacrifier : on sera porté à admettre que la structure de l'iris est à la fois musculaire et vasculaire. L'anatomie microscopique pourra peut-être un jour éclaircir cette question.

Elle est peut-être érectile et musculaire.

Artères iriennes. Les *artères* de l'iris sont fournies en grande partie par les deux ciliaires longues, qui, parvenues au

Artères iriennes.

(1) On cite l'exemple d'un jeune homme, qui pouvait resserrer ses pupilles en retenant sa respiration.

ligament ciliaire, se bifurquent et s'anastomosent, pour constituer un cercle vasculaire, duquel partent des vaisseaux radiés, qui se dirigent en convergeant de la grande circonférence de l'iris vers la pupille. On admet encore des anastomoses en arcade au voisinage de cette pupille.

Veines iriennes. Les *veines*, bien plus multipliées que les artères, vont se rendre non dans les veines satellites des ciliaires longues, mais exclusivement dans les *vasa vorticosa*.

Nerfs. Les nerfs de l'iris, extrêmement volumineux, sont les nerfs ciliaires, que nous avons vus gagner le cercle ciliaire, dans lequel ils s'anastomosent à la manière des plexus ou des ganglions, et qu'ils traversent ensuite en grand nombre, pour pénétrer dans l'iris, dans l'épaisseur de laquelle ils se distribuent. On peut suivre ces nerfs jusqu'à la circonférence interne de la pupille. La disposition à anse, au niveau de cette circonférence interne, admise, et figurée par plusieurs anses, ne m'a paru nullement démontrée.

Les nerfs iriens viennent, pour la plupart, du ganglion ophthalmique ; quelques uns viennent directement du nerf nasal, branche de la cinquième paire.

Les anciens distinguaient dans l'iris deux lames : l'une, antérieure, qu'ils appelaient *membrane iris*; l'autre, postérieure, couverte de pigmentum, qu'ils appelaient *membrane uvée*. En examinant à la loupe une coupe oblique de l'iris, on trouve, en effet, deux lames, dans l'intervalle desquelles se voit le tissu spongieux dont j'ai parlé.

Membrane pupillaire.

Préparation. En ouvrant l'œil par sa partie postérieure, on voit très bien cette membrane vasculaire à travers le corps vitré et le cristallin.

Chez le fœtus, la pupille est occupée par une membrane, *membrane pupillaire*, découverte et parfaitement décrite par Wachendorf, mieux décrite encore par Haller, Sœmmering et récemment par M. Jules Cloquet. Elle peut être aperçue dès

---

Marginal notes:

Veines iriennes.

Nerfs iriens.

L'iris est constitué par des lames.

Membrane pupillaire.

le troisième mois de la vie intra-utérine, et disparaît ordinairement vers le septième. Sa persistance devient une cause de
cécité congéniale. Wachendorf et Sœmmering ont parfaitement démontré les vaisseaux de cette membrane, qui sont la
continuation de ceux de l'iris ; en sorte qu'à cette époque la
membrane de l'humeur aqueuse, formerait un sac sans ouverture. Il résulte des recherches de M. Jules Cloquet, sur cette
membrane, qu'elle est formée de deux feuillets minces, adossés,
contenant dans leur intervalle des vaisseaux sanguins disposés
en arcades ; que les arcades vasculaires, qui se regardent par
leur convexité, ne s'anastomosent pas avec celles qui leur sont
diamétralement opposées ; qu'il reste entre elles, vers le centre
de la pupille, un petit espace irrégulier, dans lequel la membrane pupillaire est dépourvue de vaisseaux, et par cela même
plus faible que dans le reste de son étendue ; que la formation
de la pupille a lieu par la rupture de cette membrane, et que
cette rupture se fait par la rétraction de ces anses vasculaires,
qui vont occuper la petite circonférence de l'iris. Reste à dé-
déterminer pourquoi cette rupture, pourquoi cette atrophie.

Mode de for-
mation de la pu·
pille.

Usages de l'iris. L'iris est le modérateur de la quantité des
rayons lumineux qui doivent arriver jusqu'à la rétine. Le resserrement de la pupille est actif, la dilatation est passive : ce
qui est en opposition avec la doctrine de la présence des fibres
musculaires radiées, et en faveur de la structure vasculaire et
érectile de l'iris.

Usages de l'i-
ris.

On a dit, à tort, que les mouvements de l'iris avaient pour
but de nous faire juger de la distance et de la grandeur des
corps, ou plutôt de nous permettre de voir les objets à des distances différentes : car la pupille reste immobile sous l'action
de la même lumière, soit que nous regardions des objets rapprochés, soit que nous regardions des objets éloignés. J'ai vu
un enfant de 12 à 13 ans, chez lequel il y avait absence congéniale de l'iris des deux côtés, et qui voyait parfaitement les
objets à toutes les distances.

L'influence des narcotiques, de la belladone en particulier, appliquée localement sur la conjonctive ou sur la pituitaire, ou prise à l'intérieur, sur la pupille qu'elle dilate, est une des particularités les plus curieuses de l'histoire de cette membrane. L'action directe des rayons lumineux sur l'iris, n'influe en rien sur les dimensions de la pupille : l'action des rayons lumineux sur la rétine, d'une part, l'état du nerf optique et du cerveau, d'une autre part, influent seuls sur les dimensions de cette ouverture.

Pigment de l'œil.

Du pigment choroïdien et irien. Nous avons vu que la face externe de la choroïde et la face interne de la sclérotique étaient colorées par une couche très ténue de pigment ; que la face interne de la choroïde en offrait une couche plus épaisse, mais que c'était à la partie antérieure de cette membrane, au voisinage des procès ciliaires et derrière l'iris, que cette couche offrait la plus grande épaisseur. Par le pigment, l'intérieur de l'œil est converti en une véri- *De son iden-* table chambre obscure. On peut demander, toutefois, pour- *tité avec le pig-* *ment de la peau.* quoi le pigment est moins abondant en arrière qu'en avant. Le pigment n'est pas noir, mais couleur de bistre, comme le pigment de la peau des nègres ; il se présente sous la forme de molécules ou de globules insolubles dans l'eau.

Le pigment choroïdien et irien manque chez l'albinos, comme le pigment cutané : d'où la couleur rouge de l'iris et de la pupille chez l'albinos comme chez le lapin blanc. L'analyse chimique du pigment choroïdien y a démontré les mêmes éléments que dans le pigment cutané des nègres.

Le pigment présente l'éclat métallique et un aspect irisé, dans une bonne partie de l'étendue de la choroïde chez un certain nombre d'animaux.

Rétine.

La *rétine*, organe immédiat de la vision, la troisième des membranes de l'œil dans l'ordre de leur superposition, est une membrane essentiellement nerveuse, concentrique à la choroïde et à la sclérotique. Par sa *face externe*, elle répond à la choroïde dont la sépare le pigment qui, dans les yeux un peu avancés, forme sur elle une couche peu régulière, à la manière d'une toile d'araignée. Jacob (1) a décrit une membrane intermédiaire à la rétine et à la choroïde, membrane séreuse qui serait le siège d'une sorte d'hydropisie, dans la maladie connue sous le nom de *staphylôme postérieur de l'œil*. M. Weber croit que cette membrane se prolonge jusqu'au pourtour du cristallin, se réfléchit sur la face postérieure de l'iris, où elle se continuerait avec la membrane de l'humeur aqueuse. Il ne m'a pas été donné de démontrer anatomiquement la membrane de Jacob.

L'existence de la membrane de Jacob est douteuse.

La *face interne* de la rétine est appliquée sur le corps vitré, sans y adhérer en aucune manière.

Les limites antérieures de la rétine sont encore un sujet de litige aux yeux de beaucoup d'anatomistes. Plusieurs, avec les anciens, font arriver la rétine jusqu'à la circonférence du cristallin. Quelques uns modifient cette opinion de la manière suivante : du bourrelet qui termine la rétine, se détache une membrane extrêmement mince, qui s'avance au dessous du corps ciliaire, jusqu'au devant de la capsule du cristallin, à laquelle elle est unie. M. Dugès, dans un beau travail d'anatomie comparée sur l'organe de la vue, vient d'exprimer une opinion un peu différente. Suivant lui, à la naissance des procès ciliaires, la rétine se divise en nombreuses languettes; chacune d'elles passe entre deux procès ciliaires, et se perd, en s'épanouissant sur la circonférence du cristallin. Un examen attentif m'a démontré, de la manière la plus manifeste, que la circonférence antérieure de la rétine se terminait nettement à la circonférence des procès ciliaires du corps vitré, auxquels elle adhère assez fortement, mais dont on peut, toutefois, la séparer sans rupture (2).

Limites antérieures de la rétine.

(1) Newly discovered membrane on the eye. Annals of philosophy, 1818.

(2) M. Arnold, dans ses belles planches, a figuré la rétine comme allant jusqu'à la circonférence du cristallin ; il admet dans la rétine une partie ciliaire et des procès ciliaires : *pars ciliaris retinœ, processus ciliares retinœ.*

Continuité de la rétine avec le nerf optique.

La rétine est-elle l'épanouissement de la partie médullaire du nerf optique? est-elle un organe particulier continu au nerf? Bien que la première opinion soit la plus vraisemblable, cependant on ne saurait l'admettre sans objection. Le nerf optique éprouvant une sorte d'étranglement, à son passage à travers la sclérotique, la substance nerveuse correspondante présente une modification particulière; de telle manière, que la pression, exercée sur le nerf, ne fait jamais refluer la substance nerveuse dans l'intérieur de l'œil; tandis que, sur tout autre point, la pression de ce nerf a pour résultat la sortie hors de ses canaux, d'une pulpe blanche.

La rétine est demi-transparente, à la manière d'une couche mince d'opale; elle est sans cohésion, d'aspect pulpeux, et se déchire avec la plus grande facilité. Son épaisseur ne m'a pas paru plus grande en arrière qu'en avant.

Disposition linéaire et radiée de la rétine.

La disposition linéaire et radiée de la rétine, admise par plusieurs anatomistes anciens, et reproduite par M. Dugès, ne se voit bien qu'en arrière, à l'entrée du nerf optique. Elle était manifeste sur un œil de bœuf que j'ai récemment étudié : le nerf optique se divisait en trois faisceaux épais et divergents, qui s'épanouissaient en lames; mais à la disposition filamenteuse succédait bientôt une disposition pulpeuse, au moins en apparence.

Des deux lames de la rétine.

On considère à la rétine deux lames : une *externe,* qui est nerveuse; une *interne*, qui est vasculeuse, celle-ci formée par les ramifications de l'artère et de la veine centrales de la rétine; mais cette division en deux lames m'a paru purement fictive. Cependant, dans une excellente dissertation sur la rétine, M. Langenbeck admet trois couches dans cette membrane : 1° une couche externe, qu'il appelle *corticale*, et qu'il considère comme identique avec la substance corticale du cerveau; 2° une couche moyenne, qu'il appelle *médullaire*, et qu'il regarde comme identique avec la subtance médullaire du cerveau; 3° une couche interne, qui est toute vasculaire. Il se fonde sur l'anatomie comparée, sur l'anatomie d'évolution, et sur l'inspection microscopique (1). Sœmmering a parfaitement représenté les aréoles vasculaires qui servent, en quelque sorte, de support à la substance nerveuse.

Trou central, pli et tache jaune de la retine.

Sœmmering, le premier, a décrit un trou, *foramen central (foramen centrale)*, qui avait échappé aux recherches de Ruysch, de Zinn, de Haller, sans doute parce qu'il se cache sous les plis que présente la rétine dans ce point. *Foramen central de la rétine.*

Les *plis*, ou mieux, le *pli transversal* de la rétine, est-il le résultat de l'affaissement de l'œil qui suit nécessairement les préparations anatomiques nécessaires pour l'étude de ses parties intérieures ; ou bien est-il lié à l'organisation, et doit-il être considéré comme le vestige du plissement de la rétine, si remarquable dans diverses espèces d'animaux, et en particulier chez les oiseaux, dont ils multiplient singulièrement la force visuelle ? Je ne doute nullement que ce pli n'entre dans le plan de l'organisation. *Plis de la rétine.*

Quoi qu'il en soit du pli ou des plis de la rétine, le foramen central occupe toujours le côté externe de l'insertion du nerf optique, et il est entouré d'une zône jaune serin (*limbus luteus foraminis centralis*, Sœmmering), connue sous le nom de *tache jaune de Sœmmering* (*macula lutea, limbus luteus foraminis centralis*). *Situation précise du foramen.* *Tache jaune.*

Le *foramen central* et la *tache jaune* n'existent que chez l'homme et les quadrumanes, c'est à dire, chez les animaux dont les axes visuels sont parallèles entre eux, comme chez l'homme.

Je n'ai pas vu que la tache jaune correspondît au point le plus épais de la rétine.

(1) Tiedmann et Langenbeck parlent d'un nerf central de la rétine. M. Langenbeck parle d'un anévrisme de l'artère centrale de la rétine, qui avait acquis le calibre d'une plume à écrire. Cet anévrisme avait déterminé une amaurose.

Du reste, c'est le foramen central, et non l'insertion du ner
optique, qui répond à l'axe antéro-postérieur du globe d
l'œil, au véritable point central de la rétine.

Les usages du foramen et de la tache jaune sont complète
ment inconnus.

La tache jaune n'existe pas chez le fœtus.

DES MILIEUX DE L'ŒIL.

Ce sont, indépendamment de la cornée transparente
déjà décrite, le *corps vitré*, le *cristallin* et l'*humeu*
aqueuse.

Du corps vitré, ou hyaloïdien.

Le corps vitré
remplit les trois
quarts posté-
rieurs de l'œil.

Le *corps vitré* ou *hyaloïdien* (de υαλος, verre), ains
nommé à cause de sa ressemblance avec du verre fondu, es
un corps sphéroïde, parfaitement transparent, qui rempli
exactement les trois quarts postérieurs du globe de l'œil; i
est enveloppé immédiatement par la rétine, qui lui est simplement contiguë et médiatement par les autres membranes,
qui se moulent exactement sur lui. En avant, il présente une
petite excavation pour recevoir la face postérieure du cristallin. Le corps vitré et le cristallin représentent très bien la
forme du globe de l'œil : la saillie du cristallin figure le relief
de la cornée.

Membrane
hyaloïde.

Le corps vitré est formé par un liquide, *humeur vitrée*,
et par une membrane qu'on appelle *membrane hyaloïde*.

Découverte par Fallope, la *membrane hyaloïde* ou *vitrée*,
est facilement démontrée par l'expérience, qui consiste à faire
écouler le liquide du corps vitré à l'aide d'une ponction faite à
cette membrane. La surface externe de cette membrane est en
rapport immédiat avec la rétine : il y a simple contiguïté entre
ces deux membranes, dont la surface correspondante est parfaitement lisse. Cette contiguïté, et cet aspect lisse suffisent-
ils pour faire admettre une membrane séreuse intermédiaire
analogue à la membrane dite de Jacob? Je ne le pense pas.

Plongée dans l'acide nitrique étendu, l'hyaloïde prend une couleur opaque, qui en décèle la présence. Non seulement cette membrane forme une enveloppe générale, ou capsule, à l'humeur vitrée, mais encore de sa surface interne partent des prolongements lamelleux, qui séparent cette humeur et un nombre indéterminé de *loges* ou *cellules*. L'existence de ces cellules est facile à constater, en promenant le corps vitré entre les doigts ; la congélation permet d'apprécier leur figure, par celle des glaçons qu'on retire de leur cavité.

Ces cellules communiquent-elles toutes les unes avec les autres ? Cette opinion, généralement admise, est fondée sur l'écoulement insensible de la totalité de l'humeur vitrée, par l'ouverture d'une seule de ces cellules. Cependant, j'ai vu plusieurs fois l'œil ne point se vider, dans l'opération de la cataracte par extractions, avec issue d'une certaine quantité d'humeur vitrée : ce qui peut tenir, d'ailleurs, à l'obstacle opposé à l'écoulement du liquide par le rapprochement des lèvres de l'incision de la cornée.

Un point controversé, dans l'histoire de la membrane hyaloïde, c'est la manière dont cette membrane se comporte avec le cristallin. On admet, généralement, qu'arrivée à une ligne environ de la circonférence du cristallin, elle se divise en deux lames, dont l'une passe derrière ce corps, tandis que l'autre passe au devant. Dans cette manière de voir, l'espace triangulaire, qui règne tout autour du cristallin, et qui a été décrit par François Petit, sous le nom de *canal godronné*, serait intercepté entre les deux lames de l'hyaloïde et la circonférence du cristallin. Ce canal circulaire se démontre, d'ailleurs très bien, par l'insufflation de l'air. On voit alors qu'il est comme étranglé par de petites brides ou replis ; qu'il présente, en un mot, l'apparence godronnée.

D'autres anatomistes disent, au contraire, que la membrane hyaloïde ne se divise pas en deux lames ; qu'elle se porte, tout entière, derrière le cristallin, pour revêtir la partie antérieure du corps vitré. Ce qu'il y a de positif, c'est qu'on

Cellules de la membrane hyaloïde.

La communication des cellules entre elles est douteuse.

Canal godronné de Petit.

voit se détacher, de la partie antérieure de cette membrane hyaloïde, une lame circulaire, en forme de couronne rayonnante, parfaitement bien décrite par Petit et Camper, bien qu'elle porte le nom de *zône*, ou de *couronne ciliaire* de *Zinn*, et qui représente exactement les procès et le corps ciliaire de la choroïde.

Zône ciliaire de Zinn et procès ciliaires du corps vitré.

La *zône ciliaire* de Zinn, *procès ciliaires du corps vitré*, s'aperçoit à travers la transparence de ce corps, lorsqu'on a enlevé la partie postérieure du globe de l'œil. On la voit directement lorsqu'on a séparé la choroïde et l'iris du corps vitré : c'est elle qui forme au devant du corps vitré et autour du cristallin cette belle couronne radiée, beaucoup plus étendue que le corps ciliaire de la choroïde, qui est composée de rayons noirs alternant avec des rayons transparents, et que l'on considère généralement comme l'empreinte des procès ciliaires de la choroïde. Les procès ciliaires du corps vitré répondent aux lignes noires ; les intervalles répondent aux rayons transparents.

Longueur des procès ciliaires du corps vitré.

Les procès ciliaires du corps vitré sont moins volumineux que ceux de la choroïde ; mais les espèces de plis qui les constituent commencent plus en arrière que les procès ciliaires de la choroïde ; en sorte que le disque du procès ciliaire du corps vitré est bien plus considérable en étendue que celui du corps vitré de la choroïde. Du reste, les plis du corps vitré offrent le même aspect spongieux et déchiqueté que les plis de la choroïde ; ils n'ont pas de partie libre, ou plutôt la partie qui répond à la portion libre des procès ciliaires de la choroïde, est appliquée sur le cristallin.

Rapports des procès ciliaires choroïdiens et des procès ciliaires hyaloïdiens.

Les rapports des procès ciliaires de la choroïde avec les procès ciliaires du corps vitré sont tels, que les premiers sont reçus dans les intervalles des seconds, et réciproquement. Cette réception est-elle une simple application ? Y a-t-il, au contraire, continuité des uns et des autres ? La question me paraît difficile à résoudre. Cependant, en examinant à la loupe ce qui se passe au moment où s'effectue la séparation, il m'a semblé qu'il y avait déchirure d'une sorte de cellulosité ; et la matière noire, cohibée jusqu'alors, s'écoule avec un peu de liquide. M. Ribes pense que, dans cette séparation, des lambeaux de membrane hyaloïde sont entraînés par les procès ciliaires de la choroïde.

La circonférence interne de la zône ciliaire de Zinn empiète sur la circonférence du cristallin, et lui adhère assez fortement. La circonférence externe, qui est excentrique à la circonférence externe du corps ciliaire de la choroïde, présente le commencement des plis radiés, qui sont comme l'origine des procès ciliaires. Cette circonférence adhère à la circonférence antérieure de la rétine, qui m'a paru épaissie et comme dentelée dans le lieu de cette adhérence, et qui n'a aucun rapport de continuité avec la membrane hyaloïde.

Circonférence interne de la zône ciliaire de Zinn.

De ce qui précède, il résulte : 1° que le canal godronné, ou canal de Petit, se trouve placé entre l'hyaloïde et la zône de Zinn, et que le cristallin se trouve fixé à la circonférence du corps vitré par cette zône ; 2° qu'il n'est pas démontré que la surface antérieure du cristallin soit recouverte par une lame de l'hyaloïde, et par conséquent par une membrane étrangère à sa capsule ; 3° que la rétine ne saurait, en aucune manière, arriver jusqu'à la circonférence du cristallin.

M. Jules Cloquet a décrit, sous le nom de *canal hyaloïdien*, un canal cylindroïde qui résulterait de la réflexion de la membrane hyaloïde, laquelle s'enfoncerait en dedans d'elle-même, pour conduire l'artère nourricière du cristallin, et qui, comme cette artère, traverserait directement le corps vitré d'arrière en avant. Il ne m'a pas été donné de voir ce canal, qui me paraît avoir été admis rationnellement plutôt qu'anatomiquement démontré.

Canal hyaloïdien.

On n'a pas pu démontrer de vaisseaux dans la membrane hyaloïde ; aucun des vaisseaux de la rétine n'y pénètre ; mais on ne saurait douter de l'existence de ces vaisseaux. Bien que la structure des procès ciliaires du corps vitré soit peu connue, comme il est probable qu'elle est la même que celle des procès ciliaires de la choroïde, et par conséquent essentiellement

Structure de la membrane hyaloïde.

vasculaire, ce serait, d'après M. Ribes, par les procès ciliaires de la choroïde qu'arriveraient, à raison de leur continuité, les moyens de nutrition et de sécrétion aux procès ciliaires du corps vitré et au cristallin. L'étude des lymphatiques veineux de l'hyaloïde, comme aussi celle de la membrane cristalline, et en général de l'intérieur de l'œil, est encore à faire. Mascagni comprenait l'hyaloïde et le cristallin parmi les parties dépourvues de vaisseaux lymphatiques; ce qui veut dire, non qu'ils n'y existent pas, mais qu'il ne les y avait pas découverts. Il est infiniment probable qu'il en existe un grand nombre.

Du cristallin et de sa membrane.

Situation.   Le *cristallin* (*corpus crystallinum*) est un corps lenticulaire, une lentille (*lens crystallina*) transparente comme le cristal, située à la réunion des trois quarts postérieurs de l'œil, avec le quart antérieur, entre le corps vitré qui est en arrière, et l'humeur aqueuse qui est en avant.

Son axe répond au centre de la pupille.

Sa forme est celle d'une lentille biconvexe.   Le cristallin a la forme d'une lentille biconvexe, dont la face postérieure serait plus bombée que l'antérieure. Il résulte de travaux très exacts et très minutieux, faits à ce sujet par François Petit et autres, que la convexité relative et absolue des faces du cristallin varie beaucoup suivant les individus; qu'en général, la convexité postérieure appartient à une circonférence de quatre à cinq lignes de diamètre, tandis que la convexité antérieure appartient à une circonférence dont le diamètre varierait de six à neuf lignes. Il est des sujets chez lesquels le degré de courbure des deux faces du cristallin est à peu près égal. Chez le fœtus, le cristallin se rapproche de la forme sphéroïdale, qui est celle du cristallin du poisson.

Sa face antérieure limite la chambre postérieure de l'œil.   La *face antérieure* du cristallin répond à l'iris, dont elle est séparée par l'humeur aqueuse. Winslow avait dit, à tort, que le cristallin repoussait l'iris en avant : c'est l'espace intermédiaire au cristallin et à l'iris qui constitue la chambre postérieure de l'œil. La face du cristallin antérieure peut être vue à travers la pupille, d'où la possibilité d'apprécier les moindres nuances de coloration dans cette lentille. Lorsque la pupille est très dilatée, la face antérieure du cristallin est tout entière à découvert. Je ne sache pas qu'on ait démontré sur la face antérieure du cristallin, un feuillet séreux appartenant à la membrane de l'humeur aqueuse.

Sa *face postérieure* est en rapport avec le corps vitré, lequel est déprimé pour la recevoir. Cette face n'adhère nullement à la membrane hyaloïde : en disséquant un sujet de ving-sept ans, mort avec une hydrophthalmie de l'un et de l'autre œil, M. Ribes a trouvé, entre l'hyaloïde et le cristallin, une humeur limpide, du poids de six grains ; en sorte que cet espace aurait pu être pris pour une troisième chambre. Face postérieure du cristallin.

La *circonférence* du cristallin est comme enchâssée par les procès ciliaires du corps vitré, qui recouvrent, en y adhérant, la partie antérieure de cette circonférence : aussi le cristallin est-il maintenu solidement dans la place qu'il occupe. Le canal godronné entoure cette circonférence. Sa circonférence.

Le cristallin présente diverses nuances de coloration dans les différents âges de la vie. Un peu rougeâtre chez le fœtus, il est d'une transparence parfaite après la naissance ; chez l'adulte, il devient un peu opalin à son centre ; dans la vieillesse, il acquiert une opacité jaunâtre, qui approche un peu de la nuance de l'ambre ou de la topaze. L'opacité morbide du cristallin constitue la cataracte. Ses nuances de coloration suivant les âges.

Le cristallin se compose d'une *capsule* et d'une *substance propre* qui s'y trouve renfermée.

Substance propre du cristallin. Dépouillé de sa membrane, le cristallin présente trois degrés de consistance : 1° à sa superficie, il est d'une mollesse presque liquide ; 2° au dessous, le cristallin offre une consistance molle, collante, et s'écrase sous le doigt, *couche corticale ;* il est dur dans sa portion centrale, qui a reçu le nom de *noyau*, et qui représente exactement une boule de gomme. On a donné le nom d'*humeur de Morgagni* aux couches les plus superficielles qui sont liquides. Substances propres du cristallin. Ses trois degrés de consistance.

4. 8

La substance du cristallin est formée de couches concentriques, qui sont très faciles à démontrer, lors même que ce corps n'a été soumis à aucune préparation, mais qui sont de la dernière évidence après l'ébullition ou après l'immersion dans un acide étendu. Le cristallin se sépare alors en couches superposées ou squammes, à la manière du bulbe de l'ognon.

Les trois degrés de consistance dans le cristallin n'établissent pas des différences de nature, mais de simples modifications. Endurci par un acide, le cristallin présente, dans toute son épaisseur, une disposition parfaitement identique : l'humeur de Morgagni elle-même paraît devenir lamelleuse.

Chacune des lames concentriques est elle-même composée de fibres radiées, qui se voient parfaitement sans préparation, en plaçant une de ces lames sur un plan noirci, et en l'examinant à la loupe ou au soleil.

Enfin, le cristallin, soumis à l'ébullition ou à l'action d'un acide, se fendille en trois, quatre, et même en un plus grand nombre de segments triangulaires, qui aboutissent tous par leur sommet au centre du cristallin ; en sorte que les deux faces de cette lentille présentent un aspect étoilé. Les pathologistes ont rapproché avec avantage ce fait anatomique des cataractes étoilées à trois ou à un plus grand nombre de branches.

Quelle est la nature du cristallin ? Est-il le produit d'une sécrétion ? est-il vivant ? M. Dugès vient récemment d'appuyer de son autorité et de nouveaux faits, l'opinion du docteur Young, qui admet que non seulement le cristallin est un organe vivant, actif, pourvu de vaisseaux et de nerfs, mais même que le cristallin est un organe musculaire, contractile, susceptible d'augmenter ou de diminuer spontanément de courbure et de densité, en donnant à l'œil la faculté de s'accommoder aux distances si diverses des objets visibles. Le tissu squammeux du cristallin présente, à la vérité, une disposition linéaire ; mais il n'y a rien de musculaire, ni dans sa consistance, ni dans son aspect régulièrement stratifié. Je me crois donc fondé à regarder

les couches superposées du cristallin comme un produit de sécrétion solidifié de la capsule cristalline.

Capsule cristalline. Capsule lenticulaire, exactement moulée sur le cristallin, transparente comme lui dans l'état physiologique, susceptible de devenir opaque : ce qui constitue la
cataracte membraneuse.

Sa surface externe , libre en avant, où elle est baignée par
l'humeur aqueuse, contiguë seulement en arrière à l'hyaloïde,
adhère intimement, dans sa circonférence, à la membrane hya-
loïde ou plutôt à la zône ciliaire de Zinn. Surfaces de la capsule du cristallin.

Sa surface interne ne paraît en aucune façon adhérente au
cristallin. Si on incise cette capsule sur le vivant, après l'incision de la cornée transparente , le cristallin en est chassé par
la seule tonicité des membranes de l'œil. La capsule cristalline
a deux fois plus d'épaisseur dans son segment antérieur que
dans son segment postérieur : on dirait d'une lame de la cornée (1).

La capsule cristalline reçoit des vaisseaux qui viennent de
l'artère centrale de la rétine (*arteria capsularis*) (2). Ces
vaisseaux, d'après Meckel, ne se distribueraient qu'à la moitié
postérieure de la capsule ; ceux de la moitié antérieure viendraient des procès ciliaires. Ses vaisseaux.

Quelques anatomistes admettent que ces vaisseaux envoient
des ramifications entre les divers lames concentriques du cristallin, pour servir à leur nutrition ; mais il est constant que les
ramifications de l'artère centrale de la rétine, après s'être

(1) Suivant M. Ribes, que je me plais toujours à citer, parce que ses travaux
méritent toute confiance, « en examinant la membrane cristalline du côté de sa
face interne à un beau jour, et avec une bonne loupe, on y voit, au point où
les deux moitiés antérieure et postérieure de la capsule se réunissent, une
série de fentes transversales qui règnent sur toute la circonférence. Il m'a
été impossible de m'assurer si ces fentes répondent aux procès ciliaires
du corps vitré , ou aux franges villeuses des procès ciliaires de la choroïde. »

(2) Voy. la fig. V de la pl. 6 de Sœmmering. *Icones oculi humani.*

épanoui sur la face postérieure de la capsule, se réfléchissent sur la circonférence de cette capsule pour se porter sur la face antérieure.

On n'a point découvert de nerfs dans le cristallin. On n'a point découvert de nerfs dans le cristallin. M. Dugès pense que la rétine envoie jusqu'au cristallin des filaments nerveux qui viennent s'épanouir sur la capsule ; mais j'ai déjà dit que l'examen le plus attentif m'a convaincu que telle n'était pas la disposition de la rétine.

De l'humeur aqueuse et de sa membrane.

L'humeur aqueuse remplit les deux chambres de l'œil. On donne le nom d'*humeur aqueuse* à un liquide d'une limpidité parfaite, transparent, qui remplit les deux chambres de l'œil. Ces deux espaces ou chambres, qui ne sont bien connus que depuis la découverte du véritable siège de la cataracte dans le cristallin, occupent la petite portion de la cavité oculaire, qui est intermédiaire à la cornée et au cristallin. L'iris sépare cet espace en deux parties inégales : l'une, antérieure, plus considérable, c'est la *chambre antérieure* ; l'autre, plus petite, c'est la *chambre postérieure*. Ces deux chambres communiquent entre elles par l'ouverture pupillaire. On peut acquérir la preuve de l'existence, longtemps contestée, de la chambre postérieure, en soumettant l'œil à la congélation. La Rapport de capacité entre les deux chambres. même expérience permet d'étudier approximativement le rapport de la capacité des deux chambres. Ce rapport est de 3 : 1, la chambre antérieure étant, bien entendu, la plus grande.

La quantité totale de l'humeur aqueuse est évaluée à cinq grains ; son analyse chimique donne, sur cent parties, 90,10 d'eau, et quelques traces d'albumine et d'hydrochlorate de soude.

Trajet supposé de la membrane de l'humeur aqueuse. *Membrane de l'humeur aqueuse.* On admet généralement aujourd'hui que l'humeur aqueuse est sécrétée par une membrane qu'on appelle *membrane de l'humeur aqueuse* ou de *Demours,* bien qu'elle ait été décrite, avant lui, par Zinn et par Descemet. Cette membrane, d'après Demours, tapisse la face postérieure de la cornée, et se réfléchit sur la face antérieure de l'iris ; là, suivant le plus grand nombre, elle se perd, et ne saurait être suivie jusqu'à la pupille ; suivant d'autres, au contraire, elle va jusqu'à la pupille, et s'y termine ; suivant d'autres enfin, elle se réfléchit à travers la pupille, pour revêtir la face postérieure de l'iris, où elle retient le pigmentum.

Or, il est facile de détacher sur la face postérieure de la cornée, soit après une macération prolongée, soit après une ébullition légère, une lame assez épaisse, assez résistante, d'un aspect cartilaginiforme ; mais rien n'indique que cette lame soit autre chose que la lame postérieure de la cornée, dont elle présente l'aspect.

C'est par induction qu'on admet son existence sur la face postérieure de la cornée.

C'est uniquement par induction qu'on admet l'existence de la membrane de l'humeur aqueuse.

On ne peut pas démontrer anatomiquement sa réflexion sur la circonférence de l'iris. Il est d'ailleurs constant que cette membrane n'existe pas sur l'une et l'autre faces de l'iris.

Suivant M. Ribes, l'humeur aqueuse serait fournie par le corps vitré, et versée dans la chambre postérieure par les canaux qu'il dit exister dans l'épaisseur des procès ciliaires du corps vitré. Il se fonde : 1° sur une expérience qui consiste à enlever la cornée avec précaution, et à suspendre l'œil par le nerf optique : on voit alors l'humeur vitrée suinter à travers la perte de substance de la cornée, et en moins de vingt-quatre heures, les deux tiers du corps vitré se sont écoulés ; 2° sur les cas d'imperforation de l'iris, dans lesquels, suivant cet observateur, l'humeur aqueuse serait contenue en entier dans la chambre postérieure de l'œil : la portion libre des procès ciliaires du corps vitré ciliaire serait chargée de l'absorption du liquide.

L'humeur aqueuse est-elle fournie par le corps vitré ?

M. Dugès a modifié cette opinion ainsi qu'il suit. Le canal godronné de Petit serait, suivant lui, divisé en autant de plis faisant cloison qu'il y a de procès ciliaires. Il représente donc plutôt un ensemble de canaux courts, antéro-postérieurs, qu'un canal circulaire ; ces canaux courts communiqueraient en arrière avec le corps vitré, et s'ouvriraient en avant par des éraillures ou perforations que présente la couronne de Zinn, et qui permettraient à l'humeur aqueuse, sécrétée par le corps vitré, de suinter au devant du cristallin.

On peut lire, dans Haller, toutes les opinions qui ont été émises sur la génération de l'humeur aqueuse, génération qu'on a successivement attribuée au corps vitré, comme MM. Ribes et Dugès, aux procès ciliaires, à la choroïde, à l'iris, et enfin à des conduits particuliers, venus du dehors, qui traverseraient la sclérotique à son union avec la cornée.

Vaisseaux et nerfs de l'œil.

Artères. Ce sont : 1° les *ciliaires courtes postérieures*, en nombre considérable, qui entourent le nerf optique, traversent la sclérotique au voisinage de ce nerf, et se distribuent dans la choroïde, dans les procès ciliaires et dans l'iris ; 2° les *ciliaires courtes antérieures*, qui traversent la partie anté- rieure de la sclérotique, et se distribuent à l'iris ; 3° les *ciliaires longues postérieures*, au nombre de deux, l'une en dedans, l'autre en dehors, qui marchent entre la sclérotique et la cho- roïde, percent la sclérotique à trois ou quatre lignes du nerf optique, sans fournir le moindre rameau à ces deux mem- branes. Parvenues à la grande circonférence de l'iris, elles se bifurquent en décrivant une courbe, et s'anastomosent autour de cette grande circonférence, pour constituer le grand cercle artériel de l'iris. C'est de ce cercle que partent le plus grand
nombre des vaisseaux iriens. 4° *Artère centrale de la rétine.* Elle pénètre par le centre du nerf optique, envoie au cristallin une branche qui traverse le corps vitré d'arrière en avant, et couvre de ramifications la surface interne de la rétine.

Veines. Elles correspondent aux artères, mais sont beau- coup plus multipliées que ces dernières. Les veines ciliaires postérieures ou courtes forment, dans la choroïde, des espèces de tourbillons (*vasa vorticosa*). Toutes les veines du globe de l'œil s'abouchent dans la veine ophthalmique et dans la veine angulaire (1).

Nerfs. 1° *Nerf spécial*; c'est le nerf optique, dont nous exposerons ailleurs (Voy. *nerfs crâniens*) l'origine, la disposition et la structure ;

Nerf optique.

(1) Voici quelques détails très précis sur la distribution des artères et des veines de l'œil, qui m'ont été fournis par M. Denonvilliers, aujourd'hui chef des travaux anatomiques, d'après de très belles préparations qu'il fit, à l'occasion d'un concours pour le prosectorat, en 1835.

Artères : 1° *Les artères ciliaires courtes postérieures* sont, en général, réunies en deux groupes : l'un externe, l'autre interne. Après avoir fourni quelques rameaux très déliés à la sclérotique, elles se placent entre cette membrane et la choroïde, s'épanouissent en rayonnant à la surface externe de la choroïde, qu'elles ne tardent pas à traverser pour gagner sa face interne. De ces ramifications, les unes se perdent dans la choroïde, les autres vont se porter à la circonférence externe du cercle ciliaire, pour se jeter, en très grande partie, dans les procès ciliaires; tandis que les autres vont s'anastomoser avec des rameaux émanés du grand cercle artériel de l'iris.

2° *Les ciliaires longues postérieures*, au nombre de deux, vont former le grand cercle artériel de l'iris.

3° *Les ciliaires antérieures* proviennent de la terminaison des branches musculaires. Elles sont au nombre de deux, une supérieure, une inférieure, quelquefois il y a une troisième artère ciliaire qui est externe. Elles percent perpendiculairement la sclérotique, à une ligne environ de sa réunion avec la cornée, au niveau de la circonférence externe du ligament ciliaire ; chacune d'elles se divise immédiatement en deux branches, qui se portent, en divergeant, à la rencontre des branches des ciliaires postérieures longues, et complètent ainsi le grand cercle artériel de l'iris. Ce grand cercle artériel est donc fourni, à la fois, par les artères ciliaires antérieures, et par les artères ciliaires postérieures longues. Quand les premières sont très développées, les secondes le sont moins, et réciproquement. Assez fréquemment, le cercle est entièrement formé par les ciliaires postérieures longues, et les ciliaires antérieures viennent s'y rendre directement, sans division préalable. Bien qu'on ait généralement écrit que le cercle artériel est formé uniquement par les ciliaires postérieures, M. Denonvilliers n'a pas rencontré un seul cas où les ciliaires antérieures n'entrassent pour quelque chose dans sa composition. Du grand cercle artériel, ainsi constitué, part un nombre considérable: 1° de *branches iriennes*, extrêmement serrées, fines, flexueuses, qui se portent vers la pupille. Ces branches

Nerfs ciliaires.   2° *Nerfs ciliaires*, venant 1° de la cinquième paire, nerf exclusivement affecté à la sensibilité, soit directement par le nerf nasal, soit indirectement par le ganglion ophthalmique ; 2° du nerf moteur commun, nerf essentiellement affecté au mouvement. Ces nerfs se distribuent au cercle ciliaire et à l'iris.

iriennes ne s'anastomosent entre elles qu'à la terminaison à la petite circonférence de la pupille, pour former le *petit cercle artériel* de l'iris ; 2° *des branches rétrogrades choroïdiennes*, qui traversent le ligament ciliaire, auquel elles abandonnent quelques ramuscules, et vont s'anastomoser avec les artères ciliaires courtes postérieures. Il y a donc, pour la choroïde et l'iris, deux systèmes artériels : le postérieur, formé par les artères choroïdiennes postérieures ; le système antérieur, formé par les ciliaires postérieures longues et les ciliaires antérieures. Ces deux systèmes communiquent largement entre eux.

Veines choroïdiennes et iriennes. Indépendamment des veines ciliaires postérieures longues et courtes, qui sont satellites des artères du même nom, il existe un système veineux choroïdien particulier, qui a reçu le nom de *vasa vorticosa*, vaisseaux tourbillonnés. Ces vasa vorticosa occupent la surface externe de la choroïde, à une distance à peu près égale des extrémités antérieure et postérieure de l'œil ; ils sont au nombre de quatre et quelquefois au nombre de cinq. A eux seuls aboutissent les *veines iriennes*, innombrables, comme chevelues, flexueuses à la manière des artères, traversant le ligament ciliaire, en éludant le grand cercle veineux de l'iris, et allant se jeter directement dans les vaisseaux tourbillonnés. Il importe d'insister sur ce point, qu'aucune veine irienne ne va se rendre à ce cercle veineux de la grande circonférence de l'iris, qui est formé par les veines ciliaires longues postérieures : les vaisseaux tourbillonnés communiquent, d'ailleurs, largement avec les veines choroïdiennes. De chaque groupe de vaisseaux tourbillonnés, part une veine ; ces veines, au nombre de quatre ou de cinq, suivant le nombre des tourbillons, se réunissent en deux troncs, qui percent perpendiculairement la sclérotique, à une distance à peu près égale des extrémités antérieure et postérieure du globe de l'œil, et vont se jeter dans une des divisions de la veine ophthalmique. Evidemment, ces troncs veineux répondent aux artères ciliaires antérieures, bien qu'elles leur paraissent complètement étrangères.

DE L'ORGANE DE L'OUIE.

L'*oreille* est un sens par lequel nous percevons les vibrations de l'air qu'on nomme *sons*.

Sa situation dans l'épaisseur du rocher.

L'organe de l'ouïe n'est pas situé à la face, comme les autres sens ; mais il est contenu dans l'épaisseur de la base du crâne, dans le rocher, dont la situation profonde l'abrite contre les lésions extérieures. Il est essentiellement constitué par un appareil membraneux' et nerveux, contenu dans une cavité osseuse extrêmement compliquée, qui porte le nom de *labyrinthe* ou *oreille interne*.

Sa division : en oreille interne.

Le labyrinthe communique à l'extérieur par une espèce de cornet acoustique, qui se compose du *pavillon de l'oreille* et du *conduit auditif externe* : c'est l'*oreille externe*, qu'on peut considérer comme un appareil collecteur des ondes sonores.

En oreille externe.

On donne le nom d'*oreille moyenne* ou *cuisse du tympan* à une cavité intermédiaire au labyrinthe et à l'oreille externe, cavité intermédiaire qu'on peut considérer comme le modérateur du son, dont elle augmente l'intensité quand le son est faible, et dont elle diminue l'intensité quand il est fort (1).

Et en oreille moyenne.

Il suit de là que l'oreille est constituée par une succession de cavités, qui sont, en procédant de l'extérieur à l'intérieur : 1° l'oreille externe (pavillon et conduit auditif externe) ; 2° l'oreille moyenne, ou tympan ; 3° l'oreille interne, ou labyrinthe.

(1) M. Richerand (*Éléments de physiologie*, 1ʳᵉ édition) avait parfaitement comparé les usages de la caisse du tympan, par rapport à l'audition, aux usages de l'iris, par rapport à la vision.

C'est dans cet ordre, qui est aussi celui du degré de complication de structure, que je vais décrire cet appareil.

L'*oreille externe* représente un infundibulum, ou cornet
acoustique, dont la partie évasée constitue le *pavillon*, et dont
la partie rétrécie constitue le *conduit auditif externe* (1).

A. Pavillon de l'oreille.

1° *Conformation extérieure.*

Situation du pavillon de l'oreille.

Le *pavillon de l'oreille*, vulgairement connu sous le nom
d'*oreille*, *auricule* (Chauss.), occupe la région latérale de la
tête, derrière l'articulation de la mâchoire inférieure, au devant de la région mastoïdienne; c'est une lame élastique ovalaire, diversement plissée sur elle-même et comme ondulée.

Libre en haut, en arrière et en bas, le pavillon de l'oreille est
très fortement fixé en avant et en dedans, et d'une manière
tellement solide, que les oreilles peuvent supporter le poids de
tout le corps.

Variétés individuelles.

Les variétés individuelles de forme, de direction, de relief
et de dimensions de l'auricule, sont généralement connues. De
ces variétés, les unes sont congéniales, les autres sont acquises.
Parmi ces dernières, on doit signaler l'habitude d'emprisonner
plus ou moins étroitement dans la coiffure l'appareil entier de
l'audition. La direction ou le relief du pavillon n'est pas en
effet sans quelqu'influence sur l'audition, dont la perfection,
suivant M. Buchanan, serait en raison de l'angle que forme le
pavillon avec la face latérale de la tête, angle qui, dans une
bonne conformation, doit être de 25 à 30 degrés.

La *face interne* ou *mastoïdienne* du pavillon présente des

---

(1) L'oreille externe, à proprement parler, n'existe que chez les mammifères; encore ceux des mammifères qui ne vivent pas constamment dans un
milieu aérien, et, par conséquent, dont l'audition n'est pas aérienne, en sont-ils
dépourvus.

éminences et des enfoncements qui trouvent leur explication Face mastoïdienne. dans la disposition des éminences et des enfoncements de la face externe.

La *face externe* est remarquable par sa disposition alterna- Face externe. tivement saillante et déprimée : elle présente à son centre, plus près cependant de la partie inférieure que de la partie supérieure, la *conque*, excavation infundibuliforme, d'une forme et d'un évasement bien connus, et qui offre dans son fond et à sa partie antérieure l'orifice du conduit auditif.

La conque est limitée en avant par le *tragus*, languette Conque. triangulaire, adhérente par sa base, qui est dirigée en avant et en dedans ; libre par son sommet, qui est dirigé en arrière et en dehors, et qui s'avance en manière d'opercule sur l'embouchure du conduit auditif, lequel peut être complètement obturé par la dépression de cet opercule. Celle des faces du tragus, Le tragus est l'opercule du conduit auditif externe. qui fait partie de la conque, est hérissée de poils raides, surtout chez les vieillards, d'où lui est peut-être venu son nom (*tragus*, de τράγος, *bouc*). Ces poils ont pour usage d'arrêter les corpuscules qui voltigent dans l'air.

2° En arrière et en bas, à l'opposite du tragus, la conque est Antitragus. limitée par l'*antitragus*, languette triangulaire plus petite que le tragus, dont il est séparé par une échancrure arrondie, large et profonde, l'*échancrure de la conque*.

3° En arrière et en haut, la conque est limitée par l'*anthélix*, Anthélix. repli curviligne qui commence au dessus de l'antitragus, dont il est séparé par une dépression légère, se porte en haut et en avant, et se bifurque pour se terminer dans la rainure de l'hélix. Les deux branches de bifurcation de l'anthélix, dont la supérieure est large et mousse, et l'inférieure comme tranchante, interceptent un enfoncement superficiel appelé *fosse scaphoïde* ou naviculaire, mieux nommée *fossette de l'anthélix*.

On appelle *hélix* (ἕλιξ, ligne spirale, d'εἰλεῖν, envelopper) un Hélix. repli curviligne qui constitue la limite de l'oreille, dont il forme la bordure extérieure. Il commence dans la cavité de la conque, qu'il divise en deux parties inégales, l'une supérieure plus étroite, l'autre inférieure plus large ; se porte en grossissant d'une manière insensible en haut et en avant, au dessus du conduit auditif, puis au dessus du tragus dont il est séparé par un sillon très prononcé, puis directement en haut ; se recourbe en arrière, descend en bas pour former le bord postérieur de l'oreille, et se termine en se continuant en avant avec l'anthélix, en arrière avec le *lobule*.

Sillon de l'hélix.

On appelle **rainure** ou **sillon de l'hélix**, une gouttière concentrique à l'hélix qui la circonscrit et qu'elle sépare de l'anthélix.

Lobule.

Le *lobule* occupe la partie inférieure ou petite extrémité du pavillon, dont il est distinct par sa mollesse ; il est surmonté en avant par le tragus, en arrière par l'antitragus, et au milieu par l'échancrure de la conque. C'est au lobule de l'oreille, dont les dimensions sont d'ailleurs extrêmement variables, suivant les sujets, que la plupart des peuples sont dans l'habitude de suspendre des anneaux.

2° *Structure du pavillon.*

Cartilage auriculaire. Il constitue la charpente du pavillon, dont il détermine en grande partie la forme, et qui lui doit également toute sa souplesse et toute son élasticité.

Formes du cartilage auriculaire.

Dépouillé de la peau, le *cartilage auriculaire* présente donc les éminences et les dépressions que nous avons décrites à l'occasion de la conformation extérieure du pavillon, toutefois, avec quelques modifications : ainsi, le cartilage n'offre rien qui réponde au lobule ; ainsi, le repli cartilagineux qui constitue l'hélix cesse au niveau du milieu de la conque, où il est continué par un repli de la peau qui, d'ailleurs, le déborde dans presque toute son étendue, et augmente son relief. Le cartilage du pavillon offre, en outre :

Apophyse de l'hélix.

1° Une *éminence apophysaire*, en forme de mamelon, *apophyse de l'hélix*, très considérable, d'une grande densité, qui naît du bord antérieur de l'hélix, au dessus du tragus. Cette apophyse donne attache à un ligament.

2° Une languette en forme de queue, séparée de l'antitragus et de la conque par une fente très prolongée, que remplissent des fibres ligamenteuses. Cette languette, qui est formée par les extrémités réunies de l'hélix et de l'anthélix, est très épaisse, très dense; on peut l'appeler *extrémité caudale de l'hélix et de l'anthélix* ; elle soutient la base du lobule.

Extrémité caudale de l'hélix et de l'anthélix.

3° Un *épaississement* extrêmement prononcé, *épaississement de la conque*, avec modification dans la couleur, qui est d'un blanc mat. Cet épaississement est disposé suivant une ligne verticale, et règne sur la face mastoïdienne de la conque, pour se terminer à la partie inférieure du cartilage : il semble destiné à maintenir la forme de la conque, qu'il est impossible de déplisser avant la section de cette portion épaissie du cartilage.

Epaississement linéaire de la conque.

On trouve, en outre, sur le cartilage auriculaire, plusieurs *divisions* ou *incisures*, qui le divisent incomplètement en plusieurs pièces mobiles les unes sur les autres et unies entre elles par des ligaments. Les incisures principales sont, indépendamment de la fente que j'ai indiquée entre l'antitragus et l'extrémité caudale de l'hélix et de l'anthélix : 1° une petite incisure verticale sur l'hélix, au niveau de son bord antérieur ; 2° une petite incisure également verticale sur le tragus ; 3° plusieurs échancrures peu régulières de l'hélix ; 4° je reviendrai, à l'occasion du conduit auditif, sur une fente plus importante encore, située entre l'hélix et le tragus, et qui se prolonge sur la moitié externe de l'orifice du conduit auditif.

Ses incisures.

Peau du pavillon. Remarquable par sa finesse et par sa transparence, qui permettent de voir, au travers de cette membrane et sans dissection préalable, le réseau vasculaire sous-cutané ; elle ne l'est pas moins par sa tension et par son adhérence au cartilage sur lequel elle se moule, et dont elle traduit les formes à l'extérieur. Je signalerai plus particulièrement,

Peau du pavillon.

sous le rapport de la ténuité et de l'adhérence, la portion de peau qui tient à la conque.

Le lobule est un repli de la peau. La portion de peau qui répond à la circonférence de l'oreille, est peu adhérente à l'hélix, qu'elle déborde ; cette même peau, repliée sur elle-même, continue inférieurement l'hélix et forme, à elle seule, le lobule. Le lobule et la partie voisine de la circonférence de l'oreille, ne sont autre chose qu'un repli de la peau, dans l'épaisseur duquel est contenue une graisse molle. On trouve un peu de graisse sur toute la circonférence de l'oreille, jamais ailleurs.

Follicules sébacés. La peau de l'oreille est pourvue de follicules sébacés que l'on démontre très bien par la macération, à la manière de Sœmmering, et qu'on observe surtout dans la conque et dans la fossette de l'anthélix.

Ligaments. Divisés en extrinsèques et en intrinsèques.

Ligaments extrinsèques. *Ligaments extrinsèques.* 1° *Ligament postérieur :* c'est une couche ligamenteuse, épaisse, étendue de la conque à l'apophyse mastoïde ; 2° *ligament antérieur*, triangulaire, très large et très résistant, qui naît de l'apophyse de l'hélix et de la portion voisine du pourtour de l'hélix, et vient se terminer à l'arcade zygomatique, et se confondre avec l'aponévrose temporale superficielle ; 3° *ligament* du *tragus*, très fort, étendu du tragus à la portion voisine de l'arcade zygomatique.

Intrinsèques. *Ligaments intrinsèques.* Ils ont pour objet de maintenir le cartilage du pavillon plissé sur lui-même ; ce sont : 1° le ligament qui maintient la queue de l'hélix appliqué contre la conque ; 2° le ligament très fort qui va du tragus à l'hélix, et qui unit la moitié externe du pourtour du conduit auditif au cartilage du pavillon ; 3° les trousseaux très forts qui se trouvent à la face mastoïdienne du pavillon, et qui maintiennent ses replis : leur section permet de déplisser le pavillon ; 4° les *trousseaux ligamenteux*, les plus remarquables, occupent l'épaisseur du repli que présente la branche de bifurcation inférieure de l'anthélix.

Muscles. Les trois muscles *extrinsèques*, qui sont à l'état de

vestige chez l'homme, et qui sont si développés chez les ani- Muscles ex-
trinsèques.
maux timides, sont destinés à mouvoir le pavillon en totalité.
(*Voyez* MYOLOGIE.)

Les muscles *intrinsèques* meuvent les diverses parties du Intrinsèques.
cartilage auriculaire. Comme les extrinsèques, ils sont rudimentaires. Ils ne sont ni plus ni moins développés chez les
peuples sauvages que chez les peuples policés. Ils sont au
nombre de cinq, dont quatre occupent la face externe, et un
seul la face interne du pavillon.

1° Le *grand muscle de l'hélix* est verticalement placé sur Grand muscle
de l'hélix.
la partie antérieure de l'hélix, au niveau du tragus : c'est une
languette étroite, oblongue, charnue à sa partie moyenne, et
tendineuse à ses extrémités ; ses fibres sont verticales.

2° Le *petit muscle de l'hélix*, le plus petit des muscles ex- Petit muscle
de l'hélix.
trinsèques, couché sur la partie de l'hélix, qui divise la conque
en deux parties.

3° *Muscle du tragus.* Quadrilatère, couché sur la face ex- Muscles du
tragus,
terne du tragus ; ses fibres sont verticalement dirigées.

4° *Muscle de l'antitragus.* Languette qui couvre la face De l'antitra-
gus.
externe de l'antitragus, et qui va de là se fixer par un tendon à
la partie supérieure de l'extrémité caudale de l'hélix. Il pourrait avoir pour usage de mouvoir cette extrémité caudale sur
l'antitragus.

5° *Muscle transverse.* Il occupe la face mastoïdienne de Muscle trans-
verse.
l'auricule. C'est, d'après Sœmmering, une couche transversale
de fibres d'inégale longueur, étendue en demi-cercle, de la convexité de la conque, à la saillie qui correspond à la rainure de
l'hélix. Je doute du caractère musculaire de ces fibres transversales, que je suis porté à regarder comme un ligament in-
trinsèque, destiné à maintenir le repli de la portion d'anthélix
qui limite la conque en arrière et en haut.

Vaisseaux et nerfs. Les artères du pavillon sont : 1° l'auri- Vaisseaux du
pavillon.
culaire postérieure, dont une branche remarquable traverse le
cartilage, entre l'extrémité caudale de l'hélix et la conque,
pour venir se répandre dans la cavité de la conque ; 2° toutes

les autres branches auriculaires postérieures se distribuent à la face mastoïdienne du pavillon : parvenues à la grande circonférence de l'hélix, elles se recourbent sur cette circonférence pour gagner la face externe de l'auricule ; 3° les auriculaires antérieures émanent de la carotide externe et de la temporale, et se divisent en branches inférieures ou artères du lobule, et en branches ascendantes. Les *veines* portent le même nom et suivent la même direction.

Nerfs du pavillon. — *Nerfs.* Tous viennent du nerf auriculaire, branche du plexus cervical, exclusivement affectés au sentiment ; trois ou quatre rameaux nerveux s'épanouissent sur la surface interne de l'auricule. Un rameau remarquable traverse le cartilage de l'auricule entre l'anti-tragus et l'extrémité caudale de l'hélix, pour aller se distribuer à la peau qui revêt la conque.

B. Conduit auriculaire.

Le *conduit auriculaire*, *conduit auditif externe*, est un canal, partie cartilagineux, partie osseux, étendu de la conque à la membrane du tympan. C'est la partie rétrécie du cornet acoustique que représente l'oreille externe.

Longueur et direction du conduit auriculaire. — Sa *longueur* est d'un pouce environ. Sa coupe est une ellipse, dont le grand diamètre est vertical ; sa direction est transversale ; il décrit une très légère courbure dont la convexité est en haut. En outre, au voisinage de son orifice externe, il est coudé à angle saillant en haut, rentrant en bas, et c'est pour effacer ce coude qu'on porte le pavillon de l'oreille en haut et en arrière, lorsqu'on veut examiner le fond du conduit auditif externe.

Ses rapports. — Le conduit auriculaire est en rapport, en avant, avec l'articulation temporo-maxillaire ; en arrière, avec l'apophyse mastoïde ; en bas, avec la glande parotide.

Son orifice externe. — Son *orifice externe*, oblong verticalement, plus ou moins évasé, suivant les sujets, garni de poils dans la vieillesse, occupe la partie antérieure et inférieure de la conque, derrière le tragus qui lui sert d'opercule. Il est limité, en arrière,

par une sorte de *crête semi-lunaire* qui est plus ou moins dé- Crête semi-lunaire de l'orifice externe.
jetée en avant, suivant les sujets, de manière à rétrécir plus
ou moins cet orifice. En avant, le conduit auditif est précédé
par une excavation cachée par le tragus, *excavation tra-* Excavation tragienne de la conque.
gienne de la conque, qui forme comme le vestibule de ce
conduit.

L'orifice interne du conduit auditif est circulaire, très obli- Obliquité de l'orifice interne du conduit auditif.
quement coupé de haut en bas, et de dehors en dedans, et ter-
miné par la membrane du tympan.

Structure. Le conduit auriculaire est formé : 1° par une
portion osseuse; 2° par une *portion cartilagineuse et fibreuse.*

1° La *portion osseuse* a été décrite à l'occasion de l'os tem- Portion osseuse du conduit auditif externe.
poral, sous le titre de *conduit auditif externe*. Elle manque
chez le fœtus et chez l'enfant nouveau-né, où elle est remplacée Elle est remplacée chez le fœtus par le cercle tympanal.
par *l'anneau* ou *cercle tympanal*. Nous avons vu cet anneau
constituer, chez l'adulte, une lame osseuse, bien distincte du
reste du temporal, s'appuyant en arrière sur l'apophyse mastoïde et sur l'apophyse styloïde, dont elle constitue l'apophyse
engaînante, et séparée, en avant, de la portion auriculaire de la
cavité glénoïde, par la scissure de Glaser : cette lame forme les
parois inférieure et antérieure du conduit auditif et de la caisse
du tympan.

2° *Portion cartilagineuse et fibreuse*. Elle forme la moitié Mode d'union du pavillon et du conduit auditif cartilagineux.
externe du conduit auditif, et peut être séparée du cartilage du
pavillon par une dissection attentive. Si on incise sur la crête
semi-lunaire qui limite en dehors l'orifice du conduit auditif,
on voit que cette crête résulte de la juxta-position de deux
bords cartilagineux, dont l'un appartient au conduit auditif, et
l'autre au pavillon, et qui sont réunis par du tissu fibreux. Si
on prolonge la dissection entre le tragus et la partie correspondante de l'hélix, on arrive à séparer le pavillon d'avec le conduit
auditif, excepté en bas, où leur continuité, comme cartilage,
est établie à l'aide d'une languette ou isthme.

Le tragus appartient essentiellement au conduit auditif ; on
peut même dire que le cartilage de ce conduit n'est autre chose

4.   9

que le prolongement du tragus replié sur lui-même, de ma
nière à former les deux tiers ou les trois quarts inférieurs d'1
cylindre. Par sa circonférence interne, le cartilage du condt
auditif est attaché à la circonférence externe rugueuse du co
duit osseux, à l'aide d'un tissu fibreux, plus étendu en haut
en arrière qu'en bas et en avant, tissu fibreux qui permet à c
cartilage une grande mobilité : un prolongement, ou apophy:
cartilagineuse, épaisse, occupe la partie inférieure et antérieu
de cette circonférence du cartilage.

La *portion fibreuse* du conduit auditif forme le tiers ou l
quart supérieur de ce conduit; elle remplit, en outre, un
échancrure considérable que présente la circonférence intern
du cartilage.

Portion fi-
breuse du con-
duit auditif car-
tilagineux.

Incisures de
ce conduit.

Le cartilage du conduit auditif présente, au voisinage du tra
gus, deux ou trois fentes ou divisions, avec perte de substance
qu'on appelle *incisures de Santorini*, lesquelles lui donnen
quelque ressemblance avec les cerceaux de la trachée : ces incisures sont perpendiculaires à la longueur du conduit, e
remplies par un tissu fibreux que quelques anatomistes on
considéré comme entremêlé de fibres musculaires, ou comme
formé exclusivement par des fibres musculaires destinées :
mouvoir les petites pièces incomplètement séparées du cartilage auriculaire : il est évident que, d'une part, le mode d'u-
nion du conduit auditif cartilagineux et fibreux avec le conduit osseux, et d'une autre part, les incisures de ce conduit,
ont trait aux mouvements.

Peau du con-
duit auditif ex-
terne.

De la peau du conduit auditif. La surface interne du conduit auditif est tapissée par un prolongement de la peau, remarquable, 1° par sa ténuité, qui va en augmentant progressivement
depuis l'entrée jusqu'au fond du conduit auditif. La finesse,
l'exquise sensibilité et la délicatesse extrême de la portion de
peau correspondante au conduit auditif osseux, méritent d'être
mentionnées. 2° Le duvet léger, dont elle est revêtue dans toute
son étendue, établit son caractère de tissu cutané, exclut le
caractère du tissu muqueux. Chez les vieillards, des poils assez

longs hérissent l'entrée du conduit auditif, comme la face interne du tragus, et préviennent l'introduction des corpuscules et des insectes, qu'englurait d'ailleurs la matière cérumineuse.

3° La peau du conduit auditif est encore remarquable par la présence de follicules sébacés ou de glandules appelées *glandes cérumineuses*, dont les orifices, visibles à l'œil nu, donnent à la peau un aspect aréolaire. Ces glandules occupent tout le pourtour de la portion cartilagineuse et fibreuse du conduit auditif : leur couleur jaune-brun permet facilement de les découvrir dans les coupes obliques que l'on fait à la peau. Le produit de la sécrétion des follicules du conduit auditif est une humeur onctueuse, assez épaisse, analogue à de la cire, d'où le nom de *cérumen* (*cera*, *cire*). Elle est très amère, soluble, en partie seulement, dans l'eau où elle forme une émulsion susceptible de tacher le papier à la manière des corps gras, pouvant acquérir une dureté pierreuse, par son séjour prolongé dans le conduit auditif, et devenant alors une cause mécanique de surdité. L'analyse chimique de cette substance donne, d'après Berzélius, une huile grasse, une substance albumineuse, une matière colorante ; et suivant Rudolphi, un principe amer, qui serait le même que celui de la bile. La nature a voulu, dit Sœmmering, qu'il y eût une assez grande quantité de cérumen, non seulement pour écarter les insectes, mais encore pour atténuer l'intensité des rayons sonores. C'est donc une mauvaise habitude que de se servir de cure-oreille, à moins d'accumulation anormale de cérumen.

Glandes cérumineuses.

Caractères du cérumen.

Ses usages.

DE L'OREILLE MOYENNE OU DU TYMPAN.

Préparation. On arrive dans la caisse du tympan : 1° par sa paroi externe, en enlevant la membrane du tympan ; 2° par sa paroi supérieure, en enlevant, avec un fort scalpel, la partie antérieure de la base du rocher : une scissure, ou plutôt une espèce de suture occupant le lieu précis où le rocher est appuyé sur la portion écailleuse, décèle le point où doit être faite cette ablation ; 3° par sa partie inférieure, en brisant la lame du conduit auditif.

Préparation de la caisse du tympan.

Pour bien voir la caisse du tympan, il faut avoir plusieurs pièces préparées de différentes manières. Il importe, d'ailleurs, d'étudier l'oreille moyenne sur des temporaux d'adulte et de fœtus, sur des pièces macérées, sur des pièces fraîches ou sur des pièces desséchées sans macération préalable.

Idée générale du tympan. Le *tympan, caisse du tympan* (*tympanum*, tambour) est une cavité intermédiaire au conduit auriculaire et au labyrinthe, en communication avec l'arrière-bouche, et, par conséquent, avec les voies aériennes par la trompe d'Eustachi, se prolongeant dans les cellules de l'apophyse mastoïde par des arrières-cavités ou sinus, et traversée par une chaîne d'osselets, *osselets de l'ouïe*.

Sa situation. La cavité, ou caisse du tympan, occupe la partie antérieure de la base du rocher, au-dessus de la lame du conduit auditif, au devant de l'apophyse mastoïde, et fait suite à la portion osseuse de la trompe d'Eustachi, dont elle semble n'être qu'une dilatation.

Sa forme. Sa *forme*, d'ailleurs irrégulière, ou plutôt les deux membranes sèches, opposées, qu'il présente, l'ont fait comparer, avec assez de justesse, à une caisse militaire ; il est aplati de dehors en dedans, de sorte que son diamètre transverse est plus petit que tous les autres. — On lui considère une paroi *interne,* une paroi *externe*, et une *circonférence*.

Paroi externe de la caisse du tympan.

Elle est formée : 1° par la *membrane du tympan;* 2° par la portion de l'os temporal, dans laquelle cette membrane est enchâssée. La portion d'os temporal qui concourt à former la paroi externe du tympan est une lame compacte, plane chez l'homme, extrêmement bombée chez quelques animaux.

Membrane du tympan. La *membrane du tympan* est une cloison membraneuse circulaire, demi-transparente, sèche à la manière d'un parchemin, vibratile, située entre le conduit auditif, au fond duquel on peut la voir chez le vivant, et la caisse du tympan.

Sa direction. Sa *direction* est très oblique de haut en bas et de dehors en

dedans ; de telle sorte qu'au lieu de terminer le conduit auditif, en le coupant perpendiculairement à sa longueur, elle se
continue, sous un angle à peine marqué, avec la paroi supérieure de ce conduit. Il résulte de cette obliquité que la membrane du tympan s'unit, sous un angle de 45° environ, avec
la paroi inférieure du conduit auditif, et que ce conduit, se
terminant en bec de flûte, présente plus de longueur en bas
qu'en haut.

La *face externe* de la membrane du tympan, qui est libre, Ses faces in-
terne et exter-
ne.
regarde en bas et en dehors ; la *face interne*, dirigée en haut
et en dedans, adhère très fortement au manche du marteau,
qui l'attire de son côté, de telle manière que cette membrane
présente à son centre une dépression infundibuliforme, con-
cave en dehors, et convexe en dedans. La *circonférence* de Sa circonfé-
rence.
cette membrane est encadrée, à la manière d'un verre de
montre, dans une rainure circulaire, que présente l'extrémité
interne du conduit auditif chez l'adulte, et le cercle du tympan
chez le fœtus. En haut et en arrière, près de l'encadrement,
la membrane du tympan est soulevée par une petite apophyse
du marteau.

C'est immédiatement en dedans de l'encadrement de la
membrane du tympan, au niveau de l'extrémité postérieure
du diamètre horizontal de cette membrane, que se voit un Trou par le-
quel passe la
corde du tym-
pan.
petit trou, qui est l'orifice du canal, à travers lequel passe le
nerf appelé *corde du tympan.*

La membrane du tympan est-elle perforée ? Quelques ana- La membrane
du tympan n'est
pas perforée.
tomistes ont prétendu qu'il existait une lacune entre la mem-
brane et l'os, sur l'un des points de la circonférence de cette
membrane ; d'autres ont admis une fente traversant obliquement son épaisseur. Mais aucun de ces modes de perforation
n'existe dans l'état naturel ; en sorte que la membrane du tympan isole complètement la caisse du conduit auditif externe.

Malgré son peu d'épaisseur et sa transparence, la mem- Des trois feuil-
lets ou couches
de la membrane
du tympan.
brane du tympan est formée de trois feuillets bien distincts :

1° D'un *feuillet externe*, qui est *épidermique :* il est le prolongement de l'épiderme seulement, et non de la peau, qui revêt le conduit auditif.

2° D'un *feuillet interne* qui est *muqueux*. Il est le prolongement de la muqueuse extrêmement amincie qui tapisse la caisse du tympan. C'est entre le feuillet interne et le feuillet moyen que se trouve situé le manche du marteau.

3° D'un *feuillet intermédiaire*, ou feuillet propre, qui donne à la membrane du tympan sa résistance, et paraît de nature *fibreuse*. Il serait musculeux, suivant Everard Home, qui dit avoir vu manifestement des fibres musculaires, rayonnant du centre à la circonférence, chez l'éléphant d'abord, puis chez le bœuf, puis chez l'homme (1). Il est certain qu'on aperçoit sur la membrane du tympan une disposition radiée ; mais rien ne prouve, au moins chez l'homme, que cette disposition soit due à la présence de fibres musculaires.

Les injections fines démontrent, sur cette membrane, des ramifications extrêmement déliées. Le réseau représenté par Sœmmering, qui n'a injecté que les artères, n'est rien en comparaison de celui que l'on obtient par l'injection des veines. Cette membrane était toute bleue chez un fœtus, dans les veines jugulaires duquel j'avais fait injecter une matière de cette couleur ; et à la loupe on voyait que cette coloration était due à un réseau excessivement fin. J'ai trouvé cette membrane toute rouge chez un enfant nouveau-né, mort avec une phlegmasie suppurée de la caisse du tympan. Le siège de la vascularité est d'ailleurs exclusivement dans le feuillet moyen ; or, les vaisseaux sont dirigés à la manière de rayons de la circonférence vers le centre, disposition qui a pu en imposer et faire croire à l'existence de fibres musculaires radiées.

Les *usages* de la membrane du tympan sont de transmettre à l'air contenu dans la caisse du tympan et aux osselets les vibrations sonores qu'elle reçoit par le conduit auditif. Son

Marginal notes:
Le feuillet moyen est-il musculeux ?

Vascularité de la membrane du tympan.

Ses usages.

---

(1) *Philosophic. Transactions*, P. 23, 1823. A ce travail, sont annexées trois planches, représentant les membranes du tympan de l'éléphant, du bœuf et de l'homme.

inclinaison, outre qu'elle augmente les dimensions de cette membrane vibratile, a certainement des usages relatifs à la réflexion des ondes sonores. Son adhérence aux osselets de l'ouïe permet à cette membrane de participer aux mouvements des osselets, et ces mouvements ont pour effet de produire sa tension ou son relâchement.

Paroi interne de la caisse du tympan.

La *paroi interne*, qui se voit parfaitement lorsqu'on a ouvert la caisse par sa paroi externe, c'est à dire, lorsqu'on a enlevé la membrane du tympan, présente un grand nombre d'objets à considérer : 1° En haut, la *fenêtre ovale*, ayant son grand diamètre horizontal et un peu obliquement incliné en bas et en avant. La moitié supérieure de sa circonférence est elliptique; la moitié inférieure est droite, et comme déjetée en dedans. La fenêtre ovale, appelée *ouverture vestibulaire du tympan*, établirait une large communication entre la caisse du tympan et le vestibule, si elle n'était pas remplie par la base de l'étrier, sur la forme semi-elliptique de laquelle elle est exactement moulée. *Fenêtre ovale.*

La fenêtre ovale est précédée par une fossette, dont la profondeur est déterminée, en haut, par le relief de l'aqueduc de Fallope, qui la circonscrit dans ce sens; en bas, par la saillie du promontoire ; en arrière, par une languette osseuse, qui va à la pyramide. *Fossette de la fenêtre ovale.*

2° Au dessous de la fenêtre ovale, est le *promontoire*, éminence qui répond au premier tour de spirale du limaçon, et qui est sillonnée par trois demi-canaux divergents en haut, convergents en bas, où ils aboutissent à un canal commun, lequel s'ouvre sur la face inférieure du rocher, entre le canal carotidien et la gouttière destinée à la veine jugulaire interne. On peut appeler ce canal, *canal de Jacobson*, parce qu'il contient le nerf de Jacobson, filet nerveux, provenant du glosso-pharyngien, et destiné à établir une anastomose fort remarquable entre le glosso-pharyngien et les filets nerveux, *Promontoire. Sillons nerveux. Canal de Jacobson.*

provenant du nerf vidien et du grand-sympathique (1). C'est pour cette anastomose qu'existent les sillons creusés sur le promontoire. Souvent ces sillons sont de petits canaux complets.

Pyramide.

3° Derrière la fenêtre ovale, et au niveau de son diamètre transverse, est une petite saillie plus ou moins proéminente, suivant les sujets, appelée *pyramide*. On la reconnaît à un pertuis très visible à l'œil nu, qui donne à la pyramide l'aspect tubulé. C'est par ce pertuis que sort un cordon, d'apparence fibreuse, connu sous le nom de *muscle de l'étrier*. Une soie, introduite dans ce pertuis, pénètre dans un canal, *canal de la* Canal de la *pyramide*, lequel ne va pas se terminer par un cul-de-sac, pyramide. comme on le dit généralement. M. Huguier, prosecteur de la Faculté, a parfaitement démontré, dans une série de pièces, que le canal de la pyramide consiste dans un long canal, qui se porte en arrière et en bas, au dessous du canal de Fallope; Sa communi- devient vertical comme ce canal, dont il n'est séparé que par cation avec le canal de Fallo- une lame mince; communique avec ce canal par un pertuis; pe. s'en éloigne inférieurement, pour venir s'ouvrir à la face inférieure du rocher, en dedans du trou stylo-mastoïdien, dont il est plus ou moins rapproché, suivant les sujets. Quelquefois Sa bifurcation. ce canal se bifurque inférieurement; en sorte que deux soies, introduites dans les petits trous qui avoisinent le trou stylo-mastoïdien, pénètrent dans le canal de la pyramide. On peut considérer comme un diverticulum de ce canal un petit conduit très court, horizontal, qui va se perdre dans le diploé.

J'ai déjà dit que le petit muscle de l'étrier sortait du conduit de la pyramide. On ignore encore à quelles parties donnent passage les divisions de ce conduit.

4° Au dessous de la fosse ovale, en arrière du promontoire, Fenêtre ronde. se voit la *fenêtre ronde*, qui occupe le fond d'une fossette infundibuliforme, bien décrite par M. Ribes, sous le nom de Sa fossette. *fossette de la fenêtre ronde*, dont le fond présente une la-

(1) On voit parfaitement cette disposition sur des pièces préparées pour cet objet dans les cabinets de la Faculté.

melle, partie osseuse, partie membraneuse, qui n'est autre chose que le commencement de la cloison spirale du limaçon. Sur un os sec, qui a macéré, la partie membraneuse étant détruite, la fossette de la fenêtre ronde communique avec le vestibule. C'est au dessous de cette lamelle, c'est à dire, à la partie inférieure de la fossette de la fenêtre ronde, que se voit la fenêtre ronde proprement dite, qui conduit dans la rampe tympanique du limaçon : d'où le nom d'*ouverture cochléaire du tympan*, donné à la fenêtre ronde, par opposition à celui d'*ouverture vestibulaire*, donné à la fenêtre ovale.

La fenêtre ronde conduit dans la rampe tympanique du limaçon.

Cette fenêtre ronde est fermée, dans l'état frais, par une membrane appelée *tympanum secundarium*, que l'on regarde, plutôt par induction que par démonstration anatomique, comme constituée par trois feuillets : un moyen, un externe ou tympanique, un interne ou cochléaire. Ces deux derniers seraient muqueux.

Tympan secondaire.

5° *Fossette sous-pyramidale*. Sous la pyramide, en arrière de la fenêtre ronde, se voit une fossette profonde, remarquable par son existence constante, et qui est percée, dans son fond, de quelques trous. Les usages de cette fossette et de ces trous, qui n'avaient pas encore fixé l'attention des anatomistes, sont inconnus.

Fossette sous-pyramidale.

6° *Orifice du conduit du muscle interne du marteau*. C'est sur la paroi interne du tympan, devant la fenêtre ovale, un peu au dessus de son diamètre transverse, sous la saillie du canal de Fallope, que se voit l'orifice interne du conduit du muscle interne du marteau. Cet orifice béant, caliciforme, est supporté par une saillie tubulée, soutenue elle-même par plusieurs arêtes; en sorte qu'il existe la plus grande analogie entre la saillie tubulée qui constitue la pyramide, conduit du muscle de l'étrier, et la saillie tubulée qui constitue le conduit du muscle interne du marteau. Toutes deux donnent passage à un tendon. L'une est située au devant, l'autre en arrière de la fenêtre ronde. M. Huguier, qui a bien fait connaître cette disposition, a montré que le prétendu *bec de cuiller* des au-

Orifice du conduit du muscle interne du marteau.

Ce que c'est que le bec de cuiller.

teurs n'était autre chose que le débris de la saillie tubulée, dont une moitié, très fragile et très mince, se détruit quelquefois par la macération prolongée. Le prétendu bec de cuiller n'est donc autre chose que le conduit réfléchi du muscle interne du marteau.

Circonférence de la caisse du tympan.

Nous examinerons cette circonférence en haut, en bas, en avant et en arrière.

Arrière-cavité de la caisse du tympan. 1° *En haut,* le tympan répond à une bosselure très remarquable, qui occupe la partie antérieure de la base du rocher. Elle présente une *arrière-cavité,* destinée à loger la tête du marteau, le corps et la branche postérieure de l'enclume. La partie correspondante de la base du rocher est mince, spongieuse, séparée de la portion écailleuse par une espèce de suture, qui persiste jusque dans la vieillesse la plus reculée. Cette suture est traversée par un grand nombre de conduits vasculaires, qui établissent une communication entre les vaisseaux de la dure-mère et ceux de la caisse.

Rigole de la caisse. 2° *En bas,* la caisse très étroite forme une espèce de rigole qui n'offre rien de particulier; elle est constituée en ce lieu par la lamelle du conduit auditif.

3° *En arrière* et *en haut,* la circonférence de la caisse du tympan présente supérieurement une large ouverture qui conduit dans les *cellules mastoïdiennes.*

Cellules mastoïdiennes. Ces cellules, extrêmement multipliées, d'une capacité très inégale, occupent toute l'étendue de la portion mastoïdienne du temporal, toute la partie du rocher qui avoisine cette portion mastoïdienne, et se prolongent même au dessus du conduit auditif interne. On doit donc considérer la portion mastoïdienne du temporal comme une dépendance de la **Leur disposition est irrégulière chez l'homme.** caisse du tympan. Parfaitement régulières chez le bœuf et chez le cheval, où elles sont disposées par séries qui rayonnent de la circonférence de l'apophyse mastoïdienne vers la cavité du tympan, les cellules mastoïdiennes sont beaucoup plus irrégulières chez l'homme. On trouve presque toujours deux vastes cellules : l'une qui avoisine le sommet, l'autre qui occupe le bord postérieur de l'apophyse mastoïde. J'ai rencontré un cas dans lequel l'apophyse mastoïde formait une vaste cellule à parois très minces.

Les cellules mastoïdiennes sont tapissées par une membrane fibro-muqueuse, extrêmement fine, qui se continue avec la muqueuse de la trompe d'Eustachi. Elles sont remplies d'air : ce n'est que dans certains cas pathologiques qu'elles contiennent de la mucosité.

Membrane fibro-muqueuse des cellules mastoïdiennes.

Les cellules mastoïdiennes représentent, dans l'organe de l'ouïe, les cellules et sinus des fosses nasales. On se figure aisément combien peut être renforcé un son qui est réfléchi par une surface aussi considérable.

Chez le fœtus, qui n'a pas encore de cellules mastoïdiennes, il existe dans l'épaisseur de la base du rocher une cavité qui en tient lieu, et qui prolonge l'arrière cavité destinée aux osselets de l'ouïe.

4° *En avant*, la caisse se rétrécit à la manière d'un entonnoir, pour se continuer avec la *trompe d'Eustachi :* on pourrait même dire, à la rigueur, que la caisse et la trompe représentent une cavité infundibuliforme, dont la partie évasée serait constituée par la caisse, et dont la partie rétrécie serait constituée par la trompe.

La trompe d'Eustachi est un prolongement rétréci de la caisse.

C'est dans l'épaisseur de la paroi supérieure de la trompe d'Eustachi qu'est creusé le *conduit du muscle interne du marteau*, conduit tubuleux, étroit, qui, parvenu à l'extrémité antérieure de la caisse, s'applique contre la paroi interne de cette caisse, sur laquelle il fait relief, en se dirigeant horizontalement en arrière, et se réfléchit à angle droit, de dehors en dedans, pour former la saillie déjà décrite. Le conduit tubulé du muscle interne du marteau n'est séparé du conduit de la trompe d'Eustachi que par une lame très mince ; en sorte qu'on peut comparer les deux conduits superposés à un canon de fusil double.

Conduit du muscle interne du marteau.

Trompe d'Eustachi. La *trompe d'Eustachi* (*tuba Eusta-chiana*), *conduit guttural de l'oreille,* est un canal rectiligne, infundibuliforme, aplati de dehors en dedans, de deux pouces de long, étendu de la caisse du tympan à la partie supérieure et latérale du pharynx, où il se termine par une extrémité libre, évasée, dirigée en dedans et en bas, *orifice guttural* ou *pharyngien, pavillon de la trompe.* Large et éminemment dilatable à son orifice guttural (*ostium pharyngeum*), qui a la forme d'un ovale, dont la grosse extrémité est dirigée en haut, la trompe se rétrécit presque immédiatement, et peut à peine donner passage au stylet d'une trousse ordinaire. Elle conserve son étroitesse jusqu'à son orifice tympanique (*ostium tympanicum*), où elle se dilate d'une manière sensible. Sa direction est oblique de dehors en dedans, d'arrière en avant, et de haut en bas ; d'où la facilité de l'écoulement des mucosités tympaniques dans l'arrière-bouche.

Pavillon de la trompe d'Eustachi.

Ses diamètres.

La trompe d'Eustachi présente une portion osseuse, et une portion fibreuse et cartilagineuse.

Portion osseuse.

1° La *portion osseuse*, qui a de 7 à 8 lignes de longueur, occupe l'angle rentrant que forme la portion écailleuse avec la portion pierreuse du temporal.

Portion fibreuse et cartilagineuse.

2° *Portion fibreuse et cartilagineuse.* Une lame cartilagineuse, triangulaire, disposée en gouttière, forme la moitié interne de la trompe; une lame fibreuse, d'abord appliquée contre le muscle pérystaphylin externe, puis logée dans la gouttière que forme le rocher avec le bord postérieur du sphénoïde, forme la moitié externe de ce canal, qui est affaissé sur lui-même. La base du triangle cartilagineux, qui forme le pavillon, est échancrée à sa partie moyenne, et terminée par deux angles épais et allongés, surtout le postérieur, qui est mobile, et peut être repoussé en haut et en arrière. L'angle antérieur est appliqué sur le bord postérieur de l'apophyse ptérygoïde, contre lequel il est solidement fixé. Le cathétérisme et l'injection de la trompe d'Eustachi, étant devenus une opération fort usitée pour les maladies de l'oreille, il importe d'assigner, d'une ma-

Rapports exacts du pavillon de la trompe.

nière exacte, les rapports de son pavillon, qui est situé sur la paroi latérale du pharynx, immédiatement en arrière du cornet inférieur, et un peu au dessus.

La *membrane muqueuse*, qui tapisse la trompe d'Eustachi, est fort mince, excepté au pavillon, où elle conserve les carac- tères, soit de la muqueuse pharyngienne, soit de la pituitaire, avec lesquelles elle se continue, tandis que, d'une autre part, elle se continue avec la muqueuse de la caisse du tympan : de là ces rapports intimes qui lient la muqueuse tympanique et tubaire avec les muqueuses pharyngienne et pituitaire.

Membrane muqueuse de la trompe.

La trompe d'Eustachi a pour usage de renouveler l'air de la caisse du tympan ; mais elle a aussi pour usage de donner issue aux mucosités surabondantes de cette caisse.

Usages de la trompe.

Indépendamment de l'orifice de la trompe d'Eustachi, l'ex- trémité antérieure, infundibuliforme, de la caisse du tympan, présente deux ouvertures superposées, dont l'une, supérieure, est l'orifice interne du conduit par lequel passe la corde du tympan, tandis que l'autre, inférieure, est une fissure oblique qui donne passage à un cordon fibreux appelé *muscle anté- rieur du marteau*. Il est bien constaté, d'après les nom- breuses pièces que m'a montrées M. Huguier, que la corde du tympan ne passe point par la scissure glénoïdale, qu'elle est pourvue d'un canal particulier, extrêmement étroit, long de 5 à 6 lignes, longeant la fissure de Glaser ; et que son orifice externe est situé dans l'angle rentrant, formé par la portion écailleuse et par la portion pierreuse du temporal, en dehors de l'orifice de la portion osseuse de la trompe d'Eustachi, derrière l'épine du sphénoïde, et quelquefois sur le sphénoïde lui-même.

Orifice interne du conduit de la corde du tym- pan.

Son orifice externe.

La fissure de Glaser donne donc seulement passage au fais- ceau fibreux, appelé muscle antérieur du marteau, et à des vaisseaux artériels et veineux.

Nous sommes maintenant en mesure de décrire le trajet de la corde du tympan.

Pour ce trajet, il existe un canal d'entrée et un canal de sortie.

Le *canal d'entrée* commence dans la partie verticale du nerf facial, se porte en haut et en avant, et se termine immédiatement derrière l'encadrement, on dirait presque sur l'encadrement de la membrane du tympan. Parvenu dans la caisse du tympan, le nerf décrit un trajet curviligne, à concavité inférieure, se place entre le manche du marteau et le manche de l'enclume, s'engage dans le canal propre qui lui est pratiqué le long de la scissure de Glaser, et sort de la manière indiquée.

Osselets de l'ouïe.

La caisse du tympan est traversée, de dehors en dedans, par Chaînette formée par les osselets de l'ouïe. une *chaînette osseuse*, disposée d'une manière anguleuse, et constituée par quatre os articulés entre eux, qui s'étendent de la membrane du tympan à la fenêtre ovale. Ces osselets forment comme autant de chaînons qui ont été désignés, à raison de leur forme, sous les noms de *marteau*, d'*enclume*, d'*os lenticulaire* et d'*étrier ;* mais l'os lenticulaire paraît n'être rien autre chose qu'un tubercule appartenant à l'enclume.

Marteau.

Le *marteau* (*malleus*) est le plus antérieur des osselets de l'ouïe. On le divise en *tête*, *col* et *manche ;* il présente, en outre, deux *apophyses*.

Tête du marteau. La *tête* est située dans l'arrière-cavité tympanique, au devant de l'enclume, au dessus de la membrane du tympan. Elle est ovoïde, lisse, excepté en arrière et en bas, où elle est concave pour s'articuler avec l'enclume. Sœmmering a figuré un petit cordon fibreux qu'il appelle *ligament propre du marteau*, et qui est étendu de la tête de cet os à la partie la plus élevée de l'arrière-cavité tympanique.

Son col. La tête est supportée par un *col* étranglé, légèrement contourné et aplati, qui sert de support aux deux apophyses.

Manche du marteau. Le *manche* (*manubrium*), qui est vertical, forme, avec la tête et le col, un angle très obtus, rentrant en dedans, appliqué contre la face interne de la membrane du tympan, à laquelle il adhère fortement. Il se termine par une extrémité arrondie qui ne dépasse pas le centre de cette membrane, et représente un des rayons verticaux du cercle que figure la membrane du tympan. Le manche du marteau présente à sa partie inférieure une courbe très prononcée, dont la cavité est dirigée en dehors; disposition qui explique la cavité infundibuliforme qu'offre en dehors le centre de la membrane du tympan.

Sa courbure.

Apophyses. Au nombre de deux : l'une, *externe* et *courte* (*processus brevis seu obtusus*), un peu dirigée en dehors, soulève la partie supérieure de la membrane du tympan, au voisinage de sa circonférence ; l'autre, longue, très grêle, *apophyse grêle de Raw*, en forme d'épine (*processus spinosus vel gracilis*), naît de la partie antérieure du col, pénètre dans la scissure de Glaser et donne attache à un muscle ou à un cordon fibreux. J'ai rencontré plusieurs fois, au lieu de l'apophyse grêle, un simple cordon ligamenteux. Le marteau, compact à sa surface, est spongieux à son centre.

Ses deux apophyses.

Enclume.

L'enclume (*incus*) a été comparée, avec beaucoup de justesse, à une petite molaire ou dent bicuspide, dont le corps serait représenté par le *corps* de l'enclume, et les *racines* par les deux *branches*.

Le *corps* est contenu dans l'arrière-cavité tympanique, derrière le marteau, avec lequel il s'articule par une surface très fortement concave, dirigée en avant et un peu en haut : il y a emboîtement réciproque entre la tête du marteau et le corps de l'enclume.

Corps de l'enclume.

De *ses deux branches*, la *supérieure* (*processus brevis*), courte, épaisse, conoïde, horizontale, située sur le même plan que le corps, est comme lui logée dans l'arrière-cavité tympanique, où elle se termine par une extrémité qui ne m'a pas paru libre.

Ses deux branches.

La *branche inférieure*, plus longue (*processus longus*),

plus grêle que la supérieure, se porte verticalement en bas, parallèlement au manche du marteau, et se trouve sur un plan plus interne que ce manche, qui lui est un peu postérieur. Son extrémité inférieure est recourbée en crochet, dont la cavité regarde en dedans. Son sommet présente une espèce de *tubercule lenticulaire*, bien circonscrit, que l'on a considéré comme un os particulier, sous le nom *d'os lenticulaire (ossiculum lenticulare)*, mais qui me paraît une dépendance de l'enclume, avec laquelle je l'ai toujours vu soudé, même chez le fœtus.

De l'os lenticulaire.

L'enclume, comme le marteau, est compacte à sa circonférence et spongieuse à son centre.

Etrier.

Horizontalement placé au niveau du sommet de la branche inférieure de l'enclume, étendu de cette branche à la fenêtre ovale, l'*étrier* (*stapes*) est sur un plan inférieur à celui des autres osselets de l'ouïe. Sa *tête* présente une petite cavité articulaire, pour recevoir le tubercule lenticulaire de l'enclume. Sa *base*, dirigée en dedans, est une plaque mince, demi-elliptique, dont la configuration est exactement adaptée à celle de la fenêtre ovale qu'elle remplit assez exactement, et dont on ne la retire qu'avec un léger effort : en sorte que l'étrier a plus de tendance à tomber dans le vestibule que dans la caisse du tympan. L'obliquité légère du grand diamètre de la fenêtre ovale détermine une inclinaison de l'étrier dans le même sens. De ses deux *branches*, l'antérieure est plus courte et moins courbe que la postérieure. On remarque sur la face par laquelle ces deux branches se correspondent, une rainure qui suppose une membrane tendue entre ces deux branches. Le marteau et l'enclume sont articulés de manière à n'exécuter que des mouvements de glissement. J'ai rencontré l'étrier extrêmement petit et comme atrophié. Dans un cas, les deux branches de l'étrier étaient réunies.

Tête de l'étrier.

Sa base.

Ses branches.

Ligaments des osselets.

Indépendamment de la membrane fibro-muqueuse tympanale, qui revêt les osselets de l'ouïe, en passant de l'un à l'autre, on trouve une capsule fibreuse qui unit le marteau et l'enclume ; une capsule fibreuse qui unit l'enclume et l'étrier ; deux ligaments, l'un, antérieur, l'autre, supérieur, qui unissent le marteau à la paroi supérieure de la caisse ; enfin deux ligaments, l'un, supérieur, l'autre, postérieur, qui fixent l'enclume à la même paroi de la caisse. *Des articulations et des ligaments des osselets.*

Les articulations du marteau, de l'enclume et de l'étrier, doivent être considérées comme des arthrodies lâches.

Muscles des osselets de l'ouïe.

La plupart des anatomistes modernes admettent avec Sœmmering, quatre muscles pour les osselets de l'ouïe; savoir: trois pour le marteau, et un pour l'étrier. L'enclume n'a pas de muscles qui lui soient propres, cet os n'étant qu'un intermédiaire entre le marteau et l'étrier. Deux muscles sont démontrés d'une manière rigoureuse : le *muscle interne du marteau* et le *petit muscle de l'étrier* (1). *Deux muscles seuls sont démontrés.*

Muscle interne du marteau (tenseur du tympan. Sœmmering). Allongé, fusiforme, ce muscle est contenu dans le canal osseux creusé dans l'angle rentrant du temporal, au dessus de la trompe d'Eustachi, dont il suit exactement la direction ; il naît de la portion cartilagineuse de la trompe, de la partie voisine du sphénoïde, derrière le trou sphénoépineux, et du canal osseux qui lui sert de gaîne. Les fibres charnues convergent autour d'un tendon, qui s'en dégage *Muscle interne du marteau.*

---

(1) Dans la première édition de cet ouvrage, je n'admettais comme démontré d'une manière rigoureuse, qu'un seul de ces muscles, le *muscle interne du marteau*, et j'ajoutais : « l'erreur est si facile quand il s'agit d'objets aussi ténus, que je crois devoir suspendre mon jugement relativement à l'existence ou à la non existence des autres muscles. » On verra que je suis convaincu, aujourd'hui, de l'existence du petit muscle de l'étrier.

3.   10

avant de sortir du conduit osseux, se réfléchit à angle droit comme le conduit qui lui est destiné, et se porte directement en dehors, pour venir s'insérer à la partie antérieure et supérieure du manche du marteau, au dessous de l'apophyse grêle de Raw.

Muscle ou ligament antérieur du marteau (grand muscle externe, Meckel). Un grand nombre d'anatomistes, anciens et modernes (1), doutent de la nature musculaire du cordon connu sous le nom de *muscle antérieur du marteau*. Comme eux, je n'ai vu rien autre chose qu'un cordon fibreux, qui, né du sommet de l'apophyse grêle du marteau, traverse la fissure glénoïde, se fortifie de nouvelles fibres, nées de cette fissure, et se continue avec la lamelle fibreuse, née de l'épine sphénoïdale, lamelle qu'on regarde généralement comme le ligament latéral interne de l'articulation temporo-maxillaire.

Petit muscle externe du marteau. Ce que je viens de dire s'applique encore au petit muscle de Casserius, *muscle externe du marteau,* figuré par Sœmmering, qui dit l'avoir trouvé très developpé chez un sujet. Ce que j'ai manifestement vu, c'est un cordon cylindroïde, étendu de la partie supérieure du cadre tympanal à l'apophyse courte du marteau, ou plutôt au dessous, suivant la remarque de Sœmmering (*ad manubrium mallei, infra brevem ejus processum*). Ce petit muscle relâcherait la membrane du tympan (*laxator membranæ tympani*, Sœmmering).

Muscle de l'étrier (stapedius). Bien que ce petit muscle, le plus petit du corps, ait été, depuis Varoli, qui l'a découvert, regardé comme un ligament par quelques anatomistes, il est plus généralement admis que le précédent ; et, après avoir

---

(1) Fuêre autem et dudùm et nuper clari viri qui de veris hujus musculi fibris carneis dubitârunt, cùm multam quidem membranam à periosteo propagatam, sulcum maxillæ repleri viderent, et processui longissimo circumnasci, cæterum in eo carneam naturam non deprehenderent. Neque mea experimenta rem expediunt. Musculum quoties volui, ostendi, num veras fibras viderem, plerumque dubius hæsi (Haller, tom. V. lib. 15, p. 248).

douté de son existence comme muscle, j'ai été conduit à l'admettre.

Le muscle de l'étrier se présente sous l'aspect d'un cordon qui sort de la pyramide, dans l'intérieur de laquelle il prend son origine, on ne sait à quelle hauteur, se porte en avant, et vient se terminer en arrière du col de la tête de l'étrier, derrière son articulation avec l'enclume. Sœmmering a fait représenter non seulement son corps charnu et son tendon, mais encore (voir fig. 20, tab. 11) un filet nerveux, émané du nerf facial, qui va se perdre dans son épaisseur (1).

Ce petit muscle imprime à l'étrier un mouvement de bascule, en vertu duquel l'extrémité postérieure de la base de l'étrier serait enfoncée dans la fosse ovale, et son extrémité antérieure portée en dehors.

Mouvements des osselets. La chaîne des osselets de l'ouïe est tellement disposée, qu'un mouvement imprimé à une de ses extrémités est communiqué par un mouvement de bascule à toute la chaîne. C'est véritablement un mouvement de sonnette. M. Huguier croit que l'apophyse grêle de Raw sert de point d'appui au marteau, qui exécuterait, autour de cette apophyse, un mouvement de rotation, dont les effets seraient transmis à l'étrier par l'enclume. La contraction du muscle interne du marteau, a très certainement pour résultat un mouvement de bascule, en vertu duquel le manche du marteau est porté en dedans, et sa tête portée en dehors ; l'enclume suit le marteau, à cause de la solidité de son articulation avec la tête

Marginal notes:

Sœmmering a représenté un filet du nerf facial se portant à ce petit muscle.

Mouvements des osselets.

(1) J'ai une réparation à faire à la mémoire de l'illustre anatomiste dont les magnifiques planches sur les organes des sens, sont un des principaux titres à l'immortalité. J'avais dit, dans la première édition, à l'occasion de la figure de Sœmmering qui représente un filet du nerf facial allant se perdre dans l'épaisseur du cordon d'apparence fibreuse, connu sous le nom de muscle de Stenon : « On conçoit à peine une si grave erreur de la part de ce grand anatomiste. » L'erreur était de mon côté : M. Richer, prosecteur de la Faculté, a mis en évidence ce filet du nerf facial ; et, dès-lors, la structure musculaire du cordon d'apparence fibreuse a été démontrée par moi.

de cet os, bascule sur sa branche horizontale, tandis que sa branche verticale est portée en dedans, et, par conséquent, tend à enfoncer l'étrier dans la fenêtre ovale.

Membrane qui tapisse la caisse du tympan.

La membrane qui tapisse la caisse est une fibro-muqueuse. La caisse du tympan est tapissée par une membrane très mince, qui revêt, non seulement les parois de la caisse, mais encore les osselets, auxquels elle forme une enveloppe facile à démontrer. La membrane du tympan se prolonge dans les cellules mastoïdiennes, qu'elle tapisse dans toute leur étendue, en formant de petits replis autour des vaisseaux qui traversent quelques unes de ces cellules : cette membrane se continue manifestement avec la muqueuse de la trompe d'Eustachi, et, par conséquent, médiatement avec la muqueuse du pharynx.

Cette membrane, qui sert à la fois et de tégument interne et de périoste aux os de la caisse, doit être rangée dans la classe des fibro-muqueuses : elle sécrète un mucus qui, dans l'état naturel, humecte simplement la membrane, et qui, dans certains cas de maladie, remplit la caisse. Le caractère catarrhal de la suppuration de la caisse du tympan, la continuité de la membrane de la caisse avec la muqueuse du pharynx, sa structure, éminemment vasculaire, ne permettent pas le plus léger doute sur son caractère muqueux.

Vaisseaux et nerfs de la caisse du tympan.

Artères de la caisse. Les *artères* de la caisse du tympan viennent :

1º Du *rameau stylo-mastoïdien*, branche de l'artère auriculaire postérieure. Ce rameau stylo-mastoïdien se subdivise en ramifications tympaniques proprement dites, et ces ramifications sont destinées aux cellules mastoïdiennes.

2º D'un rameau tympanique, émané directement de l'artère maxillaire interne.

3º D'un rameau de l'artère pharyngienne inférieure.

Ses veines. Les *veines* portent le même nom et suivent la même direction.

Les *vaisseaux lymphatiques* de l'oreille moyenne n'ont point été encore étudiés.

Les *nerfs* de la caisse du tympan, bien qu'ils n'appartiennent pas, pour la plupart, à cette caisse, qu'ils ne font que traverser, méritent d'être mentionnés.

Les nerfs propres à la caisse sont ceux des muscles des osselets; ce sont :

1° Les filets du muscle interne du marteau ou tenseur de la membrane du tympan. M. Arnold (1) a figuré deux filets nerveux pour ce muscle, tous deux émanés du ganglion otique, l'un, directement, l'autre, qui vient du nerf ptérygoïdien, et qui ne fait que perforer le ganglion.

2° Le nerf du petit muscle de l'étrier, nerf figuré par Sœmmering, dont l'existence, qui m'avait paru douteuse (2), a été démontrée par une très belle préparation de M. Richer, comme une émanation du nerf facial, ainsi que l'avait dit et figuré Sœmmering. Quant aux cordons fibreux, connus sous le nom de muscle antérieur et de muscle externe du marteau, aucun filet nerveux ne s'y rend : preuve nouvelle de leur caractère fibreux et non musculeux.

Comme nerfs traversant la caisse du tympan sans y laisser aucun filet appréciable, je noterai :

1° Le rameau du nerf facial, connu sous le nom de *corde du tympan ;*

2° Le *nerf tympanique*, qui provient du glosso-pharyngien;

3° Le *filet tympanique du plexus carotidien*, qui s'anastomose avec le précédent, sur la paroi interne de la caisse du tympan.

(1) *Tabul. anatomiæ, fascic.* II, pl. VI, fig. 24.

(2) M. Arnold paraît rester dans le doute à cet égard : *Nervulus musculi stapedis à trunco nervi facialis?*

OREILLE INTERNE OU LABYRINTHE.

Division du labyrinthe en osseux et en membraneux. *L'oreille interne* ou *labyrinthe*, partie essentielle et profonde de l'organe de l'ouïe, est située en dedans de la caisse du tympan et creusée dans l'épaisseur du rocher. Elle se divise en *labyrinthe osseux*, qui est le réceptacle, et en *labyrinthe membraneux*, qui est l'organe immédiat de l'audition. Aucune partie du corps ne présente une structure et plus complexe et plus délicate. Les compartiments bien distincts qui constituent le labyrinthe, ont permis de le diviser en trois parties; savoir : le *vestibule*, les *canaux demi-circulaires* et le *limaçon*.

LABYRINTHE OSSEUX.

Préparation du labyrinthe osseux. *Préparation.* Considérée, à juste titre, comme une des plus difficiles de l'anatomie, et supposant la connaissance préalable de la disposition des parties , elle doit être faite sur des sujets de divers âges, sur des temporaux dont les uns auront macéré, dont les autres seront desséchés sans macération, dont les autres seront à l'état frais. Commencer par des temporaux de fœtus, chez lesquels il est extrêmement facile d'isoler le labyrinthe, qui n'est encore entouré que d'un tissu spongieux, facilement attaquable par le scalpel. Chez l'adulte, le labyrinthe, qui est proportionnellement beaucoup moins développé que chez le fœtus, étant entouré d'un tissu compacte, on est obligé d'avoir recours au ciseau ou à la lime, ou bien à un fort scalpel. Il importe d'avoir un grand nombre de temporaux, pour pouvoir les soumettre à des coupes très diverses.

Préparation du vestibule, *Préparation du vestibule.* Ouvrir le vestibule par sa paroi supérieure, qui répond à la face supérieure du rocher, au niveau de la fenêtre ovale, entre le canal demi-circulaire vertical supérieur et le conduit auditif interne.

Des canaux demi-circulaires. *Préparation des canaux demi-circulaires.* Chez le fœtus, l'un des canaux demi-circulaires est saillant sur la base du rocher; on l'isole facilement, ainsi que les deux autres canaux demi-circulaires, en enlevant, à l'aide d'un fort scalpel, le tissu spongieux, dans l'épaisseur duquel ces canaux compactes sont logés. Il est utile d'étudier les canaux demi-circulaires sur deux pièces, dont l'une présente ces canaux non ouverts, et l'autre les mêmes canaux ouverts.

Préparation du limaçon. Enlevez couche par couche la portion du rocher qui correspond au fond du conduit auditif interne : une couche de tissu spongieux très rare, annonce, chez le fœtus, qu'on arrive au limaçon ; enlevez avec précaution ce tissu spongieux, découvrez le limaçon, et par sa face supérieure et par sa face inférieure. Sur une pièce, vous isolerez le limaçon sans l'ouvrir ; sur une autre pièce, vous l'ouvrirez avec précaution, et pour cela, il suffit de faire une simple incision à chaque spire de la cochlée : il importe de ne pas enlever le sommet de la coquille.

Préparation du limaçon.

La macération du rocher dans l'acide nitrique étendu d'eau, facilite singulièrement cette préparation, en permettant de diviser les os à la manière d'un cartilage.

Vestibule.

Si on enfonce un stylet dans le trou ovale, il pénètre dans une cavité ovoïde qu'on appelle *vestibule.*

Le vestibule est le centre de l'oreille interne.

Centre de l'oreille interne, espèce de carrefour (*forum metallicum,* Vésale) intermédiaire aux canaux demi-circulaires qui sont en dehors, et au limaçon qui est en dedans, le vestibule se trouve dans la direction de l'axe prolongé du conduit auditif interne.

Le vestibule est remarquable par un grand nombre d'ouvertures grandes et petites.

Les *grandes ouvertures,* au nombre de sept, sont : 1° la *fenêtre ovale,* qui établirait une large communication entre le vestibule et la caisse du tympan, si elle n'était obstruée par la base de l'étrier, qui la bouche hermétiquement, ainsi qu'on peut s'en assurer, en examinant la fenêtre ovale du côté du vestibule, l'étrier restant en place ; 2° cinq orifices pour les canaux demi-circulaires ; 3° l'orifice de la rampe dite vestibulaire du limaçon.

Des sept grandes ouvertures du vestibule.

4° Sur les temporaux qui ont macéré, on voit encore, au dessous de la fenêtre ovale, une huitième ouverture, qui est

oblongue et qui conduit dans la partie la plus élevée de la fenêtre ronde.

Des petites ouvertures du vestibule.

Les *petites ouvertures* sont : 1° le *pertuis de l'aqueduc du vestibule*, qui s'ouvre sur la paroi postérieure de cette cavité, en dedans de l'orifice commun aux deux canaux demi-circu-laires verticaux, contourne un peu cet orifice commun, puis se coude à angle droit pour se terminer sur la face postérieure du rocher par un pertuis déjà décrit (*Voyez* Ostéologie); 2° des pertuis vasculaires; 3° des pertuis nerveux : ces deux der-niers ordres de pertuis répondent au fond du conduit auditif interne.

Des deux fos-settes du vesti-bule.

La cavité du vestibule, irrégulièrement ovoïde, présente : 1° deux fossettes, une inférieure, qui est hémisphérique, *fos-sette hémisphérique* (*fovea seu recessus hemisphæricus*); 2° une supérieure, qui est *semi-ellipsoïde* (*fovea seu recessus hemi-ellipticus*); 3° Morgagni a décrit une troisième fossette en forme de sillon (*recessus seu fovea sulciformis*), qui oc-cupe l'embouchure commune des deux canaux demi-circu-laires.

Canaux demi-circulaires.

Situation des trois canaux de-mi-circulaires.

Les *canaux demi-circulaires*, au nombre de trois, repré-sentent trois cylindres ou tubes (*tubæformes canales*, Sœmm.) égaux en diamètre, recourbés en cercles forts réguliers, situés dans l'épaisseur de la base du rocher, en arrière du vestibule, dans lequel ils s'ouvrent par cinq orifices.

Ils sont dis-tincts les uns des autres 1° par leur longueur,

On a distingué les canaux demi-circulaires en *grand*, en *moyen* et en *petit*, expressions qui introduisent une grande confusion dans le langage, parce qu'il n'existe pas de diffé-rences assez notables entre eux sous le rapport de la longueur, pour qu'on puisse les distinguer les uns des autres par ce seul caractère.

2° Par leur direction.

Leur *direction* établit entre eux des différences plus tran-chées. Deux sont *verticaux*, un est *horizontal* : les verticaux sont, l'un *antérieur* et *supérieur*, l'autre *postérieur* et *infe-*

rieur; l'horizontal est *externe* et reçu dans l'intervalle que laissent entre eux les deux premiers.

1° Le *canal vertical supérieur*, qui décrit les deux tiers d'un cercle, occupe la partie la plus élevée du labyrinthe, immédiatement en dehors du vestibule : un plan qui passerait par les deux branches de ce canal, couperait la base du rocher à angle presque droit.

1° Canal vertical supérieur.

Sa convexité est dirigée en haut; sa concavité, qui est inférieure, est libre chez le fœtus, disposition qui permet de le voir sans préparation à cet âge de la vie. Chez l'adulte, cette concavité est remplie par du tissu compacte.

La branche antérieure et externe (*crus anterior seu externus*) de ce canal se dilate en *ampoule,* pour s'ouvrir isolément à la partie supérieure et externe du vestibule. La branche postérieure et interne (*crus posterior seu internus*) s'unit à la branche correspondante du canal vertical postérieur pour former un canal commun, qui s'ouvre sans dilatation à la partie supérieure et interne du vestibule.

Sa branche ampullaire.

Sa branche non ampullaire.

2° *Canal vertical inférieur.* Perpendiculaire au précédent, parallèle à la face postérieure du rocher, il s'ouvre en dedans et en haut du vestibule, par le canal commun dont je viens de parler, se porte presque directement en dehors, se recourbe de haut en bas, puis d'arrière en avant, se dilate en *ampoule* (*ampulla*) au voisinage du vestibule, pour s'ouvrir, dans cette cavité, à une ligne environ du point d'où nous l'avons fait partir. Il suit de là que ce canal décrit un cercle presque complet : d'où le nom de *canalis major, longior,* sous lequel il est encore désigné par Sœmmering, par opposition au canal demi-circulaire vertical supérieur, qu'il appelait *minor, brevior.*

2° Canal vertical inférieur.

Il décrit un cercle presque complet.

3° *Canal horizontal* (*minimus, brevissimus, sive exterior,* Sœmmering). Il commence dans le vestibule, entre la fenêtre ovale qui est au dessous, et l'orifice ampullaire du canal vertical supérieur qui est au dessus, se dilate en *ampoule,* décrit un cercle horizontal dont la convexité est en dehors, et vient s'ouvrir sur la paroi inférieure du vestibule, entre l'orifice

3° Canal horizontal.

Ses deux branches.

commun des deux canaux verticaux et l'orifice propre du canal
vertical postérieur.

Caractères
généraux des
trois canaux de-
mi-circulaires.

Il suit de là : 1° que les trois canaux demi-circulaires ont
une extrémité ampullaire et une extrémité non-ampullaire;
2° que les deux canaux verticaux s'abouchent par leur extrémité non-ampullaire; 3° que des cinq ouvertures appartenant
aux canaux demi-circulaires, deux occupent la paroi externe
du vestibule, et trois la paroi interne, et que ces dernières sont
formées par le canal commun aux deux canaux verticaux et par
les deux extrémités ampullaires des canaux vertical postérieur
et horizontal.

Limaçon ou cochlée.

Forme du li-
maçon.

Le *limaçon* ou *cochlée* (*cochlea*), ainsi nommé à cause de
sa ressemblance avec la coquille du mollusque dont il porte le
nom, est une cavité conoïde, qui décrit deux tours et demi de
spire (*canalis spiralis cochleæ*), et qui est divisée en deux
demi-cavités ou *rampes*, par une cloison étendue de la base au
sommet.

Sa situation.

Le limaçon est la partie la plus antérieure de l'oreille interne : il est situé en dedans et en avant de la caisse du tympan; sa base est appuyée sur le fond du conduit auditif interne.

Sa surface
externe.

Sa surface extérieure est confondue, chez l'adulte, avec le
tissu propre du rocher; en sorte qu'il faut beaucoup d'art
pour sculpter le limaçon, sans pénétrer dans sa cavité à cet
âge de la vie; chez le fœtus, au contraire, rien de plus facile,
à raison de la couche mince de tissu spongieux qui l'isole du
reste du rocher.

On distingue dans le limaçon la *lame des contours*, la *lame
spirale*, l'*axe* ou *columelle*, deux *rampes* et un *aqueduc*.

Lame des contours.

On appelle *lame des contours*, la lame compacte, qui forme
les parois ou la coquille du limaçon. Qu'on se figure un cône
osseux, contourné en spirale, *sicut circa fulcrum convolvulus*

(Haller), ou comme la rampe d'un escalier tournant, de telle manière que le tour de spire, qui avoisine la base, embrasse le tour de spire qui est plus élevé, et que les parois adossées de ces tours de spire, se confondent : on aura une idée exacte de la lame des contours, qui décrit deux tours et demi de spire. Idée générale de la lame des contours.

Lame spirale.

Le canal spiroïde, qui constitue le limaçon, est divisé, suivant sa longueur, en deux cavités secondaires, désignées sous le nom de *rampes (scalæ),* par une cloison qu'on appelle *lame spirale.* Née de la base du limaçon et de la fenêtre ronde, où on l'aperçoit très facilement, la lame spirale se contourne, suivant ses bords, autour de l'axe du limaçon, et se continue sans interruption jusqu'au sommet ou voûte du limaçon, dont elle suit les contours. Par son *bord interne,* elle appuie sur l'axe du limaçon, auquel elle adhère intimement, excepté supérieurement, où elle est libre dans un petit espace, pour permettre une communication entre les deux rampes ; *margo liber laminæ spiralis quo fit ut utriusque scalæ sit communicatio* (Sœmmering). Par son *bord externe,* elle adhère aux parois de la lame des contours. Il suit de la forme conique du limaçon, que si la lame spirale était déployée, elle représenterait un triangle isocèle, dont la base répondrait à la fenêtre ronde, et le sommet au sommet, ou à la voûte du limaçon. Lame spirale du limaçon. Ses bords.

Structure. La *lame spirale* est composée de deux portions : 1° d'une *portion osseuse* qui forme la partie interne de cette lame ; 2° d'une *portion membraneuse* qui forme la partie externe. Sa structure.

La portion osseuse, qui domine dans le premier tour, diminue graduellement dans le second ; elle cesse au commencement du troisième, où elle se termine par une espèce de *crochet* ou de *bec* (*hamulus, rostrum laminæ spiralis*). Cette portion osseuse est épaisse et composée de deux lamelles, Sa portion osseuse.

entre lesquelles se voient des canaux extrêmement déliés et très nombreux, destinés aux nerfs du limaçon. Ces deux lamelles impriment sur l'axe deux rainures bien distinctes.

Portion membraneuse de la lame spirale.

La portion *membraneuse* (*lamina spiralis membranacea cartilaginea, seu zona Valsalvæ*) complète la cloison, dont elle forme la partie externe. Étroite dans le premier tour de spire, elle s'élargit dans le second, et constitue à elle seule la cloison dans le troisième.

Il suit de là que la portion osseuse et la portion membraneuse représentent chacune un triangle isocèle, tellement disposé, que la base de l'un correspond au sommet de l'autre, et réciproquement.

Au reste, suivant la remarque de Comparetti, on pourrait distinguer, dans la portion membraneuse de la lame spirale, trois zônes, dont la consistance serait progressivement décroissante, depuis l'axe jusqu'à la lame des contours.

Axe ou columelle.

Idée générale de l'axe du limaçon ou columelle.

Du fond, ou plutôt de la partie postérieure du fond du conduit auditif interne, s'élève un noyau osseux, dirigé presque horizontalement en dehors, qui occupe le centre ou l'axe du limaçon, et autour duquel la lame des contours et la lame spirale décrivent leur tour de spire. Ce noyau osseux porte le nom d'*axe du limaçon* ou *columelle* (*modiolus, nucleus*). L'axe règne depuis la base jusqu'à la voûte du limaçon, mais en présentant quelques modifications. Extrêmement épais au niveau du premier tour, il est de beaucoup moindre pour la première moitié du deuxième. Il est remplacé, pour la seconde moitié du deuxième et pour le demi-tour de spire du troisième, par une lamelle appelée *infundibulum* (*scyphus,* Vieussens), lamelle caliciforme, dont l'évasement répond à la coupole du limaçon. Il suit de là que l'axe du limaçon présente trois étages parfaitement distincts.

Sa base.

La *base* de la columelle, qui se voit au fond du conduit auditif, présente une disposition en pas de vis très prononcée ;

elle est percée de trous, par lesquels s'exprime, pour ainsi dire, le nerf auditif.

Le *sommet* de la columelle (*apex*), examiné dans un limaçon ouvert par la face inférieure du rocher, présente la disposition infundibuliforme, d'une manière très prononcée. Dans un limaçon ouvert par sa face supérieure, il présente, au contraire, l'aspect d'une tige très grêle, qui continue la columelle, et qui va directement à la voûte. Cette double disposition tient à ce que la lamelle terminale de la columelle ne décrit qu'un demi-infundibulum, qui répond à la moitié inférieure du limaçon. Cette *lamelle terminale de la columelle*, très bien décrite par M. Huguier, est triangulaire, parcourt un demi-tour de spire, et adhère, par son bord externe convexe, à la lame des contours. Son bord interne, droit et libre, est la seule partie de cette lamelle que l'on aperçoive lorsque le limaçon est ouvert par le haut, tandis que le bord convexe et les faces sont parfaitement visibles lorsque le limaçon est ouvert par le bas. C'est sur le milieu de la longueur de son bord libre que vient se terminer le crochet de la portion osseuse de la cloison spirale.

La surface de la columelle est taillée en vis par une double rainure qui correspond aux deux lamelles osseuses de la cloison spirale : cette surface est criblée de trous (*foramina modioli*), pour le passage du nerf auditif.

Lorsqu'on divise la columelle suivant son axe, on voit qu'à son centre elle est percée d'une foule de conduits destinés au passage du nerf auditif. Ces conduits aboutissent aux trous dont est criblée la surface de la columelle, parmi lesquels il en est un principal (*tubulus centralis modioli*) pour la branche terminale du nerf auditif. Au centre du demi-infundibulum décrit par la lamelle terminale, se voit une ouverture par laquelle passe le rameau terminal de la branche cochléenne du nerf auditif.

Aspect du sommet de la columelle.

Sa lamelle terminale doit être étudiée sur deux pièces, l'une ouverte par le haut, l'autre ouverte par le bas.

Double rainure de la columelle.

Étude de la columelle divisée suivant son axe.

Des deux rampes du limaçon.

La cloison spirale divise la cavité du limaçon en deux cavités secondaires, qu'on appelle *rampes du limaçon, scalæ.* On les distingue en *rampe externe* ou *supérieure* ou *vestibulaire (scala vestibuli)*, et en *rampe interne* ou *inférieure* ou *tympanique (scala tympani).* La première communique directement avec le vestibule ; la seconde, qui aboutit à la fenêtre ronde, communiquerait avec le tympan, sans la membrane qui obture cette fenêtre (*scala clausa*). La rampe vestibulaire a notablement plus d'ampleur que la rampe tympanique. La *coupe* de chacune de ces rampes, perpendiculairement à leur axe, représente un demi-cercle.

Les deux rampes communiquent entre elles au voisinage du sommet du limaçon.

Le mode et le lieu de cette communication sont faciles à déterminer ; il a été bien déterminé par Sœmmering, et récemment par MM. Breschet et Huguier.

Nous avons vu que la cloison spirale adhérait intimement à la columelle : elle continue sa marche spirale autour de la lamelle terminale semi-infundibuliforme ; mais en passant au niveau de la concavité du demi-infundibulum, comme elle ne s'enfonce pas dans cette concavité, son bord interne devient libre, pour se continuer ensuite, avec adhérence, jusqu'au sommet du limaçon. Il suit de là : 1° que la cloison oppose la concavité de son bord interne à la concavité de l'infundibulum ; d'où résulte une sorte d'interruption dans la cloison, une *ouverture circulaire*, qui établit une communication entre les deux rampes ; 2° que cette ouverture n'existe pas au sommet des deux rampes, mais un peu au dessous du sommet. Nous avons vu que l'orifice de communication de la rampe vestibulaire avec le vestibule ne se trouvait pas non plus à la partie la plus inférieure de cette rampe.

Ilg a émis une manière fort ingénieuse d'envisager le limaçon. Suivant cet auteur, la columelle ne serait point un moyau osseux indépendant de la lame des contours, mais bien la paroi interne du canal spiroïde qui, en décrivant son pas de vis, intercepterait un espace considérable et cylindrique pour le premier tour, espace qui a deux lignes et demie de diamètre; moins considérable, mais toujours cilyndrique, pour le deuxième tour, où il n'a qu'une demi-ligne de diamètre; pour le troisième tour, l'espace étant nul, l'axe vient à manquer, et se trouve remplacé par la paroi interne de la spire elle-même. La lame terminale de la columelle serait donc, comme la columelle, formée par la paroi interne des spires.

Cette manière de voir est appuyée : 1° par la disposition du fond du conduit auditif, lequel présente une gouttière spiroïde, qui décrit un tour et demi, et qui est parfaitement en harmonie avec la spire du limaçon ; 2° par les coupes du limaçon, faites à la manière de Sœmmering, du sommet à la base (1).

Aqueduc du limaçon.

L'*aqueduc du limaçon*, ouvert, d'une part, dans la rampe tympanique du limaçon, près de la fenêtre ronde, d'une autre part, au bord inférieur du rocher, à côté de la fosse jugulaire, par une extrémité évasée, ne paraît nullement avoir l'usage que lui avait assigné Cotugno. De même que l'aqueduc du vestibule, il n'est autre chose qu'un canal vasculaire, appelé par Wildberg *canalis venosus cochleæ*. Le liquide de Cotugno ne saurait, en aucune manière, trouver d'écoulement par ce canal, qui est obturé par la dure-mère.

LABYRINTHE MEMBRANEUX.

Le *labyrinthe membraneux*, découvert par Comparetti et par Scarpa, a été parfaitement décrit et figuré par Sœmmering. M. Breschet vient d'enrichir cette partie délicate de l'anatomie de faits nombreux et pleins d'intérêt (2).

(1) Voyez les figures 11, 12, 13, 14 et 15, de la quatrième planche de Sœmmering.

(2) *Études anatomiques et physiologiques sur l'organe de l'ouïe, et sur l'audition dans l'homme et les animaux vertébrés.* 1833.

Vainement chercherait-on à étudier le labyrinthe membra-neux, sans préparation, chez l'homme. On ouvre le labyrinthe : il est plein de liquide; l'œil ne peut y démêler rien autre chose. L'acide nitrique étendu d'eau a le double avantage de rendre les os sécables, à la manière des parties molles, et de durcir, en même temps qu'il les rend opaques, les parties nerveuses. On devra, avant d'étudier le labyrinthe membra-neux de l'homme, l'étudier d'abord chez les grands poissons cartilagineux, tels que la raie et le turbot, qui l'offrent à son maximum de développement. On voit alors que les canaux demi-circulaires et le vestibule contiennent, indépendamment d'un liquide, des *tubes* et *sacs membraneux*, demi-transpa-rents, dont l'aspect a beaucoup d'analogie avec celui de la rétine.

Le labyrinthe membraneux n'occupe pas une aussi grande étendue que le labyrinthe osseux : 1° le limaçon en est dé-pourvu; 2° le labyrinthe membraneux est d'un diamètre bien inférieur à celui du labyrinthe osseux. Il ne remplit guère que la moitié de cette cavité.

L'espace intermédiaire au labyrinthe osseux et au laby-rinthe membraneux est rempli par une humeur limpide, con-nue sous le nom d'*humeur de Cotugno*, bien qu'elle eût été indiquée avant lui par plusieurs anatomistes. M. Breschet dé-signe ce liquide sous le nom de *périlymphe* (1).

Il n'y a point d'air dans le labyrinthe, et on a lieu de s'éton-ner qu'un anatomiste aussi exact que M. Ribes ait récemment défendu cette opinion déjà plusieurs fois victorieusement ré-futée.

Le labyrinthe membraneux est lui-même rempli par une humeur parfaitement décrite par Scarpa, et qu'on peut appeler *humeur de Scarpa*. M. de Blainville a comparé ce liquide à l'humeur vitrée de l'œil, et l'a désignée sous le nom de *vitrine auditive*.

---

(1) De aquæ ductibus auris humanæ internæ. Cotugno, 1760.

Marginal notes:

Préparation nécessaire pour voir le laby-rinthe membra-neux.

Tubes et sacs membraneux.

Humeur de Cotugno ou pé-rilymphe.

Humeur de Scarpa ou vi-trine auditive.

Le labyrinthe membraneux lui-même se compose, 1° de tubes ou canaux demi-circulaires membraneux ; 2° d'une portion vestibulaire.

Canaux demi-circulaires membraneux.

Considérés comme des cordons nerveux par Scarpa, qui, le premier, les a décrits, les *canaux demi-circulaires membraneux*, bien qu'ils ne remplissent les canaux osseux de même nom que d'une manière incomplète, ont absolument la même configuration que ces derniers. Sœmmering les appelle improprement *tubuli membrano-cartilaginosi*. Chaque canal membraneux a, comme les canaux osseux, son *ampoule* (*ampulla membranacea*), ou sa *vésicule ovoïde*. Leur configuration.

Leurs ampoules.

Les deux canaux membraneux verticaux, se réunissent en un canal commun ; il suit que les canaux demi-circulaires membraneux, de même que les canaux demi-circulaires osseux, s'ouvrent dans le vestibule membraneux par cinq ouvertures bien distinctes. Leurs cinq ouvertures.

Vestibule membraneux. Il se compose de deux parties bien distinctes : l'*utricule* et le *saccule*.

L'*utricule vestibulaire* est, comme Scarpa (1) l'a le premier démontré, le confluent des canaux demi-circulaires, qui viennent s'y ouvrir par cinq orifices. L'utricule flotte, pour ainsi dire, au milieu du liquide de Cotugno. D'un autre côté, il est distendu par le liquide de Scarpa, ce qui lui donne l'aspect d'une bulle oblongue. Le liquide de Cotugno le sépare de la base de l'étrier, ainsi que l'a très bien indiqué Scarpa. Utricule vestibulaire.

Saccule (*sacculus proprius*, *sphœricus*, Sœmmering), beaucoup plus petit que l'utricule. Il a été comparé par Fischer, sous le point de vue de ses connexions avec l'utricule, au cristallin, par rapport au corps vitré : il occupe la fossette dite hémisphérique du vestibule, et, par conséquent, il est situé Saccule vestibulaire.

---

(1) *Alveus utriculosus* de Scarpa, *utriculus communis* de Sœmmering, *sinus médian* de M. Breschet.

au dessous de l'utricule. D'après Sœmmering, il n'a aucune cohérence avec l'utricule : cet auteur a même figuré un petit espace entre l'utricule et le saccule (1). Suivant d'autres, il y aurait communication, et le saccule ne serait qu'une arrière-cavité de l'utricule. Je n'ai pas encore pu m'assurer de la vérité à cet égard.

Membrane fibro-muqueuse du labyrinthe. On voit que le labyrinthe membraneux est bien distinct de la membrane qui tapisse les cavités labyrinthiques. Cette membrane périostique, que l'analogie porterait à considérer comme une membrane fibro-muqueuse, est la seule qui se prolonge dans le limaçon. On pourrait, cependant, considérer comme faisant partie du labyrinthe membraneux, la portion de cloison spirale qui confine à la lame des contours.

Poussière calcaire du vestibule. *Poussière calcaire du vestibule.* L'étude de l'oreille des poissons, qui avait été déjà si profitable pour la détermination du labyrinthe membraneux de l'homme, a conduit à rechercher s'il existait dans l'oreille humaine quelque chose d'analogue aux pierres labyrinthiques des poissons. Or, il résulte des recherches de M. Breschet, que les pierres auditives, *otolithes*, des poissons, sont remplacées chez tous les mammifères, et, par conséquent chez l'homme, par une poussière crétacée, qu'il appelle *otoconie* (οτος, oreille, κονις, poussière); que cette poudre occupe à la fois et l'utricule et le saccule, sous la forme d'une tache blanche, resplendissante, que Comparetti et Scarpa ont vue et décrite, mais qu'ils ont attribuée au nerf acoustique desséché. *Ses usages.* Remplit-t-elle chez l'homme les mêmes usages que les pierres chez les poissons, ou bien doit-elle être considérée comme le vestige d'une partie importante chez d'autres animaux ?

---

(1) Sacculus teres cum utriculo communi nullibi cohæret, et ubi cultri apice. aperitur, sphæricam formam retinet. *Explication de la fig.* 2, *pl.* 3. Ses adhérences seraient intimes, suivant M. Breschet, qui est disposé à croire que leurs cavités communiquent entre elles ; mais l'extrême délicatesse de ces parties ne lui a pas permis de constater ce fait.

Nerf auditif.

Nerf spécial de l'organe de l'ouïe, remarquable par sa mollesse, qui lui a fait donner le nom de *portion molle* de la septième paire, le *nerf auditif* naît au moins en partie de la paroi antérieure du quatrième ventricule : parvenu au fond du conduit auditif interne, il se divise en deux branches : l'une, *antérieure*, plus considérable, qui est distinée au limaçon, l'autre, *postérieure*, qui se rend au vestibule et aux canaux demi-circulaires.

Division en deux branches du nerf auditif.

1° La *branche antérieure*, ou *branche limacienne* (*nervus cochleæ*), se contourne en pas de vis, comme la portion du conduit auditif qui lui est destinée, s'exprime à travers les trous de la lame crib'ée. Une partie des filets nerveux pénètre dans les petits canaux de la columelle ; les autres s'accolent à la surface de cette columelle : ces derniers s'étalent sur le premier tour de la cloison spirale, en rayonnant de la manière la plus régulière, et, parvenus au voisinage du bord externe de la cloison spirale, se divisent en deux ou trois ramuscules, qui s'anastomosent entre eux, en formant une membrane nerveuse. Ces rayons se voient beaucoup mieux sur la face inférieure que sur la face supérieure de la cloison spirale.

1° Branche limacienne.

Partie de ses filets s'étale sur le premier tour de la lame spirale.

Les rameaux nerveux qui ne se sont pas étalés sur le premier tour de la cloison, s'expriment à travers les trous de la columelle, et s'étalent sur le second tour, de la même manière que ceux du premier. Enfin les rameaux les plus élevés sortent par l'ouverture du sommet de la columelle, en se terminant de la même manière. Il en résulte que les nerfs du limaçon vont en diminuant graduellement de longueur, comme la cloison spirale ; que ces rayons nerveux, graduellement décroissants, représentent les cordes d'une harpe. Il est probable que cette disposition n'est pas sans influence sur le jeu de l'audition. Sur un temporal ramolli par l'acide nitrique, on enlève avec la plus grande facilité le nerf auditif, la columelle, la

Partie s'exprime à travers les trous de la columelle.

cloison spirale, et la membrane périostique qui tapisse le limaçon.

2° Branche estibulaire.

2° La branche *postérieure* ou *vestibulaire* (*nervus vestibuli*) du nerf acoustique se divise en trois rameaux, dont le plus considérable se rend à l'utricule et aux ampoules des canaux membraneux vertical, supérieur et horizontal; le moyen se rend au saccule, le plus petit à l'ampoule du canal vertical postérieur.

Vaisseaux.

Vaisseaux du labyrinthe. Ces vaisseaux ne peuvent être injectés avec succès que sur les enfants nouveaux nés. Pour voir les artères, il faut une injection très déliée. Les veines peuvent être parfaitement étudiées, sans injection préalable, chez un enfant nouveau-né, mort dans un état d'asphyxie.

Artères.

L'artère principale du labyrinthe pénètre dans l'oreille interne par le conduit auditif interne; elle peut être appelée *artère du conduit auditif interne* (1). Cette artère se divise en branches vestibulaires, plus petites, et branches limaciennes, beaucoup plus considérables. Celles-ci pénètrent au centre de la columelle, s'expriment par les tubes dont elle est criblée, et se répandent, les uns dans la rampe tympanique, les autres dans la rampe vestibulaire. D'autres rameaux du labyrinthe viennent de l'artère stylo-mastoïdienne, et pénètrent dans le vestibule à travers les fenêtres ovale et ronde.

Veines.

Les *veines* portent le même nom et suivent la même direction. Il y a en outre quelques veines émissaires qui traversent les aqueducs.

Les *vaisseaux lymphatiques* du labyrinthe n'ont pas été étudiés.

---

(1) Cette petite artère a été parfaitement figurée par M. Arnold, fascic. 2 tab. VII, fig. 10 et 11.

NÉVROLOGIE.

La *névrologie* a pour objet l'étude de l'appareil ou système Objet de la névrologie. nerveux, qui est le rouage principal de la mécanique animale, le principe de tout sentiment, de tout mouvement volontaire ou involontaire, de tout consensus. Par le cerveau, le système nerveux joue dans l'espèce humaine le rôle le plus élevé qu'il ait été donné à l'organisme de remplir, en devenant l'instrument immédiat de l'âme, dans l'exercice des facultés intellectuelles et affectives.

Le système nerveux a été comparé à un arbre dont la tige est renfermée dans la cavité crâno-rachidienne, et dont les branches, régulièrement détachées des divers points de la hauteur de cette tige ou colonne, se distribuent dans toutes les parties du corps qu'elles pénètrent de leurs innombrables filets. On a pu même considérer le cerveau comme la racine renflée ou bulbeuse de l'arbre nerveux, racine dont le collet serait au bulbe rachidien. D'après cette comparaison, on a considéré le système nerveux comme composé de deux parties bien distinctes, quoique continues : 1° d'une portion centrale (*systema nervosum centrale*), *centre nerveux céphalo-rachidien*, *axe* Division du système nerveux en portion cen rale et en portion périphérique. *cérébro-spinal*, que constituent la moelle épinière et la masse encéphalique ; 2° d'une portion périphérique (*systema nervosum periphericum*), que constituent les *nerfs* proprement dits.

Nous allons successivement décrire : 1° le centre nerveux céphalo-rachidien ; 2° le système nerveux périphérique.

DU CENTRE NERVEUX

CÉPHALO-RACHIDIEN.

CONSIDÉRATIONS GÉNÉRALES.

Le *centre nerveux céphalo-rachidien* constitue la portion centrale du système nerveux, dont les *nerfs* forment la portion périphérique.

Idée générale du centre nerveux céphalo-rachidien.

Le centre nerveux céphalo-rachidien est cette tige molle, symétrique, renflée supérieurement, qui occupe le canal vertébral et la cavité du crâne, et qui est le point de départ ou l'aboutissant des nerfs de toutes les parties du corps.

Difficulté de fixer la détermination de sa structure.

De tous les organes, il n'en est aucun dont l'étude excite davantage notre curiosité, et malheureusement, il n'en est aucun dont la structure soit enveloppée de plus épaisses ténèbres : malgré les progrès réels qu'a faits dans ces derniers temps l'anatomie du cerveau, nous en sommes encore réduits à dire avec Stenon, que l'esprit humain, qui a porté jusque dans les cieux son investigation, n'a pas encore pu pénétrer l'instrument par lequel il agit, et que ses forces semblent l'abandonner quand il est rentré dans sa propre maison.

Jusqu'à la fin du siècle dernier, l'étude de la portion centrale du système nerveux consistait dans une simple énumération des parties, ou bien dans une description plus ou moins incomplète de la surface extérieure de cet organe, et des divers objets qui se présentent dans les coupes auxquelles on le soumet. La nomenclature des diverses parties de l'encéphale, ne suffit-elle pas pour attester dans quel esprit étroit étaient dirigées les recherches des anatomistes, qui ne se doutaient pas que cette masse, d'apparence pulpeuse, qu'ils croyaient avoir suffisamment définie en disant qu'elle tenait le milieu entre les liquides et les solides, était aussi admirable dans la délicatesse et dans l'artifice de sa structure, que dans l'importance et dans la sublimité de ses fonctions. Aujourd'hui, les anatomistes ont compris que l'étude de l'encéphale devait consister, non seulement dans l'étude topographique des diverses parties qui le constituent, mais encore dans la détermination des connexions de ces diverses parties. C'est cette *détermination des connexions, de la continuité des diverses parties de l'arbre nerveux*, détermination dépouillée de toutes les questions d'origine, de formation, de génération, de renforcement, dont on l'a embarrassée dans ces derniers temps, qui constitue, à proprement parler, le but qu'on doit se proposer dans l'étude de la structure de cet organe.

L'étude du centre nerveux consiste essentiellement dans la détermination des connexions.

La portion centrale du système nerveux représente une tige considérablement renflée à sa partie supérieure, tige médiane, symétrique, divisée par un sillon profond en deux moitiés latérales, intimement unies quoique distinctes. Elle se compose : 1° de la *moelle épinière ;* 2° de l'*encéphale* ou *masse encéphalique*, qui comprend le *cerveau* proprement dit (1); 3° le *cervelet ;* 4° la *protubérance annulaire*, les *pédoncules cérébraux* et *cérébelleux*, et les *tubercules quadrijumeaux*, parties dont l'ensemble constitue une portion étroite qui est le centre, le nœud, le lien, le moyen d'union du cerveau, du cervelet et de la moelle épinière, et que j'appellerai *isthme de l'encéphale*.

Parties constituantes du système nerveux.

Le centre nerveux céphalo-rachidien est entouré de trois membranes ou enveloppes (*velamenta*) qui remplissent à son égard d'importantes fonctions, et qui vont d'abord nous occuper.

(1) Le mot cerveau est souvent pris comme synonyme d'encéphale et même comme synonyme de la masse nerveuse encéphalo-rachidienne.

DES MEMBRANES DU CENTRE NERVEUX CÉPHALO-RACHIDIEN.

Il est peu de parties du corps qui soient aussi efficacement protégées que le centre nerveux céphalo-rachidien ; c'est pour lui qu'existent la colonne vertébrale (1) et le crâne, dont le mécanisme, si éminemment favorable à la protection des parties contenues, a été exposé ailleurs.

Indépendamment de l'étui osseux que fournit au centre nerveux céphalo-rachidien, comme moyen de protection, la colonne vertébro-crânienne, il existe encore : 1° une gaîne fibreuse, la *dure-mère ;* 2° une membrane séreuse, l'*arachnoïde ;* 3° une membrane propre, la *pie-mère,* dans laquelle se ramifient les vaisseaux qui appartiennent au centre nerveux.

DURE-MÈRE (2).

La dure-mère est une mem-brane fibreuse. La *dure-mère* (*meninx crassa*, Galien ; *méninge*, Chauss.) est une membrane fibreuse qui sert d'enveloppe protectrice à la partie centrale du système nerveux et à l'origine de tous les nerfs qui en partent ou qui s'y rendent.

C'est la plus extérieure des membranes de l'encéphale (*meninx exterior*, Sœmmering) ; on la divise en *dure-mère crânienne* et *dure-mère rachidienne*.

1° *Préparation de la dure - mère crânienne.* Inciser crucialement, ou seulement d'avant en arrière, les téguments du crâne ; renverser les lambeaux, en ayant soin d'enlever le périoste en même temps que le cuir chevelu.

Les os du crâne étant mis à nu, on peut enlever la voûte, soit avec le marteau-hachette, soit avec la scie.

(1) Qui dit animal vertébré, dit animal pourvu d'encéphale ; qui dit animal invertébré, dit animal dépourvu d'encéphale.

(2) Le nom de *mère*, appliqué aux méninges, vient des Arabes, qui regardaient les méninges comme l'origine, les membranes mères de toutes les autres parties du corps : ou, peut-être encore, comme le dit Haller, ce nom vient-il de l'idiome arabe, qui désigne, sous le nom de mère, l'enveloppe d'un corps quelconque.

Le marteau-hachette est le moyen le plus expéditif et le meilleur. L'ébranlement et la déchirure du cerveau, qu'on lui a reprochés, ne sont nullement à redouter lorsque l'instrument est convenablement manié. L'inconvénient d'entamer le cerveau est presque inévitable quand on a recours à la scie, qui n'a sur le marteau-hachette d'autre avantage que la netteté de la coupe.

La coupe doit être circulaire, horizontale, et pratiquée à un travers de doigt au dessus des arcades orbitaires ; on enlève la voûte à l'aide de l'extrémité étroite du marteau-hachette ou mieux à l'aide d'un crochet, qu'on peut adapter à l'extrémité libre du manche de cet instrument.

Si, dans la préparation, on se résout à sacrifier le cerveau, on s'y prendra d'une manière un peu différente. Deux traits de scie parallèles seront dirigés de chaque côté du sinus longitudinal supérieur et dans toute la longueur de ce sinus. Les extrémités antérieure et postérieure de chaque trait de scie seront réunies par un trait de scie horizontal. Les segments d'ellipsoïde, interceptés par la coupe horizontale, seront enlevés ; il restera une zône osseuse intermédiaire, d'un pouce de largeur, étendue de la bosse nasale à la protubérance occipitale, et qui formera comme l'anse de la tête. On divisera la dure-mère le long des bords de cette anse, pour enlever ensuite le cerveau et le cervelet.

Dans le cas où on ne voudrait pas sacrifier le cerveau et le cervelet, il faudrait, après avoir enlevé la voûte crânienne de la manière accoutumée, diviser la dure-mère circulairement, au niveau de la coupe du crâne, couper ensuite à l'aide de ciseaux l'extrémité antérieure de la faux du cerveau, et renverser d'avant en arrière toute la calotte fibreuse.

On peut encore, et je préfère ce dernier mode de préparation, inciser la dure-mère de chaque côté du sinus longitudinal supérieur, et diviser ensuite l'extrémité antérieure de la faux, qu'on renversera d'avant en arrière.

2° *Préparation de la dure-mère rachidienne.* On peut la mettre à découvert : 1° en enlevant les arcs postérieurs des vertèbres ; 2° en enlevant les corps de ces os. Cette dernière préparation est peu usitée.

L'ablation des arcs postérieurs des vertèbres se fait au moyen du ciseau et du maillet, ou mieux, à l'aide de divers instruments particuliers imaginés pour cet objet, qu'on appelle des *rachitomes.* Les meilleurs sont :

1° Le *rachitome coupant*, qui consiste en une simple lame fortement trempée, à bord tranchant convexe, à bord opposé mousse et très épais. Cet instrument doit être assez fort pour supporter le choc d'un marteau très lourd. Sur l'une ou l'autre faces, à quelques lignes du bord tranchant, est une saillie qui ne permet point à l'instrument de s'enfoncer trop profondément et de blesser la moelle.

2° Le *rachitome à scie*, qui consiste dans deux lames de scie parallèles, légèrement convexes sur leur bord dentelé, solidement fixées l'une à l'autre, et pouvant être écartées ou rapprochées à volonté; une traverse s'oppose à ce que la scie dépasse les os, de manière à entamer la moelle.

On préfère, avec raison, le premier rachitome à cet instrument compliqué. L'objet important, dans l'ouverture du rachis, est de faire porter le trait de scie sur le point de jonction des lames avec les apophyses transverses et articulaires.

Pour bien voir la continuité de la dure-mère rachidienne avec la dure-mère crânienne, il faut, au moyen de deux traits de scie qui viennent tomber sur l'occiput, réunir les coupes du crâne et du rachis.

Une belle préparation sèche de la dure-mère consiste à enlever sur le même sujet : 1° la voûte et les parties latérales du crâne ; 2° la totalité de l'arc vertébral postérieur : le cerveau et la moelle seront enlevés par des incisions faciles à masquer. On remplit de suif la cavité de la dure-mère ; et, plus tard, on se débarrasse du suif à l'aide de l'huile essentielle de térébenthine. On peut encore arriver plus facilement au même résultat, en remplissant de sable fin la dure-mère ainsi détachée.

Dure-mère crânienne.

La dure-mère
sert à la fois de
périoste interne
et d'enveloppe
fibreuse.

La *dure-mère crânienne* est un sac fibreux qui sert à la fois de périoste interne à la boîte osseuse du crâne qu'elle tapisse, et d'enveloppe au cerveau, dont elle sépare les diverses parties, au moyen de prolongements ou cloisons incomplètes.

La dure-mère présente à considérer une *surface externe* et une *surface interne*.

A. Surface externe de la dure-mère.

La *surface externe* de la dure-mère tapisse exactement la surface interne des os du crâne, à laquelle elle adhère par une foule de petits prolongements fibreux et vasculaires, dont on voit très bien les débris en plongeant sous l'eau cette membrane détachée. Ces prolongements donnent à la surface externe de la dure-mère, un aspect rugueux, qui contraste avec le poli de sa surface interne. Sur cette surface externe, se voient les ramifications des artères et veines méningées moyennes, qui proéminent sur la membrane externe, comme si elles étaient simplement appliquées contre elle.

Adhérences de la surface externe de la dure-mère.

L'adhérence de la dure-mère aux parois du crâne, présente d'ailleurs de grandes différences dans les diverses régions.

Variétés des adhérences de la dure-mère:

Ainsi, elle est généralement moins considérable à la voûte du crâne qu'à la base, où il est impossible de la séparer des os qu'elle revêt. Je signalerai plus particulièrement, sous le point de vue de l'adhérence, le bord supérieur du rocher, le bord postérieur des petites ailes du sphénoïde et le pourtour du trou occipital.

1° Suivant les régions,

L'adhérence de la dure-mère est plus forte au niveau des sutures, que dans les autres points. Il est des régions, telles que les surfaces orbitaires, les fosses occipitales, la portion écailleuse du temporal, où l'adhérence est si peu prononcée, qu'on a pu croire que la dure-mère était complètement libre à leur niveau (1).

L'adhérence de la dure-mère aux os du crâne, varie d'ailleurs suivant les âges, soit pour l'intimité de cette adhérence, soit pour le mode suivant lequel elle s'effectue. Ainsi, chez le vieillard, elle est tellement intime, qu'il est presque toujours impossible d'enlever la voûte du crâne, sans enlever en même temps des lambeaux de dure-mère. Il y a, dans ce cas, ossification des lames les plus extérieures de cette membrane. Chez

2° Suivant les âges.

---

(1) Une erreur anatomique longtemps accréditée, c'est que les adhérences de la dure-mère aux os étaient morbides ; on avait même admis l'existence d'un espace entre la dure-mère et les os du crâne. Ces erreurs étaient la conséquence d'une hypothèse physiologique sur la cause des mouvements du cerveau, qui étaient attribués à la contraction de la dure-mère.

l'enfant nouveau-né, l'adhérence est plus forte que chez l'adulte, surtout au niveau des sutures.

Quant au mode suivant lequel a lieu l'adhérence : chez l'enfant, elle paraît formée exclusivement par des vaisseaux ; chez le vieillard, elle est presque entièrement fibreuse ; chez l'adulte, elle est à la fois fibreuse et vasculaire.

Parmi les moyens d'adhérence de la dure-mère aux os du crâne, nous devons noter les canaux fibreux que cette membrane fournit aux nerfs et aux vaisseaux qui traversent les trous de la base du crâne : canaux fibreux qui cessent en général avec les trous ou canaux osseux qu'ils traversent pour se continuer avec le périoste de la surface externe du crâne.

Une seule exception à cette règle se voit au niveau de la fente sphénoïdale du trou optique. Là existe un prolongement de la dure-mère, qui se divise bientôt en deux lames, dont l'une va servir de périoste à la cavité orbitaire, et dont l'autre forme autour du nerf optique, une gaîne fibreuse ou névrilème, qui se continue avec la membrane sclérotique : d'où l'opinion des anatomistes qui ont considéré la sclérotique comme un épanouissement de cette gaîne, et par conséquent comme une émanation de la dure-mère.

B. *Surface interne de la dure-mère.*

La *surface interne* de la dure-mère est polie, incessamment

lubréfiée par de la sérosité : elle doit cet aspect lisse au feuillet arachnoïdien qui la revêt, feuillet tellement ténu, qu'on serait tenté de nier son existence, et tellement adhérent, qu'il est très difficile de le démontrer. La surface interne de la dure-mère ainsi tapissée par un feuillet séreux, est libre de toute adhérence, excepté dans les points où les veines cérébrales vont s'ouvrir dans les différents sinus : elle est contiguë à l'arachnoïde cérébrale, et médiatement aux circonvolutions du cerveau.

De cette surface interne partent des prolongements ou cloisons incomplètes, qui divisent la cavité du crâne en un certain

nombre de compartiments. Ces prolongements sont au nombre Des cloisons
de la dure-mè-
re.
de trois, et désignés sous les noms de *faux du cerveau, tente du cervelet* et *faux du cervelet*.

Faux du cerveau (*falx magna, processus falciformis*). Faux du cer-
veau.
C'est une lame fibreuse, médiane, verticalement dirigée, ayant la forme d'une faux, tendue entre l'apophyse crista-galli et la tente du cervelet. Sa *pointe*, qui est en avant, s'enfonce Sa pointe,
dans le trou borgne, et enveloppe l'apophyse crista-galli; sa *base* est en arrière, et tombe perpendiculairement sur la Sa base,
partie moyenne de la tente du cervelet avec laquelle elle se continue. C'est dans le lieu d'intersection de la faux du cerveau et de la tente du cervelet, qu'est creusé le canal veineux connu sous le nom de *sinus droit*. Son *bord supérieur* con- Ses bords.
vexe, mesure tout l'intervalle qui sépare le trou borgne de la protubérance occipitale interne, et par conséquent est en rapport avec la ligne médiane du frontal, la suture sagittale et branche supérieure de la gouttière cruciale de l'occipital. Dans l'épaisseur de ce bord, se trouve le sinus longitudinal supérieur. Le *bord inférieur* concave est mince, comme tranchant, répond au corps calleux, qu'il touche seulement en arrière, et sur lequel, d'après quelques anatomistes, il imprimerait un sillon assez profond. Ce bord, plus épais en arrière qu'en avant, contient dans son épaisseur une petite veine à laquelle on a donné le nom de *sinus longitudinal inférieur*. Les deux *faces* de la faux répondent à la surface interne des deux hémi- Ses faces,
sphères. Il n'est pas rare de voir la faux du cerveau comme éraillée dans quelques points, et même il m'est arrivé de trouver une fois les deux hémisphères cérébraux continus l'un à l'autre, à travers une perte de substance de cette cloison. Ses usages.

Les *usages* de la faux sont bien évidemment de prévenir les effets de l'ébranlement latéral du cerveau, et d'empêcher, lors du décubitus latéral, que l'un des hémisphères ne pèse sur l'autre.

Tente du cervelet. Espèce de cloison incomplète, et comme tronquée en avant, horizontale (*septum transverse*, Chauss.), qui sépare le cerveau du cervelet. Ce repli offre un état de tension permanent; il doit cette tension à la faux du cerveau, qui est elle-même habituellement tendue. La faux du cerveau et la tente du cervelet sont réciproquement la cause de leur état de tension. La section de l'un est nécessairement suivie du relâchement de l'autre. On ne peut donc avoir une bonne idée de la tente du cervelet, que lorsqu'on l'étudie en place, la faux du cerveau étant inacte. On voit alors que, vue par sa face supérieure, cette tente représente deux plans inclinés réunis à angle obtus, de manière à former une sorte de voûte membraneuse, sur le sommet de laquelle s'appuie la base de la faux du cerveau. La concavité inférieure de cette voûte répond à la convexité du cervelet, sur laquelle elle se moule; la convexité supérieure répond à la concavité légère des lobes postérieurs du cerveau. Le double plan incliné (en dos d'âne) de la tente du cervelet est important à noter pour se faire une idée de la manière dont le cerveau résiste aux ébranlements directs ou indirects. Il en résulte une décomposition de mouvement qui prévient les funestes effets des commotions.

*Tente du cer-
velet.*

*Ses plans in-
clinés.*

Sa **circonférence externe**, horizontale, répond, en arrière, à la moitié postérieure des gouttières latérales; en avant, au bord supérieur du rocher. Le sinus latéral est creusé, dans la portion occipitale, et le sinus pétreux supérieur dans la portion pétrée de cette circonférence.

*Sa circonfé-
rence.*

Sa **circonférence interne**, à forme parabolique, est complétée, en avant, par la gouttière basilaire de l'occipital; elle intercepte un espace que remplit la protubérance annulaire, sur laquelle elle se moule très exactement.

Les **extrémités**, ou **pointes** des deux circonférences de la tente du cervelet, se croisent de chaque côté, à la manière d'un X: la pointe, ou l'extrémité de la circonférence externe, va se fixer à l'apophyse clinoïde postérieure, et former, vers le sommet du rocher, une espèce de pont, au dessous duquel passe le nerf trifacial; la pointe ou l'extrémité de la circonférence interne, subjacente à la précédente, se prolonge jusqu'à

*Croisement en
X des pointes
des deux cir-
conférences.*

l'apophyse clinoïde antérieure. Ces derniers prolongements complètent de chaque côté la fosse pituitaire, dont ils augmentent la profondeur, et c'est dans leur épaisseur que sont logés les sinus caverneux.

Faux du cervelet (falx minor). Petit repli falciforme, vertical, médian (*septum median du cervelet*, Chauss.) ; quelquefois double, suivant la remarque de Winslow ; étendu de la protubérance occipitale interne au trou occipital ; destiné à séparer les deux hémisphères du cervelet. Sa *base* répond en haut à la tente du cervelet, et s'y implante ; son *sommet* se bifurque sur les parties latérales du trou occipital ; les deux branches de bifurcation contiennent dans leur épaisseur les points occipitaux. Son *bord postérieur* répond à la crête occipitale ; son *bord antérieur* répond au fond de la scissure médiane du cervelet. J'ai vu la dure-mère former, au niveau de la moitié postérieure du trou occipital, un petit repli falciforme, qui formait comme la base d'un triangle isocèle, dont les deux branches de division de la faux du cervelet représentaient les bords égaux.

Faux du cervelet.

Il existe un quatrième repli de la dure-mère : c'est celui qui recouvre le corps pituitaire et complète l'espèce de boîte partie osseuse, partie fibreuse, dans laquelle il est encaissé. Ce repli, espèce de diaphragme (*diaphragma hypophyseos*), est constitué par le feuillet interne de la dure-mère replié sur lui-même, tandis que le feuillet externe va tapisser la selle turcique. Une petite ouverture se voit au centre de ce diaphragme pour laisser passer la tige pituitaire.

Cloison fibreuse de l'hypophyse.

Structure de la dure-mère crânienne.

La dure-mère est peut-être la plus épaisse et la plus résistante de toutes les membranes qui enveloppent les viscères. On peut la considérer comme formée de deux lames fibreuses, bien distinctes : l'une extérieure, *lame* ou *feuillet périostique*, c'est le périoste interne des os du crâne ; l'autre intérieure, *lame* ou *feuillet cérébral* proprement dit, qui, con-

La dure-mère
est composée de
deux lames fi-
breuses.

fondu avec le précédent, dans la plus grande partie de son étendue, s'en écarte dans quelques points pour constituer et les canaux fibreux, appelés *sinus*, et les divers replis que nous avons décrits à la face interne de la dure-mère. Ainsi, au niveau de la gouttière longitudinale, le feuillet périostique de la dure-mère tapisse cette gouttière ; mais le feuillet cérébral s'en détache de chaque côté : or, les deux lames de ce feuillet cérébral, en se rapprochant, interceptent entre elles et le feuillet périostique un espace prismatique triangulaire, c'est le *sinus longitudinal supérieur*, pour aller constituer la faux du cerveau. Il en est de même au niveau du sinus latéral, où le feuillet cérébral, en se repliant, va constituer la tente du cervelet.

Mode de for-
mation des sinus
et des replis de
la dure-mère.

Le feuillet interne de la dure-mère, essentiellement fibreux, ne doit pas être confondu avec le feuillet arachnoïdien, qui tapisse sa face interne, et sur lequel nous reviendrons dans un instant (1).

La structure
de la dure-mère
est fibreuse.

La dure-mère appartient évidemment au tissu fibreux, et non au tissu musculaire, comme on l'a cru pendant long-temps (2).

Elle est formée de fibres entrecroisées sous diverses directions.

(1) Bien que la séparation de la dure-mère en deux feuillets fibreux distincts, puisse, à la rigueur, être contestée, et qu'on puisse considérer cette séparation comme le résultat artificiel d'une dissection minutieuse ; il n'en est pas moins vrai que la séparation des deux feuillets fibreux, si évidente au niveau du sinus, peut être suivie bien au delà. Chez les vieillards, la séparation des deux lames de la dure-mère se fait souvent naturellement lors de l'ablation de la voûte du crâne. Le feuillet externe suit la voûte à laquelle elle adhère intimement ; le feuillet interne seul reste en place.

(2) Pacchioni, qui a fait un long travail sur cette membrane, allait même jusqu'à y admettre trois ventres ou corps charnus ; savoir : un pour chaque hémisphère, et un pour le cervelet. Le même auteur donne une description excessivement minutieuse de la direction des divers plans de fibres de la dure-mère. Je ne crois pas qu'il existe dans l'histoire de l'art un exemple plus frappant de l'abus qu'on peut faire de l'anatomie de texture.

On décrit généralement, comme dépendance de la dure-mère, les granulations ou corpuscules blancs, réunis en grappe, pour la plupart, le long du sinus longitudinal supérieur, et qui sont appelés improprement *glandes de Pacchioni*, du nom de l'auteur qui les a, le premier, bien décrits.

Granulations de Pacchioni.

Ces corpuscules, qui manquent chez l'enfant, existent presque constamment chez l'adulte, et sont très multipliés chez le vieillard. Tantôt isolés, tantôt réunis en grappe, situés, dans les premiers temps de leur formation, à la face interne de la dure-mère, ils finissent par écarter les fibres de la lame interne de cette membrane, qu'ils séparent en petits faisceaux parallèles, ou réticulés, et se trouvent ainsi logés entre les deux lames fibreuses de la dure-mère. Là, ils constituent des tumeurs proéminentes à la face externe de cette membrane, tumeurs qui se creusent une cavité dans l'épaisseur des os du crâne. C'est aux grappes de granulations de Pacchioni que sont dues ces cavités rugueuses irrégulières que l'on observe si fréquemment sur les pariétaux des vieillards, et que les anciens prenaient pour une carie des os du crâne.

Situation de ces granulations.

Elles expliquent les dépressions rugueuses des pariétaux, le long du sinus longitudinal supérieur.

Souvent ces granulations s'insinuent le long du trajet oblique que parcourent les veines, dans l'épaisseur des parois du sinus longitudinal supérieur, proéminent à l'intérieur des veines et de ce sinus, et paraissent baigner dans le sang, dont elles sont toutefois séparées par la tunique interne de ces vaisseaux.

Elles s'insinuent dans l'intérieur de ce sinus.

Bien que ces corps soient principalement situés le long du sinus longitudinal supérieur, on en trouve encore, suivant la remarque de Haller, au niveau de l'extrémité antérieure du sinus droit. J'ai vu une petite masse pédiculée de granulations qui proéminait dans l'intérieur de la portion horizontale du sinus latéral et qui pouvait gêner la circulation.

Je considère ces corps comme siégeant dans le tissu cellulaire sous-arachnoïdien; on les rencontre, en effet, souvent à une certaine distance du sinus longitudinal, sous l'arachnoïde, le long des veines cérébrales supérieures. Toujours ils

Siège des granulations.

4.

12

proéminent à la face interne de la dure-mère, avant de s'e[n]gager dans l'épaisseur de cette membrane.

Quelle est la nature de ces corps? Ruysch, qui les ava[it] observés, croit qu'ils sont de nature graisseuse. Quelques a[u]teurs les ont assimilés aux granulations si fréquentes dans l[es] plexus choroïdes; mais il n'y a pas la moindre parité à établ[ir] entre ces deux ordres de granulations. Pacchioni les r[e]garde comme des glandes conglobées, destinées à sécrét[er] une lymphe particulière. Il a même décrit de prétendus co[n]duits excréteurs, que quelques auteurs font arriver dans le s[i]nus longitudinal supérieur. On a considéré ceux de ces group[es] qui pénètrent dans les sinus comme destinés à remplir l'offi[ce] de valvules. Mieux vaut confesser notre ignorance au su[jet] de ces corps, qui ne sont pas non plus de petits ganglio[ns] lymphatiques, ainsi qu'on l'a prétendu. Leur fréquence e[st] telle, qu'ils ne sauraient être rangés parmi les productio[ns] morbides. Leur absence chez l'enfant, leur nombre beaucou[p] plus considérable chez le vieillard que chez l'adulte, sont u[n] des traits principaux de leur histoire.

Opinions diverses des auteurs sur la nature des granulations de Pacchioni.

Vaisseaux. Sous le rapport du nombre et du volume d[e] ses vaisseaux, la dure-mère crânienne semble faire exceptio[n] aux membranes fibreuses, qui sont toutes remarquables p[ar] leur peu de vascularité. Nous trouvons, en effet, comme a[r]tères *de la dure-mère,* la méningée moyenne, branche de [la] maxillaire interne; la méningée antérieure, fournie par l[es] ethmoïdales; la méningée postérieure, fournie par la phary[n]gienne supérieure ou pharyngo-méningée. Toutefois, si l'o[n] considère, d'une part, la situation de ces vaisseaux entre [la] dure-mère et les os; d'une autre part, leur distribution, qui [a] lieu presqu'en entier aux os du crâne, on se rendra facileme[nt] compte du nombre et du volume de ces vaisseaux.

Vaisseaux de la dure-mère:

1° Artériels;

Les *veines* sont : 1° les veines satellites des artères méni[n]gées, au nombre de deux pour chaque branche artériell[e] 2° les veinules isolées qui vont se rendre dans les sinus. C'e[st]

2° Veineux;

ns l'épaisseur de la dure-mère, entre les deux feuillets de tte membrane, que se voient les sinus veineux.

Les *vaisseaux lymphatiques*, qui constituent un réseau à surface interne de la dure-mère, paraissent étrangers à la mbrane fibreuse proprement dite. D'après Mascagni, la re-mère aurait des vaisseaux lymphatiques propres qui ccompagneraient les ramifications de l'artère méningée oyenne, sortiraient avec elles par le trou petit rond, se join-aient aux vaisseaux lymphatiques profonds de la *face*, et ient se rendre dans les ganglions lymphatiques qui entou-t la veine jugulaire interne.

3° Vaisseaux lymphatiques.

Nerfs de la dure-mère. Si l'on consulte les auteurs à ce jet, on sera dans la plus étrange perplexité, les uns admet-at, les autres rejetant, de la manière la plus absolue, les nerfs la dure-mère; et ceux qui les admettent ne s'accordant en cune manière sur la source de ces nerfs.

Nerfs de la dure-mère.

Les anatomistes modernes, avec Haller, Wrisberg et Lob-in, disent qu'il y a absence complète de nerfs dans la dure-re; d'un autre côté, Vieussens, Winslow, Lieutaud, Lecat, lsalva et autres, disent en avoir observé. Ce dernier les fait tre de la septième paire; les premiers, de la cinquième; is ils ne s'entendent pas sur le lieu d'origine de ces nerfs : uns les faisant provenir du ganglion semi-lunaire ou de sser, les autres des branches ophthalmique, maxillaire oérieure ou maxillaire inférieure. Chaussier, qui les admet, fait provenir du système ganglionnaire; mais il est évident e c'est par induction, et nullement *de visu*, qu'il a été con-it à les admettre.

Opinions diverses des auteurs à ce sujet.

Le hazard m'a conduit à démontrer, de la manière la plus dente, les nerfs de la dure-mère. Sur une tête qui avait céré dans l'acide nitrique étendu d'eau, puis dans l'eau lle, la dure-mère étant devenue transparente, comme gé-rniforme, je fus tout surpris de voir dans son épaisseur des mes blanches tout à fait semblables aux filets nerveux. Je à découvert ces lignes blanches; je constatai leur carac-

Préparation nécessaire pour voir les nerfs de la dure-mère.

tère nerveux, et je les disséquai dans toute leur longueur.
reconnus, de chaque côté de la ligne médiane, deux filame
nerveux, étendus du ganglion de Gasser de la cinquième pa
jusqu'au voisinage du sinus longitudinal supérieur. Deux a
tres filaments nerveux naissant de la branche ophthalmique
Willis se portaient dans l'épaisseur de la tente du cervelet. (
données ne pouvaient être considérées que comme un sim
aperçu ; or, voici le résultat de dissections nombreuses au
quelles M. Bonamy et moi nous nous sommes livrés à ce suje

Les filets de la dure-mère se divisent en deux ordres :
uns occupent la région temporo-pariétale de la dure-mère ,
autres sont destinés à la tente du cervelet et à la faux du cerve

Nerfs de la région temporo-pariétale de la dure-mère.

1° Les premiers, *nerfs de la région temporo-pariétale
la dure-mère*, au nombre de quatre ou cinq de chaque cô
naissent de la cinquième paire, et plus particulièrement
ganglion de Gasser, se placent immédiatement dans l'épaisse
de la dure-mère, plus près de la surface interne que de la su
face externe, parcourent en divergeant la région sphéno-te
porale, puis la région pariétale de la dure-mère ; plusieu
s'épuisent dans ce trajet, deux ou trois se terminent au voi
nage du sinus longitudinal supérieur.

Nerfs de la tente et de la faux.

2° Les *nerfs de la tente et de la faux*, au nombre de cinq
six de chaque côté, naissent de la branche ophthalmique
Willis, à sa sortie du ganglion de Gasser, se recourbent imm
diatement en arrière ; quelques uns croisent le nerf pathétiq
auquel ils s'accollent, ce qui a pu faire croire qu'ils provenai
de ce nerf : ils se placent dans l'épaisseur de la tente du cerve
en longeant sa petite circonférence, et vont en divergean
partir de ce point. Les filets externes, arrivés au voisinage
sinus latéral, se recourbent de dehors en dedans, pour a
gagner la partie postérieure de la faux, dans l'épaisseur de
quelle ils se terminent ; les plus internes gagnent directem
la base de la faux, et se portent en haut et en avant dans
paisseur de ce repli, où ils se perdent à diverses hauteurs.

La dure-mère est insensible à la section, mais elle pa

s sensible à la lacération, à la déchirure. Ainsi, ayant eu
casion d'appliquer un grand nombre de fois des couronnes
trépan sur la tête des chiens, j'ai remarqué que l'animal
tait impassible tout le temps que l'action de la scie était li-
tée à l'os; mais aussitôt que les dents de l'instrument attei-
aient la dure-mère, l'animal manifestait une vive douleur
r des mouvements brusques et par des cris aigus.

Usages de la dure-mère crânienne. La dure-mère sert de
rioste interne aux os du crâne, avec lesquels elle a de nom-
euses connexions vasculaires; en outre, elle sert d'enve-
ppe protectrice au cerveau. Par ses prolongements, qui
leut les unes des autres les diverses parties de la masse en-
phalique, elle prévient, en partie, les effets des commotions
des contusions. En outre, elle contient dans son épaisseur
s canaux veineux, dans lesquels circule tout le sang qui
ient de la masse encéphalique.

Usages de la dure-mère crâ-
nienne.

Dure-mère rachidienne.

La *dure-mère rachidienne* est un long cylindre fibreux,
olongement de la dure-mère crânienne, étendu depuis le
u occipital jusqu'à la fin du canal sacré (1).

Capacité. Pour bien apprécier la capacité de cette gaîne
reuse, il faut préalablement la distendre par une injection
e dans sa cavité : alors on voit que cette membrane repré-
ite un cylindre infundibuliforme, très considérable à la
gion cervicale, qui se rétrécit à la région dorsale, s'élargit
a région lombaire, et se termine à la région sacrée, en se
divisant en plusieurs gaînes destinées aux nerfs sacrés.
capacité de la dure-mère, bien supérieure au volume de
moelle épinière, est telle, que, dans un état de distension,
remplit, à peu de chose près, le cylindre osseux formé

Capacité de la dure-mère ra-
chidienne.

(:) D'après une idée plus ingénieuse que vraie, la dure-mère crânienne, en
trant dans le rachis, se diviserait en ses deux feuillets, dont l'externe ser-
it de périoste interne aux vertèbres, et dont l'interne seul constituerait
veloppe de la moelle.

par la colonne vertébrale. Pourquoi la dure-mère a-t-elle u
capacité supérieure au volume de la moelle ? La solution de
problème, qui avait exercé la sagacité de presque tous les an
tomistes, a été donnée par Cotunni (1) et par M. Magendie (2
c'est pour contenir un liquide séreux.

Surface externe. Bien différente en cela de la dure-mè
crânienne, la dure-mère spinale adhère à peine par sa surfa
externe aux parois du canal rachidien, et ce défaut d'adh
rence est en harmonie avec les mouvements qui ont lieu ent
les diverses pièces qui constituent la colonne vertébrale. E
Tissu adipeux tourée d'un réseau veineux en arrière, elle n'adhère nullemе
spinal. à l'arc postérieur des vertèbres et aux ligaments jaunes : u
graisse fluide, rougeâtre, entremêlée de vaisseaux veine
toujours infiltrés de sérosité chez le fœtus et dans l'enfanc
remplit les vides. Cette graisse, qui se trouve surtout en abo
dance à la région sacrée, ne peut être mieux comparée qu'
tissu médullaire des os longs, avec lequel la graisse spina
présente une si grande analogie de fonctions. Il est une clas
d'animaux vertébrés chez laquelle une graisse tout à fait sem
blable est accumulée en quantité énorme dans le crâne,
toujours pour remplir des espaces laissés par les organes
cette classe est celle des poissons.

Prolongements En avant, la dure-mère tient au ligament vertébral commi
fibreux de la postérieur par des prolongements fibreux qui se détachent d
surface externe ce ligament de distance en distance ; ces prolongements, q
de la dure-mère. manquent presque entièrement à la région dorsale, sont nom
breux et très longs à la région lombaire, beaucoup plus nom

(1) « Quidquid autem spatii est inter vaginam duræ matris et medullam s
« nalem, id omne plenum etiam semper est ; non medullâ quidem ipsâ in
« ventibus turgidiori, non nube vaporosâ, quod in re adhuc obscurâ suspica
« tur summi viri ; sed aquâ ei quidem simili, quam circa cor continet perica
« dium, quæ caveas cerebri ventriculorum adimplet, quæ auris labyrinthui
« quæ reliquas tandem complet corporis caveas, libero aeri, nequaquam adeu
« das. » (De ischiade nervosâ, p. 11.)

(2) Recherches sur le liquide céphalo-rachidien. Paris, 1842.

reux à la région cervicale où ils deviennent plus serrés et moins longs. L'adhérence de la dure-mère est intime au niveau du corps de la deuxième vertèbre cervicale.

De chaque côté, la dure-mère spinale fournit des prolongements fibreux qui servent de gaînes aux différentes paires de nerfs, sortent avec eux par les trous de conjugaison, et se perdent immédiatement en se confondant avec le périoste. *Gaînes fibreuses fournies aux nerfs spinaux de la dure-mère.*

Surface interne. Elle est lisse et humide, et doit cette disposition au feuillet séreux qui la revêt (1) et y adhère intimement. Elle adhère au ligament dentelé que la plupart des anatomistes regardent comme une dépendance de la dure-mère. Il est d'ailleurs extrêmement rare de voir la dure-mère complètement libre d'adhérences avec le feuillet viscéral de l'arachnoïde, et il faut bien se garder de confondre ces adhérences normales des deux feuillets viscéral et pariétal de l'arachnoïde, qui ont toujours lieu par points isolés, avec des adhérences accidentelles. *Surface interne de la dure-mère.*

Extrémité inférieure. La dure-mère se prolonge jusqu'à la fin de la région lombaire, et par conséquent bien au delà de la moelle épinière : là, elle forme autour de la queue de cheval une vaste ampoule, qui paraît n'avoir d'autre utilité que de servir de réservoir au liquide céphalo-rachidien. *Son extrémité inférieure est dilatée en ampoule.*

Extrémité supérieure. Intimement unie au pourtour du trou occipital, elle se continue avec la dure-mère crânienne. L'adhérence intime de la dure-mère au pourtour du trou occipital, son adhérence au sacrum par les gaînes sacrées, aux parties latérales de la colonne vertébrale par les gaînes cervicales, dorsales et lombaires, maintiennent cette membrane dans un état de tension éminemment favorable à ses fonctions protectrices. *Adhérence de son extrémité supérieure.*

La structure de la dure-mère rachidienne est la même que celle de la dure-mère crânienne.

(1) On voit de chaque côté le double orifice du conduit fibreux qui donne passage aux racines antérieures et aux racines postérieures des nerfs spinaux.

Vaisseaux. Les vaisseaux de la dure-mère rachidienne sont beaucoup moins multipliés que ceux de la dure-mère crânienne, car ils appartiennent en propre à cette membrane, et nullement à l'étui osseux.

Les *artères* viennent des branches spinales que fournissent les artères cervicales, dorsales, lombaires et sacrées. Les *veines* se rendent dans les veines intra-rachidiennes.

Les *vaisseaux lymphatiques* appartiennent à l'arachnoïde.

Les *nerfs* de la dure-mère rachidienne n'ont pas encore été démontrés.

ARACHNOÏDE.

Le centre nerveux céphalo-rachidien est entouré par une membrane séreuse, *arachnoïde*, qui, comme toutes les membranes du même genre, forme un sac sans ouverture, adhérent par sa face externe, libre et lisse par sa face interne. Nous allons étudier successivement la *portion crânienne* et la *portion spinale* de l'arachnoïde.

Arachnoïde crânienne.

Préparation. La démonstration de l'arachnoïde sur la convexité du cerveau, peut être faite sans préparation sur les cerveaux dont le tissu cellulaire sous-arachnoïdien est infiltré.

On démontre aussi très facilement cette membrane par l'insufflation à l'aide d'un chalumeau introduit au dessous d'elle.

Longtemps confondue avec la pie-mère, à cause de sa ténuité, l'*arachnoïde* (*membrana media*) a été démontrée sur
la convexité du cerveau par Ruysch, à l'aide de l'insufflation; sur la base du cerveau par Varole, et figurée sur cette même base par Casserius. Elle a été décrite pour la première fois comme une membrane spéciale, sous le nom d'*arachnoïde*, par la société anatomique d'Amsterdam. Le feuillet viscéral de
l'arachnoïde était seul connu avant Bichat, qui a démontré que non seulement l'arachnoïde formait une enveloppe au cerveau, mais encore qu'elle se réfléchissait sur la dure-mère, la ta-

pissait, et y adhérait intimement dans toute son étendue. Bien plus, il avait admis la continuité de la membrane qui tapisse les ventricules avec l'arachnoïde, erreur qui a été victorieusement réfutée par M. Magendie.

De même que toutes les membranes séreuses, l'arachnoïde présente un *feuillet viscéral* et un *feuillet pariétal*.

A. *Feuillet viscéral de l'arachnoïde.*

Le *feuillet viscéral de l'arachnoïde* doit être examiné sur la convexité du cerveau et à sa base.

A. *A la base du cerveau*, l'arachnoïde est isolée dans un grand nombre de points, et plus particulièrement dans ceux où elle se réfléchit d'un lobe sur un autre. Étudions avec quelques détails cette disposition. *Trajet de l'arachnoïde à la base du cerveau.*

1° Sur *la ligne médiane, en avant*, elle s'enfonce entre les lobes antérieurs du cerveau, mais seulement à leur partie antérieure; en arrière, elle les unit en passant directement de l'un à l'autre; elle recouvre la face inférieure des nerfs optiques et de leur chiasma, le tuber cinereum, et rencontre la tige pituitaire, à laquelle elle forme une gaîne, pour se réfléchir sur le repli de la dure-mère qui recouvre le corps pituitaire; du tuber cinereum, elle se porte à la manière d'un pont sur la protubérance annulaire, et laisse entre elle et le cerveau un espace ou plutôt une excavation considérable parcourue par des filaments fibreux rares et denses. *1° Sur la ligne médiane.*

J'appellerai *espace sous-arachnoïdien antérieur* cet espace qu'on peut considérer comme le réservoir principal de la sérosité crânienne.

2° *Sur la ligne médiane, en arrière*, l'arachnoïde tapisse le sillon de séparation des lobes postérieurs du cerveau, se réfléchit du corps calleux sur le processus vermiculaire supérieur du cervelet, rencontre dans cette réflexion les veines de Galien, forme ordinairement tout autour un repli circulaire, que Bichat avait comparé à l'hiatus de Winslow, et que l'on considérait, d'après cet auteur, comme l'orifice d'un *canal* *Espace sousarachnoïdien antérieur.*

arachnoïdien allant s'ouvrir dans le troisième ventricule sous la toile choroïdienne, et établissant ainsi une communication entre les cavités des ventricules et la cavité de l'arachnoïde.

Espace sous-
arachnoïdien
postérieur.

L'arachnoïde revêt toute la face supérieure du cervelet; parvenue à sa grande circonférence, elle passe, à la manière d'un pont, d'un hémisphère cérébelleux sur l'autre, et du cervelet sur la face postérieure de la moelle épinière. Dans ce trajet d'un hémisphère cérébelleux à l'autre, et du cervelet à la moelle, l'arachnoïde laisse entre elle et les parties qu'elle revêt un espace considérable, réservoir de sérosité, qu'on peut appeler *espace sous-arachnoïdien postérieur* (1).

2° De chaque
côté de la ligne
médiane.

2° De *chaque côté*, l'arachnoïde recouvre la face inférieure du lobe antérieur du cerveau et du ruban olfactif qu'elle maintient appliqué contre ce lobe; passe directement, à la manière d'un pont, du lobe antérieur sur le lobe postérieur, sans s'enfoncer dans la scissure de Sylvius, et du lobe postérieur sur la protubérance et sur le cervelet. Il en résulte de petits espaces sous-arachnoïdiens, qui communiquent avec le grand espace sous-arachnoïdien antérieur du cerveau : en sorte que sur le cadavre il existe, à la base du cerveau, entre l'arachnoïde et la pie-mère, un espace assez considérable dont le centre est l'excavation médiane de la base du cerveau, et qui se

Mode de com-
munication des
deux espaces
sous-arachnoï-
diens.

prolonge : 1° en avant, entre les lobes antérieurs du cerveau; 2° sur les côtés, le long de la scissure de Sylvius; 3° en arrière, autour des pédoncules du cervelet. Ce dernier prolongement fait communiquer l'espace sous-arachnoïdien antérieur avec l'espace sous-arachnoïdien postérieur. Tous ces espaces sont remplis de sérosité dans l'état naturel, et d'une matière couenneuse dans certains cas d'inflammation du tissu cellulaire sous-arachnoïdien.

L'arachnoïde se comporte d'une manière uniforme par rapport aux nerfs qu'elle rencontre à la base du cerveau : 1° elle

---

(1) M. Magendie décrit ces espaces sous le nom de *confluents du liquide céphalo-rachidien*; il en admet quatre principaux.

passe sous ces nerfs, qu'elle fixe, par conséquent, d'une manière solide à la face inférieure du cerveau ; 2° dans le lieu où ces nerfs se détachent du cerveau, elle leur fournit une gaîne qui les abandonne au moment où ils s'engagent dans les trous de la base du crâne, pour se réfléchir sur la face interne de la dure-mère, et constituer le feuillet pariétal de l'arachnoïde. *Disposition de l'arachnoïde autour des nerfs.*

B. *Sur la convexité du cerveau*, l'arachnoïde s'enfonce dans la scissure médiane de ce viscère, se réfléchit d'un hémisphère à l'autre, immédiatement au dessous du bord libre de la faux du cerveau ; et comme la faux s'approche bien plus du corps calleux en arrière qu'en avant, il en résulte qu'à leur partie antérieure, les hémisphères sont en contact immédiat, ou plutôt ne sont séparés que par la pie-mère dans une certaine étendue. *Trajet de l'arachnoïde sur la convexité du cerveau.*

Au reste, à la convexité comme à la base, l'arachnoïde enveloppe le cerveau, en passant, à la manière d'un pont, d'une circonvolution à l'autre, et ne s'enfonce jamais dans l'intérieur des anfractuosités. *Trajet d'une circonvolution à l'autre.*

Le tissu cellulaire qui unit l'arachnoïde à la pie-mère, est séreux, extrêmement délié, et permet aisément la séparation de ces deux membranes, excepté dans le cas d'inflammation. L'insufflation de l'air sous l'arachnoïde, révèle toute la ténuité de ce tissu cellulaire, qui s'infiltre très souvent de sérosité. *Ténuité du tissu cellulaire sous-arachnoïdien.*

Jamais le tissu cellulaire sous-arachnoïdien n'est le siège de l'exhalation de la graisse. La graisse que Ruysch, Haller, et autres anatomistes, disent y avoir observée, n'était autre chose qu'une couenne gélatiniforme jaunâtre, qu'il est très commun de rencontrer dans les cas d'inflammation (1).

Dans quelques parties de son trajet, l'arachnoïde est doublée par du tissu fibreux qui lui donne une très grande résistance. Ce tissu fibreux, qu'on peut considérer comme un prolongement du névrilème de la moelle épinière, occupe surtout

(1) Cependant j'ai trouvé, sur une vieille femme, un kyste adipeux, du volume d'un petit grain de raisin, naissant de la face supérieure du corps pituitaire par un pédicule très mince.

Tissu fibreux
sous-arachnoï-
dien. les grands sillons du cerveau. Ainsi, on le trouve au pourtour du grand espace sous-arachnoïdien antérieur, où il constitue comme un cercle fibreux très résistant, qui circonscrit le trapèze artériel de la base du cerveau : c'est encore lui qui maintient les diverses parties de la base du cerveau, dans leurs rapports, lors même que celui-ci, retiré de la boîte osseuse du crâne, repose sur sa convexité.

B. *Feuillet pariétal de l'arachnoïde.*

Démonstration
du feuillet pa-
riétal de l'arach-
noïde. La face interne de la dure-mère est revêtue par une membrane séreuse très mince et extrêmement adhérente, qui, pour cette double raison, avait échappé à l'investigation des anatomistes. L'analogie de ce qui a lieu pour toutes les autres membranes séreuses, a pu seule mettre sur la voie de sa découverte. Le feuillet arachnoïdien pariétal est bien distinct du feuillet interne de la dure-mère que j'ai admis avec la plupart des anatomistes. A l'inspection pure et simple, on dirait que le feuillet arachnoïdien de la dure-mère n'existe pas, sa transparence permettant de voir comme à nu les faisceaux fibreux de la dure-mère. Aussi, la présence de ce feuillet arachnoïdien est-elle encore mise en doute par plusieurs observateurs. Mais si on entame très superficiellement la dure-mère, du côté de la face interne, on peut, à l'aide d'une pince fine, en détacher quelques lambeaux d'une excessive ténuité. Enfin, il n'est pas très rare de voir des ecchymoses (1) entre la dure-mère et le feuillet arachnoïdien qui la revêt. Les ossifications de la dure-mère,

(1) Ces ecchymoses ou taches, qui donnent à la surface interne de la dure-mère un aspect truité, ecchymoses quelquefois spontanées, et d'autres fois résultant de coups reçus sur la tête, ont bien certainement leur siège sous l'arachnoïde pariétale. Quand aux collections de sang qu'on dit avoir lieu entre le feuillet arachnoïdien et la dure-mère, ce prétendu feuillet arachnoïdien n'est autre chose qu'une membrane de nouvelle formation, offrant toutes les apparences d'une membrane séreuse, ainsi que l'a très bien démontré M. Baillarget, sur plusieurs pièces qu'il a présentées à la Société anatomique.

et en particulier de la faux du cerveau, étant développées sous l'arachnoïde, permettent quelquefois d'isoler cette membrane de la manière la plus manifeste.

Reste maintenant à déterminer le mode suivant lequel se continuent entre elles l'arachnoïde pariétale et l'arachnoïde cérébrale. Nous avons vu que l'arachnoïde formait des gaînes à chacun des nerfs qui se détachent de la base du cerveau, et à chacune des veines qui vont se rendre aux divers sinus : ces gaînes ont à peine pénétré dans les conduits fibreux que leur fournit la dure-mère, qu'elles cessent immédiatement par la réflexion de l'arachnoïde sur la dure-mère : il en résulte que l'arachnoïde forme une espèce de *cul-de-sac* au niveau de l'origine de chaque gaîne fibreuse de la dure-mère. Pour bien voir la disposition infundibuliforme de ces gaînes arachnoïdiennes, il convient de les étudier au moment où on renverse le cerveau d'avant en arrière, pour couper les nerfs qui le fixent à la base du crâne. L'espèce de tiraillement qu'éprouve chaque gaîne, par le fait de ce renversement, la rend très manifeste. Il n'est pas rare de voir l'infiltration pseudo-membraneuse de la base du cerveau, s'étendre le long de ces gaînes.

Mode de continuité de l'arachnoïde pariétale et de l'arachnoïde viscérale.

L'arachnoïde ne pénètre pas dans l'intérieur des ventricules au dessous du bord postérieur du corps calleux. Le canal arachnoïdien, dit canal de Bichat, n'existe pas, et il est le produit artificiel de l'expérience même qu'on fait pour le démontrer. Voici les propres paroles de Bichat, relativement à ce prétendu canal :

Le canal arachnoïdien de Bichat n'existe pas.

« Le cerveau étant découvert et en place, on soulève dou-
« cement chaque hémisphère en arrière, en l'écartant un peu
« en dehors : les veines de Galien paraissent alors sortant du
« canal qui les embrasse, et dont l'orifice ovalaire est très apparent. Quelquefois cependant les bords de cet orifice em-
« brassent tellement les veines, qu'on ne peut les distinguer
« que par une petite fente située d'un côté ou d'autre, et on
« croirait au premier coup d'œil, qu'il y a continuité. Glissez
« alors un stylet le long de ces vaisseaux, d'arrière en avant ;

Procédé de Bichat pour démontrer ce prétendu canal.

« quand il aura pénétré un peu, *faites-le tourner tout autour:*
« *il dégagera les adhérences, et l'ouverture deviendra très*
« *sensible.*

« Pour s'assurer que cette ouverture mène dans le ventri-
« cule moyen du cerveau, il faut y introduire un stylet crénelé,
« l'engager sous les veines de Galien, le pousser doucement :
« il pénètre sans peine dans le ventricule. On enlève ensuite le
« corps calleux et la voûte à trois piliers, de manière à laisser
« en place la toile choroïdienne ; on incise sur le stylet, et on
« voit que la membrane, lisse et polie dans tout son trajet, n'a
« point été déchirée pour le laisser pénétrer. *Quelquefois on*
« *éprouve de la résistance; on ne peut même le faire*
« *parvenir : cela tient à ce que les veines qui viennent se*
« *dégager dans celles de Galien, s'entre-croisent en tous*
« *sens dans le canal, le rendent pour ainsi dire aréo-*
« *laire, et arrêtent l'instrument.* Il faut alors le retirer,
« et, pour démontrer la communication, verser du mercure
« dans le trou extérieur, qui, par la position inclinée de la tête,
« parvient tout de suite dans le ventricule moyen. En soufflant
« aussi de l'air, il parvient dans ce ventricule, et de là dans
« les latéraux, par les ouvertures situées derrière l'origine de
« la voûte à trois piliers. Si l'on enlève celle-ci, et qu'on mette
« par là à nu la toile choroïdienne, elle se soulève chaque fois
« qu'on pousse de l'air.

« L'orifice interne du conduit de communication se trouve
« à la partie inférieure de la toile choroïdienne : pour le voir,
« il faut renverser celle-ci en arrière, ou avec la voûte à trois
« piliers qu'elle tapisse, ou après l'en avoir isolée. La glande
« pinéale qui tient à cette toile se renverse aussi : alors, au
« dessous et au devant de cette glande, on voit une rangée de
« granulations centrales, représentant un triangle dont la
« pointe est en avant. C'est à la base de ce triangle qu'est l'o-
« rifice interne du conduit de l'arachnoïde. »

Or, si on répète la préparation indiquée par Bichat, il est
aisé de voir qu'il existe en arrière, au dessous du corps calleux,

une ouverture circulaire ou ovalaire, laquelle conduit dans une espèce de cul-de-sac plus ou moins profond, formé par l'arachnoïde qui se réfléchit autour des veines de Galien ; que le fond de ce cul-de-sac peut être facilement déchiré par un stylet mousse, et qu'alors on arrive sous la toile choroïdienne, ainsi que l'a indiqué Bichat ; mais à travers un canal artificiel. D'ailleurs, si vous introduisez un liquide coloré dans les ventricules, vous ne pouvez jamais le faire passer par le prétendu canal de Bichat ; d'une autre part, si vous poussez un liquide dans l'orifice de ce canal, jamais vous ne le voyez pénétrer dans le troisième ventricule : le mercure n'y pénètre que par déchirure ; il en est de même de l'air. L'analogie, qui a si souvent inspiré à Bichat de belles et grandes découvertes, l'a donc égaré sur ce point (1).

Puisque le canal arachnoïdien de Bichat n'existe pas, il s'agirait de déterminer quelle est la voie de communication des ventricules, avec l'arachnoïde extérieure ? C'est une question que nous discuterons plus tard.

Le canal arachnoïdien de Bichat était purement artificiel.

Arachnoïde spinale.

La moelle épinière, indépendamment de sa membrane propre, est recouverte par un feuillet transparent, d'une ténuité excessive, qu'on ne peut bien voir qu'en le soulevant à l'aide d'une pince, ou en le soumettant aux préparations indiquées plus haut : c'est le *feuillet viscéral de l'arachnoïde spinale.*

Feuillet viscéral. Ce feuillet se présente sous l'aspect d'une gaîne séreuse, d'une capacité bien supérieure au volume de la moelle. Cette gaîne se prolonge autour du faisceau de nerfs connu sous le nom de *queue de cheval,* et fournit à chaque paire de nerfs une gaîne infundibuliforme, qui se termine en

Feuillet viscéral de l'arachnoïde spinale.

---

(1) L'idée de cette communication entre la cavité des ventricules et la cavité de l'arachnoïde par l'orifice appelé *trou de Bichat,* a sans doute été suggérée à Bichat, par la communication de la grande cavité des épiploons, avec la cavité péritonéale, à travers l'hiatus de Winslow. Cette erreur est celle du génie égaré par l'induction.

cul-de-sac, au niveau du trou de conjugaison correspondant,
pour se réfléchir sur le canal fibreux que la dure-mère fournit
à chacune d'elles.

Grand espace
sous-arachnoï-
dien du rachis.

Il existe donc, entre la moelle épinière et le feuillet arachnoïdien qui lui sert de gaîne, un espace considérable tout à fait
semblable aux espaces sous-arachnoïdiens de la base du cerveau, espace dont on ne peut se faire une bonne idée que par
l'insufflation de l'air ou par l'injection d'un liquide. Nous verrons
tout à l'heure que cet espace sous-arachnoïdien spinal, de
même que les espaces sous-arachnoïdiens cérébraux, sont
remplis par de la sérosité.

Filaments
fibreux sous-
arachnoïdiens.

Nous avons vu qu'au niveau de l'excavation médiane du cerveau, l'arachnoïde n'adhérait à la pie-mère cérébrale, qu'à l'aide
de filaments longs, de nature fibreuse. C'est aussi au moyen de
filaments fibreux, que l'arachnoïde spinale adhère à l'enveloppe
propre de la moelle (1) : nulle part on ne rencontre ce tissu
cellulaire sous-arachnoïdien si délié, que nous avons remarqué
sous l'arachnoïde cérébrale.

Une autre particularité du feuillet viscéral de l'arachnoïde
spinale, c'est que ce feuillet adhère au feuillet pariétal dans
une foule de points, par des filaments très déliés qui ont
échappé à l'observation de la plupart des anatomistes.

Adhérences fi-
lamenteuses du
feuillet pariétal
et du feuillet
viscéral de l'a-
rachnoïde.

Feuillet pariétal. Le feuillet pariétal de la dure-mère spinale, se comporte exactement comme celui de la dure-mère
crânienne, et présente la même ténuité, la même adhérence et
la même difficulté pour sa démonstration. Il se continue avec le
feuillet viscéral, à l'aide des gaînes que ce dernier fournit aux
nerfs spinaux.

(1) M. Magendie dit que ces filaments sous-arachnoïdiens semblent former en
arrière une cloison médiane et longitudinale, cloison incomplète, qui correspond à un sillon du feuillet viscéral, et qui ne s'oppose pas à ce que le côté droit
de la cavité communique avec le côté gauche.

Du liquide sous-arachnoïdien.

Il existe autour de la moelle épinière une quantité de sérosité assez considérable pour remplir l'intervalle qui sépare cet organe de la dure-mère, et ce liquide occupe le tissu cellulaire sous-arachnoïdien. Ce même liquide existe dans les ventricules du cerveau, dans le tissu cellulaire sous-arachnoïdien de la masse encéphalique, et remplit les espaces libres de la cavité crânienne. Deux choses sont à constater relativement à ce liquide : 1° son existence; 2° sa situation. *Situation du liquide sous-arachnoïdien.*

Le fait de l'existence du liquide sous-arachnoïdien, indiqué par Haller (1), et démontré de la manière la plus explicite par Cotunni (2), fut oublié par les anatomistes, et regardé par les uns comme un phénomène cadavérique, par les autres comme un phénomène pathologique. La présence de ce liquide a été de nouveau constatée par M. Magendie, qui a rempli les nombreuses lacunes laissées par Cotunni, à cet égard; démontré, de la manière la plus positive, la présence de ce liquide sur les animaux vivants; parfaitement établi que le siège de ce liquide est le tissu cellulaire sous-arachnoïdien, et attaché son nom à cette intéressante découverte (3).

Pour constater l'existence du liquide sous-arachnoïdien (*liquide céphalo-rachidien*, Magendie), il suffit d'ouvrir la région lombaire du canal rachidien sur un certain nombre de sujets, et d'inciser la dure-mère : on voit alors s'écouler une quantité plus ou moins considérable de sérosité limpide. Cotunni, qui a fait cette expérience sur vingt sujets, a recueilli de quatre à cinq onces (de 120 à 150 gram.) de sérosité sur chacun *Preuves de l'existence du liquide sous-arachnoïdien.*

(1) Elementa physiologiæ, t. 4., p. 87.
(2) De ischiade nervosâ commentarium.
(3) C'était sur le cadavre que Cotunni avait découvert ce liquide, et ce n'était que par induction qu'il en admettait l'existence sur le vivant. C'est dans des vivisections répétées, que M. Magendie, qui ignorait le travail de Cotunni, a découvert ce liquide, qu'il a été conduit ensuite à rechercher sur les cadavres humains.

4.   13

d'eux. D'après M. Magendie, la quantité normal e de ce l
quide est chez un adulte, de 62 grammes ; il a pu en recueill
372 grammes dans certains cas d'atrophie cérébrale (1).

Le liquide
sous-arachnoï-
dien existe pen-
dant la vie. Que si on objecte que le liquide se trouve sur le cadavr
mais qu'il n'existe pas sur le vivant, nous répondrons par l
faits suivants :

Il y a un espace considérable entre la dure-mère et la moell
épinière, celle-ci ne remplissant que les deux tiers environ c
la capacité du canal rachidien, et cette disproportion est sur
tout considérable en bas, au niveau de la queue du cheval : not
verrons bientôt que le cerveau lui-même ne remplit pas exa
tement la cavité crânienne. Or, le vide n'existe nulle part dan
le corps des animaux ; les espaces intermédiaires aux solide
sont remplis par des liquides ou par des corps gazeux. Si on s
rejette sur la vapeur séreuse, dont l'élasticité pourrait fair
équilibre à l'air extérieur, nous répondrons que cette vapeu
ne pourrait suffire à la production d'une aussi grande quantit
de liquide que celui qu'on trouve dans le canal rachidien.

Du reste, toutes ces objections, ainsi que la supposition d
moindre volume du cerveau et de la moelle après la mort, qu
pendant la vie, tombent devant l'expérience suivante, qui éta
blit en outre le véritable siège du liquide dans le tissu cellulair
sous-arachnoïdien.

Expérience
convaincante à
cet égard. Si, sur un animal vivant, sur un chien par exemple, vous di
visez les muscles cervicaux postérieurs à leur insertion occipi
tale, vous arriverez sur le ligament occipito-atloïdien posté
rieur. Le sang bien absterge, entamez ce ligament couche par
couche et en dédolant. A peine l'avez-vous divisé dans toute
son épaisseur, qu'une petite hernie aqueuse apparaît : c'est le
feuillet arachnoïdien viscéral que soulève le flot du liquide. S
on divise alors crucialement, à l'aide d'une sonde, le ligament

(1) La composition chimique de ce liquide, d'après M. Lassaigne, est à peu
de chose près celle de tous les liquides exhalés pas les membranes séreuses.

occipito-atloïdien (1), on voit un liquide aussi limpide que de l'eau distillée, placé sous le feuillet viscéral de l'arachnoïde, et agité par un double mouvement, l'un isochrone aux battements du pouls, l'autre isochrone aux mouvements de la respiration. Si on fait une ponction à la membrane arachnoïde, aussitôt s'échappe par jets saccadés, le liquide, dont on peut apprécier la quantité.

Le liquide sous-arachnoïdien est agité par un double mouvement.

Les difficultés qu'on trouve à éviter d'ouvrir le feuillet viscéral arachnoïdien, expliquent pourquoi on avait cru, jusque dans ces derniers temps, que le liquide spinal était contenu dans la cavité de l'arachnoïde, bien que la plupart des observateurs eussent noté que, dans le crâne, la sérosité occupait le tissu cellulaire sous-arachnoïdien.

Le liquide n'occupe pas la cavité de l'arachnoïde.

Il suit de là, qu'indépendamment de la sérosité exhalée à la face libre ou dans la cavité de l'arachnoïde, il existe une certaine quantité de sérosité, qui remplit les mailles du tissu cellulaire sous-arachnoïdien ; et, sous ce rapport, l'arachnoïde diffère essentiellement des autres membranes séreuses, qui versent, dans leur cavité, et nullement dans le tissu cellulaire subjacent, les divers liquides qu'elles sécrètent.

Pourquoi cette différence ? Elle dérive uniquement du défaut d'adhérence de l'arachnoïde à la moelle. Nous pouvons établir, comme une loi, que les membranes séreuses exhalent presque indifféremment par leur surface interne et par leur surface externe, lorsque cette surface externe n'est pas adhérente. La membrane arachnoïde est à la fois perspirable par sa face interne et par sa face externe : car on rencontre assez fréquemment dans sa cavité une certaine quantité de sérosité ; et si les phlegmasies aiguës ont le plus souvent pour résultat, le dépôt d'une certaine quantité de pus ou de pseudo-membranes dans le tissu cellulaire sous-arachnoïdien, il n'est pas rare de voir

Cause probable de cette particularité.

(1) Il importe de donner peu d'étendue à l'incision transversale, pour éviter la lésion des veines vertébrales qui sont très volumineuses ; car cette lésion donne lieu à une hémorrhagie qui ne permet pas de continuer l'expérience.

l'exhalation morbide se faire dans la cavité même de l'arachnoïde spinale.

Non seulement le liquide sous-arachnoïdien existe dans le canal vertébral, mais on le trouve encore dans la cavité du crâne, où il remplit tous les espaces qui peuvent se former entre le cerveau et la dure-mère.

La quantité de liquide sous-arachnoïdien est variable. Or, ces espaces présentent beaucoup de variétés dans leurs dimensions, suivant les âges et suivant les maladies : ainsi, dans l'atrophie sénile ou morbide du cerveau et de la moelle, l'intervalle entre la dure-mère et l'axe cérébro-spinal augmentant, la quantité de liquide augmente d'une manière proportionnelle.

La quantité du liquide sous-arachnoïdien est en raison directe des progrès de l'âge : chez les vieillards en démence, dont les circonvolutions sont atrophiées, la quantité de sérosité sous-arachnoïdienne contenue dans la cavité du crâne est très considérable (1).

Son abondance à la base du crâne. Le liquide sous-arachnoïdien du crâne n'est pas uniformément répandu autour du cerveau, mais il occupe principalement la base de cet organe, parce qu'à la base se trouvent les grands espaces destinés à le contenir. Pour le démontrer, il suffit de soulever avec précaution le cerveau d'avant en arrière : on voit alors le liquide distendre tous les prolongements infundibuliformes que l'arachnoïde fournit aux nerfs, et s'échapper au moment où l'on divise l'arachnoïde.

Le liquide sous-arachnoïdien de la base du cerveau et le liquide des ventricules cérébraux sont toujours, sous le rapport de la quantité, en raison directe l'un de l'autre, et en raison

---

(1) Aucune de ces remarques n'avait échappé à Cotunni :

« Nec tantùm hæc aqua complens ab occipite ad usque imum os sacrum, tubum duræ matris.... sed et in ipso redundat calvariæ cavo omniaque complet intervalla quæ inter cerebrum et duræ matris ambitum inveniuntur..... Quantùm autem magnitudinis cerebrum in his perdit, tantùm à contactu subtrahitur duræ matris, et quidquid loci decrescendo reliquit, aquosus vapor collectus totum adimplet. » (Op. cit., p. 11, 12.)

inverse du liquide sous-arachnoïdien de la convexité du cerveau. A l'ouverture d'enfants morts à la suite d'hydrocéphale ventriculaire aiguë, on trouve ordinairement la surface convexe du cerveau sèche et comme collante.

La question de la communication du liquide céphalique et du liquide rachidien est importante.

Communication des liquides sous-arachnoïdiens crânien et spinal.

On ne saurait révoquer en doute la communication de la sérosité sous-arachnoïdienne du cerveau avec la sérosité sous-arachnoïdienne de la moelle ; mais la sérosité des ventricules communique-t-elle avec la sérosité sous-arachnoïdienne ?

Haller admet cette communication directe (1) entre la sérosité ventriculaire et la sérosité spinale, communication qu'il croyait établie avec la cavité même de l'arachnoïde ; Cotunni s'exprime à cet égard plus explicitement encore.

Haller et Cotunni (2) pensaient que cette communication existait au bas du quatrième ventricule, sans préciser ni le lieu ni le mode. C'est dans ce même lieu que M. Magendie a signalé cette communication au niveau du bec du *calamus scriptorius*. Nous avons vu que Bichat avait placé le lieu de la communication entre l'arachnoïde ventriculaire et l'arachnoïde extérieure, dans son prétendu canal arachnoïdien.

L'étude de cette communication du quatrième ventricule avec le tissu cellulaire sous-arachnoïdien sera mieux placée à l'occasion du quatrième ventricule. (Voy. *cervelet.*)

(1) Qua prodit de ventriculo aqua, facilè in medullæ spinalis circumjectum spatium etiam parat : eam aquam enim difficulter omninò in tertium ventriculum et ad infundibulum redderet, quod perpendiculum oportet ascendere [Haller. t. 4, sect. 3. p. 77)... Non dubito quin collecta ex ventriculis cerebri aqua cò descendere possit (sect. 3, p. 87).

(2) His spinæ aquis eas etiam subindè commisceri, quas, sive à majoribus cerebri ventriculis per lacunar et sylvii aquæductum, sive à propriis exhalantibus arteriis, cerebelli ventriculus occipiat ; cujus positio perpendiculata et ria ad spinæ cavum satis patens defluxum humoris in spinam manifestè persuadet. (Cotunni) p. 19, 81.

Usages de l'arachnoïde et du liquide sous-arachnoïdien.

La sérosité est versée à la surface externe et à la surface interne de l'arachnoïde.

Usages de l'arachnoïde. Comme toutes les membranes séreuses, l'arachnoïde a pour usage essentiel de lubréfier la surface du cerveau et de la moelle, et d'en favoriser les mouvements. Or, aucune membrane ne remplit cet usage à un plus haut degré, puisqu'elle est à la fois lubréfiée par sa surface externe et par sa surface interne. Ce serait, en effet, une erreur de croire que la sérosité soit exclusivement fournie par la surface de l'arachnoïde qui regarde la pie-mère : elle est en même temps versée sur la surface interne de cette membrane, comme dans toutes les séreuses. Aussi rencontre-t-on quelquefois de la sérosité, du pus, des fausses membranes dans la cavité même de l'arachnoïde.

Le liquide sous-arachnoïdien protége la moelle.

Usages du liquide sous-arachnoïdien. Ce liquide forme autour de la moelle épinière comme une espèce de bain qui la protège très efficacement dans les divers mouvements qu'exécute la colonne vertébrale. On dirait que la moelle épinière se trouvant, à raison de sa délicatesse, dans des conditions analogues à celles du fœtus dans la cavité utérine, avait besoin du même moyen de protection ; et le liquide sous arachnoïdien représente parfaitement, sous ce point de vue, les eaux de l'amnios.

Quant aux autres usages qui lui ont été attribués, ils sont tous plus ou moins hypothétiques.

Expériences relatives à la soustraction du liquide.

Ouvrez le canal rachidien d'un chien, entre l'atlas et l'occipital, aussitôt s'écoule un flot de liquide ; l'air s'y précipite, et s'échappe dans l'expiration sous forme de bulles, pour y pénétrer de nouveau dans l'inspiration. Si vous abandonnez ensuite l'animal, vous le verrez titubant à la manière d'un homme ivre. Il va se blottir dans un coin, où il reste comme assoupi pendant plusieurs heures. Le lendemain, vous retrouverez l'animal sur pied, dans un état tout à fait normal. J'ai répété la même opération plusieurs fois sur le même animal, qui finit par s'y habituer, au moins sous le point de vue des effets physiologiques de la soustraction du liquide, soustraction qui n'a peut-être d'autre effet que celui de priver la moelle d'une compression légère à laquelle elle était accoutumée. Cette expérience a souvent pour résultat une inflammation très aiguë du tissu cellulaire sous-arachnoïdien.

PIE-MÈRE.

On donne le nom de *pie-mère* (*pia seu mollis mater*, des Arabes; *meninx interior*, de Sœmmering; *méningine*, de Chauss.) à la troisième des membranes du cerveau, dans l'ordre de superposition. C'est une membrane, ou plutôt un réseau vasculaire extrêmement délié, qui enveloppe immédiatement le centre nerveux (*tenuis membrana cerebrum involvens*, Vésale), et qu'on peut considérer comme la membrane nourricière des parties qu'elle revêt. C'est, en effet, dans la pie-mère que se divisent, pour ainsi dire à l'infini, les vaisseaux artériels avant de pénétrer la substance cérébrale; c'est dans ce même réseau de la pie-mère que viennent se réunir en rameaux, en branches et en troncs, les vaisseaux veineux qui reviennent de la substance cérébrale. Un tissu cellulaire séreux, très délié, occupe ces mailles vasculaires. Du tissu fibreux s'y joint dans certaines régions, et transforme cette membrane vasculaire en une lamelle fibreuse très résistante, qui a tous les caractères du névrilème.

La pie-mère cérébrale est une membrane essentiellement vasculaire.

La pie-mère rachidienne présente des caractères tellement distincts de la pie-mère cérébrale, qu'il convient d'ajourner sa description jusqu'au moment où nous parlerons de la moelle épinière, dont elle constitue la membrane propre.

Pie-mère cérébrale.

La *pie-mère cérébrale* ne se borne pas à entourer le cerveau à la manière de l'arachnoïde, mais encore, 1° elle pénètre dans toutes les anfractuosités de sa surface extérieure; 2° elle s'enfonce dans l'intérieur des ventricules. On appelle *pie-mère extérieure* la portion de pie-mère qui enveloppe le cerveau, et

Disposition générale de la pie-mère cérébrale.

pie-mère intérieure la portion de pie-mère contenue dans les ventricules.

L'étude de la pie-mère intérieure suppose la connaissance de la conformation intérieure du cerveau, et sera mieux placée à l'occasion de cette conformation intérieure.

Pie-mère cérébrale extérieure.

Préparation. A la base du cerveau, la pie-mère est naturellement séparée de l'arachnoïde, par un espace considérable qu'occupe le liquide sous-arachnoïdien ; mais il est facile de séparer partout ces deux membranes, à l'aide de l'insufflation ou de l'injection d'une certaine quantité d'eau. La distinction de l'arachnoïde et de la pie-mère, sans préparation aucune, est facile à saisir dans le cas d'œdème ou d'infiltration de pus dans le tissu cellulaire sous-arachnoïdien.

La pie-mère revêt toutes les anfractuosités du cerveau et toutes les lamelles du cervelet.

La *pie-mère extérieure*, subjacente à l'arachnoïde, à laquelle elle est unie par un tissu cellulaire séreux très délié, revêt non seulement le bord libre des circonvolutions du cerveau, mais encore s'enfonce dans les intervalles ou anfractuosités qui les séparent, tapisse d'abord l'une des parois de chaque anfractuosité, se réfléchit ensuite sur l'autre paroi pour aller recouvrir le bord libre de la circonvolution correspondante, en sorte que chaque anfractuosité contient un double feuillet de la pie-mère (1). Il suit de là, 1° que la pie-mère se correspond à elle-même dans une bonne partie de son étendue ; 2° qu'elle présente une surface bien plus considérable que l'arachnoïde, en sorte que si le cerveau pouvait se déployer de la manière que le supposait Gall, sa surface déplissée serait entièrement recouverte par la pie-mère. Ce que je viens de dire à l'égard du cerveau, s'applique parfaitement au cervelet, et il n'est pas une des lames ou lamelles de cet organe qui ne soit entièrement revêtue par un repli de la pie-mère.

(1) J'ai entendu un anatomiste soutenir, dans une occasion solennelle, qu'il n'avait jamais vu cette réflexion de la pie-mère dans les anfractuosités, qu'il n'avait vu qu'un prolongement indivise de cette membrane dans chaque anfractuosité. Il suffit d'observer un seul cas d'infiltration de sérosité dans le tissu cellulaire sous-arachnoïdien pour faire justice de cette erreur.

Par sa *surface externe* ou *arachnoïdienne*, la pie-mère répond donc à elle-même dans les sillons ou anfractuosités du cerveau et du cervelet ; elle répond en outre à l'arachnoïde, à laquelle elle est unie par un tissu cellulaire séreux plus ou moins lâche et susceptible d'infiltration. Au niveau des nerfs, elle ne se réfléchit pas comme l'arachnoïde, mais se prolonge sur ces nerfs et semble se transformer en névrilème. La pie-mère subit sur chaque nerf, au moment de sa sortie du crâne, la même transformation que sur la moelle épinière : de membrane purement vasculaire et nourricière qu'elle était, elle devient membrane fibreuse protectrice, en même temps que membrane nourricière, et la structure fibreuse domine. Il importe ici de réfuter une erreur longtemps accréditée, savoir, que la pie-mère cérébrale se prolonge sur le nerf optique, pour aller constituer la membrane choroïde, de même que la dure-mère se prolonge sur le même nerf, pour aller former la sclérotique. C'est peut-être par suite de cette manière de voir erronée que plusieurs anatomistes donnent encore à la pie-mère le nom de choroïde.

Surface externe ou arachnoïdienne de la pie-mère.

Par sa *surface interne* ou *cérébrale*, la pie-mère répond au cerveau auquel elle est unie par d'innombrables vaisseaux qui pénètrent la substance de cet organe. Cette adhérence varie beaucoup, suivant les sujets : ainsi, lorsqu'elle est infiltrée, la pie-mère s'enlève avec la plus grande facilité et d'une seule pièce. Dans l'état de sécheresse de cette membrane, l'ablation est difficile, mais rarement l'adhérence est telle que, hors l'état de maladie, on ne puisse détacher la pie-mère sans intéresser la substance du cerveau. Il est des maladies du cerveau dans lesquelles la couche superficielle de l'organe étant ramollie, en même temps que l'adhérence de la pie-mère augmentée, l'ablation de la pie-mère ne peut avoir lieu sans entraîner une couche plus ou moins épaisse de substance cérébrale (1).

Surface interne ou cérébrale.

(1) Je ne crois pas, cependant avec quelques pathologistes, que l'impossibilité de cette ablation, sans entamer la substance du cerveau, soit un signe positif de maladie de cette substance.

Structure. La pie-mère encéphalique est une membrane entièrement vasculaire. C'est un réseau dans les mailles duquel
on trouve du tissu cellulaire lâche, et dans quelques points seulement, un peu de tissu fibreux.

Pour bien voir les vaisseaux qui de la pie-mère pénètrent
dans l'épaisseur du cerveau, il faut examiner leur disposition
chez un sujet mort par asphyxie. On peut, d'ailleurs, produire
cette injection artificiellement, en laissant, pendant quelques
heures, la tête d'un cadavre pendante. Alors, non seulement la
pie-mère sera noire d'injection, mais encore elle sera pénétrée
de sérosité; et si on la détache avec lenteur, on verra sortir de
la substance cérébrale, un nombre prodigieux de filaments
vasculaires, semblables à des cheveux, remarquables par leur
excessive ténuité, par leur longueur, et par leur défaut d'anastomoses. Des gouttelettes de sang indiqueront à la surface du
cerveau les points correspondants qui, à la loupe, présentent
autant de trous ou de perforations faites comme par emporte-
pièce, qu'il y a de vaisseaux.

Les *vaisseaux lymphatiques* de la pie-mère, admis et rejetés par divers anatomistes, ont été décrits par Fohman, qui
a vu le réseau lymphatique pénétrer avec elle dans les anfractuosités du cervelet. De ce réseau naissent de petits troncs qui
accompagnent les vaisseaux jusqu'à la base du crâne, au delà
de laquelle ils n'ont pu être suivis. Je regarde ces vaisseaux
lymphatiques comme appartenant à l'arachnoïde.

Les *nerfs* de la pie-mère, admis par Lancisi qui les faisait
venir de la septième paire, n'existent pas.

Les granulations blanches, connues sous le nom de *glandes*
de Pacchioni, sont considérées, par plusieurs anatomistes
comme une dépendance de la pie-mère. J'ai déjà dit que je les
regardais comme une dépendance du tissu cellulaire sous-
arachnoïdien, et que je n'avais d'opinion arrêtée ni sur leur nature anatomique, ni sur leurs usages.

Usages de la pie-mère. Cette membrane offre aux vaisseaux
une vaste surface dans laquelle, d'une part, les vaisseaux arté-

iels se capillarisent ; d'une autre part , les vaisseaux veineux ,
le capillaires qu'ils étaient au sortir du cerveau, se réunissent
:n troncs de plus en plus volumineux.

D'après mes recherches , les cinq sixièmes environ des vaisseaux de la pie-mère appartiendraient au système veineux.

La pie-mère est le névrilème du cerveau, en ce sens qu'elle
:st sa membrane nourricière. Ses usages sont entièrement rela-
.ifs à la circulation du sang dans le cerveau.

Nous verrons que la pie-mère intérieure est destinée au
système artériel et veineux des parois ventriculaires, de même
que la pie-mère extérieure est destinée à recueillir les vaisseaux extérieurs.

Énorme pro-
portion des vais-
seaux veineux
de la pie-mère.

DE

LA MOELLE ÉPINIÈRE.

Idée générale
de la moelle. La *moelle épinière* (μυελος ραχυτης) est cette tige nerveuse
blanche, cylindroïde, symétrique, qui occupe le canal rachidien : elle est continue à la masse encéphalique, dont elle a été
tour à tour considérée comme l'origine ou comme la terminaison. Le nom de moelle lui vient d'une analogie grossière
de situation et de consistance avec la moelle des os longs.
Chaussier lui a substitué le nom de *prolongement rachidien*,
mais la dénomination généralement reçue de moelle épinière,
ne pouvant donner lieu à aucune erreur, mérite d'être conservée (1).

Des limites et de la situation de la moelle.

Les auteurs ne sont pas d'accord sur les limites supérieures
de la moelle épinière. Si l'on s'en rapportait à l'acception rigou-

(1) La première description de la moelle, qui soit digne d'être mentionnée,
a été faite par Huber (*J. Huber de medulla spinali*, Gœttingæ, 1741); elle a
servi de base aux travaux de Haller, *Elém. physiol.*, t. 4, sect. 1re; de Mayer,
qui en a publié une belle planche en 1779; et peut-être d'Alexandre Monro,
Observations on the structure, 1783. Sœmmering, Reil et Gall, qui se sont occupés, avec succès, des autres parties du système nerveux, ont passé légèrement sur la moelle épinière. Chaussier, *De l'Encéphale en général et en particulier;* Keuffel, dans sa dissertation inaugurale (*de medull. spinal.*, 1810,
dédiée à Reil, son maître); Rolando, *Ricerche anatomice sulla struttura del
medollo spinale*, Torino, 1824, ont rempli les vides de la science à cet égard.
On trouve une bonne description de la moelle dans l'ouvrage de M. Ollivier,
sur les maladies de la moelle épinière.

euse des termes, on devrait, avec Haller, Boyer, Meckel, Limites de la
moelle. établir pour limite supérieure de la moelle le trou occipital, et considérer le bulbe rachidien, lequel est contenu dans la cavité crânienne, comme appartenant à la masse encéphalique ; mais la imite naturelle de la moelle est bien évidemment le sillon qui épare le bulbe rachidien de la protubérance annulaire, sillon qui, à raison du volume considérable de cette protubérance chez l'homme, est beaucoup plus prononcé chez lui que chez es autres animaux vertébrés pourvus comme lui de protubérance. Quant aux limites inférieures de la moelle, il s'en faut bien qu'elles soient celles du canal rachidien. Nous verrons que chez l'adulte, la moelle n'occupe que les régions cervicales et thoraciques de la colonne vertébrale, et que les régions ombaire et sacrée sont destinées au faisceau de nerfs connu sous le nom de queue de cheval.

La moelle épinière est *située* à la partie postérieure médiane Sa situation du tronc, en arrière des organes de la digestion, de la circulation et de la respiration (1).

La colonne vertébrale, la dure-mère, l'arachnoïde et la pie- Sa quadruple
enveloppe pro-
tectrice. mère, lui forment une quadruple enveloppe : la première, une enveloppe osseuse ; la deuxième, une gaîne fibreuse ; la troisième, une gaîne séreuse ; la quatrième, une gaîne propre, fibreuse et vasculaire tout à la fois. Cette dernière membrane, exactement moulée sur la moelle épinière, en soutient et comprime doucement toutes les parties.

La moelle épinière ne flotte pas librement dans le canal vertébral : elle est maintenue, de chaque côté, par un ligament qu'on appelle *ligament dentelé*.

(1) Cette situation de la moelle en arrière du canal alimentaire, est une des grandes différences qui existent entre le système nerveux des animaux vertébrés et le système nerveux des animaux invertébrés ; chez ces derniers, le système nerveux est inférieur au canal alimentaire ; chez les animaux vertébrés, il est supérieur au canal alimentaire. Cette remarque est due à M. de Blainville.

Du ligament dentelé.

Ainsi nommé à cause des prolongements denticulés qu'il présente en dehors, au niveau de chaque paire de nerfs, le *ligament dentelé* est une languette fibreuse, extrêmement ténue, longeant la partie latérale de la moelle épinière, au névrilème de laquelle elle adhère intimement, dans toute son étendue, par son bord interne qui est très mince; envoyant de son bord externe, libre et plus épais, des espèces de dents qui viennent s'implanter à la dure-mère dans l'intervalle des conduits que cette membrane fournit aux nerfs : la première dentelure de ce

Nombre et disposition de ses dentelures. ligament, qui peut être considérée comme son origine, est très prolongée; elle se voit sur les côtes du trou occipital, entre l'artère vertébrale et le nerf grand hypoglosse : la dernière, qui est la vingtième ou la vingt-unième, est la terminaison du ligament, et répond à peu près au niveau de l'extrémité inférieure de la moelle. La forme, la ténuité et la longueur de ces dents varient beaucoup.

Sa nature fibreuse. Le ligament dentelé est évidemment de nature fibreuse, et ne saurait être regardé, avec Bonn, comme une production de l'arachnoïde.

Quant à la question de savoir s'il est un prolongement de la dure-mère, une émanation du névrilème, ou bien enfin un ligament propre, ce sont là des questions oiseuses.

Ses usages. Le ligament dentelé paraît avoir le double usage de concourir à la fixité de la moelle épinière, et de séparer les racines antérieures des nerfs spinaux de leurs racines postérieures.

Volume de la moelle épinière.

Volume de la moelle. Les dimensions en hauteur de la moelle épinière sont, chez l'adulte, de 15 à 18 pouces (de 30 à 36 centimètres). Sa circonférence est de 12 lignes (27 millim.) dans sa portion la plus étroite, et de 18 lignes (40 millimètres) dans sa portion la plus volumineuse. Mais la détermination métrique du volume de la moelle est bien moins importante que l'appréciation du volume relatif de cet organe considéré par rapport au cerreau, et par rapport à la capacité du canal rachidien, ou que l'étude des différences de volume qu'elle présente dans les divers points de son étendue.

La moelle étudiée dans la série des animaux vertébrés, sous le rapport de son volume, comparé au corps de l'animal, donne ce résultat, que ce volume est toujours en raison directe de l'activité vitale de l'animal. Ainsi, les reptiles et les poissons ont une petite moelle, les oiseaux et les mammifères les plus élevés dans l'échelle ont une moelle volumineuse.

Du volume de la moelle dans la série des animaux vertébrés.

A. *Volume et poids de la moelle, comparés au volume et au poids du cerveau.* Ce fut en étudiant la moelle épinière et le cerveau des serpents et des poissons, que Praxagoras, cité par Galien, émit l'idée que le cerveau était une production de la moelle. Tous les anatomistes anciens qui ont étudié le cerveau et la moelle chez l'homme, chez les oiseaux et chez les mammifères, ont, au contraire, regardé la moelle comme un prolongement, un appendice du cerveau (*tanquam cerebri effusionem*, Ruf.); on a même longtemps considéré la moelle comme le nerf principal de l'économie, *summus in corpore humano nervus*. De nos jours, on est revenu à l'opinion de Praxagoras, et la moelle épinière est généralement considérée (Reil, Gall, Tiedemann) comme la partie fondamentale du système nerveux, dont le cerveau ne serait qu'une production, une appendice, une efflorescence. Je n'entrerai point ici dans ces questions purement spéculatives de production, d'émanation, d'origine et de prééminence; car la moelle ne produit pas plus le cerveau, qu'elle n'est produite par lui.

Volume et poids comparatifs de la moelle du cerveau.

Sœmmering a établi que l'homme est de tous les animaux, celui dont la moelle épinière est la moins considérable, relativement à l'encéphale, et cette proportion ne saurait être l'objet d'aucun doute; mais il ne s'en suit pas que les animaux aient la moelle plus considérable que l'homme relativement au volume de leur corps : bien loin de là, il résulte, au contraire, de mes observations, que si nous en exceptons les oiseaux, l'homme est celui de tous les animaux qui a la moelle épinière

Le volume de la moelle est plus considérable chez l'homme que chez les autres animaux.

la plus volumineuse. Comparez, en effet, au volume et au poi[ds]
du corps le volume et le poids de la moelle du cheval, du bœu[f,]
faites la même comparaison pour l'homme, et vous verrez qu[e]
chez ce dernier, la moelle est remarquablement plus volum[i-]
neuse proportionnellement au reste du corps.

Rapports en poids de la moelle épinière et du cerveau.

D'après Chaussier, la moelle épinière serait, dans l'adult[e,]
de la dix-neuvième à la vingt-cinquième partie du cerveau, [et]
chez l'enfant nouveau-né, la quarantième partie. D'après Mecke[l,]
ce dernier rapport serait celui qui existe chez l'adulte. Il e[st]
vrai que, d'une part, Meckel étudie la moelle dépouillée de s[a]
membrane propre, et par conséquent des nerfs attachés à se[s]
parties latérales, et que, d'une autre part, suivant la remarqu[e]
judicieuse de M. Longet, Chaussier considérait le bulbe rachi[-]
dien comme partie intégrante de la moelle, tandis que Mec[-]
kel ne faisait commencer la moelle qu'au trou occipital.

Du volume de la moelle comparé à la capacité du canal rachidien.

B. *Volume de la moelle comparé à la capacité du cana[l]
rachidien.* La moelle ne remplit pas, à beaucoup près, toute l[a]
capacité du canal rachidien. Un espace considérable, occup[é]
par le liquide sous-arachnoïdien, la sépare des parois de c[e]
canal. Pourquoi cette disproportion? pourquoi cet espace in[-]
termédiaire? Nous avons dit ailleurs (*voyez* OSTÉOLOGIE) qu[e]
les dimensions du canal rachidien sont en raison composée e[t]
du volume de la moelle, et de l'étendue des mouvements de l[a]
colonne vertébrale. Quant à l'opinion de Vieussens, qui admettait que cet espace avait pour but de permettre les mouve[-]
ments de soulèvement de la moelle, elle est suffisamment réfutée par cette observation, que le cerveau, bien qu'il soi[t]
agité de mouvements isochrones à la respiration et à la circu[-]
lation, remplit la capacité du crâne (1).

(1) Il résulte de plusieurs expériences que j'ai faites à ce sujet, que le liquide spinal, observé à la région cervicale, entre l'occipital et l'axis, est agité
de mouvements isochrones à ceux du pouls et à ceux de la respiration ; mais
que le liquide, une fois évacué, la moelle épinière ne présente aucune espèce
de locomotion. J'ai examiné, avec la plus grande attention, les tumeurs lombaires que portaient plusieurs enfants affectés de spina-bifida ; je n'ai pas pu

Considérée sous le point de vue de sa *longueur*, la moelle Longueur de
la moelle. épinière n'est point en rapport avec les dimensions verticales du canal rachidien ; elle finit au voisinage de la première vertèbre lombaire, et pourtant le canal rachidien se prolonge jusqu'au sommet du sacrum.

Les limites inférieures de la moelle n'ont pas été assignées Limites infé
rieures de la
moelle. avec la précision que réclame une question aussi grave : suivant Winslow, la moelle épinière finit au niveau de la 1re vertèbre lombaire ; Morgagni l'a vue descendre jusqu'à la 2e ; Keuffel l'a vue atteindre la 3e vertèbre lombaire, chez un sujet, et s'arrêter à la 11e dorsale, chez un autre. La divergence des auteurs Divergence
des auteurs à ce
sujet. à ce sujet, tient : 1° aux variétés individuelles que présente la moelle sous le rapport de ses limites inférieures ; 2° à la différence d'acception qu'on a pu donner aux mots *extrémité inférieure de la moelle :* les uns limitant la moelle à la partie renflée, les autres à la partie effilée de cette extrémité inférieure. Il résulte d'expériences que j'ai faites à cet égard, et qui con Expériences. sistent à enfoncer horizontalement un scalpel d'avant en arrière, dans le disque intervertébral qui sépare la 1re de la 2e vertèbre lombaire, il résulte, dis-je, qu'il existe des variétés chez les différents sujets, sous le rapport de cette terminaison, et que l'attitude des cadavres, l'état de flexion ou d'extension de la tête et du rachis, peuvent influer sur les limites inférieures de la moelle, mais qu'en général le renflement ou base du cône qui termine la moelle, répond à la 1re vertèbre lombaire, et le sommet du cône à la 2e.

---

y découvrir de mouvements isochrones aux battements du pouls ; mais les mouvements de la respiration exerçaient sur ces tumeurs une influence manifeste : ainsi, quand on vidait la poche par la compression, les cris que provoquait la douleur causée par cette réduction, étaient presque immédiatement suivis de la tension extrême de la poche. La moelle épinière, étant dépourvue des grosses artères qu'on observe à la base du cerveau, ne peut concourir en aucune manière aux mouvements isochrones aux battements du cœur, observés dans le liquide spinal : ces mouvements du liquide lui sont communiqués par les artères cérébrales.

4.   14

Pendant les premiers temps de la vie fœtale, la moelle descend jusqu'au sacrum, mais chez les fœtus à terme, je n'ai pas trouvé une différence aussi prononcée que le disent les anatomistes modernes (1).

Des trois renflements de la moelle :

C. *Différences du volume de la moelle dans les divers points de sa longueur.* Le volume de la moelle épinière n'est pas le même dans les divers points de sa longueur : renflée à son origine, au niveau de la gouttière basilaire, où elle constitue le *bulbe rachidien supérieur*, ou *occipital*, ou *crânien*, elle se rétrécit immédiatement après avoir franchi le trou occipital.

Renflement crânien.

Le lieu de ce rétrécissement, qui a reçu le nom de *collet du bulbe rachidien*, est pour beaucoup d'anatomistes, le commencement de la moelle épinière.

Un nouveau renflement oblong, beaucoup plus étendu que le précédent, *bulbe rachidien moyen*, commence au niveau de la 3ᵉ vertèbre cervicale, augmente de diamètre jusqu'à la 5ᵉ vertèbre cervicale, conserve ce diamètre au niveau de la 6ᵉ, puis diminue progressivement et finit au niveau de la 2ᵉ vertèbre

Renflement cervical.

dorsale. On désigne encore le bulbe rachidien moyen sous le nom de *renflement cervical*, à raison de sa situation, ou de *renflement brachial*, parce que c'est de ce renflement que partent les nerfs destinés aux membres supérieurs.

Considérablement rétrécie depuis la 2ᵉ jusqu'à la 10ᵉ vertèbre dorsale, la moelle épinière se renfle une troisième fois, mais beaucoup moins qu'à la région cervicale et à la région occipi-

Renflement lombaire.

tale ; ce troisième renflement constitue le *bulbe* ou *renflement rachidien inférieur*, qu'on appelle *renflement lombaire*, à

---

(1) La moelle épinière est susceptible d'alongement et de rétraction : elle s'allonge dans la flexion ; elle revient sur elle-même dans l'extension de la colonne vertébrale ; cette différence m'a paru être d'un pouce à quinze lignes.

Sur le corps d'un enfant à terme, affecté de spina-bifida sacré, mort peu de temps après sa naissance, la moelle descendait jusqu'au bas du sacrum ; il n'y avait pas de queue de cheval. Malacarne avait déjà noté un fait analogue. Cette disposition dépend, non d'un retard dans l'évolution de la moelle, mais des adhérences contractées par cette moelle, à une époque peu avancée de la vie fœtale. (Voyez *Anat. pathol.*, 17ᵉ livraison, *Spina bifida*).

cause de sa situation, et *renflement crural*, parce que c'est de ce renflement que partent les nerfs des membres inférieurs. Ce bulbe ou renflement s'effile immédiatement à la manière d'un fuseau, et se termine par un cordon excessivement grêle, filiforme, qui est demi-transparent, d'aspect fibreux, caché au milieu des nerfs de la queue de cheval, et qu'accompagne constamment une veine. On distingue ce cordon des nerfs qui l'environnent, par sa situation sur la ligne médiane, par sa ténuité, par sa tension, par son aspect fibreux et par sa terminaison. On le suit jusqu'à la base du sacrum, où on le voit se confondre avec la dure-mère.

Dans quelques cas, le bulbe rachidien inférieur se bifurque dans sa portion rétrécie, mais les deux branches de la bifurcation aboutissent à un cordon fibreux unique. Huber, Haller et Sœmmering disent que la moelle se termine inférieurement par deux petits renflements en globules, dont l'un, supérieur, ovoïde, l'autre, inférieur, conoïde. Ils ont pris évidemment l'exception pour la règle.

Il y a bien loin de cette disposition de la moelle renflée en trois points de sa longueur, à celle admise par Gall, qui, comparant avec Haller la moelle épinière de l'homme et des animaux vertébrés à la double série de ganglions des annélides et des insectes, admet autant de renflements dans la moelle qu'il y a de paires de nerfs. L'observation rigoureuse des faits est en opposition complète avec cette manière de voir : car même chez le fœtus, qui présente si souvent d'une manière transitoire l'état permanent des animaux inférieurs, on ne voit en aucune façon cette série de renflements. Une fausse induction et une apparence grossière de la moelle environnée de ses nerfs, ont égaré le célèbre physiologiste, qui aurait dû chercher les analogues des ganglions des insectes, non dans la moelle épinière elle-même, mais dans la série des ganglions spinaux (1).

(1) On ne trouve même pas de renflements dans la moelle épinière du veau, que Gall prenait pour type de cette disposition. Les commissaires de l'Institut n'en trouvèrent pas davantage chez le chien, le cochon, le cerf, le chevreuil, le

Loi qui préside aux renflements de la moelle.

L'existence des trois renflements de la moelle épinière est une application de ces deux grandes lois de névrologie, savoir : 1° que le volume de la moelle épinière est en rapport avec le volume et le nombre des nerfs qui en émanent ou qui s'y rendent, et avec l'activité fonctionnelle des organes auxquels ces nerfs se distribuent ; 2° que l'exercice de la sensibilité est en rapport avec des nerfs plus volumineux que l'exercice de la myotilité.

Pourquoi les trois renflements de la moelle sont-ils inégaux ?

Or, c'est au niveau des trois bulbes qu'ont lieu les communications nerveuses les plus multipliées et les plus importantes. Au bulbe inférieur ou lombaire répondent les nerfs des extrémités inférieures ; au bulbe moyen, les nerfs des extremités supérieures ; au bulbe supérieur, les nerfs de la respiration, de la langue, une partie et peut-être la totalité des nerfs de la face.

Si le bulbe cervical, qui répond aux extrémités supérieures, présente des dimensions plus grandes que le bulbe lombaire qui répond aux membres inférieurs, dont la masse et le volume sont beaucoup plus considérables, c'est parce que, d'une part, les premières jouissent d'une activité musculaire plus grande que les secondes, et que, d'une autre part, elles sont les organes du toucher.

Preuves déduites de l'anatomie comparée.

L'anatomie comparée justifie pleinement cette manière de voir, qui s'applique également aux dimensions en longueur de la moelle. On trouve, en effet, que dans les diverses espèces animales, la longueur de la moelle épinière n'est nullement en rapport avec celle du canal vertébral, avec la présence ou l'absence d'une queue, mais bien en rapport avec l'énergie du mouvement et de la sensibilité tactile. Desmoulins, jeune anatomiste trop tôt enlevé à la science, a établi ce fait sur des preuves irréfragables (1).

bœuf, le cheval, où Gall prétendait les avoir découverts. Les belles recherches de Tiedemann, sur le développement de la moelle épinière, ont à jamais renversé cette manière de voir, qui ne reposait que sur des analogies non vérifiées.

(1) La moelle épinière des oiseaux, fournit une preuve frappante de la loi

Forme, direction et rapports.

La moelle épinière a la *forme* d'un cordon blanc cylindroïde aplati d'avant en arrière, renflé dans trois points de sa longueur et terminé en pointe inférieurement.

Sa *direction* suit les inflexions de la colonne vertébrale, aux déviations de laquelle la moelle participe, et c'est une chose bien digne d'intérêt que de voir la moelle échapper souvent à toute compression, même dans le cas de flexion anguleuse du rachis, pourvu toutefois que cette flexion se soit opérée d'une manière graduelle. {Direction de la moelle.}

La moelle épinière est parfaitement symétrique par rapport au plan médian antéro-postérieur. Or, tandis que l'insymétrie du cerveau est si souvent facile à constater dans l'état normal et dans les maladies, il est impossible de reconnaître le moindre défaut de symétrie dans la moelle épinière, même à la suite d'hémiplégies datant d'une époque très reculée.

La symétrie est moins parfaite entre la moitié antérieure et la moitié postérieure de la moelle ; elle est moins parfaite encore entre sa moitié supérieure et sa moitié inférieure. {Sa symétrie.}

On divise la moelle épinière en *corps* et en *extrémités*. Le corps de la moelle doit être étudié, 1° lorsqu'il est encore enveloppé de sa gaîne propre, 2° après l'ablation de cette gaîne.

qui préside au développement de la moelle : il n'est point, dans l'économie, de mouvement qui nécessite plus de force et d'agilité que le phénomène du vol. On n'est donc point étonné de voir la moelle se renfler au niveau des nerfs qui se rendent aux muscles de l'aile ; mais il semblerait que la portion de moelle qui répond aux membres inférieurs doive être beaucoup moins développée, et pourtant le renflement inférieur est tout aussi considérable que le renflement de l'aile, et cela parce que les membres inférieurs sont les organes du toucher chez les oiseaux. La moelle épinière de la tortue confirme, au plus haut degré, la loi que nous avons admise d'après Desmoulins. L'espèce de boîte calcaire dont est enveloppée la partie moyenne de cet animal, est privée de tout mouvement et de tout sentiment. Or, le tronçon de moelle qui répond au membre supérieur est uni au tronçon de moelle épinière qui répond au membre inférieur par un filet très délié,

A. Du corps de la moelle enveloppé de sa gaîne propre.

Des plis transverses en zigzag de la surface de la moelle. Toute la surface de la moelle présente des plis transverses réunis pas des plis obliques, en un mot des zigzags que Huber comparait aux anneaux d'un ver à soie, que Monro regardait comme autant de petites articulations. Ces plis, qui appartiennent au névrilème, sont tout à fait analogues à ceux que nous avons signalés sur les tendons pendant le relâchement des muscles, à ceux que nous verrons sur les nerfs relâchés; ils s'effacent par l'extension de la moelle, et se reproduisent par son raccourcissement.

Leur présence prévient les effets de la distension de la moelle dans les divers mouvements qu'exécute la colonne vertébrale. Par eux, la moelle épinière jouit d'une certaine élasticité.

La moelle épinière offre à considérer une face antérieure, une face postérieure et deux faces latérales.

Faces antérieure et postérieure. 1° La *face antérieure* présente sur la *ligne médiane* une *bandelette fibreuse* qui mesure toute la longueur de la moelle, et qui masque le sillon médian antérieur.

2° La *face postérieure* n'offre pas, au premier abord, de trace de sillon médian : aussi ce sillon a-t-il été rejeté par plusieurs anatomistes, et nommément par Huber ; mais, avec un peu d'attention, on reconnaît un trait linéaire très délié qui décèle la présence de ce sillon médian postérieur, sur lequel je vais revenir.

De *chaque côté de la ligne médiane,* sur l'une et l'autre faces de la moelle, se voit la série linéaire des racines des nerfs spinaux, racines divisées en *antérieures* et en *postérieures.* Les différences de nombre et de volume que présentent ces deux ordres de racines, différences que nous indiquerons ailleurs, permettent de distinguer, à la première vue, la face antérieure de la face postérieure de la moelle.

Si on arrache ces racines, on voit que le lieu de leur implantation est marqué par des points déprimés, dont la succession constitue sur chaque face deux sillons décrits avec beaucoup

de soin par Chaussier sous le nom de *sillons collatéraux* de la
moelle. On ne saurait rejeter le sillon collatéral postérieur,
mais je crois ne devoir point admettre le sillon collatéral antérieur.

Sillons colla-
téraux.

3° Les *faces latérales* de la moelle sont arrondies, plus
étroites que les faces antérieure et postérieure ; on y cherche
en vain le sillon admis par quelques auteurs. C'est sur ces
faces que s'attache le ligament dentelé.

Faces laté-
rales.

La moelle épinière, étudiée dans sa structure, présente à considérer une gaîne propre, appelée *pie-mère rachidienne*, que
nous appellerons *névrilème*, à raison de son analogie avec le
névrilème des nerfs, et un tissu propre.

Névrilème de la moelle (pie-mère rachidienne).

Préparation. La séparation de la gaîne rachidienne de la moelle,
est difficile chez le plus grand nombre des sujets, à cause de la mollesse de la moelle, et de la facilité avec laquelle cet organe s'altère sur
le cadavre. Pour que cette préparation réussisse parfaitement, il convient de choisir le corps d'un supplicié ou d'un individu mort par suite
de maladie aiguë ou d'accident. La moelle des enfants nouveau-nés se
prête en général à cette préparation beaucoup mieux que celle de l'a-
dulte, ce qui tient à la densité proportionnellement plus grande de la
moelle et à l'adhérence moins intime de la membrane propre, à cette
époque de la vie.

Séparation du
névrilème.

Chez les enfants, on peut, après avoir divisé la membrane propre au
niveau du bulbe rachidien, la renverser de haut en bas, de la même
manière qu'on dépouille une anguille, ou qu'on ôte un bas en le renversant. Lorsque la moelle est plus cohérente, on divise longitudinalement la membrane propre, avec beaucoup de précaution, sur l'un des
côtés du sillon médian, et on détache, avec le manche d'un scalpel,
cette membrane qui tient à la moelle par une suite de prolongements
fibreux et vasculaires.

Tandis que l'enveloppe propre du cerveau (*pie-mère cérébrale*) n'est autre chose qu'un lacis vasculaire, l'enveloppe
propre de la moelle (*pie-mère rachidienne*), est une membrane fibreuse, et, par conséquent, résistante, qui soutient

La pie-mère
rachidienne est
une membrane
fibreuse.

et protège la moelle épinière à la manière du névrilème des nerfs.

La *surface externe* de cette membrane est entourée d'un lacis vasculaire remarquable par ses flexuosités, et dont une partie est contenue dans son épaisseur. La moelle apparaît à travers la demi-transparence de cette membrane, qui, par elle-même, est d'un blanc nacré, souvent terne, jaunâtre, noirâtre ou même pointillée de noir, surtout à la région cervicale. Ces

diverses nuances, encore plus fréquentes chez certains animaux, chez le mouton, par exemple, que chez l'homme, sont produites par le dépôt d'une matière colorante, tout à fait semblable au pigment cutané ou choroïdien, et ne sont nullement liées à un état morbide, soit actuel, soit antérieur.

La surface externe du névrilème rachidien est rugueuse, hérissée de petits filaments celluleux et fibreux qui flottent sous l'eau, et sont les débris de petits cordages fibreux qui vont de ce névrilème au feuillet viscéral de l'arachnoïde.

La *surface interne* de ce névrilème adhère à la moelle par une foule de prolongements fibreux et vasculaires, qui forment, dans son épaisseur, des aréoles ou mailles, bien décrites et figurées par Keuffel.

Au niveau du sillon médian antérieur, le névrilème envoie un prolongement qui s'enfonce dans ce sillon pour en tapisser l'une des parois, se réfléchit au fond de ce même sillon pour tapisser la paroi opposée, en sorte qu'il forme une duplicature dans l'épaisseur de laquelle pénètrent les vaisseaux sanguins. Un prolongement simple, d'une extrême ténuité, qu'accompagnent des vaisseaux moins nombreux, pénètre le sillon postérieur et établit la ligne de démarcation entre les deux moitiés postérieures de la moelle.

Le névrilème se prolonge au dessous de l'extrémité inférieure de la moelle, par un cordon fibreux bien décrit par Huber, et qui va s'insérer à la base du coccyx.

Ce cordon, que les anciens anatomistes regardaient comme un nerf, qu'ils appelaient *impair*, est très résistant, eu égard sa ténuité. Habituellement tendu, il semble destiné à maintenir l'extrémité inférieure de la moelle dans un état de fixité, et par conséquent est congénère sous ce point de vue du ligament dentelé. La partie supérieure de ce cordon est creuse et emplie par une substance grise, extrêmement molle.

De la surface externe du névrilème part le ligament dentelé, qu'on a considéré comme un prolongement de la membrane propre de la moelle. De cette même surface externe, partent les gaînes névrilématiques propres à chaque filet nerveux.

Monro a avancé qu'une couche molle de substance grise, recouvrait la substance blanche de la moelle et la séparait du névrilème; mais cette couche n'existe pas (1).

Du reste, en opposition avec ce qui a lieu pour les autres membranes de la moelle, qui ont une capacité beaucoup plus grande que ne le comporte le volume de l'organe enveloppé, le névrilème se moule exactement sur elle, et y exerce même une compression qui se manifeste par la hernie de la moelle, à travers une ponction faite à son enveloppe; c'est à cette compression que la moelle, enveloppée de sa gaîne, doit son apparente consistance, qui contraste avec la mollesse de cet organe dépourvu de névrilème.

Le névrilème se moule exactement sur la moelle.

Cette compression, de même que l'inextensibilité absolue du névrilème, explique : 1° la rareté des épanchements sanguins dans l'épaisseur de la moelle ; 2° les effets funestes des moindres épanchements.

Structure. La membrane propre de la moelle est essentiellement fibreuse; elle ne mérite nullement le nom de membrane vasculeuse (*tunica vasculosa*, Sœmmering) qui lui a été donné. Les fibres qui la constituent s'entrecroisent sous toutes sortes de directions, mais le plus grand nombre affectent une direc-

La structure du névrilème est fibreuse.

(1) Sur plusieurs sujets, j'ai vu de la manière la plus manifeste au niveau du bulbe rachidien, une couche mince, jaunâtre, qui s'enfonçait entre les pyramides, et remplissait le sillon peu profond qui sépare les olives des pyramides.

tion longitudinale. Les vaisseaux qui rampent à sa superficie
et qui la traversent ensuite, sont évidemment étrangers à sa
structure et essentiellement destinés à la moelle.

Usages. Les usages du névrilème de la moelle épinière son
exclusivement relatifs à la protection. C'est la charpente de la
moelle; il sert en même temps de support aux vaisseaux nour-
riciers de cet organe, et c'est sous ce point de vue seulement qu'i
a pu être comparé à la pie-mère du cerveau; il se continue avec
le névrilème fibreux des racines des nerfs spinaux, névrilème
dont il peut être considéré comme la commune origine. Le
passage entre le névrilème de la moelle épinière et la pie-mère
cérébrale, se fait par nuances insensibles. La partie fibreuse
du névrilème de la moelle diminue sur le bulbe rachidien et
sur la protubérance annulaire, et se termine sur les pédoncules; la partie vasculaire se développe au contraire à mesure
que de la moelle on s'élève vers le cerveau.

On a dit que le névrilème était l'organe sécréteur de la moelle;
j'aimerais autant dire que le testicule est le résultat de la sécrétion de la tunique albuginée, le cœur un produit de sécrétion
du péricarde.

A. Du corps de la moelle dépouillé de son névrilème.

Dépouillée de son névrilème, la moelle épinière est en même
temps dépouillée des nerfs spinaux, lesquels ont suivi le névrilème. Devons-nous en conclure que les nerfs ne pénètrent
pas dans le corps même de la moelle, et ne font qu'arriver au
contact; cette question nous occupera à l'occasion de l'origine
des nerfs spinaux. Nous ferons, toutefois, observer ici que les
racines postérieures naissent suivant une ligne parfaitement
régulière, tandis que les racines antérieures naissent irrégulièrement des divers points de la colonne médullaire correspondante (1).

(1) Cette disposition s'observe parfaitement sur la moelle du fœtus et de
l'enfant nouveau-né : à cette époque, la colonne médullaire, d'où naissent les racines antérieures, est encore grise. Les racines, qui sont blanches,

Du sillon médian antérieur et de la commissure. Le sil- Sillon médian
antérieur.
m *médian antérieur*, mieux nommé *scissure médiane an-
térieure,* divise la moelle dans toute sa hauteur en deux moitiés
arfaitement égales ; la profondeur de cette scissure peut être
valuée au tiers de l'épaisseur de la moelle. Au fond de cette
cissure, que pénètrent le prolongement du névrilème déjà dé-
rit, et un grand nombre de vaisseaux, se voit une lame blanche,
riblée de trous, qui occupe toute la largeur de la moelle, et
u'on appelle *commissure antérieure de la moelle* (*commis-* Commissure
antérieure de la
moelle.
ure longitudinale, Chaussier). Les trous dont elle est criblée
ont destinés au passage des pinceaux vasculaires qui pénètrent
ans l'épaisseur de la moelle. La disposition alterne de ces
ous, qu'agrandit singulièrement l'effort qu'on fait pour arra-
her les vaisseaux, donne à la commissure l'apparence d'un
ntrecroisement de fibres ; et, en effet, plusieurs anatomistes,
e fondant sans doute sur l'analogie de ce qui se passe au collet
u bulbe rachidien supérieur, ont admis cet entrecroisement,
es uns d'une manière vague sans spécifier aux dépens de quelles
arties ; les autres, fondés sur l'adhérence intime de cette
ommissure avec les faisceaux antérieurs, ont limité l'entre-
roisement aux faisceaux antérieurs ; d'autres, enfin, ont spé-
ifié que cet entrecroisement avait lieu aux dépens des racines
rolongées des nerfs spinaux eux-mêmes (1).

Suivant Gall et Spurzheim, les faisceaux de cette commis-
ure, transversalement dirigés, s'engrèneraient à la manière des
ents molaires ; mais, je le répète, l'examen le plus attentif ne

mergent de cette colonne grise, et se présentent sur une moelle dépouillée de
n névrilème, sous l'aspect de petits tronçons blancs, qu'on peut suivre dans
épaisseur de cette moelle.

(1) Aucun fait physiologique et pathologique ne démontre l'effet croisé des
ésions de la moelle épinière. M. Foville, dans un ouvrage remarquable, dont la
artie anatomique a seule paru (*Traité complet de l'anatomie, de la physio-
gie et de la pathologie du système nerveux,* 1844), admet comme infiniment
robable l'entrecroisement des deux faisceaux antérieurs de la moelle par l'in-
rmède de la commissure antérieure.

démontre, dans la commissure, rien autre chose qu'une lamell
blanche, perforée pour le passage des vaisseaux, lamelle dan
laquelle il m'a été impossible de démontrer anatomiquement
disposition linéaire soit dans le sens longitudinal, soit dans
sens transversal, ni par conséquent le moindre entrecroise
m en

Sillon médian postérieur. *Sillon médian postérieur.* Non seulement le sillon média
postérieur (*scissure médiane postérieure*) existe, mais encor
il est plus profond que l'antérieur. Son étroitesse, la ténuité d
prolongement névrilématique qui le remplit, ont pu seuls
dérober à l'investigation des anatomistes. On cherche en vai
au fond de ce sillon la languette ou commissure blanche, ana
logue à celle du sillon médian antérieur, mais plus ténue, ad
mise par plusieurs anatomistes ; on n'y voit que de la substanc
grise, que nous pouvons considérer comme une *commissur
grise.*

Il y a deux moelles, l'une droite, l'autre gauche. Il suit de la présence des deux sillons médians, ou scissure
médianes, qu'il existe véritablement deux moelles épinières
parfaitement distinctes, l'une droite, l'autre gauche, réuni
par une languette ou commissure, laquelle se compose de deu
couches, d'une couche blanche et d'une couche grise, celle-c
postérieure à la première ; que la troisième couche ou lamell
blanche postérieure, extrêmement ténue, admise par plusieur
anatomistes, n'est pas démontrée.

Sillons latéraux postérieurs de la moelle. *Sillons des racines postérieures* ou *sillons latéraux poste
rieurs.* Il existe, immédiatement en dehors du point d'insertio
à la moelle, des racines postérieures des nerfs spinaux, un
ligne ou sillon grisâtre qui règne dans toute la longueur de
moelle. Ce sillon, appelé *sillon latéral* ou *collatéral poste
rieur,* existe-t-il indépendamment de toute préparation ? o
bien se forme-t-il par le fait de la préparation, par l'arrachemen
successif des filaments radicaux des nerfs ? Telle est la ques
tion en litige. Si, pour la résoudre, on projette un filet d'eau su
cette ligne, ou plutôt sur cette petite colonne grise, la conti
nuité de la moelle est bientôt détruite, et le filet pénètre ju

l'au centre de l'organe. Mais il reste évident qu'il n'existe pas un véritable sillon qu'on puisse comparer aux sillons ou issures médianes antérieure et postérieure ; que la séparation t une véritable solution de continuité aux dépens de la sub-ance grise, qui envoie un prolongement jusqu'au voisinage de surface de la moelle ; de telle sorte que ce sillon est une simple)parence résultant et de la différence de couleur qui existe entre substance grise et la substance blanche, et de la différence) consistance. C'est sous ce point de vue seulement que nous lmettons ces sillons avec Sœmmering et Rolando, qui divisent laque moitié de moelle en *deux cordons :* un *postérieur*, rmé par la portion de moelle comprise entre la scissure mé-ane postérieure et les racines postérieures ; un *antéro-latéral*, ii comprend toute la portion de moelle placée entre la scis-ire médiane antérieure et le sillon des racines postérieures, est à dire, les deux tiers au moins de la circonférence de laque moité de la moelle. On doit encore admettre, avec aller, Chaussier, Gall et Rolando, comme dépendance du cor-on postérieur, un troisième cordon qu'on peut appeler *cordon édian postérieur*, lequel fait suite à ces faisceaux renflés en amelon qui bordent le bec du calamus scriptorius, et qui nt limités en dehors par un sillon superficiel. Ces petits cor-ons, excessivement étroits, que plusieurs anatomistes n'ad-ettent qu'à la région cervicale, se prolongent dans toute la mgueur de la moelle en s'enfonçant dans la scissure médiane ostérieure.

Une question se présente ici : la substance grise de la)oelle arrive-t-elle jusqu'à la surface de la moelle au niveau es racines postérieures ? ou bien existe-t-il en dehors de cette ibstance grise une couche très mince de substance blanche ui en voile à peine la couleur, qui établit la continuité itre tous les points de la surface de chaque moitié de la)oelle, et qu'il faut diviser ou déchirer pour séparer le cordon ostérieur du cordon antéro-latéral ? J'ai reconnu avec M. Fo-ille cette dernière disposition.

Marginalia :

Chaque moitié de moelle se divise en deux cordons.

Du cordon médian postérieur.

La substance grise n'arrive pas jusqu'à la surface de la moelle.

Existe-t-il un *sillon latéral antérieur* qui diviserait le cordon antéro-latéral en deux grands faisceaux, l'un *antérieur* limité en dehors par les racines antérieures, l'autre *latéral* intermédiaire aux racines antérieures et aux racines postérieures ? Si, pour décider cette question on examine attentivement la ligne qui est en dehors de l'insertion des racines antérieures, on voit une apparence de sillon qui règnerait tout le long de la moelle. Mais si on fait tomber le filet d'eau sur cette ligne, on reconnaît qu'il n'existe pas de sillon proprement dit, que le filet d'eau n'a pas plus de prise sur ce point que sur les points environnants, et on est conduit à rejeter, avec Rolando et ces *sillons*, et les *faisceaux latéraux antérieurs* indiqués par Chaussier, lesquels seraient limités en avant par le sillon des racines antérieures, et en arrière par le sillon des racines postérieures. Ces faisceaux latéraux antérieurs sont néanmoins devenus célèbres depuis que Charles Bell et Bellingeri leur ont fait jouer un si grand rôle, sous le nom de *faisceaux latéraux*.

Il n'existe pas de sillon latéral antérieur.

Ce qu'il faut penser des faisceaux latéraux.

De ce qui précède, il résulte que chaque moitié de moelle est composée de deux cordons, un postérieur, un antéro-latéral, et comme appendice du cordon postérieur, d'un petit cordon qui borde le sillon médian postérieur.

CONFORMATION INTÉRIEURE OU STRUCTURE DE LA MOELLE ÉPINIÈRE.

Des divers moyens d'étude de la moelle.

Les résultats qui vont être exposés sur la structure de la moelle, ont été obtenus à l'aide de plusieurs moyens d'investigation, savoir : 1° les coupes ; 2° le jet d'eau ; 3° le durcissement par l'alcool ; 4° l'évolution de cet organe ; 5° je terminerai par quelques détails d'anatomie comparée, qui m'ont paru nécessaires pour compléter les notions acquises par les autres moyens d'investigation.

Importance de faire cette étude sur une moelle non altérée.

Je ferai remarquer que pour bien étudier la moelle, il faut qu'elle ne soit pas ramollie par une putréfaction commençante et qu'il n'est peut-être aucun organe de l'économie qui s'altère plus facilement après la mort : d'où l'utilité de son étude par une température froide, et son ablation immédiatement après

s vingt-quatre heures exigées par les réglements. Saine, la
moelle est plus ferme que le cerveau, assez ferme pour
qu'on puisse enlever son névrilème sans entamer le tissu
propre. Cette ablation est d'ailleurs bien plus facile chez l'enfant que chez l'adulte; et c'est sans doute cette circonstance qui
fait dire à Chaussier que la moelle avait plus de consistance
chez l'enfant naissant que chez l'homme adulte, et qu'elle s'al-
térait moins rapidement après la mort. Par les grandes cha-
leurs, et même par une chaleur moyenne, la moelle est ordinairement convertie en pulpe blanchâtre au bout de vingt-
quatre heures.

Coupes de la moelle.

Il résulte de l'étude de la conformation extérieure de la
moelle, que cet organe est formé de deux cylindres blancs juxta-
posés, aplatis et contigus par leurs faces correspondantes, unis
entre eux par une commissure médiane, et que chacun de ces
cylindres peut être divisé en deux cordons : l'un postérieur plus
petit, dont le cordon médian n'est qu'un appendice; l'autre antéro-latéral, qui forme les deux tiers de la circonférence du cy-
lindre. *{Résumé des notions acqui-ses par l'étude de la confor-mation exté-rieure de la moelle.}*

Coupes horizontales. Si on soumet la moelle à des coupes
horizontales faites à diverses hauteurs, on voit que chaque
moitié de moelle représente un cylindre de substance blanche,
rempli par de la substance grise ; que la commissure médiane
est formée par une lamelle blanche (*commissure blanche*),
doublée d'une lamelle grise (*commissure grise*); que sur chaque coupe transversale de la totalité de la moelle, la substance
grise représente assez bien la lettre *x*, dont les deux moitiés *{Etude de la moelle par des coupes horizon-tales.}*
en demi-lunes seraient réunies par un trait horizontal, et dont
les branches ou cornes se dirigeraient, les antérieures, vers les *{Figure en x de la substance grise vue sur les coupes.}*
racines antérieures des nerfs rachidiens, et par conséquent vers
les sillons latéraux antérieurs; les postérieures, vers les racines postérieures, c'est à dire, vers les sillons latéraux postérieurs. Les branches postérieures, plus longues et plus effilées

que les antérieures, arrivent presque jusqu'à la superficie de la moelle : et c'est à elles qu'est due cette ligne grise que nous avons décrite à la surface de la moelle, le long des racines postérieures. On voit en outre, sur ces diverses coupes, que la circonférence de la moelle n'est pas parfaitement régulière mais forme des sinuosités légères dont nous parlerons plus bas.

Différences de figure de la substance grise sur les coupes.

Au reste, le volume de la masse grise centrale, dans chaque moitié de moelle, la longueur et l'épaisseur des prolongements ou cornes qu'elle envoie au niveau des racines antérieures et postérieures, l'épaisseur de la commissure grise, présenten beaucoup de variétés, suivant le lieu de la coupe (1) : de là naît la divergence des auteurs, relativement à la forme de cette coupe. Ainsi Huber comparait la coupe de la substance grise de la moelle, à un os hyoïde, Monro, à une croix, Keuffer, à quatre rayons qui convergent vers une partie centrale.

Rolando, qui a repris ce travail, a figuré les diverses coupes de la moelle, dans tous les points de sa longueur.

Dans la moelle, la substance blanche est extérieure à la substance grise.

Les coupes de la moelle établissent ce fait général : 1° que la moelle est composée de deux substances, l'une blanche, l'autre grise ; 2° que la substance blanche forme un cylindre rempli par la substance grise, et par conséquent, contrairement à ce qui a lieu pour le cerveau, c'est la substance blanche de la moelle qui mérite le nom de substance corticale, et la substance grise le nom de substance médullaire. Cette situation respective des deux substances, a dû fixer l'attention des physiologistes qui ont donné de ce fait des interprétations plus ou moins ingénieuses, mais entièrement hypothétiques. Quant à la couche mince de substance grise périphérique, admise par

(1) Je conseille de faire à la moelle cinq coupes, qui me paraissent donner une idée fort exacte de sa conformation intérieure : la première coupe se fera immédiatement au dessous de l'entrecroisement des pyramides ; la deuxième au milieu du renflement brachial ; la troisième au milieu du renflement dorsal ; la quatrième au milieu du renflement crural ; la cinquième près du sommet du cône que forme le renflement crural.

Ionro, sur toute la surface de la moelle, elle a été, à juste titre, rejetée par tous les anatomistes.

Il y aurait, suivant Rolando, deux espèces de substance grise dans la moelle : l'une qui formerait la moitié antérieure, l'autre qui constituerait la moitié postérieure. Ces deux moitiés s'engrèneraient l'une avec l'autre par des espèces de dentelures, à la manière des os du crâne.

Je n'ai pu constater l'existence de ces deux espèces de substance grise, mais j'ai parfaitement vu l'aspect denticulé de la circonférence de la substance grise, disposition telle, qu'il y a, en quelque sorte, pénétration réciproque de la substance grise et de la substance blanche. *Il n'y a dans la moelle qu'une espèce de substance grise.*

La substance grise présente beaucoup de variétés sous le rapport de la nuance de coloration. Chez quelques sujets, et plus particulièrement chez les vieillards, elle est blanchâtre, et ne peut être distinguée de la substance blanche que par sa mollesse, par sa vascularité et par le défaut de disposition linéaire. Plus l'individu est jeune, plus la couleur grise tranche sur la couleur blanche. *Nuances de coloration de la substance grise.*

Les deux substances m'ont paru également différer entre elles sous le rapport de leur proportion chez les divers individus. Keuffel a établi, avec beaucoup de vérité, que chez l'homme la substance grise est plus abondante que chez les animaux : fait qui rendrait raison de la prééminence de l'homme, sous le rapport de la sensibilité, d'après la théorie de Bellingeri, qui place la sensibilité dans la substance grise. *Proportion entre les deux substances.*

Les coupes horizontales permettent, non seulement d'établir les rapports de position et les proportions entre la substance blanche et la substance grise, mais encore de distinguer les sillons superficiels des sillons qui pénètrent toute l'épaisseur de la moelle, et justifient pleinement la distinction des faisceaux précédemment établis. *Profondeur des sillons vus sur les coupes.*

Coupes verticales. La plus importante de toutes est une coupe verticale antéro-postérieure, pratiquée sur la ligne médiane, et par laquelle on sépare les deux moitiés de moelle *Coupes verticales de la moelle.*

4.

15

l'une de l'autre. On peut, alors, dérouler chaque moitié d[e] moelle à la manière d'un ruban, à la surface interne duqu[el] la substance grise forme une couche mince.

Une coupe verticale, faite transversalement, et qui passe p[ar] la partie centrale de la moelle, permet de voir le mode d'o[ri]gine des racines antérieures et des racines postérieures.

Un fait général qui résulte de ces diverses coupes, comm[e] aussi de tous les moyens d'étude de la moelle, c'est qu'il y[a] deux moelles épinières, réunies en une seule à l'aide d'un[e] commissure : dualité et néanmoins unité, telle est la loi d[u] système nerveux central.

Étude de la moelle par le jet d'eau.

Les diverses coupes que je viens d'indiquer mettent en l[u]mière la conformation intérieure de la moelle, bien plus que [sa] structure proprement dite.

La substance blanche de la moelle est fibreuse. Jusque dans ces derniers temps, les auteurs avaient cons[i]déré la moelle comme une sorte de pulpe demi-fluide, qui s'é[]coulait lorsque son névrilème avait été divisé. Plusieurs avaie[nt] dit, comme en passant, et sans établir aucune distinction ent[re] la substance blanche et la substance grise, que la moelle ava[it] une structure fibreuse, et que ses fibres étaient longitudinal[e]ment dirigées. Gall regardait la moelle comme formée par d[es] ganglions superposés ; mais, aujourd'hui, il est généraleme[nt] admis que la substance blanche de la moelle est fibreuse, q[ue] ses fibres sont linéairement disposées, et c'est ce que démont[re] parfaitement la dissection de cet organe, à l'aide d'un fil[et] d'eau, dont on varie à volonté la force et le diamètre.

Sous l'action du jet d'eau, chaque moitié de moelle se développe en un ruban médullaire. Projeté sur la coupe verticale et médiane antéro-postérieu[re] le filet d'eau pénètre dans l'épaisseur de la moelle à travers [la] commissure grise, brise la substance grise centrale, et étale [la] moelle en un ruban médullaire qu'il est bien difficile de dé[]pouiller complètement de substance grise. La dispositi[on] pultacée, comme grenue, de la substance grise, apparaît al[ors] dans tout son jour, et l'on ne comprend pas comment on a p[u]

mettre la disposition linéaire ou filamenteuse dans cette sub-
stance grise. Ainsi attaquée de dedans en dehors, chaque *Division de ce ruban en deux cordons.*
moitié de moelle se divise presque immédiatement en deux
cordons : le cordon postérieur et le cordon antéro-latéral ; et
si on porte le jet d'eau sur la face interne de ces cordons eux-
mêmes, ils ne tardent pas à se décomposer en un grand nombre de segments verticaux prismatiques et triangulaires, régulièrement disposés autour de l'axe de chaque moitié de la
moelle. La coupe de chaque segment est un triangle isocèle,
dont la base répond à la circonférence de la moelle, et dont le
sommet, très aigu, répond au centre ou axe de la moelle. Ces *Division des cordons de la moelle en segments prismatiques et triangulaires.*
segments sont en rapport immédiat les uns avec les autres
par leurs faces latérales. Des prolongements vasculaires et
fibro-celluleux, détachés du névrilème, établissent la ligne de
démarcation entre eux. La substance grise entoure les arêtes
ou bords tranchants que chaque segment présente du côté du
centre de la moelle : de là l'aspect denticulé de la circonfé-
rence de la substance grise ; de là l'erreur de Rolando, qui dit *Rapports des segments entre eux et avec la substance grise.*
que la substance blanche de la moelle est formée par une
lame médullaire, repliée un très grand nombre de fois sur
elle-même (1). Cet aspect denticulé que présente la circonférence de la substance grise, s'observe également, mais
moins prononcé, à la surface de la moelle, une dépression
légère existant sur toute cette surface, au niveau de l'intervalle
de deux segments.

Il résulte de mes observations que chaque segment de la *Indépendance des segments les uns des autres.*
moelle est complètement indépendant des segments voisins ; et

1) Rolando a porté l'exactitude jusqu'à compter le nombre de ces replis,
ils seraient de cinquante dans la moelle épinière du bœuf, au niveau de l'origine de la sixième paire des nerfs sacrés ; de trente, au niveau de la troisième
paire sacrée, et cela pour les cordons antérieurs de la moelle seulement ; car,
d'après les deux figures qui représentent cette disposition, les cordons postérieurs ne seraient pas plissés. Rolando faisait ses observations sur des moelles
qui avaient macéré soit dans l'eau pure, soit dans l'eau salée.

l'anatomie pathologique confirme pleinement cette observatio
en montrant qu'un seul segment peut être lésé, atrophié a
milieu des autres segments parfaitement intacts. Cette ind
pendance des segments de la moelle diminue singulièreme
de l'importance anatomique qu'on accorde au nombre des si
lons, et par conséquent des faisceaux de la moelle.

Décomposition des segments en filaments. Si on prolonge l'action du jet d'eau, les segments médullair
sont décomposés eux-mêmes en filaments très ténus, juxt
posés, lesquels mesurent toute la longueur de la moelle : c
filaments sont tous indépendants les uns des autres, liés seul
ment entre eux par du tissu cellulaire et des vaisseaux.

La structure de la substance blanche de la moelle est fasciculée. La structure de la substance blanche de la moelle est do
filamenteuse ou fasciculée : il y a identité presque complè
entre les filaments de la moelle et les filaments longs et para
lèles qui constituent la substance propre des nerfs. Chaque fib
de la moelle en parcourt toute la longueur, comme chaq
fibre nerveuse parcourt toute la longueur du nerf auquel el
appartient. La loi de continuité s'applique parfaitement à
moelle épinière comme à toutes les parties du système ne
veux.

Indépendance de chaque filament de la moelle. La conséquence très importante de ces recherches, c'est l'i
dépendance, non seulement de chaque segment, mais enco
de chaque fibre de la moelle.

Identité d'aspect entre les segments et les fibres médullaires. Du reste, l'identité la plus complète d'aspect existe entre l
segments et fibres médullaires appartenant aux cordons pos
rieurs et les segments et fibres médullaires appartenant a
cordons antéro-latéraux ; en sorte que, sous ce rapport, l'an
tomie toute seule n'aurait jamais conduit le physiologiste à
différence d'usages de ces cordons de la moelle.

Identité de consistance. Cette identité entre les fibres blanches de la moelle s'appliq
à leur consistance comme à toutes leurs autres propriét
physiques. Les fibres appartenant aux couches les plus pr
fondes m'ont paru tout aussi denses que les fibres appartena
aux couches les plus superficielles ; et si le contraire a é
avancé, si on a admis que la couche fibreuse circonférenciel

ait une consistance notablement plus grande par suite du
pprochement plus intime de ses fibres, c'est qu'on a fait ces
bservations sur des moelles durcies par l'alcool (1) ou par
ut autre moyen, et qu'on n'a pas soumis ces observations au
ntrôle d'un examen fait sur des moelles fraîches; or, le jet
eau dissocie les fibres de la profondeur de la moelle avec la
ême facilité que les fibres de la circonférence.

Il s'agirait, maintenant, de déterminer comment les filets **Le mode de**
rveux qui constituent les racines antérieures et postérieures **connexion des nerfs rachidiens**
s nerfs spinaux, se comportent à l'égard de la moelle; si les **avec la moelle n'est pas encore**
rfs s'arrêtent à la surface ou s'ils pénètrent dans l'épaisseur **déterminé.**
la moelle; s'ils vont jusqu'à la substance grise, ou bien si
s filets nerveux ne sont autre chose que des fibres nerveuses
la moelle détachées de la surface ou de la profondeur de cet
gane, et s'entourant immédiatement d'un névrilème. Cette
estion relative au mode de connexion des nerfs spinaux et de
moelle n'est pas encore complètement déterminée.

Étude de la moelle durcie par l'alcool.

Privée de son humidité par l'alcool, la moelle épinière de- **Le durcisse-**
ent très dense, extensible et élastique. Sa texture filamen- **ment par l'alcool démontre**
use apparaît alors dans tout son jour, et à l'aide du manche **la structure fila-**
scalpel ou d'une traction légère, on la divise en filaments **menteuse de la substance blan-**
xta-posés, légèrement flexueux, à cause du retrait qu'elle a **che de la moel-**
bi. Je n'ai point vu, dans les fibres de la moelle, cet entrela- **le.**
ement, qui est figuré sur les belles planches de Herbert Mayo,
trelacement qui n'est, à mon avis, qu'une simple apparence,
roduite par la traction en sens opposé des parties soumises à
xamen.

(1) On conçoit que l'action de l'alcool s'exerçant d'abord sur la couche su-
rficielle de la moelle épinière, doive lui donner une consistance bien plus
nde qu'aux couches profondes, sur lesquelles l'alcool n'agit que lorsqu'il a
é préalablement affaibli.

Des cavités ou ventricules de la moelle.

Plusieurs anatomistes ont admis que chaque moitié de moel
était creusée d'un canal central (1).

Morgagni (2) a parlé un peu légèrement de ce canal, qu

(1) Le canal central unique, admis au centre de la moelle par quelques a
teurs, me paraît incompatible avec l'organisation de la moelle. Cependant
auteur digne de toute confiance, M. Calmeil, rapporte qu'il a vu la moelle é
nière d'un aliéné, mort dans un état profond de démence, coupée à un pouce e
viron de la protubérance, présenter trois canaux, un médian et deux latérau
en sorte que la coupe représentait trois tubes de la grosseur d'une petite plum
placés de champ l'un à côté de l'autre.

M. Foville (ouvrage cité, page 286) admet comme constant un ventricu
central médian, creusé aux dépens de la commissure de la moelle, et plus p
ticulièrement de la commissure de la substance grise.

Ce ventricule central, « ordinairement unique, est quelquefois triple, un m
« dian, séparé des deux latéraux par des cloisons très minces ; il est consta
« chez les animaux vertébrés, il ne l'est pas moins chez l'homme en bas âge. (
« le rencontre accidentellement à toutes les autres époques de la vie humain
« mais, dans bien des cas, sa démonstration est difficile chez l'adulte, tan
« que jamais elle ne l'est chez les nouveaux nés, pour peu qu'on procède à s
« examen avec les précautions convenables. »

D'après cet auteur, ce ventricule commencerait vers la pointe du renflem
lombaire, et se prolongerait jusqu'au bec du calamus, au dessus duquel il s
vaserait pour former le ventricule cérébelleux, bientôt rétréci en un entonn
qui se prolongerait dans l'aqueduc de Silvius. Je n'ai point été assez heur
pour démontrer anatomiquement la présence de ce ventricule central,
suis loin d'être convaincu par les procédés qu'indique M. Foville pour arri
à cette démonstration ; ces procédés sont : 1° l'étude d'une tranche fort minc
moelle étalée sur un corps uni : « en moins d'une heure d'exposition à l'air,
« vaporation des parties humides détermine le rapprochement des solides
« l'ouverture du ventricule se prononce. » 2° L'étude de moelles d'enfants n
veaux-nés endurcies par l'alcool : il suffit de pratiquer une coupe transver
« pour voir de suite la lumière de ce petit ventricule, et comme il est rem
« d'alcool, on peut, en pressant la moelle très loin de la coupe, faire sour
« l'alcool par le petit orifice ventriculaire. »

(2) *Adversaria Anat.* VI, p. 17. Morgagni raconte qu'ayant séparé,
une section horizontale, la moelle allongée de la moelle proprement dite, il

eut pas le temps de suivre au delà d'une étendue de cinq travers de doigts.

Gall rapporte qu'en examinant le corps d'un enfant affecté de spina-bifida, il coupa transversalement la moelle, et vit qu'elle était creusée de deux canaux qu'il suivit jusque dans l'épaisseur du bulbe rachidien, et de la protubérance annulaire, sous les tubercules quadrijumeaux, et jusqu'aux couches optiques, où ils se terminaient par une poche qui avait le volume d'une amande (1).

Il est certain que jusqu'au quatrième mois de la vie intra-utérine, chaque moitié de moelle est pourvue d'un canal tout à fait semblable à celui des poissons ; mais, après cette époque, le liquide gélatiniforme qui remplissait le canal est remplacé par la substance grise. Cependant j'ai vu dans un cas ce canal persister après la naissance.

Les canaux de chaque moitié de la moelle existent jusqu'au quatrième mois de la vie fœtale.

DU BULBE RACHIDIEN.

Situation. Le *bulbe rachidien*, ou *bulbe crânien* (*pars cephalica medullæ spinalis*, Haase), est ce renflement conoïde qui couronne, à la manière d'un chapiteau, la moelle épinière

Situation du bulbe rachidien

dans l'épaisseur de la moelle, et dans l'espace de cinq travers de doigt (*et forsse etiam longiùs si quis tunc otium habuisset ulteriorem medullam è vertebris eximendi*), une cavité qui pouvait admettre l'extrémité du doigt ; tout lui parut dans l'état naturel, à l'exception de cette cavité. Il ajoute qu'il n'a jamais rencontré une cavité aussi considérable, ce qui suppose qu'il l'avait vue d'autres fois : *Neque enim aliàs tantam aut quæ huic accederet vidi.*

(1) Le spina-bifida et l'hydrocéphale n'ont aucun rapport direct avec la persistance des canaux de la moelle, et je puis, sous ce rapport, dissiper les doutes élevés par Keuffel (*De medullà spinali*, p, 62), sur l'observation de Morgagni: Forsan nos quoque eam (scilicet medullæ spinalis caveam) invenissemus, si medullam spinalem ex homine hydrocephalo aut spinâ bifidâ laborante, inquirere potuissemus. Utinam hujusmodi opportunitas, si occurret, à nemine negligatur, ut tandem de hac re certiores fiamus. » Cinq enfants, affectés de spina-bifida, deux enfants affectés d'hydrocéphale chronique, examinés dans ce but, présentaient une moelle épinière dans l'état normal. Tiedemann regarde les canaux de la moelle décrits par Gall, comme le produit de l'insufflation.

dont il constitue l'extrémité supérieure (*principium medullæ spinalis* des anciens); il occupe la gouttière basilaire de l'occipital, et unit la moelle épinière au cerveau et au cervelet. Ce renflement porte aussi le nom de *queue de la moelle allongée* (*caudex medullæ oblongatæ*), expression qui a pris son origine dans cette comparaison grossière qui assimilait la protubérance les quatre pédoncules et le bulbe rachidien supérieur à un animal dont la protubérance serait le corps, les pédoncules antérieurs les bras, les pédoncules postérieurs les cuisses, et le bulbe rachidien la queue. Haller restreignit le nom de moelle allongée (*medulla oblongata*) an bulbe rachidien, et bon nombre d'anatomistes modernes ont adopté cette interprétation.

A. Conformation extérieure du bulbe-rachidien.

Limites supérieures. Les *limites* du bulbe rachidien en haut et en avant sont parfaitement établies dans l'homme et dans les mammifères par la saillie de la protubérance (1); mais en arrière et en haut, ces limites sont purement artificielles, car le bulbe se prolonge par dessus la protubérance, ainsi que nous le verrons plus loin. Un plan horizontal qui longe le bord inférieur de la protubérance établit cette limite. Les limites inférieures du bulbe sont tout à fait arbitraires ; le bulbe, en effet, ne se rétrécit pas brusquement, ainsi que semblerait le faire pressentir le nom de *collet du bulbe*, qui a été donné à son extrémité inférieure, mais bien d'une manière graduelle, pour se continuer avec la moelle.

Limites inférieures. Un plan tangent à la face inférieure des condyles de l'occipital établirait approximativement cette limite inférieure. Je dis approximativement, car j'ai fait sur plusieurs sujets une expérience qui établit que les rapports du bulbe avec le trou occipital varient suivant que la tête est verticale, portée dans la flexion ou bien portée dans l'extension ; un instrument hori-

_____

(1) Les autres classes d'animaux n'ayant pas de protubérance, la délimitation du bulbe rachidien est aussi impossible en avant qu'en arrière.

ontalement enfoncé, entre l'atlas et l'occipital, divise le bulbe à diverses hauteurs dans ces différentes attitudes. Je pense qu'il est plus rationnel de déterminer cette limite inférieure d'après le point précis où la moelle subit de notables modifications dans sa structure : or, ce point siégeant immédiatement au dessous de l'entrecroisement des pyramides, un plan horizontal passant au dessous de cet entrecroisement, telle est la limite inférieure du bulbe.

La *hauteur* du bulbe est de quatorze à quinze lignes (28 à 30 millimètres), sa largeur de neuf à dix lignes (de 18 à 20 millim.), son épaisseur de six (12 millim.). Ces deux dernières dimensions surpassent, comme on voit, de beaucoup celles de la moelle épinière.

Sa *direction* est oblique, comme le plan incliné de la gouttière occipitale ; en sorte que le bulbe forme, avec la moelle, dont la direction est verticale, un angle très obtus, rentrant en avant, saillant en arrière.

Rapports. Appuyé en bas, sur la gouttière basilaire de l'occipital, le bulbe rachidien est embrassé en arrière et sur les côtés par le cervelet, qui le reçoit dans une gouttière large et profonde, en sorte que le bulbe n'est libre que par sa face antérieure.

Sa *figure*, qui est celle d'un cône tronqué, aplati d'avant en arrière, dont la base est en haut et le sommet en bas, permet de lui considérer quatre faces, une antérieure, une postérieure, deux latérales, une base et un sommet.

1° *Face antérieure du bulbe.*

Elle est inclinée en bas, et nommée pour cela *face inférieure* par quelques anatomistes : convexe, reçue dans la gouttière basilaire de l'occipital, cette face ne peut être bien étudiée que lorsqu'elle a été débarrassée de son névrilème, préparation facile, vu la densité du bulbe rachidien, qui est bien supérieure à celle de la moelle.

On y remarque : 1° un *sillon médian*, dans lequel pénètrent de nombreux vaisseaux ; ce sillon, bien plus superficiel que

[notes marginales :]
Variétés des rapports du bulbe avec le trou occipital.

Direction du bulbe.

Ses rapports.

Sa figure.

Direction de la face antérieure du bulbe.

Sillon médian.

celui de la moelle, avec lequel il se continue, est interrompu à 10 lignes (22 millim.) au dessous de la protubérance, par un entrecroisement, et se termine supérieurement par une fos-

Fossette mé-diane. sette assez profonde (*trou borgne de Vicq-d'Azyr, fossette médiane*), qui occupe le point d'intersection de ce sillon avec la protubérance. Je reviendrai sur cette fossette à l'occasion de

Fibres (arci-formes. la base du bulbe. Il n'est pas rare de voir, au lieu du sillon médian, des fibres transversalement dirigées, qui donnent à la face antérieure du bulbe le même aspect qu'à la protubérance; quelquefois ces fibres transversales n'occupent qu'une partie de la hauteur du bulbe rachidien. Ces fibres seront décrites plus bas sous le nom de *fibres arciformes*.

Éminences antérieures du bulbe. 2° De chaque côté de la ligne médiane se voient deux émi-nences qui sont en quelque sorte sculptées sur le bulbe, for-mant deux plans successifs et comme étagés de dedans en dehors : les plus internes de ces éminences s'appellent *pyra-mides*; les plus externes s'appellent, en raison de leur forme en olive, *corps olivaires*.

3° En dehors des corps olivaires, et sur un plan plus posté-rieur, se voit la partie antérieure des colonnes blanches appe-lées, depuis Ridley, *corps restiformes* (semblables à une corde), corps restiformes que nous retrouverons encore et sur la face latérale et sur la face postérieure du bulbe.

Leur disposi-tion sur trois étages. Les pyramides, les olives et les corps restiformes sont situés sur trois plans ou étages bien distincts : la description des deux premières éminences va nous occuper ici, celle des corps res-tiformes sera mieux placée plus tard.

Pyramides du bulbe rachidien.

Situation des pyramides. Situées de chaque côté de la ligne médiane, en dedans des corps olivaires, les *pyramides* (*corps pyramidaux*, nommés aussi *pyramides antérieures* par opposition aux pyramides postérieures et aux pyramides latérales admises par quelques auteurs), sont deux faisceaux blancs, pyramidaux, prismatiques et triangulaires, verticalement dirigés, qui mesurent toute la hauteur du bulbe rachidien; ils font relief sur le corps de la moelle, et semblent s'en détacher au niveau du collet du bulbe, *Leur point d'émergence.* en écartant et rejetant sur le côté les cordons antérieurs de cette moelle dont ils sont bien distincts : étroits et rapprochés à leur point d'émergence, au niveau du collet du bulbe, où ils ont une ligne et demie (de 2 à 3 millim.) de largeur, ils se portent un peu obliquement en haut et en dehors, deviennent plus *Direction, forme, volume, des pyramides.* saillants, acquièrent 3 lignes (de 6 à 7 millim.) de largeur, et, parvenus à la protubérance, se rétrécissent, s'arrondissent en cylindre, s'écartent un peu l'un de l'autre et sont comme étranglés pour pénétrer dans l'épaisseur de la protubérance où nous les suivrons plus tard.

Quand on écarte les deux pyramides, on dirait qu'au fond *Apparence d'entrecroise-* du sillon très superficiel (1) qui les sépare, des fibres transver- *ment dans toute la hauteur des* sales passent de l'une à l'autre; on dirait même qu'il y a entre- *pyramides.* croisement entre ces fibres transversales; mais ce n'est qu'une simple apparence; et, à cette occasion, je ne saurais trop prémunir contre les illusions auxquelles peuvent donner lieu, d'une part, des trous vasculaires, d'une autre part, le tiraillement des fibres écartées par une traction transversale. On verra bientôt qu'il n'y a là ni fibres transversales, ni cet entrecroisement à angle aigu admis dans toute la longueur des pyramides par Petit, Winslow, Santorini et autres; que les prétendues fibres transversales ne sont autre chose que des fibres antéropostérieures; il n'y a vraiment que juxta-position et agglutination des deux moitiés du bulbe rachidien. L'entrecroisement n'existe d'une manière positive qu'au point où les pyramides émergent de la moelle au niveau et au dessus du collet du bulbe. Nous verrons dans un instant que les pyramides antérieures ne sont nullement la continuation des faisceaux antérieurs de la moelle.

(1) Ce sillon manque quelquefois dans les deux tiers inférieurs de la hauteur des pyramides : il semble qu'il y ait accollement, fusion des pyramides.

Corps olivaires.

Leur situation. En dehors des pyramides antérieures, et sur un plan un peu plus postérieur, se voient, sur la face antérieure du bulbe, deux éminences ovoïdes (*corpora ovata, olivaria, eminentiæ olivares*), blanches, quelquefois bosselées, souvent d'inégal volume à droite et à gauche, quelquefois divisées en deux parties, l'une supérieure, l'autre inférieure, par une dépression **Leur hauteur.** transversale. Ces deux éminences, propres au bulbe rachidien de l'homme, plus saillantes chez le fœtus et chez l'enfant nouveau-né que chez l'adulte, ont été décrites pour la première fois par Eustachi, et mieux encore par Vieussens, qui, à raison de leur forme, leur a donné le nom de *corps olivaires.*

Leur direction. Beaucoup plus courtes que les pyramides antérieures, car elles n'ont que 6 lignes (13 millim.) de longueur, les éminences olivaires sont obliquement dirigées en bas et en dedans. Leur extrémité supérieure n'atteint pas la protubérance, dont elle est séparée par une dépression assez profonde, que Vicq-d'Azyr **Fossette de l'éminence olivaire.** appelle *fossette de l'éminence olivaire*, et dont il fait naître à tort le nerf facial. Leur extrémité inférieure, moins proéminente que la supérieure, est souvent bridée par un trousseau de fibres disposées en arcades à concavité supérieure (*fibres* **Fibres arciformes de l'olive.** *arciformes*), et qu'on a appelé *faisceau arciforme de l'olive* (*fasciculus arciformis olivæ*). Le bord interne des pyramides, la série des filets nerveux qui constituent le nerf grand **Limites de l'olive.** hypoglosse, établissent les limites de l'olive en dedans. Une rainure, verticalement dirigée, les sépare en dehors des pédoncules inférieurs du cervelet ou corps restiformes (1). Les olives sont recouvertes par une couche blanche fort mince qui ne paraît pas faire suite à la couche superficielle des pyramides.

(1) Je ne dis pas, avec quelques auteurs, que la série des nerfs glosso-pharyngien et pneumo-gastrique limite en arrière les corps olivaires, car cette série naît des pédoncules inférieurs du cervelet ou corps restiformes, et non du sillon de séparation des pyramides et des corps olivaires.

Une remarque importante, c'est que la portion de corps olivaire qui déborde en dehors la pyramide, ne constitue pas la totalité de l'olive, mais seulement la moitié externe de ce corps, dont la moitié interne se prolonge en s'excavant dans l'épaisseur du bulbe, derrière la pyramide antérieure (1).

La moitié interne de l'olive est cachée par les pyramides.

2° Face postérieure du bulbe rachidien.

Cette face, dont une bonne partie concourt à la formation de la paroi antérieure du quatrième ventricule, est cachée par le cervelet, qui présente une gouttière pour la recevoir; aussi ne peut-elle être mise à découvert dans toute son étendue, qu'en renversant fortement le bulbe en avant, ou mieux, en divisant, par une coupe verticale, le lobe médian du cervelet. On voit alors que, cylindrique à sa partie inférieure, où elle se continue sans ligne de démarcation avec la moelle, la face postérieure du bulbe semble s'ouvrir sur la ligne médiane, à sa partie supérieure, et que les deux moitiés de cette division, qui comprend toute l'épaisseur de la substance blanche de la moelle s'écartent et se portent, en divergeant de dedans en dehors, pour laisser à nu la substance grise. De cet écartement des faisceaux postérieurs de la moelle, il résulte un espace anguleux, ou en manière de V, lisse, légèrement excavé, qui forme la paroi antérieure du quatrième ventricule, et qu'Hérophile a désigné, à raison de son aspect, sous le nom de *calamus scriptorius*. Un sillon médian vertical représente la tige, les barbes de la plume sont représentées par des stries blanches médullaires, très variables pour le nombre, non symétriques, dont les unes se perdent sur les parois du ventri-

Elle est cachée par le cervelet.

La face postérieure du bulbe fait partie du quatrième ventricule.

Du calamus scriptorius.

(1) Sur une femme morte à la Maternité, la pyramide et l'olive gauches n'avaient que la moitié de leur diamètre transverse accoutumé. On pouvait croire à une atrophie; mais la malade n'avait présenté aucun symptôme qui dénotât une lésion aussi grave et aussi insolite. Avec un peu d'attention, il me fut facile de voir que la pyramide était divisée en deux moitiés, une antérieure occupant sa place accoutumée, et une postérieure recouvrant la moitié postérieure de l'olive.

cule et dont les autres, plus nombreuses, contournent les faces latérales du bulbe, pour aller constituer les racines postérieures du nerf auditif. La couleur parfaitement blanche de ces stries médullaires, tranche sur le fond gris, qui résulte de la présence d'une couche de matière grise, diversement nuancée, qui occupe toute la paroi antérieure du quatrième ventricule. Le bec de la plume est formé par l'angle inférieur très aigu, terminé par un cul-de-sac (*fossette du quatrième ventricule*), qu'on a gratifié du titre de *ventricule d'Arantius.* Suivant les auteurs qui admettent un canal qui règnerait dans toute la longueur de la moelle, au centre de la commissure, cet angle inférieur serait l'orifice supérieur de ce canal; mais j'ai déjà dit que ce canal n'existait pas, et qu'il était produit par les moyens mêmes qu'on emploie pour le démontrer, tels que l'insufflation, le stylet, le poids d'une colonne de mercure, la dessiccation complète. Constamment on rencontre un petit V, de substance cornée, inscrit dans le V qui résulte de la bifurcation du bulbe. Entre les deux branches du V se trouve le prolongement de substance grise qui fait suite à la substance grise de la moelle.

Du reste, toute la paroi antérieure du quatrième ventricule n'appartient pas au bulbe rachidien; les limites que nous avons assignées à ce bulbe, établissent que la moitié inférieure ou le triangle inférieur du rhombe ou lozange qui représente cette paroi antérieure, est seule formée aux dépens du bulbe; la moitié supérieure, qui répond à la protubérance, se continue sans aucune ligne de démarcation avec la moitié inférieure ou bulbaire.

Les colonnes médullaires, qui bornent de chaque côté le calamus, et qui résultent d'une sorte de bifurcation de la moelle en arrière, sont formées : 1° par les cordons médians postérieurs déjà décrits, qui s'élargissent un peu pour se renfler en mamelons, au point précis de la bifurcation de la moelle, et se terminer comme en mourant sur la partie postérieure du corps restiforme; on a appelé *pyramides postérieures* la partie su

Stries médullaires du calamus.

De la fossette du quatrième ventricule.

La paroi antérieure du quatrième ventricule n'est formée qu'en partie par la face postérieure du bulbe.

Renflements mamelonnés des cordons médians postérieurs.

érieure ou renflée de ces cordons : je les désignerai sous le nom de *renflements mamelonnés des cordons médians postérieurs.*

En dehors des renflements mamelonnés, se voit la partie postérieure des corps restiformes, colonnes médullaires, qui sont le prolongement des faisceaux de la moelle, et qui vont être l'objet d'une description particulière.

3° *Faces latérales du bulbe.*

Elles présentent, en avant : 1° le profil des pyramides ; 2° le profil des olives ; 3° les corps restiformes que nous avons déjà vus sur la face antérieure et sur la face postérieure de ce même bulbe ; 4° les tubercules cendrés de Rolando ; 5° les fibres arciformes. Les pyramides et les olives, ayant été l'objet d'une description spéciale, il ne nous reste plus qu'à décrire les trois dernières parties.

Aspect général des faces latérales du bulbe.

Corps restiformes.

Les *corps restiformes* (*corpora restiformia, processus restiformes*) sont deux colonnes blanches pyramidales (*funiculi pyramidales*), qui occupent la partie latérale, antérieure et postérieure du bulbe rachidien, et semble la continuation de toute la substance blanche de la moelle ; savoir : de ses faisceaux antérieurs, qui ont été déjetés en dehors pour laisser passer la pyramide, de ses faisceaux latéraux, et de ses faisceaux postérieurs : ceux-ci également déjetés en dehors pour constituer le quatrième ventricule.

Parties constituantes des corps restiformes.

Ces corps restiformes sont séparés en avant des olives par un sillon très prononcé, limités en arrière par le petit renflement mamelonné du cordon médian postérieur, qui semble s'identifier avec eux ; ils s'enfoncent supérieurement dans le cervelet, dont ils semblent constituer les racines, d'où les noms de *pédoncules inférieurs du cervelet,* de *processus cerebelli ad medullam oblongatum,* sous lesquels ils sont encore dési-

Leurs limites.

gnés. La série linéaire des nombreux filets d'origine des nerfs glosso-pharyngien et pneumo-gastrique, ne naît pas, comme on l'a dit, du sillon de séparation des olives et des corps restiforme, mais bien des corps restiformes eux-mêmes, que cette série linéaire divise en deux parties : l'une, antérieure, très étroite ; l'autre, postérieure, beaucoup plus considérable. C'est

Le faisceau respirateur de Ch. Bell appartient au corps restiforme. à la partie antérieure ou *intermédiaire* aux olives et aux nerfs glosso-pharyngien et pneumo-gastrique, que Ch. Bell a donné le nom de *faisceau respirateur du bulbe*, faisceau qu'il supposait se prolonger dans toute la longueur de la moelle, et qu'il croyait présider partout aux mouvements qui exercent quelque influence sur la respiration. Ce faisceau, devenu célèbre, n'est point démontré par l'anatomie, comme faisceau à part (1).

Tubercule cendré de Rolando.

Tubercule cendré de Rolando. Pour ne rien omettre, je ferai mention d'une saillie oblongue, d'une couleur cendrée, à peine sensible chez le plus grand nombre des sujets, située sur les côtés du bulbe, trois lignes au dessous du niveau de l'extrémité inférieure des olives. Ce tubercule n'est autre chose que la saillie légère formée par la substance grise de la moelle, qui soulève la substance blanche correspondante. Elle fait suite à la substance grise d'origine des nerfs spinaux.

Fibres arciformes.

Fifires arciformes. C'est surtout sur les plans latéraux que se voient les *fibres*

(1) Les corps restiformes se bifurqueraient, d'après Burdach : la branche principale ou externe de bifurcation se porterait au cervelet, la branche interne remonterait sur la face postérieure de la protubérance, formant de chaque côté de la ligne médiane, une partie de la paroi antérieure du quatrième ventricule et irait se jeter dans les *processus cerebelli* ad testes. Je crois que cette branche de bifurcation interne des corps restiformes, n'est autre chose qu'une partie de la face postérieure du faisceau innominé. Les corps restiformes ne présentent aucun vestige d'entrecroisement. Il y a plus, cet entrecroisement est impossible, puisqu'ils vont en divergeant.

rciformes (*fibræ transversæ arciformes*), signalées par San-
orini, mieux décrites par Rolando. Ce sont des filaments mé-
ullaires, infiniment variables pour le nombre et pour l'arran-
ement, qui semblent naître du sillon médian antérieur du
ulbe, entourent comme une ceinture (*stratum zonale me-
ullæ oblongatæ*) les pyramides et les olives, et, parvenus Fibres arciformes.
ux corps restiformes, se portent obliquement en haut et en
ehors pour se terminer sur la partie latérale de ces corps.
uelquefois ces fibres arciformes paraissent manquer entière-
ent. D'autres fois elles sont réunies en deux faisceaux : l'un, Variétés dans
leur disposition.
apérieur, qui entoure la pyramide antérieure, à la manière
un petit collier, au moment où elle va se plonger dans la
rotubérance ; l'autre, inférieure, qui recouvre et cerne l'extré-
ité inférieure de l'olive. Enfin, il n'est pas rare de voir les
yramides et les olives entièrement et régulièrement couvertes
ar une couche mince de fibres circulaires. Ce sont ces fibres
ciformes ou peut-être le groupe le plus élevé de ces fibres
ciformes, espèce de protubérance ou de pont de Varole
ipplémentaire, qui ont mérité le nom d'*avant-pont* ou *pon-*
cule (*ponticulus qui nonnumquam adest*, Arnold, fascic. I,
b. II, fig. V). Nous verrons plus tard que ces fibres s'en-
ncent dans le sillon médian antérieur du bulbe, et atteignent
sillon médian postérieur.

Il est des fibres arciformes qui décrivent de longues anses,
convexité supérieure, dont une moitié appartient aux pyra-
des antérieures, et une autre moitié aux corps restiformes.
où viennent ces fibres ? Où vont-elles ?

4° *Base et sommet du bulbe.*

La *base du bulbe* présente, en avant, le point de conjugaison Base du bulbe.
la moelle épinière et de la protubérance ; en arrière, elle se
ntinue, sans aucune ligne de démarcation, sur la paroi anté-
ure du quatrième ventricule, avec la partie de l'axe céphalo-
chidien qui est située immédiatement au dessus ; sur les
és, par les corps restiformes, la base du bulbe s'enfonce, pour

ainsi dire, dans l'épaisseur du cervelet. Les rapports en avant de la base du bulbe et de la protubérance sont remarquables

Fossette médiane de la base du bulbe. Sur la ligne médiane, se voit la *fossette médiane de la base du bulbe, trou borgne de Vicq-d'Azyr*, faisant suite au sillon médian antérieur. Cette fossette est limitée, de chaque côté, par les pyramides écartées; en haut, par le bord inférieur de la protubérance qui envoie un prolongement entre ces deux pyramides de manière à constituer, pour chacune d'elles, une espèce de collier, qu'on peut appeler *collier interpyramidal de la protubérance*.

Du collier interpyramidal de la protubérance. collier, qu'on peut appeler *collier interpyramidal de la protubérance*. De chaque côté de la ligne médiane, la base du bulbe présente une fossette, *fossette latérale de la base du bulbe*, limitée, en haut, par le bord inférieur de la protubérance; en dehors, par les nerfs facial, auditif et glosso-pharyngien.

Fossette latérale de la base du bulbe. bulbe, limitée, en haut, par le bord inférieur de la protubérance; en dehors, par les nerfs facial, auditif et glosso-pharyngien. La rainure profonde qui sépare l'olive de la protubérance, est une dépendance de cette fossette latérale, dont le fond est constitué par la face antérieure du corps restiforme. C'est dans le fond de cette fossette latérale que se voit l'origine apparente du nerf facial et de la racine antérieure du nerf auditif.

Sommet du bulbe. Le *sommet du bulbe* se continue, sans ligne de démarcation, avec la moelle épinière.

B. Conformation intérieure du bulbe rachidien.

La conformation intérieure du bulbe rachidien doit être étudiée : 1° par des coupes ; 2° par la dissection ordinaire ; 3° par la dissection à l'aide du jet d'eau ; 4° par la dissection après durcissement.

Coupes horizontales.

1° *Coupes horizontales.* A l'exemple de Rolando, nous étudierons quatre coupes du bulbe rachidien.

Première coupe horizontale. Une première, immédiatement au dessous de l'entrecroisement des pyramides ; une deuxième, sur le milieu de l'entrecroisement ; une troisième, au niveau de la partie moyenne des corps olivaires ; une quatrième, immédiatement au dessous de la protubérance.

La *première coupe* est identiquement la même que celle de
moelle.

La *deuxième coupe* présente une disposition bien diffé-
nte : les faisceaux entrecroisés des pyramides sont très con-
dérables, et occupent les deux tiers antérieurs de l'épaisseur
la moelle : leur coupe est un triangle dont la base est en
ant, et dont le sommet tronqué est en arrière. La substance
ise n'est plus circonscrite, comme dans la première coupe,
ais semble pénétrer irrégulièrement la substance blanche qui
me le reste de la moelle. Si l'on en excepte les pyramides,
substance blanche elle-même n'offre pas la blancheur pure
la substance médullaire ; la substance grise n'est plus celle
reste de la moelle, sa couleur est *gris-jaunâtre*, et sa den-
é plus grande.

Deuxième
coupe pratiquée
sur le milieu
de l'entrecroi-
sement des py-
ramides.

La *troisième coupe*, pratiquée sur la partie moyenne des
rps olivaires, présente : 1° la coupe triangulaire des fais-
aux pyramidaux ; 2° la coupe festonnée des olives, et donne
e idée exacte : de la figure et du volume de ces corps, qui
étendent jusque sur les côtés de la ligne médiane ; de leur direc-
in, qui est oblique de dehors en dedans, et d'avant en arrière ;
s deux couches qui les constituent, et qui sont : une lame
nâtre incomplète, qui forme l'écorce ; une lamelle blanche,
i tapisse la surface interne de la lame jaunâtre. On voit que
olives sont interrompues, ou, si l'on veut, ouvertes en de-
ns, du côté de la ligne médiane, pour recevoir des fibres
anches qui les remplissent. La disposition festonnée de leur
upe résulte de ce que la lame jaunâtre rentre plusieurs fois
dedans d'elle-même, d'où le nom de *corps festonné*, qui a
donné aux olives par quelques anatomistes. Tout le reste
bulbe est constitué par une substance de couleur café au
t, qui, à la coupe, paraît plus dense que le reste de la moelle,
ui n'est précisément ni de la substance blanche ni de la sub-
nce grise, mais une espèce de combinaison de ces deux
stances.

Troisième
coupe sur la
partie moyenne
des corps oli-
vaires.

La *quatrième coupe*, celle faite immédiatement au dessous

Quatrième de la protubérance, présente une surface triangulaire, sur l[]
coupe au niveau
de la base du quelle on remarque : 1° aux angles postérieurs, un gros fai[]
bulbe.
ceau blanc, presque aussi volumineux que la pyramide, fai[]

ceau que nous verrons constituer le nerf de la cinquièn[]

Particularités paire : ces faisceaux existent aussi sur les coupes pratiquées []
que présente
cette coupe. niveau des olives, mais sont beaucoup plus petits ; 2° les de[]

pyramides antérieures, dont la coupe est circulaire dans []

point ; 3° la couche blanche du corps restiforme. Tout le cent[]

de la coupe est constitué par un tissu gris-blanc, ou café au la[]

recouvert par une écorce blanche assez mince. Le tissu gri[]

blanc appartient en propre au bulbe. Nous verrons bientôt q[]

ce tissu gris-blanc, qui n'est pas distinctement fibreux, appa[]

tient aux faisceaux particuliers que j'ai cru devoir décrire so[]

le nom de *faisceaux innominés*. L'écorce blanche est la co[]

tinuation des cordons de la moelle (1).

Les coupes obliques donnent des résultats analogues a[]
coupes horizontales.

Coupe verti- *Coupe verticale.* Une coupe du bulbe, fort intéressante, e[]
cale du bulbe.
une coupe verticale antéro-postérieure, qui tombe sur la lig[]

médiane. Je préfère, à la coupe avec le scalpel, l'écarteme[]

Système des forcé des deux moitiés du bulbe. On voit, au moyen de ce procéd[]
fibres antéro-
postérieures du qu'il existe sur la ligne médiane du bulbe, des fibres antéro-po[]
bulbe.
térieures, qui m'ont paru plus ou moins multipliées, suivant l[]

sujets : ces fibres. qui se séparent par l'écartement forcé d[]

bulbe en deux couches assez épaisses, l'une droite, l'aut[]

gauche, se dirigent horizontalement d'arrière en avant, et m[]

surent toute l'épaisseur antéro-postérieure du bulbe ; parv[]

nues au sillon médian, soit antérieur, soit postérieur du bulb[]

elles se terminent brusquement sans qu'il soit possible d[]

déterminer leur continuité avec un autre système de fibre[]

(1) Le bulbe d'un enfant de sept à huit ans est bien plus favorable à l'étu[]
des coupes que le bulbe de l'adulte et du vieillard, à cause de la distincti[]
facile des deux substances à cet âge de la vie. Un filet d'eau, projeté sur l[]
coupes, facilite singulièrement l'intelligence de ces coupes, en avivant leur co[]
leur.

hez quelques sujets, j'ai vu ces fibres, parvenues au sillon mé-
ian antérieur ou inter-pyramidal, se porter horizontalement en
ehors pour recouvrir les pyramides et les olives, et constituer
s fibres arciformes. Les fibres antéro-postérieures médianes
u bulbe, sont limitées en bas par l'entrecroisement des pyra-
ides. On les rencontre constamment, lors même qu'il y a ab-
nce des fibres arciformes. Leurs connexions et leurs usages
nt encore peu connus.

u bulbe étudié à l'aide du scalpel , du jet d'eau et du durcissement par
l'alcool.

Pyramides antérieures. A l'aide du scalpel, on peut séparer
s pyramides et se faire une idée assez exacte de leur entre-
oisement ; on peut, en outre, diviser le bulbe en deux moi-
és latérales, et dissocier les principales parties de ce renfle-
ent. L'étude du bulbe durci à l'aide de l'alcool, de la coction
ans l'huile ou dans l'eau salée, conduit à des résultats plus
nportants, en rendant cette partie susceptible d'être disséquée
bre par fibre, et en permettant de suivre les fibres au dessus
au dessous de l'entrecroisement. A ces divers moyens d'in-
estigation, j'ai ajouté l'action du jet d'eau, dont on varie à son
ré la force et le diamètre, et dont les gouttelettes, s'insinuant
ntre les fibres, en opèrent la dissociation (1).

> Des divers modes d'étude du bulbe rachidien.

Projeté sur les pyramides antérieures, le jet d'eau démontre
disposition fasciculée de leurs fibres, qui sont toutes paral-
les, juxtaposées, sans aucune communication entre elles ; on
oit en outre que ces pyramides ne sont pas seulement deux
andes médullaires superficielles (*bandes médullaires*, Ma-
carne), mais bien deux faisceaux épais, prismatiques et trian-
ulaires, qui remplissent l'espèce de gouttière anguleuse que
rment derrière eux les corps olivaires.

> Les pyramides sont constituées par deux faisceaux épais, prismatiques et triangulaires.

(1) Le jet d'eau s'employant sur des organes frais, on conçoit que les résul-
ts auxquels il conduit sont bien plus concluants encore que ceux que donne
étude du bulbe préalablement soumis à diverses préparations qui ont pu en
térer la substance.

L'entrecroisement des pyramides antérieures mérite d[e] fixer notre attention, comme un des points les plus importan[ts] de l'anatomie du cerveau.

Si on examine le sillon médian antérieur du bulbe, on verra dix lignes (22 millimètres) environ de la protubérance (Gall d[it] à un pouce et quelques lignes (27 et quelques millimètres), l[es] pyramides antérieures se diviser en trois ou quatre faisceau[x] qui s'entrecroisent régulièrement et successivement en form[e] de tissu natté, ayant depuis deux jusqu'à quatre lignes (de 4 à [9] millimètres) de hauteur. Cet entrecroisement est-il une simpl[e] apparence? cette apparence est-elle, comme on l'a dit, le ré[é] sultat de la traction en sens opposé, exercée sur des fibr[es] parallèles, ou bien, les pyramides naîtraient-elles par des fai[s] ceaux alternes de chaque côté de la ligne médiane, et cet[te] disposition alterne en imposerait-elle pour un entrecroisemen[t] ou enfin les faisceaux pyramidaux, droit et gauche, se croisen[t] ils en X?

Diverses opi-
nions émises au
sujet de l'entre-
croisement des
pyramides.

Si l'on consulte les auteurs, on verra que cet entrecroise[ment] ment des pyramides, indiqué par Arétée, reproduit par Fabri[ce] de Hilden, démontré par Mistichelli (1) et par Pourfour D[u] petit (2), a été admis par Santorini, Winslow, Lieutaud, D[u] verney, Scarpa, Sœmmering; que l'opinion contraire est sou[ ] tenue par Morgagni, Haller, Vicq-d'Azyr, Sabatier, Boye[r] Cuvier, Chaussier et Rolando (3). Quant à Gall et Spurzheim[,] ils ne paraissent pas avoir d'opinion arrêtée sur ce point, e[t] après l'avoir admise très explicitement dans quelques passage[s] de leur ouvrage, ils disent ailleurs que les petits cordons de[ ]

(1) Trattato dell' apoplessia, 1709.

(2) Lettres d'un médecin des hôpitaux, 1710.

(3) De tous les antagonistes de l'entrecroisement, Rolando me paraît êt[re] celui qui l'a combattu avec le plus de force. Il a examiné le fait avec la plu[s] grande attention; il a soumis le bulbe à des coupes horizontales : il n'a jama[is] vu autre chose qu'une naissance alterne des faisceaux qui constituent les p[y] ramydes antérieures; jamais il n'a vu les faisceaux de droite passer à gauche et réciproquement. Que si on lui objecte l'impossibilité d'expliquer sans entr[e]

pyramides ne forment pas un véritable entrecroisement, qu'ils ne font que s'entrecouper et passent les uns sur les autres dans une direction oblique.

Pour résoudre la question de l'entrecroisement, j'ai projeté successivement le jet d'eau et sur la face antérieure du bulbe et sur sa face postérieure. Or, l'étude du bulbe d'arrière en avant m'a permis de constater : 1° que les faisceaux pyramidaux droit et gauche s'entrecroisent de la manière la plus manifeste ; 2° que cet entrecroisement a lieu, non seulement d'un côté à l'autre, mais encore d'avant en arrière ; 3° que le faisceau pyramidal droit, après s'être entrecroisé avec le faisceau pyramidal gauche, se porte à gauche, en arrière et en bas, traverse la substance grise de la moelle, pour aller se continuer avec les faisceaux latéraux gauches de la moelle, et réciproquement ; 4° que les pyramides antérieures ne sont pas, comme on le croirait au premier abord, comme l'affirme encore Meckel, la continuation des cordons des faisceaux antérieurs ; que ces pyramides émergent en quelque sorte de la profondeur de la moelle, en écartant les faisceaux antérieurs qu'ils déjettent sur le côté.

Entrecroisement des pyramides démontré par le jet d'eau et par l'étude du bulbe d'arrière en avant.

Les cordons antérieurs ne seraient pas tout à fait étrangers à la formation des pyramides, suivant plusieurs anatomistes modernes, d'après lesquels les fibres les plus internes de ces cordons écartés s'ajoutent au côté externe des pyramides, qu'ils complètent en quelque sorte sans présenter d'entrecroisement. Suivant ces auteurs (1), une partie des pyramides échapperait donc à l'entrecroisement (*decussatio partiaria*, Arnold), qui

Les cordons antérieurs ne concourent pas à la formation des pyramides.

croisement l'effet croisé des affections cérébrales, il répond que cet effet s'explique par l'union intime entre les deux couches optiques, les tubercules quadrijumeaux, les deux moitiés de la protubérance annulaire et les deux moitiés du bulbe rachidien. L'erreur de Rolando vient évidemment de l'importance exclusive qu'il a donnée aux coupes, comme moyen de détermination de la texture du bulbe.

(1) *Voyez* pl. anat. d'Arnold, tab. anat. fascic. I, tab. IV, fig. 4 ; Valentin, *Névrologie*, trad. de MM. Jourdan.

ne serait donc que partiel ; mais mes observations ne sont pa
en rapport avec cette manière de voir. Nous verrons d'ailleurs
à l'article du développement, que, chez le fœtus de sept à neu
mois, les pyramides antérieures ont une couleur gris-rose
tandis que les cordons antérieurs ont déjà toute leur blancheu
Pour moi, la pyramide antérieure est donc exclusivement con
stituée par ceux des faisceaux latéraux de la moelle qui avoi
sinent les faisceaux postérieurs ; les faisceaux antérieurs lu
sont complètement étrangers, et la décussation des pyramide
est complète (1).

Olives. Les pyramides antérieures ayant été enlevées, o
voit que les olives ou corps olivaires ne sont pas seulemen
formés par la saillie qui déborde en dehors les pyramides anté
rieures, mais qu'ils se prolongent derrière les pyramides jus
qu'à la ligne médiane, et présentent une concavité légère e
avant pour les recevoir. Cette disposition est très manifest
sans préparation aucune chez les enfants qui naissent anencé
phales ou bien avec un cerveau très peu développé : les pyra
mides atrophiées sont alors remplacées par deux traînées d
substance grise, et on voit les olives, plus développées que d
coutume, atteindre la ligne médiane.

Le jet d'eau projeté sur la ligne médiane entre les olives
rencontre un tissu blanc, très dense, sur lequel l'eau n'
qu'une faible prise (2).

Aussitôt que ce tissu a été entamé, le jet d'eau s'insinu

(marginal note:) Les olives se prolongent jus-qu'à la ligne médiane.

(1) Cependant, sur quelques sujets, il m'a paru évident qu'un certain nomb
de fibres émanées du cordon antérieur s'ajoutaient au côté externe des pyramide
mais aussi il m'a paru que, dans ces cas, ces fibres, parvenues au dessus des olive
se déjetaient en dehors pour aller se jeter dans les faisceaux sous-olivaires, et n
traversaient pas la protubérance annulaire en même temps que les pyramides.

(2) J'ai été souvent conduit à regarder la moelle blanche, intermédiaire au
olives et s'enfonçant dans leur épaisseur, comme une commissure transversal
ou comme un lieu d'entrecroisement ; mais l'écartement forcé des deux moiti
du bulbe montre que cette substance médullaire si dense est formée par l'a
collement des fibres antéro-postérieures du bulbe.

ans l'épaisseur de l'olive que les coupes nous ont montrée ou- Déplissement des olives.
erte par son côté interne; l'olive s'étale, sa moitié antérieure
se renverse de dedans en dehors et se présente sous l'aspect
d'une lame jaunâtre, dense, plissée sur elle-même, à la manière d'une feuille contenue dans son bourgeon; quelques lamelles blanches ayant été enlevées à l'aide du jet d'eau, on
arrive à la moitié postérieure de l'olive, qui présente la même
configuration que la moitié antérieure. Rolando compare la
disposition de la lame jaunâtre et plissée des olives à une
bourse aplatie, dont le col, ouvert et un peu rétréci, serait dirigé vers la ligne médiane et en arrière.

Gall et Spurzheim considèrent les olives comme des ganglions; mais ces anatomistes me paraissent avoir singulièrement abusé de ce mot de ganglion, qu'ils ont appliqué à des
parties aussi disparates que les olives, les corps striés et la
protubérance annulaire.

Enfin le jet d'eau dirigé sur la ligne médiane, aidé dans son Belle prépa-ration du bulbe.
action par un léger effort d'écartement opéré avec les doigts,
divise le bulbe rachidien en deux moitiés parfaitement semblables, excepté au niveau de l'entrecroisement, et met en
évidence le système des fibres antéro-postérieures du bulbe dont
j'ai déjà parlé. Une belle préparation consiste à présenter la
séparation en deux moitiés latérales de la moelle et du bulbe
rachidien, en maintenant l'entrecroisement des pyramides antérieures.

Lorsqu'on détache les pyramides sur un bulbe durci ou non Continuité des fibres antéro-postérieures du bulbe et des fibres arciformes.
durci, on voit que les *fibres arciformes* et les fibres *antéro-pos-*
térieures médianes du bulbe ne constituent qu'un seul et même
ordre de fibres continues; que les fibres antéro-postérieures
médianes, parvenues au niveau du bord postérieur des pyramides, se comportent de deux manières bien distinctes; que
les unes continuent leur trajet d'arrière en avant en longeant
la face interne des pyramides, pour se placer ensuite au-devant
des pyramides et se continuer sur les faces antérieure et latérale
du bulbe, avec les fibres arciformes; que les autres, et c'est le

plus grand nombre, se portent entre les pyramides et les olive
et couvrent ces dernières d'une couche blanche variable sui
vant les sujets. La proportion entre les fibres qui passent a
devant des pyramides et celles qui passent derrière, const
tue la principale source des variétés des fibres arciformes.

Nous venons de voir, d'une part, que les pyramides ant
rieures ne sont pas constituées par les faisceaux blancs ant

Que devien-
nent au niveau
du bulbe les
faisceaux blancs
de la moelle.
rieurs de la moelle ; d'une autre part, nous avons vu qu'a
niveau du bulbe rachidien, les faisceaux postérieurs de la moel
étaient écartés en arrière : que deviennent les faisceaux d
cordons antéro-latéraux et les faisceaux postérieurs de
moelle au niveau du bulbe ? Le voici.

Parvenus au collet du bulbe, les faisceaux antéro-latérau
et les faisceaux postérieurs, en un mot, tous les faisceaux blan
de la moelle entrent dans une combinaison nouvelle pour s
partager en trois faisceaux : l'un, antérieur, c'est la *pyramid*

Leur sépara-
tion en trois
faisceaux.
antérieure, qu'on pourrait appeler *faisceau cérébral du bulb*
parce qu'en effet il est exclusivement destiné au cerveau, o
nous le suivrons plus tard ; l'autre, postérieur, *corps restiform*
qu'on pourrait appeler *faisceau cérébelleux du bulbe,* parc
qu'il est destiné au cervelet ; le troisième, profond ou centra
qui passe derrière l'olive, *faisceau sous-olivaire*, et va s
jeter dans le faisceau de renforcement du bulbe. Le pre
mier, comme nous l'avons vu, n'est nullement constitué pa
les faisceaux antérieurs de la moelle, mais bien par des fai
ceaux latéraux qui émergent de la profondeur de la moelle ;
second est constitué par les faisceaux postérieurs et la plu
grande partie des faisceaux antéro-latéraux. Entre ces deu
ordres de faisceaux, se voit la partie superficielle des olive
Le troisième faisceau, profond ou central, exige, pour être dé
montré, une préparation particulière : sa description est d'ai
leurs inséparable de celle du faisceau de renforcement du bulb

Lorsqu'à l'aide du jet d'eau ou par la dissection d'un bulb
durci ou non durci par l'alcool, on a enlevé successivement le
pyramides et les corps restiformes, on voit que le bulbe es

bien loin d'être épuisé, et que chacune des moitiés de ce bulbe, est essentiellement constituée par un noyau très dense, qui semble résulter d'un mélange de substance grise et de substance blanche, et dont les pyramides et les corps restiformes ne sont en grande partie que le revêtement. Ce noyau, que j'appellerai *faisceau de renforcement du bulbe*, ou *faisceau innominé*, parce qu'il ne correspond exactement à aucune des parties décrites jusqu'à ce moment, et qu'il a été entrevu plutôt que nettement décrit, ce faisceau innominé, dis-je, naît au niveau de l'entrecroisement des pyramides, par une extrémité étroite; va grossissant de bas en haut, pour passer au dessus de la protubérance et se continuer, comme nous le verrons plus tard, avec la couche optique du côté opposé, après s'être entrecroisé avec son semblable au niveau des pédoncules cérébraux. La *face interne* ou médiane de chaque faisceau innominé est plane et répond à celle du côté opposé, dont elle est séparée par les fibres antéro-postérieures médianes du bulbe. Sa *face postérieure* constitue la paroi antérieure du quatrième ventricule. Le corps restiforme l'embrasse *en dehors* comme dans une espèce de gouttière.

Du faisceau de renforcement du bulbe, ou faisceau innominé.

Le faisceau de renforcement ou innominé du bulbe a été très incomplètement décrit sous le nom de *faisceau moyen* ou *faisceau latéral*, et considéré comme exclusivement formé par toute la portion des cordons antéro-latéraux de la moelle qui n'a pas concouru à la formation des pyramides; mais il est de la dernière évidence que la plus grande partie de ces faisceaux antéro-latéraux de la moelle vont constituer les corps restiformes, qu'une petite portion seulement (les fibres les plus profondes qui constituent le troisième faisceau blanc du bulbe) va se jeter dans le faisceau de renforcement du bulbe; mais que ce faisceau de renforcement est essentiellement constitué par un tissu propre gris-jaunâtre, qui a quelque analogie avec la substance des couches optiques.

Il a été indiqué plutôt que décrit, sous le nom de faisceau moyen ou latéral.

Le faisceau de renforcement, ou faisceau innominé du bulbe, est donc constitué : 1° essentiellement par un tissu propre;

2° par des fibres blanches émanées des couches les plus pro
fondes des cordons latéraux de la moelle.

Faisceaux olivaires des auteurs. Ces fibres blanches appartenant au faisceau de renforcemen
me paraissent constituer les *faisceaux olivaires* des auteurs
faisceaux qui sont accollés à l'olive, derrière laquelle ils son
situés, faisceaux qui ne viennent pas de l'olive, comme leu
nom semblerait l'indiquer, qui n'éprouvent pas de renforcemen
par l'addition de faisceaux venus directement de l'olive, ains
que le prétendait Gall, et que nous appellerons *faisceau
sous-olivaires*, dénomination qui évitera toute confusion. Le
faisceaux sous-olivaires répondent donc au faisceau *moyen* o
latéral des auteurs et vont concourir en partie à la formatio:
des faisceaux innominés.

Composition générale du bulbe. Il suit de ce qui précède que le bulbe présente trois ordre
de faisceaux blancs et un tissu propre : 1° les faisceaux pyra
midaux ; 2° les faisceaux restiformes ; 3° les faisceaux sous
olivaires destinés au faisceau de renforcement du bulbe. L
tissu propre, qui occupe le centre du bulbe, constitue essen
tiellement le faisceau de renforcement.

Développement de la moelle.

La moelle se présente sous l'aspect d'une lame recourbée en cylindre. Chez le fœtus, du moment où la moelle commence à êtr
autre chose qu'une pulpe presque transparente, elle se présent
sous la forme d'une lame qui se recourbe en cylindre d'avar
en arrière, et qui intercepte un canal médian, lequel se con
tinue avec la cavité du quatrième ventricule, qu'on peut consi
Du canal central de la moelle. dérer comme son épanouissement. Ce canal central s'étrangl
en arrière, à sa partie moyenne, par la réflexion de la pie-mère
il en résulte deux canaux latéraux, dont les parois, d'abor
minces, vont en s'épaississant, et diminuent d'autant leur ca
libre, qui finit par disparaître à six ou sept mois. Une écorc
blanche, mince, couvre toute la moelle ; les cordons médian
postérieurs sont très développés et blancs, alors que les cor
dons antéro-latéraux sont encore demi-transparents ; la sub
stance grise est molle, diffluente, et s'enlève à la manière d'un

ulpe. L'insufflation la plus légère creuse un canal au centre de haque moitié de moelle.

Sous le rapport de la longueur, la moelle remplit la totalité u canal vertébral jusqu'au troisième mois; mais, à partir de ette époque, elle semble s'élever, et à la naissance, son ex- rémité inférieure répond à la deuxième vertèbre lombaire.

Longueur de la moelle chez le fœtus.

Sous le rapport du volume, la moelle épinière est, dans les remiers temps, plus considérable relativement au cerveau, u'elle ne le sera par la suite. Mais plus tard, le développement, roportionnellement beaucoup plus considérable du cerveau, onne l'avantage à ce dernier organe.

Volume.

Tiedemann infère de l'étude du développement de la moelle, ue la substance blanche préexiste à la substance grise, et u'en conséquence, cette dernière ne saurait être la substance ourricière, la matrice de la substance blanche, ainsi que 'avait avancé Gall. Ce qu'il y a de certain, c'est que le déve- oppement des parois blanches du canal médullaire est anté- ieur à celui de la substance grise.

Développement du bulbe rachidien.

Dans les trois premiers mois de la vie intra-utérine, les li- nites supérieures du bulbe rachidien ne sont pas marquées, u l'absence de la protubérance annulaire. Le cerveau du fœtus st donc, sous ce rapport, dans les mêmes conditions que celui les oiseaux, des reptiles et des poissons. Au quatrième mois pparaissent les fibres transversales de la protubérance, et la igne de démarcation est établie.

Du bulbe dans les premiers mois.

Les deux moitiés du bulbe sont parfaitement distinctes, et haque moitié se divise en trois cordons : l'un, qui est destiné au erveau proprement dit, c'est le faisceau pyramidal; un autre, qui va se continuer avec les couches optiques et les tubercules quadrijumeaux, c'est le faisceau de renforcement du bulbe; t un troisième, faisceau cérérébelleux, qu'on appelle corps estiforme.

Dvision du bulbe en trois faisceaux.

Les faisceaux pyramidaux, aplatis dans le principe, comme eux des mammifères, acquièrent, dans les derniers mois, le

Les faisceaux pyramidaux n'appartiennent pas aux cordons antérieurs de la moelle.

volume et le relief qui les caractérisent. L'étude du bulbe chez un fœtus de sept à neuf mois, montre que les faisceaux pyramidaux ont une couleur gris-rose, tandis que les faisceaux antérieurs de la moelle ont toute la blancheur qu'ils doivent présenter par la suite. Ces pyramides ne font donc pas suite aux faisceaux antérieurs de la moelle.

L'entrecroisement des pyramides est on ne peut plus marqué dès la quatrième semaine de la vie fœtale.

Faisceaux sous-olivaires.

Les faisceaux dits olivaires (faisceaux sous-olivaires, partie du faisceau de renforcement du bulbe), situés en dehors des précédents, traversent comme eux la protubérance et vont gagner les parties latérales des tubercules quadrijumeaux, au dessous desquels ils se recourbent en voûte pour former la paroi supérieure de l'aqueduc de Sylvius. Les corps olivaires, qui manquent chez les oiseaux, les reptiles et les poissons, n'apparaissent qu'à la fin du sixième mois de la vie fœtale ou au commencement du septième.

Corps restiformes.

Les faisceaux cérébelleux, ou corps restiformes, sont parfaitement détachés des précédents. On distingue aussi dans le fœtus les petits faisceaux mamelonnés qui bordent de chaque côté le sillon longitudinal postérieur.

Usages de la moelle.

La moelle est l'organe conducteur des impressions et des mouvements.

La moelle est l'organe conducteur, d'une part, de toutes les impressions venues du dehors ou du dedans; d'une autre part, des ordres de la volonté pour la locomotion.

La section, la désorganisation, ou la compression forte de la moelle, détruit tout sentiment et tout mouvement *volontaire* dans les parties dont les nerfs communiquent exclusivement avec la portion de moelle située au-dessous de la section.

Les faisceaux postérieurs sont les faisceaux du sentiment.

Les expériences de Charles Bell d'abord, et plus tard celles de M. Magendie, ont révélé, et les expériences innombrables et variées de mille manières de M. le docteur Longet (1) ont dé-

(1) Je doutais encore, après les travaux de Ch. Bell et de M. Magendie; le doute

ontré avec la certitude des expériences physiques les plus in-
ntestables, que les faisceaux postérieurs de la moelle sont ex-
hsivement en rapport avec le sentiment, et les faisceaux anté-
-latéraux de la moelle exclusivement en rapport avec le mou-
ment; que les premiers faisceaux sont exclusivement en rap-
rt avec les nerfs de la sensibilité qui y prennent tous leur
igine, et les derniers exclusivement en rapport avec les nerfs
t mouvement. Les faits d'anatomie pathologique, expériences
utes faites sorties des mains mêmes de la nature, sont parfai-
ment d'accord avec le résultat des expériences physiolo-
ques.

Les faisceaux antéro-latéraux sont les faisceaux du mouvement.

L'opinion de Charles Bell, relativement aux faisceaux ou
donnes latérales de la moelle, qu'il suppose exclusivement af-
ctés à la transmission du principe des actes mécaniques de
respiration, et à l'origine des nerfs en rapport avec ces mou-
ments, *nerfs* qu'il appelle *respiratoires;* cette opinion ne
ut être considérée que comme une hypothèse ingénieuse qui
est appuyée sur aucun fait soit d'anatomie normale et pa-
ologique, soit de physiologie expérimentale.

Il n'y a pas dans la moelle de faisceau respirateur spécial.

La moelle, considérée indépendamment du bulbe rachidien,
agit sur les mouvements respiratoires, comme sur tous les
ouvements volontaires, que comme cordon conducteur.

Il n'en est pas de même de bulbe rachidien si bien nommé
ar quelques physiologistes *bulbe respiratoire :* il résulte, en
fet, des belles expériences de Legallois, que le *premier mo-
ile, le principe de tous les mouvements respiratoires, a son
ège à cette partie de la moelle alongée* (bulbe rachidien)
ui donne naissance aux nerfs de la huitième paire, et M. le
rofesseur Flourens, complétant en quelque sorte les travaux
e Legallois par de non moins belles expériences, a établi qu'il
xiste dans le bulbe rachidien un organe qu'il nomme *premier
oteur du mécanisme respiratoire, point central du système*

Le bulbe rachidien appartient essentiellement à la respiration.

a plus été possible, après avoir été témoin des expériences si bien faites, si
sitives, de M. le docteur Longet.

Point central du bulbe. *nerveux, nœud vital.* La limite supérieure de ce point centr et premier moteur du système nerveux se trouve immédiateme au dessus de l'origine de la huitième paire, et sa limite inférieu à 3 lignes (6 millim.) à peu près au dessous de cette origine.

Or, remarquons, avec le célèbre académicien, que le *prix cipe qui ordonne et détermine le mécanisme des puissanc respiratoires*, n'est pas dans les nerfs pneumo-gastriques puisque ces nerfs peuvent être coupés et ce principe persiste et que la respiration n'en continue pas moins pendant u temps plus ou moins long et même plusieurs jours après cett section (1).

De la moelle épinière, étudiée dans les quatre class d'animaux vertébrés.

De la moelle chez les mammifères; *Mammifères.* La moelle épinière ressemble exactement à celle d l'homme chez les mammifères : sa longueur, son volume, ses renfle ments, sont exactement proportionnels à la myotilité et à la sensibilit des organes, avec lesquels elle communique par l'entremise des nerf

Chez les oiseaux. *Oiseaux.* La moelle épinière est proportionnellement beaucoup plu longue et beaucoup plus volumineuse chez les oiseaux que chez le autres animaux ; ce qui est en rapport avec la dépense énorme de forc **Ventricule de la moelle.** musculaire que nécessite le vol. Elle présente deux grands renflements l'un, qui répond à l'aile ; l'autre, plus considérable, qui est creusé d'u ventricule, et répond aux extrémités inférieures : ce ventricule étai connu de Sténon, qui l'a décrit sous le nom de *sinus rhomboïdal.*

D'après Nicolaï (*Dissertatio de medullá spinali avium*, Halle, 1811 et Tiedemann, la moelle épinière des oiseaux est creusée d'un cana central, que tapisse une couche mince de substance grise, non seu lement à l'état embryonnaire, mais encore à l'état adulte.

De la moelle chez les reptiles, *Reptiles.* Dans tous les reptiles, la moelle est composée d'un cana que tapisse, d'après Tiedemann, une couche mince de substanc grise :

Batraciens, 1° Chez les batraciens (crapaud, grenouille), la moelle n'occupe qu la partie antérieure du canal vertébral. M. Desmoulins dit (tome 1,

(1) Lisez l'excellent ouvrage de M. Flourens, *Recherches expérimentale sur les fonctions et les propriétés du système nerveux*; 2e édition.

age 157) que la substance grise, dans cette espèce, est circonscrite à
i substance blanche. Cette opinion me paraît erronée;

2° Chez les ophidiens (serpens), la moelle remplit le canal vertébral *Moelle chez les ophidiens,*
ans toute sa longueur ; il y a absence complète de substance grise,
qui est remplacée par de la sérosité : en sorte que chaque moitié de la
moelle épinière est creusée d'un canal.

3° Chez les sauriens (crocodiles, lézards), la moelle, à peu près *Sauriens,*
uniforme et grêle, occupe toute la longueur du canal vertébral ;

4° La moelle épinière des chéloniens (la tortue), est la plus remar- *Chéloniens.*
quable de toutes dans sa forme, qui est bien propre à jeter du jour
sur la loi qui préside aux dimensions de la moelle épinière. Trois renflements fusiformes sont séparés par deux étranglements : le renflement
moyen répond aux extrémités supérieures, le renflement inférieur, aux
extrémités inférieures : le premier étranglement répond au cou, le
deuxième, au thorax.

Poissons. Chez les *poissons*, la moelle épinière occupe toute la *De la moelle épinière chez les poissons.*
longueur du canal vertébral. Le calibre de la moelle est uniforme dans
les cinq sixièmes antérieurs ; il diminue, et se termine en cône dans
le sixième postérieur. Chez tous, la substance grise manque : en sorte
que la moelle est canaliculée. D'après Arsaki (*Dissert. de piscium cere-* *Elle est canaliculée.*
bro) et Tiedemann, le canal médullaire est tapissé par une couche mince
de substance grise.

La baudroie (*lophius piscatorius*) et le tétrodon mâle présentent une *Disposition particulière de la moelle de la baudroie et du tétrodon.*
disposition remarquable : dans la baudroie, la moelle épinière perd de
son calibre au niveau de la troisième vertèbre cervicale ; elle devient
tout à coup extrêmement grêle, et se termine en pointe à la huitième
vertèbre cervicale. Eh bien ! vingt-six paires nerveuses naissent de la
partie volumineuse, et cinq ou six paires seulement de la portion filiforme. Dans le tétrodon, il n'y a pas de moelle, à proprement parler,
ou plutôt elle est réduite au bulbe rachidien. Trente-deux paires de
nerfs naissent du pourtour de ce bulbe.

De ces notions d'anatomie comparée, il suit : 1° que la longueur et *Conséquences déduites des notions d'anatomie comparée.*
le calibre de la moelle sont rigoureusement proportionnels à la force
contractile et à la sensibilité des parties auxquelles elle correspond ;
2° que la substance grise n'est pas, à beaucoup près, aussi importante
que la substance blanche, puisqu'elle manque dans un grand nombre
d'espèces.

Bulbe rachidien dans la série des animaux vertébrés.

**Du bulbe ra-
chidien chez les
mammifères,**
Chez les *mammifères*, le bulbe rachidien est construit sur le même
modèle que chez l'homme, mais les pyramides antérieures sont beaucoup plus petites, les olives semblent complètement effacées. On ne
voit les tubercules cendrés de Rolando que chez l'homme. Chez
l'homme seul se voient ces tractus médullaires de la paroi antérieure
du quatrième ventricule, qu'on regarde comme constituant, au moins
en partie, les racines du nerf auditif.

**Chez les oi-
seaux et les rep-
tiles.**
Le bulbe rachidien ne présente rien de particulier chez les *oiseaux*
et chez les *reptiles*. Dans les diverses espèces, son volume est toujours
proportionné à celui des nerfs de la cinquième et surtout de la huitième
paire, qui y prennent leur origine.

**Du bulbe ra-
chidien chez les
poissons.**
Chez les *poissons*, on voit correspondre à ce bulbe une paire de
lobes particuliers, qu'on a prise à tort, pendant longtemps, pour des
lobes latéraux du cervelet, et qui ont jeté beaucoup d'obscurité sur l'a-
natomie de l'encéphale de ces animaux. Desmoulins les appelle lobes
du quatrième ventricule : nous les appellerons lobes de la huitième
paire. Dans la raie, dans l'esturgeon, ce lobe est tellement développé
qu'il forme la moitié de la masse encéphalique. Dans la carpe, indépendamment des lobes latéraux que parcourent quelques fibres
blanches, il y a un lobe médian. Ainsi, on peut poser comme règle
générale, que toutes les fois que la moelle épinière doit fournir des
nerfs nombreux et volumineux, il y a un renflement ou un lobe. Ainsi
dans la torpille, chez laquelle les nerfs de la huitième paire, énormes,
vont fournir à l'organe électrique, le lobe de la huitième paire a un
volume extraordinaire. Dans les trigles, il y a, derrière le cervelet, une
série de lobules qui répondent à des prolongements digitiformes particuliers destinés à la progression de ces animaux.

Les olives existent à leur summun de développement chez l'homme;
elles existent aussi, mais petites, chez les mammifères; elles disparaissent chez les oiseaux, les reptiles et les poissons. Je considère les
olives comme des espèces de lobes à l'état rudimentaire.

ISTHME DE L'ENCÉPHALE.

J'appellerai *isthme de l'encéphale*, avec Ridley, cette portion rétrécie et comme étranglée de la masse encéphalique, intermédiaire au cerveau, au cervelet et à la moelle, qui répond à la petite circonférence de la tente du cervelet, et qui comprend la protubérance, les pédoncules cérébraux, les tubercules quadrijumeaux, les pédoncules cérébelleux moyens et la valvule de Vieussens (1). *Ce qu'il faut entendre par isthme de l'encéphale.*

L'isthme de l'encéphale est le lien commun des trois grands départements du centre nerveux céphalo-rachidien, savoir : la moelle épinière, le cerveau et le cervelet. Il recèle leurs moyens de communication ou, si l'on veut, leurs éléments réduits à la plus simple expression. *Son importance.*

Sa forme cuboïde permet de lui considérer six faces :

1° Une *face inférieure*, qui présente la protubérance annulaire, les pédoncules cérébelleux moyens et les pédoncules cérébraux ; *Sa face inférieure.*

2° Une *face supérieure*, qui est recouverte par le vermis supérieur du cervelet, par la toile choroïdienne et par le bord *Face supérieure de l'isthme.*

---

(1) L'isthme de l'encéphale comprend donc, si on y ajoutait le bulbe rachidien, l'ensemble des parties connues autrefois sous le nom de *moelle allongée*, expression vague qu'il importait de proscrire, attendu qu'elle n'a pas la même acception dans le vocabulaire des divers auteurs. Ainsi, pour Haller, la moelle allongée n'est autre chose que le bulbe rachidien ; pour d'autres, la moelle allongée comprend la protubérance, les pédoncules cérébraux et cérébelleux et le bulbe rachidien ; pour d'autres, enfin, qui donnent à cette expression son acception la plus large, la moelle allongée comprend non seulement les parties que je viens de nommer, mais encore les tubercules quadrijumeaux, les couches optiques et les corp striés.

postérieur du corps calleux. Pour la mettre à découvert, il faut, le cerveau reposant sur sa convexité, renverser le cervelet, d'arrière en avant, détacher la pie-mère, en prenant garde d'enlever le conarium ou glande pinéale. On découvre alors, d'avant en arrière, les tubercules quadrijumeaux antérieurs et postérieurs, et le conarium qui repose sur l'intervalle qui sépare l'un de l'autre les tubercules quadrijumeaux antérieurs; on découvre aussi les pédoncules supérieurs du cervelet et la valvule de Vieussens.

3° Les *faces latérales*, que contourne le nerf pathétique, sont divisées par un sillon antéro-postérieur, en deux étages bien distincts : un étage inférieur, formé par la protubérance et les pédoncules cérébelleux moyens; un étage supérieur, plus étroit, plus rapproché que le précédent de la ligne médiane, et qui présente : 1° la pédoncule supérieure du cervelet; 2° un *faisceau triangulaire* que j'appellerai *faisceau triangulaire latéral de l'isthme*, dont la base est en bas, et dont le sommet, qui est en haut, répond au tubercule quadrijumeau postérieur. Nous verrons, à l'occasion de la structure de l'isthme, que la distinction des deux étages n'est pas fondée sur une disposition purement superficielle, que la ligne de démarcation est profonde et qu'elle règne dans toute l'épaisseur de l'isthme.

5° La *face antérieure* de l'isthme se continue avec les couches optiques.

6° La *face postérieure*, beaucoup plus étroite que l'antérieure, se continue, en bas, avec la base du bulbe rachidien, en haut, avec le cervelet.

Nous allons étudier successivement les diverses parties constituantes de l'isthme, dans l'ordre suivant : A. *protubérance* et *pédoncules cérébelleux moyens;* B. *pédoncules cérébraux;* C. *pédoncules cérébelleux supérieurs* et *valvule de Vieussens;* D. *tubercules quadrijumeaux.* Quant aux *pédoncules inférieurs du cervelet*, ils ont été décrits à l'occasion du bulbe rachidien, sous le titre de *corps restiformes*.

A. Protubérance et pédoncules cérébelleux moyens.

Les *protubérance annulaire* (1) est cette éminence blan- La protubé-
rance annulaire
est le centre de
l'encephale.
che, cuboïde, espèce de bourrelet demi-annulaire, intermé-
diaire au cerveau et au cervelet, qui occupe la base de l'encéphale, dont elle est en quelque sorte le centre (*mésocéphale*,
Chauss.; *nodus encephali*, Sœmm.). De ce centre partent:
1° en arrière, le bulbe rachidien ; 2° en avant, deux gros faisceaux blancs, qui vont s'enfoncer dans le cerveau, ce sont les
pédoncules antérieurs ou *cérébraux ;* 3° de chaque côté, elle
se continue sans aucune ligne de démarcation avec un gros
faisceau qui va s'enfoncer dans l'hémisphère cérébelleux, ce
sont les *pédoncules postérieurs* ou *cérébelleux (pédoncules
cérébelleux moyens antérieurs)*.

La protubérance, les pédoncules cérébraux, les pédoncules Elle fait partie
de la moelle al-
longée des au-
teurs.
cérébelleux moyens et le bulbe rachidien, constituent la *moelle
allongée* de quelques auteurs. Plusieurs anatomistes anciens
avaient, en effet, comparé la protubérance au corps d'un animal, dont les pédoncules antérieurs constitueraient les bras ,
les pédoncules postérieurs les cuisses, le bulbe rachidien la
queue : d'où la dénomination , encore usitée de nos jours, de
bras, de *cuisses* et de *queue* de la moelle allongée. Varole avait
comparé la protubérance à un pont, sous lequel, plusieurs bras
de rivière, représentés par les pédoncules et le bulbe rachidien,
viendraient se confondre : d'où le nom de *pont de Varole*
(*pons Varoli, pons cerebelli*).

Le *volume* de l'espèce de bourrelet formé par la protubé- Volume de la
protuberance.
rance, très considérable chez l'homme, est toujours en rapport
avec le développement des lobes latéraux du cervelet : l'anatomie comparée, l'anatomie du fœtus et les vices de conformation
prouvent, de la manière la plus positive, cette corrélation. Il y a

---

(1) Le nom de protubérance annulaire lui vient de ce que cette partie de
l'encéphale semble embrasser, en manière d'anneau, les prolongements du bulbe
rachidien.

absence de protubérance, lorsqu'il y a absence de lobes latéraux du cervelet (1).

La protubé-
rance n'est libre
qu'à sa face in-
férieure.
La forme de la protubérance étant cuboïde, nous devrions lui considérer six faces; mais, comme elle n'est complètement libre que par sa face inférieure, nous nous contenterons d'indiquer les autres faces.

1° La *face supérieure* de la protubérance est confondue avec l'étage supérieur de l'isthme dont nous verrons qu'il est facile de la séparer, attendu qu'il n'y a que superposition et non fusion de ces deux étages. Une coupe verticale antéro-postérieure de l'isthme donne une idée parfaite de cette disposition.

2° La *face antérieure* est en très grande partie continue aux pédoncules cérébraux dont elle se distingue et par la direction opposée de ses fibres et par le bourrelet saillant qu'elle forme au dessous d'eux. Une coupe verticale faite immédiatement au devant de la protubérance donne une idée exacte des rapports de ces pédoncules avec la protubérance. Cette coupe montre que les fibres antérieures de la protubérance s'infléchissent sur la ligne médiane et qu'elles envoient, entre les pédoncules cérébraux un prolongement antéro-postérieur qui se moule autour de chacun d'eux; en sorte que chaque pédon-

cule est environné comme par une espèce de collier, *collier des pédoncules cérébraux.* Une petite échancrure de la protubérance répond à ce prolongement interpédonculaire.

3° La *face postérieure* de la protubérance se continue avec la base du bulbe, dont elle est distincte, et par la direction de ses fibres, et par le bourrelet qu'elle forme au dessous de lui. Une coupe verticale faite immédiatement derrière la protubé-

____

(1) Les animaux (oiseaux, reptiles et poissons) qui n'ont pas de lobes latéraux du cervelet n'ont pas de protubérance; ceux qui ont des lobes latéraux très petits ont une protubérance très petite; l'homme, qui est de tous les animaux celui qui est pourvu des lobes cérébelleux les plus considérables, est aussi celui qui a la protubérance la plus volumineuse. La protubérance manquait chez une jeune fille, âgée de dix ans, qui manquait de cervelet.

rance, ou mieux, comme on le voit sur une belle planche de M. Foville, l'arrachement brusque du bulbe donne une idée parfaite de cette disposition. La face postérieure de la protu- *Collier des pyramides.* bérance envoie, entre les pyramides, un prolongement analogue à celui que nous avons vu entre les pédoncules cérébraux pour constituer le *collier des pyramides.*

3° Les *faces latérales* de la protubérance se continuent, sans *Ses faces latérales.* ligne de démarcation aucune, avec les pédoncules cérébelleux, et forment avec eux un seul et même système de fibres. Les limites latérales de la protubérance sont donc tout à fait artificielles et établies par deux lignes verticales qui seraient tirées immédiatement en dehors de l'origine apparente des nerfs de la cinquième paire.

4° Sa *face inférieure convexe*, revêtue par la pie-mère, dont *Face inférieure de la protubérance.* il est facile de la séparer, repose sur la partie antérieure de la gouttière basilaire. Elle est obliquement dirigée en avant et en bas comme le plan incliné de cette gouttière.

Elle présente, sur la ligne médiane, un sillon antéro-postérieur *Sillon antéro-postérieur.* plus large en avant qu'en arrière, qui répond au tronc basilaire, par la présence duquel il semble produit. Cependant je dois dire qu'il n'est pas rare de rencontrer des sujets chez lesquels le tronc basilaire est dévié à droite ou à gauche, ou bien chez lesquels il est plus ou moins flexueux, et qui offrent cependant un sillon médian tout aussi prononcé que de coutume.

Je crois avoir établi que cette gouttière est produite par la *Ce sillon est produit par le relief des pyramides.* saillie des pyramides antérieures, lesquelles soulèvent la protubérance de chaque côté de la ligne médiane. J'ai en effet constamment remarqué que la profondeur du sillon médian est en rapport direct avec le développement des pyramides : aussi est-elle plus considérable chez l'homme que chez la femme.

La face inférieure ou antérieure de la protubérance pré- *Faisceaux transverses de la protubérance* sente, dans toute son étendue, des faisceaux blancs transversalement dirigés, qui semblent se croiser à angle très aigu, et qu'on peut, avec Rolando, diviser en trois ordres : 1° *faisceaux supérieurs*, qui se contournent de bas en haut, pour constituer la partie supérieure des pédoncules cérébelleux moyens ; 2° *fai: ceaux inférieurs*, qui se portent transversalement en dehors 3° *faisceaux moyens*, qui se dirigent obliquement en bas et e dehors, passent au devant des faisceaux inférieurs, et vor

Faisceaux transverses de la protubérance. former le bord antérieur des pédoncules cérébelleux. C'e: entre les faisceaux supérieurs et les faisceaux moyens qu'a lie l'origine apparente de la grosse racine ou portion ganglionai de la cinquième paire. Il n'est pas rare de voir manquer le faisceaux moyens.

Ils constituent les pédoncules cérébelleux. Il suit de là que les *pédoncules cérébelleux* ne sont aut chose que les fibres transversales de la protubérance, conden sées et contournées sur elles-mêmes. La protubérance et le pédoncules cérébelleux ne constituent qu'un seul et mêm système de fibres. On pourrait donc désigner, avec Gall, cett protubérance et ces pédoncules cérébelleux sous le nom col lectif de *commissure du cervelet, corps calleux du cervele*

B. Pédoncules cérébraux.

Idée générale des pédoncules cérébraux. Tour à tour regardés comme des prolongements du cervea vers la moelle (*processus cerebri ad medullam oblongatan ad pontem Varoli*), ou comme les bras, les jambes, les cuiss: du cerveau (*crura, femora, brachia cerebri*), d'autres fo enfin, comme des prolongements de la moelle vers le cervea (*processus medullæ oblongatæ ad cerebrum*), les *pédoncul: cérébraux* sont deux grosses colonnes blanches, fasciculée qui naissent des angles antérieurs et de la face antérieure c la protubérance, et vont s'enfoncer dans l'épaisseur du cervea après six lignes (13 à 14 millim.) environ de trajet.

Cylindriques, rapprochés l'un de l'autre, et comme étrar glés au sortir de la protubérance, et néanmoins séparés par prolongement interpédonculaire de la protubérance (*colli*

Leur direction oblique et divergente. *des pédoncules cérébraux*), les pédoncules cérébraux vo: s'aplatissant, s'élargissant et s'épanouissant en quelque sort à mesure qu'ils se portent en avant, en haut et en dehors. L bandelette et la commissure optiques les circonscrivent et le

îitent en avant, et les corps genouillés externes et internes
î limitent en dehors.

Leur *volume* est en rapport avec celui des hémisphères cé-
braux auxquels ils correspondent. Egaux en volume dans
è bonne conformation du cerveau, ils s'atrophient avec l'hé-
sphère de leur côté, ainsi que j'ai eu plusieurs fois occasion
le vérifier.

Volume des
pédoncules cé-
rébraux.

Libres en bas, en dehors et en dedans, remarquables par
ir disposition fasciculée et par le parallélisme de leurs fais-
aux, tous dirigés en haut, en avant et en dehors, recouverts
r la pie-mère dans toute leur portion libre, ils sont confondus
haut avec l'étage supérieur de l'isthme de l'encéphale. Ils eu
nt distincts par le sillon latéral de l'isthme ; et nous verrons
ıs tard qu'ils peuvent être complètement séparés de l'étage
périeur de l'isthme, dont les isole une couche de substance
ılle noirâtre. *En avant*, ces pédoncules s'enfoncent dans l'é-
isseur des couches optiques, à travers lesquelles ils pénètrent
ıns les corps striés, puis dans les hémisphères.

Leurs rap-
ports.

La *face interne* des pédoncules forme la limite de l'espace
terpédonculaire.

Leurs faisceaux blancs sont légèrement divergents, et sou-
ıt ils sont coupés perpendiculairement par des tractus blancs,
ıt les uns émanent des tubercules quadrijumeaux postérieurs
de la valvule de Vieussens, dont les autres viennent de la
ce interne des pédoncules cérébraux. C'est à cette disposition
ıe Gall et Spurzheim ont donné le nom d'*entrelacement
ansversal des gros faisceaux fibreux.*

Tractus blancs
perpendiculai-
res à leur di-
rection.

I résulte de la direction oblique et divergente des pédon-
ıles cérébraux, un *espace interpédonculaire*, triangulaire,
ıi est rempli en avant par les tubercules mamillaires et le
ber cinereum, et qui présente en arrière deux faisceaux
ancs, triangulaires, perforés d'ouvertures vasculaires (d'où
nom de *lame criblée interpédonculaire*), séparés des pé-
ıncules par une ligne noirâtre. Nous verrons que ces fais-
aux interpédonculaires ne sont autre chose que le prolon-

Lame cri-
blée interpédon-
culaire.

gement des faisceaux de renforcement du bulbe ou faiscea
innominés, et que c'est à ce niveau qu'existe l'entrecroisem
de ces faisceaux.

La *face externe* des pédoncules est embrassée par une
convolution du cerveau qu'on appelle circonvolution de l'h
pocampe, et concourt à former la grande fente cérébrale.

C. Pédoncules supérieurs du cervelet et valvule de Vieussens.

Les pédoncules supérieurs du cervelet établissent une communication entre le cervelet et le cerveau.
1° Les *pédoncules supérieurs du cervelet* sont plus géné
lement connus sous le nom de *processus cerebelli ad test*
qui leur a été donné par Pourfour Dupetit. Je me hâte de d
que ce nom consacre une erreur anatomique, car les péd
cules supérieurs du cervelet ne vont en aucune manière se t
miner aux tubercules *testes*, mais s'enfoncent sous ces tub
cules et sont recouverts par le faisceau triangulaire latéral
l'isthme : on devrait plutôt les appeler *processus cerebelli
cerebrum*. (Drelincourt.)

Les pédoncules supérieurs du cervelet se présentent so
l'aspect de deux lamelles nées dans l'épaisseur du cervelet,
chaque côté de la ligne médiane, qui se portent parallèleme
en haut et en avant, et paraissent, au premier abord, se co
tinuer avec les tubercules testes.

Leurs faces et leurs bords.
Leur *face supérieure* convexe est recouverte par le cervel
dont elle est séparée par un double feuillet de la pie-mèr
Leur *face inférieure* libre concourt à former la paroi sup
rieure de l'aqueduc de Sylvius. Leur *bord externe* est sépa
de la protubérance par un sillon que nous avons déjà indiq
sous le nom de *sillon latéral de l'isthme*. Leur *bord inter*
est uni à celui du côté opposé par la valvule de Vieussens, do
il se distingue par sa couleur et par son épaisseur.

Leur *extrémité inférieure* s'enfonce dans l'épaisseur
noyau blanc du cervelet.

Valvules de Vieussens.
2° *Valvule de Vieussens* (*valvula magna cerebri*).
donne ce nom à une lame très mince, demi-transparente, rem
plissant l'intervalle qui sépare les deux pédoncules supérieu
du cervelet, *velum medullare*, *velum interjectum*, Haller.

La *face postérieure*, concave, répond en haut au seg-
nt le plus inférieur du vermis supérieur, dont elle est sé-
:ée par un double repli de la pie-mère. Les deux tiers infé-
urs de cette face postérieure sont recouverts par une couche
se crènelée transversalement, qui représente exactement la
position des faces d'une lamelle cérébelleuse.

La *ligne médiane* est marquée sur cette face postérieure
r un trait linéaire, que Rolando considère comme la trace
l'union des deux lames, qui, suivant lui, constitueraient la
vule.

Là *face antérieure* est convexe, et forme la paroi postéure de l'aqueduc de Sylvius. Cette face antérieure est con-
'uë à la partie la plus élevée de l'extrémité antérieure du
rmis inférieur du cervelet.

Les *bords* de la valvule ne sont pas seulement juxta-posés
x bords correspondants des pédoncules supérieurs du cer-
let, mais ils sont véritablement continus à ces bords.

L'*extrémité* supérieure, étroite, se continue avec la partie
stérieure des tubercules testes, si bien que, dans une coupe
rticale médiane antéro-postérieure de ces parties, les tu-
rcules testes semblent n'être qu'un renflement de la valvule.
tte extrémité présente assez souvent une bandelette trans-
rsale, qu'on peut considérer comme la commissure des pé-
ncules supérieurs du cervelet et des nerfs de la quatrième
ire.

L'*extrémité* inférieure, large et très mince, se continue avec
noyau du lobe médian du cervelet. Il est bien évident que la
lvule de Vieussens n'est autre chose qu'une *demi-lamelle*
rébelleuse. Une coupe verticale médiane antéro-postérieure
ontre l'identité la plus complète entre cette valvule, dont la
me blanche est une émanation de la substance blanche du lobe
byen, et dont la substance grise crènelée, comme je l'ai dit,
çoit, pour chacune de ses petites divisions, un petit noyau
substance blanche.

D. Des tubercules quadrijumeaux.

Préparation. Le cerveau étant posé sur sa face convexe, renvers
cervelet d'arrière en avant, et enlevez la pie-mère.

Les tubercules quadrijumeaux sont disposés par paires. On appelle *tubercules quadrijumeaux* ou *bijumeaux* (
pora bigemina, Sœmmering ; *lobes optiques* des oiseaux,
reptiles et des poissons), quatre tubercules régulièrement
cés sur la surface supérieure de l'isthme, de chaque côté d
ligne médiane : ils forment deux paires, l'une antérieure,
volumineuse, qui a reçu le nom de *nates, eminentiæ n
formes ;* l'autre postérieure, plus petite, *testes, eminentiæ
tiformes* (1).

Leur situation. Intermédiaires au cerveau et au cervelet, les tubercules c
drijumeaux sont situés au dessus des pédoncules cérébra
par conséquent sur un plan antérieur à celui de la protu
rance, et ne méritent pas le nom de *tubercules du méso*
Leurs rap-ports. *phale,* qui leur avait été donné par Chaussier. Sous eux
creusée la partie antérieure de *l'aqueduc de Sylvius,* qui
blit une communication entre le troisième et le quatrième v
tricules.

Derrière eux se voient le cervelet et plus particulièremen
valvule de Vieussens, et les pédoncules supérieurs du cerv
(*processus cerebelli ad testes*) : au devant d'eux sont les c
ches optiques et le troisième ventricule.

Ils sont rudimentaires chez l'homme. Leur *volume* est très peu considérable chez l'homme,
ne les présente qu'à l'état rudimentaire, car leur dévelop
ment dans la série animale est en raison inverse de celu
cerveau et du cervelet. L'espace qu'ils occupent est circ
scrit par un carré long de 10 lignes sur 8 (21 millim. sur 18

Différences entre les tubercules antérieurs et les tubercu-postérieurs. Les tubercules quadrijumeaux antérieurs sont constamm
plus volumineux que les tubercules quadrijumeaux po
rieurs (2); leur couleur est grise ; ils sont oblongs, ellipsoï

(1) Ces **expressions** sont une conséquence de la comparaison grossière
a été faite par les anciens entre la moelle allongée et le corps d'un animal.

(2) Le volume relatif des tubercules quadrijumeaux présente quelques

rgents et légèrement concaves. Ils existent chez tous les
iaux vertébrés. Leur plus grand diamètre est obliquement
ré en avant et en dehors. C'est dans leur intervalle qu'est
ché le conarium ou glande pinéale qui recouvre un peu leur
interne. Les tubercules postérieurs sont plus petits, plus
chés, presque hémisphériques, leur couleur est blanche,
moins blanche que celle de la substance médullaire fasci-
e. Un sillon parabolique, ouvert en avant, sépare les tuber-
s antérieurs des tubercules postérieurs. Un sillon médian
ro-postérieur sépare les tubercules droits des tubercules
ches. C'est de ce sillon que part, en arrière, un petit cordon
âtre, ou petite colonne, assez dense, qui tombe perpendi-
irement sur la valvule de Vieussens, ou plutôt sur la com-
sure transversale qui la surmonte, et se bifurque ou se
irque avant de se confondre avec cette valvule. On l'a dé-
é sous le nom de *petit frein de la valvule de Vieussens
nulum veli medullaris*).

u tubercule postérieur aboutit le *faisceau triangulaire*   Faisceau tri-
ral de l'isthme. Ce faisceau, indiqué par Reil, Tiedemann   angulaire laté-
olando, qui le font provenir des corps olivaires, et qui en   ral de l'isthme.
i se continue manifestement avec les faisceaux blancs
ro-latéraux profonds de la moelle, situés au dessous des
es, que j'ai décrits sous le nom de *faisceaux sous-oli-
res* (1); ce faisceau, dis-je, présente un *bord antérieur*

s suivant les sujets, et des différences relatives dans les diverses espèces
maux, ce qui explique, sans doute, pourquoi les anatomistes anciens ne
endaient pas sur les noms qu'ils donnent à ces éminences : les uns appe-
testes et les autres nates, la même paire de tubercules. Les tubercules an-
urs sont beaucoup plus considérables que les postérieurs chez les rumi-
s, les solipèdes et les rongeurs ; moins considérables que les postérieurs
les carnassiers, chez le chien, par exemple.

) Le faisceau blanc central profond que la moelle envoie au faisceau de
rcement du bulbe, et que j'ai décrit sous le nom de faisceau sous-olivaire,
araît l'origine du faisceau triangulaire latéral de l'isthme. Les faisceaux
olivaires se divisent donc en deux parties : l'une qui se confond avec le
eau de renforcement du bulbe, l'autre qui va constituer le faisceau latéral
isthme.

qui se dirige obliquement en avant et en dehors, en longe
le tubercule quadrijumal antérieur, pour se terminer à un pe
tubercule qu'on appelle *corps genouille interne*. Son b
postérieur, oblique en arrière et en dehors, fait un léger re
au dessus du pédoncule cérébelleux supérieur qu'il recouv
Sa *base* répond au sillon latéral de l'isthme, qui le sépare de
protubérance et du pédoncule cérébral. Son *sommet* répond
tubercule quadrijumal postérieur.

(marginnote: Description du faisceau triangulaire latéral de l'isthme.)

Le tubercule quadrijumal antérieur se continue avec la co
che optique, dont il est séparé par une dépression en forme
gouttière. De l'extrémité antérieure de ce tubercule, part
des fibres médullaires, que nous verrons former une couc
mince à la surface du corps genouillé externe, pour aller co
courir à la formation du nerf optique. Cette couche médulla
est en général proportionnelle, chez les animaux, au volume
tubercule quadrijumal antérieur (1).

(marginote: Le tubercule quadrijumal antérieur se continue avec la couche optique.)

Conformation intérieure des parties constituantes de l'isthme de l'encéphale.

Préparation. Coupes antéro-postérieures et transversales
l'isthme. Etude par lacération, par l'action du jet d'eau; étude
des cerveaux durcis par l'alcool, par la coction dans l'huile, ou
l'eau salée.

(marginote: L'isthme de l'encéphale présente trois étages.)

Examiné dans sa conformation intérieure, l'isthme de l'e
céphale présente trois étages bien distincts et superposé
1° un *étage inférieur*, formé par la protubérance, par les p
doncules cérébelleux moyens, et par la partie fasciculée d
pédoncules cérébraux; 2° un *étage moyen*, formé par le pr
longement des faisceaux innominés du bulbe rachidien,
compris les faisceaux sous-olivaires; 3° un *étage supérieu*

(1) Elle est très volumineuse chez le mouton ; c'est sur le cerveau de cet a
mal que Gall paraît avoir surtout puisé ce qu'il di au sujet des nerfs optiqu
qu'il regarde comme prenant leur origine aux tubercules quadrijumeaux. Ce
opinion, qui est hors de doute chez les animaux, me paraît très contesta
dans l'espèce humaine.

e constituent les faisceaux triangulaires latéraux de l'is-
ne, les pédoncules supérieurs du cervelet, la valvule de
eussens et les tubercules quadrijumeaux.

Avant d'étudier cette conformation intérieure, je crois devoir
liquer d'une manière sommaire les lois et règles générales
i président à l'entrecroisement ou décussation dans tous les
sus de l'économie, entrecroisement ou décussation qui do-
ne en quelque sorte toute la structure du centre céphalo-
chidien, et de l'isthme de l'encéphale en particulier.

Nécessité de la connaissance des lois qui président à la décussation.

Considérations générales sur l'entrecroisement ou décussation.

Il y a *entrecroisement* ou *décussation* toutes les fois que des
res se croisent à angle, passent d'un côté à l'autre de la ligne
édiane du corps, de la ligne médiane d'un membre, de l'axe
ne partie. Si, après s'être entrecroisées une première fois,
i fibres changeaient de direction et s'entrecroisaient une se-
nde fois, il y aurait redressement de l'entrecroisement; les
oses se passeraient comme si aucun entrecroisement n'avait
lieu. Or, je ne connais dans l'économie aucun exemple de
l entrecroisement en natte que quelques anatomistes ont
mis pour les pyramides du bulbe.

Ce qu'on doit entendre par entrecroisement ou décussation.

L'entrecroisement ou décussation ne peut avoir lieu qu'entre
s parties disposées linéairement, c'est à dire, qu'entre des
res. Tous les tissus disposés linéairement, savoir : les tissus
reux proprement dits, musculaire et nerveux, s'entrecroisent,
rsqu'ils se trouvent dans les conditions favorables.

Ces conditions sont : 1.° d'occuper les côtés de la ligne mé-
ane du corps, d'un membre, d'une partie; 2° d'avoir une di-
ction telle, que les fibres situées de chaque côté de la ligne
édiane viennent à la rencontre l'une de l'autre dans une di-
ction perpendiculaire ou oblique. Si les fibres sont parallèles,
n'y a pas de décussation possible; si les fibres sont horizon-
les et viennent à la rencontre l'une de l'autre, il y a continuité
ns entrecroisement.

Conditions nécessaires pour l'entrecroisement.

Entrecroise-
ment perpendi-
culaire.

L'entrecroisement perpendiculaire est impossible à méco
naître.

Il en est de même de l'entrecroisement oblique ou en sauto

Entrecroise-
ment transver-
sal et antéro-
postérieur.

L'entrecroisement a rarement lieu dans le sens transver
seulement ; il a lieu presque toujours en même temps dans
sens transversal et dans le sens antéro-postérieur.

Difficulté de
l'appréciation
de l'entrecroise-
ment dans cer-
tains cas.

L'entrecroisement devient d'une extrême difficulté à appr
cier lorsque les fibres qui viennent à la rencontre l'une
l'autre, dans une direction transversale, ont très peu d'obliqu
et avant et après l'entrecroisement : on conçoit que les fib
entrecroisées se superposant, se réunissant en faisceau,
semble qu'il y ait continuité. Dans ce cas, pour détermin
l'existence de l'entrecroisement, il faut pouvoir suivre, iso
les fibres, et avant et après cet entrecroisement : or, cet iso
ment, facile pour le tissu fibreux à raison de sa densité, mo
facile pour les fibres musculaires à cause de leur mollesse,
vient d'une extrême difficulté pour les fibres nerveuses, mal
les moyens de durcissement plus ou moins imparfaits qui s
mis en usage.

Du change-
ment de direc-
tion des fibres
entrecroisées.

La question de l'entrecroisement appliqué aux fibres tra
versales de la protubérance, et du corps calleux, est cont
versée.

Les fibres entrecroisées peuvent changer brusquement
direction après l'entrecroisement si bien que les fibres lon
tudinales peuvent devenir transversales, et réciproquement.

1° Conformation intérieure de la protubérance et de
pédoncules cérébelleux moyens.

Aspect strié
de la protubé-
rance.

Nous avons vu qu'à sa face inférieure, la protubérance p
sentait des fibres blanches transversales, qui se tordaient les u
sur les autres, pour aller constituer les pédoncules moyens
cervelet. Si on entame très superficiellement la protubéran
on voit, sous une écorce blanche, très mince en arrière, un
plus épaisse en avant, une substance gris-jaunâtre pultac
n'ayant en aucune manière la disposition linéaire, intern

iaire aux fibres transversales de la protubérance, disposition
ui donne à cette partie de l'encéphale, un aspect strié.

Si on porte le manche du scalpel sous le bord antérieur de
ette protubérance, et qu'on enlève toute la partie qui déborde
e niveau des pédoncules cérébraux, on voit que cette protu-
érance est traversée par des faisceaux blancs antéro-posté-
ieurs ; et si, d'une autre part, portant le manche du scalpel
ous le bord postérieur de cette même protubérance, on enlève
out ce qui déborde le niveau des éminences pyramidales du
ulbe rachidien, on voit que les faisceaux blancs antéro-pos-
érieurs qui traversent la protubérance, sont la continuation
es pyramides, et sont continués eux-mêmes par les pédoncules
érébraux. En divisant ainsi la protubérance par couches ho-
izontales fort minces, soit par lacération, soit par section, on
oit que les fibres antéro-postérieures et les fibres transversales
orment plusieurs couches successives, au dessus desquelles on
rrive à l'étage moyen de l'isthme.

La protubérance est traversée par les pyramides du bulbe.

Cette étude permet de voir, d'une part, que les pédoncules
érébraux font suite aux fibres antéro-postérieures de la pro-
ubérance, et par conséquent aux pyramides du bulbe ; d'une
utre part, que les pédoncules cérébelleux moyens font suite
ux fibres transversales de cette même protubérance, lesquelles
orment un grand nombre de plans interposés aux fibres antéro-
ostérieures, divisées elles-mêmes en plusieurs plans distincts :
a substance grise de la protubérance se prolonge dans l'épais-
eur de ces derniers, et leur donne un aspect strié. Sur la limite
ui sépare la protubérance des pédoncules cérébelleux moyens,
e voit, dans l'épaisseur de cette protubérance, un faisceau an-
éro-postérieur assez considérable, qui est le faisceau d'origine
e la cinquième paire, et qui n'appartient par conséquent en
ucune manière aux faisceaux pyramidaux, avec lesquels on
st toujours tenté de le confondre, mais dont il se distingue par
a situation beaucoup plus externe. Du reste, comme faisceaux
ongitudinaux ou antéro-postérieurs de la protubérance, je ne
onnais que les faisceaux qui des pyramides vont aux pédon-

Les pédoncules cérébraux font suite aux pyramides.

Faisceau d'origine de la cinquième paire.

4.   18

cules cérébraux, et le faisceau d'origine de la cinquième paire
je ne puis donc comprendre comment un encéphalotomiste dis
tingué (1) a admis que la protubérance était traversée pa
six canaux, dont deux appartenaient aux pyramides, deux au
faisceaux latéraux du bulbe, deux aux faisceaux postérieur
de ce même bulbe (corps restiformes). La partie fasciculée de
pédoncules cérébraux fait suite aux faisceaux pyramidaux e
je ne puis admettre, ainsi qu'on l'a avancé, qu'une partie d
ces faisceaux pyramidaux se perde dans la protubérance, d
laquelle partiraient de nouveaux faisceaux qui iraient forme
la partie fasciculée des pédoncules cérébraux.

Les faisceaux des pyramides et de la cinquième paire sont les seuls faisceaux longitudinaux de la protubérance.

La continuité des pyramides avec les pédoncules cérébraux
à travers la protubérance, peut être considérée comme un typ
pour la structure du centre nerveux. Dans la protubérance
comme dans toutes les parties constituantes du système nerveux, les fibres se mêlent, se coupent à angles divers sans s
confondre (2). Rien de mieux démontré pour moi que ce fait
savoir : que les pédoncules cérébraux, malgré leur volume er
apparence plus considérable que celui des pyramides, ne son
autre chose que ces pyramides elles-mêmes, étalées, sans ad
dition aucune de faisceaux nouveaux.

La présence de fibres antéro-postérieures dans la protubérance n'est pas démontrée.

La protubérance, étudiée sur des coupes antéro-postérieures
m'a paru, sur quelques pièces durcies par l'alcool, présente
sur la ligne médiane une couche de fibres étendues de la fac

(1) *Voyez* les belles planches de M. Foville. L'erreur vient probablement d
ce qu'on a considéré l'étage moyen de l'isthme comme appartenant à la protu
bérance.

(2) La continuité des pyramides avec les pédoncules du cerveau, à traver
l'étage inférieur de la protubérance, a été parfaitement décrite et représenté
par Varole, *De nervis opticis nonnullisque aliis*, 1573 ; par Vieussens, *Neuro
graphia universalis*, tab. 16 ; par Morgagni, *Adversaria anatomica* V, et pa
Vicq-d'Azyr. Vieussens avait démontré cette continuité, en lacérant la protu
bérance. Vicq-d'Azyr la démontra par l'ablation successive de couches mince
de la protubérance, à l'aide de l'instrument tranchant. Sous ce rapport, le
planches de Gall surpassent celles de ses prédécesseurs, par la perfection de
l'exécution, mais non sous le point de vue scientifique.

upérieure à la face inférieure de cette protubérance ; mais un
xamen plus attentif m'a démontré que cette disposition était
ine simple apparence, et que ces fibres verticales n'existaient
›as. Nous verrons dans un instant qu'elles existent d'une ma-
ıière très prononcée dans l'étage moyen de l'isthme.

Quant à la question de l'entrecroisement admis sur la ligne *L'entrecroisement des fibres*
ıédiane de la protubérance par plusieurs anatomistes, j'ai *transversales de
la protubérance*
ainement soumis la protubérance à toutes les préparations *sur la ligne médiane n'est pas*
ossibles pour la démontrer. Si cet entrecroisement existe *démontrée.*
lans la protubérance, ce n'est certainement pas aux dépens
les faisceaux longitudinaux qui la traversent, ce ne peut être
ju'aux dépens des fibres transverses ; mais les fibres trans-
erses ne m'ont présenté ni raphé, ni cloison, ni obliquité,
ien, en un mot, de ce qui permet de reconnaître une intrica-
ion de fibres, une décussation : les fibres et faisceaux de la
noitié droite se continuent, sans ligne de démarcation, avec les
ibres et faisceaux de la moitié gauche (1), et aucune prépara-
ion anatomique ne m'a permis de démontrer une décussation
ıorizontale. La protubérance ne présente d'autre décussation
jue la décussation perpendiculaire, et cette décussation a lieu
le chaque côté de la ligne médiane, entre les fibres ascendantes
les pyramides et les fibres transversales des pédoncules céré-
›elleux.

La portion fasciculée et blanche des pédoncules cérébraux,
jui est la continuation des pyramides, fait partie de l'étage
nférieur de l'isthme ; elle est constituée par des faisceaux
›lancs, parallèles, sans aucun mélange de substance grise.

1° *Conformation intérieure de l'étage moyen de l'isthme.*

Lorsqu'on a enlevé successivement, et couche par couche,
'étage inférieur de l'isthme, savoir : la protubérance et les pé-

___

(1) M. Foville, dans la fig. 2, pl. 2 de l'Atlas annexé à son ouvrage, représente
juelques fascicules qui, du faisceau postérieur de la moelle (corps restiforme),
)asseraient dans les arcs transverses supérieurs de la protubérance. Je n'ai pas
té assez heureux pour les démontrer.

doncules cérébraux, on arrive à l'étage moyen. Le durcissemen préalable par l'alcool rend cette préparation extrêmement fa cile. On voit que cet étage moyen est exclusivement formé pa le prolongement des faisceaux innominés du bulbe (y compri les faisceaux sous-olivaires), lesquels semblent s'élargir en per dant de leur hauteur au moment où ils passent au dessus de l protubérance, qui s'élargissent encore, mais en augmentant d hauteur, au niveau des pédoncules cérébraux, au dessus des quels nous les suivrons dans un instant. Le prolongement de faisceaux innominés coupe donc perpendiculairement la protu bérance. C'était sans doute pour rendre cette disposition, qu Varoli disait que la moelle passe au dessus de la protubérance comme l'eau d'un canal sous un pont. Ce faisceau innominé indiqué par Rolando (1) sous le titre de faisceau moyen, a ét parfaitement représenté par M. Herbert Mayo, mais sans au cune description.

La portion des faisceaux innominés qui répond aux pédon cules cérébraux, est distincte de ces pédoncules par une couch de matière noire ou noirâtre, bien décrite par Sœmmering, connue sous le nom de *corps noir de Sœmmering*. Du reste, le faisceaux innominés sont accolés, intimement unis entre eu depuis le collet du bulbe où ils prennent leur origine jusqu'au limites antérieures des pédoncules cérébraux, c'est à dire, jus qu'au niveau de l'extrémité antérieure des tubercules quadriju meaux, point à partir duquel ils s'écartent l'un de l'autre, pou aller se plonger dans les couches optiques qui ne paraisse être autre chose que leur épanouissement.

Or, dans ce long trajet, quel est le moyen d'union de ce faisceaux innominés? Y a-t-il simple juxta-position ou accoll ment, y a-t-il entrecroisement? Voyons les faits. Si, sur un moelle fraîche ou durcie par l'alcool, on écarte avec assez d force les deux moitiés du bulbe rachidien, et si on continue opérer cet écartement jusque sur la portion du prolongement d

L'étage moyen est formé par le prolongement des faisceaux innominés du bulbe, y compris les faisceaux sous-olivaires.

Corps noir de Sœmmering.

(1) Recherches sur la moelle allongée, 1822.

s faisceaux qui repose sur la protubérance, et sur celle qui
pond aux pédoncules cérébraux, on voit : 1° au niveau du
lbe et au niveau de la protubérance, une couche très épaisse
: fibres antéro-postérieures, qui semblent entrecroisées,
ttées, lorsqu'on tient écartées les deux moitiés incomplète-
ent séparées du bulbe et de la protubérance ; mais à mesure
l'on opère cet écartement, et surtout lorsqu'on examine les
rfaces correspondantes des deux faisceaux innominés,
mplètement séparés, il est évident que ces surfaces n'ont
bi aucune lacération, mais qu'il y a eu simple séparation des
ux couches de fibres antéro-postérieures accollées.

Il n'y a pas d'entrecroise-ment médian au niveau du bulbe de la protubé-rance.

2° Au niveau des pédoncules cérébraux, il m'a paru qu'il n'y
rait pas seulement juxta-position avec accollement des deux
isceaux innominés, mais bien véritable entrecroisement : le
isceau innominé du côté droit m'a paru s'entrecroiser par
sscicules avec le faisceau innominé du côté gauche, pour aller
; jeter dans la couche optique gauche, et réciproquement.
outefois, la chose n'est pas aussi évidente, aussi incontesta-
lement démontrée pour moi que l'entrecroisement des pyra-
ides.

Il y a entre-croisement au niveau des pé-doncules céré-braux.

D'après cela, on comprend comment M. Valentin (1) a pu
lmettre une décussation dans toute la hauteur de la ligne
oyenne de la paroi du quatrième ventricule, et comment
l. Foville (2) a représenté, dans une belle planche, cette décus-
tion tout le long de la ligne médiane du bulbe, de la protubé-
nce et de l'espace interpédonculaire jusqu'au dessous des tu-
ercules quadrijumeaux. Il suit de ce qui précède qu'il y a, non
is entrecroisement, mais apparence d'entrecroisement dans
ute la hauteur du faisceau innominé du bulbe, depuis le collet
1 bulbe jusqu'au niveau de l'extrémité postérieure de l'espace
terpédonculaire ; que cette apparence d'entrecroisement est

On a admis l'entrecroise-ment depuis le collet du bulbe jusqu'aux tuber-cules quadriju-meaux.

(1) Névrologie, trad. de Jourdan ; page 246.
(2) Voyez l'Atlas, admirable d'exécution, annexé à l'ouvrage de M. Foville,
r MM. Emile Beau et Bion, planche 2, fig. 4.

le résultat de l'accollement des deux moitiés du bulbe; qu
d'ailleurs, cet entrecroisement, s'il avait lieu, ne se ferai
qu'aux dépens des fibres antéro-postérieures, lesquelles for
ment un système particulier de fibres entre les deux faisceau
innominés, et ne se continuent, en aucune façon, avec le
fibres longitudinales de ces faisceaux innominés; mais que l'en
trecroisement est sinon démontré d'une manière incontestable
au moins infiniment probable entre ces faisceaux innominé
dans toute l'étendue de l'espace interpédonculaire, c'est à dire
au niveau des tubercules quadrijumeaux.

3° *Conformation intérieure de l'étage supérieur de l'isthme.*

Structure fas-
ciculée des pé-
doncules céré-
relleux supé-
bieurs.

Les *pédoncules supérieurs du cervelet* sont fasciculés. Pa
leur extrémité inférieure, ils vont concourir à la formation d
noyau central du cervelet, et semblent appartenir principale
ment au lobe médian; par leur extrémité supérieure, ils s'é
panouissent en un grand nombre de fibres, dont les unes s
terminent sur la paroi antérieure du quatrième ventricule, d
chaque côté de la ligne médiane, et dont les autres formen
une anse au dessous des tubercules quadrijumeaux. S'entre
croisent-ils? Cette question ne me parait pas encore résolue

Structure des
tubercules qua-
drijumeaux.

Structure des tubercules quadrijumeaux. Reil, qui s'es
un des premiers occupé de la structure des tubercules qua
drijumeaux, les considère comme quatre masses arrondies d
substance grise, apposées sur l'irradiation d'un faisceau blanc
qui s'étale au dessous d'eux. Ce faisceau blanc, qu'il appelai
la *ganse* ou le *ruban*, vient, suivant lui, du bulbe rachi
dien, en partie des pyramides, en partie des olives. Ce ruba
ne me paraît être autre chose que l'anse formée par les pédon
cules supérieurs du cervelet, au dessous des tubercules qua
drijumeaux.

Quant à la structure des tubercules quadrijumeaux eux-
mêmes, elle m'a paru plutôt lamelleuse que fasciculée. Her
bert Mayo les représente avec une texture fasciculée. Je n'a

u y reconnaître les fibres blanchâtres affectant diverses direc-
ions admises par quelques auteurs. La substance grise domine
videmment dans ces tubercules comme dans la couche optique qui leur fait suite et que j'ai été souvent tenté de consi-
lérer comme une dépendance de ces tubercules.

Le *faisceau triangulaire latéral de l'isthme*, d'une part,
'enfonce entre l'étage supérieur et l'étage moyen, et, d'une
utre part, peut être suivi en bas jusqu'aux faisceaux sous-
livaires, dont je le regarde comme une émanation. Les fibres
ntérieures, étendues du tubercule quadrijumal postérieur au
orps genouillé interne, s'enfoncent sous ce corps genouillé in-
erne, et pénètrent dans l'épaisseur de la couche optique. Ce
aisceau triangulaire est superposé au pédoncule supérieur du
ervelet, qu'il recouvre et dont il est parfaitement distinct.

Étude de la conformation intérieure de l'isthme de l'encéphale par des coupes.

Une coupe verticale antéro-postérieure faite sur la ligne
nédiane de l'isthme, donne une idée parfaitement exacte des
rois étages de l'isthme : cette coupe doit embrasser le bulbe
achidien. On voit : 1° la masse, striée de blanc et de gris, qui
constitue la protubérance, masse considérable dont la coupe
est elliptique ; 2° le faisceau innominé du bulbe, beaucoup
plus épais au niveau des pédoncules cérébraux qu'au niveau
le la protubérance ; 3° la coupe des tubercules quadrijumeaux
et de la valvule de Vieussens, lesquels sont séparés des faisceaux innominés du bulbe par l'aqueduc de Sylvius et par le
quatrième ventricule.

Les coupes verticales dirigées transversalement complètent
la connaissance de la conformation intérieure de l'isthme ; elles
montrent comment les pyramides et les faisceaux innominés
se comportent en passant du bulbe rachidien dans l'isthme. Ces
coupes présentent constamment un gros faisceau ascendant qui
appartient à la cinquième paire, et qu'il faut bien distinguer des
faisceaux ascendants qui sont un prolongement des pyramides.

Cette coupe montre qu'aucun faisceau émané du bulbe, autre que les pyramides, ne traverse la protubérance.

Coupes des tuberculesquadrijumeaux.

Les coupes des tubercules quadrijumeaux montrent que ces éminences ne sont nullement distinctes les unes des autres qu'elles ne sont pas non plus distinctes soit des corps genouillés externe et interne, soit du faisceau innominé du bulbe; que les tubercules quadrijumeaux, la couche optique et le faisceau innominé du bulbe constituent un seul et même système, surmonté de reliefs, qui ne sont autre chose que les tubercules quadrijumeaux et les corps genouillés externe et interne. Je suis porté à considérer les olives comme une dépendance de ces faisceaux innominés.

Développement de l'isthme.

Développement de l'isthme.

Le développement de la protubérance et des pédoncules cérébelleux inférieurs, moyens et supérieurs est en rapport avec celui du cervelet; le développement des pédoncules cérébraux et des faisceaux innominés est en rapport avec celui du cerveau.

Développement des tubercules quadrijumeaux.

Dans l'embryon de deux mois, les tubercules quadrijumeaux sont constitués par deux lamelles qui se recourbent de bas en haut et de dedans en dehors, et qui finissent par se souder à la fin du troisième mois.

A cette époque, les tubercules quadrijumeaux de l'homme sont dans la même condition que ceux des animaux. Ils sont au nombre de deux, un à droite, un à gauche. Ils sont creusés d'une cavité, comme chez les oiseaux. D'abord complètement à découvert, ils sont peu à peu recouverts par les hémisphères cérébraux, qui se prolongent d'avant en arrière.

Ce n'est que vers l'âge de six mois qu'une rainure transversale divise en deux la paire jusque-là unique de tubercules l'une antérieure, l'autre postérieure : déjà la cavité des tubercules quadrijumeaux s'est complètement effacée par l'épaississement des parois (1).

(1) Chez un fœtus de sept mois, les tubercules quadrijumeaux n'étaient pas encore divisés en nates et testes.

Anatomie comparée de l'isthme.

1° *Protubérance et pédoncules cérébelleux.* L'homme et les mam- L'homme présente la protubérance et les pédoncules cérébelleux au maximum de développement.
fères sont seuls pourvus de protubérance et de pédoncules céré-
lleux. Ces parties, qui peuvent être considérées comme la commis-
re du cervelet, sont rigoureusement proportionnelles au dévelop-
ment des lobes latéraux de cet organe : aussi l'homme présente-t-il
protubérance et les pédoncules cérébelleux à leur maximum de
veloppement, et les rongeurs à leur minimum. Il n'y a ni protubé-
nce ni pédoncules dans les trois autres classes d'animaux vertébrés
seaux, reptiles, poissons), parce que ces animaux sont dépourvus de
es latéraux du cervelet.

2° *Tubercules quadrijumeaux.* L'homme est, de tous les animaux, L'homme présente les tubercules quadrijumeaux au minimum de développement.
lui qui les présente à leur minimum de développement. On peut dire
e le développement de ces tubercules est en raison inverse de celui
s lobes latéraux du cervelet et des hémisphères cérébraux.

Les tubercules antérieurs sont un peu plus volumineux que les tu-
rcules postérieurs chez l'homme : chez les ruminants, les solipèdes
les rongeurs, au contraire, les tubercules antérieurs sont deux ou
is fois plus considérables que les postérieurs. Chez les carnassiers,
postérieurs l'emportent un peu sur les antérieurs.

Recouverts par le cerveau chez l'homme et dans la première classe
s mammifères, ils sont, en grande partie, à découvert chez les ron-
urs et chez les chéiroptères.

Chez les oiseaux, chez les reptiles, chez les poissons, les tubercules Les tubercules quadrijumeaux sont à leur maximum chez les oiseaux, les reptiles et les poissons.
adrijumeaux devenus bijumeaux, sont à leur maximum de dévelop-
ment : quelquefois plus volumineux que les hémisphères cérébraux
x-mêmes, ils se creusent d'une cavité, et deviennent de véritables
bes, appelés *lobes optiques,* parce qu'en effet les nerfs optiques en
oviennent exclusivement.

Chez les *oiseaux*, les lobes optiques ont subi un déplacement con- Leur déplacement chez les oiseaux.
lérable, ils occupent les parties latérales de la base du cerveau. Les
bes optiques des oiseaux ne sont, en aucune manière, les couches
s nerfs optiques, ainsi qu'on l'avait cru d'abord : dans cette classe
animaux, les couches optiques se trouvent rejetées en avant.

Chez les *reptiles*, les tubercules quadrijumeaux sont constitués,
mme chez les oiseaux, par deux lobes volumineux, ovoïdes et
ntigus,

Chez les *poissons*, la détermination des tubercules quadrijumeau
présente d'assez grandes difficultés ; si bien que les lobes qui les com
posent ont été pris, tantôt pour les hémisphères cérébraux, tant
pour les couches optiques. M. Arsaky (*de piscium cerebro*) a parfaite
ment réfuté cette double erreur.

Usages des parties constituant l'isthme de l'encéphale.

Usages de la protubérance annulaire.

1° *Usages de la protubérance.* Extrêmement importants, mai
encore mal déterminés. Ses lésions les plus légères se traduiser
par des paralysies croisées considérables des membres. J'
noté, dans toutes ses lésions, une altération notable dans la fa
culté d'articuler les sons. Ses fonctions, comme *conducteu
de l'action nerveuse*, sont donc incontestables ; ses fonctions
comme centre d'action nerveuse, comme *siège*, comme *organ
d'une faculté*, ne sont pas démontrées, bien que la présenc
d'une quantité considérable de substance grise dans son épai
seur semble l'indiquer.

Usages des pédoncules cérébelleux moyens.

2° *Usages des pédoncules cérébelleux moyens.* Les faits p
thologiques et les vivisections établissent que, lorsqu'un d
ces pédoncules est divisé sur un animal, ou altéré, il e
résulte un mouvement de rotation autour de l'axe du corps
ce mouvement de rotation a lieu du côté de la section ver
le côté opposé, c'est à dire, du côté fort vers le côté faibl
Ce mouvement de rotation tient évidemment au défaut d'é
quilibre entre les deux moitiés du corps, et ce défaut d'é
quilibre tient à une paralysie incomplète. La section des pé
doncules cérébelleux moyens produit un effet croisé.

Usages des pédoncules cérébraux.

3° *Usages des pédoncules cérébraux.* La section ou la lésio
d'un de ces pédoncules, pratiquée plus de vingt fois par M. Lon
get (1), a constamment déterminé un mouvement circulaire o
de manège, qui avait toujours lieu du côté opposé à la lésion
c'est à dire, de droite à gauche, si la lésion avait porté sur le pé
doncule cérébral droit. On voit que cet effet a beaucoup d'ana

(1) *Anatomie et physiologie du système nerveux*, page 437, tome 1.

ŗie avec la rotation sur l'axe de l'animal, déterminée par la
ction du pédoncule cérébelleux. Suivant M. Lafargue, la
tation sur l'axe succèderait au mouvement de manège, lors-
e l'animal serait épuisé de fatigue.

4° *Usages des faisceaux innominés.* Les effets de la lésion de
s faisceaux n'ont point encore été isolés de ceux de la lésion
bulbe, de la protubérance et des pédoncules cérébraux.

Usages des faisceaux innominés.

5° *Usages des tubercules quadrijumeaux.* Il résulte des ex-
riences de M. Flourens (1) que l'ablation des tubercules qua-
ijumeaux sur les mammifères et sur les oiseaux a pour consé-
ience immédiate la cécité, et que l'effet de cette ablation est
oisé. C'est le seul usage qui soit positivement démontré par
xpérimentation. Il s'agit maintenant de déterminer si l'on
ut conclure de ce qui se passe chez les animaux, et en particu-
r chez les oiseaux, dont les tubercules quadrijumeaux (lobes
tiques) sont énormément développés, à ce qui se passe chez
omme. Quant à la question de savoir si les tubercules qua-
ijumeaux sont de simples conducteurs des impressions vi-
elles, comme les nerfs optiques ou bien l'organe central de
vision, cette question me parait impossible à résoudre.

Usages des tubercules quadrijumeaux.

(1) *Recherches expérimentales sur les propriétés et les fonctions du système
rveux,* 2ᵉ édition, 1842.

CERVELET.

—·—

Le cervelet existe chez tous les animaux vertébrés. Le *cervelet* (παρεγκεφαλις, Aristote), *cerebellum*, es cette partie de l'organe encéphalique qui occupe les fosses occi pitales inférieures. Il existe chez tous les animaux pourvus d cerveau et de moelle, par conséquent chez tous les animau vertébrés.

Les cas d'absence congéniale du cervelet sont extrêmemen rares (1).

Longtemps négligée, l'étude du cervelet a été commencé avec beaucoup de talent par Petit de Namur (2) et par Mala carne (3). Vicq-d'Azyr et Chaussier ont décrit avec une rar exactitude la conformation extérieure de cet organe ; Reil Gall et Rolando se sont particulièrement occupés de sa struc ture.

Conformation extérieure du cervelet.

Situation. *Situation.* Le cervelet occupe la partie postérieure et infé rieure de la cavité du crâne, il est comme encaissé entre le fosses occipitales inférieures et le repli de la dure-mère, qu'on appelle tente du cervelet. Il couronne la moelle épinière e l'isthme de l'encéphale, en arrière desquels ils est placé. Il es recouvert par le cerveau dans l'espèce humaine seulement d'où le nom de *cerebrum inferius*. Il est postérieur au cer veau dans les autres espèces, d'où le nom de *cerebrum poste rius*.

(1) J'ai rapporté, *Anat. pathol.*, avec fig., un cas d'absence du cervelet,

2) Lettre d'un médecin des hôpitaux du roi, Namur, 1710.

(3) Encefalotomia nuova universale, Torino, 1780.

La dure-mère, l'arachnoïde et la pie-mère lui forment une
iple enveloppe, dont la disposition a été indiquée ailleurs
'une manière générale.

Volume et poids. Le cervelet offre un volume plus considé-
ible dans l'homme que dans toutes les autres espèces ani-
iales. Ce volume est-il en rapport constant avec celui du
erveau, et pourrait-on établir des tables rigoureuses de pro-
ortion entre le poids du cerveau et le poids du cervelet, ainsi
ue l'a avancé Cuvier? Les faits me paraissent en opposition
vec cette manière de voir.

Le cervelet, y compris la protubérance et le bulbe rachidien,
èse de 4 à 5 onces (de 120 à 150 grammes), terme moyen ; on
eut évaluer le rapport approximatif du cerveau et du cervelet
ns la proportion de 7 à 1 (1).

D'après Gall et Cuvier, le cervelet de la femme serait pro-
ortionnellement plus volumineux que celui de l'homme : d'a-
ès Gall, il serait en rapport avec l'énergie des fonctions gé-
ératrices, et se traduirait à l'extérieur par le développement
es bosses occipitales inférieures (2).

Le cervelet est proportionnellement beaucoup moins volu-

(marginal notes:)
Volume et poids du cerve-let.

Variétés de poids, et par conséquent de volume,

Suivant le sexe,

Suivant l'âge.

---

(1) Chaussier dit : « D'après un assez grand nombre de recherches compa-
ratives, nous avons trouvé quelquefois, dans l'homme adulte, que le cervelet
était la 6e, la 7e, d'autres fois, mais rarement, la 10e ou la 11e partie du
poids du cerveau. Dans l'enfant naissant, nous l'avons trouvé la 13e, la 14e,
la 17e, la 21e, la 26e, et même une fois la 33e partie du poids total du cerveau. » De l'Encéphale, p. 77.

(2) Je ne crois pas qu'on puisse donner à cette idée d'autre valeur que celle
l'on donne à une hypothèse ingénieuse. L'aptitude à la génération n'est nul-
ment dépendante du cervelet ; car tous les animaux invertébrés sont sans
rvelet ; et, dans certaines espèces vertébrées, remarquables par leur ardeur
ur l'acte vénérien, le cervelet est extrêmement petit. On cite cependant
lelques faits qui semblent établir que la diminution de la bosse occipitale a
ivi l'extirpation du testicule correspondant ; mais il faudrait d'abord con-
ater le fait, et établir d'une manière positive que l'inégalité des bosses occipi-
les n'était pas antérieure à la castration.

mineux chez l'enfant que chez l'adulte : entre le cerveau e
cervelet de l'enfant, le rapport est :: 1 : 20.

Densité du
cervelet.

Densité. La consistance du cervelet a beaucoup occupé
anatomistes, qui sont bien loin d'être d'accord à ce sujet.
grande difficulté vient du défaut de moyens rigoureux prop
à apprécier cette consistance. On conçoit en effet que la c
version en pulpe par l'effet de poids qui tombent d'une haut
déterminée est un moyen à la fois peu concluant et d'une ap

Difficulté de
l'appréciation
de cette densité.

cation difficile. Une non moindre difficulté vient du déf
d'homogénéité du cervelet : les résultats obtenus quant à
substance grise, ne s'appliquent nullement à la substa
blanche. Sur cinquante cervelets examinés comparativem
avec le cerveau par Malacarne, vingt-trois étaient plus m
que le cerveau et dans la substance blanche et dans la su
stance grise ; treize offraient une substance corticale au
dure, et une substance médullaire plus consistante et p
élastique ; dix étaient plus fermes, et cinq le surpassaient bea
coup en dureté. Dans quelques cervelets, l'un des hémisphè
était beaucoup plus ferme que l'autre.

Il résulte de mes observations : 1° que le centre médullai
du cervelet est plus consistant que celui du cerveau ; 2° que
substance grise du cervelet est plus molle que celle du cervea
3° que cette substance grise se ramollit sur le cadavre avec u
extrême rapidité, en sorte qu'il est difficile d'avoir un cerve
dont la substance grise soit à l'état normal.

Forme du cer-
velet.

Forme. Le cervelet représente un ellipsoïde applati de ha
en bas, dont le grand diamètre, qui est transversal, est de

Ses dimen-
sions.

pouces et demi à 4 pouces (de 10 à 12 centimètres) ; l'antér
postérieur, de 2 pouces à 2 pouces et demi (de 9 à 10 centim
et le vertical, de 2 pouces (de 6 centim.), dans sa portion
plus épaisse ; de 6 lignes (13 millimètres), dans sa porti
la moins épaisse, c'est à dire, à la circonférence. On peut e
core comparer le cervelet à un cœur de carte à jouer, do
l'échancrure serait en arrière, et dont le sommet tronqué ser

l avant ; ou, mieux peut-être, avec les anciens, à deux sphé-
ïdes aplatis, confondus par leurs points juxtaposés.

Le cervelet est parfaitement symétrique ; cependant il n'est **Symétrie du cervelet.**
ıs rare de voir une différence assez prononcée entre la moitié
oite et la moitié gauche de cet organe (1).

On considère au cervelet une face supérieure, une face infé-
ıure et une circonférence.

1° *Face supérieure.* Elle présente sur la ligne médiane une **Face supérieure.**
ıinence antéro-postérieure, beaucoup plus prononcée en
ant qu'en arrière, où elle finit comme en mourant. Cette émi-
nce, qui est sillonnée transversalement et comme divisée en
ıneaux, à la manière d'un ver à soie, et qui d'ailleurs n'est
ıllement distincte du reste du cervelet, a été appelée *vermis*
périeur, *processus vermiformis superior*, *éminence ver-* **Vermis supérieur.**
iculaire supérieure. Cette éminence, qui recouvre la valvule
Vieussens et les tubercules quadrijumeaux, doit être consi-
rée avec Malacarne, comme la partie supérieure du *lobe*
édian du cervelet.

De chaque côté, la face supérieure présente un plan incliné
dehors et en bas.

Cette face supérieure est séparée des lobes postérieurs du
rveau par la tente du cervelet.

2° La *face inférieure* du cervelet est reçue dans la conca- **Face inférieure.**
é des fosses occipitales, sur laquelle elle se moule exacte-
ınt : elle est divisée en deux moitiés latérales arrondies, *lobes,*
misphères du cervelet, par un sillon médian antéro-posté-
ur, *grande scissure médiane du cervelet* (*vallecula*, Hal- **Grande scissure médiane.**
).

Ce sillon divise complètement le cervelet en arrière, où il
;oit la faux du cervelet ; en avant, ce n'est plus qu'une large

_____

4) Dans quatre cas d'hémiplégie que j'ai eu occasion d'observer, il y avait
même temps atrophie de l'hémisphère droit du cerveau, et atrophie de
ımisphère gauche du cervelet : je suis fondé à conclure, d'après cela, qu'il
ıte des rapports intimes entre les hémisphères opposés de ces deux portions
l'encéphale.

gouttière qui reçoit le bulbe rachidien ; au milieu, il présen[ ]
un espace losangique, au fond duquel apparaît la base d'u[ ]
éminence pyramidale sillonnée transversalement par annea[ ]

Vermis infé-
rieur.
et que les anciens ont désignée sous le nom de *vermis in*[ ]
rior, éminence vermiculaire inférieure (pyramide lan[ ]

Ses quatre
prolongements
ou branches.
neuse, Malacarne). Cette éminence, plus prononcée et pl[ ]
distincte que le vermis supérieur, présente quatre prolo[ ]
gements ou branches, disposées en croix : une postérieu[ ]
effilée, qui occupe la partie postérieure de la grande scissu[ ]
médiane, deux latérales, qui vont s'enfoncer dans les ang[ ]
latéraux du quatrième ventricule : une antérieure, qui se pr[ ]
longe en s'effilant d'arrière en avant, et se termine par un re[ ]
flement mamelonné (*éminence mamillaire* de Vicq-d'Azy[ ]

Son mamelon
terminal.
Le mamelon terminal du vermis inférieur est libre dans le qu[ ]
trième ventricule où il proémine. Il a été séparé à tort du ve[ ]
mis inférieur par Chaussier, sous le titre de *tubercule lam*[ ]
neux du quatrième ventricule. Malacarne l'a désigné sous[ ]
nom de *luette*.

Les vermis
supérieur et in-
férieur appar-
tiennent au lobe
médian du cer-
velet.
Le vermis inférieur n'est autre chose que la partie inférieu[ ]
du *lobe médian du cervelet*, dont le vermis supérieur const[ ]
tue la partie supérieure. Le vermis supérieur est continu, sa[ ]
ligne de démarcation, avec les deux hémisphères du cervele[ ]
en sorte que, supérieurement, les lames du cervelet n'éprou[ ]
vent aucune interruption sur la ligne médiane. Le vermis inf[ ]
rieur, qui semble au premier abord destiné à séparer ces de[ ]
hémisphères, est néanmoins un moyen de continuité pour [ ]
très grand nombre de lames du cervelet, ainsi qu'on le v[ ]
parfaitement en écartant les deux hémisphères l'un de l'autr[ ]

Circonférence
du cervelet.
3° *Circonférence*. Elliptique, ou plutôt en forme de cœu[ ]
de carte à jouer, elle présente en arrière une *échancru*[ ]
(*échancrure postérieure*), dont les bords, arrondis et convexe[ ]
interceptent un espace triangulaire qui reçoit la faux du ce[ ]
velet et la crête occipitale interne. Au fond de cette échancrur[ ]
se voit une surface sillonnée transversalement, qui unit [ ]
vermis supérieur au vermis inférieur, qu'on pourrait appel[ ]

rmis postérieur, et qui appartient au lobe médian du cer-
let. Les bords arrondis de l'*échancrure* se continuent avec
circonférence du cervelet. Vue en avant, la circonférence
cervelet est constituée par les pédoncules cérébelleux
oyens, qui sont rectilignes comme la face postérieure des
chers à laquelle ils correspondent. Cette circonférence pré-
nte en avant, sur la ligne médiane, une échancrure, ou
utôt une excavation ou gouttière profonde, pour recevoir le
lbe rachidien et l'isthme de l'encéphale, qu'elles embrassent
ns la moitié postérieure de leur circonférence (*grande
hancrure cérébelleuse antérieure*). Dans cette échancrure
voit en bas la petite éminence vermiculaire que nous avons
t être le mamelon terminal du vermis inférior.

C'est par la partie antérieure de sa circonférence, que le
rvelet reçoit ou émet tous ses faisceaux de communication
ec le cerveau et avec la moelle : ainsi, indépendamment des
doncules cérébelleux moyens, nous voyons les pédoncules
rébelleux supérieurs ou *processus ad testes*, les pédoncules
rébelleux inférieurs ou *processus ad medullam*. Nous re-
endrons sur ces faisceaux, qui sont au nombre de six , trois
chaque côté.

*Vermis pos-
térieur.*

*Grande échan-
crure cérébel-
leuse antérieu-
re.*

*Les faisceaux
de communica-
tion du cervelet
émanent de la
partie antérieu-
re de sa circon-
férence.*

Sillons, lobules, lames et lamelles du cervelet.

Toute la surface du cervelet est sillonnée par des lignes
urbes, généralement concentriques, horizontales, mais peu
gulières.

Ces sillons ne sont point parallèles, car ils s'infléchissent les
s vers les autres, et se coupent à angle très aigu. Ces sillons,
i paraissent tous également superficiels, lorsque le cervelet
t enveloppé de ses membranes, ne peuvent être bien étudiés
'après leur ablation. On voit alors que ces sillons ont une
ofondeur très inégale, et présentent, sous ce rapport, ainsi
e les segments des couches qui les séparent, une sorte de
érarchie.

On peut diviser ces sillons en quatre ordres, eu égard à leur

*Sillons céré-
belleux.*

4.

19

Quatre ordres de sillons cérébelleux. inégale profondeur. Les sillons du premier ordre, qui sont l[s] plus profonds : ils arrivent jusqu'au noyau central, et divise[nt] le cervelet en *segments* ou *lobules*. Parmi les sillons du pr[e]mier ordre, je signalerai comme les plus profonds, ceux q[i]

Segments ou lobules du cervelet. occupent la circonférence du cervelet. La profondeur de l'u[n] de ces sillons est telle qu'on a cru pouvoir la considér[er] comme divisant chaque hémisphère du cervelet en deux mo[i]tiés, l'une supérieure, l'autre inférieure ; mais cette profonde[ur] du sillon ou des sillons circonférenciels, de même que l'inég[a]lité des sillons du premier ordre, s'explique par l'éloignemen[t] plus considérable du noyau central.

Segments secondaires. Les segments ou *lobules cérébelleux* sont divisés en *seg[-] ments secondaires* par les sillons du second ordre.

Lames et lamelles. Les segments secondaires sont subdivisés en *lames*, et celle[s]ci en *lamelles*, par deux ordres de sillons plus petits.

Pourfour du Petit, Malacarne et Chaussier, ont étudié l[es] segments, les lames et les lamelles du cervelet, avec une mi[-] nutieuse exactitude. Ils les ont même comptées. Les différence[s] dans les résultats (1) auxquels ils sont parvenus, atteste[nt] moins des variétés dans la disposition de l'organe, que le défau[t] d'une base uniforme dans la manière de procéder au dénom[-] brement.

Disposition générale des segments cérébelleux. Les segments de la circonférence du cervelet sont les plu[s] considérables : ils représentent des segments d'ellipsoïde trè[s] renflés à leur partie moyenne, effilés à leurs extrémités. Le[s] segments de la face supérieure sont concentriques, et appar[-] tiennent à la même courbe pour la totalité du cervelet. Le[s] segments de la face inférieure sont concentriques, pour chaqu[e] moitié ou lobe du cervelet, et indépendants des segments d[u] lobe opposé.

(1) Winslow admet 3 lobules, Collins 6, Pourfour du Petit 15, Malacarne 11 Chaussier 16. Chaussier admet dans le cervelet 60 lames et de 600 à 700 la[-] melles ; avant lui, Malacarne avait admis de 700 à 800 lamelles. Un fait for[t] curieux, c'est que Malacarne n'a trouvé que 324 lamelles chez un individu af[-] fecté d'aliénation mentale.

Les lames du cervelet sont appliquées les unes contre les autres comme les feuillets d'un livre ; elles sont isolées les unes des autres dans toute leur longueur, et ne tiennent au reste du cervelet que par leur bord adhérent. *Disposition générale des lames cerebelleuses,*

Il n'en est pas de même des lamelles, qu'on voit passer d'une lame à une autre lame, et même d'un segment à un autre segment. Si on écarte, en effet, les segments du cervelet, on voit les sillons de séparation obliquement parcourus par un très grand nombre de lamelles, qui vont d'un segment à un autre. *Des lamelles.*

La disposition des segments, lames et lamelles sur la ligne médiane mérite d'être mentionnée. Ces segments, lames et lamelles ne sont point interrompus au niveau du vermis supérieur, seulement on observe en ce lieu une légère inflexion, parce que la partie moyenne des segments postérieurs est comme tirée en avant, et décrit une courbe à concavité postérieure. *Disposition des segments, lames et lamelles sur la ligne médiane :*

On observe en outre sur cette ligne médiane quelques légères modifications : il semble qu'il y ait échange de lames et de lamelles entre les divers segments, et que les unes s'amincissent se terminent dans les points où les autres semblent naître. *1° Au niveau du vermis supérieur ;*

Au niveau du vermis inférieur, la continuité est établie entre les deux lobes du cervelet par les embranchements latéraux de vermis. Mais en avant, au niveau du bulbe rachidien, les deux hémisphères du cervelet sont parfaitement distincts l'un de l'autre. D'après cela, on peut apprécier ce qu'il y a de vrai ce qu'il y a d'inexact dans la comparaison que Haller a établi entre le vermis supérieur et le corps calleux. *2° Au niveau du vermis inférieur ;*

En arrière, au niveau de l'échancrure, la continuité est établie à l'aide des petits anneaux transverses dont nous avons parlé, et qui constituent le *vermis postérieur*. *3° Au niveau du vermis postérieur.*

C'est la réunion du vermis inférieur, du vermis supérieur et du vermis postérieur qui constitue le *lobe médian du cervelet*, que Gall et Spurzheim nomment *partie primitive* ou *fondamentale* du cervelet, parce qu'en effet cette partie se voit chez tous les animaux, et que chez un grand nombre (oiseaux, reptiles, poissons), les lobes latéraux manquant complètement, *Les trois vermis, par leur réunion, constituent le lobe médian du cervelet.*

elle constitue à elle seule la totalité du cervelet. Il est bon d'ajo
ter que, de tous les mammifères, l'homme est celui dont les l
bes latéraux sont les plus développés, et le lobe médian le moi
développé.

Caractères différentiels du cervelet de l'homme et du cervelet des a- nimaux. Lobe médian à l'état de vestige, lobes latéraux très dévelo
pés, tels sont les caractères du cervelet de l'homme ; lobe m
dian très développé, lobes latéraux à l'état de vestige, tel est
caractère du cervelet des autres animaux.

Segments qui méritent une mention spécia- le. On pourrait, à la rigueur, distinguer par des noms partic
liers tous les segments du cervelet, dont le nombre est de dix
1° Lobule de la circonféren- ce ; douze. Nous devons mentionner en particulier : 1° le *segme*
ou *lobule de la circonférence*, qui est le plus considérabl
2° Lobule du bulbe rachidien; 2° les *lobules du bulbe rachidien* (*lobuli medullæ oblong*
tæ, amygdales, lobuli tonsillares), lobules situés derriè
le bulbe rachidien, sur la partie latérale duquel ils se moule
par leur côté interne, qui est concave, convexes à leur cô
externe et postérieur, qui s'enfonce un peu dans le trou occ
pital. Une dépression notable, en forme d'étranglement, indiq
les parties engagées dans le trou occipital. Ces lobules du bul
rachidien, dont la disposition a frappé tous les anatomiste
sont les plus internes de chaque hémisphère cérébelleux.
sont séparés l'un de l'autre par le vermis inférieur, et se tern
nent en avant et en dedans par une extrémité mamelonnée, q
remplit en partie le quatrième ventricule. C'est autour du se
ment formé par le lobule du bulbe que les autres segments i
férieurs du cervelet décrivent des courbes concentriques. No
3° Lobule du nerf pneumo- gastrique. signalerons en outre : 3° le *lobule du nerf pneumo-gastriqu*
espèce de touffe proéminente (*flocculi seu lobuli nervi vag*
située derrière le nerf pneumo-gastrique, en dehors en arriè
des nerfs facial et auditif. Ce lobule est comme implanté s
le bord inférieur du pédoncule cérébelleux moyen, au deva
du lobule du bulbe.

CONFORMATION INTÉRIEURE DU CERVELET.

La conformation intérieure du cervelet comprend : 1° l'étud

quatrième ventricule; 2° l'étude de la substance même du
velet.

Du quatrième ventricule.

réparation. Sur un premier sujet : 1° diviser verticalement le lobe
lian du cervelet ; 2° sur un autre sujet, diviser verticalement la
tubérance sur la ligne médiane ; 3° sur un troisième sujet, écarter
bulbe rachidien du cervelet. Par la première section, on met à
ouvert la paroi antérieure du quatrième ventricule ; par la seconde,
découvre la paroi postérieure. 4° Par l'écartement du bulbe et du
velet, on arrive dans le ventricule par son extrémité inférieure, et
rue plonge dans toute sa profondeur. Il importe d'étudier le qua-
me ventricule sous tous ses aspects.

Le *quatrième ventricule* est cette cavité rhomboïdale inter- Situation du
quatrième ven-
tricule.
diaire, d'une part, au bulbe rachidien et à l'isthme de l'en-
hale, qui forment sa paroi antérieure, et, d'une autre part,
cervelet, qui constitue sa paroi postérieure. Les anciens l'ap-
aient avec Galien, *ventricule du cervelet*. Tiedemann le
igne sous le nom de *premier ventricule*, et se fonde sur
irécocité de son développement, qui est antérieur à celui
autres ventricules, et sur son existence constante chez tous
mammifères.

Le quatrième ventricule, terminé en pointe inférieurement, Sa forme.
argit beaucoup à sa partie moyenne, et se rétrécit en haut,
ir se continuer avec le troisième ventricule.

Vous considèrerons, au quatrième ventricule, une paroi anté-
ure, une paroi postérieure, un plancher, deux orifices, l'un
érieur, l'autre inférieur, et deux angles latéraux. Sa direc-
n est oblique en bas et en arrière.

Paroi antérieure ou inférieure. Elle est formée par la face Sa paroi an-
térieure ou in-
férieure.
térieure du bulbe rachidien et par la portion de l'isthme de
icéphale qui répond à la protubérance. Cette paroi que
us avons décrite à l'occasion du bulbe rachidien et de l'isthme
l'encéphale, présente le sillon médian qui forme la tige du
amus scriptorius, et les tractus blancs que l'on a comparés
k barbes d'une plume. Sa figure représente un rhombe ou

losange tronqué supérieurement, dont les bords supérieu
sont formés par les pédoncules supérieurs du cervelet, et do
les bords inférieurs sont formés par les corps restiformes :
face postérieure des faisceaux innominés du bulbe forme cet
paroi antérieure que tapisse une membrane dense facile
séparer par la dissection. Une couche mince de substan
grise diversement nuancée sépare cette membrane des fai
ceaux innominés.

Paroi postérieure ou supérieure du quatrième ventricule. La *paroi postérieure* ou *supérieure* représente une espè
de voûte que constituent : 1° en haut, les pédoncules sup
rieurs du cervelet (*processus cerebelli ad testes*) et la valvu
de Vieussens déjà décrite ; 2° en bas, le cervelet, qui présen
dans cette région *trois éminences mamelonnées :* une moyen
Des trois éminences mamelonnées. et deux latérales, qui remplissent en quelque sorte toute
capacité du quatrième ventricule. L'éminence moyenne est
segment le plus antérieur du vermis inferior, qui s'élève ju
qu'à la valvule de Vieussens à laquelle il est contigu. L
deux éminences latérales sont formées par les segments l
plus internes des lobules du bulbe rachidien, segments app
lés, par quelques anatomistes, *lobules tonsillaires.* Les de
éminences latérales ne baignent pas dans le liquide ventricu
laire, elles en sont séparées par la lamelle fibreuse du qu
trième ventricule.

Éminence mamelonnée médiane. L'éminence mamelonnée moyenne (*huette*, Malacarne ; *ém
nence mamillaire du vermis inferior*, Vic-d'Azyr), que Chau
sier a cru devoir, mais à tort, séparer du vermis inferior, et qu
a désignée sous le nom de *tubercule lamineux du quatrièn
ventricule*, ressemble à une soupape mobile. Elle tient ;
cervelet par deux pédicules blancs qui se portent en dehors
en arrière, sur les branches latérales de l'éminence crucia
Ses deux racines. que représente le vermis inferior. Elle offre en outre deux r
plis larges et minces assez analogues par l'épaisseur au septu
lucidum, et qui me paraissent formés par un repli de la men
brane interne doublé d'une lamelle médullaire très mince
replis semi-lunaires, qui, nés des parties latérales de ce m

:lon, vont se continuer avec la racine du lobule du nerf eumo-gastrique (1).

Ces replis, qui ne sont autre chose que les *valvules de rin* (2), sont extrêmement minces, demi-transparents, adhé- nts à la paroi postérieure du quatrième ventricule par leur rd convexe, libres par leurs deux faces et par leur bord con- ve. Les deux replis semi-lunaires et l'éminence mamelonnée :diane représentent très bien le voile du palais dont l'émi- nce mamelonnée figurerait la luette. Ces replis ne méritent illeurs nullement le nom de valvule, ainsi que le fait remar- er Vicq-d'Azyr, qui les appelle tout simplement *lames semi- naires de l'éminence mamelonnée du vermis inferior.*

Valvules de Tarin.

'ancher et orifice inférieur du quatrième ventricule.

1° *Plancher du quatrième ventricule.* Si on écarte avec écaution le bulbe rachidien du cervelet, on met en évidence e lamelle fibreuse, étendue de l'un à l'autre, et qui sert, en .elque sorte, de plancher au quatrième ventricule. Cette la- elle, qui se continue avec le névrilème du bulbe, présente trois rties bien distinctes : 1° une médiane, en forme de languette angulaire, qui se porte horizontalement en arrière, et s'ap- ique contre le prolongement antérieur du vermis auquel elle hère ; 2° deux latérales triangulaires, qui forment les côtés 'orifice du quatrième ventricule, et qui ont été décrites, à t, sous le nom de valvules de Tarin.

Plancher du quatrième ven- tricule.

1) L'éminence mamelonnée médiane du vermis et les deux replis connus sous nom de valvules de Tarin, représentent assez bien le bord libre du voile du ais, d'où probablement le nom de luette, donné par Malacarne à cette émi- nce médiane, et le nom d'*amygdales, lobules tonsillaires,* donnés aux lo- les du bulbe qui proéminent de chaque côté dans le quatrième ventricule.
2) La description que donne Tarin est si peu explicite, que les anatomistes partagent pas tous la même opinion au sujet de ces valvules, et que j'avais croire moi-même que Tarin avait décrit sous le nom de *valvulæ semi cir- ares, inferiores et posteriore quarti ventriculi,* les deux languettes névrilé- itiques qui bordent de chaque côté l'orifice du quatrième ventricule.

Indépendamment de cette lamelle fibreuse, le plancher du qu
trième ventricule présente une autre lamelle également fibreu
située derrière les filets d'origine du nerf pneumo-gastriqu
auxquels elle adhère, et que nous appellerons pour cette raiso
lamelle du nerf pneumo-gastrique. Cette lamelle ferme, s
les côtés du bulbe, le quatrième ventricule, qui est largeme
ouvert lorsqu'elle a été enlevée. Elle s'étend du corps rest
forme au lobule du nerf pneumo-gastrique, et se prolonge
haut sur le nerf auditif.

*Lamelle fi-
breuse du nerf
pneumo-gastri-
que.*

2° *Orifice inférieur du quatrième ventricule.* Si on écar
le bulbe rachidien du cervelet, on aperçoit sur la ligne médian
entre les artères cérébelleuses inférieures, une ouverture l
sangique, limitée : 1° en avant, par le bec du calamus ; 2° en a
rière, par le prolongement antérieur du vermis inférieur q
tapisse la languette médiane de la lamelle fibreuse ; sur l
côtés et en avant, par les bords comme déchirés des la
guettes latérales ; 3° latéralement et en arrière, par le côté i
terne des lobules du bulbe rachidien.

*Orifice infé-
rieur du quatriè-
me ventricule.*

Cette ouverture, signalée par M. Magendie comme établissa
une communication entre le liquide ventriculaire et le liqui
sous-arachnoïdien, est-elle normale, est-elle accidentelle,
seulement le résultat de la manière dont on procède à sa d
monstration ? Voici les raisons pour et contre.

*Raisons qui
semblent militer
contre son exis-
tence.*

Les raisons qui semblent militer contre l'existence d'une o
verture en ce lieu, sont : 1° la disposition du pourtour de cet
ouverture, qui ne présente aucun des caractères des ouve
tures naturelles, lesquelles sont lisses et arrondies. Ici, l
bords sont lacérés, presque toujours il reste des débris
membrane au bec du calamus. Si l'on détache l'espèce de la
guette triangulaire qui est accollée au vermis inférieur,
voit que cette languette n'est autre chose qu'un lambeau d
taché de cette membrane, dont les dimensions sont exacteme
en rapport avec l'ouverture qu'elle obture complètement. (
peut rendre la chose plus évidente encore, en examinant
membrane fibreuse d'avant en arrière, après avoir divisé
protubérance et le bulbe rachidien.

2° J'ai trouvé la lamelle fibreuse qui forme le plancher du atrième ventricule, indivise chez le chien et chez le mouton ; j'ai rencontrée cinq ou six fois indivise chez l'homme : que l'on objecte qu'il pouvait y avoir, dans ce cas, oblitération accidentelle, je répondrai qu'il n'existait aucune trace de travail morbide, soit dans l'axe céphalo-rachidien, soit dans sa membrane.

3° Dans plusieurs cas d'hydrocéphale chronique, il existait, dans les ventricules plusieurs livres de liquide. Le tissu cellulaire sous-arachnoïdien de la moelle ne contenait que la quantité normale ;

4° Dans le cerveau de plusieurs enfants morts avec tous les symptômes d'hydrocéphale ventriculaire aiguë, j'ai trouvé les ventricules latéraux très vastes, mais vides ; je me suis demandé si, dans ce cas, la membrane rompue n'aurait pas donné passage au liquide, tandis que, dans les cas ordinaires, elle résisterait à son écoulement.

Tels étaient les arguments qui me paraissaient militer en faveur de la non-existence de l'ouverture du plancher du quatrième ventricule. Mais si l'on considère :

Raisons qui militent en faveur de l'existence d'une ouverture de communication entre le quatrième ventricule et le tissu cellulaire sous-arachnoïdien.

1° Que dans l'immense majorité des cas, quelque précaution que l'on prenne pour l'extraction du cerveau, et chez le fœtus chez l'adulte, on rencontre toujours cette ouverture ;

2° Que dans l'apoplexie ventriculaire, on rencontre toujours la sérosité sanguinolente dans le tissu cellulaire sous-arachnoïdien de la moelle ;

3° Que si on injecte un liquide coloré dans les ventricules cérébraux, il pénètre constamment dans le tissu cellulaire sous-arachnoïdien de la moelle, et réciproquement ; on sera induit à admettre qu'il existe une communication constante entre la sérosité ventriculaire et la sérosité qui occupe le tissu cellulaire sous-arachnoïdien de la moelle ; que c'est l'orifice que je viens d'indiquer qui est le moyen de communication ; que l'occlusion de cet orifice est l'exception et non la règle.

Pour terminer la description du quatrième ventricule, il me

reste à parler de son angle supérieur, et de ses angles laté
raux, et enfin, d'un organe vasculaire particulier, tout à fa
semblable au plexus choroïdien des ventricules latéraux et qu
pour cette raison, on peut appeler *plexus choroïdien du qua*
trième ventricule.

**Angle supé-
rieur du qua-
trième ventri-
cule.**

A *l'angle supérieur* de la cavité rhomboïdale qu'il repr
sente, le quatrième ventricule se continue avec le troisièm
ventricule ou ventricule moyen, à l'aide d'un aqueduc appe
aqueduc de Sylvius, bien qu'il se trouve décrit dans Galie
aqueduc qui est creusé sous les tubercules quadrijumeaux
sous la valvule de Vieussens.

**Ses angles
latéraux.**

Les *angles latéraux* du quatrième ventricule sont très pr
longés et atteignent jusqu'à l'extrémité interne du *corps rhou*
boïdal du cervelet, corps rhomboïdal que nous décrirons
l'occasion de la structure.

Plexus choroïdiens du quatrième ventricule.

**Situation, di-
rection et trajet
du plexus cho-
roïdien du qua-
trième ventri-
cule.**

Au nombre de deux, les *plexus choroïdiens du quatrièn*
ventricule commencent à côté l'un de l'autre, par une extr
mité très ténue, sur la face antérieure de la languette média
de l'orifice inférieur du quatrième ventricule, languette m
diane que nous avons dit rester attachée au vermis inférieu
se portent, en divergeant, en haut; s'infléchissent en dehor
contournent les côtés de l'éminence médiane du quatrièn
ventricule; se portent ensuite horizontalement en dehors, de
rière les corps restiformes, puis derrière la lamelle fibreuse
nerf pneumo-gastrique, et s'élargissent considérablement da
ce point, pour se terminer sur le lobule du nerf pneumo-ga
trique.

Membrane interne du quatrième ventricule.

L'espace lisse et poli que présente la surface du quatrièn
ventricule, est dû à la présence d'une membrane d'apparen
séreuse, laquelle fait suite à la membrane qui tapisse l
autres ventricules. Cette membrane, qui durcit notablemer

ar l'immersion prolongée dans l'alcool, est beaucoup plus
sistante au niveau de la face postérieure du bulbe que dans
ut autre point. J'examinerai sa nature à l'occasion des ven-
icules du cerveau.

Structure du cervelet.

Etude du cervelet par des coupes.

Si on entame le cervelet, on voit qu'il est composé de deux *Des deux sub-*
bstances : l'une, superficielle, *corticale*, qui est *grise* ; l'autre, *stances du cer-*
velet.
ntrale, *médullaire*, qui est *blanche :* la substance grise est
olle et s'enlève presque toujours en partie avec les mem-
ranes pour peu que le cervelet soit altéré par la putréfaction
a seulement par la macération. La substance blanche pré-
nte une assez grande densité pour résister à une assez forte
ession.

Entre la substance grise et la substance blanche, se voit, *Liseré jaunâ-*
tre intermédiai-
ns les coupes, une espèce de *liseré jaunâtre :* ce liseré ap- *re à la substance*
grise et à .a sub-
rtient à une lame de même couleur, bien plus résistante que *stance blanche.*
. substance grise, et très adhérente à la substance blanche.
a macération, en détruisant la substance grise, met à nu cette
me jaune. Il y a donc, dans le cervelet, trois substances, la
ise, la *jaune* et la *blanche.* Je compare la lame jaune du
rvelet à la membrane jaune plissée des olives (1).

Une question se présente ici : quelle est la proportion qui *Proportion*
de la substance
tiste entre la substance grise et la substance blanche? Pour *blanche et de la*
substance grise.
u qu'on examine avec attention une coupe du cervelet, on
it que la substance grise prédomine : on peut, d'ailleurs, le
montrer d'une manière rigoureuse, en soumettant le cervelet
la macération pendant quelques jours. La substance grise,
us altérable, s'enlève à la manière d'une pulpe, et le noyau
stant de substance blanche, représente à peine le tiers du
rvelet en poids et en volume.

(1) Rolando, *Osservazioni sul' cerveletto*, p. 187, 1823, me paraît avoir
bli le premier le fait de l'existence de trois substances, la *medollare*, la *ci-*
reo-rossigna et la cinerea esterna corticale.

On peut dire, avec vérité, que c'est la substance grise qui domine dans le cervelet, et que c'est la substance blanche qui domine dans le cerveau.

Cela posé, étudions : 1° les coupes verticales ; 2° les coupes horizontales du cervelet.

Coupes verticales.

Coupes verticales antéro-postérieures. Les *coupes verticales antéro-postérieures* donnent une figure très élégante, connue sous le nom pittoresque d'*arbre de vie*, dénomination déduite, soit de l'importance qu'on a donnée à cette structure du cervelet, soit de sa ressemblance avec le feuillage du thuya ou arbre de vie. Pratiquée sur la ligne médiane, cette coupe donne l'*arbre de vie du lobe médian ;* sur les côtés, l'*arbre de vie des lobes latéraux*.

Arbre de vie du lobe médian. L'*arbre de vie du lobe médian* est formé par un noyau central de substance blanche, de forme triangulaire, duquel partent deux branches principales, l'une inférieure, qui fournit au vermis inférieur et au vermis postérieur, c'est à dire, à toute la partie antérieure et postérieure du lobe médian ; l'autre, supérieure, qui fournit à tout le vermis supérieur. Ces deux branches se subdivisent en six rameaux variables, pour la direction, la longueur et l'épaisseur, lesquels se subdivisent en rameaux secondaires, et ceux-ci en ramifications. Un petit renflement de substance blanche s'observe toujours dans le lieu des divisions.

Forme rotacée du lobe médian. Une lame jaunâtre très mince, et plus en dehors, une couche de substance grise, épaisse d'une ligne (2 à 3 millim.), revêt chacune de ces ramifications, de ces rameaux et de ces branches, pour constituer les lamelles, les lames et les segments du lobe médian.

Cette coupe permet de constater : 1° l'existence du lobe médian du cervelet ; 2° la continuité du vermis supérieur, du vermis postérieur et du vermis inférieur ; 3° la forme générale du lobule médian, qui est rotacé ou en roue (l'éminence mamelonnée du vermis inférieur, éminence qui est tout à fait anté-

·ieure, et qui arrive au contact avec la valvule de Vieussens) ;
ı° le nombre et l'arrangement des segments, lames et lamelles
lu cervelet ; 5° enfin la disposition de la valvule de Vieussens,
ıui n'est autre chose que la ramification la plus supérieure du
ıoyau central, et qui peut être considérée comme une demi-
amelle du cervelet.

Arbre de vie des lobes latéraux. Une coupe verticale, di- Arbre de vie
des lobes laté-
raux.
·igée des pédoncules moyens du cervelet vers sa circonférence,
lonne l'arbre de vie des lobes latéraux.

1° On voit au centre de chaque lobe un noyau blanc central, Noyau blanc
central.
luquel partent quinze ou seize prolongements principaux, ou
branches, qui deviennent eux-mêmes les noyaux d'autant de
segments. Ces branches se divisent en rameaux secondaires,
et ceux-ci en ramifications. Une lame jaunâtre revêt ces divisions successives. Une couche grise, épaisse d'une ligne (2 à
3 millim.), se moule exactement sur elles.

2° Il n'est pas moins facile de constater que les segments du
cervelet sont très inégaux par leur volume, par leur direction,
et par leur mode de division ; 3° que les segments supérieurs Inégalité des
segments.
sont les plus petits, les segments de la circonférence les plus
volumineux (1), que les segments inférieurs tiennent le milieu ;
4° qu'il n'existe aucun vide entre les segments ; que les lames
et même les lamelles remplissent les intervalles de ces segments ;
5° que ces segments sont recourbés sur eux-mêmes d'arrière Disposition
rotacée des lo-
bes latéraux
dans le sens ho-
rizontal.
en avant, pour constituer une espèce de roue ou de cercle
horizontal, dont le champ est perpendiculaire au champ du
lobule médian, que nous avons vu représenter une espèce de
roue verticale.

Au centre du noyau blanc de chaque moitié du cervelet, à
une moindre distance du plan supérieur que du plan inférieur

(1) Le segment de la circonférence, qui est le plus volumineux, se divise
immédiatement en deux segments plus petits : la coupe que je décris montre
que c'est à tort qu'on a admis sur la grande circonférence du cervelet un sillon
horizontal, qui irait de l'un à l'autre pédoncule cérébelleux moyen.

Corps rhom-boïdal ou ciliaire. du cervelet, se voit le *corps rhomboïdal de Vieussens*, *corps denlelé* ou *festonné* de Vicq-d'Azyr, *corps ciliaire* (1), dont la forme est ovoïde, dont l'enveloppe membraneuse jaunâtre dense et plissée en zigzag, représente trait pour trait les olives, et que j'ai, par cette raison, coutume de décrire sous le titre d'*olive* ou *corps olivaire du cervelet*. Gall et Spurzheim l'ont considéré comme un ganglion de renforcement : de là le nom de *ganglion du cervelet* sous lequel ils l'ont décrit.

Son diamètre. Son plus petit diamètre, qui est vertical, est égal au tiers du plus grand diamètre, qui est horizontal : dans un cas où ce dernier diamètre avait 15 lignes (33 millim.), le premier avait 5 lignes (11 millim.). Au reste, le volume de l'olive cérébelleuse varie chez les divers sujets, et se trouve toujours en raison directe du volume du lobe latéral du cervelet : c'est pour cela qu'il est beaucoup moins développé chez les animaux que chez l'homme.

Des pédoncules du cervelet. Du noyau central de chaque lobe latéral, partent, ou, si l'on veut, au noyau central aboutissent, les *pédoncules du cervelet*, qui sont au nombre de six, trois de chaque côté, et divisés en *supérieur, moyen, et inférieur.*

Pédoncules supérieurs du cervelet. Les *pédoncules supérieurs du cervelet* sont généralement connus sous le nom de *processus cerebelli ad testes*. Ils se voient au devant du vermis supérieur, et semblent se porter des parties latérales du lobule médian aux tubercules quadrijumeaux. Nous verrons que ce n'est là qu'une simple apparence.

Pédoncules inférieurs. Les *pédoncules inférieurs* (*processus cerebelli ad medullam*) ne sont autre chose que les corps restiformes, et établissent une communication intime entre le cervelet et la moelle.

(1) Pour diviser le corps rhomboïdal, il faut que la coupe longe les pédoncules inférieurs du cervelet. Je conseille, pour se faire une bonne idée de l'analogie qui existe entre l'olive du cervelet et l'olive du bulbe, de diviser par la même coupe et le corps rhomboïdal et le corps olivaire du bulbe chez le même sujet.

Enfin, les *pédoncules moyens*, *pédoncules cérébelleux*, Pédoncules moyens.
~~lisses~~ de la moelle allongée, antérieurs aux deux précé-
~~de~~nts, occupent la partie antérieure de la circonférence du
~~ce~~rvelet, et se continuent sans ligne de démarcation avec la
~~pr~~otubérance.

Coupes horizontales.

Les *coupes horizontales du cervelet*, étudiées avec tant de Étude du cervelet par des coupes horizontales.
~~so~~in, et parfaitement figurées par Vicq-d'Azyr, démontrent que
~~les~~ dimensions du noyau médullaire central dans le sens hori-
~~zo~~ntal, sont de beaucoup supérieures à celles de ce même
~~no~~yau médullaire dans le sens vertical (1).

Ces coupes horizontales, qui doivent être faites parallèlement Disposition tantôt parallèle, tantôt oblique des lamelles.
~~à l~~a face supérieure du cervelet, permettent de voir la dispo-
~~sit~~ion respective des lames, tantôt parallèles, tantôt obliques
~~les~~ unes par rapport aux autres, dont les unes parcourent toute
~~la~~ circonférence de l'organe, dont les autres se terminent par
~~un~~e extrémité effilée, pour renaître bientôt, en passant de l'un
~~à l'~~autre segment.

Enfin, ces coupes horizontales permettent de voir la conti- Continuité du lobe droit et du lobe gauche établie par le lobe médian.
~~nu~~ité du lobe cérébelleux droit avec le lobe cérébelleux gau-
~~ch~~e, par l'entremise du lobe médian. Dans le lobe médian, les
~~lam~~elles présentent plus d'irrégularité que dans les lobes laté-
~~ra~~ux ; elles se coupent sous divers angles, se reconstituent en
~~qu~~elque sorte sous de nouvelles combinaisons, de telle sorte
~~qu~~e plusieurs anatomistes ont admis un véritable entrecroise-
~~me~~nt dans cette partie médiane du cervelet.

Le lobe médian présente aussi son centre médullaire, qui
~~un~~it les centres médullaires latéraux ; en sorte que, dans une
~~cou~~pe qui réussit bien, on peut obtenir une espèce de centre
~~ov~~ale cérébelleux, analogue au centre ovale de Vieussens.

(1) Il y a, pour chaque lobe du cervelet, un *centre médullaire*, analogue au
~~cen~~tre médullaire des hémisphères cérébraux, c'est à dire, un lieu, où la coupe
~~hor~~izontale offre des dimensions plus considérables qu'en tout autre point.

Etude du cervelet par le jet d'eau, et par le durcisseme

Décomposition
du noyau blanc
du cervelet en
une multitude
de lamelles.

A. *Etude par le jet d'eau.* Un filet d'eau projeté sur l coupes verticales du cervelet, décompose le noyau blanc ce tral de chaque lobe latéral en une multitude de feuillets d'u extrême ténuité, lesquels vont constituer les différentes lam ou lamelles du cervelet. Toutes les lames ou lamelles du ce velet aboutissent au noyau central du lobe correspondai

Disposition en
éventail de cha-
que feuillet.

Chaque lamelle représente une sorte d'éventail, dont le bo adhérent, très étroit et concave, appuie sur le noyau centr avec lequel il se continue manifestement, et dont le bord co vexe répond à la surface du cervelet. C'est une chose belle curieuse à voir, que toutes ces lamelles, les unes ascendante qui vont constituer les segments, lames et lamelles du pl supérieur du cervelet; les autres descendantes, pour constitu

Arrangement
de ces feuillets.

les segments, lames et lamelles du plan inférieur; les inte médiaires horizontales et obliques pour constituer les mêm parties de la circonférence du cervelet. Au niveau de chaq embranchement, il semble qu'il y ait un renflement qui résult non d'une augmentation réelle de substance blanche, mais d'u écartement des lamelles.

La disposition
lamelleuse est-
elle le dernier
terme de l'ana-
lyse anatomique
du cervelet.

La structure du cervelet, considérée d'une manière général est donc lamelleuse. Du noyau central blanc, partent d'i nombrables lamelles, lesquelles juxta-posées, sans se co fondre jamais, forment des groupes qui se divisent en group secondaires, tertiaires, comme les rameaux de l'arbre de vie en sorte que la dernière lamelle contient au moins deux feui lets. La disposition lamelleuse est-elle le dernier terme de l'a nalyse anatomique? Chaque lamelle présente des stries ra diées : or, ces stries radiées attestent-elles une disposition l néaire ou fibreuse du cervelet? Ces lamelles se divisent bie dans le sens des stries, mais la disposition fibreuse ou linéai est loin d'être anatomiquement démontrée..

Dans le noyau central, les lamelles, plus fortement pressée les unes contre les autres, se dissocient plus difficilement sou

:tion du jet d'eau, que les lamelles plus excentriques; le corps
)mboïdal, qu'on peut appeler *olive cérébelleuse*, résiste
)ucoup plus que toutes les autres parties du cervelet. Le jet
au finit cependant par l'entamer à son extrémité interne qui
)ble naturellement ouverte, et par la diviser en deux moitiés,
)e supérieure et l'autre inférieure. On voit alors que l'as-
:t dentelé de la coupe de cette olive résulte du plissement
la lamelle jaunâtre et dense qui en forme l'écorce ; que la
)stance blanche pénètre dans l'intérieur de l'olive , par son
é interne, en même temps qu'un grand nombre de vaisseaux ;
) cette substance blanche forme des lamelles qui vont se ter-
)er à tous les points de la lamelle jaunâtre : en sorte que
ive cérébelleuse représente un petit cervelet.

Dédoublement de l'olive céré-belleuse par le jet d'eau.

3. *Etude du cervelet durci.* L'étude du cervelet durci par
cool ou par la coction dans l'huile, dans l'eau salée, ou par
nacération dans l'eau chargée d'hydrochlorate de soude et de
)to-chlorure de mercure, à la manière de Rolando, confirme
s les résultats obtenus par le jet d'eau.

Étude du cer-velet durci.

:es dernières préparations permettent en outre d'étudier
)ux qu'on ne peut le faire par le jet d'eau, les rapports du
)au central de chaque lobe avec les pédoncules cérébelleux :
voit de la manière la plus manifeste ces pédoncules émaner
noyau central ou y aboutir. Il est d'ailleurs bien difficile de
erminer la part qu'ils prennent à la formation de ce noyau
)tral. Tout ce que nous savons, c'est que, du moment qu'ils
ergent du noyau central, ils présentent une disposition fas-
ulée, et que toutes les lamelles et lames cérébelleuses sem-
)t aboutir aux fibres du pédoncule moyen.

Rapports du noyau central de chaque lobe avec les pé-doncules céré-braux.

Idée générale du cervelet.

)l résulte de ce qui précède : 1° que le cervelet est constitué
) deux lobes latéraux et un lobe médian ; 2° que les lobes
)t formés par un nombre considérable de segments qui se
)divisent en segments plus petits, en lames et en lamelles ;
que chaque lobe est constitué par un noyau central sur le-

4.   20

quel s'appuient tous les segments, et qui est en outre l'abou

Idée générale
des fibres, seg-
ments, lames et
lamelles du cer-
velet.
sant ou le point de départ des pédoncules ; 4° que les péd
cules présentent une disposition linéaire ou fasciculée ; qu
noyau central offre la même structure, mais d'une mani
moins évidente ; 5° que la substance blanche des segments
cervelet est formée par des lamelles appliquées les unes con
les autres sans qu'il existe entre elles une véritable continui
6° que chaque lamelle a la forme d'un éventail, et que les fel
lets qui constituent le noyau central de chaque segment se
parent pour aller former les segments secondaires, les lan
et lamelles ; 7° que la moindre lamelle du cervelet est cons
tuée par deux feuillets de substance blanche revêtues par u
couche jaunâtre très mince, recouverte elle-même d'une couc
assez épaisse de substance grise ; 8° que le corps rhomboïc
ou olive du cervelet est formé par des fibres ou lames de su
stance blanche, lesquelles s'irradient pour venir se terminer a
divers points de la surface interne de la membrane jaune
dense qui en constitue l'écorce.

Théorie de
Gall.
Théorie de Gall. Gall a donné du cervelet une théorie fo
ingénieuse, qui est assez généralement admise aujourd'hu
bien qu'elle offre un grand nombre de points vulnérables.

La direction opposée des pédoncules du cervelet lui a su
géré l'idée des *faisceaux divergents* et des *faisceaux conve
gents*, auxquels il a associé sa théorie sur les ganglions, qu
considère comme des moyens de renforcement, c'est à dir
comme des points d'origine de nouveaux faisceaux.

Faisceaux
primitifs.
D'après cet auteur, les pédoncules inférieurs du cervelet (
corps restiformes, qu'il appelle *faisceaux primitifs du ce
velet*, seraient les racines, les faisceaux d'origine du cervele
A peine ont-ils pénétré dans l'organe à une profondeur (
quelques lignes, qu'ils rencontrent le corps rhomboïdal (
olive cérébelleuse, que Gall considère comme un *véritab*

Ganglion du
cervelet.
ganglion, un *appareil de naissance et de renforceme*
d'une grande partie de la masse nerveuse du cervelet. Su
vant lui, à chaque dent de l'olive cérébelleuse répondrait un

anche nerveuse principale. C'est de ce ganglion que partient tous les prolongements nerveux, lesquels, recouverts de la substance grise, forment le lobe médian et les lobes latéraux.

Indépendamment des faisceaux précédents ou *faisceaux divergents*, qui constitueraient, d'après Gall, les appareils de formation en faisceaux primitifs, il existe des faisceaux nerveux *rentrants* ou *convergents*, qui constitueraient les *appareils de réunion*, les *commissures* du cervelet : ces faisceaux divergents n'auraient aucune connexion immédiate, ni avec les faisceaux primitifs, ni avec le corps rhomboïdal; ils émaneraient tous de la substance grise de la surface du cervelet, se porteraient dans diverses directions entre les filets divergents pour aller constituer les pédoncules cérébelleux moyens la protubérance que Gall considère comme la *commissure cervelet*.

Faisceaux rentrants ou convergents.

Quant aux pédoncules supérieurs du cervelet, Gall les regarde comme les faisceaux de communication du lobe médian cervelet avec les tubercules quadrijumeaux. La valvule de Vieussens serait la commissure de ces pédoncules.

Nous ne pouvons considérer la théorie de Gall sur le cerveque comme une hypothèse ingénieuse. Pourquoi les pédoncules inférieurs sont-ils les racines, les faisceaux primitifs du cervelet plutôt que les pédoncules supérieurs? qui a vu ces faisceaux primitifs se renforcer dans l'olive cérébelleuse? pourquoi considérer l'olive cérébelleuse comme un ganglion? pourquoi cette distinction des faisceaux en divergents et en convergents (1)? Pourquoi cette doctrine sur les appareils de

La théorie de Gall est hypothétique.

(1) « Ces fibres rentrantes, » dit Tiedemann (traduct. française par Jourdan, ↑ 169), « sont des êtres chimériques; car la protubérance annulaire et les fibres médullaires qui la constituent, existent déjà dans le fœtus âgé de quatre mois, c'est à dire, à une époque où l'on ne trouve ni branches, ni rameaux, ni même encore de feuillets qui soient couverts de substance corticale : Gall a fait donc naître de parties qui ne se montrent qu'après elles. » La réfutation de Tiedemann me paraît elle-même reposer sur hypothèse; car il n'est nulle-

renforcement dans lesquels s'engendreraient de nouvell
fibres nerveuses ? Pourquoi ce langage figuré, métaphoriqu
lorsqu'il s'agit de questions purement anatomiques.

Théorie   de
Rolando. *Théorie de Rolando.* Une autre théorie du cervelet a é
donnée par Rolando, qui, rapprochant les résultats qu'il av:
obtenus sur le cervelet durci par une forte solution saline,
ceux que lui avait fournis l'anatomie du cerveau du squale,
de ceux puisés dans l'étude de l'évolution du cerveau du po
let, a considéré le cervelet de l'homme comme formé par u
grande vessie dont les parois, froncées et plissées sur elle
mêmes, constitueraient les divers ordres de sillons qui divise
le cervelet en lobules, lames et lamelles (1).

Les faits qui précèdent réfutent surabondamment cette hy
thèse.

Ce qu'il y a de
positif dans la
structure   du
cervelet. Ce qu'il y a de positif, c'est que le cervelet est formé de
réunion de deux lobes latéraux et d'un lobe médian; l
lobes eux-mêmes sont formés par un nombre considérable
segments, qui se divisent en segments plus petits, en lam
et en lamelles. La structure du cervelet est lamelleuse, et l
lamelles sont striées, chaque lamelle contient deux feuill
de substance blanche recouverts de substance grise. Le ce
velet communique avec la moelle par les pédoncules inférie
ou corps restiformes, que nous avons vus faire suite aux co
dons postérieurs et aux cordons antéro-latéraux de la moell
il communique avec le cerveau, par les pédoncules supérieu
processus cerebelli ad testes, qui seraient mieux nomm

ment prouvé que la formation de la substance grise soit postérieure à celle
la substance blanche; et les recherches de M. Baillarger (Mém. de l'Acad. n
de méd. 1840), ont d'ailleurs prouvé que l'époque de l'apparition de la su
stance grise est beaucoup plus précoce que ne le dit le célèbre anatomi
Allemand, qui fait déposer la substance grise à la surface de la substar
blanche du cervelet, au commencement du neuvième mois seulement.

(1) *Osservazioni sul' cerveletto*, p. 187. Dans le squale, le cerveau
formé par une double lame grise et blanche, plissée un grand nombre de
sur elle-même.

ocessus cerebelli ad cerebrum: car nous avons vu que les
loncules supérieurs, au lieu de s'arrêter aux tubercules
adrijumeaux, se portent au dessous d'eux, et s'unissent aux
sceaux innominés. Nous verrons plus tard que ces pédon-
les supérieurs traversent les couches optiques et les corps
iés, pour se terminer dans les hémisphères. Les pédoncules
yens et les fibres transverses de la protubérance établissent
e communication intime entre les deux lobes du cervelet (1).

Développement ou évolution du cervelet.

Le cervelet n'apparaît que quelque temps après la moelle — Epoque et mode d'appari-
inière. Il consiste d'abord en deux lamelles, prolongements tion du cervelet.
la moelle, qui se rapprochent vers la ligne médiane : ce sont
pédoncules cérébelleux inférieurs, ou corps restiformes.
cervelet de l'homme représente assez bien, à cette époque,
cervelet des poissons et des reptiles. Au quatrième mois, le — Du cervelet au quatrième
rvelet forme une espèce de ceinture uniforme, de quatre lignes mois,
large, autour des tubercules quadrijumeaux et du bulbe ra-
idien. La protubérance annulaire se montre déjà ; il y a un
stige du corps rhomboïdal ; la surface du cervelet est alors
iforme et complètement dépourvue de sillons. A cinq mois, — Au cinquième mois,
atre sillons transversaux apparaissent ; la section verticale
cervelet présente cinq branches, mais il n'y a pas encore de
nes et de lamelles : point encore de distinction entre la partie
yenne et les parties latérales du cervelet. Au sixième mois, — Au sixième mois,
vision du cervelet par l'échancrure postérieure ; sillons de
vers ordres ; corps rhomboïdal volumineux. Dans les trois — Dans les trois derniers mois.
rniers mois, les hémisphères acquièrent peu à peu la prédo-
nance qu'ils auront, après la naissance, sur la partie moyenne.

(1) L'effet croisé pour l'action du cervelet n'est pas encore parfaitement dé-
ontré : un certain nombre de faits, qui établissent que l'atrophie d'un des
misphères du cerveau coïncide avec l'atrophie de l'hémisphère opposé du
rvelet, sembleraient établir l'action directe du cervelet. La disposition lamel-
use du cervelet, ses deux substances, ont suggéré à Rolando l'idée de comparer
t organe à une pile de Volta, à un appareil électro-moteur.

Le cervelet n'est pas une efflorescence de la moelle.

De ce que la moelle précède le cervelet dans son développ[ement], de ce que le cervelet paraît formé par le prolongeme[nt] des faisceaux postérieurs de la moelle, s'ensuit-il que le cerv[e]let soit une production, une efflorescence de la moelle? No[n] certes : tout ce que nous pouvons en conclure, c'est qu'il y [a] succession dans le développement.

La substance blanche et la substance grise apparaissent si-multanément.

Devons-nous admettre encore que le cervelet se produit p[ar] une sécrétion de la pie-mère? j'ai déjà fait justice de ce [t]e singulière doctrine. Dirons-nous que la substance grise [est] sécrétée la dernière, ainsi que Reil et Tiedemann l'ont avanc[é], je ne vois là qu'une assertion, mais nullement une démonst[ra]tion. L'observation rigoureuse des faits établit que la substa[nce] corticale se forme en même temps que la substance médullai[re]; elle n'est pas plus produite qu'elle ne produit.

Du cervelet dans la série animale.

Du cervelet chez les pois-sons.

1° Chez les *poissons*, le cervelet est, en général, petit ; mais, dans [la] raie et le squale, il est volumineux, divisé en circonvolutions, et [se] prolonge, en avant, au dessus des lobes optiques (tubercules quadri[ju]meaux); en arrière, au dessus du lobe de la huitième paire. Dans [les] silures, suivant la remarque de Weber, le cervelet est proportionn[el]lement aussi volumineux que le cerveau de l'homme; il recouvre [la] moitié postérieure des lobes cérébraux, de même que, chez l'homm[e,] le cerveau recouvre le cervelet. Chez tous les poissons, le cervelet [est] creusé d'une cavité considérable. Dans aucun de ces animaux, il [ne] présente de division en segments, en lames et en lamelles.

Chez les rep-tiles.

2° *Reptiles*. Point de cervelet chez les batraciens (grenouille, c[ra]paud) et chez les ophidiens (serpents). La plupart des anatomistes l'[ad]mettent cependant, mais à l'état de vestige. Il est très petit, et sou[s] forme d'une voûte, dans les chéloniens (tortue); il existe très volum[i]neux chez les sauriens (lézard, crocodile).

Chez les oi-seaux.

3° *Oiseaux*. Chez les oiseaux, le cervelet, très considérable, m[ais] réduit au lobe médian, représente un ellipsoïde, dont le grand diamè[tre] serait vertical. Il est profondément et régulièrement parcouru par [des] sillons horizontaux, curvilignes, dont la moitié supérieure a sa conca[vité] dirigée en bas, et la moitié inférieure sa concavité dirigée en haut. T[ous] aboutissent à un petit tubercule ou appendice qui répond à chaque [...]

mité du diamètre transverse. La coupe du cervelet de l'oiseau donne arbre de vie composé de substance blanche recouverte de substance se.

1° *Mammifères*. Dans les trois classes que je viens d'examiner, le [cer]velet est réduit au lobe moyen. Dans tous les mammifères, existent [des] *lobes latéraux*. D'abord petits, et en forme d'appendice, comme [che]z les rongeurs, dont le cervelet diffère peu de celui des oiseaux, ils [s'ac]croissent progressivement à mesure qu'on s'élève jusqu'à l'homme, [qui], sous ce point de vue du développement du cervelet, de même que [pour] celui du développement du cerveau, occupe le degré le plus élevé [de] l'échelle animale. Chez tous les mammifères, le développement des [lob]es latéraux du cervelet est en raison directe du développement des [oliv]es cérébelleuses ou corps rhomboïdaux, que Vicq-d'Azyr refusait, à [tor]t, aux mammifères.

[C]hez tous, le développement de la protubérance annulaire qui n'exis[te] pas dans les trois premières classes, parce qu'il n'existe pas de [lob]es latéraux, est en rapport rigoureux avec le développement des [lob]es latéraux du cervelet.

Du cervelet chez les mammifères.

Usages du cervelet.

[C]es usages sont bien loin d'être parfaitement connus.

L'opinion de Gall, qui considérait le cervelet comme l'*organe* [de] *l'instinct de la propagation* ou de l'*amour physique*, opi[nio]n défendue de nos jours avec beaucoup de talent par M. Ser[res], est victorieusement réfutée par l'anatomie pathologique, [par] l'anatomie comparée et par la physiologie expérimentale.

Opinion de Gall.

D'après M. Flourens (1), « dans le cervelet, réside une pro[p]riété dont rien ne donnait encore l'idée en physiologie, et [q]ui consiste à *coordonner* les mouvements *voulus* par cer[t]aines parties du cerveau, *excités* par d'autres...; le cervelet [e]st le siège exclusif du principe qui coordonne les mouve[m]ents de locomotion. »

Le cervelet est-il l'organe de la coordination des mouvements ?

[J]e dois à la vérité de dire qu'aucun fait de physiologie expé[rim]entale sur l'encéphale, n'est mieux démontré que celui de

1) Ouvrage cité, 2ᵉ édition, préface, page 12.

l'influence qu'exerce le cervelet sur la coordination des mo
vements, et que l'*équilibre* de l'animal est détruit aussitôt q
les lobes cérébelleux ont été attaqués à une certaine profo
deur.

Les faits pathologiques établissent que dans les maladies
cervelet, la paralysie ordinairement croisée, est assez souve
directe (1).

Les princi-
paux usages du
cervelet nous
sont probable-
ment inconnus.

Les fonctions du cervelet sont elles limitées à l'équilibratic
à la coordination des mouvements? Il est plus que probal
que cet organe préside à d'autres actes très importants de l
conomie ; mais ils nous sont complètement inconnus.

(1) Voyez pour plus de détails M. Longet, ouvrage cité. Voyez aussi l'ex
lent mémoire de M. Bouillaud, intitulé : *Recherches cliniques et expérin
tales, tendant à prouver que le cervelet préside aux actes de l'équilibrati
de la station et de la progression, et non à l'instinct de la propagation.* (*A*
génér. de méd.)

Willis considérait le cervelet comme l'organe spécial de la musique et la sou
de tous les mouvements involontaires ; d'autres l'ont considéré comme la sou
de tous les mouvements volontaires ; d'autres, comme le siège de la sensibil
d'autres, comme le principe moteur qui porterait les animaux à marcher
avant : mais aucune de ces opinions n'est fondée sur des preuves suffisantes.

DU CERVEAU

PROPREMENT DIT.

Le *cerveau* proprement dit, est cette portion de la masse enéphalique qui occupe toute la cavité du crâne, les fosses ccipitales inférieures exceptées. Le cerveau est comme le couronnement de la tige rachidienne, qu'il surmonte (*cererum superius*) en même temps qu'il lui est antérieur (*cererum anterius*) : aussi a-t-il été considéré tour à tour comme l'origine ou comme l'épanouissement de la moelle. L'isthme de l'encéphale, et plus particulièrement les pédoncules cérébraux, les faisceaux innominés et les pédoncules cérébelleux supérieurs, le lient d'une manière intime au cervelet et à la moelle épinière. La tente cérébelleuse complète son encaissement et le sépare du cervelet, qui est situé en arrière et au dessous de lui. Le crâne, la dure-mère, l'arachnoïde et la pie-mère lui forment une quadruple enveloppe (1). *Situation.*

Volume et poids du cerveau.

Le *volume* considérable du cerveau est, sans contredit, un des traits les plus caractéristiques de l'organisation de l'homme. Plusieurs animaux ont la masse encéphalique proportionnellement aussi volumineuse, et même plus volumineuse (le serin, *Volume.*

(1) Le cerveau est certainement, de toutes les parties du centre céphalo-rachidien, celle qui a été soumise aux recherches les plus laborieuses de la part des anatomistes et des physiologistes, et, cependant, ne pourrait-on pas dire encore de nos jours, ce que Fantoni disait de son temps : *Cerebrum, pars hominis est cujus obscura adhuc structura, obscuriores morbi, obscurissimæ functiones, perpetim philosophorum et medicorum torquebunt ingenium* (*).
(*) Fantoni, *Obs. Anat*, page 105.

le sapajou, le dauphin); mais pour ce qui a trait au cervea proprement dit, aux hémisphères cérébraux, les animaux l plus favorisés, sous ce rapport, le cèdent de beaucoup à l'espèc humaine.

Poids.

Chez l'adulte, le poids du cerveau proprement dit, c'est dire, du cerveau séparé du cervelet et de la protubérance céré brale, par une section faite aux pédoncules, varie depuis deu jusqu'à trois livres (1,000 à 1,500 grammes) (1).

Je regarde comme impossible à établir une échelle de pro portion entre le volume et le poids du cerveau, et le volume le poids du corps. Ne voit-on pas, en effet, qu'un des terme de la comparaison, le poids du corps, est excessivement va riable? On peut lire, dans Haller, tous les calculs qui ont ét faits à cet égard; et la diversité des résultats obtenus est l meilleure critique qu'on puisse faire de cette manière de pro céder.

Volume et poids compara- tifs du cerveau et du cervelet.

Il n'en est pas de même du rapport qu'on peut chercher établir entre le cerveau et le cervelet. D'après mes observa- tions, le cervelet est de la douzième à la huitième partie d cerveau (2).

Il importe d'établir approximativement le rapport qui existe sous le point de vue du volume, entre les cerveaux, comparé dans les différents individus, dans les différents sexes et dan les différents âges.

(1) Je viens de faire peser le cerveau d'un individu mort d'une intoxication saturnine avec tous les symptômes d'une compression cérébrale, et dont le cer- veau nous a paru hypertrophié : le poids total de la masse encéphalique était de 1,505 gram.; le cerveau proprement dit pesait 1,350 gram.; le cervelet, y com- pris la protubérance et le bulbe rachidien, pesait 155 gram. Le poids absolu du cerveau chez le cheval, le bœuf, n'est guère que la moitié de celui du cerveau de l'homme.

(2) Sur trois sujets jeunes :

Cerveau 2 livres 2 onces, cervelet 4 onces et demie;

Cerveau 2 livres 8 onces et demie, cervelet 3 onces et demie;

Cerveau 2 livres 5 onces, cervelet 5 onces.

Il résulte d'un grand nombre de faits : 1° que le volume et le poids du cerveau sont indépendants de la taille des individus ; *Différences de volume individuelles.*

2° Que le volume absolu du cerveau est généralement plus considérable chez l'homme que chez la femme. *Différences de sexe,*

3° Que chez le fœtus et l'enfant, le cerveau est proportionnellement beaucoup plus volumineux que chez l'adulte ; mais que le volume absolu du cerveau va toujours en augmentant depuis la naissance jusqu'à une époque qui est encore indéterminée ; *D'âge.*

4° Que chez le vieillard, le cerveau s'atrophie souvent comme les autres organes, et ne remplit pas alors complètement la cavité du crâne, dont l'excédant est occupé par de la sérosité.

Le volume du cerveau peut-il augmenter par l'exercice de cet organe, et diminuer par l'inaction ? Sans doute, le cerveau doit obéir, sous ce rapport, aux lois qui régissent les autres organes ; mais la boîte osseuse dans laquelle il est renfermé doit opposer un grand obstacle à son développement, et on cite des exemples de compression du cerveau et de mort qui ont été produites par l'hypertrophie de ce viscère. *Influence de l'exercice des facultés intellectuelles sur le volume du cerveau.*

S'il est vrai qu'un organe jouisse d'une puissance d'action d'autant plus grande qu'il est plus développé, il s'en suit que le volume du cerveau, et par conséquent la capacité du crâne, doivent être en rapport assez rigoureux avec le développement des fonctions cérébrales. Mais l'activité des fonctions encéphaliques est le résultat de tant de circonstances autres que le volume et la masse de l'encéphale, que toute appréciation de la capacité intellectuelle exclusivement fondée sur cette donnée, est presque toujours fautive et inexacte (1), et

(1) Bien qu'il soit absurde de vouloir mesurer la force intellectuelle par le volume du cerveau, je dois dire que les individus à vaste mémoire m'ont toujours paru avoir un cerveau volumineux, et le rôle que joue la mémoire dans notre intelligence, est tel, qu'il ne faut pas s'étonner s'ils sont souvent des hommes supérieurs. J'ai connu bien des individus, dont la tête était considérablement développée, et qui n'avaient que de la mémoire, mais point d'esprit, ni aucun des caractères qui constituent l'homme de talent et l'homme de génie.

on peut dire avec Galien, que, sous le rapport des fonctions la qualité de la substance cérébrale est bien au-dessus de la quantité (1).

La pesanteur spécifique du cerveau est à celle de l'eau, d'après Muschenbroek, :: 1030 : 1000. Il serait curieux de rechercher si cette pesanteur spécifique varie suivant l'âge, les maladies, et si elle diffère dans les diverses espèces d'animaux. D'après Sœmmerring, la pesanteur spécifique du cerveau du vieillard serait moindre que celle du cerveau de l'adulte. Les recherches de M. Desmoulins ont établi que chez les vieillards au delà de 70 ans, la densité est d'un vingtième à un quinzième moindre que chez l'adulte. Cette densité paraît la même et chez les individus tombés dans le marasme, et chez ceux qui sont pourvus d'un gros embonpoint.

Forme du cerveau.

La forme du cerveau est parfaitement représentée par la cavité du crâne, qui lui sert en quelque sorte de moule : elle est donc variable comme cette cavité qui, dans la première enfance, est susceptible de prendre toutes sortes de formes.

Les individus dont le cerveau est à la fois très volumineux et très actif, paraissent avoir une plus grande force de résistance dans les maladies que les individus à cerveau étroit. L'épidémie de choléra-morbus qui a sévi avec une si grande intensité à Paris, en 1832, m'a permis de faire cette observation.

M. Lélut, dans un travail remarquable, comme tout ce qui sort de la plume de ce médecin (*Du poids du cerveau dans ses rapports avec le développement de l'intelligence, Journ. des Connais. méd. chir.*, mai 1837), est arrivé à ce résultat : que l'encéphale est, en général, plus pesant chez les hommes intelligents que chez les autres ; que cette proportion est, en général, plus marquée dans les lobes cérébraux que dans le cervelet. Mais M. Lélut est obligé de convenir que ces deux propositions souffrent beaucoup d'exceptions.

(1) Les petites têtes, dit Galien, indiquent une constitution défectueuse du cerveau ; les grandes têtes n'indiquent rien d'avantageux pour l'intelligence, si leur volume ne tient qu'à l'abondance de la matière cérébrale ; mais quand cette matière est douée d'une énergie et d'une perfection proportionnelles à son volume, le grand développement du crâne est un signe excellent.

r suite d'une compression extérieure. Ainsi, à cet âge, on eut déprimer le front et refouler en arrière, par une compression continue, les circonvolutions antérieures et supérieures, e manière à faire prédominer la région occipitale. On voit donc ombien est erronée l'opinion qui accorde une grande prééminence au développement de telle ou telle région du crâne, comme pression du développement des facultés intellectuelles.

Form du cerveau.

Remplissez de plâtre toute la capacité du crâne, les fosses ccipitales inférieures exceptées, et vous aurez très exactement la forme du cerveau que vous avez retiré de la boîte sseuse. Le cerveau a donc, comme le crâne, la forme d'un voïde, dont la grosse extrémité serait en arrière, et la petite xtrémité en avant. Il est divisé inférieurement en *lobes* qui emplissent les divers compartiments de la base du crâne. oute sa surface est creusée de sillons profonds et sinueux u'on appelle *anfractuosités*, et qui lui donnent l'aspect des rconvolutions intestinales, d'où le nom de *circonvolutions* u'on donne aux espèces de replis que limitent les anfractuotés. La surface du cerveau présente à considérer : 1° une région supérieure ou convexe; 2° une région inférieure ou base.

Sa division en lobes.

RÉGION SUPÉRIEURE OU CONVEXE DU CERVEAU.

Une *scissure médiane*, verticale, antéro-postérieure, divise le cerveau en deux quarts d'ovoïde parfaitement semblables, qu'on appelle improprement *hémisphères cérébraux*, t qu'on pourrait plus exactement désigner, avec Galien, sous es noms de cerveau droit et cerveau gauche (1). La *grande sissure médiane*, qui est occupée par la faux de la dure-mère, ivise le cerveau dans toute sa hauteur, en avant et en arrière; lais, à la partie moyenne, elle est, en quelque sorte, arrêtée ar le *corps calleux*. Il y a deux cerveaux, comme il y a deux loelles, comme il y a deux cervelets (2).

Des hémisphères céré- braux.

Grande scis- sure médiane.

(1) Chaussier désigne les hémisphères sous le nom de *lobes*, réservant le nom e *lobules* aux divisions secondaires.

(2) Galien, qui se demande pourquoi il y a deux cerveaux, répond que par

Le cerveau est un organe symétrique.

Le cerveau est donc *symétrique*, mais la symétrie de ce organe est bien moins parfaite que celle de la moelle. Je doi même dire qu'il est très ordinaire de voir une disproportio notable entre l'hémisphère droit et l'hémisphère gauche. Il n paraît pas que ce défaut de symétrie exerce sur les faculté intellectuelles, l'influence qu'avait soupçonnée l'ingénieux Bi chat, dont le cerveau mal symétrique donna un démenti form à sa doctrine. Il est néanmoins possible que le défaut de symé trie, poussé jusqu'à un certain point, puisse influer sur l'in telligence : les cerveaux de plusieurs idiots que j'ai eu occasio d'étudier étaient remarquables sous ce rapport. J'ai vu la sci sure médiane du cerveau déviée à droite ou à gauche, de ma nière à former, avec le plan médian antéro-postérieur du crân un angle de 15 à 20°.

Chaque hémisphère présente à considérer :

Face interne des hémisphères.

1° Une *face interne*, plane, verticale, qui est séparée par l faux de celle du côté opposé ; et comme la faux n'arrive pa jusqu'au corps calleux, il en résulte que les deux hémisphèr se touchent en bas, mais, toutefois, avec l'intermédiaire de l pie-mère. Dans le cas rare d'absence de la faux cérébrale, le deux faces se touchent dans toute leur étendue, et Sœmmer ring, dans un cas de ce genre, les a vues adhérer entre elle J'ai vu un cas d'éraillement de la faux avec continuité des deu hémisphères ;

Face externe.

2° Une *face externe*, convexe, représentant la surfa d'un quart d'ovoïde, dont la grosse extrémité serait en a rière ; elle répond à la concavité du frontal, du pariétal et d l'occipital ;

Face inférieure.

3° Une *face inférieure*, qui appartient à la base du cervea dont nous allons nous occuper.

là les fonctions cérébrales sont mieux assurées. J'ai vu plusieurs individus h miplégiques, dont tout un hémisphère était atrophié, et qui, cependant, étaie doués de facultés intellectuelles ordinaires.

RÉGION INFÉRIEURE OU BASE DU CERVEAU.

Parfaitement décrite, et non moins bien figurée par Sœmmer-
ng dans un travail *ex professo* (1), la base du cerveau pré-
nte un grand nombre d'objets à considérer. Pour s'en faire
é bonne idée, il convient de l'étudier : 1° le cerveau étant
core entouré de ses membranes, et sa convexité étant conue dans la voûte du crâne ; 2° le cerveau étant débarrassé
ses membranes, et sa convexité reposant sur un plan
rizontal. Dans le premier cas, la base du cerveau est ra-
issée sur elle-même, et peut être considérée dans son en-
nble ; dans le second, elle s'étale et peut être étudiée dans
détails.

C'est par sa base que le cerveau communique avec les autres
rties du centre céphalo-rachidien, à l'aide de ses *pédon-*
les, que nous pouvons considérer comme la racine des hé-
sphères.

A. *Région médiane.* Sur la ligne médiane, au centre de la
se du cerveau, et au devant de la protubérance, est une ex-
vation qu'on peut appeler *excavation médiane de la base*
cerveau. Déjà mentionnée à l'occasion de la sérosité sous-
achnoïdienne, qui la remplit, cette excavation résulte d'une
te de courbure du cerveau sur lui-même, courbure qui s'ef-
e en partie lorsque cet organe repose par sa convexité sur
plan horizontal : elle représente une pyramide, dont le
mmet est en haut, et la base en bas. Celle-ci figure une sorte
exagone, dans l'aire duquel est inscrit l'hexagone artériel
la base du crâne. Les côtés de l'hexagone sont formés, les
stérieurs, par les pédoncules cérébraux ; les moyens, par la
rtie interne des lobes postérieurs du cerveau ; les antérieurs,
r la partie interne et postérieure des lobes antérieurs du cer-
u.

Des six angles de l'hexagone partent autant de sillons : 1° de

(marginalia:)
Etude de la
base du cerveau.

A. Région mé-
diane.

Excavation
médiane de la
base du cerveau.

(1) De basi encephali, *Collection de Ludwig,* t. 2.

Sillons qui
partent de la
base de l'exca-
vation médiane.

l'angle antérieur, le sillon de séparation des lobes antérieurs ou la grande scissure médiane du cerveau ; 2° des angles laté raux et antérieurs, *les scissures de Sylvius ;* 3° des angles latéraux et postérieurs, les deux moitiés de la *grande fent cérébrale ;* 4° de l'angle postérieur, qui répond à l'intervalle d pédoncules cérébraux, le sillon de la protubérance annulair

Parties situées:
1° Dans l'aire
de la grande ex-
cavation mé-
diane ;

Dans l'aire de la grande excavation médiane, se voient d'arrière en avant : 1° *l'espace interpédonculaire ;* 2° les *tube cules mamillaires ;* 3° la *bandelette des nerfs optiques ;* 4° plancher postérieur du quatrième ventricule* ou *tuber c nereum ;* 5° *l'infundibulum* et le *corps pituitaire.*

2° Au devant;

Au devant de l'excavation médiane, se voient, toujours d'a rière en avant : 1° le *plancher antérieur du quatrième ve tricule ;* 2° *l'extrémité antérieure* ou *réfléchie,* ou le *genc du corps calleux ;* 3° la *partie inférieure de la grande sc sure médiane du cerveau.*

3° En arrière.

Derrière l'excavation médiane, se voient, d'avant en arrièr la protubérance annulaire, et derrière la protubérance : 1° partie moyenne de la *grande fente cérébrale,* par laquelle pie-mère pénètre dans l'intérieur du troisième ventricule ; 2° *bourrelet postérieur du corps calleux ;* 3° la *partie post rieure de la grande scissure médiane du cerveau.*

B. Régions la-
térales de la base
du cerveau.

B. *Régions latérales de la base du cerveau.* Sur les parti latérales, on voit la *face inférieure du lobe antérieur cerveau,* la *scissure de Sylvius,* qui le sépare du lobe post rieur, et la *face inférieure du lobe postérieur.* Il n'y a pas lobe moyen.

Je vais décrire successivement et avec détail les divers parties que je viens d'énumérer, à l'exception des pédoncul cérébraux et de la protubérance, que nous avons étudi ailleurs comme parties constituantes de l'isthme de l'enc phale.

A. Région médiane de la base du cerveau.

1° *Espace interpédonculaire.*

Espace et faisceaux interpédonculaires.

Cet espace interpédonculaire ou plutôt cette excavation de forme triangulaire à base dirigée en avant, dont les bords égaux sont constitués par le côté interne des pédoncules cérébraux, dont le sommet est formé par l'échancrure médiane antérieure de la protubérance, cet espace est remarquable par sa couleur grise, par les trous vasculaires nombreux dont il est perforé, d'où le nom d'*espace perforé moyen*, sous lequel il est désigné, et par l'origine des nerfs de la troisième paire. On y remarque un sillon médian antéro-postérieur et deux faisceaux séparés des pédoncules cérébraux par une ligne noirâtre. Nous avons vu que les faisceaux interpédonculaires étaient constitués par le prolongement des faisceaux innominés du bulbe.

2° *Tubercules mamillaires.*

Ce sont deux petits globules pisiformes ou plutôt hémisphériques, proéminents et comme détachés de la face inférieure du cerveau, blancs à leur surface (*tubera candicantia*, Sœmerring), gris à l'intérieur, situés derrière le tuber cinereum, Leur situation. qui se moule sur la partie antérieure de leur circonférence, et, par conséquent, situés derrière l'infundibulum, entre les pédoncules cérébraux, au devant de l'espace interpédonculaire. Ils Ils sont la terminaison des piliers antérieurs de la voûte. sont séparés l'un de l'autre par une fente ou scissure profonde, excepté à leur partie supérieure, où ils sont continus au moyen d'une couche mince de substance grise, qui se déchire avec la plus grande facilité; ils répondent à la base ou plancher inférieur du troisième ventricule. Nous verrons que l'écorce blanche de ces petits tubercules est la terminaison des piliers antérieurs de la voûte, d'où le nom de *bulbes de la voûte à trois piliers* (*bulbi priorum crurum fornicis*, Casserius), dénomination qui mériterait d'être conservée. Les deux tubercules mamillaires sont généralement d'un égal volume. Dans plusieurs cas d'atrophie d'un des hémisphères cérébraux, j'ai trouvé le tubercule mamillaire correspondant atrophié.

On ignore complètement leurs usages.

Il n'existe deux éminences mamillaires que chez l'homme et chez les carnassiers. Chez les autres animaux, il n'y a qu'une éminence mamillaire. Les poissons présentent ces éminences à leur maximum de développement, si toutefois on peut rapprocher de ces éminences, avec Vicq-d'Azyr, les deux gros lobes qui, dans cette classe d'animaux, correspondent par leur situation aux éminences mamillaires. Chez le fœtus, confondus en une masse unique, assez volumineuse dans les premiers temps, les deux tubercules mamillaires ne deviennent distincts l'un de l'autre qu'au septième mois de la vie intra-utérine.

Des éminences mamillaires chez les animaux;

Chez le fœtus.

3° *Bandelette des nerfs optiques.*

Au moment où les pédoncules cérébraux s'enfoncent dans le cerveau, ils sont contournés par une bandelette blanche; c'est la *bandelette des nerfs optiques* : cette bandelette naît, en arrière, de chaque côté, d'une éminence appelée *corps genouillé externe*, que nous verrons être une dépendance de la partie du cerveau connue sous le nom de *couche des nerfs optiques* (le *corps genouillé interne* n'est autre chose qu'un tubercule inscrit dans l'espèce de coude ou de genou que forme le corps genouillé externe). La bandelette des nerfs optiques est la continuation du corps genouillé externe, dont elle se distingue par sa blancheur, qui tranche sur la couleur blanc-grisâtre de ce corps : d'abord large et mince, elle est appliquée sur le pédoncule cérébral, dont elle ne se distingue que par la direction de ses fibres. Elle contourne ensuite horizontalement ce pédoncule, s'en détache, en même temps qu'elle devient moins large et plus épaisse; arrivée au devant de lui, elle change de direction, se porte en avant et en dedans pour se réunir à celle du côté opposé, et constituer par cette réunion le *chiasma* des nerfs optiques.

Bandelette des nerfs optiques.

Elle est la continuation du corps genouillé externe.

Chiasma des nerfs optiques.

On pourrait considérer la bandelette des nerfs optiques
mme une *commissure des couches optiques*.

La bandelette des nerfs optiques et les pédoncules céré- Espace losan-
aux interceptent un espace losangique, dans l'aire duquel gique.
voit l'espace interpédonculaire, les tubercules mamillaires,
tuber cinereum, l'infundibulum et le corps pituitaire.

4° *Tuber cinereum, infundibulum, corps pituitaire.*

Tuber cinereum. Nom donné par Sœmmerring à un amas Tuber cine-
substance grise et molle, légèrement proéminent à la base reum.
cerveau, qui remplit l'intervalle triangulaire compris entre
; tubercules mamillaires et la bandelette optique. On l'ap-
lle encore : 1° *plancher du troisième ventricule*, parce
e cette masse grise ferme, en arrière et en bas, le troisième
utricule ; 2° *base de l'infundibulum,* parce que c'est de cette
bstance grise que part l'infundibulum.

L'*infundibulum (tige pituitaire,* Lieutaud ; *tige sus-sphé-* Infundibulum.
idale, Chauss.) est une espèce de cordon rougeâtre, long de
ux lignes (4 millim.), très obliquement dirigé d'arrière en
ant, et comme couché sur la face inférieure du tuber cine-
1m : large à son extrémité supérieure, il se rétrécit bientôt,
ra s'implanter sur le corps pituitaire avec lequel il se continue.

L'infundibulum est-il creux ou bien forme-t-il une tige L'infundibu-
sine ? Le seul nom d'infundibulum, entonnoir, qui lui avait d'un canal ?
; donné par les anciens ; les expressions synonymes de *pel-* lum est-il creusé
colatoria, scyphus, aquæ ductus, encephali sentina, etc.,
'ils lui avaient imposées, attestent assez leur manière de
r à ce sujet, et sous le point de vue anatomique et sous
point de vue physiologique. Galien et Vésale, si souvent en
position, sont parfaitement d'accord sur ce point, et dé-
vent l'infundibulum avec une minutieuse exactitude : les
'es de communication, admises par Galien entre les fosses
sales et le cerveau à travers les os ethmoïde et sphénoïde,
les non moins hypothétiques, admises par Vésale, ayant
; rejetées à juste titre, on a cru devoir rejeter aussi le liquide

et l'entonnoir destiné à sa transmission. Haller, qui rappe
dans des notes savantes, les opinions contradictoires de
devanciers, reste dans le doute à cet égard. Sœmmerr
lui-même, après une longue énumération des travaux en
pris à ce sujet, n'est pas arrivé à un résultat plus satis
sant (1).

Démonstration de la cavité de l'infundibulum. Un examen attentif de la tige pituitaire m'a convaincu
l'existence, au moins dans un certain nombre de cas, d
canal infundibuliforme, tout à fait semblable à celui qui a
décrit et figuré par Vésale, évasé en haut, où il communiq
avec le troisième ventricule, et rétréci en bas où il arrive j
qu'au *corps pituitaire*, corps que les anciens n'avaient pas
nommé et que Vésale appelle *glans pituitam excipiens*. Po
démontrer ce canal, il faut renverser la bandelette optiq
d'avant en arrière, et diviser la lame cornée demi-transparen
qui forme le plancher antérieur du troisième ventricule : al
on voit derrière une bandelette blanche, bien distincte de
commissure antérieure du cerveau, une ouverture circula
assez considérable pour admettre l'extrémité mousse d'
gros stylet, lequel pénètre dans toute la longueur de la ti
pituitaire jusqu'au corps du même nom. Un autre mode
démonstration, consiste à couper la tige pituitaire en trave
à souffler sur la coupe à l'aide d'un chalumeau, ou à laiss
tomber sur cette coupe quelques gouttes d'eau : on voit al
un pertuis parfaitement circulaire, et qui ne saurait être
résultat des moyens employés pour la démonstration. Enfin,
peut, à l'exemple de Vieussens, remplir le troisième ventricu
d'un liquide coloré qui arrive bientôt jusqu'au corps pituitair
La même expérience réussit encore bien mieux avec le me

(1) *Collect. de Ludwig*, Sœmmerring, *De basi encephali*, p. 41. Quibus o
nibus *absque partium studio* ritè mecum perpensis, non potui non comple
illorum virorum sententiam, qui infundibulum, si non perfectè solidum, cei
non adeò conspicuo, uti veteres opinati sunt, *canali perforatum* esse, censu
runt. Hunter, Kruickshank, disaient que l'infundibulum était tantôt plein
tantôt tubulé.

re. Cependant, je dois dire que, dans deux cas d'hydropisie
troisième ventricule, la tige pituitaire divisée ne donnait
llement issue au liquide.

La structure de l'infundibulum est facile à démontrer. Une
mbrane fibreuse et vasculaire, continuation de la pie-mère,
me son enveloppe extérieure, que double une couche mince
substance grise continue à celle du plancher de l'infundi-
lum. Cette substance grise forme un cylindre plein lorsque
tige pituitaire n'est pas canaliculée.

Corps pituitaire ou *hypophyse.* C'est un petit corps du poids
5 à 10 grains, qui remplit la selle-turcique ou fos e sus-
hénoïdale (*appendice sus-sphénoïdale du cerveau*, Chauss.;
pophyse, Sœmm.). Pour pouvoir mieux apprécier son vo-
me, il convient d'abattre, à l'aide d'un coup de ciseau, la
me carrée qui forme la paroi postérieure de la selle turcique
fosse pituitaire, et qui est elle-même creusée en avant par
e fossette, qui augmente l'étendue antéro-postérieure de
te fosse (1).

Ainsi encaissée dans la fosse sus-sphénoïdale, l'hypophyse
t maintenue de chaque côté par le repli de la dure-mère, qui
nstitue le sinus caverneux, et en haut par un prolongement
tente de cette membrane, qui se termine autour de l'infun-
bulum par une ouverture circulaire.

En avant et en arrière, le sinus coronaire, qui se prolonge
tre l'hypophyse et la selle turcique, de chaque côté, les
us caverneux, forment un cercle vasculaire autour de l'hy-
physe, qui ne baigne pas dans le sang, ainsi qu'on l'a pré-
ndu .

La face supérieure de l'hypophyse est légèrement excavée;

[marginalia: Corps pituitaire ou hypophyse.]

[marginalia: Son encaissement.]

[marginalia: Couche vasculaire autour de l'hypophyse.]

(1) Pour bien voir l'hypophyse et l'infundibulum, il convient de sacrifier un
rveau et une base de crâne, et de cerner par une coupe circulaire le corps
sphénoïde, qu'on enlève avec la portion correspondante de la base du
rveau.

il n'est pas rare, cependant, de la voir convexe et débordan
plus ou moins le niveau de la selle turcique.

Lobes de l'hypophyse. Si on enlève l'hypophyse, on voit qu'elle est formée de deu
lobes bien distincts, dont l'antérieur est le plus considérable
et dont le postérieur, plus petit, remplit la fossette de la lam
carrée. Ces deux lobes ont été très bien décrits par les frère
Wenzel. La couleur de leur substance n'est pas la même ; ain
le lobe postérieur est d'une couleur gris-blanc, semblable
celle de la substance grise du cerveau ; la couleur du lobe an
térieur est gris-jaunâtre.

Structure des deux lobes de l'hypophyse. Si on presse entre les doigts le lobe antérieur, on en exprim
une pulpe de couleur blanc-jaunâtre, assez semblable pour l'a
pect à du plâtre délayé. Une coupe verticale antéro-postérieu
de l'hypophyse établit en outre que les deux lobes sont parfait
ment distincts ; une lame fibreuse les sépare. Ils sont pourvu
d'un grand nombre de petits vaisseaux. On a dit, mais on n'
pas prouvé que l'infundibulum se divisait en deux canaux, l'u
pour le lobe antérieur, l'autre pour le lobe postérieur. Il e
extrêmement rare de trouver, dans l'épaisseur de l'hypophys
des concrétions pierreuses analogues à celles de la glande pi
néale.

Sa disposition chez les animaux vertébrés. Il n'est peut-être pas sans intérêt de remarquer que l'hypo
physe est à son maximum de développement chez les pois
sons, chez lesquels elle forme un véritable lobe ; qu'elle est pr
portionnellement plus développée chez les mammifères, le
oiseaux et les reptiles que chez l'homme. Elle est creuse che
tous les animaux.

Son développement. Plus volumineuse chez le fœtus de 4, 5, 6 mois, qu'elle ne l'e
après la naissance, l'hypophyse est également creusée d'un
cavité qui communique avec le troisième ventricule ou ventri
cule moyen. J'ai trouvé, chez un adulte, l'hypophyse creusé
par une cavité considérable.

Ses usages. *Usages.* Les usages de l'hypophyse sont enveloppés de l
plus grande obscurité. Sa constance dans tous les animau
vertébrés, et sa grande vascularité, attestent assez son impor

nce. Il est évident que ce corps communique avec le troi-
ème ventricule, mais pourquoi? Verse-t-il dans ce ventricule
a liquide particulier? Absorbe-t-il une partie du liquide ven-
iculaire? Quoi qu'il en soit de cette question, l'hypophyse n'a
icune communication directe avec les sinus veineux qui l'en-
urent. Ce n'est point un ganglion lymphatique, comme l'a Opinions di-
t Monro; ce n'est point un ganglion nerveux du grand sym- verses des auteurs à ce sujet.
ithique, comme on l'a avancé dans les derniers temps, sur la
i de quelques filets nerveux, très grêles, émanés du ganglion
ervical supérieur, qu'on croit avoir vu s'anastomoser sur l'hy-
ophyse et même pénétrer dans son épaisseur. Les rameaux
e la cinquième et de la sixième paires, que Litre et Lieutaud
isent avoir vus pénétrer dans son épaisseur, ne sont rien
oins que démontrés.

5° Plancher antérieur du troisième ventricule.

Le *plancher antérieur du troisième ventricule* ne peut
tre bien vu que lorsqu'on a renversé, d'avant en arrière, le
hiasma des nerfs optiques. C'est un plan incliné de haut en Parties constituantes du
as, et d'avant en arrière, qui constitue la partie antérieure du plancher antérieur du troisiè-
lancher du troisième ventricule. Il est formé : 1° par une lame me ventricule.
breuse qui se continue avec le névrilème des nerfs optiques ;
° par une lame cornée, très mince, demi-transparente, très
ésistante, qui envoie des prolongements sur la face supé-
ieure du chiasma pour se continuer sur les nerfs optiques : on
ourrait appeler ces prolongements *racines grises des nerfs
ptiques.* Si l'on divise cette lame cornée, on pénètre dans le
roisième ventricule : on voit alors que cette lame fait partie
'une masse assez considérable de substance grise, qui, d'une
art, se prolonge sur les parois latérales du troisième ventri-
ule, et entoure les piliers antérieurs de la voûte, et, d'une autre
art, va se continuer au dessus de la commissure optique avec
e tuber cinereum.

6° *Portion réfléchie du corps calleux.*

Au devant du plancher antérieur du troisième ventricule est une traverse blanche, qui n'est autre chose que l'extrémité antérieure du corps calleux, lequel se recourbe sur lui-même de haut en bas et d'avant en arrière, pour fermer, en avant, les ventricules cérébraux : on peut donc appeler *portion réfléchie du corps calleux*, l'extrémité antérieure de ce corps qui a également reçu le nom de *genou*. A cette traverse, aboutissent deux faisceaux blancs, qui naissent dans l'angle de réunion de la scissure de Sylvius, avec la grande fente cérébrale; se dirigent en dedans et en avant, en longeant la bandelette optique, en dehors de laquelle ils sont situés; limitent de chaque côté le plancher antérieur du troisième ventricule, et viennent se terminer, en s'adossant sans se confondre, en arrière de la portion réfléchie du corps calleux. Vicq-d'Azyr a décrit ces deux faisceaux blancs sous le titre de *pédoncules du corps calleux.*

Portion réfléchie ou genou du corps calleux.

Pédoncules du corps calleux.

7° *Partie antérieure de la scissure médiane du cerveau.*

Parties antérieure et inférieure de la scissure médiane.

Située au devant de la portion réfléchie du corps calleux, elle ne peut être vue, dans toute son étendue, qu'après l'ablation d'une lame fibreuse très dense qui unit l'un à l'autre, et quelquefois d'une manière intime, en arrière, les deux lobes antérieurs du cerveau. Il n'est pas rare de voir ces deux lobes empiéter l'un sur l'autre, car la faux du cerveau, extrêmement étroite en avant, ne remplit qu'une très petite partie de cette scissure.

Enumération des parties médianes de la base situées derrière la protubérance.

Toutes les parties que nous venons d'énumérer à la région médiane de la base du cerveau, sont situées au devant de la protubérance annulaire. Les parties qui nous restent à étudier sur cette ligne médiane, sont situées derrière la protubérance; ce sont, d'arrière en avant : la *partie postérieure de la grande scissure médiane*, le *bourrelet postérieur du corps calleux* et la *grande fente cérébrale.*

8° *Partie postérieure de la grande scissure médiane du cerveau.*

Elle est limitée par le bourrelet postérieur du corps calleux, comme ce bourrelet est beaucoup plus distant de l'extrémité stérieure du cerveau, que le bourrelet antérieur ne l'est de xtrémité antérieure du même organe, il en résulte que la rtie postérieure de la scissure est beaucoup plus étendue que partie antérieure. En outre, cette partie de scissure étant cupée, dans toute sa profondeur, par la base de la faux du rveau, tandis que la partie antérieure n'est occupée qu'incomplètement par le sommet de la faux, cette scissure postéure est libre dans toute son étendue : on dirait même qu'en t endroit les lobes postérieurs tendent à s'écarter l'un de utre. *Partie postérieure de la grande scissure médiane.*

9° *Bourrelet postérieur du corps calleux, et portion médiane de la grande fente du cerveau.*

Le *bourrelet postérieur du corps calleux* n'est autre chose e l'extrémité postérieure de ce corps, ainsi nommée à cause renflement considérable qu'elle présente. Ce bourrelet, que us verrons se continuer avec les piliers postérieurs de la ûte à trois piliers, forme le bord supérieur d'une *fente (portion médiane de la grande fente cérébrale)* dont les tuberles quadrijumeaux constituent le bord inférieur. C'est par tte *fente médiane* que pénètre la pie-mère, sous le nom de ile choroïdienne. Là, se trouve encore le *conarium*, ou ande pinéale ; c'est encore là que Bichat avait décrit l'orie de son *canal arachnoïdien.* Cette fente médiane se conue de chaque côté avec une fente latérale, pour constituer la rande fente cérébrale. *Bourrelet postérieur du corps calleux.* *Portion médiane de la grande fente cérébrale.*

10° *Grande fente cérébrale.*

La *grande fente cérébrale* (Bichat) est une fente très conérable, demi-circulaire, à concavité antérieure, étendue de *Grande fente cérébrale.*

la scissure de Sylvius d'un côté à la scissure de Sylvius du cô
opposé, en passant au-dessous du bourrelet postérieur d
corps calleux, et en contournant les pédoncules cérébraux. Cet
fente, qu'on voit très facilement lorsque le cerveau étant cou
ché sur sa convexité, on renverse le cervelet d'arrière e

Sa portion médiane. avant, présente : 1° une *portion médiane* ou *transverse*, dé
décrite, située entre le bourrelet postérieur du corps calleux
les tubercules quadrijumeaux : c'est par elle que pénètre, da
l'intérieur du cerveau, la portion de pie-mère intérieure co
nue sous le nom de toile choroïdienne ; 2° deux portions lat

Ses portions latérales. rales dirigées obliquement en avant et en bas, *portions lat*
rales ou *antéro-postérieures.*

Rapports de la grande fente cérébrale avec la couche optique. Si, comme j'espère le démontrer, on considère le pédoncu
cérébral et la couche optique, comme constituant la racine e
chaque hémisphère cérébral, on verra que c'est autour de
moitié postérieure de cette racine que règne la partie latéra
de la grande fente cérébrale, parce que c'est autour d'elle que s
réfléchit en dedans de lui-même l'hémisphère cérébral corre
pondant. C'est ce bord réfléchi et concave de l'hémisphère, qu
nous verrons constitué par la circonvolution du pied d'Hippo
campe ; c'est, dis-je, ce bord réfléchi et concave qui forme le bo
externe de la portion latérale de la grande fente cérébrale, tand
que la couche optique en forme le bord interne. Cette fente co
duit immédiatement dans la partie inférieure ou réfléchie e

C'est par elle que pénètre la pie-mère dans l'intérieur des ventricules. ventricule latéral. C'est par la grande fente cérébrale, que
pie-mère extérieure pénètre dans les ventricules moyen et lat
raux, pour constituer la pie-mère intérieure du cerveau. El
établirait une très large communication entre la surface exté
rieure et la surface intérieure du cerveau, sans une membran
qui l'obture du côté des ventricules latéraux.

B. Régions latérales de la base du cerveau.

Les régions latérales de la base du cerveau sont divisées e
deux lobes, un *antérieur*, un *postérieur*, que sépare la *sci*
sure de Sylvius.

Scissure de Sylvius.

Scissure considérable (*grande scissure interlobulaire*, lauss.) qui commence à l'extrémité antérieure de la grande nte cérébrale, avec laquelle elle forme un angle obtus. On ouve au niveau de cet angle, une substance blanche, perforée ouvertures vasculaires considérables, à laquelle Vicq-d'Azyr donné le nom de *substance perforée antérieure*, et que . Foville a décrite, dans ces derniers temps, sous le nom de adrilatère perforé, avec une exactitude proportionnée à mportance, peut-être exagérée, qu'il accorde à cette région cerveau.

Scissure de Sylvius.

Substance perforée antérieure.

La scissure de Sylvius se dirige de dedans en dehors, en décrivant une courbe légère, à convexité antérieure : elle répond bord postérieur des petites ailes du sphénoïde qu'elle çoit.

On ne peut bien voir la scissure de Sylvius, qu'après l'ablation des membranes arachnoïde et pie-mère. On découvre alors ue cette scissure est très profonde, que l'artère cérébrale oyenne en occupe le fond, que la pie-mère la revêt dans toute n étendue, que cette scissure ne tarde pas à se bifurquer, ue la branche antérieure de la bifurcation, plus petite, continue le trajet primitif de la scissure, tandis que la branche ostérieure de la bifurcation, bien plus étendue, se porte en aut et en arrière, sillonne la convexité de l'hémisphère, et se rmine à une distance plus ou moins considérable : l'intervalle de ces deux embranchements est rempli par une espèce île (*insula*, Reil), que j'ai décrite sous le nom de *lobule du rps strié*, attendu que cette portion de l'hémisphère se moule r la convexité du corps strié, dont elle traduit le volume par saillie plus ou moins considérable.

Description de la scissure.

Lobule du corps strié.

Ce lobule a la forme d'un triangle, dont la base est en haut le sommet en bas : il est parcouru par de petites circonvolutions superficielles qui vont en rayonnant de bas en haut.

Lobes antérieur et postérieur du cerveau.

Plusieurs anatomistes admettent trois lobes à la base du cer
veau, savoir : un *antérieur*, un *moyen* et un *postérieur*.

Il n'existe que deux lobes cérébraux. Mais il n'en existe que deux : l'un *antérieur* ou *frontal*, qu
repose sur la surface orbitaire, se moule sur ses inégalités, e
est reçu dans la concavité du frontal ; l'autre, *postérieur* o
sphéno-occipital, qui répond par sa partie antérieure à la foss
sphéno-temporale de la base du crâne, et par sa partie posté
rieure à la tente du cervelet. Le tiers antérieur de ce lobe pos
térieur, c'est à dire, la portion reçue dans la fosse sphéno-tempe
rale est convexe, et déborde de 6 à 9 lignes (de 13 à 20 millim.
le niveau de la face inférieure du lobe antérieur. Les deux tiei
postérieurs sont légèrement concaves, répondent à la tente d
cervelet, et se trouvent sur le même plan que le lobe antérieu

Ce qu'on entend par lobes moyen et postérieur. C'est la partie convexe et sphénoïdale de cette face inférieure qu
l'on a désignée sous le nom de *lobe moyen,* et la partie postérieur
ou cérébelleuse, concave, qui porte le nom de *lobe postérieur*
mais cette délimitation est tout à fait arbitraire, et, si on voula
la maintenir, il faudrait adopter, entre le lobe moyen et le lob
postérieur, une limite artificielle invariable et précise, savoi
le bord supérieur du rocher. Tout en rejetant la distinction d
cerveau en trois lobes, distinction tout à fait superficielle, à la
quelle d'ailleurs la convexité, c'est à dire, la plus grande par

Cornes frontale, sphénoïdale, temporale. tie de la surface du cerveau, est étrangère ; je crois utile,
beaucoup d'égards, d'appeler *corne frontale*, l'extrémité an
térieure du cerveau, laquelle est reçue dans la concavité d
frontal ; *corne sphénoïdale*, l'extrémité antérieure du lob
postérieur ; et *corne occipitale*, l'extrémité postérieure de c
même lobe postérieur.

CIRCONVOLUTIONS ET ANFRACTUOSITÉS DU CERVEAU.

Toute la surface du cerveau est sillonnée par un nombr
considérable d'enfoncements profonds, sinueux, qui le divsei
en autant d'éminences oblongues, diversement contournées

bdivisées elles-mêmes par des enfoncements secondaires.

es éminences, en forme de replis, qui représentent assez bien s circonvolutions ondulées de l'intestin grêle, ont été désiées par analogie sous le nom de *circonvolutions, gyri,* eandri, processus enteroidei. Les sillons anfractueux qui s séparent, s'appellent *anfractuosités.* Circonvolutions.

Anfractuosités.

On ne saurait donner une idée plus exacte de l'ensemble des rconvolutions et des anfractuosités, qu'en supposant un baln, trop considérable pour pouvoir être logé dans le crâne, ployé autour d'un noyau compacte et à une certaine disnce de ce noyau. Des fils partant de divers points de la surce du noyau, attireraient les parties correspondantes de la rface du ballon, de manière à produire son plissement en deıns de lui-même, et à lui permettre d'être contenu dans la caté crânienne. Eh bien, toutes les variétés de plissements et sinuosités qui seraient obtenues par cette traction ou par ıe pression exercée de haut en bas, d'avant en arrière et d'un ›té à l'autre, donnent une idée approximative de la disposition ; la surface du cerveau. Idée générale des circonvolutions et anfractuosités.

Il y a des circonvolutions et des anfractuosités *constantes*, ıisque leurs formes sont rigoureusement déterminées par lles du noyau central, il en est de *variables* et qui semblent ȝterminées par une cause aveugle; ces variations ont lieu on seulement sur des cerveaux différents, mais encore sur les eux hémisphères du même cerveau. Sous ce rapport, le cerau de l'homme diffère du cerveau des animaux, dont les cironvolutions présentent beaucoup moins de variétés que celles e l'homme, sans toutefois être aussi constantes que l'avait dit icq-d'Azyr. Les unes sont constantes,

Les autres variables.

Si le cerveau de l'homme est différencié, par son volume et ar son poids, du cerveau des autres animaux, il ne l'est pas ıoins par le nombre et les dimensions de ses circonvolutions. ïedemann a parfaitement figuré la diminution progressive des ırconvolutions cérébrales (diminution correspondante à celle es lamelles du cervelet), depuis les singes jusqu'aux ron Prédominance des circonvolutions dans le cerveau de l'homme.

geurs et aux édentés. Dans l'espèce humaine comme dans la série animale, le développement des circonvolutions m'a toujours paru en rapport direct avec le développement général du cerveau.

Sous ce point de vue, comme sous beaucoup d'autres, le fœtus humain représente les dispositions des animaux inférieurs. Les anfractuosités d'un fœtus humain de cinq mois ne sont ni plus profondes, ni plus multipliées que celles du cerveau du lapin, et ces premiers linéaments sont importants à étudier, parce qu'ils appartiennent à des anfractuosités qui domineront par la suite tout le système des circonvolutions.

Ainsi, à cette époque : 1° la grande anfractuosité, qu'on appelle scissure de Sylvius, existe, mais ses bords sont écartés ; 2° l'insula de Reil, ou lobule du corps strié, fait partie de la surface du cerveau ; 3° une scissure antéro-postérieure existe en arrière et en bas sur le plan interne de l'hémisphère, elle répond à la cavité digitale, ou prolongement occipital du ventricule latéral ; on voit encore, 4° une scissure au dessus du corps calleux ; 5° la scissure du nerf olfactif. A la naissance, toutes les circonvolutions existent, mais elles n'ont acquis leur développement complet que vers l'âge de six à sept ans.

Le *nombre* des circonvolutions est impossible à déterminer, car les circonvolutions n'ont pas de limites appréciables, et si quelques unes se terminent entre deux circonvolutions voisines, il est aisé de voir que cette terminaison n'est qu'apparente, et que, dans un point voisin de celui de cette prétendue

terminaison, la circonvolution se continue sans ligne de démarcation avec une autre circonvolution latérale. La comparaison faite, dès la plus haute antiquité, entre les circonvolutions du cerveau et les circonvolutions intestinales, ne porte donc pas seulement sur la direction, mais encore sur la *continuité* des circonvolutions. Cette continuité de toutes les circonvolutions cérébrales me paraît un des arguments les plus puissants contre la doctrine qui les groupe arbitrairement en un certain nombre de petites masses distinctes, sous le nom d'*organes céré-*

ux ; cette continuité, cette dépendance mutuelle des cir-
volutions, diminue aussi de beaucoup l'intérêt que présente
description minutieuse de chaque anfractuosité, de chaque
e de circonvolutions.

l existe plusieurs *ordres* de circonvolutions. On voit en *Il existe plu-*
sieurs ordres de
t des circonvolutions simples se diviser, s'excaver, se sil- *circonvolutions.*
ner plus ou moins profondément ; mais on cherche vaine-
t cette régularité de divisions successives et comme subor-
mées que nous avons trouvées dans le cervelet : au reste,
coupes verticales du cerveau faites dans divers sens don-
ont une idée plus exacte de la disposition des circonvolu-
s, que les observations les plus minutieuses faites sur la
face externe du cerveau sans section préalable.

haque circonvolution présente à considérer *deux faces*, *Description*
générale des cir-
bord adhérent et un *bord libre*. Les *faces* des circonvolu- *convolutions.*
s correspondantes sont moulées l'une sur l'autre, et séparées
un double feuillet de la pie-mère.

a *base* ou *bord adhérent* de chaque circonvolution appuie
le noyau central de l'hémisphère.

e *bord libre* est légèrement arrondi, en sorte que deux cir- *Espaces in-*
terceptés par les
volutions contiguës interceptent entre elles, au niveau de *bords libres.*
ord libre, une petite gouttière, qui devient très sensible
s le cas d'infiltration de pus ou de pseudo-membrane dans
issu cellulaire sous-arachnoïdien.

orsque trois circonvolutions se rencontrent, l'espace
lles interceptent est triangulaire. Ces espaces, peu consi-
ables dans l'état naturel, deviennent très prononcés dans
as d'atrophie des circonvolutions.

u reste, le bord libre des circonvolutions est souvent sil- *Dépression*
du bord libre.
é par de petits enfoncements oblongs, plus ou moins pro-
s, plus ou moins étendus, qui suivent la direction de la
onvolution ; quelquefois l'enfoncement est anguleux,
onné à trois ou quatre branches ; d'autres fois c'est une dé-
ssion superficielle ou bien un creux profond et étroit : les
sseaux artériels et veineux qui passent sur le bord libre des

circonvolutions y impriment une rainure plus ou moins pr
noncée.

Le bord libre du plus grand nombre des circonvolutions :
teint en général le niveau de la surface du cerveau ; mais i
dépendamment des circonvolutions secondaires, dont plusieu
restent cachées entre les circonvolutions voisines dans tou
leur longueur, il est des circonvolutions principales qui s'e
foncent entre deux circonvolutions voisines et s'y terminen
quelques unes sont déprimées seulement dans un ou plusieu
points de leur étendue.

La *hauteur* des circonvolutions est de neuf à quatorze lign
(20 à 30 millim.) ; elle est d'ailleurs extrêmement variable ch
les différents individus, il en est de même de leur *épaisseu*
bien plus, il n'est peut-être pas deux circonvolutions, de
parties de la même circonvolution qui se ressemblent sous
rapport de l'épaisseur chez le même individu : il en est qui
renflent considérablement, d'autres qui s'effilent ; presqu
toujours un renflement se remarque dans le lieu où deux ci
convolutions se continuent l'une avec l'autre. Eustachi
Vieussens avaient donc commis une grande erreur en repr
sentant toutes les circonvolutions comme parfaitement sen
blables. La différence que les circonvolutions présentent da
leurs dimensions, et plus particulièrement dans leur haute
chez les divers individus, doit déterminer des différences co
respondantes dans l'étendue de la surface générale que pr
sente le cerveau, et ces différences méritent d'autant pl
d'être notées, qu'on a fait jouer un rôle très important à l'
tendue de cette surface dans le développement relatif d
facultés intellectuelles. M. Desmoulins a prouvé que, vu
profondeur de ses anfractuosités, le cerveau de l'homme l'en
portait de beaucoup en surface sur le cerveau de tous les an
maux. J'ajoute que chez l'homme la profondeur des anfra
tuosités, et par conséquent la hauteur des circonvolutio
m'ont toujours paru en rapport direct avec le volume et
poids du cerveau.

Le bord libre de toutes les circonvolutions n'atteint pas la surface du cerveau.

Hauteur des circonvolutions.

Variétés dans la hauteur et dans l'épaisseur des circonvolutions.

Il serait sans doute curieux de décrire les circonvolutions Essais de des-
cription des cir-
convolutions.
ec une minutieuse exactitude. Vésale, qui paraît en avoir
nçu l'idée, assimilait l'aspect de la surface du cerveau à ces
jures irrégulières tracées par des peintres malhabiles pour
présenter des nuages. Vicq-d'Azyr a vainement cherché à les
brouiller ; Gall et Spurzheim, qui avaient tant d'intérêt à
nner de chaque circonvolution une description rigoureuse,
ont renoncé. J'ai essayé, à l'exemple de Rolando, de les dé-
ire et d'imposer des noms à quelques unes d'entre elles. Cette
scription exigerait, pour être comprise, le secours des fi-
res ; je me contenterai donc de mentionner ici les circonvo-
tions dominantes : *A* sur la face interne, *B* sur la face
férieure, *C* sur la face externe, ou convexité de chaque hé-
sphère.

\. *Circonvolutions et anfractuosités de la face interne.*

1° *Circonvolution et anfractuosité du corps calleux.* 1° Une
ande circonvolution domine toutes celles du plan interne de
émisphère, c'est celle qui entoure le corps calleux, et qu'on
ut appeler pour cette raison *grande circonvolution du* Grande cir-
convolution du
corps calleux.
rps calleux. Elle commence en avant, au dessous de l'ex-
mité réfléchie de ce corps, auquel elle adhère, se porte d'ar-
re en avant et de haut en bas, contourne son extrémité anté-
ure, se dirige d'avant en arrière, en se moulant sur la con-
xité du corps calleux, contourne son bourrelet postérieur,
parvenue au dessous de ce bourrelet postérieur, continue
1 trajet, et se comporte, comme nous le verrons plus bas,
· la face inférieure du cerveau.

Etroite à son extrémité antérieure, que Rolando considère
nme la racine principale du nerf olfactif, la circonvolution Crête de la
circonvolution
du corps calleux
corps calleux va s'élargissant, et, parvenue au niveau de la
rtie moyenne de ce corps, se relève en manière de crête,
largit beaucoup, et se creuse de plusieurs sillons, dont les
s sont superficiels et les autres profonds. Cette large crête
divise à sa circonférence en plusieurs branches, qui vont se

4.   22

continuer, soit avec les circonvolutions supérieures de la fa
externe, soit avec les circonvolutions postérieures et sup
rieures de la face interne de l'hémisphère. Vicq-d'Azyr a
premier signalé la crête de la circonvolution du corps calleu
à laquelle Rolando a donné le nom de *processo enteroü
cristato*.

Circonvolution interne du lobe antérieur.

2° *Circonvolution et anfractuosité internes du lobe a
térieur du cerveau*. Cette circonvolution est excentrique à
précédente dont elle suit la direction et dont elle est sépar
par une anfractuosité profonde. Très volumineuse à son origin
qui a lieu au devant de la scissure de Sylvius, elle forme la part
interne du lobe cérébral antérieur, elle se contourne sur l'e
trémité antérieure du corps calleux pour gagner la face inter
de l'hémisphère, et, parvenue au devant de la crête de la ci
convolution du corps calleux, elle se dirige en haut, pour
continuer avec les circonvolutions de la face externe de
même hémisphère.

Cette circonvolution, qu'on peut appeler *circonvolutio
interne du lobe antérieur*, est divisée dans toute sa longuei
par une anfractuosité secondaire, d'abord linéaire, puis s
nueuse.

Circonvolutions et anfractuosité de la cavité digitale.

3° *Circonvolutions et anfractuosité de la cavité digital*
Un sillon antéro-postérieur très profond, constant comme
cavité digitale du ventricule latéral, à laquelle il correspon
part de la circonvolution du corps calleux, au niveau du bou
relet postérieur de ce corps, se porte directement d'avant
arrière jusqu'à la corne occipitale, qu'il divise en deux moitié
l'une, supérieure, l'autre, inférieure. C'est cette *anfractuosi
de la cavité digitale* qui sépare la face interne de l'hémi
phère de la face inférieure.

On peut appeler *circonvolutions de la cavité digitale*
circonvolutions du lobe postérieur, les deux circonvolutio
antéro-postérieures et flexueuses qui cernent cette anfractuo
sité; la supérieure seule appartient à la face interne de l'h
misphère, l'inférieure appartient à la face inférieure.

*Circonvolutions et anfractuosités de la face inférieure
de l'hémisphère.*

La grande anfractuosité, qu'on appelle *scissure de Sylvius*, La scissure de
Sylvius est une
grande anfrac-
tuosité.
érieur et en celles du lobe postérieur.

1° *Circonvolutions externes du lobe antérieur.* Indépen- Circonvolutions externes
du lobe anté-
rieur.
érieur présente plusieurs circonvolutions plus petites si-
es en dehors de la précédente. Les circonvolutions cons-
tes sont : 1° les deux petites circonvolutions antéro-posté-
ures rectilignes qui limitent le sillon du ruban olfactif ;
la circonvolution flexueuse obliquement dirigée en avant
en dehors, qui limite la scissure de Sylvius, et qui se con-
e en arrière avec la circonvolution externe d'où naît le
an olfactif.

es petites circonvolutions et anfractuosités intermédiaires,
s irrégulières, diffèrent chez les divers sujets, et chez le
me individu à droite et à gauche, elles interceptent des
oncements conoïdes qui reçoivent les saillies de la surface
itaire.

° *Circonvolutions du lobe postérieur.* La circonvolution
longe la grande fente cérébrale, *circonvolution de la* La circonvolution de la
grande fente cé-
rébrale se con-
tinue avec celle
du corps cal-
leux.
nde fente, est la continuation de la circonvolution du
ps calleux, et se termine en avant par un renflement unci-
ne qui correspond à l'extrémité renflée de la corne d'Am-
a ; elle limite, en dehors, la grande fente cérébrale. La
onvolution du corps calleux et celle de la grande fente
ébrale qui la continue, représentent une ellipse inter-
ipue seulement par la scissure de Sylvius.

n dehors de cette circonvolution est une anfractuosité an-
-postérieure qui répond à la paroi inférieure de la portion
échie du ventricule latéral.

ette anfractuosité est limitée par des circonvolutions an-
-postérieures, qui partent toutes de la circonvolution de la

Toutes les cir-
convolutions du
lobe postérieur
partent de la
circonvolution
de la grande
fente cérébrale.

grande fente cérébrale, et qui sont remarquables par leur [
de volume et par leurs flexuosités.

Celle de ces circonvolutions qui est la plus externe, lim
inférieurement l'anfractuosité que j'ai dit correspondre à la
vité digitale.

Circonvolution
de la corne
sphénoïdale.

De la partie antérieure de la circonvolution de la gra
fente cérébrale, partent des circonvolutions extrêmem
flexueuses, dirigées d'arrière en avant, qui vont former la co
sphénoïdale et se continuent avec les circonvolutions de
face externe.

C. *Circonvolutions et anfractuosités de la convexité*
l'hémisphère.

Ciconvolu-
tions qui limi-
tent la scissure
de Sylvius.

Les circonvolutions de la convexité de l'hémisphère so
sans contredit, les plus compliquées. Si on écarte les bo
de la scissure de Sylvius, on voit que cette scissure, dans l'a
de laquelle est située l'insula, est triangulaire, et prése
trois bords : un *bord inférieur*, formé par la circonvolut
externe du lobe antérieur du cerveau ; un *bord postérieur*, t
oblique en haut et en arrière, qui semble recueillir toutes
circonvolutions occipitales, et qui est formé par une circ
volution très flexueuse ; un *bord supérieur*, qui constitue t
circonvolution également très flexueuse, à laquelle vienn
aboutir le plus grand nombre des circonvolutions supérieur

Du reste, toutes les circonvolutions de la convexité du cerv
peuvent être divisées en *frontales*, *pariétales* et *occipitales*.

Circonvolu-
tions frontales,

Les *circonvolutions frontales*, sont au nombre de tr
ou quatre, elles sont dirigées d'avant en arrière ; les *circ*

Pariétales.

volutions pariétales, sont au nombre de trois, se dirig
en serpentant de dedans en dehors, et viennent se contin
avec la circonvolution qui limite supérieurement la sciss

Occipitales.

de Sylvius ; les *circonvolutions occipitales*, sont dirigées
vant en arrière, et partent, ou de la circonvolution parié
la plus postérieure, ou du bord postérieur de la scissure
Sylvius.

es circonvolutions occipitales sont les plus grêles de toutes, *Caractères des circonvolutions occipitales.*
résentent les inflexions les plus prononcées, de telle sorte
les sinuosités de chacune d'elles se répondent à elles-
mes dans la plus grande partie de leur étendue, et qu'elles
touchent aux circonvolutions voisines que par les angles
trants et saillants de ces flexuosités (1).

es circonvolutions frontales, également très flexueuses, *Caractères des circonvolutions frontales.*
t contiguës à elles-mêmes dans une partie de leur éten-
, mais le cèdent, sous ce rapport, aux circonvolutions oc-
itales.

eur volume, supérieur à celui des circonvolutions oc- *Volume des circonvolutions frontales.*
tales, est de beaucoup inférieur à celui des circonvolu-
s pariétales, qui décrivent des flexuosités moins considé-
les que toutes les autres, et qui sont peut-être de toutes les
onvolutions celles qui présentent le plus de variétés.

es détails inusités dans lesquels je viens d'entrer au sujet *Considérations générales relatives aux circonvolutions.*
circonvolutions, et que peut seule justifier l'importance
n leur a donnée dans ces derniers temps, établissent :

' Leur disposition générale, leurs flexuosités, leur engrè-
ent réciproque ;

' Leur continuité et l'impossibilité d'établir entre elles des
es de démarcation bien précises ;

' Leur configuration d'ensemble, d'après un type commun,
ur défaut d'uniformité quant aux détails, non seulement
les divers individus, mais encore sur les deux hémisphères
même individu ;

' Leur volume variable dans les divers individus, sous le
it de vue de la hauteur, sous celui de l'épaisseur, et tou-
s en raison directe du volume de l'hémisphère cérébral :
ce double rapport, il y a de très grandes différences in-
duelles (2) ;

) C'est sur ces circonvolutions occipitales que porte principalement l'a-
ie sénile.

L'anatomie comparée confirme pleinement ce résultat : les circonvo-
hs cérébrales qui appartiennent à un hémisphère petit sont très peu dé-

5° Nous avons vu, d'ailleurs, que la surface du crâne éta
exactement moulée sur la surface du cerveau, les impression
digitales répondant aux circonvolutions et les éminence
mamillaires répondant aux petits espaces qui séparent l
circonvolutions au niveau de leur bord libre.

Deux médecins distingués, MM. Leuret et Foville, ont p
blié, depuis la première édition de cet ouvrage, leurs idé
sur les circonvolutions cérébrales. Voici le résultat de leu
recherches, remarquables par l'esprit philosophique qui a pr
sidé à leurs travaux.

Idées de M. Leuret sur les circonvolutions.

M. Leuret (1), désespérant d'arriver à une description r
tionnelle des circonvolutions, en examinant le cerveau
l'homme ou celui d'une autre espèce animale en particulier,
eu l'idée de comparer ces circonvolutions chez tous les mamm
fères qui en sont pourvus, et de saisir, au milieu de cette varié
de contours ou d'ondulations qu'elles présentent, le type co
mun auquel elles peuvent être ramenées; et, comme les circo
volutions sont d'autant plus complexes, qu'on les examir
sur des cerveaux appartenant à des espèces plus rapproché
de l'homme, il a dû s'occuper, d'abord, de trouver un cerve
type, dont les circonvolutions fussent, en quelque sorte, r
duites à leur plus simple expression. Or, le cerveau du rena
présentant des circonvolutions sans ondulations, à courb
régulières, pouvant facilement être suivies dans tout le
trajet, lui a paru éminemment propre à lui servir de point
départ, et en quelque sorte de type, sous le rapport des ci
convolutions.

Constance des grands groupes.

Il résulte de ses recherches, que les grands groupes de ci
convolutions sont constants dans leur direction, et sont susce
tibles d'une description rigoureuse; qu'il n'en est pas de mêr

veloppées: elles sont nulles lorsque l'hémisphère présente peu d'épaisseu
chez l'oiseau, par exemple.

(1) *Anatomie comparée du système nerveux, dans ses rapports avec l'inte
ligence.* Paris, 1839.

s ondulations ou sinuosités que l'on observe à la surface du
rveau de l'homme ; qu'elles ne sont pas susceptibles d'une
scription exacte, parcequ'elles varient d'un cerveau à un
tre cerveau, d'un hémisphère à un autre hémisphère; qu'il
dans le cerveau de l'homme des *circonvolutions addition-* Circonvolu-
lles ou de perfectionnement : et il est arrivé à cette consé- tions addition-
ence, que je suis loin de regarder comme rigoureuse, que nelles.
circonvolutions propres à l'homme, ne se trouvent point
s la région antérieure, mais bien sur les côtés et vers les
rties postérieure et interne.

De son côté, M. Foville a cherché à déterminer, au milieu Idées de M. Fo-
s contours si variés et, en quelque sorte, si capricieux des ville, qui rejette
convolutions, s'il existait une loi qui présidât à leur dispo- tout parallèle
                                                              entre le cerveau
ion. Il résulte de toutes ses recherches, que le cerveau de de l'homme et
omme et les cerveaux des animaux n'ont pas plus d'analogie celui des ani-
tre eux que la tête, les mains, la station, la voix de l'homme, maux.
n ont avec la tête, les mains, la station, la voix des animaux
plus élevés dans la série. L'homme, dit-il, les domine tous
ne immense hauteur ; de tous les organes, le cerveau est
ui qui traduit le mieux sa supériorité, et, dans le cerveau
-même, rien de plus caractéristique que ses circonvolu-
ns (1). Il est malheureux de voir des hommes d'un mérite
ssi distingué arriver, dans l'étude de la même question, à
s résultats aussi opposés.

1) M. Foville admet dans le cerveau de l'homme quatre ordres de circon-
tions ; une seule constitue le premier ordre :

Elle a pour caractères distinctifs d'émaner des bords du quadrilatère per-
ré, et de constituer la circonférence entière de la lisière de la couche cor-
cale. Dans son trajet circulaire, elle confine successivement au corps cal-
ux, au tronçon pédonculaire, et enfin, à l'ouverture du ventricule connu
us le nom de fente de Bichat. » On voit que cette circonvolution n'est
re chose que celle que j'ai décrite sous le nom de circonvolution du corps
eux, laquelle contourne, d'une part, l'extrémité antérieure ou genou, d'une
re part, l'extrémité postérieure ou bourrelet du corps calleux, et consitue
ellipse interrompue seulement par la scissure de Sylvius.
e deuxième ordre de circonvolutions comprend deux grandes lignes ayan

Usages des circonvolutions d'après Vésale.

Usages des circonvolutions et des anfractuosités. Les cir-convolutions et les anfractuosités donnent, à la surface du cerveau, une étendue bien plus considérable que celle qu'il présenterait sans cette disposition ; l'utilité des circonvolutions et des anfractuosités se rapporterait, d'après Vésale (1) à la multiplication des surfaces, qui permettrait aux vaisseaux de porter les matériaux nutritifs jusque dans les parties les plus profondes de cet organe.

Usages des circonvolutions relatifs à la multiplication des surfaces.

Cette opinion, que les circonvolutions et les anfractuosités ont pour usage de multiplier les surfaces, vient d'être repro-duite, mais sous un tout autre point de vue que celui indiqué par Vésale : ainsi, comme, d'une part, il existe une analogie non contestée entre les phénomènes électriques et les phénomènes nerveux, et que, d'une autre part, les phénomènes électriques se développent, non en raison des masses, mais en raison des surfaces, on a pensé que la puissance de l'action cérébrale de-vait être en raison directe de la surface du cerveau. On cite

pour caractère commun de former des anses d'une étendue considérable, atta-chées par une extrémité sur cette partie de la circonvolution du premier ordre qui forme la marge antérieure et externe du quadrilatère perforé.

Les circonvolutions du troisième ordre ont pour caractère de servir de moyen d'union entre celles du premier ordre et les deux du second.

Enfin, les circonvolutions du quatrième ordre, sont celles de la convexité de l'hémisphère, destinées à remplir l'intervalle que laissent entre elles les deux circonvolutions du second ordre. Les circonvolutions du quatrième ordre sont les plus volumineuses de toutes celles qui composent la surface cérébrale ; elles sont en même temps les plus irrégulières. (p. 193 et suiv.)

(1) La substance du cerveau, dit-il, n'était pas assez résistante pour que les artères et les veines pussent la traverser impunément ; d'une autre part, son épaisseur est telle, que des vaisseaux qui auraient parcouru la surface du cer-veau n'auraient pas suffi à la nutrition de toute cette masse ; et c'est pour cette raison, que la prévoyante nature a tracé sur le cerveau des sillons profonds et sinueux, qui permettent à la pie-mère de s'insinuer, et de porter aux parties profondes les matériaux de leur nutrition : c'est pour la même raison que le cervelet a été divisé en lames et en lamelles. Vésale va même jusqu'à dire que la division du cerveau en deux hémisphères n'a pas d'autre but. (Lib. 7, cap. 4, p. 542.)

rachnitis, qui est plus souvent accompagnée de délire que
nflammation de la substance cérébrale elle-même. On cite les
is de la rétine des oiseaux qui triplent, quadruplent l'inten-
té de la vision : plis que M. Desmoulins, qui a surtout insisté
r cette idée, dit avoir vu disparaître chez des oiseaux
ongés dans l'obscurité, de même qu'on voit s'atrophier les
rconvolutions cérébrales, soit en l'absence de toute excita-
n cérébrale, soit par toute autre cause d'affaiblissement in-
llectuel.

Les anatomistes et les philosophes de l'antiquité, considé-
nt que l'homme est de tous les animaux celui dont les cir-
nvolutions sont les plus considérables, en avaient conclu
e c'était à leur développement que l'homme devait sa supério-
té intellectuelle. Telle était l'opinion d'Erasistrate, si plai-
mment réfutée par Galien (1).

Usages des circonvolutions relatifs au développement des facultés intellectuelles.

De nos jours, Gall et Spurzheim ont reproduit cette opinion
es anciens, et, après avoir établi avec quelques philosophes
pluralité des facultés de l'âme, ils en ont conclu à la pluralité
es instruments matériels de ces facultés. Ces instruments ma-
riels seraient les circonvolutions sur le trajet desquels ils ont
acé des numéros correspondants aux diverses facultés qu'ils
vaient admises ; le point difficile était de s'entendre sur le
ombre des facultés et sur les numéros correspondants. D'a-
rès Gall et Spurzheim, les facultés les plus élevées de l'homme
iraient leur siège dans les lobes antérieurs du cerveau.

Opinion de Gall et de Spurzheim.

D'une autre part, M. Neumann aurait été conduit à penser,
après l'examen du cerveau de cinquante aliénés, que l'intel-
gence résiderait dans la portion occipitale du cerveau : opi-

Opinion de Neumann.

(1) Quùm asini etiam admodùm multipliciter cerebrum habent complexum
od deceret, quantùm ad morum ruditatem attinet, omnifariàm simplex et
inimè varium nancisci cerebrum. Si cette théorie est vraie, disait Galien,
ne doit avoir un cerveau à surface plane et sans circonvolutions : or, l'âne a
s circonvolutions et multiples et profondes : donc les facultés intellectuelles
nt indépendantes des circonvolutions. La conclusion n'est point évidemment
ntenue dans les prémisses.

nion qui trouverait quelque appui dans ce fait anatomique, que j'ai bien souvent constaté, savoir : que l'atrophie du cerveau des vieillards en démence, porte sur les circonvolutions occipitales beaucoup plus encore que sur les circonvolutions frontales ; et, dans ce fait d'anatomie comparée, que la partie postérieure du cerveau est celle qui diminue la première, et qui finit par disparaître complètement à mesure qu'on descend dans la série animale.

Objections au système de Gall. Il est malheureux pour le système de Gall que ces circonvolutions fassent un tout continu, et ne soient pas séparées en organes distincts ; il est malheureux que la base du cerveau et la face interne de chaque hémisphère soient pourvues de circonvolutions tout aussi prononcées que les circonvolutions de la convexité de cet organe. Et pourtant, dans le système de Gall, les circonvolutions de la base et de la surface interne des hémisphères ont été en quelque sorte déshéritées ; car toutes les facultés de l'ame ont pu être casées sur les circonvolutions de la convexité (1).

CONFORMATION INTÉRIEURE DU CERVEAU.

Divers moyens d'étude du cerveau. L'étude de la conformation intérieure du cerveau, pour être aussi complète que possible dans l'état actuel de la science, doit être faite : 1° par des coupes dans différents sens ; 2° par lacération et par l'action du jet d'eau ; 3° par la dissection de cerveaux durcis par l'alcool ou par la coction dans l'huile ou dans l'eau salée.

De la conformation intérieure du cerveau, étudiée par des coupes en différents sens.

L'étude du cerveau par des coupes pratiquées dans diverses

_____

(1) Lire, pour documents sur cette question, la grande physiologie de Haller, tom. 4, lib. 10, pag. 396. *An diversæ diversarum animæ functionum provinciæ? Cùm diversis ex cerebri sedibus nervi visorii et olfactorii et acustici et alii proveniant, eorumque nervorum aliqui propriis et insignibus ex collibus nascuntur, potuit probabile videri in eis cerebri regionibus*, etc.

irections, constitue la méthode de Galien, renouvelée par icq-d'Azyr, et généralement adoptée de nos jours. Cette éthode facile permet de voir dans les plus grands détails la onformation intérieure et en quelque sorte la topographie du erveau. Les autres méthodes ont principalement pour but la étermination des connexions des parties constituantes du cereau, soit entre elles, soit avec les autres parties du centre éphalo-rachidien. Je commencerai par l'étude des coupes hozontales (1).

Étude du cerveau à l'aide des coupes.

Coupes horizontales.

Si on entame le cerveau par une coupe plus ou moins pronde, on voit qu'il est formé de deux substances : l'une *grise*, ui en constitue l'écorce : c'est la substance *grise*, *cendrée*, orticale; l'autre *blanche*, qu'entoure de toutes parts la sublance grise : c'est la *substance blanche médullaire*.

Le cerveau est formé de deux substances.

Première coupe. Une coupe horizontale, pratiquée au *niveau de la partie moyenne des circonvolutions*, montre que haque circonvolution est constituée par un noyau blanc enuré d'une couche de substance grise ; que la substance grise st exactement moulée sur la substance blanche, dont la forme étermine celle de la circonvolution correspondante ; que 'épaisseur de la substance grise varie, chez les différents suets, depuis une demi-ligne (1 millim.) jusqu'à une ligne et emie (3 millim.), et qu'elle est d'ailleurs loin d'être uniforme ur le même sujet, tant sur les diverses circonvolutions, que ur la même circonvolution. Il importe, dans l'appréciation de ette épaisseur, d'avoir égard à la direction de la coupe. On onçoit, en effet, qu'une coupe oblique par rapport à la sublance grise, donne un résultat bien différent de celui qui est ourni par une coupe perpendiculaire : cette coupe permet, en utre, de voir que toutes les circonvolutions sont continues, et 'apprécier bien mieux qu'avant la section du cerveau, la

Première coupe faite au niveau de la partie moyenne des circonvolutions.

(1) Les coupes doivent être faites avec un instrument bien tranchant, un soir, par exemple.

disposition si peu régulière, si complexe et si flexueuse des circonvolutions.

Quant à la *proportion* de la substance blanche et de la substance grise dans chaque circonvolution, on peut l'établir approximativement, en soumettant un cerveau à la macération pendant plusieurs jours : la substance grise, plus molle et plus putrescible, sera convertie en pulpe, et pourra être enlevée avec la plus grande facilité. Les circonvolutions réduites à la substance blanche, représenteront des lamelles blanches et courtes, naissant de divers points de la surface du noyau médullaire. J'estime que la surface grise forme les cinq sixièmes de chaque circonvolution.

L'étude plus approfondie de la substance grise des circonvolutions, a démontré que la substance grise présentait une disposition beaucoup plus compliquée qu'on ne le croit généralement. Il n'est aucun anatomiste qui, en examinant avec attention la surface de la coupe des circonvolutions, n'ait observé que la substance grise était séparée en deux couches bien distinctes par un liseré blanc. Cette disposition s'observe principalement sur les circonvolutions des lobes postérieurs, ainsi que l'avait remarqué Vicq-d'Azyr, qui lui donne le nom de *ruban rayé*. M. Cazauvieille a constaté trois couches dans la substance grise de toutes les circonvolutions : une profonde, gris-plomb ; une moyenne, d'un blanc sale, et une superficielle, gris-blanchâtre. M. Baillarget a démontré que cette même substance grise se décomposait en six couches, alternativement grises et blanches. Il a constaté que la couche la plus superficielle de la substance grise était blanchâtre. J'avais fait moi-même cette observation sur certains sujets et sur certaines circonvolutions ; j'ai même observé que cette lamelle blanche extrêmement ténue, n'était pas également blanche, mais piquetée de gris. Je me suis souvent demandé si l'existence des diverses couches de la substance grise, n'était pas une illusion d'optique et le résultat de la pénétration inégale de la substance blanche, dans l'épaisseur de la substance grise.

Proportion entre la substance blanche et la substance grise des circonvolutions.

La substance grise est formée de plusieurs couches.

Deuxième coupe. Une coupe horizontale pratiquée au essous de la base des circonvolutions de la convexité, re-résente une carte géographique, profondément et très irré-ulièrement découpée sur les bords, impossible à décrire sans gures. Elle est constituée par un noyau central de substance nédullaire, étranglé, en arrière, en manière d'isthme ; de ce oyau central, partent des prolongements, qu'on pourrait divi-er en plusieurs ordres, et qui se subdivisent pour aller consti-ner le noyau de chaque circonvolution.

Deuxième coupe horizontale.

Troisième coupe. Une coupe horizontale, pratiquée au iveau, ou mieux, un peu au dessus du corps calleux, montre our chaque hémisphère un grand noyau médullaire, *centre nédullaire hémisphéral.* Les deux centres médullaires hé-nisphéraux, unis entre eux par le corps calleux, constituent le *entre ovale de Vieussens.*

Troisième coupe.

Centre médullaire hémisphéral.

Centre ovale de Vieussens. Rétréci à sa partie moyenne, ù il est constitué par le corps calleux, le centre ovale de Vieussens offre des dimensions plus considérables dans chaque némisphère. On voit par cette coupe que les anfractuosités qui estonnent sa circonférence sont inégalement profondes et généralement plus profondes en dehors et en arrière qu'en edans et en avant.

Centre ovale de Vieussens.

Il est démontré, par les coupes horizontales que je viens de écrire : 1° que chaque circonvolution est formée par un noyau lanc entouré d'une couche épaisse de substance grise, qui eproduit absolument la forme de la substance blanche ; 2° que a substance grise domine dans les circonvolutions ; 3° que ous les noyaux centraux des circonvolutions se continuent les ms avec les autres en formant d'inextricables méandres ; ° que tous s'appuient sur un noyau central hémisphéral, ui va grossissant à mesure qu'on approche du corps calleux, u niveau duquel ce noyau central présente ses plus grands liamètres ; 5° que le centre ovale de Vieussens, qui du reste l'est point ovale, représente la plus vaste surface médullaire lu cerveau, et pourrait être considéré comme un centre duquel

Résultat général de l'étude des coupes horizontales du cerveau.

partiraient, d'un côté, toutes les radiations qui vont former les circonvolutions, d'un autre côté, toutes celles qui établissent des communications entre le cerveau proprement dit et les autres parties du centre nerveux céphalo-rachidien ; 6° que le centre ovale et les circonvolutions sont, sous le point de vue du développement, en raison directe l'un des autres.

Les coupes horizontales permettent encore l'étude de diverses parties du cerveau. Indépendamment des notions qui précèdent, les coupes horizontales, pratiquées de haut en bas, permettent en outre d'étudier successivement diverses parties du cerveau, qui ont reçu des noms particuliers, parce qu'elles se détachent, en quelque sorte, des hémisphères, et présentent des dispositions de forme, de structure, de connexion, importantes à connaître. Ces parties du cerveau qui concourent à la formation des ventricules, sont : 1° sur la ligne médiane, dans l'ordre de superposition, le *corps calleux*, la *cloison transparente*, la *voûte à trois piliers*, la *toile choroïdienne*, le *ventricule moyen*, l'*aqueduc de Sylvius*, le *conarium* ou *glande pinéale*; 2° sur les parties latérales, les *ventricules latéraux*. C'est dans cet ordre que nous allons décrire successivement ces diverses parties. Il importe, pour avoir une bonne idée de leurs formes et de leurs rapports, de les étudier en même temps sur deux cerveaux, dont l'un repose sur la convexité, et l'autre sur la base.

Du corps calleux.

Situation du corps calleux. Si, sur un cerveau qui repose sur sa base, on écarte les hémisphères, on voit au fond de la scissure médiane une traverse blanche, étendue d'un hémisphère à l'autre, destinée à les unir et à leur servir de commissure : cette traverse, c'est le *corps calleux* (1) (*mésolobe*, Chaussier; *commissura cerebri magna*, *maxima*, Reil, Sœmmerring). Si on abat la partie su-

(1) Ce nom vient, suivant Haller, de la blancheur du corps calleux, blancheur qui l'a fait comparer à une cicatrice ; suivant d'autres, ce nom lui a été donné à raison de sa consistance, qu'on a regardée, à tort, comme plus considérable que celle des autres parties du cerveau.

érieure des deux hémisphères par une coupe horizontale Anfractuosité qui sépare le corps calleux de l'hémisphère.
ratiquée à une ligne ou deux au dessus du corps calleux, on
oit que chaque hémisphère empiète sur le corps calleux, et
recouvre sans y adhérer. C'est à l'espace compris entre l'hé-
isphère et le corps calleux qu'on a donné abusivement le nom
sinus ou *ventricule du corps calleux*. Mais il n'y a point là
cavité, de surface lisse exhalante et absorbante. C'est une
fractuosité peu profonde qui sépare le corps calleux des
rconvolutions, et que tapisse la pie-mère, à la manière de
utes les anfractuosités. Si on continue à soulever l'hémi- Possibilité de séparation de l'hémisphère et du corps calleux.
hère, on voit que l'hémisphère et le corps calleux peuvent se
parer sans déchirure au moins apparente bien au delà du lieu
la réflexion de la pie-mère, et qu'il y a simple accolement :
côté de l'hémisphère, on voit des fibres antéro-postérieures;
côté du corps calleux, des fibres transversales.

De ce premier aperçu, il résulte que la portion libre du
rps calleux n'est qu'une faible partie de ce corps, que nous
ivrons plus tard jusque dans l'épaisseur de l'hémisphère.
ous ne nous occuperons pour le moment que de la portion
re.

Le corps calleux est beaucoup plus rapproché de l'extré- Dimensions du corps calleux.
ité antérieure du cerveau, dont il est distant d'un pouce et
elques lignes (3 centim.), que de son extrémité postérieure,
nt il est distant de deux à trois pouces (de 6 à 9 centim.).

Sa *longueur* est de trois pouces et demi (9 à 10 centim.);
largeur, plus considérable en arrière qu'en avant, est,
ns le premier sens, de huit à dix lignes (de 16 à 20 millim.),
on tient compte de la partie qui est recouverte par les hé-
isphères; son *épaisseur* ne peut être bien appréciée qu'au
oyen d'une coupe verticale, faite d'avant en arrière sur la
gne médiane : elle n'est pas la même dans tous les points
sa longueur; la partie la plus épaisse répond à son bourrelet
stérieur, elle a trois lignes (6 à 7 millim.). Au devant de ce
urrelet, le corps calleux diminue brusquement, et de telle
anière qu'il offre à peine une ligne et demie (3 mill.) d'é-

paisseur ; il augmente ensuite graduellement d'arrière en avant et offre deux lignes (de 4 à 5 millim.) d'épaisseur à son extré mité antérieure, au moment de sa réflexion.

Le corps calleux mériterait le nom de voûte. La *forme* du corps calleux est celle d'une voûte ; en sort qu'il mériterait bien mieux le nom de voûte que la voûte trois piliers (*verior fornix*, Vieussens). On voit parfaitemen cette forme sur une coupe antéro-postérieure : cette mêm coupe permet de voir qu'à son extrémité postérieure le corp calleux se ramasse et se roule sur lui-même en volute pou constituer un renflement, tandis que l'extrémité antérieure s réfléchit de haut en bas et d'avant en arrière, et s'aminc graduellement en bas après sa réflexion pour se terminer p: une lame très déliée.

On considère au corps calleux une face supérieure, une fa inférieure et deux extrémités.

Face supérieure. *Face supérieure.* Convexe et comme arquée d'avant en a rière (*medullaris arcus*), sans raphé sur la ligne médiane mais offrant un léger sillon médian qui résulte de la présen **Tractus longitudinaux.** de deux tractus blancs longitudinaux, situés l'un à droite l'autre à gauche de la ligne médiane, et que Lancisi considé rait comme un nerf, *nerf longitudinal de Lancisi.* Ces trac tus présentent beaucoup de variétés, quelquefois ils sont l gèrement flexueux et contigus, d'autrefois ils se réunissen puis se séparent. Duverney avait, en outre, admis des tract longitudinaux cendrés qui ont été rejetés par la plupart d anatomistes.

Les tractus longitudinaux sont coupés perpendiculaireme par les faisceaux transverses, qui constituent le corps callet **Rapports de la face supérieure.** La face supérieure du corps calleux répond, de chaque côt aux hémisphères ; par sa partie moyenne, qui est libre, au artères calleuses et au bord libre de la faux, qui m'a par très rapprochée du bourrelet postérieur, mais sans contigui avec ce bourrelet, de telle façon qu'elle ne saurait imprim sur ce corps aucune dépression..

Face inférieure du corps calleux. Elle est concave, lib

ns une plus grande étendue que la face supérieure, et forme
paroi supérieure ou la voûte des ventricules latéraux (1).

membrane séreuse de ces ventricules la revêt, elle est fas-
ulée transversalement comme la face supérieure.

Sur la ligne médiane, elle répond, en avant, à la cloison trans-
ente ; en arrière, à la voûte à trois piliers : il semble même
il y ait continuité entre la voûte et le corps calleux. La dispo-
on assez régulière que présentent, d'une part, les fibres de
voûte dont les deux piliers vont s'écartant dans ce point, et,
utre part, les fibres transverses du corps calleux, a mérité
ette partie postérieure de la face inférieure du corps calleux
iom de *lyre, corpus psalloides, psalterium.*

l'extrémité postérieure du corps calleux (*bourrelet*, Reil),
e nous avons vue être la partie la plus épaisse de ce corps,
légèrement concave transversalement, mais ne présente
utre échancrure que la dépression médiane, qui sépare les
ctus longitudinaux (2). Nous avons déjà dit que l'extrémité
ntérieure, ou bourrelet du corps calleux, constituait la lèvre
érieure de la portion médiane de la grande fente cérébrale.

l'extrémité antérieure du corps calleux, au lieu de pré-
ter un bourrelet, comme l'extrémité postérieure, se ter-
ie en se réfléchissant brusquement de haut en bas et d'avant
arrière, embrasse dans la concavité de sa courbure l'extré-
é antérieure du corps strié, pour fermer en avant les
tricules latéraux, et vient se terminer, comme en mourant,
devant du plancher antérieur du ventricule moyen. Reil
elait *genou*, le point de réflexion, et *bec*, l'extrémité pos-

---

) La meilleure manière de voir la face inférieure du corps calleux consiste
tudier en pénétrant dans les ventricules par la base du cerveau.

) On est surpris de lire dans Chaussier que l'échancrure de l'extrémité
érieure du corps calleux, est produite par les mouvements alternatifs d'élé-
on et d'abaissement du cerveau. A chaque mouvement d'élévation, suivant
hysiologiste, l'extrémité du corps calleux irait frapper contre le bord
: de la faux du cerveau, bien que ce bord en soit éloigné de quelques mil-
tres.

4.   23

La portion ré-
fléchie du corps
calleux occupe
la base du cer-
veau.

térieure et mince de la portion réfléchie. Du reste, la porti
réfléchie du corps calleux se voit à la base du cerveau, entre l
lobes antérieurs; la circonvolution du corps calleux, qui su
le corps calleux dans sa réflexion, lui devient continue,
contiguë qu'elle était d'abord; en sorte que la substance gri
de cette circonvolution appuie directement sur le corps ca
leux. Les tractus longitudinaux de la face supérieure naisse
de la portion réfléchie du corps calleux. Les pédoncules inf
rieurs du corps calleux (Vicq-d'Azyr), déjà mentionnés, vie
nent se terminer sur cette portion réfléchie.

Bords   du
corps calleux.

Quant aux *bords* du corps calleux, ils s'enfoncent da
l'épaisseur de l'hémisphère, où nous les suivrons plus tard.

Cloison transparente.

Situation et
demi - transpa-
rence du septum
lucidum.

La *cloison transparente* (septum lucidum), ainsi nommé
parce que, d'une part, elle sépare les ventricules latéraux, e
d'une autre part, à cause de sa demi-transparence, est situ
sur la ligne médiane (*septum médian*, Chauss.). Elle se v
parfaitement, lorsque le corps calleux a été divisé dans sa lo
gueur, de chaque côté de la ligne médiane. Elle se présen
sous l'aspect d'une lame mince, qui se détache de la partie a
térieure et inférieure du corps calleux, et se porte vertical
ment en bas, au devant de la voûte à trois piliers. Cette lam
est triangulaire, médiane, large en avant, étroite en arrière
ses faces latérales constituent la paroi interne des ventricul

Ses faces et
ses bords.

latéraux. De ses bords, le supérieur se continue avec le cor
calleux; le postérieur, avec la voûte; l'inférieur se continue, e
avant, avec la portion réfléchie du corps calleux, en arrièr
avec les pédoncules inférieurs de ce corps. Aussi, Vicq-d'Az
a-t-il pensé que la cloison transparente était la continuati
de ces pédoncules.

La cloison transparente est constituée par deux lamell
très déliées, parfaitement séparables, qui interceptent ent
elles, en avant, un espace où l'on rencontre quelques goutt
de sérosité : c'est ce petit espace qui s'appelle *ventricule*

cloison, *premier ventricule* (Wenzel), *cinquième ven-cule* (Cuvier), *sinus du système médian* (Chauss.). Il st pas fort rare de voir ce ventricule devenir le siège d'une Jropisie : je l'ai trouvé rempli de sang chez plusieurs indi-lus morts d'apoplexie.

Ce ventricule de la cloison communique-t-il avec les autres itricules cérébraux ? Les opinions sont partagées à cet ard : Vieussens et Winslow l'affirment; Tarin, décrit, pour te communication, une petite fente, qui s'ouvre entre les iers antérieurs; mais la plupart des anatomistes n'ont pas la démontrer. L'absence de toute communication entre le itricule de la cloison et les autres ventricules, me paraît un ; bien constaté.

Chacune des deux lamelles de la cloison transparente est istituée par une couche médullaire, composée, suivant plu-irs anatomistes, de fibres radiés qui, des piliers de la voûte, portent au corps calleux. Cette lamelle est revêtue : 1° en iors, par la membrane du ventricule latéral; 2° en dedans, la membrane du ventricule de la cloison. L'existence de e dernière membrane est établie par l'aspect lisse de ce tricule, et se démontre directement par l'ablation de la che médullaire de la lamelle. La substance grise du ventri-e moyen se prolonge sur les faces de la cloison.

Voûte à trois piliers et corps frangé.

ia *voûte à trois piliers* est un arc médullaire subjacent au ps calleux, auquel il est continu et concentrique en arrière, u'il abandonne en avant pour s'enfoncer perpendiculaire-it en bas, en décrivant une courbure inscrite dans celle du ps calleux. C'est l'intervalle qui sépare la partie antérieure a voûte à trois piliers du corps calleux, qui est rempli par loison transparente. C'est à tort que Winslow a ajouté, au de voûte (*fornix*), usité par les anciens, l'épithète de *à* s *piliers*, qui n'exprime qu'une simple apparence, car il

existe réellement quatre piliers, dont deux antérieurs très rap
prochés et deux postérieurs très écartés.

Figure de la
voûte.
La voûte se présente sous l'aspect d'un triangle isocèle (*tri
gone cérébral*), à angle antérieur très allongé, et qui ne tard
pas à se bifurquer, dont les angles postérieurs s'écartent brus
quement en dehors et en bas, pour se prolonger dans la parti
inférieure ou réfléchie des ventricules latéraux, sous le nor

La voûte est
constituée par
deux cordons
médullaires.
de *corps frangés ;* ou plutôt, la voûte est constituée par deu
cordons médullaires bien distincts en avant, qui se porten
en convergent d'avant en arrière, s'adossent bientôt, vor
s'élargissant et s'aplatissant de haut en bas et se séparent e
divergeant brusquement au niveau de la portion réfléchie de
ventricules latéraux, dans lesquels ils se plongent. La voût
représente donc une espèce d'*x* horizontal, dont les branche
antérieures sont très rapprochées et très courtes, et les brar
ches postérieures très écartées et très longues. Le nom de voût
n'est vraiment applicable qu'à la partie de cette voûte, qui e
adossée au corps calleux. Reil, qui a mieux décrit et figur
cette voûte qu'on ne l'avait fait avant lui, sans excepter mêm
Vicq-d'Azyr et Sœmmerring, appelle la voûte, *bandelette ge
minée.*

Rapports de la
face supérieure
de la voûte.
La *face supérieure* de la voûte, convexe, répond sur l
ligne médiane, à la cloison transparente en avant, et a
corps calleux en arrière : de chaque côté, elle est libre, et fa
partie du plancher du ventricule latéral. Quelquefois les plexu
choroïdes sont renversés sur cette face supérieure de la voût

Pour se faire une bonne idée des rapports de la voûte ave
le corps calleux, il faut se rappeler que la voûte est formé
par deux bandes ou rubans médullaires. Eh bien ! le
bords contigus de ces rubans se renversent en haut, adhèren
à la face inférieure du corps calleux, et forment une petit
cloison verticale, qui continue, en arrière, la cloison transpa
rente. Aussi, considère-t-on assez généralement les fibres mé
dullaires de la cloison transparente, comme étant continues
celles de la voûte.

La *face inférieure de la voûte* appuie sur la toile choroï- Rapports de la face inférieure de la voûte.
enne, qui la sépare du ventricule moyen et des couches op-
ues, dont elle recouvre la partie interne.

C'est sur cette face inférieure et en arrière, au moment où
deux rubans médullaires s'écartent l'un de l'autre, pour se
nger dans la portion réfléchie du ventricule latéral, ou
tôt dans l'intervalle tri angulaire qui sépare ces deux ru-
s, que se voit cette disposition régulière, quoique variable
vant les sujets, de fibres transversales aboutissant à des
es antéro-postérieures et obliques, qui a reçu le nom de
e, *corpus psalloïdes, psalterium.* J'ai déjà indiqué cette Lyre ou psalterium.
position que Gall, regarde, à tort, comme l'ensemble des
ts de jonction des deux côtés de la voûte.

Les *bords* de la voûte sont concaves, minces, libres, cotoyés
souvent recouverts par les plexus choroïdes.

Piliers antérieurs. Les deux bandes médullaires de la voûte, Piliers antérieurs de la voûte.
nies en avant, semblent confondues pour constituer ce qu'on
elait le *sommet* ou le *pilier antérieur de la voûte;* mais
examen plus attentif ne tarde pas à démontrer que ces deux
des médullaires sont toujours contiguës et séparables, et
lement continues; qu'elles s'écartent en avant l'une de
tre , pour aller gagner la partie antérieure de la face in-
ne des couches optiques, et constituer les *deux piliers an-
ieurs* de la voûte. Ces deux piliers, que Vieussens, Tarin et
res faisaient naître presque indifféremment, soit des pédon-
es cérébraux, soit de la commissure antérieure ; que Saba-
faisait perdre sur les parois du troisième ventricule (les
ers antérieurs ont une origine antérieure bien plus com-
quée), ne se voient bien que sur une coupe verticale antéro-
térieure du cerveau, qui tombe juste sur la ligne médiane.
que moitié du cerveau comprend le ruban correspondant
la voûte. On voit alors, avec Cassérius et Santorini, qui ont
nalé cette origine, que chaque pilier antérieur naît du tu-
cule mamillaire de son côté, tubercule qui a été nommé,
r cette raison, *bulbe de la voûte* (*bulbi fornicis,* Günz); que

Chaque pilier
antérieur à son
origine au tu-
bercule mamil-
laire correspon-
dant.

toute l'écorce blanche de chaque tubercule mamillaire semble employée à former un gros cordon blanc, fasciculé, qui se porte de bas en haut, et qu'on suit très aisément avec le manche du scalpel, à travers la substance grise et molle qui constitue en avant et en bas la paroi interne du ventricule moyen. Dans l'épaisseur de cette substance grise, le cordon décrit une courbure à concavité postérieure, et se trouve placé entre la couche optique et le corps strié, derrière la commissure anté-

Trajet des pi-
liers d'avant en
arrière.

rieure. Dégagé de la substance grise qui se prolonge encore le long de son bord antérieur, pour se porter sur la cloison transparente, le pilier antérieur se réfléchit d'avant en arrière au devant de la couche optique, et s'aplatit en ruban pour s'appliquer sur cette couche, dont il suit le contour. Au moment où d'ascendant qu'il était il devient horizontal, le pilier de la voûte forme un demi-anneau, converti en anneau complet par la partie antérieure de la couche optique. C'est cette ouverture (trou de Monro) qui établit une communication entre le ventricule moyen et le ventricule latéral.

Les corps
frangés ou pieds
d'hippocampe
sont la continua-
tion des piliers
postérieurs.

Piliers postérieurs. Parvenu à la partie postérieure de la couche optique, le ruban de la voûte, qui s'était déjà dirigé un peu obliquement en dehors, se porte brusquement et très obliquement en dehors et en bas, dans la portion réfléchie du ventricule latéral, pour se diviser en deux parties, l'une qui forme l'écorce blanche de la corne d'ammon ou pied d'hippocampe, l'autre, qui suit le bord concave de ce corps, et prend le nom de *corps frangé* ou *corps bordé*. Nous reviendrons sur cette disposition à l'occasion du ventricule latéral.

J'ai dit que le pilier antérieur naissait du tubercule mamillaire, mais ce pilier antérieur a une origine bien plus profonde, déjà figurée par Vicq-d'Azyr, et dont Reil a mieux décrit la dis-

Origine pro-
fonde du pilier
antérieur.

position. Cette origine a lieu, suivant ce dernier anatomiste, dans l'épaisseur de la couche optique; je l'ai suivie plus loin que Reil, jusqu'au *tænia semi-circulaire*; ou plutôt ce *tænia semi-circulaire*, qui se voit dans le ventricule latéral entre le corps strié et la couche optique, et qui semble faire suite au ercule quadrijumal antérieur, se divise en deux bandelettes ~~Racines du pilier antérieur.~~ **Racines du pilier antérieur.** 'on peut considérer comme les racines du pilier antérieur : ces deux racines, l'une est superficielle et facile à décou- r sans préparation ; l'autre, profonde, s'enfonce dans la che optique, se porte d'arrière en avant, gagne le tuber- e mamillaire, qu'elle forme en se renflant, et se recourbe bas en haut pour constituer le pilier antérieur.

Les rubans de la voûte reçoivent en outre d'autres fibres **Fibres de renforcement.** nches, qui multiplient singulièrement leurs connexions. nsi, 1° au milieu de la substance grise qu'ils traversent, les iers antérieurs reçoivent quelques fibres médullaires, dont unes naissent de cette substance, dont les autres viennent chiasma des nerfs optiques ; 2° au moment où ils émergent la substance grise, dans le point précis où leur direction, verticale qu'elle était devient horizontale, ils reçoivent un rdon considérable fourni par la couche blanche qui recou- la couche optique, auquel se joignent : 1° le cordon couronnement de la couche optique, lequel cordon est la te du pédoncule du conarium ; 2° les fibres les plus superfi- lles du tænia semi-circulaire dont j'ai déjà parlé. Ces fibres, e j'ai considérées comme une des racines du pilier antérieur, nstituent un cordon blanc remarquable qui se renverse brus- ement d'avant en arrière, pour se continuer avec la voûte ; enfin, il reçoit, ou peut-être il donne les fibres blanches ronnées qui constituent la cloison transparente.

Toile choroïdienne.

Sous la voûte se voit une membrane vasculaire, prolonge- **Toile choroï-dienne.** nt de la pie-mère extérieure : c'est la *toile choroïdienne*, nsi nommée par Hérophile, à cause de sa ténuité, qui l'avait t comparer au chorion du fœtus. Elle est formée de la ma- re suivante : parvenue au dessous du bourrelet du corps leux, la pie-mère pénètre dans l'intérieur du cerveau tre ce bourrelet et les tubercules quadrijumeaux, forme une pèce de toile triangulaire, dont la base est en arrière, et le

Rapports de la toile choroï-dienne.

sommet tronqué et bifurqué est en avant. Sa *face supérieure* est recouverte par la voûte à trois piliers, à laquelle elle transmet un grand nombre de vaisseaux. Sa *face inférieure* forme la paroi supérieure du ventricule moyen, et répond sur les côtés à la face supérieure et un peu interne des couches optiques. Elle répond en outre aux veines de Galien et au conarium ou glande pinéale qui lui est très adhérent, et auquel elle forme une gaîne presque complète, si bien qu'on enlève presque toujours avec elle le conarium. C'était au-dessous de la toile choroïdienne que Bichat plaçait son prétendu canal arachnoïdien.

Plexus cho-roïdes du ven-tricule moyen.

Cette face inférieure de la toile choroïdienne, qu'on ne peut bien voir qu'en étudiant le cerveau de bas en haut, présente deux petites traînées de granulations rouges, tout à fait semblables aux plexus choroïdes des ventricules latéraux avec lesquels elles se continuent en avant. On peut les appeler *plexus choroïdes du ventricule moyen*.

Bords de la toile choroï-dienne.

Les *bords* de la toile choroïdienne se continuent avec les plexus choroïdiens des ventricules latéraux.

Son extrémité antérieure bi-fide.

L'*extrémité antérieure*, ou sommet de la toile choroïdienne, est bifide : chacune des branches de bifurcation passe du ventricule moyen dans le ventricule latéral, derrière le pilier antérieur de la voûte par l'ouverture de communication de ces ventricules, et constitue l'extrémité antérieure du plexus choroïde.

La toile choroïdienne est formée par la pie-mère, que soutient une lamelle fibreuse assez résistante.

Lorsque la voûte à trois piliers et la toile choroïdienne ont été enlevées, on arrive dans une cavité qui s'appelle *ventricule moyen* ou *troisième ventricule*.

Ventricule moyen ou troisième ventricule.

Préparation. On arrive, sans préparation, dans le troisième ventricule, après avoir enlevé la toile choroïdienne ; on peut encore y arriver très facilement par la base du cerveau, et, pour cela, il suffi

, séparer le pédoncule cérébral et le tubercule mamillaire droits
 pédoncule cérébral et du tubercule mamillaire gauches, par une
ction antéro-postérieure médiane. Il est une autre coupe, que je re-
mmande comme infiniment propre à montrer toutes les parties con-
ues dans le troisième ventricule : c'est une coupe verticale antéro-
stérieure, qui tombe à droite ou à gauche de la ligne médiane,
 manière à laisser intactes les deux parois latérales du troisième
ntricule.

Le *ventricule moyen* est situé sur la ligne médiane, entre Situation
du ventricule
 couches optiques, au voisinage de la base du crâne, d'où moyen.
nom de *ventricule inférieur*, au devant des tubercules qua-
ijumeaux. Il se présente sous l'aspect d'une cavité très
oite, oblongue d'avant en arrière, plus étendue en bas qu'en
ut ; c'est moins une cavité qu'une fente (*fissura mediana*, Sa figure.
rdon) intermédiaire aux deux couches optiques, d'où le nom
ventricules des couches optiques, qui lui a été donné par
eq-d'Azyr. Vésale comparait ce ventricule à une vallée située
tre deux montagnes très rapprochées, figurées par les couches
tiques et unies entre elles à l'aide d'une espèce de pont re-
ésenté par la commissure molle, ou pour parler sans figure,
ventricule moyen est un sillon profond qui sépare l'hémi-
ère droit de l'hémisphère gauche.

Le ventricule moyen communique en avant avec les ventri- Sa communication avec les
es latéraux, en arrière avec le ventricule du cervelet, et autres ventricules.
près plusieurs anatomistes, il communiquerait, par une es-
e de fente (*vulva*), avec le ventricule de la cloison. Le
tricule moyen constitue donc une cavité intermédiaire à tous
 ventricules (*communis ventriculorum concavitas*, Vé-
e). Sa *paroi supérieure* est formée par la toile choroïdienne
nédiatement, par la voûte à trois piliers. Cette toile enlevée,
voit l'*orifice supérieur* du ventricule moyen, lequel est limité
' un couronnement ou liseré blanc, qui constitue en arrière,
de chaque côté, les pédoncules antérieurs du conarium, ou
nde pinéale, et que nous avons vu concourir à la formation
pilier antérieur.

Parois laté-
rales du ventri-
cule moyen.

Les *parois latérales* du ventricule moyen, qui se voient
parfaitement dans la coupe verticale médiane, antéro-postérieure du cerveau, planes et lisses, de couleur grise, sont
formées par deux parties bien distinctes : 1° en haut et en
arrière, par la face interne des couches optiques ; 2° en bas
et en avant par la face interne d'une masse grise, qui m'a paru
mériter une description particulière, sous le titre de *masse*

Masse grise. *grise du troisième ventricule.*

Une gouttière horizontale sépare la partie de la paroi interne, qui est formée par la couche optique, de celle qui est
formée par la masse grise.

La face interne de cette masse grise est lisse et tapissée par
la membrane du ventricule ; la face externe se continue avec

Elle se con-
tinue avec le
tuber cinereum.
le reste du cerveau ; en bas, cette masse grise constitue le tuber
cinereum ou base de l'infundibulum ; entoure les tubercules
mamillaires, les piliers antérieurs de la voûte et leurs racines,
se prolonge en haut jusque sur les côtés du septum lucidum, en
bas jusqu'au dessus du chiasma des nerfs optiques, dont le
bord postérieur qui plonge dans l'épaisseur de cette masse, reçoit de chaque côté une racine blanche et courte, qui semble
naître au sein de cette substance grise.

Les parois latérales du ventricule moyen sont unies entre
elles, au niveau de la partie antérieure des couches optiques

Commissure
molle.
par une substance grise appelée *commissure molle, commis-*
sure grise, commissure vasculaire des couches optiques,
variable dans son épaisseur, mais très facile à déchirer, et dont
j'ai toujours rencontré les débris chez les sujets qui paraissaient au premier abord en être dépourvus (1). Je regrde la
commissure molle comme un prolongement de la masse grise

---

(1) Sur soixante-six cerveaux appartenant à des sujets de tout âge, examiné
dans ce but par les frères Wenzel, la commissure grise a été trouvée cinquante
six fois. Elle manquait donc dans dix cas. La facilité avec laquelle se déchire
cette commissure molle, peut en avoir imposé à ces laborieux investigateurs,
en leur faisant regarder l'absence de cette commissure comme plus fréquente
encore qu'elle ne l'est réellement.

l ventricule moyen, et cette substance me paraît de même
lture que la matière grise des circonvolutions.

Le *plancher du troisième ventricule* est la paroi la plus
éndue de cette cavité : il présente une courbure dont la conca-
té est en haut et la convexité en bas. Nous le diviserons en
ois portions : 1° *portion postérieure* ou *plancher postérieur*,
ofondément sillonné sur la ligne médiane, représentant un
an fortement incliné d'arrière en avant, et qui répond à l'in-
rvalle des pédoncules cérébraux. Sa couleur blanche, que
ile à peine la couche mince de substance grise qui la revêt,
ntraste avec la couleur grise fortement prononcée des pa-
is latérales ; 2° *portion moyenne*, ou *plancher moyen*, in-
ndibuliforme, répondant aux tubercules mamillaires et à
ofundibulum : il conduit au canal creusé dans la tige pitui-
re ; 3° *portion antérieure* ou *plancher antérieur*, plan in-
né en bas et en arrière, formé par une lame grise, très
nce, demi-transparente, qu'on peut appeler, avec Tarin,
rs pellucida, et qui est soutenue par une lame fibreuse,
ntinuation de la pie-mère. Cette portion antérieure répond au
iasma des nerfs optiques et au tuber cinereum.

En *avant*, le troisième ventricule présente : 1° les *piliers
antérieurs* de la voûte, au devant desquels se voit un cordon
inc, cylindroïde, transversalement dirigé, dont on n'aper-
it que la partie moyenne : c'est la *commissure antérieure,*
dessous de laquelle le ventricule se prolonge pour se ter-
ner au niveau du bord postérieur du chiasma. Derrière les pi-
rs antérieurs, un peu au dessus de la commissure antérieure,
voient les deux *ouvertures de communication* du ven-
cule moyen avec les ventricules latéraux, ouvertures ova-
rés, quelquefois inégales en diamètre, et qui acquièrent de
s grandes dimensions dans l'hydropisie chronique des vencules. C'est par ces ouvertures, qu'on appelle trous de
nro, bien qu'elles aient été parfaitement décrites par Galien,
sale et autres, que passent les deux extrémités de la toile cho-
dienne, pour se continuer avec les plexus choroïdes. Haller

Plancher du troisième ventricule.

1° Plancher postérieur ;

2° Plancher moyen ;

3° Plancher antérieur.

Extrémité antérieure du ventricule moyen.

Commissure antérieure.

Trons de Monro.

regardait, à tort, ces ouvertures comme accidentelles, en se fondant sur plusieurs faits pathologiques, desquels il semblerait résulter que les ventricules latéraux étaient distendus par une grande quantité de sérosité, tandis que le ventricule moyen était vide (1).

Commissure postérieure. En *arrière*, le ventricule moyen présente la *commissure postérieure*, cordon cylindroïde, transversal, situé au devant des tubercules quadrijumeaux, subjacent à la commissure du conarium, avec laquelle il se continue. Cette commis ure, moins volumineuse que l'antérieure, peut être considérée comme une commissure blanche des couches optiques, car elle se perd dans leur épaisseur. Elle forme une espèce de pont au dessus de l'orifice antérieur de l'aqueduc de Sylvius, qui établit une communication entre le troisième et le quatrième ventricules.

Anus. On a appelé *anus* l'orifice de communication de l'aqueduc de Sylvius, avec le troisième ventricule, et non moins ridiculement appelé *vulve*, le prétendu orifice de communication de ce troisième ventricule avec le ventricule de la cloison.

De l'aqueduc de Sylvius ou aqueduc sous-quadrijumal.

Aqueduc sous-quadrijumal. L'*aqueduc de Sylvius*, dont on trouve la description dans Galien et surtout dans Vésale, qui l'a aussi bien décrit que l'a-

---

(1) D'autres preuves de l'absence de ces ouvertures dans l'état normal, ont encore été invoquées, et en particulier, l'impossibilité de faire passer de l'air d'un ventricule latéral dans l'autre; la persistance de l'hydropisie de l'un des ventricules latéraux, après que l'autre a été évacué; la différence de qualité entre le liquide contenu dans le ventricule latéral droit et le liquide contenu dans le ventricule latéral gauche. Non seulement on peut répondre avec Meckel (*Manuel d'Anat.*, trad. de MM. Breschet et Jourdan, t. 2, p. 674), qu'il est possible que, dans ce cas, une adhérence morbide du plexus choroïde ait intercepté toute communication; mais ces faits s'expliquent d'eux-mêmes par cette circonstance, que le ventricule moyen n'est autre chose qu'une fente étroite, qui permet difficilement le passage d'un ventricule latéral dans l'autre, et par cette autre circonstance, que les parois latérales étant formées par les couches optiques s'écartent très difficilement l'une de l'autre.

tomiste dont il porte le nom , est un canal qui établit une com- Situation de
l'aqueduc sous-
quadrijumal.

unication entre le troisième et le quatrième ventricules. Il est

eusé dans l'épaisseur de l'isthme de l'encéphale, au dessous

es tubercules quadrijumeaux, sur la ligne médiane. Sa direc-

on est oblique en bas et en arrière. Ses parois, denses, sont

pissées par un prolongement de la membrane ventriculaire.

e canal présente, sur ses parois supérieure et inférieure,

e dépression antéro-postérieure ou sillon médian, que cir- Dépression de
ses parois,

nscrivent deux petits cordons longitudinaux. La dépression

édiane inférieure fait suite au sillon longitudinal du calamus.

es frères Wenzel ont décrit minutieusement ces deux dépres-

ons, auxquelles ils ajoutaient deux dépressions latérales.

leussens a prétendu que l'orifice de l'aqueduc dans le qua-

ième ventricule, était garni d'une valvule. Mais cette as-

rtion est en contradiction formelle avec les résultats de l'ob-

rvation.

De ce qui précède, il résulte que le ventricule moyen pré- Le ventricule
moyen présente
quatre ouver-
tures ,

nte quatre ouvertures : les deux premières qui établissent

 communication avec les ventricules latéraux, la troisième

ii s'ouvre dans le quatrième ventricule, la quatrième qui

uvre dans l'infundibulum.

Ce même troisième ventricule présente trois commis- Et trois com-
missures.

res : une commissure grise, ou la commissure molle des

uches optiques, et deux blanches, l'une, antérieure, l'autre,

stérieure.

Conarium ou glande pinéale.

Le *conarium* (*glande pinéale*, *corps pineal*) est un petit

rps grisâtre, situé sur la ligne médiane, au dessous du bour-

let postérieur du corps calleux, derrière la commissure pos-

rieure du ventricule moyen , entre les tubercules quadriju-

eaux antérieurs, sur lesquels il est appuyé.

Il est maintenu dans sa position : 1° par deux petits cordons

édullaires qu'on appelle ses *pédoncules*, et par la toile cho-

idienne au dessous de laquelle il est placé, et qui lui forme

Adhérence du conarium à la toile choroïdienne. une gaîne presque complète, à laquelle il adhère intimement. Cette adhérence est telle, qu'on enlève presque toujours le conarium avec la toile ; ce qui a porté quelques anatomistes à regarder le conarium comme une dépendance de la toile choroïdienne. D'une autre part, l'ablation facile du conarium avec la toile choroïdienne, a fait dire à d'autres anatomistes peu attentifs que le conarium manquait quelquefois dans l'espèce humaine.

Existence constante du conarium chez l'homme et chez les mammifères. Le conarium existe constamment chez l'homme et chez les mammifères. Il manque dans les oiseaux, les poissons et les reptiles, à l'exclusion de la tortue, qui, par une exception bien singulière, le présente à son maximum de développement, en sorte qu'il constitue chez elle une espèce de cerveau (1).

Sa forme. La forme du conarium est celle d'un cône, dont la base, adhérente, est en avant, et le sommet, libre, en arrière : d'où le nom de *conarium* (κωνάριον, Oribase, Galien) ; on l'a encore comparée à une pomme de pin, d'où le nom de *corps pinéal*, de *glande pinéale*, parce qu'on l'a regardé comme un organe glanduleux. Sa forme présente, d'ailleurs, quelques variétés. Elle est quelquefois sphéroïde, d'autres fois cordiforme, à raison de l'échancrure de sa base.

Son volume. Le *volume* du conarium est celui d'un pois ordinaire ; son diamètre antéro-postérieur est de 4 lignes (de 8 à 9 millimètres); son diamètre transverse, pris à sa base, est de 2 à 3 lignes (de 4 à 6 millimètres). Son volume, étudié dans les diverses espèces animales, ne paraît en rapport ni avec le volume du cerveau, ni avec celui du cervelet et des tubercules quadrijumeaux: en sorte que l'anatomie comparée ne peut répandre aucune lumière sur ce point obscur d'anatomie. L'âge et le sexe ne paraissent exercer aucune influence sur le développement de ce petit corps.

Rapports. Le conarium, enveloppé par la pie-mère, à la manière du cerveau ou du cervelet, repose sur l'espace trian-

(1) Desmoulins, *Anat. du Syst. nerv.*, t. 2, p. 241.

ulaire légèrement déprimé, qui sépare les tubercules quadri-
meaux antérieurs. Cet espace présente une petite fossette
u'on peut appeler *fossette du conarium*, au fond de laquelle *Fossette du conarium.*
e voit la commissure postérieure du cerveau. Les veines de
alien longent ses parties latérales.

Dégagé de la pie-mère, le conarium, ou corps pinéal, est
bre dans tous les sens, excepté à sa base, où il tient à l'encé-
hale : 1° par une *commissure transversale*, qui surmonte la *Sa commissure.*
ommissure postérieure du cerveau, et qui présente quelque-
is de petites végétations, visibles surtout à la loupe, végéta- *Végétations de la commissure.*
ons rugueuses contenant de petits graviers dans leur épais-
ur ; 2° par *quatre pédoncules* grêles, dont deux supérieurs *Des quatre pédoncules du conarium.*
deux inférieurs, lesquels présentent aussi quelquefois des
gétations au voisinage de la commissure. Les *pédoncules* *Pédoncules antérieurs.*
périeurs ou *antérieurs*, les seuls généralement décrits,
nt deux tractus médullaires, formant une sorte d'anse ou de
arabole, dont les deux branches couronnent les couches op-
ques : ils ont reçu le nom de *rènes*, *freins de la glande pi-*
éale (habenæ). Nous avons vu ces pédoncules aller se con-
nuer, avec les piliers antérieurs de la voûte à trois piliers,
nt ils forment en quelque sorte une des racines. Les *pédon-* *Pédoncules postérieurs.*
les inférieurs ou *postérieurs*, qu'on ne voit bien que sur
e coupe verticale antéro-postérieure et médiane du cerveau,
issent de la base du conarium, se portent verticalement en
s, sur la partie la plus reculée de la paroi interne du ventri-
le moyen, et peuvent être suivis jusqu'à la partie inférieure
ce ventricule (1).

Couleur et consistance. La couleur gris-rougeâtre du co- *Couleur et consistance du conarium.*
rium contraste avec la blancheur de la commissure et des
doncules. La couleur, de même que la consistance de ce

---

(1) Ridley admettait des stries blanches nées du conarium, qui allaient se
rdre dans les tubercules quadrijumeaux postérieurs. Gall disait que les pé-
ncules inférieurs se dirigeaient en arrière et un peu en bas, pour aller se
ntinuer avec la lame blanche subjacente. Planche XI, texte, p. 223.

corps, représentent assez exactement la couleur et la consistance de la substance grise des circonvolutions cérébrales. En pressant le conarium entre les doigts, on en exprime un suc visqueux, et on y reconnaît la présence de petits graviers, dont je vais m'occuper après avoir décrit la structure de cet organe.

Structure du conarium.

Structure. La base du conarium présente des fibres blanches ou médullaires, nées de la commissure et des pédoncules supérieurs de cet organe. Ces fibres blanches s'épanouissent

Ses fibres blanches.

en houppe, et cessent brusquement. Tout le reste de l'organe

Son suc visqueux,

est composé de substance grise. Si on divise le conarium par une coupe horizontale, on trouve qu'il est tantôt plein, tantôt creusé par une cavité, que remplit un liquide transparent, poisseux. Cette cavité est tapissée par une membrane vasculaire ; et, suivant Meckel, par une lame médullaire que je n'ai jamais vue. Communique-t-elle avec le troisième

Ce qu'il faut penser de sa cavité.

ventricule ? On l'a prétendu. Mais je serais porté à croire, avec Santorini et Gérardi, que le pertuis de communication qui a été admis par quelques auteurs, est le résultat de la traction exercée sur la base du conarium pour l'extraction de la pie-mère.

Lorsque la cavité du conarium n'existe pas, ce qui n'est pas fort rare, le liquide visqueux pénètre ce corps à la manière d'une éponge.

Nature du conarium.

Quant à la nature du conarium, ce corps se présente sous l'aspect d'une substance grise, molle, parcourue par un très grand nombre de vaisseaux sanguins, ayant une grande analogie avec la substance corticale, mais aucune avec le tissu glanduleux.

Ses concrétions.

Concrétions du conarium. Un des points les plus curieux de l'étude anatomique du conarium, c'est la présence de concrétions ossiformes, qu'on a souvent considérées, avec Ruysch, comme des osselets, erreur qui a été victorieusement réfutée par Sœmmerring. Les usages de ces concrétions sont, d'ailleurs, tout à fait inconnus.

Ces concrétions sont-elles constantes ? Les frères Wenzel ont vues manquer six fois sur cent. Sœmmerring dit qu'il a trouvées sur 15 cerveaux, parmi lesquels étaient ceux de s petits enfants; il ajoute qu'elles existent chez le fœtus avant me. Meckel, qui ne les a jamais vues manquer, dit qu'elles pparaissent que de la 6e à la 7e année. *Les concrétions du conarium existent à tout âge.*

Tantôt ces concrétions forment une seule masse (*acervulus*, mmerring), semblable à un grain de sel gris; tantôt, et st ce qui a lieu le plus souvent, il y en a un très grand mbre. Elles représentent des granulations juxta-posées, que frères Wenzel regardaient comme articulées au moyen ne membrane propre. *Variétés de ces concrétions.*

Siège des concrétions. Lorsque le conarium est creusé ne cavité, c'est dans cette cavité qu'on rencontre les con- tions; elles occupent, au contraire, la surface, lorsque le arium est massif. J'en ai rencontré plusieurs fois sur les loncules du conarium. *Leur siège.*

eur *couleur* est d'un jaune opalin chez le vieillard, blan- tre chez les jeunes sujets. Chimiquement considérées, ces crétions sont, d'après Pfaff, formées par du phosphate aire, par du carbonate de chaux et par une matière male. *Leur couleur.*

es concrétions ont été, à tort, considérées comme tenant à état pathologique, par Morgagni, qui a supposé gratuite- nt qu'elles pouvaient déterminer des accidents cérébraux s ou moins graves.

Usages du conarium. L'hypothèse de Descartes, si victo- isement réfutée par Sténon, sur l'usage de ce corps, est un mple frappant de l'abus qu'on peut faire de notions incom- es en anatomie : l'âme siégeait dans la glande pinéale et geait tous les mouvements, à l'aide des pédoncules, que cartes considérait comme les rènes de l'âme. M. Magendie, occupé par le liquide céphalo-rachidien, pense que ce corps plit des fonctions relatives à la circulation de ce liquide, et sidère le conarium comme une sorte de tampon ou de *Usages du conarium.*

4.

bouchon, qui obstruerait l'orifice de communication du troi‑
sième avec le quatrième ventricule : mais d'abord le conarium
est maintenu immobile par la pie-mère, et, en second lieu, lor‑
même qu'il serait libre, il ne pourrait, dans aucun cas, ferme

Les usages du conarium ne sont pas encore démontrés. l'orifice de communication des deux ventricules. Les lésion
morbides du conarium donneront peut-être un jour la solutio
du problème de ses usages. Mais ces lésions n'ont pas encor
été suffisamment étudiées. La présence d'une cavité dans so
intérieur, l'hydropisie dont celle-ci est quelquefois le siège
sembleraient indiquer que les usages du conarium sont relatif
à la sécrétion d'un liquide.

DES VENTRICULES LATÉRAUX.

Préparation. La partie supérieure des ventricules latéraux est mis
à découvert par la préparation que nous avons indiquée pour étudie
la voûte et la cloison, c'est à dire, qu'il suffit d'enlever la portion de
hémisphères qui surmonte le niveau du corps calleux, et de diviser c
corps calleux d'avant en arrière, de chaque côté de la ligne médiane
Pour suivre leur portion inférieure ou réfléchie, il convient d'intro
duire le scalpel d'arrière en avant dans cette portion inférieure, e
incisant sa paroi externe. Au reste, il y a un grand avantage à étudie
cette portion réfléchie par la base du crâne.

La portion réfléchie du ventricule latéral appartenant à la bas
du cerveau, il convient de l'ouvrir, le cerveau reposant sur sa con
vexité.

On peut arriver dans cette portion réfléchie par la fente cérébrale
en enlevant la pie-mère, qui y pénètre, et en écartant les bords d
cette fente ; il faut ensuite séparer incomplètement, par une incisio
pratiquée d'avant en arrière à partir de la scissure de Sylvius, l
paroi inférieure de cette portion réfléchie qu'on renversera sur ell
même.

Situation des ventricules la‑ téraux. Les *ventricules latéraux* sont au nombre de deux ; beau
coup plus considérables que les autres ventricules cérébrau
(d'où le nom de *grands ventricules*), situés symétriquemen
de chaque côté de la ligne médiane, séparés l'un de l'autre

...is communiquant entre eux par l'intermédiaire du ventri-
...le moyen, plus rapprochés de la base du cerveau que de la
...ûte par leur partie supérieure, et avoisinant cette base par
...ir portion réfléchie.

Les ventricules latéraux commencent dans l'épaisseur du lobe *Direction des ventricules la-*
...térieur du cerveau, un peu au devant du ventricule moyen, der- *téraux.*
...re l'extrémité antérieure réfléchie du corps calleux, qui ferme
... ventricules latéraux en avant ; de là ces ventricules se diri-
...nt en haut, en arrière et un peu en dedans, en décrivant une
...urbure dont la convexité est en dedans ; arrivés au niveau de *Leur réflexion.*
...partie postérieure du ventricule moyen, ils changent de di-
...ction pour se réfléchir sur eux-mêmes, se contourner d'arrière
...avant et de haut en bas, autour de la couche optique, et se
...miner dans l'épaisseur de l'extrémité sphénoïdale du lobe *Leur termi-naison.*
...stérienr, à 6 ou 8 centimètres de la surface de cette extrémité,
...rrière la scissure de Sylvius, et, par conséquent, un peu au
...ssous et en arrière du point d'où nous les avons fait partir.
... moment de leur réflexion, les ventricules latéraux présen-
...t, en arrière, un prolongement qui va s'enfoncer dans l'é- *Leur prolon-gement.*
...isseur de l'extrémité occipitale du lobe postérieur. D'après
...a, on comprendra pourquoi chaque ventricule est comparé
...u $\mathcal{L}$ majuscule italique renversé, pourquoi on distingue, à
...aque ventricule, trois cornes : *une antérieure, frontale; une* *Leur forme tricorne.*
...*férieure, sphénoïdale ; une postérieure, occipitale* : d'où le
...m de *ventriculus tricornis*, qui lui a été donné. On voit
...adossés à la partie antérieure, les ventricules latéraux s'é-
...tent en arrière, à la manière des branches d'un *x*.

On aura une idée très exacte des ventricules latéraux, en *Chaque ven-tricule latéral est une sorte de galerie ellipti-que.*
...diant une coupe antéro-postérieure du cerveau faite sur la
...ne médiane : on voit alors que chaque ventricule latéral n'est
...re chose qu'un canal, une rigole ou galerie elliptique, qui
...oure de toutes parts le gros renflement, ellipsoïde, formé
... la couche optique et le corps strié. Ce canal elliptique n'est
...errompu qu'en bas et en avant au niveau de la scissure de
...vius. On distingue dans le ventricule latéral une *portion su-*

périeure, une *portion inférieure* et une *portion postérieure*
ou *cavité digitale*.

A. Portion supérieure du ventricule latéral.

Plus large en avant qu'en arrière, la portion supérieure ou
étage supérieur du ventricule latéral, présente à considérer
une paroi supérieure, une paroi inférieure et une paroi interne.

Parois supé-
rieure,

1° La *paroi supérieure*, concave, représente une espèce de
voûte formée par la face inférieure du corps calleux.

Inférieure.

2° La *paroi inférieure* ou *plancher* est formée par la *face
ventriculaire du corps strié*, et par la face supérieure de la
couche optique : la *lame cornée* et le *tænia semi-circulaire*
établissent les limites entre ces deux derniers corps. Cette
même paroi inférieure présente encore à considérer les plexus
choroïdes et les parties latérales de la voûte à trois piliers.

Corps strié.

Forme du
corps strié.

Étudié du côté des ventricules, le *corps strié* se présente
sous l'aspect d'une éminence pyriforme ou conoïde, dont
la grosse extrémité est en avant, et l'extrémité postérieure
très grêle, se prolonge en arrière jusque dans la portion réfléchie du ventricule latéral. Sa couleur grise contraste avec la
couleur blanche des parties environnantes. Sa surface libre est
recouverte par la membrane du ventricule, et parcourue fort
régulièrement par des veines volumineuses, dirigées perpendiculairement à son grand diamètre.

La portion ventriculaire du corps strié n'est qu'une partie
de ce *corps,* qui a été ainsi nommé à raison des stries ou fai-
ceaux blancs, dont la substance grise qui le constitue, est
traversée.

Le corps strié, considéré dans sa totalité, forme une masse
grise, ovoïde, très considérable, qui, par son côté interne, fait
relief dans le ventricule latéral, et dont le côté externe, plus vo-

nineux encore, est reçu dans une excavation profonde creu- Le corps strié n'est visi-
ble qu'en partie
dans le ventri-
cule latéral.
: en quelque sorte au niveau de l'*insula*, dans la scissure de
lvius, *insula* que j'ai proposé d'appeler pour cette raison
ule du corps strié. Nous verrons plus tard (V. surtout l'étude
la coupe verticale et transversale), qu'en dehors le corps
ié est recouvert par les circonvolutions de l'insula; qu'en Il répond à
l'insula.
dans il répond à la couche optique et à la masse grise du
isième ventricule ; qu'en bas on le voit à nu à la partie Ses rapports.
stérieure du lobe antérieur du cerveau, derrière les circon-
.utions qui limitent de chaque côté l'anfractuosité du ruban
actif ; qu'en avant il est logé dans l'épaisseur du lobe frontal,
cavé pour le recevoir, et dont le sépare la portion réfléchie
corps calleux, qui se moule exactement sur lui; que ce
rps strié peut être énucléé sans solution de continuité dans Sa division en
deux portions.
plus grande partie de son étendue, excepté en haut et en
hors, où il est traversé par de gros faisceaux radiés de fibres
anches qui s'enfoncent dans la substance blanche de l'hémi-
hère. Ces gros faisceaux radiés, qui émanent en grande
rtie des pédoncules cérébraux, divisent le corps strié en deux
isses bien distinctes, l'une interne ou *ventriculaire*, l'autre
terne ou *insulaire*.

Couche optique.

La *couche optique*, que nous avons déjà vue constituer la Situation et
rapports de la
couche optique.
roi latérale du ventricule moyen, fait encore partie, par sa
:e supérieure, du plancher du ventricule latéral. Cette face,
i est oblongue d'avant en arrière, commence à six lignes
? à 14 millim.) de l'extrémité antérieure du ventricule laté-
l: le plexus choroïde et la voûte à trois piliers la recouvrent ;
pilier antérieur de la voûte contourne son extrémité anté-
:ure, et c'est l'intervalle compris entre cette extrémité et le
ier correspondant de la voûte qui constitue l'ouverture de
mmunication du ventricule latéral avec le ventricule moyen.
. couleur café au lait de la couche optique la différencie par-
:tement du corps strié qui lui est concentrique, et dont elle

est séparée par la lame cornée et par la bandelette demi-ci
culaire.

Forme géné-
rale de la couche
optique consi-
dérée dans son
ensemble.
Considérée dans son ensemble, la couche optique constit
une grosse masse, située au devant des tubercules quadrij
meaux, en arrière et en dedans des corps striés, grosse mas
qui semble la terminaison prodigieusement renflée des fa
ceaux innominés du bulbe.

On peut lui
considérer qua-
tre faces.
On peut considérer à la couche optique quatre faces : u
face supérieure, convexe, déjà décrite, qui fait partie du pl
cher de l'étage supérieur du ventricule latéral ; une *face*
terne, plane, décrite à l'occasion du ventricule moyen, dont e
forme la paroi latérale : un liseré blanc qui constitue les
doncules antérieurs ou *habenæ* du conarium, établit la lig
de démarcation entre ces deux faces.

Une *face inférieure*, qui se voit à la base du cerveau,
elle fait partie de la fente cérébrale : c'est par cette face,
présente les corps genouillés interne et externe, qu'elle reç
le pédoncule cérébral.

Une *face externe*, confondue avec le corps strié et a
l'hémisphère, et de laquelle partent, en rayonnant dans t
les sens, des faisceaux blancs, qui vont former la substan
blanche de cet hémisphère.

Une extrémité
antérieure.
Une *extrémité antérieure*, étroite, embrassée par le co
strié, et que contourne en dedans le pilier antérieur de
voûte.

Une extrémité
postérieure.
Une *extrémité postérieure*, volumineuse, arrondie, co
tinue en dedans avec les tubercules quadrijumeaux, libre
dehors, où elle est contournée par la portion réfléchie de
voûte et par le plexus choroïde. Sur cette extrémité post
rieure, se voient encore les corps genouillés.

Lame cornée.
Lame cornée et bandelette demi-circulaire. La *la*
cornée, qui établit une séparation entre la couche optique
les corps striés est une bandelette demi-transparente, épais
d'un aspect corné, que Tarin a comparée à la cornée tra
parente, et qui paraît n'être autre chose qu'un épaississem

e la membrane interne des ventricules. Sous cette lame demi-circulaire, comme le sillon de séparation de la couche optique du corps strié, qu'elle occupe, se remarque la *veine du corps strié*, qu'elle protège, et dans laquelle viennent se rendre s rameaux veineux que nous avons remarqués à la surface de corps. Sous la veine se voit une bandelette blanche, linéaire, ir laquelle Willis a, le premier, appelé l'attention sous le om de *limbus posterior*, et qu'on appelle *bandelette demi-rculaire (tænia semi-circularis)*.

Bandelette demi-circulaire.

J'ai déjà dit que j'avais suivi l'extrémité antérieure de cette andelette jusque dans l'épaisseur de la couche optique, pour onstituer une des origines du pilier antérieur de la voûte, et porter avec lui au corps mamillaire.

Je ferai remarquer que la lame cornée et la bandelette demi-rculaire sont deux choses fort distinctes, que la plupart des aatomistes ont à tort confondues.

Elle constitue une des origines du pilier antérieur.

Les limites du corps strié et de la couche optique sont mar-uées plus profondément par une lame blanche que Vieussens écrit sous le nom de *geminum centrum semi-circulare*, ouble centre demi-circulaire.

Double centre demi-circulaire.

M. Foville a donné une description particulière de la bande-tte demi-circulaire, qu'il considère comme un cercle composé e fibres blanches, pénétrant à une grande profondeur, et boutissant par ses deux extrémités à la partie interne de la issure de Sylvius, à l'espace perforé de Vicq-d'Azyr, qui, omme nous l'avons dit, occupe l'extrémité interne de la scis-ire de Sylvius. Le même auteur décrit un autre centre fibreux, ui cerne le côté externe du corps strié comme la bandelette emi-circulaire cerne le côté externe de la couche optique, et boutissant également par ses extrémités au même espace per-oré.

Description de la bandelette demi-circulaire d'après M. Foville.

Nous devons encore considérer la *partie latérale de la oûte à trois piliers* et le *plexus choroïde* comme faisant par-ie du plancher du ventricule latéral. Cette partie latérale de à voûte se présente sous l'aspect d'une bandelette appliquée

La voûte fait partie du plancher du ventricule.

sur la couche optique, dont elle est séparée par une fente à travers laquelle le plexus choroïde se continue avec la toile choroïdienne : le plexus choroïde longe le bord libre de cett
bandelette ; il est quelquefois renversé sur sa face supérieure

Paroi interne des ventricules latéraux. 3° La *paroi interne* ou *cloison des ventricules latéraux*
offre une bien plus grande hauteur en avant, où elle est con-
stituée par le *septum lucidum*, qu'en arrière, où elle est constituée par une petite portion verticale de la voûte à trois piliers : elle cesse avec cette portion verticale. Nous devon
regarder comme faisant partie de la cloison des ventricule
latéraux, un prolongement de la masse grise du troisième ventricule, qui entoure le pilier antérieur de la voûte et la parti
inférieure de la cloison transparente.

B. Portion inférieure ou réfléchie du ventricule latéral.

Paroi supérieure de la portion réflé-chie. La *portion réfléchie des ventricules latéraux* ou *étage in
férieur*, offre deux parois, l'une supérieure, l'autre inférieure
La paroi supérieure, que nous verrons formée par le prolon
gement aminci du corps calleux, est concave et se moule sur l
pied d'hippocampe ou *corne d'ammon*, qui forme la paroi in
férieure : aussi a-t-on appelé cette paroi *l'étui du pied d'hip
pocampe*.

Paroi infé-rieure. Sur la paroi inférieure se voient le *pied d'hippocampe* o
corne d'ammon, le *corps bordé* ou *frangé*, le *corps godronné*
la *fente cérébrale* et la *portion réfléchie du plexus choroïde*

Corne d'am-mon ou hippo-campe. La *corne d'ammon* (*pied d'hippocampe* ou *de cheval marin*
corne de bélier, ver à soie, protubérance cylindroïde), es
un (1) relief conoïde recourbé sur lui-même, dont la gross

(1) Je n'ai pas trouvé, comme Treviranus, que la substance médullaire d
l'extrémité antérieure de la corne d'Ammon se continuât, ni même qu'ell
communiquât, en aucune manière, avec les racines externes du nerf olfacti
Je ne puis, conséquemment, admettre que les fonctions de la corne d'Ammo
soient relatives aux nerfs olfactifs. Treviranus croit qu'elle concourt à la ré
miniscence des impressions olfactives. Il est malheureux, pour cette hypothès

trémité regarde en avant, et la petite extrémité, en arrière.

n bord concave, qui est dirigé en dedans et en avant, est
rdé par une bandelette étroite, épaisse et dense, qui fait
ite à la voûte à trois piliers : c'est le *tænia de l'hippo-
mpe*, si improprement nommé *corps bordé*, *corps frangé*
orpus fimbriatum).

Corps bordé.

Si l'on soulève le tænia de l'hippocampe, on voit au dessous
lui une bandelette de substance grise qui longe le bord in-
'ne de la corne d'ammon : cette substance grise, qui est comme
ènelée par des sillons verticaux, a été très bien décrite par
cq-d'Azyr sous le nom de *corps godronné*.

Corps godron-né.

Pour avoir une bonne idée de la corne d'ammon ou hippo-
mpe, il faut étudier les coupes verticales auxquelles Vicq-
Azyr a soumis ce corps, et qu'il a représentées dans de très
nnes figures : on voit alors que le pied d'hippocampe est formé
r la réflexion de l'hémisphère en dedans de lui-même, ainsi
le les frères Wenzel l'ont très bien démontré; qu'il est con-
tué par une circonvolution dédoublée ou étalée et contournée
r elle-même en cornet, de telle manière que la partie blan-
e convexe répond dans l'intérieur du ventricule latéral et la
rtie grise concave à la surface du cerveau (1).

Etude de l'hip-
pocampe par
des coupes.

La surface d'une coupe verticale de l'hippocampe ou corne
mmon présente d'ailleurs : 1° un filet blanc qui répond à la
uche blanche qui forme l'écorce ; elle est contournée en spi-
le ; 2° une couche grise, assez épaisse, divisée en deux cou-

Couches de
l'hippocampe.

e l'animal qui a la corne d'Ammon le plus développée, le lièvre, soit préci-
nent celui auquel on accorde le moins de mémoire.

1) Je n'ai bien conçu la corne d'Ammon que depuis que je l'ai étudiée chez
ruminants et chez les rongeurs, mais particulièrement chez ces derniers,
.la présentent à son maximum de développement. Chez les rongeurs, la
tion réfléchie de l'hémisphère qui constitue la corne d'ammon, est presque
si considérable que l'hémisphère lui-même : et on voit, de la manière la
s manifeste, les connexions de la corne d'ammon avec la voûte à trois piliers.
st bien évident que la voûte à trois piliers, la corne d'Ammon et le corps
dé ne forment qu'un seul et même système, et sont continus.

ches plus petites, séparées par une lamelle blanche : les unes et les autres sont également contournées en spirale.

La lame blanche qui revêt la corne d'ammon, se continue d'une part, avec celle qui revêt le reste du ventricule latéral d'une autre part, avec le corps calleux et avec la voûte à troi **Accessoire du pied d'hippo-campe.** piliers. Il n'est pas très rare de rencontrer un second pie d'hippocampe situé en dehors du premier auquel il est con centrique ; on lui a donné le nom d'*accessoire du pied d'hip pocampe*. Meckel regarde à tort la présence de l'accessoir du pied d'hippocampe comme un arrêt de développement.

La paroi inférieure de la portion réfléchie du ventricul latéral présente encore à considérer :

Portion infé-rieure du plexus choroïde. 1° La *portion réfléchie* ou *inférieure du plexus choroïd* 2° la *fente cérébrale* par laquelle ce plexus choroïde se cou **Fente céré-brale.** tinue avec la pie-mère extérieure. Les bords de cette fen sont formés : l'inférieur, par le pied d'hippocampe et le cor bordé ; le supérieur, par la face inférieure de la couche optiqu qui présente sur cette face : 1° le *corps genouillé externe* que nous avons vu être constitué par une éminence oblongue contournée qui se continue avec le ruban optique ; 2° le *cor genouillé interne*, petite éminence arrondie qui est circon scrite par le corps genouillé externe.

C. Cavité digitale ou portion occipitale du ventricule latéral.

Cavité digitale du ventricule la-téral. La *cavité digitale* ou *ancyroïde* (*αγκυρα*, crochet) est portion occipitale du ventricule latérale. Son nom de cavit digitale, lui vient de ce qu'on l'a comparée à l'impression qu laisserait le doigt enfoncé d'avant en arrière dans l'épaisse **Direction.** du cerveau. Née du point précis où le ventricule se réfléch sur lui-même, cette cavité se porte horizontalement en arriè en décrivant une courbure à convexité dirigée en dehors, et rétrécit peu à peu pour se terminer en pointe postérieur Rien de plus variable que les dimensions de cette cavité, no seulement chez les différents individus, mais encore chez même individu. Ainsi, rencontre-t-on souvent une cavité dig

le très développée à droite, tandis qu'à gauche elle est à
tat de vestige.

L'hydropisie aiguë des ventricules du cerveau porte sur
cavité ancyroïde, bien plus encore que sur les autres par-
s du ventricule (1). Dans certains cas, le fond de la cavité
gitale n'est séparé que d'une demi-ligne à une ligne (1 à
millim.) de la surface du cerveau. *Dimensions variables de la cavité digitale.*

Dans l'état normal, la paroi supérieure de la cavité ancy-
ïde est assez exactement moulée sur un relief conoïde,
cupant la paroi inférieure ou plancher de cette cavité, relief
riable pour ses dimensions comme la cavité elle-même.
st ce relief, *éminence unciforme, colliculus, unguis*, que
orand (2) a très bien décrit sous le nom d'*ergot*, d'où le nom
ergot de Morand sous lequel il est généralement connu. Sa
rme est assez semblable à celle du pied d'hippocampe;
ssi devrait-on peut-être préférer, avec Vicq-d'Azyr, la déno-
ination de *petit· hippocampe* (*hippocampus minor*). Il y a
h seulement analogie dans la forme, mais encore analogie
hs la structure; et les frères Wenzel me paraissent avoir
rfaitement démontré que l'ergot de Morand, de même que
grand hippocampe, n'est autre chose qu'une circonvolution
alée et saillante du côté du ventricule. L'ergot est en effet
nstitué par une lame blanche recouvrant une couche épaisse
l substance grise. Une anfractuosité antéro-postérieure,
nt la profondeur est proportionnelle à la saillie de l'ergot,
note à l'extérieur le lieu qu'occupe la cavité ancyroïde.
tté anfractuosité est constante et entre dans le plan primitif
l'organisation, car on l'observe chez le fœtus. Je l'ai décrite
us haut sous le titre d'*anfractuosité de la cavité digitale*.
fin, une circonstance qui milite en faveur du rapprochement *Ergot de Morand.* *L'ergot est une circonvolution dédoublée et comme rentrée.*

---

(1) Il est probable que cette disposition est l'effet purement mécanique du
cubitus prolongé sur le dos et par conséquent sur l'occipital.

(2) Mém. de l'Acad. des sciences, 1744, *Observ. anatomiques sur quelques*
rties du cerveau.

de l'ergot et du grand hippocampe, c'est qu'il y a continuité entre ces deux parties qui ne sont séparées l'une de l'autre que par une dépression, et que la lame blanche qui les réunit, se continue dans l'une comme dans l'autre avec la voûte à trois piliers.

Variétés anatomiques de l'ergot. Greding a décrit plusieurs variétés de l'ergot : il n'est pas rare de le trouver double, et nous avons vu qu'on rencontrait quelquefois deux pieds d'hippocampe. L'absence de l'ergot est regardée, par Tiedemann, comme le résultat d'un défaut de développement.

Du reste, suivant la remarque de Cuvier, l'ergot, de même que la cavité digitale, n'existe guère que chez l'homme, sans doute parce que l'homme seul présente un grand développement de la partie occipitale du cerveau.

Plexus choroïdes.

Continuité des plexus choroïdes du cerveau. Les *plexus choroïdes* des ventricules latéraux forment, avec les plexus choroïdes du ventricule moyen, un système continu qu'on démontre très bien en étudiant le cerveau, de la base vers la convexité. On voit alors à la face inférieure de la toile choroïdienne, et de chaque côté de la ligne médiane, deux petites bandelettes granuleuses, rouges, dirigées d'arrière en avant, cotoyées par les veines du corps strié, et qui aboutissent en avant à la convexité d'un arc qui limite dans ce sens la toile choroïdienne : c'est cette série linéaire de granulations ou de replis de la pie-mère qu'on peut appeler *plexus choroïdes du ventricule moyen.*

Plexus choroïdes du ventricule moyen. Je considère l'arc qui termine en avant la toile choroïdienne comme constitué par les extrémités antérieures réunies des plexus choroïdes des ventricules latéraux. Cet arc est situé derrière les piliers antérieurs de la voûte au moment de la jonction de ces piliers, et coupé perpendiculairement par les veines du corps strié, qui passent au dessus de lui. Ainsi

Plexus choroïdes des ventricules latéraux. réunis, les plexus choroïdes des ventricules latéraux se séparent immédiatement pour pénétrer dans les ventricules latéraux à travers l'ouverture de communication de ces ventricules avec le ntricule moyen ; ils décrivent dans leur trajet une courbe **Ils décrivent une courbe elliptique.** iptique qui se moule exactement sur la couche optique, en ageant la voûte à trois piliers dans la portion supérieure du ntricule latéral, et la bandelette frangée dans la portion réchie de ce même ventricule. Les plexus choroïdes des vencules latéraux parcourent donc toute l'étendue de la galerie culaire ou elliptique que représentent ces ventricules.

La partie supérieure des plexus choroïdes, celle qui est continue dans l'étage supérieur du ventricule latéral, est très **Ils se continuent avec la toile choroïdienne.** roite ; la partie inférieure, celle qui est contenue dans l'étage férieur de ce ventricule, a de trois à quatre fois la largeur la partie supérieure : la cavité ancyroïde du ventricule latéral est dépourvue. Ces corps sont libres par leurs faces et par ir bord externe, qui contient un gros vaisseau dans son épaisur ; ils sont continus par leur bord interne avec la toile choidienne, dans la portion supérieure du ventricule latéral et ns la portion réfléchie de ce ventricule avec la pie-mère de la se du cerveau.

A ce bord interne des plexus choroïdes, adhère intimement **Ils adhèrent à la membrane interne des ventricules.** membrane des ventricules, de telle sorte, que les ventricules éraux sont exactement fermés, et qu'aucun liquide ne saurait chapper par la fente demi-circulaire qui mesure toute la igueur de ces ventricules.

Les plexus choroïdes sont granuleux ou plutôt disposés en **Leur structure est vasculaire et granuleuse.** uppes vasculaires, qui n'ont point d'analogues dans l'écono- e : aussi leurs usages sont-ils tout à fait inconnus. Je me suis **Usages présumés.** uvent demandé si cette espèce d'organe vasculaire à struce spongieuse, érectile, n'aurait pas pour usage de servir de erticulum au sang, et de prévenir les effets, sur le cerveau, s congestions cérébrales.

De la membrane ventriculaire et du liquide contenu dans les ventricules.

Les ventricules moyen et latéraux sont tapissés par une mbrane transparente et ténue, assez résistante dans quelques ints, dont la bandelette cornée qui sépare le corps strié de la

Trajet de la
membrane ven-
triculaire. couche optique, est une dépendance. En suivant cette mem
brane, à partir du ventricule moyen, nous la voyons pass
dans les ventricules latéraux à travers les ouvertures situé
derrière les piliers antérieurs de la voûte à trois piliers. De
même ventricule moyen, elle pénètre dans le quatrième vent
cule, à travers l'aqueduc de Sylvius. Elle pénètrerait aussi da
le ventricule de la cloison, si l'ouverture de communicati
admise par Tarin existait.

Sa démons-
tration anatomi-
que. Rien de plus facile que la démonstration matérielle de cet
membrane, que Bichat n'admettait cependant que par analogi
on la voit surtout manifestement sur le septum lucidum, sur l
corps striés, et dans la cavité digitale. Son extrême ténuit
dans quelques points de son trajet, explique pourquoi s
existence a été niée dans certaines régions, et plus particuli
rement dans le quatrième ventricule et l'aqueduc de Sylviu
L'alcool la durcit et permet sa démonstration facile.

Elle est très
prononcée dans
l'hydropisie ai-
guë des ventri-
cules. Si on veut l'isoler dans une certaine étendue, il faut la disse
quer du dehors au dedans, en enlevant peu à peu les couch
qui la revêtent. La préparation est toute faite dans l'hydr
pisie aiguë des ventricules du cerveau, par suite du ramolliss
ment pultacé qu'ont subi les couches environnantes. Chez
fœtus et chez l'enfant nouveau né, cette membrane se sépa
avec la plus grande facilité, à raison de sa densité, de la mas
cérébrale, qui contraste avec sa mollesse.

Trois questions s'élèvent au sujet de cette membrane : 1° Es
elle de la nature des séreuses ? 2° communique-t-elle avec l'
rachnoïde, et doit-elle être considérée comme une dépendanc
de cette membrane ? 3° comment se comporte-t-elle au nivea
de la fente des ventricules latéraux ?

Elle est de na-
ture séreuse. 1° La membrane ventriculaire est une membrane séreuse. L
caractère de membrane séreuse y est démontré : 1° par la na
ture du liquide exhalé dans l'intérieur des ventricules ; 2° pa
la structure de cette membrane, qui est entièrement lympha
tique ; 3° par les maladies des cavités ventriculaires, qu

t identiquement les mêmes que les maladies des autres sé-
ses (1).

Les nombreux vaisseaux veineux qui rampent au dessous de
membrane ventriculaire avaient suggéré l'idée de considérer
te membrane comme une dépendance de la pie-mère, avec
uelle on supposait qu'elle se continuait. Cette idée, qui a été
roduite et soutenue, avec beaucoup de talent, par M. N.
illot, et adoptée par plusieurs anatomistes modernes, ne
paraît établie sur aucun argument positif.

Elle n'est point une dépendance de la pie-mère.

La continuité de la membrane ventriculaire avec l'arachnoïde
érieure n'est nullement démontrée. J'ai déjà dit que le canal
chnoïdien de Bichat n'existait pas. La membrane ventricu-
e est une membrane séreuse à part.

Elle constitue une membrane séreuse à part.

Vous avons vu que les ventricules latéraux sont divisés dans
ortion directe comme dans la portion réfléchie par une fente
ulaire qui cerne la couche optique, et à travers laquelle la
-mère se continue avec les plexus choroïdes. Or, cette fente
fermée par des vaisseaux, par du tissu cellulaire très dense,
ans l'intérieur du ventricule, par la membrane ventriculaire,
s'attache solidement de l'un et de l'autre côté de la fente au
d adhérent des plexus choroïdes. On ne saurait démontrer
tomiquement que cette membrane séreuse passe de l'une à
tre lèvre de cette fente en formant une enveloppe à ces
xus, bien que l'analogie parle hautement en faveur de cette
nière de voir.

La fente cérébrale est fermée.

'est la membrane ventriculaire qui empêche que les liquides
tenus dans les ventricules ne s'infiltrent dans le tissu cellu-
e sous-arachnoïdien de la base du cerveau. La coïncidence si
quente de l'hydropisie ventriculaire avec l'infiltration pseudo-
nbraneuse du tissu cellulaire de la base du cerveau, atteste

) L'hydropisie aiguë et chronique, les produits de la suppuration des ven-
les, les granulations miliaires que l'on observe si fréquemment sur la sur-
interne des ventricules, etc., attestent le caractère séreux de la membrane
ventricules.

les rapports qui existent entre ce tissu et la membrane ventric
laire, mais n'établissent nullement l'existence d'une commur
cation directe entre la cavité du ventricule et le tissu cellulai
de la base.

Opinions des
anciens sur le
liquide des ven-
tricules.

Liquide ventriculaire. La présence d'un liquide sére
dans les ventricules était un fait généralement adopté par l
anciens, qui avaient fait de ce liquide, sous le nom de *pituii*
un liquide excrémentiel, lequel, selon eux, était évacué par l
fosses nasales. Dans le dernier siècle, les anatomistes étaie
tellement persuadés de la présence de ce liquide sur tous l
cadavres, qu'ils regardaient comme exceptionnels les c
où on ne le rencontrait pas ; *à recentissimis cadaverib*
abest nonnunquàm, dit Haller, à l'occasion d'une observati
de Verduc, qui avait pour sujet un individu décapité. Ma
l'opinion des anatomistes du dernier siècle, relativement
ce liquide, différait de l'opinion des anatomistes anciens, e
ce sens qu'ils considéraient l'existence du liquide des ventr
cules comme purement cadavérique et comme étant le résult
de la condensation, par le froid, de la vapeur qui, suivant eu
existait seul sur le vivant. Cette vapeur, dont l'unique usag
était, d'après cette idée, de s'opposer à l'adhésion des paro
opposées des ventricules, ils la comparaient à celle que pré
sentent la plèvre, le péricarde et le péritoine sur l'anima
vivant.

Expériences
de M. Magendie.

Les expériences de M. Magendie ont établi : 1° l'existenc
du liquide ventriculaire dans l'état de vie ; 2° la communicatio
de ce liquide avec le liquide rachidien, par l'ouverture infé
rieure du quatrième ventricule.

Au reste, rien de plus variable que la quantité de liquid
qui remplit tous les espaces de la cavité crânienne, et qui aug
mente ou diminue, en raison de la diminution ou de l'augmen
tation du cerveau relativement à la boîte du crâne.

Après avoir étudié le cerveau par des coupes horizontales
faites de la convexité vers la base, il importe, pour avoir un
idée complète des parties que nous venons de décrire, de le

idier sous d'autres aspects, soit à l'aide de coupes particu-
res, soit avec le secours des diverses méthodes de dissection
optées par les différents anatomistes.

tude du cerveau par une coupe médiane verticale antéro-postérieure.

Cette coupe, qui divise le cerveau en deux moitiés latérales
faitement semblables, présente :

1° La surface ventriculaire de la couche optique et du corps
ié, lesquels peuvent être considérés comme le noyau central,
racine de chaque hémisphère du cerveau.

On voit que la couche optique est plane et libre en dedans, où *La couche op-*
tique et le corps
e forme la paroi interne du ventricule moyen, convexe et *strié forment le*
noyau central
re en haut, où elle fait partie du plancher du ventricule la- *de chaque hé-*
misphère.
al, libre en bas, où elle présente les corps genouillés; qu'elle
continue, en arrière, avec les tubercules quadrijumeaux,
it la sépare une dépression très prononcée; en avant, avec *Disposition de*
la couche opti-
corps strié; qu'elle se confond, en dehors, avec l'hémi- *que.*
ère, et enfin qu'elle est fortement échancrée en bas pour
evoir le pédoncule cérébral correspondant.

Le corps strié forme un cercle concentrique à la couche op- *Disposition*
concentrique du
ue : il commence, en avant, par une grosse extrémité qui est *corps strié.*
iforme, va s'effilant à mesure qu'on l'examine plus en ar-
re, et dégénère en une bandelette grise, très étroite, qui
itourne la couche optique jusqu'aux limites de la portion ré-
hie du ventricule latéral, c'est à dire, jusqu'au renflement
la corne d'Ammon.

2° C'est autour de ce noyau central, formé par la couche op- *Le ventricule*
latéral forme
ue et le corps strié que règne le ventricule latéral, comme *une rigole cir-*
culaire autour
e rigole ou galerie circulaire ou elliptique. On le voit com- *du noyau cen-*
tral.
ncer dans l'épaisseur du lobe antérieur du cerveau (*corne*
térieure ou *frontale du ventricule*), remonter sur le corps
ié, se porter horizontalement en arrière, où il s'élargit, et
diviser en deux branches : l'une, antéro-postérieure (*cavité*
pitale, corne occipitale), qui s'enfonce dans l'épaisseur du
e postérieur, et se termine non loin de sa surface; l'autre,

4.   25

réfléchie, qui se dirige d'arrière en avant, et vient se terminer derrière la scissure de Sylvius, dans l'épaisseur du lobe sphénoïdal ou moyen (*corne sphénoïdale*) : en sorte que le ventricule décrirait une ellipse presque complète sans la lame perforée de substance cérébrale qui forme le fond de la scissure de Sylvius, et qui sépare l'extrémité d'origine de l'extrémité de terminaison de ce ventricule.

Coupe médiane du corps calleux.

3° La coupe médiane verticale antéro-postérieure présente en outre la courbe régulière du corps calleux, laquelle est concentrique au noyau central; elle permet d'apprécier son épaisseur inégale dans les différents points, sa réflexion en avant pour embrasser l'extrémité antérieure du corps strié, son bourrelet postérieur et la continuation de ce bourrelet avec la voûte à trois piliers : on voit que c'est l'intervalle qui sépare le corps calleux du noyau central, qui constitue la partie supérieure du ventricule latéral; et l'intervalle qui sépare la corne d'ammon de ce même noyau, qui constitue sa portion réfléchie.

4° Sur cette coupe, on voit encore le septum lucidum, la voûte à trois piliers, le tubercule mamillaire, le tuber cinereum, la substance grise du ventricule moyen, la tige pituitaire, le nerf optique, la coupe de la commissure antérieure, celle de la commissure postérieure et les quatre pédoncules du corps pinéal.

Mode de formation du troisième ventricule.

5° La même coupe fait comprendre que le troisième ventricule est le résultat de la juxta-position des deux noyaux centraux des hémisphères; que ces hémisphères ne tiennent l'un à l'autre que par le corps calleux et par les commissures; que par conséquent, dans ce corps calleux et dans ces commissures, se trouve le système des communications des deux hémisphères.

Idée générale des hémisphères.

6° On voit en outre que chaque hémisphère peut être considéré comme une écorce blanche et grise qui entoure le noyau central. C'est entre ce noyau central et l'hémisphère, ou mieux entre la voûte à trois piliers et ses prolongements, d'une part, et la couche optique, d'une autre part, qu'existerait la communication des ventricules avec l'extérieur, si la membrane ventriculaire n'était point solidement fixée au plexus choroïde ; c'est par là aussi que la pie-mère extérieure devient intérieure.

Énucléation du noyau central. Une préparation très curieuse, et en même temps très facile à faire sur cette coupe verticale médiane, consiste à énucléer le noyau central du cerveau. Si on porte en effet le manche du scalpel entre le corps strié et la portion réfléchie du corps calleux, on verra que le corps strié ne tient au corps calleux que par la membrane ventriculaire ; que le corps calleux lui forme une sorte de coque blanche ; et on pourra dégager toute la partie antérieure du corps strié sans solution de continuité. On arrivera au même résultat, c'est à dire, à l'énucléation de la partie antérieure du corps strié, en procédant de bas en haut, c'est à dire, de la base du lobe antérieur du cerveau vers le ventricule latéral ; pour cela, on portera le manche du scalpel sur une ligne blanche à concavité dirigée en arrière, qui établit en arrière la limite de ce lobe antérieur.

L'énucléation complète du corps strié n'est possible qu'en avant et au niveau de l'insula de la scissure de Sylvius. Là, le corps strié, extrêmement superficiel, n'est séparé de la surface du cerveau que par une épaisseur peu considérable de parties, dans lesquelles on peut reconnaître quatre couches très distinctes, qui sont, en procédant de dehors en dedans : 1° la couche grise des circonvolutions, 2° une lamelle blanche fort mince, 3° une couche grise également fort mince, 4° une couche blanche, celle-ci appliquée contre le corps strié sur lequel elle se moule sans contracter avec lui la moindre adhérence, sans envoyer dans son épaisseur ou recevoir de lui le moindre prolongement. Du reste, le corps strié ne saurait être isolé sans déchirure dans toute sa surface, vu les radiations blanches qui en émanent pour former la substance blanche des hémisphères.

Énucléation du noyau central.

L'énucléation des corps striés ne saurait être complète.

Coupes verticales dirigées transversalement.

J'ai coutume de soumettre le cerveau à cinq coupes transversales : une première, immédiatement au devant du corps

Etude des
coupes trans-
versales du cer-
veau.
calleux, une deuxième qui tombe sur le renflement du corps strié, une troisième sur la partie antérieure des couches optiques, une quatrième au niveau de la partie moyenne des couches optiques, une cinquième sur le lobe occipital. Je n'entre pas, faute de figures, dans le détail descriptif de ces dernières coupes, qui me paraissent donner une idée bien plus exacte du cerveau que toutes les autres coupes de cet organe. Elles présentent en effet un noyau central de substance blanche, duquel partent trois ou quatre prolongements également blancs, qui forment eux-mêmes le noyau d'un certain nombre de circonvolutions entre lesquelles ils se répartissent : cette disposi-

Arbre de vie
du cerveau.
tion rameuse de la substance blanche permet d'appliquer à ces différentes coupes la dénomination d'*arbre de vie du cerveau*

Celle de ces coupes qui offre le plus d'intérêt, est sans aucun doute celle qui tombe sur les pédoncules cérébraux. Voici les particularités qu'elle présente.

Noyau blanc
central de cha-
que hémisphè-
re.
Chaque hémisphère est formé par un noyau blanc central duquel partent trois prolongements principaux, autour desquels se rallient toutes les circonvolutions, qui par conséquen

Ses prolonge-
ments.
sont réunies en trois groupes : 1° un groupe supérieur ; 2° un groupe externe ; 3° un groupe inférieur : celui-ci est réuni au noyau central par un pédicule long et étroit, qui répond au côté externe du corps strié. C'est au niveau de ce pédicule ou de ce prolongement du noyau central, que répondent le corps strié et la couche optique.

Le corps cal-
leux réunit les
deux noyaux
blancs cen-
traux.
Les deux noyaux blancs centraux des hémisphères sont réunis par le corps calleux, qui forme comme une voûte à concavité inférieure. On voit en outre, tantôt la coupe de la cloison transparente, tantôt la coupe du trigône, suivant que la section est plus ou moins antérieure.

Coupe trans-
versale du corps
strié et de la
couche optique.
La coupe du corps strié et celle de la couche optique méritent de nous arrêter un instant. Si la coupe du corps strié a été faite sur la partie antérieure de ce corps, conséquemmen au devant de la couche optique, on voit ce noyau offrir l'aspect d'une surface ovalaire, grise, piquetée de points blancs, qui sont la coupe des fibres médullaires divisées : cette surface est tra-

versée à sa partie moyenne, par une série de petits faisceaux blancs, parallèles, qui sont la coupe des bandelettes médullaires qui traversent le corps strié. On voit parfaitement, en dehors du corps strié, les quatre couches qui répondent à l'insula. On dirait que la lame blanche qui entoure en dehors le corps strié va se réfléchir de bas en haut pour constituer la cloison transparente.

Plusieurs de ces coupes me paraissent établir que des fibres blanches, nées dans l'épaisseur des corps striés, vont se rendre à la circonférence des couches optiques, ou, plutôt, que des fibres blanches, nées des couches optiques, s'épanouissent et se perdent dans l'épaisseur des corps striés, au delà desquels il est impossible de les suivre. Cette belle coupe a suggéré à M. Foville (1), relativement à la structure du cerveau, des idées sur lesquelles j'aurai occasion de revenir. Plusieurs radiations blanches se perdent dans le corps strié.

Coupe de Willis.

Avant Varoli et Willis, on s'était contenté de diviser le cerveau par tranches successives, du sommet vers la base, en étudiant minutieusement les parties que mettait à nu le tranchant du rasoir ou du scalpel : et chaque anatomiste croyait décrire des objets différents, suivant que le hasard des coupes lui offrait telle ou telle disposition non décrite par ses prédécesseurs. Willis insista sur la nécessité de dépouiller exactement le cerveau de ses membranes, et s'éleva contre la méthode habituelle d'étudier le cerveau à l'aide de coupes, lesquelles détruisent les connexions des différentes parties de cet organe, qu'il considère comme composé de *parties plissées* sur elles-mêmes, rassemblées en globe et s'envoyant réciproquement des prolongements. Il fait en outre sentir l'importance de commencer l'étude du cerveau par celui des animaux, beaucoup plus simple que le cerveau de l'homme, dont la masse et la complication sont un grand obstacle à l'étude de sa texture. Coupe de Willis.

(1) Note sur la structure du cerveau, 24e Bulletin de la Société anatomique. (*Nouvelle Bibliothèque médicale.*)

C'est après avoir posé des préceptes si judicieux, que Willis indique la coupe qu'il a imaginée, pour développer le cerveau et étaler cette masse sphéroïde en une surface plane. Voici de quelle manière il faut y procéder (1) :

Procédé pour la coupe de Willis. Placer sur sa convexité le cerveau parfaitement dépouillé de ses membranes. Renverser en avant le cervelet et la moelle. Porter le tranchant de l'instrument dans la scissure de Sylvius, le diriger d'avant en arrière jusqu'à la cavité digitale : on détachera de cette manière un premier lambeau, qui comprendra toute la partie inférieure de la portion réfléchie du ventricule latéral. Il faut, après avoir renversé ce lambeau d'avant en arrière, faire une seconde coupe dirigée d'arrière en avant, qui longe le corps strié, au niveau du bord externe du corps calleux, et conduire cette coupe jusqu'à l'extrémité antérieure du ventricule latéral. Renverser d'arrière en avant ce second lambeau, qui comprendra le cervelet, la protubérance et les pédoncules, la couche optique, le corps strié et la partie inférieur du lobe antérieur du cerveau.

Cette coupe, qui met à découvert tout l'intérieur des ventricules, permet d'étudier la face inférieure du corps calleux, sa continuité avec le centre ovale de chaque hémisphère, ou le centre ovale de Vieussens vu inférieurement. On voit encore très bien la continuité de la voûte à trois piliers avec la corne d'ammon (2).

(1) Le cerveau des animaux, beaucoup moins compliqué que celui de l'homme, se prête plus facilement encore à cette coupe. La fig. 5 de la pl. 58, de Willis (Biblioth. anatom. de Manget), représente un cerveau de brebis ainsi développé.

(2) Cette coupe, qui a, d'ailleurs, l'inconvénient de toutes les préparations analogues, celui de briser les connexions, a suggéré à M. Laurencet l'idée ingénieuse de comparer la masse cérébrale à une anse nerveuse, analogue à celle que MM. Prévost et Dumas ont admise pour les extrémités terminales des nerfs : en sorte que, d'après cette manière de voir, le système nerveux représenterait une ellipse allongée, dont l'un des sommets tiendrait au cerveau, et l'autre sommet aux extrémités nerveuses : mais l'anse cérébrale n'est pas plus admissible que l'anse nerveuse terminale.

Réflexions générales sur la méthode d'étudier le cerveau par coupes successives.

La méthode d'étudier le cerveau par coupes successives, a été portée à son plus haut degré, par Vicq-d'Azyr, dont les belles planches sont entièrement consacrées à la démonstration des objets que présente le cerveau coupé par tranches, soit de haut en bas, soit de bas en haut. Elle nous apprend comment sont disposées, l'une par rapport à l'autre, la substance grise et la substance blanche ; comment sont constitués les ventricules, et quelles sont les parties qui, formant relief et étant libres dans une partie de leur surface, ont reçu des noms particuliers.

Des avantages et des inconvénients de l'étude du cerveau par coupes successives.

Ce mode de préparation ne peut être considéré que comme un moyen préliminaire propre à donner des idées d'ensemble, et à nous faire connaître ce qu'on peut appeler la topographie du cerveau. Il tend à consacrer l'opinion si erronée que le cerveau est une masse pulpeuse qui tiendrait en quelque sorte le milieu entre les liquides et les solides, et qui n'offrirait pas plus d'artifice dans sa composition, qu'une boule de cire.

Les coupes nous apprennent seulement la topographie du cerveau,

La méthode de Varoli et de Vieussens, oubliée depuis les beaux travaux de Vicq-d'Azyr, et qui a pour but essentiel la détermination des connexions, a été renouvelée et perfectionnée par Gall et Spurzheim, qui ont ouvert la voie dans laquelle se sont précipités comme à l'envi, tous les anatomistes modernes.

Méthode de Varoli, de Vieussens et de Gall, ou étude des connexions du cerveau.

Varoli comprit le premier que le point fondamental dans l'étude du cerveau, consistait dans la détermination des connexions de ses différentes parties. Le premier, il disséqua le cerveau de bas en haut, et s'attacha principalement aux connexions du cerveau avec la moelle épinière : il faisait naître la moelle épinière du cerveau, non au niveau du trou occipital, mais au niveau de la paroi inférieure des ventricules du cerveau.

Méthode de Varoli.

Vieussens poursuivait les faisceaux pyramidaux à travers

de la protubérance jusque dans les pédoncules cérébraux, et suivait ces pédoncules eux-mêmes, à travers les couches optiques et les corps striés, jusqu'au centre ovale qui porte son nom. Mais là s'arrêta son investigation, là pour lui furent les limites de la disposition linéaire ou radiée; et l'idée préconçue de son centre nerveux (centre ovale), dont il faisait dériver toutes les fibres de haut en bas, à la manière de Varoli, l'empêcha de porter plus loin ses recherches.

Gall reprend le travail de Varoli et de Vieussens, substitue à la dissection des fibres de haut en bas ou du cerveau vers la moelle, la dissection des fibres de bas en haut ou de la moelle vers le cerveau, et poursuit les fibres à travers le centre ovale jusque dans les circonvolutions.

Etude du cer-
veau durci par
divers procédés. C'est par l'action de râcler avec le manche du scalpel que Gall séparait les fibres cérébrales afin de déterminer leurs connexions. Mais par la nature de ce procédé, on ne peut étudier convenablement que les fibres blanches qui traversent la substance grise : on n'arrive jamais à séparer les fibres blanches les unes des autres. Le durcissement du cerveau par l'alcool concentré, par les acides nitrique et muriatique, par la coction dans l'huile, par la macération ou la coction dans l'eau salée, permet la séparation facile des fibres du cerveau ; mais comme les résultats obtenus par ces préparations pourraient être considérés comme purement artificiels, la séparation des fibres par l'action du jet d'eau leur est de beaucoup préférable.

Méthode de
dissection par le
jet d'eau. Or, les résultats obtenus par le jet d'eau confirment pleinement tous ceux fournis par l'étude du cerveau durci à l'aide des diverses préparations indiquées.

D'une autre part, l'anatomie du fœtus et l'anatomie comparée ont été invoquées pour mettre en lumière les connexions des différentes parties du cerveau.

Les travaux de Gall, étant le point de départ sinon le fondement de tous les travaux modernes, et cet auteur ayant le mérite d'avoir très ingénieusement systématisé les travaux oubliés ou négligés de ses prédécesseurs, et d'y avoir ajouté des faits nouveaux, il m'a paru nécessaire de présenter ici un résumé succinct de sa manière d'envisager le cerveau ; comme, d'une autre part, la connaissance du cerveau consiste, en grande partie, dans celle de ses connexions, soit avec le cervelet, soit avec la moelle, on ne peut distraire de l'étude du cerveau proprement dit la détermination de ces diverses connexions.

Idée générale du cerveau d'après Gall et Spurzheim.

Gall et Spurzheim commencent par établir en fait : 1° que le cerveau étant constitué par plusieurs départements, dont les fonctions sont totalement différentes, il existe plusieurs faisceaux primitifs qui, par leur développement, contribuent à le produire ; 2° que ces faisceaux sont composés de fibres qui naissent successivement de la substance grise, qu'il considère avec Vicq-d'Azyr comme la matrice de la substance blanche ; 3° qu'il existe, dans le cerveau, des appareils de formation et des appareils de réunion ou commissures. Comme appareils de formation, Gall admet quatre faisceaux primitifs, savoir : les pyramides antérieures, les pyramides postérieures, les faisceaux olivaires, les faisceaux nerveux longitudinaux, qui aident à former le quatrième ventricule, et quelques autres faisceaux encore incomplètement déterminés (1).

Principes fondamentaux du système de Gall.

1° *Appareils de formation.* Les faisceaux pyramidaux antérieurs s'entrecroisent à leur origine ; les autres faisceaux naissent du côté qu'occupe l'hémisphère auquel ils sont destinés.

1° Appareils de formation.

Les faisceaux pyramidaux antérieurs se renforceraient, d'après Gall, en traversant la protubérance annulaire, qui, par

(1) On le voit, le point de départ de Gall est hypothétique : le développement du cerveau par des faisceaux primitifs, l'accroissement successif des faisceaux de bas en haut, la substance grise, considérée comme la matrice de la substance blanche, sont autant de suppositions. Parmi les faisceaux primitifs, il n'y a de bien définis que les pyramides antérieures ; les pyramides postérieures déparent la belle pl. VI par leur inexactitude.

Faisceaux py-ramidaux.
conséquent, d'après la manière de voir de cet auteur, serait un ganglion, qu'il appelle ailleurs ganglion des faisceaux pyramidaux antérieurs : ces faisceaux pyramidaux renforcés constitueraient les pédoncules cérébraux et iraient former les circonvolutions inférieures, antérieures et externes des lobes antérieur et moyen.

Leur épanouis-sement dans les circonvolutions.
Gall, dans sa belle planche V, montre l'épanouissement des fibres des pédoncules, indique la répartition de ces fibres, leur inégale longueur, et la manière dont leurs extrémités épanouies se recouvrent de substance grise, pour constituer les circonvolutions.

Reste à déterminer de quelle manière sont formées les circonvolutions du lobe postérieur et les circonvolutions supérieures. Voici ce que dit Gall à ce sujet.

Le corps olivaire du bulbe n'est autre chose qu'un ganglion. Il sort de ce ganglion un très fort faisceau, *faisceau olivaire*, qui monte derrière la protubérance, se renforce considérablement en arrière de ce corps, se renforce encore en traversant la substance grise superposée aux fibres blanches du pédoncule cérébral : cette substance grise va former un ganglion assez dur, connu sous le nom de *couche optique*, couche qui, d'après Gall, ne concourt, en aucune manière, à la formation des nerfs optiques, et dont le développement n'est nullement en rapport avec ces nerfs.

Ganglions et faisceaux oli-vaires.
Les faisceaux olivaires, qui, divisés en filets extrêmement déliés, ont traversé la couche optique, se réunissent à la sortie du bord supérieur de cette couche. Alors ils traversent un gros amas de substance grise, *le corps strié*, dont une moitié fait relief dans le ventricule latéral, et dont l'autre moitié est entourée par les circonvolutions de l'insula. Les faisceaux radiés prennent un nouvel accroissement en traversant le corps strié, que Gall considère comme un autre ganglion, suffisant pour former toutes les circonvolutions postérieures et celles qui sont situées au bord supérieur de chaque hémisphère, sur la ligne médiane du cerveau.

D'où il résulte, toujours d'après Gall, que les circonvolutions
sont autre chose que le perfectionnement de tous les appa-
ils précédents, qu'on ne doit regarder que comme des appa-
ils préparateurs, destinés à former un tout : tels sont les ap-
areils de formation.

2° *Appareils de réunion* ou *commissures*. Déjà le corps
illeux avait été considéré, par les plus anciens anatomistes,
omme le moyen d'union des deux hémisphères. Vicq-d'Azyr,
ui admettait plusieurs autres commissures avec le corps cal-
ux, les regarde comme destinées à établir des communica-
ons sympathiques entre les diverses parties du cerveau. Gall,
nvisageant ce sujet d'un point de vue plus élevé, a cherché à
éciser quelles parties du cerveau les commissures faisaient
ommuniquer entre elles, et à déterminer la loi générale qui
éside à la disposition de ces commissures, qu'il considère
omme formées par un système de fibres et de faisceaux, qu'il
ppelle *faisceaux rentrants* ou *convergents*.

Nous avons vu comment Gall faisait terminer les faisceaux py-
midaux et les faisceaux olivaires dans la substance grise des
rconvolutions. Suivant lui, toutes les extrémités des fibres
rveuses pénètrent dans la substance grise, qui, pour cette
ison , est plus blanche en dedans qu'en dehors. Gall avoue
u'il n'a pu déterminer ce qui se passe ultérieurement : il
nore si elles se terminent dans cet endroit, ou si elles se
léchissent sur elle-même, et prennent leur cours vers l'in-
rieur. Cependant, d'après cet auteur, il est *très vraisemblable*
u'il s'engendre de nouveaux filets nerveux dans cette couche
ise, et qu'il en résulte la *production d'un système nerveux
i renforce le précédent*, avec lequel il est en connexion
ime (1).

(1) De cette vraisemblance, on ne s'attend pas à voir sortir une certitude, et
endant, Gall ajoute immédiatement (p. 202) : « Il est certain que l'on peut
émontrer évidemment l'existence de deux systèmes dans le cerveau, et que
système rentrant contient des fibres plus nombreuses et des faisceaux plus
orts que le système sortant. » Quand on cherche les preuves, on voit qu'il

[marginal notes:]

2° Appareils
de réunion ou
commissures.

Faisceaux ren-
trants ou con-
vergents.

Le *corps calleux*, la *voûte à trois piliers*, la *commissur*
antérieure, la *commissure postérieure :* tel est toujours
d'après Gall, l'ensemble des commissures.

Le corps calleux est destiné à réunir les circonvolutions de
deux hémisphères. Sa portion antérieure réfléchie réunit le
circonvolutions inférieures du lobe antérieur ; la portion pos
térieure ou bourrelet reçoit les circonvolutions postérieures
la portion moyenne, les circonvolutions moyennes.

La commissure antérieure, qu'il est si facile de suivre à tra
vers le corps strié, jusque dans les circonvolutions de l'extré
mité sphénoïdale du lobe postérieur, est regardée par Gal
comme le moyen de communication des circonvolutions ho
mologues des deux extrémités sphénoïdales des lobes posté
rieurs.

La commissure postérieure, qui se perd dans l'épaisseur de
couches optiques, et qui est beaucoup plus petite que la com
missure antérieure, remplit le même usage par rapport au
couches optiques.

Les piliers postérieurs de la voûte sont regardés par Gall
comme destinés à servir de commissure aux circonvolution
postérieures du lobe moyen. La voûte lui paraît le résultat d
cette jonction, et il regarde l'entrelacement connu sous le non
de *lyre*, comme l'ensemble des filets de jonction. L'erreur ic
est évidente, car la voûte résulte de la juxta-position de deu
cordons médullaires. D'ailleurs la voûte peut être considéré
comme une commissure antéro-postérieure, mais nullemen
comme une commissure transversale.

déduit la nécessité des fibres convergentes de la disproportion qui existe entr
la substance blanche des hémisphères, et les fibres qui leur arrivent par le
faisceaux d'origine. « On voit, dit-il, ces fibres rentrantes au fond de toute
« les circonvolutions, s'avancer entre les fibres du système sortant, et s'entrê
« lacer avec elles. » Il résulte bien évidemment, de la discussion des preuve
invoquées par Gall, à l'appui de l'existence des fibres convergentes, que l
distinction qu'il a établie entre les fibres convergentes et les fibres divergente
est une pure hypothèse.

Ventricules et circonvolutions. Gall regarde les ventricules comme le résultat *nécessaire* de la divergence d'un certain nombre de faisceaux et de la convergence d'un certain nombre d'autres. Idées de Gall sur les ventricules.

La description des circonvolutions par Gall, est un travail entièrement neuf, qu'on voit à regret déparé par l'hypothèse des faisceaux rentrants et des faisceaux divergents. Voici la description qu'il donne de ces parties, qu'il regarde comme le complément et le but de l'organisation du cerveau, comme jouant le rôle le plus élevé. Des circonvolutions d'après Gall.

Gall admet deux couches dans chaque circonvolution. Il trouve que les deux couches se séparent toujours très facilement, et *uniquement* sur la ligne médiane. Il démontre victorieusement, en opposition avec les commissaires de l'Institut, que les circonvolutions ne sont pas formées par une substance blanche, molle et pulpeuse comme de la pommade ou de la gelée, mais qu'elles présentent une texture fibreuse ou linéaire. Chaque circonvolution est composée de deux couches.

Déplissement du cerveau. C'est dans cette structure des circonvolutions, qu'il considère comme le résultat de deux couches agglutinées à l'aide d'un tissu cellulaire très délié, que Gall puisé l'idée du déplissement du cerveau, déplissement qui ne serait autre chose que le dédoublement des circonvolutions cérébrales. Cette idée lui fut en outre suggérée par l'examen de cerveaux d'hydrocéphales, qui lui offrirent, non une désorganisation du cerveau, mais un déplissement des circonvolutions de cet organe : or, voici le procédé que suivait ce physiologiste pour opérer ce déplissement artificiel. Après avoir enlevé avec beaucoup de soin les méninges, il introduisait les doigts dans la grande fente cérébrale, entre la couche optique et le pied de l'hippocampe, et pénétrait ainsi dans les ventricules latéraux ; pressant alors doucement contre le côté externe des ventricules, il lacérait la substance blanche des hémisphères, et arrivait ainsi jusqu'à la base des circonvolutions, qui étaient bien obligées de se dédoubler pour se mouler sur la surface convexe du dos de la main : ses auditeurs stupéfaits auraient bien moins Déplissement du cerveau d'après Gall. Comment cet auteur opérait le déplissement du cerveau.

admiré, s'ils avaient vu à travers quelles déchirures Gall arr
vait à ce résultat.

Le déplisse-
ment du cerveau
est impossible. Le déplissement du cerveau est rationnellement impossibl
même dans le système de Gall ; car, suivant lui, les fibres bla
ches du cerveau n'auraient pas toutes la même longueur, et l
fibres qui répondent aux anfractuosités seraient beaucoup pl
petites que celles qui répondent aux circonvolutions ; en out
je me suis assuré que, dans l'hydrocéphale, il y avait, non p
déplissement des circonvolutions, mais atrophie de ces circo
volutions, qui sont aplaties et serrées les unes contre les a
tres.

Telles sont les principales idées de Gall sur le cerveau (1
Sans doute cette doctrine présente de nombreuses erreurs,
nombreuses lacunes, mais elle n'en a pas moins constitué u
ère toute nouvelle pour l'anatomie du cerveau.

En attendant une systématisation complète du centre c
phalo-rachidien, il m'a paru convenable de présenter, dans
résumé rapide, les résultats les plus généraux et les plus po
tifs auxquels j'ai été conduit par de longues et persévérant
recherches.

(1) Voici le complément de ces idées : 1° De même que les extrémités
riphériques des nerfs s'épanouissent dans tous nos organes pour constituer u
immense surface (et la rétine donne une idée parfaite de cet épanouissemen
de même les faisceaux d'origine du cerveau, après s'être accrus en travers
diverses masses de substance grise, présentent, dans les circonvolutions,
épanouissement final qui est lui-même recouvert de substance grise ; 2° il
dans le cerveau autant de systèmes particuliers que de fonctions différent
mais tous ces systèmes communiquent entre eux au moyen d'anastomoses ; 3
système nerveux est double, mais il est ramené à l'unité au moyen des comm
sures ; 4° il n'existe et il ne peut exister aucun centre commun de toutes
sensations, de toutes les pensées et de toutes les volontés ; 5° l'unité du moi s
toujours un mystère.

Chacune de ces propositions pourrait être le sujet d'un ample commentai
Je ferai remarquer la contradiction qui existe entre l'unité du moi, qui est
fait, et cette singulière proposition : il n'existe et ne peut exister aucun cen
commun, etc.

Idée générale du cerveau et des connexions de ses diverses parties.

1° L'entrecroisement des faisceaux pyramidaux du bulbe, *Trajet des faisceaux pyramidaux.* leur passage à travers la protubérance annulaire, leur continuation dans les pédoncules cérébraux, dont ils forment l'étage inférieur, leur passage à travers la couche optique, leur épanouissement dans les corps striés, à travers lesquels ils peuvent être suivis jusque dans les circonvolutions des hémisphères, sont des faits hors de toute contestation. Un autre fait non moins positif, c'est que les faisceaux pyramidaux n'éprouvent aucun renforcement en traversant la protubérance.

2° D'une autre part, les faisceaux innominés du bulbe unis *Trajet des faisceaux innominés.* aux faisceaux sous-olivaires se prolongeant au dessus de la protubérance cérébrale, dans les pédoncules cérébraux, dont ils forment l'étage supérieur, pour se continuer sans ligne de démarcation aucune, avec la couche optique, sont des faits non moins incontestables. Ces faisceaux innominés s'entrecroisent-ils? On voit au dessus de la protubérance, au niveau des tubercules quadrijumeaux, ces faisceaux jusque là distincts, bien qu'accolés, s'unir intimement; ils m'ont paru s'entrecroiser, mais la chose n'est pas aussi évidente que pour les pyramides antérieures, et je n'oserais l'affirmer.

3° De tous les points de la surface de la couche optique, à *Radiations émanées des couches optiques.* l'exception de son côté interne, qui est libre et répond au ventricule moyen, et de son côté supérieur, qui répond au ventricule latéral, partent comme d'un centre, et s'irradient dans tous les sens, à la manière de rayons, des faisceaux de fibres, dont les uns, antérieurs, se portent directement en avant, les moyens, en dehors, les postérieurs, en arrière : l'ensemble de ces radiations divergentes constituent le *grand soleil* ou l'*éventail* de Vieussens, la *couronne rayonnante* de Reil.

Au moment où ils émergent du sein de la couche optique, les rayons divergents sont en quelque sorte bridés par des fibres blanches curvilignes, dont la réunion constitue la bandelette demi-circulaire.

4° *Tous les faisceaux blancs des corps striés*, à l'exception de ceux qui continuent les pyramides, émanent des couches optiques : aucun faisceau blanc ne naît directement des corps striés. Quelques uns de ces faisceaux m'ont paru se terminer dans les corps striés, sous la forme de filets extrêmement déliés : le plus grand nombre traversent les corps striés, sans augmentation ni diminution, pour s'enfoncer dans les hémisphè-

Tous les fais-
ceaux blancs du
corps strié éma-
nent des cou-
ches optiques.

res. Les corps striés de Willis ne sont donc autre chose qu'une masse grise, pulpeuse, que traversent et les radiations blanches venues de la circonférence des couches optiques, et les radiations blanches venues des pyramides antérieures. La substance grise n'est nullement disposée en stries linéaires alternes avec des stries blanches. La substance grise des corps striés ne présente nullement la disposition fibreuse, mais bien la disposition granuleuse. Bien loin de penser avec Reil, Gall et Tiedemann, que les fibres qui sortent des corps striés, sont beaucoup plus multipliées que celles qui y entrent, j'ai été conduit à un résultat diamètralement opposé, c'est à dire, à admettre qu'un certain nombre de fibres, émanées des couches optiques, se terminaient dans l'épaisseur du corps strié, dont la substance grise représente, à l'égard de ces fibres, la substance grise des circonvolutions.

Un certain
nombre de fi-
bres blanches se
perd dans les
corps striés.

5° De ce fait anatomique, qu'un certain nombre de fibres blanches se terminent dans le corps strié, de cet autre fait anatomique, que le volume du corps strié est quelquefois, dans la série animale, en raison inverse de celui des hémisphères, il m'a paru résulter que les corps striés pouvaient être considérés comme des circonvolutions intérieures, aboutissant d'un certain nombre de fibres médullaires (1).

Énucléation
des corps striés.

6° Rien de plus facile que de séparer, à l'aide du jet d'eau, et par une sorte d'énucléation, le corps strié de l'espèce de coque

---

(1) Dans plusieurs cas d'hydrocéphale chronique congéniale, que j'ai eu occasion d'observer, et où les hémisphères étaient réduits à une lame très mince, j'ai trouvé les couches optiques atrophiées et les corps striés énormes.

que lui forme le cerveau, au niveau de la scissure de Sylvius. Le corps strié ne tient au cerveau que par les radiations qui partent de sa circonférence au voisinage du corps calleux.

La couche optique et son faisceau d'origine ne présentent en aucune manière la texture linéaire. On n'y découvre pas non plus la disposition par couches concentriques admise par Herbert Mayo.

Avec un peu d'attention, on reconnaît, dans la couche optique, des filets blancs extrêmement déliés, que leur ténuité et la cohérence du tissu qui les environne ne permet pas d'isoler. Si la dénomination de *ganglion* est applicable à quelque partie du cerveau, elle convient parfaitement aux couches optiques ; car un ganglion nerveux n'est autre chose qu'un appareil particulier dans lequel se disséminent, s'éparpillent des filets nerveux, pour entrer dans de nouvelles combinaisons. Je considère les couches optiques comme le *prolongement renflé des faisceaux innominés du bulbe :* déjà Reil et Tiedemann les regardaient comme une dépendance des pédoncules cérébraux; Tiedemann les appelle *renflements des pédoncules cerebraux.*

7° Un des points fondamentaux, dans la structure du cerveau, consiste à déterminer le trajet ultérieur des radiations des couches optiques et des corps striés, et les rapports de ces radiations avec les circonvolutions du cerveau et avec le corps calleux. Je ne partage nullement l'opinion de Reil, qui dit qu'il ne faut pas attacher trop d'importance à la continuité des fibres dans l'anatomie du cerveau, et que leur contiguïté suffit pour nous guider. Je regarde au contraire la détermination de cette continuité comme la clé de la structure du cerveau.

8° Il n'y a point de raphé médian dans le corps calleux, il n'y a pas d'entrecroisement sur la ligne médiane, du moins l'anatomie ne peut le démontrer par aucun de ses procédés : la moitié droite des faisceaux transverses se continue sans ligne de démarcation avec la moitié gauche.

9° Il semble, au premier abord, qu'il y ait entrecroisement

Continuité du
corps calleux et
des radiations
émanées des
couches opti-
ques et des corps
striés. entre le corps calleux et les radiations blanches qui émanent des couches optiques et des corps striés ; mais la séparation des fibres du cerveau, soit après son durcissement dans l'alcool, soit par l'action du jet d'eau, établit de la manière la plus positive qu'il y a continuité entre ces radiations et le corps calleux.

Continuité du
corps calleux et
des fibres des
hémisphères. 10° D'une autre part, la continuité du corps calleux avec les fibres des hémisphères n'est pas moins évidente : on voit les fibres moyennes des hémisphères se porter transversalement en dedans, pour constituer la partie moyenne du corps calleux, les fibres antérieures se porter d'avant en arrière, pour former la partie antérieure de ce corps; les fibres postérieures se porter d'arrière en avant, pour former la partie postérieure de ce corps; les fibres inférieures se recourber et se renverser de bas en haut, pour se continuer avec le même corps.

Insuffisance
de la doctrine
des fibres con-
vergentes et des
fibres divergen-
tes. 11° La doctrine des fibres convergentes et des fibres divergentes de Gall et de Reil (1), qui rend parfaitement compte de la continuité du corps calleux avec les radiations des hémisphères, ne peut expliquer la continuité du corps calleux avec les raditions des corps striés et des couches optiques. Cette doctrine n'est d'ailleurs qu'une hypothèse gratuite.

Doctrine de
Tiedemann à ce
sujet. Tiedemann, se fondant principalement sur l'anatomie du fœtus, établit que le corps calleux est formé par la réunion des fibres des pédoncules cérébraux, après que celles-ci se sont épanouies pour former les hémisphères. Il dit avoir suivi les fibres des pédoncules jusque sur la ligne médiane du corps calleux, où celles d'un côté s'unissent et se confondent avec celles de l'autre côté ; mais, d'une part, la disposition indiquée par Tiedemann est plutôt une vue de l'esprit que le résultat de l'observation directe du cerveau du fœtus ; d'une autre part

(1) Voici comment Reil s'exprime à ce sujet : « Les deux systèmes de fibres s'étalent en rayonnant et se rencontrent : les pédoncules cérébraux viennent de la partie inférieure, et se déploient en un cône renversé; le système du corps calleux vient au contraire du haut, s'insinue entre les fibres précédentes, et forme, en quelque sorte, le couvercle du godet.

l'étude attentive du cerveau de l'adulte, soit par le jet d'eau, soit par le durcissement, montre les fibres du corps calleux se terminant dans les circonvolutions, sans présenter aucune espèce de réflexion ni aucun raphé médian.

12° Ici doivent être mentionnées les belles préparations de M. Foville (1) sur le corps calleux, préparations qui ont pour objet de déterminer les rapports du corps calleux avec les radiations émanées du corps strié et avec celles des hémisphères. Si, sur un cerveau placé sur sa base, et complètement dépouillé de ses membranes, on écarte avec précaution les deux hemisphères dans leur milieu, si on introduit légèrement l'extrémité de l'index dans le sillon qui sépare le corps calleux de la circonvolution qui le contourne, et si on presse légèrement le fond de cet intervalle en promenant doucement d'avant en arrière et d'arrière en avant, la pulpe de ce doigt, on parvient bientôt à *décoller* l'hémisphère du corps calleux, et si on poursuit avec soin cette séparation, on voit que le corps calleux se prolonge horizontalement de chaque côté, pour se recourber brusquement en bas, s'infléchir en dedans et se continuer avec les radiations émanées des corps striés. Le même procédé servira à séparer des hémisphères le corps calleux, en avant et en arrière; de telle sorte que le corps calleux, isolé de toutes parts des hémisphères, contenant dans l'espèce de voûte ou couvercle qu'il représente, les ventricules latéraux et le ventricule moyen, et par conséquent les couches optiques et les corps striés, constitue, d'après M. Foville, une espèce de noyau autour duquel viennent s'appliquer et se mouler les deux hémisphères cérébraux.

Une coupe verticale, faite transversalement sur un cerveau ainsi préparé, coupe qui doit tomber au niveau de la suture fronto-pariétale, au devant de la base du nerf olfactif, démontre que les fibres du corps calleux émanent du plan supérieur des radiations blanches du corps strié, et que le plan inférieur de

Marginal notes:

Continuité du corps calleux avec les radiations des couches optiques et des corps striés.

Préparation de M. Foville qui le démontre.

Etude de la coupe verticale faite transversalement.

(1) Voyez les planches 15 et 17 de son Atlas.

ces radiations va se porter dans l'épaisseur de l'hémisphère, pour gagner la substance grise des circonvolutions.

D'après ces préparations, M. Foville se croit fondé à conclure que le *corps calleux n'a rien de commun avec les hémisphères proprement dits;* mais si ses belles préparations établissent d'une manière incontestable la continuité du corps calleux avec un certain nombre de radiations émanées des corps striés et des couches optiques, d'autres préparations, et en particulier l'étude des coupes verticales faites transversalement, soit à l'aide du jet d'eau, soit par lacération après durcissement dans l'alcool, me paraissent établir d'une manière tout aussi positive la continuité du corps calleux avec les radiations des hémisphères (1).

13° Ce point d'anatomie, qui m'a toujours paru le nœud gordien principal de la structure du cerveau, a été l'objet de mes études particulières. J'ai reconnu de la manière la plus positive cette double continuité du corps calleux, d'une part, avec les radiations des corps striés et des couches optiques, et, d'une autre part, avec les radiations émanées des hémisphères : or, comment se rendre compte du fait de cette double continuité autrement que par un entrecroisement? Voici comment je conçois cette disposition. Les fibres radiées émanées du côté externe du corps strié et de la couche optique du côté droit se recourbent immédiatement en dedans, se portent de droite à gauche pour constituer le corps calleux, traversent la ligne médiane; parvenues au bord gauche du corps calleux, au niveau du côté externe du corps strié et de la couche optique gauches, ces fibres, au lieu de se recourber pour se continuer avec les radiations émanées du corps strié et de la couche optique gauches, comme le dit M. Foville, s'épanouissent et vont se termi-

Il n'est pas exact de dire que le corps calleux n'a rien de commun avec les hémisphères.

Continuité du corps calleux d'une part avec les radiations émanées des hémisphères, d'une autre part avec les couches optiques et les corps striés.

Cette double continuité ne peut s'expliquer que par un entrecroisement.

(1) Dugès, trop tôt enlevé à la science, qu'il honorait par ses travaux et par ses vertus, *Phys. comp.*, t. 1, p. 390, dit que chez l'écureuil et chez le lapin, le corps calleux est formé de deux couches bien évidentes : l'une, qui remonte vers les circonvolutions; l'autre, qui descend dans les couches optiques.

ner dans les circonvolutions de l'hémisphère gauche. D'un autre côté, les radiations blanches émanées du corps strié et de la couche optique gauches, se recourbent immédiatement en dedans, rencontrent au lieu de cette courbure, c'est à dire, au niveau du bord gauche du corps calleux, les radiations émanées de la couche optique et du corps strié droit; s'entrecroisent avec elles, et, après l'entrecroisement, s'associent avec ces radiations qui leur sont parallèles, pour constituer toute l'épaisseur du corps calleux; traversent avec elles la ligne médiane, et parvenues au bord gauche du corps calleux, les abandonnent pour aller s'épanouir dans l'hémisphère droit, et se terminer dans les circonvolutions de cet hémisphère.

Mode suivant lequel se fait l'entrecroisement.

Le corps calleux est donc constitué par les radiations blanches émanées des deux hémisphères. Il y a donc entrecroisement de ces radiations dans l'épaisseur du corps calleux. Cet entrecroisement n'a pas lieu sur la ligne médiane, mais bien de chaque côté de la ligne médiane, sur les limites externes du ventricule latéral, au côté externe des corps striés et des couches optiques, et si cet entrecroisement a échappé à l'investigation des anatomistes, c'est parce qu'il y a parallélisme entre les fibres qui se croisent.

Entrecroisement aux bords du corps calleux.

14° Cet entrecroisement, qui résulte du double fait de la continuité du corps calleux; d'une part, avec les radiations émanées des couches optiques et des corps striés; d'autre part, avec les radiations des hémisphères, et par conséquent des circonvolutions; cet entrecroisement, dis-je, explique parfaitement l'effet croisé des maladies du cerveau, effet qui n'est que partiellement expliqué par l'entrecroisement des pyramides: car cet entrecroisement porte sur tous les faisceaux de la moelle qui, se prolongeant dans le cerveau, ont échappé à l'entrecroisement du collet du bulbe.

15° La voûte à trois piliers serait-elle une commissure antéro-postérieure? Comme circonstance favorable à cette manière de voir, je rappellerai que j'ai vu la moitié droite de cette voûte atrophiée dans un cas de destruction des circonvolutions

La voûte est une commissure antéro-postérieure.

cérébrales du même côté qui répondaient à la tente du cervelet

Opinions diverses relativement à la commissure antérieure.

16° La commissure antérieure, que Willis regardait comme la commissure des corps striés, que Reil considère comme destinée à réunir les circonvolutions antérieures du lobe moyen et quelques circonvolutions situées au fond de la scissure de Sylvius, qui appartient au système des fibres rentrantes ou convergentes, d'après Gall, qui les fait naître de la substance grise des circonvolutions. Elle fait suite, d'après Tiedemann, aux pédoncules cérébraux, qui, après avoir traversé le corps strié, s'étalent dans les hémisphères, fournissent plusieurs radiations qui s'inclinent d'arrière en avant et de dehors en dedans, se rapprochent les unes des autres sous la forme d'un cordon, et s'unissent à celles du côté opposé. La commissure antérieure serait donc, d'après cette manière de voir, un moyen d'union entre les radiations des pédoncules cérébraux, et celles des lobes moyens des hémisphères cérébraux. Déjà Chaussier avait fait provenir des pédoncules cérébraux les fibres de la commissure. Tout ce qu'il y a de positif au sujet de cette commissure, c'est que le cordon qui la constitue traverse la partie antérieure des corps striés et s'épanouit dans les circonvolutions antérieures et inférieures de la corne sphénoïdale du lobe postérieur, derrière la scissure de Sylvius.

La corne d'ammon et le corps frangé considérés comme commissure antéro - postérieure.

17° La corne d'ammon est le résultat de la réflexion de la partie inférieure de l'hémisphère; les lames blanches qui la recouvrent, le corps frangé qui la borde et la voûte à trois piliers, ne constituent qu'un seul et même système qui appartient bien évidemment au système des commissures antéropostérieures.

La structure des circonvolutions est lamelleuse.

18° Chaque circonvolution est constituée par deux demi-circonvolutions parfaitement semblables. Ces deux moitiés que le jet d'eau sépare avec la plus grande facilité, se décomposent

Forme des lamelles.

en un nombre considérable de lamelles striées, disposées à la manière d'un éventail dont le bord large répondrait au bord libre de la circonvolution, et dont le bord étroit répondrait au bord adhérent; ces lamelles striées sont séparées les unes des autres par des filaments vasculaires. Le nombre de ces lamelles m'a paru variable chez les différents sujets ; elles paraissent d'ailleurs tout à fait indépendantes les unes des autres. Le jet d'eau détache, avec chaque lamelle, la couche de substance grise correspondante. Cette couche de substance grise est également striée et semble composée de fibres implantées sur la substance blanche, disposition très bien indiquée par Herbert Mayo. D'où il résulte que les couches admises dans la substance corticale tiennent probablement à ce que les fibres de la substance blanche pénètrent, à diverses profondeurs, la substance grise.

19° Il suit de là que, dans les circonvolutions, la disposition lamellaire striée succède à la disposition fibreuse ou linéaire des centres médullaires et des radiations de chaque hémisphère (1).

Ces lamelles se continuent manifestement avec les radiations émanées du corps calleux et par conséquent des corps striés et des couches optiques. Cependant il existe pour chaque moitié de circonvolution, au moins une lamelle propre, dont je n'ai pas pu établir la continuité avec les radiations de l'hémisphère.

20° Nous ne devons pas considérer les circonvolutions comme des éminences sinueuses séparées par les anfractuosités : bien au contraire, le fond de l'anfractuosité forme la partie moyenne ou le pli d'une lame blanche et grise dont une moitié appartient à une circonvolution, et l'autre moitié à la circonvolution voisine. Or, ce sont ces lamelles blanches doublant la substance grise qui paraissent appartenir en propre

(1) J'ai publié le résultat de mes observations au sujet de la disposition lamelleuse de la substance blanche des circonvolutions cérébrales, dans un ouvrage intitulé: *Médecine pratique*, 1821. C'est à l'aide du jet d'eau que je suis arrivé à séparer les lamelles juxta-posées. Postérieurement, M. Leuret a été conduit au même résultat, c'est à dire, à la détermination de la disposition lamelleuse des circonvolutions, en étudiant le cerveau durci par la coction dans l'eau salée.

à chaque circonvolution. C'est entre les lamelles blanches
propres à chaque circonvolution que sont situées les lamelles
blanches striées qui se continuent avec les radiations hémisphériques, lesquelles ne sont pas lamelleuses, mais bien linéairement disposées.

Lacunes qui existent dans la détermination des connexions du cerveau. Il suit de tout ce qui précède, qu'il existe dans l'anatomie
du cerveau plusieurs lacunes qui ne nous permettent pas en-
core de systématiser complètement la structure de cet organe
et parmi ces lacunes, une des plus regrettables sans doute es
celle qui est relative à la manière dont les faisceaux postérieur
et les faisceaux antéro-latéraux de la moelle se continuen
avec les hémisphères cérébraux, au mode de répartition d
ces faisceaux dans le cerveau et dans le cervelet, et au mode
de communication de ces deux parties si importantes entre
elles (1).

(1) *Idée générale du cerveau d'après Herbert Mayo.* Herbert Mayo (*)
qui, à l'exemple de Reil, a étudié avec tant de soin le cerveau durci par l'alcool, admet dans chaque circonvolution, trois ordres de fibres : 1° des fibres qu
vont d'une circonvolution à la circonvolution voisine et à des circonvolution
plus distantes ; 2° des fibres provenant des commissures ; 3° des fibres pro
venant de la moelle épinière. Suivant cet anatomiste, les fibres qui vont d'un
circonvolution à la circonvolution voisine, constituent, en grande partie, l'é
paisseur de chaque circonvolution ; les autres fibres blanches, qui forment l
centre des circonvolutions, dérivent, en partie, des commissures, en partie
des couches optiques et des corps striés.

Suivant lui, les fibres blanches qui forment la couche inférieure des pédoncules cérébraux, vont s'irradier dans l'épaisseur du cerveau, dont elles consti
tuent les fibres antérieures et moyennes. Les fibres provenant des couche
optiques vont former les fibres cérébrales postérieures. Il y a, suivant cet au
teur, un point où ces *radiations s'entrecroisent manifestement* avec les fibre
provenant de la grande commissure du cerveau. Les radiations postérieures n
présentent pas cet entrecroisement.

Les deux plus remarquables faisceaux de communication entre les circon
volutions sont les suivants : 1° celui qui occupe le fond de la scissure de Syl

(*) A series of engravings intended to illustrate the structure of the brain and spi
nal chord in man, 1825.

Développement du cerveau (1).

Dans les premiers temps de la vie intra-utérine, vers la fin du deuxième mois, les hémisphères sont représentés par une membrane très ténue qui se renverse d'avant en arrière et de dehors en dedans pour recouvrir les corps striés.

Du cerveau à la fin du deuxième mois.

Les couches optiques, qui apparaissent sous l'aspect de ren-

vius, et qui fait communiquer les circonvolutions du lobe antérieur avec celles du lobe postérieur ; 2° celui qui coupe perpendiculairement le corps calleux auquel il est superposé, et qui établit une communication entre les circonvolutions antérieures et supérieures et les circonvolutions postérieures et inférieures.

Idée générale du cerveau d'après Rolando. Rolando n'a pas été aussi heureux dans ses recherches sur la structure du cerveau, que dans celles sur la structure du cervelet. Voici les résultats auxquels il est parvenu par la lacération du cerveau et par l'étude du cerveau du fœtus.

Suivant lui, le cerveau est composé de fibres superposées, qui sont, en procédant du dehors au dedans : 1° une couche blanche, étendue dans la scissure de Sylvius et recouverte par de la substance grise ; 2° une couche d'où naissent les fibres des circonvolutions externes ; 3° une couche formée par les fibres des pédoncules, couche qui fournit aux circonvolutions du bord interne ; 4° un plan qui, des couches optiques, s'étend aux parois des ventricules latéraux, pour constituer le corps calleux ; 5° un appareil de fibres longitudinales, qui constituent les circonvolutions situées à la face interne des hémisphères ; 6° un appareil de fibres médullaires, qui constitue la voûte à trois piliers et la corne d'ammon ; 7° des corps striés internes et externes, auxquels il faut ajouter les commissures antérieures, la lame perforée et le fascicule du tubercule genouillé externe.

Idée générale du cerveau d'après M. Foville (*Traité complet de l'anat., de la phys. et de la pathol. du syst. nerv. cérébr.-spinal*, 1844, 2ᵉ partie, p. 487). La difficulté de la généralisation du cerveau dans l'état actuel de la science, n'apparaîtra pas moins dans le résumé suivant du cerveau, présenté par M. Foville. Je cite textuellement : « Le cerveau est composé de deux éléments principaux : l'un, central, unique, symétrique, creusé de ventricules, c'est le « noyau cérébral, qu'on peut considérer comme un segment amplifié de l'axe « nerveux, dont la moelle épinière est la partie la plus simple ;

« L'autre, périphérique, divisé en deux moitiés séparées, solides, c'est l'hé-

(1) Voyez Tiedemann (traduction de M. Jourdan).

flements des pédoncules, les tubercules quadrijumeaux et le cervelet, sont complètement à découvert. Le corps calleux n'existe pas encore. Le cerveau de l'homme a pu être alors considéré comme représentant le cerveau des poissons.

Du cerveau au troisième mois. Vers la fin du troisième mois, la membrane des hémisphères,

« misphère, qu'on peut considérer comme un énorme ganglion rattaché à l'axe
« central et duquel se séparent les nerfs cérébraux.

« Dans chacun de ces éléments, le noyau cérébral et l'hémisphère se prolon-
« gent en trois faisceaux distincts dans chaque moitié de la moelle épinière.

« Toutes les surfaces libres du noyau cérébral, c'est à dire, la surface du
« ventricule, celle de l'espace perforé, la surface extra-ventriculaire du corps
« calleux, sont formées de couches fibreuses ou de masses grises rattachées aux
« prolongements encéphaliques du faisceau postérieur.

« Toutes les surfaces libres de l'hémisphère, c'est à dire, la surface des cir-
« convolutions, appartiennent à la membrane corticale, dans laquelle se con-
« tinuent également, contribuant à la constituer ce qu'elle est, des émanations
« du faisceau postérieur.

« Les surfaces libres du noyau cérébral, les surfaces libres de l'hémisphère,
« s'unissent les unes aux autres; c'est avec elles aussi que se combinent les nerfs
« cérébraux, et nous avons fait voir d'ailleurs qu'il en est de même pour le
« cervelet.

« Les prolongements du faisceau antérieur et du latéral occupent toujours
« une situation profonde dans le cerveau.

« Dès que la région fasciculée du pédoncule cérébral a franchi l'anneau dont
« l'entourent la couche et le tractus optiques à son entrée dans le noyau céré-
« bral, il ne faut plus chercher ses prolongements à des surfaces libres.

« Qu'on les étudie dans le noyau cérébral ou dans l'hémisphère, ils sont
« toujours enveloppés par les développements du faisceau postérieur : ils peu-
« vent approcher des surfaces par leurs dernières ramifications, mais jamais
« ils ne s'épanouissent dans ces surfaces.

« Les prolongements cérébraux du faisceau postérieur occupent dans cet
« organe la situation qu'occupent, dans le corps, la peau et la membrane mu-
« qu.ses animées par des nerfs du faisceau postérieur, et auxquelles ne par-
« viennent point les nerfs du faisceau antérieur.

« Les prolongements cérébraux du faisceau antérieur contenus dans l'ensem-
« ble des épanouissements membraneux du faisceau postérieur, occupent dans
« le cerveau la place qu'occupe, dans le corps, le système musculaire, animé
« par des nerfs issus du faisceau antérieur. »

qui a acquis de l'accroissement, recouvre non seulement les corps striés, mais encore les couches optiques. Les tubercules quadrijumeaux et le cervelet sont encore à découvert. Les lobes antérieurs du cerveau sont seuls formés. Les lobes postérieurs paraissent n'être que des appendices. Les hémisphères constituent donc alors un sac membraneux ouvert en dedans et en arrière, et qui peut être considéré comme représentant le cerveau des reptiles. Le corps calleux commence à paraître sous la forme d'une commissure étroite qui réunit en avant les deux hémisphères, lesquels sont complètement séparés en arrière.

Dans le quatrième et dans le cinquième mois, le cerveau recouvre la partie antérieure des tubercules quadrijumeaux. *Du cerveau dans le quatrième et dans le cinquième mois.* Le lobe postérieur existe; la scissure de Sylvius, bien dessinée, le sépare du lobe antérieur. On remarque çà et là de légères dépressions, vestiges des anfractuosités. Les nerfs olfactifs, très volumineux, et qu'on dit avoir vus creux comme chez les animaux, semblent naître de la scissure. Le corps calleux est encore très petit; en sorte que les couches optiques et le ventricule moyen sont à découvert. A cette époque, le cerveau de l'homme a quelque analogie avec celui des rongeurs.

Dans le sixième mois, le cerveau recouvre les tubercules quadrijumeaux et la plus grande partie du cervelet. On ne *Du cerveau au sixième mois.* trouve de traces des circonvolutions qu'à la face interne des hémisphères. Le corps calleux s'est prolongé en arrière avec les hémisphères : de vertical qu'il était, il est devenu horizontal.

A sept mois, les éminences mamillaires, qui étaient jusque-là confondues en une seule masse, comme chez les animaux *Au septième mois.* inférieurs, se séparent. Les circonvolutions se dessinent; le cerveau dépasse en arrière le cervelet.

Le huitième et le neuvième mois semblent destinés au développement des circonvolutions et à la confection des autres *Du cerveau au huitième et au neuvième mois.* parties du cerveau. A cette époque, les caractères du cerveau humain sont bien dessinés. Il ne serait peut-être pas impossible de reconnaître, à travers les phases rapides de ce développement, les caractères du cerveau des divers genres de mammifères ; mais il faut mettre plus de réserve à admettre les analogies que ne l'ont fait plusieurs naturalistes.

Le corps calleux, continuant à se développer d'avant en arrière, finit par atteindre les tubercules quadrijumeaux antérieurs.

Les corps striés ne présentent leurs radiations blanches qu'à une époque voisine de la naissance, ou même après la naissance. Ce n'est que dans les derniers mois de la vie intra-utérine qu'apparaissent, dans l'épaisseur des couches optiques, les faisceaux d'origine de la voûte à trois piliers, les commissures transverses et les fibres blanches de la commissure optique.

Développement des ventricules latéraux. Les ventricules latéraux sont le résultat du renversement d'avant en arrière et de dehors en dedans de la membrane qui constitue les hémisphères ; et, comme cette membrane est très mince jusqu'à la fin du troisième mois, il s'ensuit qu'à cette époque les ventricules latéraux ont proportionnellement beaucoup plus de capacité qu'ils n'en auront par la suite. Les cornes antérieures de ces ventricules se développent avant les cornes moyennes, et celles-ci avant les cornes postérieures. Dans toute cette période, la corne antérieure communique, au dire de plusieurs anatomistes, avec la cavité qu'ils ont admise dans l'épaisseur du nerf olfactif du fœtus humain. A six mois, les ventricules latéraux sont complètement fermés. Les plexus choroïdes, qui existent dans tous les animaux pourvus de ventricules latéraux, commencent à se montrer aussitôt que les ventricules.

Distinction entre la substance blanche et la substance grise. La distinction entre la substance blanche et la substance grise ne devient manifeste qu'après la naissance. Tiedemann a émis l'opinion que la formation de la substance grise était postérieure à celle de la substance blanche. Cela me paraît une pure hypothèse (1). Les deux substances sont formées en même

(1) N'oublions pas que la simultanéité de développement existe dans la na-

temps ; elles ne sont, à proprement parler, ni blanche ni grise : elles n'acquièrent qu'un peu plus tard leurs caractères distinctifs.

Anatomie comparée du cerveau (1).

Il importe, avant tout, dans l'analyse du cerveau chez les animaux, de bien distinguer les hémisphères proprement dits, des couches optiques et des corps striés.

Les *couches optiques* se reconnaissent à ce qu'elles interceptent une cavité (le ventricule moyen), et sont unies par une commissure antérieure et une commissure postérieure; en outre, elles font suite aux pédoncules cérébraux.

Caractères distinctifs des couches optiques.

Le volume des couches optiques est constamment en rapport avec celui des hémisphères. Chez les poissons, le cerveau paraît presque entièrement formé par les couches optiques.

Corps striés. Il n'en existe pas de vestige chez les poissons. On ne peut révoquer en doute leur existence chez les reptiles. Ils sont énormes chez les oiseaux, où ils constituent la presque totalité des hémisphères. S'il est vrai de dire que dans toute la série, le volume des hémisphères est constamment en raison directe de celui des couches optiques, il n'en est pas de même des corps striés que j'ai dit être des espèces de circonvolutions intérieures, dont le développement est souvent en raison inverse de celui des hémisphères proprement dits.

Caractères distinctifs des corps striés.

Ainsi, les corps striés sont très volumineux, eu égard aux hémisphères, chez les rongeurs : sous ce rapport, comme sous beaucoup d'autres, le cerveau des derniers mammifères se rapproche beaucoup de celui des oiseaux. Chez les mammifères supérieurs, les carnassiers, les quadrumanes, la proportion entre les hémisphères et les corps striés est à peu de chose près la même que chez l'homme.

ture; que la succession de développement n'existe que dans notre esprit; que les idées de production, de génération des fibres dont il vient d'être question dans tout le cours de cette description, ne sont autre chose que des manières de voir en rapport avec la faiblesse de l'esprit humain.

(1) Voyez, pour plus de détails, *Anatomie comparée du cerveau dans les quatre classes des animaux vertébrés*, *appliquée à la physiologie et à la pathologie du système nerveux*, 1824-25, par M. Serres.

Hémisphères cerébraux et lobes olfactifs.

1° *Chez les mammifères.* Sous le rapport du volume du cerveau et du nombre des circonvolutions, aucun mammifère ne se rapproche de l'homme. Le cerveau de l'homme est surtout remarquable par l'existence des circonvolutions occipitales ou lobe occipital. Les circonvolutions frontales ou lobe frontal existent chez tous les animaux ; les circonvolutions occipitales proprement dites n'existent que chez l'homme, et disparaissent les premières dans la série. Chez les animaux, il n'y a pas de frontal, parce que la face n'est pas au dessous, mais bien au devant du crâne.

Hémisphères cérébraux chez les mammifères. Après l'homme viennent les quadrumanes. Toutefois le dauphin l'emporte peut-être sur le singe sous ce double rapport, ce qui viendrait à l'appui des récits des voyageurs sur la prodigieuse intelligence de ce cétacé.

Chez les carnassiers et les ruminans. Chez les carnassiers et chez les ruminans, les hémisphères sont moins volumineux, le lobe occipital du cerveau a cessé d'exister, et le cervelet n'est recouvert que dans sa partie antérieure. Point de scissure de Sylvius, point de lobe du corps strié ; car la scissure de Sylvius n'existe chez l'homme qu'en conséquence du développement des hémisphères : il suit de là qu'il n'y a pas deux lobes, mais un seul lobe proprement dit dans le cerveau des mammifères. Chez tous ces animaux, le nombre des circonvolutions et la profondeur des anfractuosités m'ont paru, proportionnellement au volume des hémisphères, aussi considérables que chez l'homme. Je n'ai point observé, dans ces circonvolutions, la régularité que plusieurs anatomistes opposent au défaut de régularité des circonvolutions de l'espèce humaine.

Chez les rongeurs. La dernière classe des mammifères, les rongeurs, présente le cerveau le moins compliqué. Il a la forme d'un cœur de carte à jouer, à peu près comme celui des oiseaux. Non seulement le cervelet n'est pas recouvert par le cerveau, mais encore les tubercules quadrijumeaux ne le sont que très incomplètement. On trouve à peine quelques vestiges de circonvolutions. Les hémisphères sont réduits à une membrane repliée sur elle-même.

Le corps calleux est extrêmement petit ; la corne d'ammon très volumineuse. Ces deux parties semblent être en raison inverse l'une de l'autre. Ainsi, l'homme qui a le corps calleux le plus volumineux, est, de tous les animaux, celui dont la corne d'ammon est la plus petite.

Chez les rongeurs, la substance grise des circonvolutions se réfléchit jusque sous la voûte à trois piliers.

Lobes olfactifs. Chez tous les mammifères, à l'exception du dauphin, le ruban olfactif, si délié chez l'homme, forme un gros pédicule subjacent au lobe antérieur du cerveau, et se terminant, en avant, par un gros renflement ovoïde, dont le volume est proportionnel à la capacité de la fosse ethmoïdale : ce gros renflement porte le nom de *lobe olfactif.* Il se continue avec les circonvolutions les plus internes de la corne sphénoïdale, laquelle présente, en dedans et en bas, des fibres ou stries blanches, qui se continuent avec les pédoncules cérébraux.

Les lobes olfactifs ne sont nullement en rapport avec les corps striés, ainsi que l'a le premier fait observer Cuvier. Les corps striés ne sont donc pas l'origine des nerfs olfactifs. Chez le dauphin, comme chez l'homme, les corps striés sont très développés.

Le développement du lobe olfactif est en sens inverse de la corne d'ammon.

2° Chez *les oiseaux*, les hémisphères cérébraux ont la forme d'un cœur de carte à jouer comme chez les rongeurs ; point de lobes, point de circonvolutions, à l'exception d'un sillon antéro-postérieur très superficiel, situé de chaque côté de la ligne médiane. Le cerveau est presqu'en entier constitué par les corps striés. L'hémisphère est formé par une lame grise, très mince, sur laquelle se dessinent des fibres blanches radiées. Cette lame naît à la partie interne du corps strié, se contourne de dedans en dehors autour de ce corps, et se continue jusqu'à la partie supérieure. C'est l'intervalle qui sépare cette lame du corps strié, qui constitue le ventricule latéral. Il n'y a point de vestige du corps calleux ; mais il existe bien évidemment une commissure antérieure, qui va s'épanouir dans les corps striés.

Lobes olfactifs. Dans tous les oiseaux de proie, deux rubans naissent au devant du chiasma des nerfs optiques, et, parvenus au devant des hémisphères, se renflent pour constituer les lobes olfactifs. Dans les autres espèces, chez les gallinacés, point de lobes olfactifs, mais de petits cordons qui ne sont autre chose que l'extrémité effilée des hémisphères.

3 *Reptiles.* Les hémisphères chez les *chéloniens* (tortue), sont plus considérables que chez les oiseaux auxquels ils ressemblent, d'ailleurs,

Lobes olfactifs chez les mammifères.

Hémisphères cérébaux chez les oiseaux.

Lobes olfactifs chez les oiseaux.

Hémisphères et lobes olfactifs chez les reptiles.

à beaucoup d'égards. Comme chez les oiseaux, absence de lobes olfactifs, mais existence de deux rubans. Chez les *sauriens* (crocodile, lézard), le lobe olfactif se continue par un pédicule très long, avec la pointe effilée du lobe cérébral. Les *batraciens* et les *ophidiens* ont des lobes olfactifs, antérieurs aux hémisphères, dont ils sont séparés par un étranglement circulaire.

Chez les poissons. 4° *Poissons.* De même que les reptiles, les poissons présentent tantôt une seule paire, tantôt deux paires de lobes au devant des lobes optiques. Lorsqu'il n'existe qu'une seule paire de lobes, il ne faut pas en conclure qu'elle représente les hémisphères cérébraux ; si cette paire est continue aux nerfs olfactifs, elle constitue les lobes olfactifs. Toutes les fois qu'il existe une paire de lobes intermédiaires aux lobes olfactifs et aux lobes optiques, cette paire appartient aux hémisphères.

Indépendance des hémisphères cérébraux et des lobes olfactifs. L'indépendance des lobes olfactifs et des hémisphères cérébraux est telle, que le lobe et l'hémisphère sont souvent en raison inverse du développement : aussi, l'homme est-il, de tous les animaux, celui dont les hémisphères cérébraux sont les plus volumineux et les lobes olfactifs les plus petits. Par opposition, nous trouvons, chez la raie, des lobes olfactifs au maximum de développement : ils sont unis entre eux, creusés à leur centre, sillonnés à leur surface, suivant la remarque de Vicq-d'Azyr, et présentent le vestige des circonvolutions. Eh bien! chez la raie, il n'y a pas d'hémisphères cérébraux, à moins qu'on ne considère, avec Tiedemann, ses lobes olfactifs comme les analogues des corps striés. Chez quelques poissons, le lobe olfactif est supporté par un pédicule plus ou moins long. Quant à l'hémisphère cérébral lui-même, c'est un tubercule qui paraît n'être autre chose que la couche optique.

Le corps calleux, la voûte à trois piliers et la cloison transparente n'existent ni chez les oiseaux, ni chez les reptiles, ni chez les poissons.

Les tubercules mamillaires qui manquent chez les oiseaux et chez les reptiles sont énormes chez les poissons, et constituent un véritable lobe d'après Vicq-d'Azyr et Arsaky.

L'encéphale des poissons peut présenter cinq paires de lobes, qui sont, d'arrière en avant : 1° le lobe du nerf pneumo-gastrique ou lobe du bulbe rachidien ; 2° le cervelet ; 3° les lobes optiques ; 4° les hémisphères cérébraux ; 5° les lobes olfactifs.

Si nous généralisons avec M. de Blainville les notions que nous venons d'acquérir sur l'encéphale de tous les animaux vertébrés, nous pourrons, avec ce savant anatomiste, considérer les diverses paires de lobes de l'encéphale comme autant de paires de ganglions placés sur le prolongement de la moelle épinière, et qu'il appelle *ganglions sans appareil extérieur* : le premier ou le plus antérieur, est le lobe olfactif, qui est à l'état de vestige chez l'homme ; le deuxième est le cerveau proprement dit ; le troisième est constitué par les tubercules quadrijumeaux ou lobes optiques, lesquels sont à l'état de vestige chez l'homme ; le quatrième est le cervelet. Les ganglions qui constituent chaque paire communiquent entre eux ; chaque ganglion communique avec celui qui le précède et qui le suit ; enfin, tous communiquent avec la moelle épinière.

Idée générale de l'encéphale d'après M. de Blainville.

Usages du cerveau proprement dit.

Dans le cours de la description du cerveau, j'ai indiqué successivement les usages présumés de chacune des parties constituantes et distinctes du cerveau, à mesure qu'elles se sont présentées : ceux des tubercules mamillaires, de l'hypophyse ou corps pituitaire, des circonvolutions du corps calleux, de la voûte à trois piliers et du corps frangé, du conarium ou glande pinéale, de la toile choroïdienne et du plexus choroïde, de la couche optique et des corps striés.

Il me reste maintenant à faire connaître les *usages des hé-misphères cérébraux*.

Usages des hémisphères.

1° *Insensibilité de la substance blanche et de la sub-stance grise des hémisphères cérébraux*. Aucun fait de physiologie expérimentale ne me paraît mieux établi que celui-ci : *La substance blanche et la substance grise des hémisphères cérébraux sont insensibles à l'action des moyens ordinaires d'irritation*. Aucun mouvement, aucun signe de douleur perçue ne résulte de l'irritation de ces deux hémisphères, même sous l'action de la pile galvanique. Les observations les plus authentiques et les plus nombreuses d'anatomie pathologique viennent confirmer tous les résultats de la physiologie expérimentale.

Insensibilité des hémisphères.

La fatigue excessive du cerveau par la contention d'esprit

est, en quelque sorte, le seul *stimulant special* de cet organe
qui y répond par la douleur. La céphalalgie est un des phénomènes le plus constant de ce trouble général de l'économie
qu'on appelle la fièvre, et les céphalalgies morbides, idiopa-
thiques et sympathiques, me paraissent avoir leur siège dans le
cerveau. Cette céphalalgie peut être partielle, bornée à un
lobe, au lobe antérieur, au lobe postérieur, de l'un ou l'autre
côté, et peut-être même à une portion de lobe. Elle peut être
générale. Un de mes malades me disait qu'il lui semblait qu'il
avait dans le crâne une boule fendue excessivement douloureuse.

2° *Usages des hémisphères cérébraux relatifs aux sensations.* Les hémisphères cérébraux, insensibles sous l'action de
tous les stimulants extérieurs, paraissent être l'organe de la
perception de toutes les sensations. Il y a absence complète
de sensibilité générale et spéciale lorsque l'action du cerveau
est empêchée par une forte compression.

Les usages des hémisphères cérébraux relativement aux
sensations, me paraissent très incomplètement démontrés par
l'expérience qui consiste à enlever ces hémisphères cérébraux
sur des animaux vivants. Quelle conséquence rigoureuse peut-
on induire de ce qui se passe chez des animaux qui ont subi
des mutilations aussi graves? Les mammifères n'y résistent
pas. Les oiseaux y résistent davantage; plusieurs ont même
survécu plusieurs mois à cette expérience; mais je doute qu'on
puisse inférer des phénomènes observés chez les oiseaux, dont
les hémisphères cérébraux se réduisent à une lame de substance blanche recouverte d'une couche de substance grise,
aux phénomènes qui se passent chez les mammifères et chez
l'homme.

Voici, d'ailleurs, le résultat le plus général de ces expériences : la sensibilité générale ou tactile a persisté après
l'ablation des hémisphères cérébraux chez les oiseaux. Donc,
a-t-on conclu, l'animal (disons l'oiseau) qui a perdu ses hémisphères n'a pas perdu la perception des sensations, au moins

quant à la sensibilité générale ; car l'oiseau ainsi mutilé crie et s'agite lorsqu'on soumet sa peau à l'action de causes vives d'irritation.

D'après M. Flourens, la cécité des deux yeux est la conséquence de l'ablation des deux hémisphères, bien que les deux iris conservent leur mobilité ; la cécité de l'œil droit, la conséquence de l'ablation de l'hémisphère gauche et réciproquement. D'après le même physiologiste, le sens de l'ouïe est aboli lorsque les deux hémisphères ont été enlevés. Il n'en serait pas de même d'après M. Magendie, qui affirme que l'ablation des lobes du cerveau et du cervelet laisse subsister les sens de l'ouïe, de l'odorat et du goût (1).

Influence de cette ablation sur la vue et sur l'ouïe.

La perte de l'odorat, d'après M. Flourens, est la conséquence de l'ablation des hémisphères cérébraux, lors même qu'on a respecté les rubans et lobes olfactifs et la portion de la base du cerveau à laquelle ils tiennent. On conçoit, d'ailleurs, la difficulté de s'assurer de l'existence de l'olfaction et de la gustation dans des cas semblables.

Influence de l'ablation des hémisphères sur l'odorat et sur le goût.

3° *Usages des hémisphères cérébraux relatifs aux mouvements volontaires.* Les mouvements volontaires ont leur principe dans les hémisphères cérébraux. La substance blanche de ces hémisphères a été considérée, par quelques physiologistes, comme exclusivement affectée aux mouvements. Mais la paralysie générale des aliénés, dont le caractère anatomique consiste dans une altération de la substance grise, la substance blanche étant intacte, est à juste titre invoquée contre cette opinion qui paraît par conséquent devoir être écartée.

La substance blanche des hémisphères n'est pas exclusivement affectée aux mouvements.

L'action croisée des hémisphères cérébraux sur les mouvements volontaires est un fait appuyé sur une masse innombrable d'observations. Les observations contradictoires ne peuvent être considérées que comme des exceptions.

Action croisée des hémisphères.

(1) M. Longet a vu des pigeons, dont il avait enlevé les hémisphères cérébraux, ouvrir les yeux, alonger le cou, lever la tête, lorsqu'on faisait détonner une arme à feu.

Doctrine de la pluralité des organes cérébraux quant aux mouvements.

Y a-t-il dans les hémisphères cérébraux des départements déterminés qui tiendraient sous leur dépendance telle ou telle fraction du système musculaire ? La doctrine de la pluralité des organes cérébraux, adoptée par Gall quant aux phénomènes moraux et intellectuels, peut-elle s'appliquer quant aux mouvements des diverses régions, des divers actes fonctionnels ?

Je dois dire qu'aucun fait positif ne démontre cette espèce de fractionnement d'action des hémisphères cérébraux, bien que la chose ne soit pas rigoureusement impossible. L'hémisphère droit tient sous sa dépendance les mouvements de la moitié gauche du corps et réciproquement : voilà le seul fractionnement démontré.

Les faits ont, depuis longtemps, réfuté l'idée de Sucerotte, qui faisait siéger dans les lobes antérieurs le principe des mouvements des membres abdominaux, et dans les lobes postérieurs, le principe des mouvements des membres thoraciques.

Les lobes antérieurs président à l'articulation des sons.

Un grand nombre de faits ont amené M. le professeur Bouillaud à établir que le principe des mouvements coordonnés, qui préside à la parole, a son siège dans les lobes antérieurs du cerveau ; siège que d'autres avaient établi dans ce qu'on appelle lobe moyen et dans la corne d'ammon.

Mais d'autres faits nombreux, incontestables, établissent que la désorganisation des deux lobes antérieurs de l'homme par une violence extérieure qui a écrasé le frontal, ou la compression avec atrophie et ramollissement de ces deux lobes par des tumeurs cancéreuses, n'a pas entraîné la perte de la parole. J'ai publié, d'ailleurs (1), un fait d'absence congéniale des lobes antérieurs chez un idiot qui, chaque fois qu'il était pressé par la faim, prononçait quelques mots nettement articulés.

4° *Usages des hémisphères cérébraux, relativement aux facultés intellectuelles et affectives et aux instincts.* Les hémisphères cérébraux sont l'organe ou l'instrument immé-

_____

(1) *Anat. pathol.*, avec planches, 8ᵉ liv.

diat de l'âme, dans l'exercice des facultés intellectuelles et morales de l'homme. Ils sont aussi l'organe des instincts des animaux.

La compression du cerveau chez l'homme, par du sang épanché, une altération plus ou moins considérable des hémisphères, à la suite d'un choc violent, les faits de vices de conformation du cerveau, les faits de physiologie expérimentale sur les cerveaux des animaux, concourent tous à établir, d'une manière péremptoire, cette proposition qui ne saurait trouver de contradicteurs. *Influence des lésions des hémisphères sur les facultés intellectuelles.*

Qu'il y ait un rapport entre le développement des facultés intellectuelles chez les divers individus de l'espèce humaine, et le développement du cerveau, et plus particulièrement entre le volume des circonvolutions, la profondeur des anfractuosités, le nombre des lamelles qui entrent dans la composition de chacune d'elles, l'épaisseur de la substance corticale : c'est une question qui peut être débattue, étudiée sous ses divers points de vue : plus l'instrument de l'intelligence sera parfait, plus cette intelligence pourra s'élever à des conceptions élevées. N'oublions pas toutefois, dans cette appréciation, un fait anatomique qui me paraît positivement démontré, savoir : que le développement de la substance grise des circonvolutions est en rapport avec celui de la substance blanche de ces circonvolutions, et le développement des circonvolutions en rapport avec celui de l'hémisphère. *Rapports entre le développement des circonvolutions et les facultés intellectuelles.*

Chez les animaux, l'ablation des hémisphères cérébraux enlève toute perception, toute intelligence en général, et même jusqu'aux instincts inhérents à chaque espèce. Or, l'ablation des autres parties de la masse encéphalique, et en particulier celle du cervelet et des tubercules quadrijumeaux, ne privant l'animal d'aucun de ses instincts, d'aucune de ses facultés, il en résulte que le siège de ces instincts, de ces facultés, est dans les hémisphères cérébraux (1). *L'ablation des hémisphères enlève toute perception, toute intelligence, tout instinct.*

(1) V. M. Flourens, ouvrage cité, p. 130.

Existe-t-il dans le cerveau de l'homme et dans celui des animaux des sièges ou des organes spéciaux affectés à telle ou telle faculté intellectuelle ou affective, à tel ou tel instinct? Certains faits d'aliénation mentale, en établissant que l'homme peut perdre telle ou telle faculté, en conservant l'intégrité de toutes les autres ; et d'ailleurs, l'inégalité de développement des diverses facultés chez les différents individus, donne un grand intérêt à cette question, contre laquelle le spiritualisme le plus pur ne saurait élever aucune objection. Mais, il faut l'avouer, jusqu'à ce moment toutes les recherches des localisateurs ont été frappées de stérilité; et les prétendus organes cérébraux de Gall, auxquels ce physiologiste, plus ingénieux que sévère, avait affecté ses prétendues facultés primitives, après bien des remaniements faits et par lui-même et par ses disciples, ont été démolis pièce à pièce par l'étude sérieuse des faits. Il n'est pas jusqu'à l'organe du meurtre, dans l'établissement et le maintien duquel Gall semblait avoir concentré tous ses efforts, qui n'ait été réduit à la valeur d'une hypothèse purement gra-

tuite. Ainsi M. Lélut (1) a prouvé que les circonvolutions laté-rales moyennes et inférieures du cerveau, dans lesquelles Gall avait placé l'organe du meurtre, sont tout aussi développées chez les oiseaux et chez les mammifères frugivores, que chez les oiseaux et chez les mammifères carnivores (2).

(1) *De l'organe phrénologique de la destruction chez les animaux.* 1838.

(2) Les expériences de M. Flourens ont, d'ailleurs, établi que chez les ani-maux on peut retrancher, soit par devant, soit par derrière, soit par en haut, soit par côté, une portion assez étendue des lobes cérébraux, sans que leurs fonctions fussent abolies ; mais la déperdition de substance devenant plus considérable, dès qu'une perception est perdue, toutes le sont; dès qu'une fa-culté disparaît, toutes disparaissent. « Il n'y a donc pas, ajoute ce savant acadé-« micien, de sièges divers ni pour les diverses facultés, ni pour les diverses per-« ceptions. La faculté de percevoir, de juger, de vouloir une chose, réside « dans le même lieu que celle d'en percevoir, d'en juger, d'en vouloir une « autre, et, conséquemment, cette faculté, essentiellement une, réside essen-tiellement dans un seul organe. »

Existe-t-il des faits qui établissent que les facultés les plus élevées de l'homme, occupent exclusivement ou principalement les lobes antérieurs du cerveau ?

Oui, il existe dans la science un certain nombre de faits qui semblent établir cette proposition ; mais il en existe un aussi grand nombre qui établissent que toute lésion grave des hémisphères, qu'elle occupe les lobes antérieurs, les lobes postérieurs, telle ou telle partie de ces lobes, des circonvolutions ou du centre de l'hémisphère, a pour conséquence la diminution, et quelquefois même l'abolition des facultés intellectuelles et affectives (1).

Rien ne prouve que les facultés les plus élevées de l'homme occupent les lobes antérieurs du cerveau.

(1) Voyez, pour plus de détails, les ouvrages de physiologie, et en particuler l'ouvrage de M. Longet : *Anat. et physiol. du système nerveux de l'homme.*

DES NERFS

OU

DE LA PARTIE PÉRIPHÉRIQUE DU SYSTÈME NERVEUX.

CONSIDÉRATIONS GÉNÉRALES.

Idée générale
des nerfs.
Les *nerfs*, organes de transmissi on du sentiment et du mouvement, se présentent sous l'aspect de cordons blancs qui, par une de leurs extrémités (extrémité centrale), tiennent au centre nerveux céphalo-rachidien, et qui, par l'autre extrémité (extrémité périphérique), plongent dans les organes : c'est par eux que le centre nerveux céphalo-rachidien communique avec tout l'organisme. Leur aspect est d'un blanc nacré, comme celui des tendons avec lesquels ils ont été quelque temps confondus. Leur surface est lisse et présente des espèces de plis ou zig-zags, qui s'effacent par la distension (1). D'une autre part, si l'on coupe un nerf en travers, on voit qu'il est composé d'un nombre plus cu moins considérable de cordons plus petits, dont les bouts divisés débordent la coupe. A l'aide de ces caractères, il sera toujours facile de distinguer un nerf de tout autre tissu blanc de l'économie.

Tous les nerfs se détachent symétriquement à droite et à

(1) Ce sont ces plis en zig-zag qui ont conduit certains anatomistes à admettre que la fibre nerveuse affecte une disposition sinueuse. Monro a même consacré cette erreur anatomique par une figure : cette apparence sinueuse, qui est commune aux nerfs et aux tendons, disparaît dans les uns et dans les autres par la distention.

gauche du centre céphalo-rachidien : ils marchent donc par paires. Ils diffèrent entre eux : 1° relativement à leur point de conjugaison avec la portion centrale ; 2° relativement au lieu de leur sortie hors de la cavité céphalo-rachidienne ; 3° relativement à leur distribution ; 4° relativement à leur consistance ; 5° relativement à leurs usages. Ces différents points de vue ont servi de base aux classifications des nerfs qui ont été proposées aux diverses époques de la science. *Différence des nerfs entre eux.*

Histoire anatomique et classification des nerfs.

Confondus d'abord avec les tendons et les ligaments sous le nom de parties blanches, les nerfs en furent distingués par Hérophile et surtout par Galien. La division des nerfs en *cérébraux* ou *crâniens*, lesquels sortent par les trous de la base du crâne, et en *spinaux* ou *rachidiens*, qui sortent par les trous de conjugaison de la colonne vertébrale, était si naturelle qu'elle s'est offerte aux premiers anatomistes qui se sont occupés de ce système. Les nerfs crâniens seuls ont dû offrir quelques difficultés dans leur étude et dans leur classification. Marinus, dont l'ouvrage a été longtemps classique, admettait sept paires crâniennes seulement, parmi lesquelles il ne comprenait ni le nerf olfactif ni le nerf pathétique. Achillini le premier décrivit ce dernier nerf, comme un nerf spécial. Massa classa le ruban olfactif parmi les nerfs. Willis divise les nerfs en nerfs crâniens, qui naissent de la moelle allongée (pour Willis, la moelle allongée s'étendrait jusqu'aux corps striés), et en nerfs rachidiens, qui proviennent de la moelle épinière ; il divisa les nerfs crâniens (et sa division règne encore aujourd'hui) en dix paires, y compris le nerf sous-occipital. Il admit également, comme ses prédécesseurs, 30 paires de nerfs spinaux et considéra le grand sympathique comme constituant la 41° paire. Suivant Willis, les nerfs olfactifs forment la 1re paire crânienne ; les nerfs optiques, la 2e ; les nerfs moteurs oculaires communs, la 3e ; les nerfs pathétiques, la 4e ; les nerfs trijumeaux, la 5e ; le nerf moteur externe, la 6e ; le

Division des nerfs en crâniens et en rachidiens.

Classification de Willis.

nerf facial et le nerf auditif réunis, la 7ᵉ; les nerfs pneumo
gastriques, glosso - pharyngiens et spinaux ou accessoires
la 8ᵉ; les nerfs grands hypoglosses, la 9ᵉ; les nerfs sous-occi
pitaux, la 10ᵉ; et cette dernière paire, que Haller avait avec tan
de raison classée parmi les nerfs spinaux, a été tour à tour e
comme arbitrairement portée et reportée dans l'une ou l'autr

Sœmmerring a dédoublé p'u-sieurs paires. catégorie. Sœmmerring a dédoublé la 7ᵉ paire, dont il a fai
2 paires distinctes, la 7ᵉ ou nerf facial, et la 8ᵉ ou nerf auditif
il a subdivisé la 8ᵉ paire en trois paires, savoir : la 9ᵉ ou glosso
pharyngien, la 10ᵉ ou pneumo-gastrique, la 11ᵉ ou accessoire
de Willis. Mais cette modification de Sœmmerring, de mênn
que celle de Malacarne, qui admettait 15 paires de nerfs crâniens ; celle de Paletta, qui a décrit comme un nerf particulier
la branche de la 5ᵉ paire, qui va aux muscles crotaphite et buc
cinateur, me paraissent défectueuses, en ce qu'elles jetten
de la confusion dans les idées, sans aucune espèce d'avantage
Aussi, nous en tiendrons-nous à la division de Willis, qui es

Inutilité de la modification de Sœmmerring. la plus généralement adoptée. Toutefois, suivant le vœu de
Vicq-d'Azyr, nous préférerons une nomenclature fondée sur la
distribution des nerfs, à une nomenclature purement numé-
rique.

Willis avait eu une grande pensée, celle de séparer les
nerfs du mouvement volontaire des nerfs du mouvement invo-

Classification de Bichat. lontaire (1). Bichat s'empare en maître de cette idée, déjà fécon-
dée par Winslow et Reil, il la développe jusque dans ses plus
petits détails et s'approprie, en quelque sorte, la distinction
des nerfs en ceux de la vie organique et en ceux de la vie animale. Les nerfs céphalo-rachidiens constituent le système nerveux de la vie animale; le grand sympathique forme, à lui
seul, le système nerveux de la vie organique. Ce dernier consiste en une série de ganglions ou de petits centres, distincts

---

(1) Willis faisait dériver du cerveau les actes volontaires ou spontanés (*actus
spontaneos*), et du cervelet les mouvements ou fonctions involontaires (*fanc-
tiones involuntariæ*).

les uns des autres et distincts du cerveau. En outre, Bichat, devinant toute la portée de l'origine des nerfs, tenta de les classer, non d'après leur point de sortie du crâne, mais d'après leur origine, en nerfs du cerveau, au nombre de deux, en nerfs de la protubérance, au nombre de six, et en nerfs de la moelle, au nombre de trente-quatre : cette classification n'a d'autre inconvénient que celui d'être prématurée.

D'autres divisions, moins importantes que les précédentes, ont été établies dans les nerfs. Ainsi, sous le point de vue de la consistance, on a divisé les nerfs en *durs*, qui sont moteurs, **Nerfs durs.** et en *mous*, qui sont sensitifs : les premiers, disait-on, viennent de la moelle, les seconds viennent du cerveau. Sous le **Nerfs mous.** point de vue de la couleur, on les a divisés en *gris* et en **Nerfs gris.** *blancs ;* mais la couleur grise n'est pas inhérente aux nerfs, elle **Nerfs blancs.** tient à l'addition de la substance grise ganglionnaire qui se prolonge sur quelques nerfs provenant du grand sympathique.

On pourrait encore classer les nerfs dans l'ordre de leur volume, mais cette distinction serait complètement inutile.

Division de Charles Bell. L'antique distinction des nerfs **Des nerfs du** en *nerfs du sentiment*, et en *nerfs du mouvement*, a été re- **sentiment et** produite dans ces derniers temps, et établie sur des preuves **des nerfs du** anatomiques et physiologiques incontestables. Sous ce rap- **mouvement.** port, les nerfs peuvent être distingués en ceux qui appartiennent exclusivement au sentiment, en ceux qui appartiennent exclusivement au mouvement, et en ceux qui appartiennent à la fois à l'un et à l'autre ou *nerfs mixtes*. Je vais revenir sur cette importante distinction à l'occasion de l'extrémité centrale des nerfs qui, si elle était bien connue par chaque nerf, serait sans contredit la meilleure base de classification.

Tout nerf présente à considérer une extrémité centrale, un trajet et une extrémité périphérique.

Extrémité centrale des nerfs.

Extrémité centrale ou origine des nerfs. L'extrémité centrale des nerfs est le point de communication ou de conjugaison des nerfs avec le centre céphalo-rachidien. On l'appelle généralement *origine* des nerfs. Ces expressions métaphoriques d'origine, de production, d'efflorescence, n'ont pas été sans inconvénients pour la science ; car, pour beaucoup d'anatomistes, du langage figuré elles ont passé dans le langage propre (1).

Importance de son étude. L'étude de l'extrémité centrale des nerfs est peut-être le point le plus important de leur histoire, puisque les propriétés des nerfs dépendent essentiellement du lieu de leur communication avec la partie centrale. Ce lieu est constant, invariable, non seulement chez l'homme, mais encore dans la série animale, si bien que la détermination rigoureuse de ce lieu de communication a pu souvent servir de point de ralliement pour établir les parties analogues dans l'encéphale des diverses espèces animales.

Origine apparente. L'extrémité centrale ou l'origine des nerfs se divise en *apparente* et en *réelle*. L'*origine apparente* est le point précis où le nerf se détache du centre céphalo-rachidien : mais plusieurs nerfs pouvant être poursuivis dans l'épaisseur du centre céphalo-rachidien à une distance plus ou moins considérable de leur point d'émergence , il est constant que tous

Origine réelle. les nerfs ont une *origine réelle* bien plus profonde ; mais jusqu'à présent toutes les recherches ont été sans résultat pour arriver à une détermination rigoureuse de cette origine réelle. Les anciens anatomistes partaient de cette idée lorsqu'ils faisaient provenir tous les nerfs du cerveau, et plus particulièrement du corps calleux , ou bien des couches optiques et des corps striés. On en est encore à chercher un point central ou *sensorium commune*, qui serait à la fois l'aboutissant et le point de départ de tous les nerfs de l'économie.

(1) L'anatomie comparée et l'anatomie du fœtus témoignent de l'indépendance de formation des diverses parties du système nerveux.

Sous le rapport de leur origine, nous pourrions considérer les nerfs comme partant tous de la moelle : les nerfs de la face, les nerfs auditifs, les nerfs des organes de la respiration et de la déglutition naissent du bulbe rachidien et de ses prolongements crâniens ; les nerfs du membre thoracique viennent du renflement ou bulbe cervico-dorsal ; les nerfs du membre abdominal viennent du bulbe ou renflement lombaire ; les nerfs du tronc viennent des parties de la moelle intermédiaires aux trois renflements ; les nerfs optiques et olfactifs seuls paraissent faire exception à cette règle.

On peut considérer la moelle comme l'origine de tous les nerfs.

Tous les nerfs rachidiens présentent la plus grande uniformité dans leur extrémité centrale, dans leur trajet et dans leur terminaison. Les nerfs crâniens, qui paraissent, au premier abord, se soustraire aux lois qui président à la distribution des nerfs rachidiens, peuvent cependant y être ramenés jusqu'à un certain point, malgré leur apparente irrégularité et leur complication.

Uniformité des nerfs rachidiens.

Les généralités dans lesquelles je vais entrer s'appliquent plus particulièrement aux nerfs rachidiens.

Les nerfs rachidiens naissent par deux ordres de racines, les unes *antérieures*, les autres *postérieures*.

Origine des nerfs rachidiens par deux ordres de racines.

Gall avait émis l'idée que les racines postérieures des nerfs spinaux présidaient à l'extension, et les racines antérieures, à la flexion du tronc et des membres ; et il expliquait, par la prédominance des premières sur les secondes, la prédominance de l'extension sur la flexion (1). Bien que le fait de cette prédominance paraisse incontestable, l'explication de Gall n'en est pas moins frappée de nullité ; car elle suppose un isolement de distribution dans les racines antérieures et dans les racines postérieures, et cet isolement n'existe pas.

Opinion de Gall sur les usages respectifs de chaque ordre de racines.

Charles Bell ayant constaté par des expériences la différence

(1) En cela, Gall avait entrevu une vérité que je crois avoir établie sur des bases inébranlables, à l'occasion de l'appareil de la locomotion, savoir, que partout, à l'exception des muscles des doigts, les **extenseurs** l'emportent sur les **fléchisseurs.**

Expériences de Ch. Bell et de M. Magendie sur les deux ordres de racines. des propriétés du nerf facial et du nerf de la cinquième paire, le premier étant affecté au mouvement et le second au sentiment, eut l'idée de rechercher s'il n'existait pas quelque chose d'analogue dans les autres parties du corps, et la double origine des nerfs dut se présenter naturellement à son esprit. Cette double origine aurait-elle pour but de concentrer sur chaque paire de nerfs une double propriété. Des expériences furent instituées, et confirmèrent les prévisions de l'ingénieux physiologiste. Ensuite sont venues les expériences toutes confirmatives de M. Magendie, qui, s'appuyant en outre sur des faits d'anatomie pathologique, a répandu sur ce sujet une si vive lumière, que la plupart des physiologistes modernes ont admis avec lui que les *racines postérieures* sont *affectées au sentiment*, et les *racines antérieures, au mouvement*.

Il est démontré que les racines antérieures président au mouvement, et les racines postérieures au sentiment. Eh bien! ces expériences, celles si concluantes de Müller (1) sur les grenouilles, ne m'avaient pas complètement convaincu de la réalité de cette distinction des racines spinales, mais mes doutes ont cédé devant l'évidence, lorsque M. Longet m'a eu rendu témoin de ses expériences si positives, pratiquées, non plus sur des animaux inférieurs, comme celles de Müller, mais sur des chiens; et je regarde comme une vérité incontestable cette proposition, que *les racines postérieures, de même que les faisceaux postérieurs de la moelle, président*

(1) Toutes les expériences de Müller ont été faites sur les grenouilles. Le courant galvanique, porté sur les racines antérieures, détermine des secousses convulsives dans les muscles correspondants; porté sur les racines postérieures, il ne donne lieu à aucun mouvement. Müller a rendu cette démonstration plus évidente encore, en coupant, à gauche, les racines postérieures des nerfs destinés aux pattes de derrière, et à droite, les racines antérieures des mêmes nerfs : le sentiment fut aboli à gauche et le mouvement à droite.

Ces expériences établissent combien est peu fondée la doctrine de Bellingeri, qui, combinant, en quelque sorte, les idées de Gall avec celle de Ch. Bell, avait avancé que les racines postérieures des nerfs spinaux étaient affectées non seulement à la sensibilité, mais encore à la contraction des muscles extenseurs, tandis que les racines antérieures présidaient exclusivement à la contraction des muscles fléchisseurs.

u sentiment, et que les racines antérieures , de même que les faisceaux antéro-latéraux de la moelle, président au mouvement.

J'ai cherché à résoudre la question anatomiquement.

Quelques anatomistes avaient cru voir qu'au sortir du ganglion spinal, il y avait un mélange intime des filets provenant des deux ordres de racines, à tel point que le plus petit filet nerveux contenait à la fois une racine antérieure et une racine postérieure. Tout ce que j'ai pu voir, c'est une intrication, et jamais une combinaison régulière de filets. D'une autre part, pour rendre la dissection plus facile et plus probante, ayant plongé une portion de sujet dans de l'eau chargée d'acide nitrique, le névrilème ou enveloppe fibreuse des nerfs ayant été détruit, j'ai essayé de suivre, jusqu'à leur origine, des filets nerveux, soit cutanés , soit musculaires ; mais cela m'a été impossible , tant sont multipliées les combinaisons à travers lesquelles passent les filaments nerveux (1).

Il suit de là que, distincts à leur origine, les nerfs du sentiment et du mouvement , à quelques exceptions près , se mêlent, se réunissent, sans se confondre, sous une enveloppe commune, pour constituer ce qu'on appelle des *nerfs mixtes*, c'est à dire, des nerfs à la fois conducteurs du sentiment et du mouvement, qui portent cette double propriété dans tout leur trajet ; mais, arrivés à leur terminaison, le départ s'opère de la manière la plus complète : les filets émanés des racines

Marginal notes:

Intrication des filets des deux racines.

Les filets des deux racines se mêlent sans se confondre.

(1) Le problème serait résolu anatomiquement, s'il était démontré que les filets nerveux qui se perdent dans la chair musculaire, vont exclusivement se continuer avec les racines antérieures, tandis que les filets nerveux cutanés iraient exclusivement se continuer avec les racines postérieures : mais, jusqu'à présent, cette solution a été impossible.

J'avais cru suivre jusqu'aux ganglions spinaux correspondants, quelques uns des filets nerveux qui se répandent dans les muscles scalènes ; mais une dissection plus attentive m'a montré que ces filets ne procèdent pas des ganglions, mais bien du cordon plexiforme qui leur succède, immédiatement après l'accession des racines antérieures.

postérieures vont aux surfaces sensibles, les filets émanés de racines antérieures vont aux muscles : en sorte que la distinction des deux ordres de filets, si remarquable à l'origine, se retrouve à la terminaison des nerfs.

La question des racines antérieures comme présidant a mouvement, et des racines postérieures comme présidant a sentiment, est liée à cette autre question plus générale : Existe t-il des nerfs de divers ordres ?

Existe-t-il des nerfs de divers ordres ?

Antiquité de la distinction des nerfs en nerfs du sentiment et en nerfs du mouvement. La distinction si naturelle des nerfs en nerfs de sentiment e en nerfs de mouvement remonte à Erasistrate, qui faisait de river des méninges les nerfs du sentiment ; du cerveau et d cervelet, les nerfs du mouvement. Souvent reproduite et tou jours abandonnée, cette opinion n'a eu cours dans la scienc que du moment où l'expérimentation directe a confirmé le prévisions du raisonnement.

Distinction des nerfs en nerfs de la vie animale et en nerfs de la vie organique. Bichat, après Winslow et Reil, a divisé le système nerveu en deux grandes sections, dont l'une appartient à la vie an male, et l'autre à la vie organique. Le *système nerveux de l vie animale* a pour centre commun la moelle et l'encéphale les organes des sens et les muscles sont sous sa dépendanc Tous les organes auxquels il fournit sont sous l'empire de volonté et de la conscience. Le *système nerveux de la v organique* est constitué par les ganglions nerveux du gran sympathique, que Bichat considère, d'après Winslow, comm autant de petits cerveaux : les organes de la digestion, de respiration, de la circulation et des sécrétions sont sous dépendance. Tous les organes auxquels il fournit sont sou traits à l'empire de la volonté et de la conscience.

Classification de Ch. Bell. La division de Reil et de Bichat régnait dans la scienc lorsque Charles Bell fut ramené à celle des anciens par d observations et des expériences du plus grand intérêt ; il associa les idées de Bichat, et établit en outre une classe tou nouvelle de nerfs sous le titre de *nerfs de l'expression*, c *nerfs respiratoires.* De là cinq ordres de nerfs : 1° *nerfs destinés à des sensations spéciales*, nerfs de l'odorat, de la vue, de l'ouïe ; 2° *nerfs du sentiment ;* 3° *nerfs du mouvement volontaire ;* 4° *nerfs du mouvement respiratoire ;* 5° *nerfs sympathiques.* Ces derniers semblent réunir le corps humain en un tout pour la nutrition, l'accroissement et le décroissement : d'où le nom de *nerfs de la vie végétative*, qui leur a été donné. Sous un point de vue plus général, Charles Bell admet deux systèmes de nerfs : A. les *nerfs primitifs* ou *symétriques*, qui existent chez tous les animaux : c'est par eux que les animaux sentent et se meuvent ; B. les *nerfs surajoutés, irréguliers* ou *respiratoires*, dont le nombre est en raison de la perfection de l'animal. C'est à ces derniers qu'est départi l'acte en partie volontaire, en partie involontaire de la respiration et les mouvements qui s'y rattachent, tels que la parole, le rire, le sanglot, l'éternuement. Suivant Bell, ces nerfs sortent d'une colonne particulière de la moelle, marchent quelquefois séparés, distincts des autres nerfs, d'autres fois confondus avec eux, de telle manière que leur réunion et leur séparation ne nuise en rien à l'exercice de leurs fonctions.

Cette théorie des nerfs surajoutés ou respiratoires est fort ingénieuse, mais tout à fait hypothétique. Elle ne s'applique d'ailleurs, d'une manière positive, qu'à quatre nerfs : le pneumo-gastrique, le glosso-pharyngien, l'accessoire de Willis, le facial. C'est tout à fait gratuitement que Bell fait partir d'une colonne intermédiaire aux racines antérieures et postérieures, dans toute la longueur de la moelle, des filets qui s'ajoutent à ceux qui proviennent de ces racines et se combinent avec eux pour les faire participer au grand phénomène de la respiration.

Si, pour résoudre la question de pluralité des espèces de nerfs, on a recours à l'anatomie, on verra, qu'à l'exception des nerfs olfactifs, optiques et acoustiques, nerfs spéciaux qui ont une disposition toute particulière ; qu'à l'exception des nerfs ganglionnaires, qui sont en général plus grisâtres et plus ténus, il n'existe aucune différence de disposition et de texture entre les nerfs des diverses parties du corps. Les filets nerveux cutanés sont rigoureusement identiques aux filets nerveux musculaires.

Homogénéité de structure des nerfs.

Fondé sur cette loi de l'organisme, que l'identité de structure est toujours liée à une identité d'usage, j'avais été conduit à admettre que les nerfs sont *homogènes*, que les différences de propriétés attribuées aux nerfs appartenaient aux organes auxquels ils se distribuent, que les nerfs ne remplissaient dans l'économie d'autre rôle que celui de *conducteurs : conducteurs du sentiment*, lorsqu'ils se plongent dans un organe *sensible ; conducteurs du mouvement*, lorsqu'ils se plongent dans un organe de mouvement (1). Cette homogénéité des nerfs me paraissait expliquer, beaucoup mieux que ne pourrait le faire leur hétérogénéité, les principaux phénomènes de l'innervation, et en particulier la solidarité de toutes les parties du système nerveux.

Difficultés que fait naître l'adoption de la spécialité des nerfs.

D'ailleurs, la spécialité des nerfs, une fois acceptée pour quelques phénomènes spéciaux et pour quelques organes, pourquoi ne pas l'admettre pour toutes les actions spéciales et pour tous les organes ? Il y aura donc des nerfs digestifs, des nerfs générateurs, des nerfs sécréteurs de divers ordres, etc. Mais ces arguments en faveur de l'homogénéité du système nerveux, auxquels j'aurais pu ajouter l'identité de structure des filets nerveux du grand sympathique, et des filets nerveux émanés directement du centre céphalo-rachidien, sont tombés devant le grand fait physiologique de la distinction des nerfs en ceux du sentiment et en ceux du mouvement.

La distinction des nerfs en nerfs du sentiment et en nerfs du mouvement ne s'applique pas seulement aux nerfs spinaux,

---

(1) L'homogénéité du système nerveux me paraissait prouvée : 1° par ce fait d'anatomie, que le même nerf se distribue à un grand nombre d'organes, ayant des usages très différents, ex.: la huitième paire ; 2° par cet autre fait d'anatomie comparée, savoir, que la même paire de nerfs peut, dans diverses espèces, présider à des fonctions fort différentes, ex.: nerf de la cinquième paire.

le s'étend à tous les nerfs crâniens. Dans la catégorie des erfs du sentiment, se rangent : 1° les nerfs sensitifs spéciaux, s nerfs *olfactif*, *optique* et *auditif*; 2° les nerfs sensitifs énéraux, le nerf *trijumeau* moins sa partie non ganglion- aire, le *glosso-pharyngien*, le *pneumo-gastrique*.

Dans la catégorie des nerfs des mouvements crâniens, se ran- nt : le *facial*, le *moteur oculaire commun*, le *pathétique*, *portion non ganglionnaire du nerf trijumeau*, le *moteur ulaire externe*, le *spinal* et l'*hypoglosse*.

Trajet des nerfs. Plexus. Anastomoses.

Le trajet des nerfs doit être considéré dans l'intérieur de la vité céphalo-rachidienne et hors de cette cavité. Dans la vité céphalo-rachidienne, ce trajet a une étendue variable; rs de la cavité, les nerfs ont une distribution plus ou moins mpliquée : 1° ils communiquent tous ou presque tous avec le stème nerveux du grand sympathique ; 2° lorsque les parties xquelles ils doivent se distribuer sont peu complexes, leur stribution est fort simple, ex. : nerfs des parois thoraciques abdominales ; 3° lorsque ces parties sont compliquées, les rfs présentent une complication proportionnelle; alors ils mmuniquent entre eux pour constituer des entrelacements 'on appelle *plexus*, ex. : plexus thoraciques et abdominaux.

Plexus. Ces plexus nerveux, que Bichat considérait comme tant de centres auxquels il faisait aboutir les nerfs d'origine, desquels il faisait partir les nerfs de terminaison, sont formés r un certain nombre de nerfs qui se divisent et se subdivi- nt, pour entrer dans des combinaisons nouvelles et constituer entrelacement presque inextricable.

Les plexus opèrent, en général, une combinaison si intime re les divers éléments qui entrent dans leur composition, il est souvent impossible de déterminer rigoureusement elles branches d'origine ont concouru à la formation de telle telle branche de terminaison. Une branche nerveuse qui émane d'un plexus appartient donc à la fois à tous les nerfs qui entrent dans la composition de ce plexus.

Dans les plexus il n'y a rien autre chose qu'un échange de cordons nerveux. Les plexus ne consistent point dans des anastomoses proprement dites des cordons nerveux. Les plexus ne contiennent pas la substance grise admise par Monro ; ils ne servent pas de point d'origine à de nouveaux filets nerveux ; ils n'émettent que ceux qu'ils ont reçus. L'observation la plus attentive n'y démontre rien autre chose qu'un échange de cordons nerveux, lesquels, pour entrer dans de nouvelles combinaisons, n'en restent pas moins indépendants les uns des autres.

Anastomoses. *Anastomoses.* On appelle *anastomoses nerveuses*, les communications à anse ou à angles plus ou moins aigus, qui ont Sens qu'y attachaient les anciens et qu'y attachent les modernes. lieu entre les filets nerveux. Les anciens, dominés par l'idée qu'il existait un fluide en circulation dans les nerfs, supposaient qu'il y avait mélange des fluides nerveux, à peu près comme il arrive dans les anastomoses vasculaires, où deux colonnes de sang viennent se confondre. Aussi, regardaient-ils les anastomoses nerveuses comme la source la plus active des sympathies. Bichat admet aussi ces anastomoses, dans lesquelles il y a, dit-il, non seulement contiguïté, mais continuité des filets nerveux. Béclard (1) justifie en ces termes l'expression d'anastomoses, en cherchant à en interpréter le sens : « Il n'y a pas « simplement application des filets nerveux dans les anastomo- « ses, mais véritablement communication de ces filets, abou- « chement de leur canal, qui, à la vérité, contient une sub- « stance qui y séjourne, et non un fluide circulant, comme on « le croyait autrefois. »

Il n'y a point d'anastomoses nerveuses proprement dites. Mais l'anatomie de texture nous montre que dans les anastomoses, il y a simplement juxta-position des filaments qui arrivent de deux points différents ; elle prouve de la manière la plus péremptoire, que les anastomoses ne sont autre chose que de petits plexus : de telle sorte qu'il n'y a entre les plexus et les anastomoses, d'autre différence qu'en ce que, *dans les plexus*,

(1) *Anat. génér.*, p. 659.

il y a échange de cordons nerveux, tandis que, dans les ana-
tomoses, il y a échange de filaments ou filets. Les anastomoses, comme les plexus, sont destinées à concentrer l'action de
plusieurs nerfs sur un même point, comme sur un centre d'où
cette action puisse s'irradier sur des parties nécessairement liées
d'usages.

Les anses nerveuses que Bichat indique sur tous les points **Il n'y a point** **d'anses nerveu-** de la ligne médiane du corps, et par lesquelles il croyait pou- **ses sur la ligne** **médiane.** voir expliquer le retour du sentiment et du mouvement dans certaines parties du corps, frappées de paralysie, n'existent pas. Les seules anastomoses médianes que je connaisse, sont celles les deux nerfs pneumo-gastriques, derrière l'extrémité infé-rieure de la trachée, celle des deux plexus solaires, et celle les nerfs cardiaques. Il est probable que ces anastomoses mé-lianes ont pour objet de permettre aux nerfs d'un côté d'une moitié du corps de suppléer, au moins en partie, aux nerfs de l'autre moitié.

Direction, rapports, division des nerfs dans leur trajet.

A leur sortie de la cavité céphalo-rachidienne, les nerfs sont **Situation gé-** **nérale des nerfs.** très profondément placés. Ainsi, le plexus brachial est protégé par la ceinture scapulaire ; le plexus sacré, par la cavité pel-vienne. Les nerfs sont ensuite reçus dans les grands espaces cellulaires, que nous avons vus ménagés au milieu des mem-bres, pour recevoir et garantir de toute compression les vais-seaux et les nerfs principaux.

Les nerfs ont en général une direction rectiligne, et n'ont **Leur direc-** **tion rectiligne.** que juste la longueur qu'il leur faut pour aller de leur point d'origine à leur point de terminaison, de telle sorte que si les mouvements des membres dépassent leurs limites accoutumées, les nerfs peuvent être le siège de tiraillements funestes. La *di-rection rectiligne* est, en général, inhérente au système ner-veux. Cependant il est un grand nombre de nerfs qui se dévient de leur direction première (1) pour décrire un arc de cercle,

---

(1) Je ne pense pas que la direction rectiligne soit nécessaire pour la trans-

et même pour se réfléchir sur eux-mêmes dans un sens entièrement opposé à leur direction première. Il en est d'autres qu
décrivent des espèces de zigzags à la manière des artères
mais ces flexuosités s'effacent dans certaines attitudes, ou pen
dant la distension des organes.

Multiplicité des nerfs pour chaque membre. Tandis qu'il n'existe qu'un tronc artériel pour chaque mem
bre, il existe un nombre plus ou moins considérable de nerf
satellites correspondants. Les artères, se déviant souvent d
leur direction première, décrivent des flexuosités, au moye
desquelles elles occupent alternativement les divers côtés d'u
membre. Une conséquence qui résulte, d'une part, de la di
rection rectiligne des nerfs, et d'une autre part, des déviation
que subissent les artères, c'est que les mêmes nerfs ne peuven
être les satellites des mêmes artères, dans toute la longueur d
leur trajet. Ainsi, lorsqu'il arrive qu'un tronc artériel se dévie d
sa direction première, il existe deux nerfs satellites, l'un pou
la première partie, l'autre pour la seconde partie du trajet d
cette artère : ainsi le nerf crural accompagne l'artère crurale, l
nerf sciatique, l'artère poplitée. Lorsqu'une artère se bifurqu
ou se divise, il y a souvent un nerf particulier pour chaque di
vision : ainsi le nerf médian accompagne l'artère humérale; l
nerf radial, l'artère du même nom; le nerf cubital, l'artèr
cubitale.

Il suit encore de là que les nerfs marchent solitaires dan
une partie plus ou moins considérable de leur trajet : tel est l
grand nerf sciatique, tel est le pneumo-gastrique.

Du reste, les rapports des artères avec les nerfs sont invariables. Aussi, les chirurgiens modernes donnent-ils une grand
importance à ces rapports : en effet, les nerfs étant plus facil
à apercevoir que les artères, à raison de leur blancheur, un

mission de l'influence nerveuse, car cette transmission se fait sur un membr
fléchi, sur un nerf curviligne ou récurrent, tout aussi bien que sur un membr
étendu et sur un nerf rectiligne ; mais il est probable qu'elle abrège la duré
de cette transmission.

fois que le nerf est mis à découvert, on arrive immédiatement à l'artère. Il importe d'ailleurs de déterminer avec beaucoup d'exactitude, quels sont les nerfs qui sont contenus dans la même gaîne que les artères correspondantes, et quels sont les nerfs qui sont situés hors de cette gaîne. Indépendamment du gros tronc nerveux qui leur sert de satellite, les artères sont encore accompagnées par des filets nerveux qui leur sont accolés, qui échappent par leur ténuité à l'œil et à l'instrument du chirurgien, et qu'il est bien difficile d'en séparer. Ce sont ces filets, qu'on serait tenté de considérer comme les nerfs propres des artères, mais auxquels ces vaisseaux ne servent que de support, qui rendent constamment la ligature d'une artère si douloureuse dans les opérations chirurgicales.

Division des nerfs. Dans leur trajet, les nerfs ne se divisent pas à la manière des vaisseaux, en branches, en rameaux et en ramifications ; mais ils émettent, chemin faisant, et successivement, des branches qui se distribuent dans les diverses parties qu'ils traversent, et s'épuisent ainsi par degrés, jusqu'à ce que, réduits eux-mêmes à l'état de filets, ils se terminent de la même manière. La division *des nerfs ne se fait point par ramification, mais par séparation ou émission.*

Une circonstance qui a frappé tous les anatomistes, c'est que les nerfs ne diminuent pas de volume en proportion des filets qui s'en détachent : il en est même dont le volume semble augmenter, après l'émission de plusieurs filets. Cette singularité apparente s'explique, non par l'addition de nouveaux filets, mais par l'aplatissement du nerf, l'écartement des filets nerveux, l'addition d'une certaine quantité de tissu adipeux ou par l'épaississement du névrilème.

Terminaison des nerfs.

Les nerfs ont une distribution parfaitement déterminée ; chaque nerf a son département bien circonscrit, disposition qui, rapprochée de ce que j'ai dit sur les anastomoses, explique pourquoi les nerfs ne peuvent pas se suppléer les uns les autres.

Les rapports des nerfs avec les artères sont invariables.

La division des nerfs ne se fait pas par ramification, mais bien par séparation.

Chaque nerf a son département bien circonscrit.

Le tronc artériel principal d'un membre étant lié, la circulation se rétablit par les voies collatérales ; quand, au contraire, on coupe un nerf, toutes les parties auxquelles il se distribue sont paralysées.

Terminaison des nerfs : 1° Dans la peau ;

La terminaison des nerfs est sans contredit un des points les plus importants de leur histoire. Dans la peau, les nerfs se terminent dans les papilles : il n'est pas une papille qui en soit dépourvue ; dans les muscles, ils se terminent en filaments ex-

2° Dans les muscles.

trêmement déliés, qui parcourent un très long trajet, presque toujours curviligne, dans l'épaisseur de ces organes, avant de disparaître à l'œil nu ou armé d'instruments. Il m'a paru que chaque filament nerveux était disposé de telle manière, qu'il touchait un très grand nombre de fibres musculaires, placées sur le même plan ou sur des plans différents. Il n'est probablement pas une seule fibre musculaire qui ne soit ainsi effleurée par un filament nerveux : ce fait d'anatomie substitue, à l'hypothèse ingénieuse de Reil sur l'atmosphère d'activité de chaque fibre nerveuse, une explication toute naturelle, savoir : que *les nerfs agissent sur la fibre musculaire, par l'effet du contact* (1).

MM. Prévost et Dumas, se fondant sur des observations microscopiques, ont admis que les filets nerveux se terminent en anses dans l'épaisseur des muscles, et ont même établi sur cette disposition à anse des nerfs, une théorie de la contrac-

Les filets nerveux musculaires ne se terminent point en anses.

tion musculaire. D'après ces auteurs, les nerfs des muscles n'auraient point, à proprement parler, de terminaison périphérique, et leur partie centrifuge rejoindrait sans délimitation leur portion centripète.

Je ne saurais adopter cette doctrine, qui a été accueillie avec beaucoup de faveur, et qui même a été transportée des nerfs

---

(1) L'hypothèse de l'atmosphère nerveuse avait été suggérée à Reil : 1° par la théorie du fluide nerveux, qu'il considérait comme analogue et presque identique au fluide électrique ; 2° par ce fait d'anatomie, que l'appareil nerveux n'est pas assez considérable pour fournir à chaque fibre musculaire.

musculaires aux nerfs sensitifs spéciaux et généraux par MM. Breschet, Valentin et Burdach. Voici ce que j'ai observé à cet égard : on trouve constamment des anses nerveuses dans tous les muscles, ces anses sont surtout d'une démonstration facile dans les muscles droits de l'abdomen, que MM. Prévost et Dumas ont principalement étudiés, et dans les muscles faciaux ; mais ces anses ne sont pas la terminaison des nerfs, ce sont tout simplement des anastomoses destinées à réunir plusieurs filets divergents. De ces anses partent des filets plus petits ou filaments qui parcourent une direction curviligne, semblent se recourber pour devenir centripètes, mais se perdent immédiatement sans anastomose ansiforme. La direction curviligne des filets de terminaison des nerfs, direction qui paraît en avoir imposé pour la disposition à anses, n'aurait, dans mon opinion, d'autre but que de leur permettre de toucher un plus grand nombre de fibres. Cette disposition curviligne est surtout remarquable dans la portion du nerf facial qui se distribue au muscle frontal.

Disposition de l'extrémité terminale des nerfs dans l'épaisseur des muscles.

Il y a de grandes différences entre les divers organes sous le rapport de la quantité de nerfs qu'ils reçoivent : en première ligne, sous ce point de vue, sont les organes des sens, les yeux, les oreilles, les fosses nasales, la langue et la peau ; en deuxième ligne, sont les muscles, lesquels reçoivent des nerfs en quantité proportionnelle au nombre de leurs fibres et à leur activité. Les organes de la vie nutritive sont à une grande distance des précédents sous le rapport de la quantité de nerfs qui leur sont destinés. On n'a pu encore découvrir de nerfs propres dans le tissu cellulaire, les séreuses, les tendons, les aponévroses et les cartilages articulaires. Je crois avoir établi que toutes les articulations sont pourvues de nerfs, *nerfs articulaires*, qu'on suit dans les ligaments, et jusque sur les synoviales.

Quantité de nerfs dans les divers organes.

Les os longs présentent, indépendamment de leur nerf central ou médullaire : 1° des nerfs périostiques qui se perdent dans le périoste ; 2° des nerfs propres au tissu spongieux, qui

pénètrent par quelques uns des trous des extrémités des ô
longs.

Des ganglions nerveux et du système du grand sympathique.

Les ganglions
sont des centres
nerveux.

Les *ganglions nerveux* sont des espèces de nœuds ou renflements grisâtres situés sur le trajet des nerfs, et qui ont une
assez grande analogie d'aspect avec les ganglions lymphatiques. Considérés d'une manière générale, les ganglions son
des espèces de centres vers lesquels convergent un certain
nombre de filets nerveux, pour en sortir sous de nouvelle
combinaisons. De là l'idée ingénieuse de Winslow, qui compare
les ganglions à de petits cerveaux, idée reproduite sous un
autre forme par Bichat, et qui a servi de base à son beau cha
pitre sur le système nerveux de la vie organique.

Les ganglions
des invertébrés
ne peuvent pas
être rapprochés
de la moelle.

Le système nerveux des animaux invertébrés se réduit à une
série de ganglions et de nerfs ganglionnaires ; les anciens anatomistes considéraient, avec Swammerdam et Haller, cette
série de ganglions comme une moelle renflée d'espace en es
pace. Mais il n'y a aucun point de comparaison à établir entre
la moelle et les ganglions ; et les renflements que présentent la
moelle épininière et le cerveau ne sauraient, en aucune façon
être assimilés aux renflements ganglionnaires.

Il y a trois
espèces de gan-
glions nerveux.

Il y a trois séries, ou si l'on aime mieux, trois espèces de
ganglions : 1° les *ganglions spinaux* ou *rachidiens ;* 2° les
ganglions intercostaux ; 3° les *ganglions splanchniques ;*
ces derniers avoisinent les viscères auxquels ils sont destinés.

La première série, ou les ganglions spinaux, appartiennent
à la vie de relation. Ces ganglions sont constants, réguliers,
symétriques, comme les nerfs sur le trajet desquels ils sont
placés. Les deux autres séries destinées aux appareils de la vie
nutritive constituent le *système du grand sympathique* improprement appelé *système ganglionnaire.*

L'identité de nature des ganglions spinaux et des ganglions
du grand sympathique d'une part ; d'une autre part, l'identité du système nerveux ganglionnaire et du système ner-

veux céphalo-rachidien, sont démontrés par ce fait d'anatomie comparée qui établit la fusion des ganglions dans un grand nombre d'animaux. M. Weber (1) a vu que le développement du grand sympathique est toujours en raison inverse du développement de la moelle épinière. Il a constaté le même rapport entre le grand sympathique et le nerf pneumo-gastrique ; en sorte que dans certaines espèces le grand sympathique est complètement remplacé par le nerf de la 8e paire.

Identité de nature des diverses espèces de ganglions et de nerfs.

Les expériences de M. Legallois sur la moelle épinière, l'avaient conduit à admettre que les nerfs viscéraux sont sous la dépendance de la moelle, et que le grand sympathique a ses racines dans cette même moelle. L'anatomie confirme pleinement ces résultats de l'expérimentation.

Il y a autant de ganglions spinaux qu'il y a de paires spinales. Il y a autant de ganglions du grand sympathique, aux régions sacrée, lombaire et dorsale, que de ganglions spinaux ; à la région cervicale, il n'y a que deux ou trois ganglions sympathiques pour répondre aux huit ganglions cervicaux. On peut admettre que le ganglion cervical supérieur représente à lui seul plusieurs ganglions.

Rapports entre les ganglions spinaux et les ganglions du grand sympathique.

Au crâne, il est difficile de trouver des ganglions correspondants aux ganglions spinaux ; cependant le ganglion de Gasser, le ganglion de la 8e paire, peuvent être considérés comme les analogues des ganglions spinaux.

D'une autre part, on pourrait regarder comme ganglions sympathiques crâniens, le ganglion ophthalmique, le ganglion de Meckel, le ganglion otique, et principalement la partie supérieure du ganglion cervical supérieur.

Ganglions crâniens analogues aux ganglions rachidiens.

Toutefois, il serait peut-être plus rationnel de regarder les ganglions ophthalmique, otique, comme des ganglions indépendants des trois séries de ganglions, et comme affectés à des usages de localités. Or, on trouve un assez grand nombre de

(1) *Anat. comparée du nerf sympathique*, 1817.

ces ganglions de localités, qui n'ont pas reçu de nom particulier, et que je signalerai, chemin faisant.

Connexions des ganglions, soit entre eux, soit avec les nerfs céphalo-rachidiens.

Les ganglions spinaux appartiennent exclusivement aux racines postérieures des nerfs rachidiens. Nous verrons que les racines antérieures leur sont tout-à-fait étrangères.

Branches qui émanent des ganglions (spinaux. Des *ganglions spinaux*, partent trois branches, savoir : une *moyenne*, qui est la continuation du nerf; une *antérieure* ou *ganglionnaire*, qui va se rendre au ganglion correspondant du grand sympathique; une *postérieure*, qui est destinée aux muscles et à la peau de la région postérieure du tronc.

Branches qui émanent des ganglions du grand sympathique. Aux *ganglions du grand sympathique*, aboutissent : 1° un ou plusieurs filets venus des ganglions spinaux ; 2° un cordon de communication avec le ganglion sympathique qui le précède immédiatement. De ces ganglions, émanent : 1° un cordon de communication avec le ganglion sympathique subséquent ; 2° des rameaux viscéraux, qui tantôt vont se perdre directement dans les viscères, et tantôt, lorsque leur distribution doit être complexe, vont se rendre à des ganglions splanchniques.

Interruption du cordon formé par le grand sympathique. Du reste, il n'est pas rare de voir manquer les cordons de communication des ganglions du grand sympathique entre eux et alors la continuité de ce nerf est interrompue. C'est sur cette interruption que s'appuie surtout Bichat, pour établir que le grand sympathique n'est pas un nerf proprement dit, que chaque ganglion est le centre d'un petit système nerveux particulier également distinct et du système céphalo-rachidien et des autres ganglions.

Branches qui émanent des ganglions splanchniques ou viscéraux. Les *ganglions splanchniques* ou *viscéraux* sont des centres où convergent un très grand nombre de nerfs, dont les uns viennent directement du système céphalo-rachidien, et les autres des ganglions du grand sympathique. Dans ces ganglions qui avoisinent tous la région médiane du tronc, les nerfs du côté droit viennent se confondre avec ceux du côté gauche par un grand nombre de branches plexiformes, d'aspect ganglionnaire, qui entourent les artères viscérales, et se divisent comme elles, pour pénétrer dans l'épaisseur des organes.

Il suit de ce qui précède, qu'anatomiquement parlant le grand sympathique n'est ni un nerf continu, lequel ne différerait des autres nerfs que par ses renflements, comme le voulaient les anciens, qui en faisaient une paire particulière, ni une série linéaire de petits centres nerveux ou de petits cerveaux, qui émettent, dans tous les sens, des filets de communication, soit avec les nerfs spinaux, soit avec les nerfs viscéraux, comme le voulait Bichat : c'est une série de ganglions liés d'action les uns aux autres, et prenant leur origine dans chacune des paires spinales émanées du centre céphalo-rachidien. Le grand sympathique ne naît pas de la 6° paire crânienne, ou du filet vidien ou carotidien, pas plus que de toute autre paire spinale, mais bien de la moelle épinière toute entière ; et s'il ne s'épuise pas à mesure qu'il s'éloigne du cerveau, s'il se renforce même dans quelques points, c'est qu'il reçoit, chemin faisant, de nouvelles branches d'origine.

Le grand sympathique prend sa source dans la moelle épinière tout entière.

Suivant une théorie physiologique ingénieuse, et que l'anatomie confirme pleinement, les viscères qui reçoivent leurs nerfs des ganglions du grand sympathique, puiseraient leur principe d'action dans la moelle épinière tout entière ; en sorte que l'affection d'un nerf viscéral, d'un ganglion viscéral, doit entraîner : 1° celle de tout le système ganglionnaire, vu les communications intimes qui ont lieu entre tous les ganglions ; 2° celle du système céphalo-rachidien, vu les communications intimes qui ont lieu entre les ganglions du grand sympathique et la moelle épinière. Il suivrait de là que l'ensemble des ganglions sympathiques et viscéraux, constitue un vaste plexus qui lie d'une manière intime les viscères entre eux et au reste de l'économie. Cette dépendance mutuelle est le trait le plus caractéristique des organes de la vie nutritive, c'est à dire, des organes qui reçoivent leurs filets nerveux des ganglions splanchniques et sympathiques.

L'ensemble des ganglions sympathiques et viscéraux constitue un vaste plexus.

Structure des nerfs et des ganglions.

Travaux de
Prochaska et de
Reil. Prochaska est le premier qui ait jeté quelque jour sur la structure des cordons nerveux, et prouvé qu'ils consistent dans de véritables plexus. Reil ne s'est pas contenté d'étudier la disposition plexiforme des cordons nerveux, il s'est surtout occupé de leur structure, et s'il n'a pas fixé la science à ce sujet, c'est parce qu'il a pris pour type des nerfs, le nerf optique, qui offre précisément une disposition de structure exceptionnelle.

Chaque nerf
est un plexus. Chaque nerf est un plexus qu'enveloppe une gaîne fibreuse commune. Si on incise cette gaîne, et si on écarte, en lacérant le tissu cellulaire, les petits cordons nerveux qui constituent chaque nerf, on voit que ces petits cordons qui sembleraient au premier abord juxta-posés et parallèles, s'anastomosent entre eux de mille manières, et forment un plexus extrêmement com-

Volume inégal
des petits cor-
dons qui consti-
tuent chaque
nerf. pliqué. On voit, en outre, que ces petits cordons sont d'un volume inégal, non seulement dans les différents nerfs, mais encore dans le même nerf; que c'est dans les nerfs qui appartiennent au grand sympathique et au nerf pneumo-gastrique, que se voient les filets les plus petits; que les plus considérables appartiennent aux nerfs brachiaux et au grand nerf sciatique.

Si on étale sur une plaque de cire, les troncs nerveux dont on aura dissocié les cordons ou filets, et si on fixe ces nerfs étalés, à l'aide d'épingles placées de distance en distance, on verra l'impossibilité absolue de les suivre à travers leurs divisions successives et la multiplicité de leurs combinaisons.

Parties con-
stituantes des
nerfs. Deux parties constituent essentiellement un nerf, savoir : 1° la *substance nerveuse proprement dite;* 2° son *enveloppe* ou *gaîne* fibreuse qui a reçu le nom de *névrilème.*

1° *Névrilème.* Il y a un névrilème commun ou gaîne fibreuse commune, pour chaque nerf. En outre, chaque petit cordon nerveux, chaque filet est pourvu d'une gaîne ou d'un névrilème propre. Les canaux névrilématiques se divisent, se subdivisent et s'anastomosent, comme les petits cordons nerveux eux-mêmes.

Les canaux névrilématiques sont constitués par du tissu breux ; leur aspect resplendissant, qui les a fait souvent confondre avec les tendons, leur résistance, leur inextensibilité, eur peu de vitalité, tous leurs caractères, en un mot, établissent leur nature fibreuse et exclusivement protectrice (1).

Le névrilème des nerfs fait suite au névrilème de la moelle pinière.

Substance nerveuse. Si, à l'exemple de Reil, on plonge un erf dans de l'acide nitrique étendu d'eau, le névrilème sera issous, et en même temps la substance nerveuse acquerra une ensité, une opacité très remarquables. Nous verrons plus ard combien cette double propriété des acides dans leur acon sur les nerfs, est précieuse pour la détermination du véitable caractère de filaments réputés nerveux. Sur un tronc erveux préparé par les acides, on voit, de la manière la plus anifeste, que les anastomoses ou mieux les grouppements ous de nouvelles combinaisons des filets nerveux qui entrent ans sa composition, sont, pour ainsi dire, continuelles, et se nt par anses ou à angles, que l'addition d'un certain nombre e filaments nerveux, ou la séparation d'un certain nombre autres, vient incessamment rompre la chaîne des rapports au oment où on croyait pouvoir l'établir : en sorte qu'après un ajet de quelques pouces, les nerfs, bien qu'il ne soit entré ucun nouvel élément dans leur structure, sont composés, elativement à la constitution de leurs filets, d'une manière ute différente qu'auparavant.

Quelle est la structure de la substance nerveuse? La subance nerveuse n'est point une pulpe, mais elle est constituée ar des pinceaux de filaments d'une ténuité excessive, et dont fil du ver à soie peut donner une idée. Ces filaments sont

Marginal notes:
Substance nerveuse.

Procédé pour séparer cette substance de son névrilème.

Les réunions sous de nouvelles combinaisons de filets nerveux sont continuelles.

Structure filamenteuse de la substance nerveuse.

___

(1) On pourrait dire que le névrilème doit à son peu de vitalité non moins q'à sa résistance, les fonctions d'organe protecteur : c'est par suite de ce peu e vitalité du névrilème, qu'on voit tous les jours les nerfs traverser intacts des arties enflammées ou dégénérées.

parallèles et juxta-posés, libres dans toute la longueur du nerf, susceptibles d'être isolés les uns des autres ; quand ils ne sont pas soumis à l'extension, ils sont flexueux à la manière d'une ligne tremblée. Chaque filament nerveux occupe toute la longueur du nerf. Or, on voit dans chaque nerf les filaments qui, par leur réunion, constituent les filets nerveux, passer incessamment d'un filet à un autre, et se combiner de mille manières, sans se confondre jamais.

Chaque fila-ment nerveux occupe toute la longueur du nerf.

Cette structure si manifeste dans un nerf durci par l'acide nitrique ne l'est pas moins dans les nerfs qui n'ont été soumis à aucune préparation (1). Si on divise par une ponction le névrilème, la substance nerveuse fait hernie à travers la solution de continuité, absolument comme le fait la moelle épinière dans la même circonstance. Si on divise le névrilème dans toute la longueur du nerf, la substance nerveuse apparaît sous la forme de filaments longs et parallèles, d'une couleur blanc de lait, qui flottent sur l'eau dans laquelle on a plongé le nerf.

Les filaments nerveux ne pré-sentent jamais d'interruption.

Chaque filet nerveux (et ce point est fondamental) a son extrémité centrale au centre céphalo-rachidien, et son extrémité périphérique au point de terminaison. Dans le cours de son long trajet, il ne fait que passer dans de nouvelles combinaisons, sans présenter la moindre interruption.

La *continuité est une loi de structure de la fibre nerveuse. L'indépendance parfaite des filaments nerveux les uns des autres est une deuxième loi de structure non moins fondamentale du système nerveux.* En vertu de la première loi, toute solution de continuité du système nerveux, qu'elle soit sans perte de substance ou avec perte de substance, rend l'action nerveuse complètement impossible, et l'anatomie pathologique nous montrera que cette solution de continuité ne se répare

---

(1) J'ai également étudié cette structure sur des animaux vivants, et j'ai pu constater l'insensibilité du névrilème et la sensibilité des filaments nerveux. C'est le grand nerf sciatique qui m'a servi à cette expérience.

jamais ; que sous le rapport physiologique comme sous le rapport anatomique, *toute brèche faite, soit au centre céphalo-rachidien, soit aux nerfs, est irréparable* (1). En vertu de la loi d'indépendance réciproque des fibres nerveuses (et cette loi s'applique au centre céphalo-rachidien aussi bien qu'aux nerfs), on comprend que le même cordon nerveux, que le même filet nerveux puisse contenir sous une gaîne commune des filaments nerveux ou fibres nerveuses douées de propriétés tout à fait différentes : ainsi de ce que le même nerf, le même filet nerveux fournit, en même temps, à des organes sensibles et à des organes contractiles, il ne faut pas en conclure qu'il n'y a pas des nerfs du sentiment et des nerfs du mouvement parfaitement distincts.

Conséquences relatives à la loi d'indépendance des fibres nerveuses.

Les nerfs sont-ils susceptibles d'injection ?

De l'injection des nerfs.

La doctrine du fluide nerveux qui a si longtemps régné dans les écoles, avait fait admettre aux physiologistes des canaux pour la circulation de ce fluide. Plusieurs expérimentateurs disaient avoir recueilli le fluide nerveux, en exposaient sérieusement les diverses qualités ; et les anatomistes ne faisaient aucune recherche ni pour confirmer, ni pour infirmer ces assertions. Malpighi lui-même, qui porta au plus haut degré, dans l'étude de l'anatomie, ce doute philosophique qui a renouvelé

(1) J'ai soumis à l'action de l'acide nitrique étendu, des cicatrices nerveuses prises soit sur des cadavres humains, soit sur des chiens que j'avais expérimentés. L'acide nitrique a converti en gélatine la cicatrice dans toute son épaisseur, et il a été évident que la substance nerveuse ne s'était pas reproduite. Je ne comprends pas comment des auteurs graves disent avoir vu se rétablir la sensibilité et la myotilité dans les parties après la section de tous les nerfs qui s'y rendent. Quant à moi, je ne l'ai jamais vu. La section du nerf radial faite par un instrument tranchant paralyse à tout jamais les muscles extenseurs, celle du nerf médian, les muscles fléchisseurs du poignet et des doigts (moins le petit doigt et le côté interne de l'annulaire fourni par le cubital), et les muscles du thénar, etc. J'ai conservé pendant six mois un chien auquel j'avais coupé le nerf sciatique ; il traînait la jambe de la même manière le dernier jour que le premier. Depuis cette section, le pied appuya constamment sur sa face dorsale, qui était le siège d'une perte de substance dont l'animal n'avait pas la conscience.

4.

29

la face des sciences, crut voir le fluide nerveux sortir de la coupe d'un nerf à la manière d'un suc glutineux qu'il compare à l'essence de térébenthine (1).

Injections du
nerf optique par
Reil.
Reil et quelques autres ont injecté le névrilème. Reil donne, pour injecter le nerf optique, un procédé fort ingénieux, qui consiste à ouvrir la cornée transparente, et à injecter du mercure dans l'intérieur du globe de l'œil : le mercure passe à travers les trous par lesquels s'exprime le nerf optique au moment où il se continue avec la rétine.

Injections par
Bogros.
Tel était l'état de la science, lorsque Bogros, prosecteur de la Faculté, ayant par hasard piqué un nerf à l'aide d'un tube à injection lymphatique, vit le mercure filer rapidement le long du filet nerveux dans l'épaisseur duquel s'était engagé le tube, et le long des filets nerveux adjacents ; il répéta ses essais, qu'il varia de mille manières, et bientôt il publia un mémoire, dans lequel il énonce formellement, comme une vérité démontrée, qu'il existe dans chaque filet nerveux un canal central susceptible d'injection ; et, dans son enthousiasme pour sa découverte, il crut avoir réalisé le vœu de Ruysch (2), et pouvoir désormais poursuivre les nerfs jusqu'à leurs extrémités les plus déliées.

Le travail de Bogros fut accueilli généralement avec peu de faveur, et je crois qu'il n'a pas été apprécié à sa juste valeur.

(1) Mais, comme le remarque Haller, Malpighi n'a vu ce liquide que dans la section de la queue d'un cheval, et ne l'a jamais rencontré dans la section des autres nerfs : or, n'est-il pas infiniment probable, dit Haller, que Malpighi n'a vu rien autre chose que la sérosité qui remplit le plus souvent l'infundibulum de la dure-mère spinale : « Quàm vehementer suspicor eum clarum virum humorem vidisse viscidum, quo infundibulum duræ membranæ spinalis « frequentissimè plenum est, et qui idem in spinam bifidam auctus abit. » (Haller, Elém. physiol., t. 4, p. 197.) J'ai coupé le nerf sciatique de plusieurs chiens vivants, et examiné pendant un certain nombre de minutes, soit à la loupe, soit à l'œil nu, ce qui se passait dans les deux bouts du nerf divisé. Ces bouts se sont maintenus humides ; mais aucun suintement n'a eu lieu.

(2) Ruysch disait qu'il n'aurait plus rien à désirer s'il lui était donné d'injecter les nerfs comme il injectait les vaisseaux.

J'ai repris le travail de Bogros, et voici le résumé de mes recherches. Si, après avoir isolé un filet nerveux du milieu du cordon dont il fait partie, par exemple, du milieu du nerf médian, on pique *centralement* ce filet avec un tube à injection lymphatique, on voit le mercure filer comme par saccades, tantôt de haut en bas, tantôt de bas en haut, au centre de ce filet nerveux, passer dans un plus ou moins grand nombre de filets adjacents; et si l'injection réussit, une bonne partie des filets qui constituent le cordon nerveux, sera injectée, et cela dans toute leur longueur. Une pression douce, exercée, soit à l'aide du doigt, soit à l'aide du manche d'un scalpel, favorise singulièrement la progression du mercure. Mais il arrive souvent que les parois du canal que parcourt le mercure cèdent dans un point; alors une crevasse se fait : il y a extravasation.

Mes recherches au sujet de l'injection des nerfs.

Lorsque le filet nerveux n'a pas été piqué centralement, on voit bien le mercure filer le long de ce filet injecté, et même le long de quelques filets voisins, mais la petite colonne de mercure n'est jamais régulière : elle n'occupe pas le centre des filets, mais un des points de leur surface, et bientôt le mercure s'épanche dans la gaîne névrilématique commune, qui ne tarde pas elle-même à se rompre.

Ce qui arrive lorsque le nerf n'a pas été piqué centralement.

Ce second mode d'injection, que l'on produit à volonté en piquant superficiellement le filet nerveux, diffère essentiellement de l'injection qu'on obtient en piquant centralement ce même filet : dans ce dernier cas, la petite colonne de mercure est égale et régulière; elle est centrale et n'occupe pas, comme dans le premier cas, un des points de la circonférence du filet nerveux; le brillant métallique est comme voilé; le mercure file rapidement le long du nerf; le canal nerveux se rupture moins facilement, et, lorsque la rupture a lieu, elle commence par une espèce de hernie formée par la substance nerveuse : alors le mercure s'épanche dans la gaîne névrilématique, et se comporte comme nous avons dit qu'il le faisait lorsque le nerf avait été superficiellement piqué.

Où se passent ces deux injections? Dans le second mode,

c'est à dire, dans l'injection superficielle, on injecte le névri-
Explication
des différences
que présentent
l'injection cen-
trale et l'injec-
tion superficiel-
le.
lème. Dans le premier mode, c'est à dire, dans l'injection centrale, injecte t-on la substance nerveuse elle-même? C'était
l'opinion de Bogros, qui prétendait même voir à l'œil nu un
canal au milieu de cette substance nerveuse ; mais ce canal
n'existe pas, et celui qu'il montrait après la dessiccation du
nerf injecté était un canal factice, ainsi que nous allons le voir
tout à l'heure. Comment d'ailleurs admettre un canal au milieu
de la substance nerveuse, que nous avons démontré n'être
autre chose qu'un pinceau de filaments parallèles et juxta-
posés.

Si, d'une part, ce n'est pas dans la substance nerveuse qu'arrive le mercure dans l'injection centrale, et si, d'une autre part,
ce n'est pas dans le canal névrilématique, quel peut être le
siège de l'injection? Sont-ce les vaisseaux lymphatiques? Mais
personne ne les a démontrés. Sont-ce les vaisseaux artériels et
veineux? Mais ces vaisseaux ne suivent nullement la direction
des nerfs.

Gaîne propre
de chaque filet
nerveux.
Un fait anatomique va tout expliquer : chaque filet nerveux
est pourvu, indépendamment de sa gaîne névrilématique, d'une
gaîne propre, contiguë au névrilème par sa face externe, contiguë au pinceau nerveux par sa face interne, qui est lisse et
humide. Pour démontrer cette gaîne, il suffit de couper en travers un cordon nerveux, et de saisir le bout en forme de houppe
d'un des filets qui dépassent la gaîne névrilématique rétrac-
tée : on retire alors, ordinairement sans effort, un filet nerveux
de plusieurs centimètres de longueur, à surface lisse, qui est
Démonstration
de cette gaîne
propre indépen-
dante du névri-
lème.
complètement débarrassé de son névrilème. Eh bien! ce filet
est formé non seulement par la substance nerveuse, mais
encore par une *gaîne propre* bien distincte du névrilème. Ce
filet, ainsi dépouillé du névrilème, peut être aussi parfaitement
injecté que s'il n'avait pas été séparé des autres filets qui entrent dans la composition du nerf dont il faisait partie. Alors
l'injection offre toujours les caractères de l'injection centrale,
et l'examen à la loupe de ce filet injecté démontre que les fi'a-

-ments nerveux qui le constituent sont régulièrement disséminés autour de la colonne de mercure.

Il suit de là que, dans l'injection centrale d'un nerf, on n'injecte ni le névrilème, ni la substance nerveuse, ni des vaisseaux, mais une *gaîne propre à chaque filet nerveux;* que,
si l'injection passe d'un filet dans un grand nombre d'autres
filets, cela tient à ce que les canaux formés par les gaînes
propres s'anastomosent entre eux (1). Quelle est la structure
de cette gaîne propre? Je suis disposé à croire que cette gaîne,
qui est d'ailleurs fort résistante, est de nature séreuse; et je
me fonde sur son défaut d'adhérence avec les fibres nerveuses,
sur sa surface interne, lisse et humide, sur la nécessité de la
lubréfaction des filaments nerveux ou fibres nerveuses. Je suis
également fondé à croire que c'est sur cette gaîne que se portent les causes rhumatismales (2), et que c'est elle et non la
substance nerveuse elle-même qui est le siège de la névrite.
J'ajouterai, relativement à l'injection des nerfs :

1° Qu'il est évident que, dans cette injection, le mercure
pénètre dans un espace vide, et non point dans un canal qu'il se
creuserait par son poids; car il suffit d'une colonne de mercure
de quelques millimètres pour que l'injection ait lieu;

2° Que le mercure file à la fois et du côté de l'extrémité centrale et du côté de l'extrémité périphérique, quelle que soit la
direction suivant laquelle on pratique l'injection, mais qu'il
file plus aisément de l'extrémité périphérique vers l'extrémité
centrale que dans le sens opposé; que, lorsque l'injection a
bien réussi, les ganglions spinaux sont injectés de mercure,
lequel finit par s'épancher dans la cavité de la dure-mère, ou
par s'échapper par les veines. Que, si on demande pourquoi

(marginal notes:) Les gaînes propres du même cordon s'anastomosent les unes avec les autres à la manière des vaisseaux.

Dans ces injections, le mercure pénètre dans un espace vide.

Le mercure file plus aisément du côté de l'extrémité centrale que du côté de l'extrémité périphérique.

(1) Le mot *anastomose*, pris dans la rigueur de son acception, s'applique aux gaînes propres et aux gaînes névrilématiques, et nullement aux filaments nerveux ou fibres nerveuses.

(2) Ce fait d'anatomie explique pourquoi la suppression de transpiration porte presqu'indifféremment, suivant les sujets, sur les cordons nerveux (scia-tique, lumbago), sur les synoviales articulaires, sur les séreuses, etc.

le mercure ne pénètre pas dans les racines antérieures et postérieures des nerfs spinaux, je répondrai que la gaîne propre de ces racines se déchire avec la plus grande facilité, que l'injection directe de ces racines, quelque petite que soit la colonne de mercure, a pour conséquence presque immédiate leur rupture. Quant au passage du mercure, des ganglions nerveux dans les veines, il est probable que la gaîne propre cessant dans les ganglions, le mercure est versé dans les aréoles ou cellules qui constituent ces ganglions, et de ces aréoles dans les veines (1).

Les injections fournissent un bon moyen de poursuivre les filets nerveux jusque dans l'épaisseur des organes. Une injection poussée dans le nerf lingual pénètre dans les papilles de la langue (2).

Structure des ganglions.

Opinion de Meckel et de Zinn sur la structure des ganglions.

Meckel, l'ancien, dans son excellente monographie sur la cinquième paire, avait avancé que, dans les ganglions, les nerfs se divisent en une multitude de filets, lesquels sont destinés à un grand nombre de parties.

Zinn (Acad. Berlin 1753) avait établi que les ganglions ont non seulement pour usage de diviser les nerfs en un grand nombre de filets, de les diriger d'un point central vers la circonférence, mais encore celui de les mêler, de les combiner de manière à ce qu'un grand nombre de filets ténus se réunissent en un nombre moindre de filets plus volumineux.

(1) Le mercure est préférable à tout autre liquide à raison de son poids et de son brillant métallique. L'alcool teint en rouge ou en bleu, ou tout autre liquide, peut également servir à cette injection.

(2) L'étude microscopique de la structure des nerfs n'a encore conduit à aucun résultat positif : les micrographes croient généralement que chaque fibre nerveuse primitive est tubulée ; le microscope n'a d'ailleurs démontré aucune différence positive entre les nerfs moteurs et les nerfs sensitifs. La disposition variqueuse, admise d'abord comme caractère spécifique des nerfs sensitifs, après mûr examen, a été considérée comme le résultat de la pression exercée par les plaques de verre entre lesquelles on a coutume de placer ces nerfs pour les observer au microscope.

Mais cette doctrine, quelque spécieuse qu'elle soit, ne reposant sur aucun fait anatomique, fut repoussée par Haller. Et c'est pour remplir ce vide de la science que Scarpa entreprit une série de recherches à ce sujet.

Au lieu d'avoir recours, comme ses prédécesseurs, à la coction, à la macération dans le vinaigre, dans l'urine et autres liquides, Scarpa se contenta de la macération dans l'eau pure souvent renouvelée, méthode familière à Ruysch dans ses recherches délicates, et c'est à l'aide de ce procédé si simple qu'il est parvenu à démontrer que les ganglions sont formés par une touffe de filaments nerveux entourés par du tissu cellulaire et par une matière grise que détruit la macération. *Travaux de Scarpa à ce sujet.*

Il fit porter ses recherches non seulement sur les ganglions spinaux, mais encore sur les ganglions viscéraux, et il découvrit une exacte conformité de structure dans les uns et dans les autres. Scarpa rapproche la structure des ganglions de celle des plexus. Dans les uns comme dans les autres, les nerfs arrivent de tous les points, et se mêlent sans se confondre; des ganglions comme des plexus partent un nombre de nerfs en général plus considérable que celui des nerfs qui ont concouru à leur formation. *Rapports entre les ganglions nerveux et les plexus.*

L'injection des ganglions par les nerfs m'a permis de reconnaître que ces ganglions ont une structure tout à fait semblable à celle des ganglions lymphatiques, c'est à dire, qu'ils sont composés de cellules communiquant les unes avec les autres, et au milieu desquelles les filaments nerveux sont disséminés. *Injection des ganglions.*

Si nous établissons un parallèle entre les plexus, les anastomoses et les ganglions, nous dirons que, dans les plexus, il y a échange de cordons nerveux; dans les anastomoses, échange de filets, et dans les ganglions, échange de filaments.

Préparation des nerfs.

Pour la névrologie, on doit faire choix d'un sujet extrêmement maigre, jeune ou vieux. Les vieux sujets, réduits au *Choix des sujets.*

marasme, me paraissent pour le moins aussi favorables que les jeunes.

Dissection des
nerfs. La dissection des nerfs rachidiens est facile. Il n'en est pas de même de celle des nerfs crâniens, qui est, sans contredit, la partie la plus ardue de l'anatomie. Pour faciliter cette étude, non moins que pour la détermination des filets nerveux, qu'il est si souvent arrivé de confondre avec de petits vaisseaux ou de petits fragments de tissu fibreux, j'ai coutume de soumettre la tête à l'action de l'acide nitrique étendu d'eau. Après un certain temps de macération dans l'eau acidulée, je plonge la pièce dans l'eau pure, que je renouvelle de temps en temps : tous les tissus passent avec le névrilème à l'état gélatiniforme ; le tissu nerveux seul devient plus blanc et plus consistant, et alors toute erreur est impossible. En outre, les os, privés de leur phosphate calcaire, se laissent couper à la manière des parties molles. J'ai pu, par ce moyen, séparer l'ensemble du système nerveux céphalo-rachidien du milieu des autres organes, et laisser le grand sympathique attaché au reste de l'arbre nerveux (1).

(1) Voyez mes planches sur le système nerveux, première livraison.

DES NERFS EN PARTICULIER.

Les nerfs se divisent en deux ordres bien distincts : 1° les nerfs céphalo-rachidiens, qui ont leur origine ou extrémité centrale à la moelle ou à ses prolongements crâniens : ce sont les nerfs de la vie de relation ; 2° les *nerfs ganglionnaires* ou *nerfs du grand sympathique*, qui aboutissent à des ganglions ou qui en émanent. Ils appartiennent à la vie nutritive. *(Il y a deux ordres de nerfs.)*

Les nerfs céphalo-rachidiens se divisent en *nerfs spinaux* ou *rachidiens* et en *nerfs crâniens :* les premiers sont tous ceux qui sortent par les trous de conjugaison (1) ; les seconds, si improprement nommés nerfs cérébraux ou encéphaliques, sortent par les trous de la base du crâne. *(Division des nerfs céphalo-rachidiens.)*

De même que la ligne de démarcation, qui sépare, au premier aspect, le crâne du rachis, s'est effacée devant l'étude comparative et analytique du crâne et de la vertèbre, de même nous verrons les nerfs crâniens, malgré leur apparente irrégularité, ramenés, à beaucoup d'égards, à la distribution si simple et si régulière des nerfs spinaux. De ce parallèle entre les nerfs crâniens et les nerfs rachidiens, il ressortira ce principe, que le lieu de sortie des nerfs, hors des cavités osseuses, est une circonstance tout à fait secondaire de leur histoire, tandis qu'au contraire les circonstances fondamentales sont déduites de leur *extrémité centrale*, et de leur mode de distribution à leur *extrémité périphérique ;* on verra aussi que la seule base rationnelle d'une bonne classification des nerfs ne peut reposer que sur la considération de leur origine ou extrémité centrale. *(Rapprochement des nerfs crâniens et des nerfs rachidiens)*

(1) On se rappelle que nous avons compris les trous sacrés parmi les trous de conjugaison.

Pour nous, les nerfs crâniens ne sont autre chose que les nerfs qui naissent du bulbe rachidien et de ses prolongements crâniens, et les nerfs spinaux, que les nerfs qui naissent de la moelle au dessous du bulbe.

Ordre à suivre
dans l'exposition
des nerfs. De même que dans l'ostéologie, nous avons fait précéder l'étude du crâne par celle de la vertèbre, de même nous ferons précéder l'étude des nerfs crâniens par celle des nerfs spinaux : il résultera de cette légère modification, dans l'ordre généralement suivi, que nous passerons du simple au composé, et que nous n'arriverons aux nerfs si compliqués du crâne que lorsque nous aurons acquis une certaine habitude dans la dissection et dans l'étude des autres nerfs.

Ainsi, 1° *nerfs spinaux*, 2° *nerfs crâniens*, 3° *nerfs ganglionnaires* ou *viscéraux :* tel est l'ordre que nous allons suivre dans l'exposition des nerfs.

NERFS SPINAUX.

Nombre des
nerfs spinaux. Le nombre des *nerfs spinaux*, c'est à dire, des nerfs qui sortent par les trous de conjugaison, parmi lesquels nous rangeons les trous sacrés, est rigoureusement en rapport avec celui des vertèbres (1).

Il y a huit paires cervicales, en y comprenant le nerf sous-occipital, douze paires dorsales, cinq paires lombaires, six paires sacrées, en tout, trente-une paires.

Toutes les paires spinales présentent : 1° des caractères communs, 2° des caractères de régions, 3° des caractères individuels.

Nous allons examiner successivement, sous ce triple point de

(1) Cette relation entre le nombre des paires spinales et le nombre des vertèbres se maintient dans toute la série des animaux vertébrés : c'est par ce motif qu'on trouve jusqu'à soixante paires de nerfs spinaux chez quelques mammifères et plusieurs centaines chez quelques serpents.

ue, l'extrémité centrale, le trajet et la terminaison des nerfs spinaux.

DE L'EXTRÉMITÉ CENTRALE DES NERFS SPINAUX.

Préparation. La même que celle de la moelle épinière.

Caractères communs. — Il y a de très grandes analogies et des différences peu tranchées entre les différents nerfs spinaux sous le point de vue de leur origine et de leur trajet dans le canal rachidien : cette circonstance, jointe à cette autre considération que c'est par la même préparation que sont mises à découvert toutes les origines des trente-une paires spinales, m'a paru un motif suffisant pour réunir ces origines des nerfs rachidiens dans une description commune. Une méthode qui a pour but d'étudier comparativement des dispositions analogues, est infiniment préférable à celle qui consisterait à décrire séparément l'origine de chaque paire. Motifs de la description collective de l'extrémité centrale des nerfs spinaux.

Les nerfs spinaux émanent de la moelle par une double série linéaire de *filets* ou *racines*. On distingue les racines en *antérieures*, ce sont celles qui se détachent des parties latérales de la face antérieure de la moelle, et en *postérieures*, lesquelles se détachent des parties latérales de la face postérieure. Ces dernières sont encore désignées sous le nom de *racines ganglionnaires*, parce qu'elles aboutissent exclusivement aux ganglions spinaux (1). Le ligament dentelé établit la ligne de démarcation entre les unes et les autres. Double série de racines.

Telle est l'*origine apparente* des nerfs spinaux ; quant à leur *origine réelle*, elle n'est pas encore déterminée. Il est certain que les racines des nerfs spinaux ne s'arrêtent pas à L'origine réelle des nerfs spinaux n'est pas encore bien connue.

---

(1) Cette origine des nerfs spinaux par deux ordres de racines, est commune à tous les animaux vertébrés. Desmoulins avait avancé que chez les serpents et les lamproies, il n'existait qu'un seul ordre de racines ; mais cette erreur qui eût été un argument bien puissant contre la distinction physiologique des racines en racines du sentiment et en racines du mouvement, a été réfutée.

la surface de la moelle, mais qu'elles pénètrent dans son épais
seur. Se continuent-elles directement avec les fibres de la
moelle, comme j'ai cru le voir dans plusieurs préparations? ar
rivent-elles jusqu'à la surface, ou plongent-elles dans l'épais
seur de la substance grise, qui serait, en quelque sorte, leur
matrice? atteindraient-elles la commissure blanche, qui, sui
vant quelques auteurs, serait formée par ces filets nerveux en
trecroisés? y aurait-il un certain nombre de filets nerveux qu
émaneraient de la substance blanche, d'autres qui émaneraien
de la substance grise, et ces derniers seraient-ils exclusive
ment affectés au nerf grand sympathique? Autant d'opinions
autant d'hypothèses ; et l'hypothèse doit être exclue de l'ana
tomie.

Convergence des filets de chaque groupe de racines. Immédiatement après s'être détachées de la moelle, les ra
cines, tant antérieures que postérieures, se réunissent en un
nombre de groupes proportionnels au nombre des paires spi
nales : les filets qui constituent chaque groupe convergent
pour cela, les supérieurs descendent à la rencontre des infé
rieurs, dont l'obliquité moindre leur permet d'être bientôt at
teints. Il en résulte que ces filets, situés les uns au dessus des
autres, largement espacés en dedans et rapprochés en dehors,
représentent un triangle dont l'inclinaison générale, par rap
port à l'axe de la moelle, varie suivant la région. Il n'est pas
rare de voir les filets (surtout les antérieurs de chaque groupe)
former deux groupes secondaires.

Il y a un canal fibreux par chaque groupe de racines. Au moment où elles vont s'engager dans le canal fibreux que
leur forme la dure-mère, les racines antérieures, de même que
les racines postérieures de chaque groupe, se réunissent en un
cordon aplati. Il y a un canal fibreux pour le cordon des ra
cines antérieures, et un canal fibreux pour le cordon des ra
cines postérieures. L'arachnoïde, qui a formé à chaque paire
spinale une gaîne infundibuliforme, commune aux deux ordres
de racines, les abandonne au moment où elles pénètrent dans
les canaux fibreux auxquels les cordons nerveux sont assez
intimement unis.

Bien que le groupe des racines antérieures et le groupe des racines postérieures convergent l'un vers l'autre, pour traverser les canaux fibreux de la dure-mère, jamais il n'y a entre eux la moindre communication. Il est curieux de voir ces longs et nombreux filets, qui constituent la queue de cheval, marcher parallèlement sans jamais s'anastomoser entre eux ; tandis qu'au sortir du canal vertébral, les communications seront en quelque sorte continuelles. *Indépendance des racines antérieures et des racines postérieures.*

Les communications de filet à filet dans la même série, soit antérieure, soit postérieure, ne sont pas rares ; elles se font suivant plusieurs modes : ainsi, tantôt elles ont lieu entre deux filets de la même paire, tantôt elles ont lieu entre des filets appartenant à deux paires différentes. D'autres fois, c'est un filet intermédiaire à deux paires, qui se bifurque pour se partager entre elles. *Des divers modes de communication des filets de la même série.*

Du reste, la direction oblique des racines spinales, le trajet plus ou moins long qu'elles parcourent dans le canal rachidien, sont une conséquence nécessaire de la brièveté de la moelle, qui, s'arrêtant au niveau de la première vertèbre lombaire, ne pouvait donner naissance aux nerfs spinaux, au niveau des trous de conjugaison qui devaient leur livrer passage (1). *Raisons de l'obliquité dans la direction des racines spinales.*

Les *différences* que présentent les racines antérieures et les racines postérieures peuvent se résumer dans les caractères suivants :

1° Les racines antérieures naissent à une distance de la ligne médiane moindre que les racines postérieures ; elles vont même se rapprochant de cette ligne médiane, à mesure qu'on *Différences qui existent entre les racines antérieures et les racines postérieures.*

(1) Gall croyait donner une solution de cette disposition, en disant que obliquité des nerfs spinaux et le long trajet qu'ils parcourent dans la cavité ichidienne, sont une conséquence nécessaire de la station bipède de l'homme. est certain que les nerfs sont moins obliques, et parcourent un trajet intra-ichidien moins considérable chez les animaux ; mais cette différence s'explique ar la longueur plus grande de la moelle chez les animaux, et n'est nullement ée au mode d'attitude.

les examine plus inférieurement ; si bien qu'à la partie inférieure de la moelle, elles se détachent de chaque côté du sillon
médian.

2° Tandis que les racines postérieures partent toutes d'un
sillon linéaire de substance grise, dont elle ne se dévient jamais, les racines antérieures partent assez irrégulièrement et
comme confusément d'une petite colonne blanche d'une demi-
ligne à une ligne (d'un à deux millimètres) de largeur.

Les racines postérieures sont plus volu- mineuses que les racines an- térieures. 3° Sous le rapport du volume, les racines postérieures
prises une à une, sont beaucoup plus volumineuses que les
racines antérieures ; en outre, les racines postérieures l'emportent pour le nombre : en sorte que l'ensemble des racines
postérieures est généralement plus considérable que l'ensemble des racines antérieures, ainsi que l'ont très bien établi
Sœmmerring, Chaussier et Gall (1). On a peine à concevoir
l'opinion de quelques auteurs, qui admettent un rapport inverse, au moins pour certaines régions : cette erreur vient, sans
doute, des variétés de proportion qui existent, suivant les
régions, entre les racines antérieures et les racines postérieures, variétés qui ne vont jamais jusqu'au point de donner l'avantage, sous le rapport du volume, aux racines antérieures (2).

On peut admettre comme voisin de la vérité le rapport suivant
établi par M. Blandin (3), entre les deux ordres de racines dans

(1) Gall explique la prédominance de volume des racines postérieures sur
les antérieures, par la prédominance des muscles extenseurs sur les fléchisseurs
car, d'après cet anatomiste, les nerfs émanés des racines postérieures se distribuent exclusivement aux extenseurs, et ceux émanés des racines antérieures, se
distribuent exclusivement aux fléchisseurs : erreur anatomique que le plus
simple examen aurait pu détruire.

(2) Béclard (*Anat. génér.*, p. 657, 1823), généralement si exact, avait été
tellement frappé de la différence qui existe entre le volume relatif des racines
antérieures et des racines postérieures au cou et aux lombes, qu'il a dit que les
racines postérieures étaient plus volumineuses que les antérieures au cou ; mais
que l'inverse avait lieu à la région lombaire.

(3) Thèse inaugurale, 1824, p. 215.

les diverses régions : au cou, les postérieures sont aux antérieures comme 2 : 1 ; à la région dorsale, comme 1 : 1 ; et aux
lombes, comme 1 1/2 : 1. Je crois devoir rectifier ce rapport
approximatif, quant à la région dorsale dans laquelle le rapport
des racines postérieures aux racines antérieures me paraît
comme 1 1/2 : 1 ; quant à la région lombaire, où il me paraît
représenté par les chiffres 2 : 1, et par rapport à la région cervicale, dans laquelle le rapport entre le volume des racines
postérieures et celui des racines antérieures, m'a paru devoir
être représenté par le chiffre de 3 : 1.

Rapport ap-
proximatif de
volume entre les
racines anté-
rieures et les
racines posté-
rieures.

quoi ce développement relatif plus considérable des racines postérieures dans toutes les paires rachidiennes, et pourquoi cette différence de rapports entre les racines postérieures
et les racines antérieures dans les diverses régions ? La
raison en est donnée par la physiologie : c'est que les racines
postérieures sont les racines des nerfs du sentiment. Or, les
faits établissent que les organes du sentiment reçoivent proportionnellement beaucoup plus de nerfs que les organes du
mouvement, et que le nombre et le volume de ces nerfs sont
en rapport avec le développement de la sensibilité.

Raison phy-
siologique du
développement
relatif plus con-
sidérable des ra-
cines postérieu-
res.

4° Les racines postérieures diffèrent encore essentiellement
des antérieures, par la présence d'un *ganglion olivaire*, qui
occupe le point de convergence des racines postérieures de
chaque paire rachidienne, au niveau du trou de conjugaison.

Les racines
postérieures
sont seules pour-
vues d'un gan-
glion.

Haase, le premier, Scarpa, ensuite, ont parfaitement établi
cette vérité, que les racines postérieures seules se rendent aux
ganglions vertébraux : delà le nom de *racines ganglionnaires*, affecté aux racines postérieures des nerfs spinaux.
Ces ganglions occupent les trous de conjugaison, excepté à la
région sacrée où ils sont renfermés dans le canal sacré.

C'est au cordon qui émerge de ce ganglion et jamais au ganglion lui-même, que vont s'accoler, s'amalgamer, en quelque
sorte, les racines antérieures, lesquelles sont complètement
étrangères à la formation des ganglions rachidiens. Il semble
chez quelques sujets et pour certaines paires rachidiennes,

Les racines
antérieures sont
tout à fait étran-
gères aux gan-
glions spinaux.

que les racines antérieures viennent s'unir soit à l'extrémité externe, soit à la partie moyenne du ganglion; bien plus aux régions lombaire et sacrée, j'avais noté chez quelques sujets un demi-ganglion pour chaque ordre de racines; mais, ayant depuis étudié ce point d'anatomie d'une manière plus approfondie, je suis resté convaincu que j'avais été induit en erreur, 1° par l'accolement précoce au ganglion, du cordon formé par les racines antérieures, 2° par une espèce de gouttière creusée, pour ainsi dire, sur le ganglion, par le cordon des racines antérieures : gouttière qui ressemblait à une bifurcation; et qu'il n'existe aucune exception à cette loi, que les *ganglions vertébraux sont exclusivement affectés aux racines postérieures* ou racines du sentiment.

Telles sont les différences anatomiques principales qui séparent les racines antérieures des racines postérieures, différences anatomiques qui sont bien loin de rendre compte des différences physiologiques d'usages; les racines postérieures présidant exclusivement à la sensibilité de la peau des membres, du tronc, du col, de la région occipitale du crâne et de la partie inférieure de la face; les racines antérieures présidant exclusivement aux mouvements du tronc et des membres. Cette différence d'usages, qui est un des faits les mieux constatés de la physiologie, n'est expliquée par aucune différence de structure qui puisse être saisie par l'œil nu, ou armé de la loupe ou du microscope. Sous le rapport physiologique, il y a donc 62 paires de nerfs spinaux, savoir : 31 paires destinées au sentiment, et 31 paires destinées au mouvement. Mais cette distinction entre les paires motrices ou antérieures et les paires sensitives ou postérieures, possible à l'origine et dans l'intérieur du rachis, devient impossible et par conséquent sans but et purement rationelle à la sortie du canal rachidien.

Il y a trente paires de ganglions spinaux et même trente et une paires, quand il en existe un pour la première paire cervicale. Le volume des ganglions n'est nullement en rapport avec le diamètre des trous de conjugaison, mais bien avec le nombre et le volume des racines qui y arrivent, et le nombre et le volume des nerfs qui en partent.

Le cordon qui fait suite au ganglion, et qui résulte de la réunion des racines antérieures et des racines postérieures, est cylindrique, plexiforme, comme crevassé : de ce cordon, dans lequel il est impossible de débrouiller ce qui appartient aux racines antérieures, de ce qui appartient aux racines postérieures, partent, presque immédiatement au sortir du trou de conjugaison, trois ordres de branches : 1° les *branches spinales postérieures*, qui fournissent aux muscles et aux téguments de la région spinale postérieure (1); 2° les *branches spinales antérieures*, en général plus volumineuses, véritable continuation du nerf, destinées à fournir aux parties latérales et antérieure du tronc, et aux extrémités supérieures et inférieures : 3° les *branches spinales ganglionnaires*, toujours antérieures aux précédentes, qui vont se rendre aux ganglions du grand sympathique.

Du cordon qui fait suite au ganglion.

Sa division en trois branches.

Les *branches ganglionnaires* seront décrites à l'occasion des ganglions du grand sympathique.

Des branches ganglionnaires.

Les *branches postérieures*, présentant une grande analogie de distribution entre elles, et pouvant être mises à découvert par une préparation commune, seront décrites dans un seul et même article.

Des branches postérieures.

Les *branches antérieures*, destinées à des parties dissemblables, présentent, individuellement, une distribution à la fois très variée et très compliquée, qui nécessite une description

Des branches antérieures.

(1) Les branches spinales postérieures naissent quelquefois si près du ganglion qu'on serait tenté de croire, au premier abord, qu'elles naissent du ganglion lui-même et non point du cordon rachidien après l'accession des racines antérieures ; mais un examen approfondi ne tarde pas à démontrer (ainsi que l'a parfaitement établi M. Bouvier dans sa thèse inaugurale, 1823) que les branches postérieures appartiennent à la fois aux deux ordres de racines, et ne naissent qu'après le mélange ou fusion de ces racines. Ces réflexions s'appliquent également aux branches spinales, destinées au système ganglionnaire du grand sympathique.

particulière, sinon pour chaque paire au moins pour plusieurs groupes de paires.

Tels sont les caractères communs à toutes les paires spinales considérées à leur extrémité centrale dans le canal rachidien, et à leur sortie du trou de conjugaison. Etudions, maintenant, les caractères propres à chaque région.

Caractères propres à l'extrémité centrale des nerfs de chaque région.

Caractères propres à l'extrémité centrale des paires cervicales.

A. *Caractères propres aux paires cervicales.* Ce sont : 1° une obliquité des racines bien moindre que dans les autres régions. La première paire est légèrement oblique en haut et en dehors, à la manière des nerfs crâniens, dont elle se rapproche sous ce point de vue; la seconde paire est transversale. Les paires suivantes sont obliques en bas et en dehors, et cela, d'autant plus qu'on les examine plus inférieurement; mais cette obliquité ne dépasse jamais la hauteur d'une vertèbre.

Rapport de volume entre les racines antérieures et les racines postérieures.

2° Le rapport entre le volume des racines postérieures et celui des racines antérieures est de 3 à 1, et ce rapport, qui est de beaucoup supérieur à celui des autres régions, s'applique, non seulement à l'ensemble des filets, mais encore à chaque filet en particulier.

3° Les paires cervicales vont croissant rapidement de volume depuis la première jusqu'à la cinquième paire, et se maintiennent aussi volumineuses jusqu'à la huitième.

Caractères propres à la première paire cervicale.

La première paire cervicale, si bien décrite par Ash (1) présente des caractères propres : ses racines postérieures sont bien moins nombreuses que ses racines antérieures; le nerf spinal ou accessoire de Willis, qui offre avec cette paire des connexions si remarquables, mais variables et diversement interprétées par les observateurs, semble suppléer à l'insuffisance de ses racines postérieures, lesquelles sont d'ailleurs

(1) De primâ pare nervorum medullæ spinalis, 1750. Collection de Ludwig.

pourvues d'un ganglion spinal comme les autres nerfs rachidiens (1).

B. *Caractères propres aux paires dorsales*. A l'exception de la première paire dorsale, qui présente tous les caractères des paires cervicales, les paires dorsales présentent les caractères suivants :

Caractères propres aux paires dorsales.

1° Petit nombre de racines ou de filets : aussi, à l'exception des paires sacrées, les paires dorsales sont-elles moins volumineuses que les paires des autres régions.

2° Uniformité du nombre et du volume de ces filets. Les nerfs dorsaux sont à peu près égaux en volume ; la douzième paire offre seule une augmentation légère de volume.

3° Intervalle considérable qui sépare les filets, et défaut de régularité de cet intervalle. Souvent une colonne de moelle de huit à dix lignes de hauteur est destinée à l'insertion d'une petite paire de nerfs.

4° Gracilité des filets, plus grande que dans toute autre région.

5° Disproportion à peine sensible de volume entre les racines antérieures et les racines postérieures comparées filet à filet. Le rapport de 1 1/2 : 1 me paraît exprimer cette légère différence.

6° Nombre à peu près égal des racines antérieures et des racines postérieures.

7° Direction de ces racines, qui, avant de se détacher de la moelle, restent couchées sur elle dans une certaine longueur, circonstance bien propre à induire en erreur sur le lieu précis de leur origine.

8° Longueur du trajet qu'elles parcourent dans le canal ra-

(1) D'après les principes de classification des nerfs que j'ai émis plus haut, je devrais placer le nerf spinal parmi les nerfs cervicaux, puisqu'il prend son origine à la portion cervicale de la moelle ; en le classant parmi les nerfs crâniens, je cède à un usage généralement adopté.

chidien. Cette longueur est mesurée par une hauteur de deux vertèbres au moins.

C. *Caractères propres aux paires lombaires et sacrées.* Ce sont :

1° Le nombre des racines, qui est bien plus considérable qu'à la région dorsale et même qu'à la région cervicale.

2° Le rapprochement extrême de leurs filets, lesquels forment une série non interrompue.

3° Le rapport de nombre des racines postérieures aux antérieures ; rapport qui est : : 2 : 1.

4° L'uniformité de volume de leurs racines : les racines antérieures, prises individuellement, étant aussi volumineuses que les racines postérieures.

5° Les racines postérieures restent fidèles à leur sillon, tandis que les racines antérieures se rapprochent de la ligne médiane à la partie inférieure de la moelle, et arrivent presque jusqu'au contact avec celles du côté opposé.

6° Bien que les racines antérieures ne concourent pas à la formation des ganglions spinaux, leur fusion avec la racine postérieure a lieu presque immédiatement au sortir du ganglion : en sorte qu'on a pu croire que ce ganglion était commun aux racines antérieures et aux racines postérieures. Je dois même dire que j'ai retrouvé dans mes notes plusieurs exemples du concours des racines antérieures à la formation du ganglion.

7° La direction presque verticale des racines lombaires et des racines sacrées.

8° La longueur considérable du trajet que parcourent ces racines avant de sortir du canal rachidien.

De l'extrémité centrale réelle des nerfs spinaux.

L'*extrémité centrale apparente des nerfs spinaux* est bien distincte de l'*extrémité centrale réelle*. Si, pour résoudre cette question importante, on étudie la moelle de l'adulte, on sera tenté d'admettre que le point de contact du nerf et de la moelle est la véritable origine du nerf, tant est grande la facilité avec laquelle se séparent les nerfs d'avec la moelle sans y laisser de traces évidentes. On a même été jusqu'à dire que les nerfs spinaux naissaient du névrilème de la moelle rachidienne.

Chaussier admettait, pour l'origine de chaque série de racines, deux sillons, l'un, antérieur, l'autre, postérieur, sillons que Gall a regardés, avec raison, comme le résultat de l'arrachement des racines.

Opinions diverses des auteurs au sujet de l'extrémité centrale réelle de ces nerfs.

D'autres ont considéré, avec les anciens, la moelle épinière comme un gros nerf, qui résulterait de la réunion de tous les filets nerveux, lesquels se détacheraient successivement de la moelle. Mais cette idée est repoussée par ce fait anatomique, que la moelle ne va pas en diminuant progressivement de haut en bas, comme cela devrait être si elle était formée par la réunion de toutes les racines nerveuses.

L'observation, aussi ingénieuse que vraie de Vicq-d'Azyr sur la substance grise, laquelle se trouve toujours en grande quantité au niveau des régions d'où naissent un grand nombre de nerfs, et qui est comme proportionnelle à ces nerfs ; les observations confirmatives de MM. Gall et Spurzheim, semblent établir que les nerfs viennent de la substance grise. Cette présomption est encore fortifiée par cette considération, que la substance grise centrale de la moelle est plus considérable au niveau des racines postérieures, c'est à dire, des racines les plus volumineuses, qu'au niveau des racines antérieures. Si on étudie la moelle de l'adulte au moyen du jet d'eau, on voit qu'après l'avulsion des filets il reste un petit creux conoïde, répondant à chaque filet arraché, que la véritable origine des filets n'est point dans ce creux, mais qu'elle siège bien plus profondément. Ici se bornent les résultats auxquels on peut arriver chez l'adulte : il n'en est pas de même chez le fœtus de sept à huit mois, vu la demi-transparence d'une bonne partie de la moelle, demi-transparence qui permet de suivre les filets d'origine, déjà blancs, dans son épaisseur. Si l'on fait une section verticale, transversalement à la moelle épinière du

Étude de l'extrémité centrale réelle des nerfs spinaux chez le fœtus.

fœtus, au niveau de la commissure, et si on soumet la coupe à un rayon solaire, on verra que les filets nerveux, très nombreux et très déliés, qui constituent les racines antérieures et postérieures des nerfs spinaux, traversent la substance grise centrale, sont disposés à la manière des dents d'un peigne, et peuvent être suivis jusqu'aux cordons médians postérieurs; ces petits filets sont d'ailleurs tous parallèles. On serait tenté de considérer la commissure blanche comme la commissure de ces nerfs.

Opinions divergentes des auteurs à ce sujet. Il y a loin de cette manière de voir à celle de Bellingeri qui, préoccupé de certaines idées physiologiques, suppose gratuitement que les racines antérieures, de même que les racines postérieures des nerfs spinaux, sont constituées par trois ordres de filets, qui viendraient, les uns, de la surface de la moelle, d'autres, de l'épaisseur de la substance blanche, dont les derniers, enfin, traverseraient cette substance blanche pour atteindre l'extrémité de l'arc de la substance grise.

Enfin, quelques anatomistes admettent, avec Santorini, qu'il y a entrecroisement des nerfs à leur origine ; mais ils ne se sont pas donné la peine de le démontrer.

BRANCHES POSTÉRIEURES DES NERFS SPINAUX.

Préparation. Diviser les téguments depuis la protubérance occipitale externe jusqu'au coccyx. Disséquer avec beaucoup de soin la peau qui répond aux apophyses épineuses, surtout au niveau du trapèze. Disséquer avec non moins d'attention les muscles subjacents. Redoubler de précaution au niveau de l'espace celluleux qui sépare le sacro-lombaire du long dorsal.

Caractères communs à toutes les branches postérieures des nerfs spinaux.

Uniformité dans la distribution des branches postérieures des nerfs spinaux. Émanées des cordons plexiformes, qui font suite aux ganglions spinaux correspondants, les *branches postérieures des nerfs spinaux*, généralement plus petites que les branches antérieures, se dirigent en arrière, et sortent immédiatement par des trous que j'ai considérés comme des *trous de conjugaison postérieurs* (1). Ces branches se divisent en plusieurs rameaux, lesquels se portent dans les grands espaces cellulaires qui séparent les muscles longs du dos, et vont se distribuer, les uns, dans les muscles, et les autres, à la peau. La plus grande uniformité règne entre ceux de ces nerfs qui doivent se distribuer au même genre d'organes, et leurs différences sont en raison de celles que présentent les parties auxquelles ils sont destinés.

Nous allons étudier successivement les branches postérieures des paires cervicales, dorsales et lombaires.

Caractères communs.

A. BRANCHES POSTÉRIEURES DES PAIRES CERVICALES.

Toutes les branches postérieures des paires cervicales se portent transversalement en dedans entre le muscle grand complexus et le transversaire épineux, et fournissent, avant de s'engager entre ces deux muscles, des rameaux très grêles ; parvenues sur les côtés du ligament cervical postérieur, elles traversent, d'avant en arrière, les insertions aponévrotiques du trapèze, s'accolent à la face profonde de la peau, et se recourbant brusquement sur elles-mêmes, se dirigent, transversalement, en dehors. Ces branches décrivent donc un trajet alternativement inflexe, d'abord en dedans, puis en dehors. Il n'y a d'exception à ces caractères généraux que pour la 1re paire cervicale.

Leur direction alternativement inflexe en dedans et en dehors

Caractères propres.

Branche postérieure de la 1re paire cervicale.

La *branche postérieure* de la 1re paire cervicale, plus considérable que l'antérieure, sort entre l'occipital et l'arc posté-

Son volume.

---

(1) Voyez OSTÉOLOGIE (Colonne vertébrale en général). Ces trous, situés entre les apophyses transverses, sont complétés, en dehors, par le ligament transverso-costal supérieur.

rieur de l'atlas, en dedans de l'artère vertébrale à laquelle elle

est contiguë, au dessous du grand droit supérieur, dans l'aire du triangle équilatéral que forme ce muscle avec les deux muscles obliques ; là, elle se trouve masquée par une grande quantité de tissu adipeux qui rend sa dissection assez difficile, et s'épa-

Sa division en plusieurs rameaux. nouit immédiatement en plusieurs rameaux, qu'on peut diviser en *internes*, qui vont aux muscles *grand et petit droits posté-rieurs ;* en *externes*, qui vont aux muscles *grand et petit obli-ques postérieurs ;* et en *inférieurs* ou *anastomotiques*, qui, en s'unissant à la 2e paire cervicale, vont concourir à la forma-tion du *plexus cervical postérieur.*

Cette branche fournit aux mus-cles grand et pe-tit droits, grand et petit obli-ques. Le *rameau du petit droit* se porte d'abord entre le grand droit et le grand complexus, pour aller se jeter dans le petit muscle auquel il est destiné.

Le *rameau principal de l'oblique inférieur* forme, avant de s'épanouir dans l'épaisseur de ce muscle, une arcade ou anse bien décrite par Bichat.

Il suit delà, que tous les muscles droits et obliques reçoivent leurs filets de la 1re paire cervicale. Aucun filet pour le grand complexus, aucun filet cutané.

Elle est exclu-sivement mus-culaire. La branche postérieure de la 1re paire cervicale, est donc exclusivement musculaire ; je dis exclusivement, car les ra-meaux émanés du plexus cervical postérieur, dans lequel va se jeter la branche anastomotique, se perdent exclusivement dans les muscles complexus et splénius.

Branche postérieure de la 2e paire cervicale ou *branche occipitale interne.*

Elle l'emporte par son volume sur toutes les branches posté-rieures. Elle est la plus volumineuse de toutes les branches posté-rieures des paires spinales, et de trois à quatre fois plus con-sidérable que la branche antérieure ; elle sort du rachis, entre l'arc postérieur de l'atlas et la lame correspondante de l'axis, sur la même ligne que la branche postérieure de la 1re paire, immédiatement au dessous du bord inférieur du grand oblique ; elle se porte ensuite horizontalement, de dehors en dedans, entre le muscle grand oblique et le grand complexus, traverse Sa direction alternativement inflexe en dedans et en dehors. ce dernier muscle en dehors de sa portion digastrique, change de direction pour se porter en sens opposé, c'est à dire, de dedans en dehors, entre le grand complexus et le trapèze, qu'elle traverse pour devenir sous-cutanée, s'accoler à l'artère occipitale, et se réfléchir de bas en haut entre le cuir chevelu, l'une part, le muscle occipital et l'aponévrose épicrânienne, l'une autre part. Arrondie jusque-là, cette branche, devenue Devenue sous-cutanée, cette branche s'aplatit. sous-cutanée, s'aplatit en s'élargissant, et s'épanouit en un nombre considérable de branches divergentes, les unes, internes, les autres, moyennes, les autres, externes, lesquelles couvrent de leurs rameaux la région occipitale, et peuvent être suivies sur la région pariétale, et même jusqu'au voisinage de la suture fronto-pariétale ; là, elles croisent à angle aigu les fibres émanées du nerf frontal, branche de la 5e paire crânienne. Les rameaux internes, sont les plus courts et se per- Sa terminaison. dent de suite dans la peau de la région occipitale.

Branches qu'elle fournit. Ce sont :

1° Des *branches anastomotiques* avec la 1re et avec la 1° Ses branches anastomotiques ; 3e paires cervicales.

2° Des *branches musculaires.* Au niveau du bord inférieur 2° Ses branches musculaires ; du grand oblique, elle donne une *branche musculaire* considérable, qui est à la fois destinée à ce muscle, au grand complexus et surtout au splénius : les rameaux destinés au splénius sont volumineux, et s'épanouissent sur sa face interne en ramuscules divergents qui s'anastomosent, soit entre eux, soit avec les rameaux fournis par la 3e paire cervicale.

A son passage entre le grand oblique et le grand complexus, d'une part, entre ce dernier muscle et le trapèze, d'une autre part, la branche postérieure de la 2e paire, fournit à ces divers muscles un assez grand nombre de rameaux.

3° *Des branches cutanées.* Sa portion sous-cutanée est 3° Ses branches cutanées. exclusivement destinée au cuir chevelu. Le muscle occipital, sur lequel elle s'épanouit, n'en reçoit lui-même aucun filet. Nous verrons, ailleurs, que ce muscle est animé par le filet auriculaire du nerf facial. On peut suivre jusqu'au bulbe des poils les divisions de cette portion sous-cutanée de la 2ᵉ paire cervicale, qui s'anastomose par plusieurs de ses rameaux externes, avec le rameau mastoïdien du plexus cervical antérieur.

La branche postérieure de la 2ᵉ paire cervicale, que j'appelle *branche occipitale interne*, par opposition à la *branche occipitale externe* (*mastoïdienne* des auteurs) fournie par le plexus cervical, est donc musculo-cutanée.

Branche postérieure de la 3ᵉ paire cervicale.

Moins volumineuse que la 2ᵉ, mais beaucoup plus considérable que la 4ᵉ, en partie destinée à la région occipitale, *la* branche postérieure de la 3ᵉ paire cervicale sort entre l'apophyse transverse de l'axis et celle de la 3ᵉ vertèbre, et, par conséquent, en dehors du point d'émergence des deux premières paires : elle se recourbe immédiatement pour se porter transversalement en dedans, entre le grand complexus et le transversaire épineux. Parvenue au bord interne du grand complexus, elle se divise en deux branches cutanées : 1° l'une *ascendante* ou *occipitale*, qui traverse les fibres les plus internes du grand complexus, se porte verticalement en haut, sur les côtés de la ligne médiane, accolée à la face interne de la peau, et va se distribuer sur la région occipitale, à côté de la ligne médiane, en dedans de la 2ᵉ paire ; 2° l'autre, *horizontale* ou *cervicale*, qui traverse l'aponévrose du trapèze entre le grand complexus et le ligament cervical postérieur, et se porte horizontalement en dehors sous la peau, à laquelle elle adhère, et dans l'épaisseur de laquelle elle se termine.

Au moment où la branche postérieure de la 3ᵉ paire cervicale sort du trou de conjugaison postérieur, elle émet une *branche anastomotique ascendante*, qui va s'anastomoser par arcade avec une branche descendante de la 2ᵉ paire ; et de cette succession d'arcades formée par la 1ʳᵉ, la 2ᵉ et la 3ᵉ paires, et de rameaux très multipliés qui naissent de la convexité de ces arcades, résulte un plexus qu'on peut appeler *plexus cervical*

Sa direction réfléchie.

Sa division en branche ascendante ou occipitale,

En branche horizontale ou cervicale.

postérieur, lequel est situé sous le grand complexus, près de ses attaches externes, et donne à la fois et à ce muscle et au splénius. Les anastomoses directes entre les trois premières paires cervicales, m'ont paru manquer quelquefois, mais alors les branches qui en émanent n'en existent pas moins, et présentent une disposition plexiforme entre le splénius et le complexus.

La branche postérieure de la 3° paire est donc musculo-cutanée, comme, d'ailleurs, toutes les branches postérieures des paires cervicales, moins la première, que nous avons vue être exclusivement musculeuse.

Branches postérieures des 4e, 5e, 6e, 7e *et* 8e *paires cervicales.*

Les *branches postérieures des* 4e, 5e, 6e, 7e et 8e *paires cervicales*, beaucoup plus petites que les précédentes, vont en décroissant depuis la 4e jusqu'à la 7e. Immédiatement après leur sortie du trou de conjugaison postérieur, elles se réfléchissent de dehors en dedans et de haut en bas, savoir : la 4e et la 5e sur le transversaire épineux, et se placent entre ce muscle et le grand complexus ; les 6e, 7e et 8e, qui se portent presque verticalement en bas, passent sous les derniers faisceaux cervicaux du transversaire épineux, fournissent à ce muscle, et parvenus sur les côtés de la ligne médiane, traversent les aponévroses du splénius et du trapèze, et s'accolent à la peau, à laquelle elles se distribuent.

Leur volume décroissant.

Leur réflexion.

Leur terminaison.

Les branches postérieures des 4e, 5e, 6e, 7e et 8e paires cervicales sont donc musculo-cutanées.

B. BRANCHES POSTÉRIEURES DES PAIRES DORSALES, LOMBAIRES ET SACRÉES.

1° *Branches postérieures des paires dorsales.* Destinées à la région postérieure du tronc, les branches *postérieures dorsales* offrent, dans leur distribution, la plus grande analogie et quelques différences en rapport avec la disposition des plans musculaires particuliers à chaque région.

Première paire dorsale. La 1re *paire dorsale*, qui fournit des rameaux musculaires et des rameaux cutanés, identiques à ceux des dernières paires cervicales, a le même volume et affecte exactement la même disposition.

Uniformité dans la distribution des 2e, 3e, 4e, 5e, 6e, 7e, 8e paires dorsales. Les *deuxième, troisième, quatrième, cinquième, sixième, septième et huitième* paires dorsales, qui sont destinées au thorax proprement dit, présentent une parfaite uniformité sous le rapport du volume et de la distribution.

Toutes sortent des trous de conjugaison postérieurs, immédiatement en dehors du transversaire épineux, et se divisent en **Leur division en deux rameaux :** deux rameaux : l'un *externe* ou *musculaire*, qui se dirige vers l'espace celluleux qui sépare le sacro-lombaire du long dorsal, **L'un musculaire,** et se subdivise en un grand nombre de ramifications, qui se partagent entre ces muscles ; l'autre, *interne* ou *musculo-cu-* **L'autre musculo-cutané.** *tanée*, dont le trajet est fort remarquable. En effet, il se réfléchit de dehors en dedans sur le transversaire épineux, dont **Sa double réflexion.** il embrasse le bord externe et fournit à ce muscle ; arrivé sur les côtés de l'apophyse épineuse, il se réfléchit d'avant en arrière, le long de cette apophyse, traverse les insertions spinales du grand dorsal, parvient, ainsi, au dessous du trapèze ; là, il se réfléchit de dedans en dehors, entre les muscles long du dos et le trapèze, qu'il traverse très obliquement pour devenir sous-cutané et se porter horizontalement en dehors sous la forme d'un petit ruban nerveux, dont les filets distincts ne se séparent et ne s'épanouissent dans l'épaisseur de la peau, que lorsqu'ils ont atteint la région de l'omoplate. Constamment, le nerf cutané, qui appartient à la 2e paire, répond à la surface triangulaire de l'épine de l'omoplate, sur laquelle glisse l'aponévrose du trapèze.

Ganglions anormaux situés sur le trajet de plusieurs branches cutanées dorsales. Chez un sujet, la branche musculo-cutanée des 3e, 4e et 5e paires dorsales présentait deux ganglions au moment de sa bifurcation en branche musculaire et branche cutanée ; chez un autre sujet, les ganglions appartenaient aux branches cutanées de la 1re et de la 3e paires dorsales. D'ailleurs, toutes les branches cutanées sont horizontales, parallèles, et l'intervalle qui les sépare est mesuré par la hauteur d'une vertèbre. Tout le temps que les branches postérieures répondent au trapèze, elles offrent la disposition précédente. C'est au dessous de ce muscle que commence un autre système de distribution dont voici le mode.

Les *branches postérieures des* 9e, 10e, 11e *et* 12e *paires dorsales* ont un mode de distribution absolument identique à celui des *branches postérieures des paires lombaires;* et les unes et les autres sont destinées aux parois abdominales.

Branches postérieures des 9e, 10e, 11e, 12e vertèbres dorsales.

Il n'y a plus de branche interne musculo-cutanée, comme pour les paires précédentes; la branche externe remplit tout à la fois le rôle de branche musculaire et celui de branche cutanée.

Immédiatement après leur sortie du trou de conjugaison, ces branches postérieures se portent très obliquement en bas et en dehors, gagnent l'espace cellulaire qui sépare le sacro-lombaire et le long dorsal, ou bien traversent très obliquement la masse commune, dans la région où le sacro-lombaire et le long dorsal sont confondus, et communiquent presque toujours entre elles pendant le long trajet qu'elles parcourent dans l'épaisseur des fibres charnues. Parvenus au bord externe du grand dorsal ou de la masse commune, les rameaux, amoindris alors d'un bon tiers, à raison des filets nerveux qu'ils ont laissés dans les muscles spinaux postérieurs, traversent très obliquement les aponévroses du grand dorsal, du petit dentelé postérieur et inférieur, les feuillets du petit oblique et du transverse, et deviennent sous-cutanés: ils se divisent alors en *rameaux cutanés internes* très petits, qui se dirigent en dedans, du côté des apophyses épineuses; en *rameaux cutanés externes* très considérables, qui se portent en bas pour se terminer dans la peau de la région fessière. Je signalerai plusieurs gros nerfs qui, réunis ou accolés, se portent verticalement en bas, coupent perpendiculairement la crête iliaque, au devant de la masse commune, et s'accolent aux téguments de la région fessière, sur laquelle on peut les suivre jusqu'au niveau du grand trochanter.

Leur direction.

Leurs rameaux musculaires.

Leurs rameaux cutanés.

Plusieurs sont destinés à la région fessière.

Branches postérieures des paires lombaires. 2° Les *branches postérieures des paires lombaires* vont en diminuant graduellement de haut en bas ; les branches postérieures des trois premières paires, dont la distribution est exactement la même que celle des premières paires dorsales, sont musculo-cutanées, et leurs rameaux externes, qui sont cutanés, coupent perpendiculairement la crête iliaque, pour aller se distribuer à la région fessière ; les branches postérieures de la quatrième et de la cinquième paire, extrêmement petites, se perdent entièrement dans la masse commune au sacro-lombaire, au long dorsal et au transversaire épineux.

Branches postérieures des paires sacrées. 3° Les *branches postérieures des paires sacrées* sortent par les trous sacrés postérieurs. Elles sont d'une préparation difficile, vu leur extrême ténuité et leur pénétration immédiate dans l'épaisseur de la masse musculaire qui remplit la gouttière sacrée ; elles vont d'ailleurs en décroissant de volume de haut en bas, et présentent une disposition uniforme, qui est la Uniformité de leur distribution. suivante : immédiatement après leur sortie du trou de conjugaison, elles s'anastomosent entre elles pour former des arcades, desquelles partent des filets musculaires et des filets cutanés. Les premiers se distribuent à la masse commune et au grand fessier, les seconds sont destinés à la peau de la région sacrée (1).

Il suit de là que toutes les branches postérieures des paires dorsales, lombaires et sacrées, sont des branches musculo-cutanées.

BRANCHES ANTÉRIEURES DES NERFS SPINAUX.

Les *branches antérieures des nerfs spinaux*, généralement Distribution générale des branches antérieures. plus volumineuses que les postérieures, sont la véritable continuation de ces nerfs, et fournissent : 1° aux parties laté-

(1) Parmi les filets cutanés qui partent de l'arcade formée par les deux premiers nerfs sacrés, il en est un qui passe au dessous de l'épine iliaque postérieure et inférieure, se dirige verticalement en bas entre le grand fessier et le petit ligament sacro-sciatique, et traverse le grand fessier pour se renverser de dedans en dehors et s'accoler à la peau.

rales et antérieures du tronc, 2° aux membres thoraciques et abdominaux.

Celles de ces branches qui sont destinées au tronc présentent à la fois, et une grande uniformité, et une grande simplicité de distribution : telles sont les *branches intercostales;* celles qui sont destinées aux membres thoraciques et abdominaux présentent, dans leur distribution, une complexité qui est en rapport avec celle des parties auxquelles elles sont affectées : telles sont les *branches antérieures cervicales, lombaires et sacrées.*

Elle est simple ou complexe, suivant les régions.

On voit ces dernières branches, presque immédiatement après leur sortie du canal rachidien, communiquer entre elles pour constituer des entrelacements ou *plexus,* desquels partent les nerfs qui vont définitivement se répandre dans toutes les parties du corps.

Or, il y a quatre grands plexus, savoir : 1° pour la région du cou et pour le membre thoracique, deux plexus, le *plexus cervical* et le *plexus brachial,* qu'on pourrait considérer comme un seul et même plexus, *plexus cervico-brachial ;* 2° pour la région lombaire et pour le membre abdominal, deux autres plexus, le *plexus lombaire* et le *plexus sacré* ou *crural,* qu'on pourrait considérer comme un seul et même plexus, *plexus lombo-sacré.*

Cela posé, je vais successivement m'occuper des branches antérieures cervicales, dorsales, lombaires et sacrées.

BRANCHES ANTÉRIEURES DES NERFS CERVICAUX.

Préparation. Dans l'ordre de dissection, il convient de préparer les branches sous-cutanées qui émanent du plexus cervical, avant de s'occuper des branches antérieures elles-mêmes : on pourra réserver un côté du cou pour les branches superficielles, et consacrer l'autre côté à l'étude des branches profondes

1° Branche antérieure de la 1re paire cervicale.

Elle sort entre l'occipital et l'arc postérieur de l'atlas dans la gouttière de l'artère vertébrale à laquelle elle est subjacente,

Anastomose
par arcade de la
1re et de la 2^e
paires. abandonne l'artère au niveau du trou de l'apophyse transverse de l'atlas, pour se porter au devant de la base de cette apophyse, et se réfléchir de haut en bas : devenue descendante, cette branche s'anastomose par arcade avec la 2e paire. Les rameaux qui émanent de la 1re paire, provenant tous de l'arcade anastomotique, seront décrits avec la deuxième.

2° *Branche antérieure de la* 2e *paire cervicale.*

Son volume et son trajet. Beaucoup moins volumineuse que la branche postérieure de la même paire, elle se porte horizontalement d'arrière en avant, entre l'apophyse transverse de l'atlas et celle de l'axis, se réfléchit au devant de l'axis, et se divise en deux rameaux, l'un *ascendant*, l'autre *descendant*.

Sa division en rameau ascendant, Le *rameau ascendant* se recourbe de bas en haut au devant de l'apophyse transverse de l'atlas, pour s'anastamoser par arcade avec la 1re paire.

En rameau descendant. Le *rameau descendant* se subdivise en deux nerfs à peu près égaux en volume : l'un *interne*, qui va constituer la *branche descendante interne*; l'autre *externe*, qui va s'anastomoser avec la 3e paire pour former la branche *cervicale superficielle* et la branche *auriculaire.*

Rameau du grand droit antérieur du cou. De l'angle de bifurcation du rameau ascendant et du rameau descendant, partent plusieurs gros filets pour le muscle *grand droit antérieur du cou.*

Rameaux ganglionnaires. De l'arcade anastomotique formée par la 1re et la 2e paires, partent : 1° trois ou quatre rameaux grisâtres, très volumineux, et plusieurs petits filets blancs, qui vont se rendre au ganglion cervical supérieur; 2° au dessus d'eux un filet gris et court, qui se renfle presque immédiatement en ganglion, duquel part un filet descendant, long et grêle, qui va se jeter dans la *branche descendante interne*; deux filets ascendants, dont l'inférieur se porte au nerf pneumo-gastrique, et le supérieur au grand hypoglosse.

3° *Branche antérieure de la 3e paire cervicale.*

Le double en volume de la précédente, elle se dirige d'abord, en avant, pour sortir de l'espace inter-transversaire, puis en bas et en dehors, et parvenue sous le muscle sterno-cléïdomastoïdien, se divise en deux rameaux, l'un *supérieur*, l'autre *inférieur*, lesquels s'épanouissent en un grand nombre de rameaux qui constituent le *plexus cervical superficiel*.

Ses branches constituent le plexus cervical superficiel.

Le *rameau supérieur* se porte en dehors et en arrière sous le muscle sterno-mastoïdien, et se bifurque sur son bord postérieur. L'une des branches de bifurcation, qui est ascendante, porte le nom de *branche occipitale externe (branche mastoïdienne* des auteurs); l'autre branche, qui se réfléchit sur le bord postérieur du sterno-mastoïdien, s'anastomose par un ou deux filets avec la 2e paire cervicale, et se subdivise en branche *cervicale superficielle* et en branche *auriculaire*. Les deux branches de bifurcation s'anastomosent avec la 2e paire. Du rameau supérieur, partent encore : 1° un petit nerf ascendant, intermédiaire à la branche auriculaire et à la branche occipitale externe; 2° un rameau de communication avec le ganglion cervical supérieur; 3° des rameaux anastomotiques, qui s'anastomosent, les uns directement avec le nerf accessoire de Willis, et les autres dans l'épaisseur du muscle sterno-mastoïdien. Ce rameau va quelquefois se jeter dans le rameau le plus inférieur fourni par la 2e paire.

Rameau supérieur.

Ses deux branches de bifurcation.

Le *rameau inférieur* ou *descendant* se porte verticalement en bas, au devant du scalène antérieur, fournit un filet long et grêle à la *branche descendante interne*, et se termine, partie en s'anastomosant avec la 4e paire, partie en se continuant avec les nerfs claviculaires.

Rameau inférieur.

On peut considérer comme appartenant au rameau inférieur un nerf considérable qui va se jeter dans le muscle angulaire, *rameau de l'angulaire*. Ce rameau vient quelquefois de l'angle de bifurcation de la 3e paire.

4° Branche antérieure de la 4° paire cervicale.

La 4° paire fournit le nerf phrénique, De même volume que la précédente, la *branche anté-rieure de la 4° paire cervicale* fournit le *nerf phrénique*, qui naît quelquefois dans l'espace inter-transversaire, après quoi cette branche antérieure se porte en bas et en dehors, appli-quée contre le muscle scalène antérieur, et, après dix lignes de trajet, se divise en deux rameaux terminaux, l'un interne, l'autre externe, lesquels se subdivisent bientôt, et couvrent de leurs filets divergents le triangle sus-claviculaire : ces ra-

Et les nerfs sus-claviculai-res et sus-acro-miens. meaux sont les nerfs *sus - claviculaires* et *sus-acromiens*. C'est au moment de sa division que la quatrième paire reçoit de la troisième une branche qui semble se partager entre ses deux divisions terminales.

La quatrième paire envoie le plus souvent un petit rameau de communication au cinquième nerf cervical.

PLEXUS CERVICAL.

Du plexus cervical profond et du plexus cer-vical superfi-ciel. On donne le nom de *plexus cervical* à la série d'anastomoses formées par les branches antérieures des première, deuxième, troisième et quatrième paires cervicales.

Quelques anatomistes l'appellent encore *plexus cervical profond*, par opposition aux branches superficielles émanées de ce même plexus, dont ils désignent l'ensemble sous le nom de *plexus cervical superficiel*.

Situation du plexus cervical proprement dit. Le plexus cervical proprement dit, qui occupe la partie an-térieure et latérale des quatre premières vertèbres cervicales, est situé sous le bord postérieur du muscle sterno-cleïdo-mastoïdien, en dehors de la veine jugulaire interne, entre le grand droit antérieur du cou, et les insertions cervicales du splénius et de l'angulaire : il est caché par une assez grande quantité de graisse, et par un grand nombre de ganglions lym-phatiques ; il est en outre recouvert par une lame aponévroti-que, qui lui adhère intimement et se prolonge sur les nerfs qui en émanent.

On peut, à l'exemple de Bichat, considérer ce plexus comme un centre auquel viennent aboutir les branches antérieures des quatre premières paires cervicales, et duquel partent un grand nombre de branches ; au reste, il n'y a rien d'inextricable dans ce plexus, et il est toujours facile de déterminer l'origine des branches qui en proviennent.

On peut considérer ce plexus comme un centre.

Ces branches peuvent être divisées : 1° en antérieure, il n'y en a qu'une : la *cervicale superficielle*; 2° en ascendantes : ce sont l'*auriculaire*, l'*occipitale externe* (*mastoïdienne* des auteurs); 3° en descendantes, subdivisées en profondes et en superficielles : les premières sont : la *branche descendante interne*, la *phrénique*, les *branches du trapèze*, de l'*angulaire* et du *rhomboïde*; les superficielles sont : les *sus-claviculaires* et les *sus-acromiales*.

Classification des branches qui en émanent.

Sous le rapport de la distribution, on peut encore les diviser en *musculaires* et en *cutanées:* les musculaires sont : la descendante interne, la phrénique, les branches du trapèze, de l'angulaire et du rhomboïde; toutes les autres sont cutanées : celles-ci sont aplaties et comme rubanées.

Division des branches en musculaires et en cutanées.

1° Branche antérieure.

Branche cervicale superficielle.

Souvent double, quelquefois triple ou même quadruple (1), ce qui tient à une division précoce, exclusivement destinée à la peau du cou et de la partie inférieure de la face (d'où le nom de *sous-mentonnière*, Chauss.), la branche *cervicale superficielle* résulte d'une anastomose de la 2e et de la 3e paires cervicales, émerge du plexus au niveau de la partie moyenne du cou, sous le bord postérieur du sterno-cléido-mastoïdien, qu'elle embrasse à la manière d'une anse; se porte horizontale-

Division de la branche cervicale superficielle en deux rameaux :

(1) Sur la planche 1re de la 2e livr. de l'*Anat. du système nerveux de l'homme*, la branche cervicale superficielle est constituée par six filets divergents, qui fournissent à la peau de la région inférieure de la face et des régions sus et sous-hyoïdiennes.

ment en avant, entre ce muscle et le peaucier; croise perpendiculairement la veine jugulaire externe, au dessous de laquelle elle est placée, et se divise en deux rameaux, l'un *ascendant*, plus considérable, l'autre *descendant*, plus petit : ces deux rameaux, souvent subdivisés, constituent quatre, cinq et même six nerfs distincts, tous remarquables par leur forme aplatie, rubanée, comme d'ailleurs tous les nerfs cutanés de la tête et du cou.

1° Rameau descendant; Le *rameau descendant*, ou les divisions qui le remplacent, se porte obliquement en bas et en dedans, entre le sterno-mastoïdien et le peaucier; se réfléchit de bas en haut, après un court trajet, en formant un anse à concavité supérieure; traverse le peaucier et s'accole à la peau, sous laquelle il peut être suivi jusqu'à la ligne médiane du cou.

L'un de ces rameaux, qui m'a paru constant, parvenu sur le côté de la ligne médiane, se réfléchit de bas en haut, au devant de la veine jugulaire antérieure; se porte verticalement en haut, et peut être suivi jusqu'à la peau de la région sus-hyoïdienne.

2° Rameau ascendant. Le *rameau ascendant*, qui naît quelquefois par un tronc commun avec le nerf auriculaire, s'épanouit immédiatement en quatre ou cinq filets très grêles, légèrement flexueux, qui d'abord situés entre le sterno-mastoïdien et le peaucier traversent pour la plupart ce dernier muscle, pour devenir sous-cutanés : de ces filets, qui vont en divergeant et qui restent subjacents au peaucier, deux très grêles longent la veine jugulaire externe, et sont situés, l'un au devant, l'autre en arrière de cette veine, se portent en haut avec elle, et, parvenus au niveau de la glande parotide, deviennent sous-cutanés, et se distribuent à la peau de la face.

On peut suivre ses divisions jusqu'à la joue. Tous ces filets, accolés à la peau, se portent en haut et en dedans, et se subdivisent en une multitude de filaments, qui peuvent être suivis jusqu'à la peau du menton et de la joue. Parmi ces filets, j'en ai vu plusieurs croiser à angle aigu les ramifications du nerf facial, auxquelles ils étaient accolés.

n restant parfaitement distincts. Ce qu'on a dit sur l'anasto-
nose de la branche cervicale superficielle avec le nerf facial se
éduit à un simple accolement. Il importe de remarquer que
es divisions cervicales du nerf facial occupent un plan plus
rofond que celles de la branche cervicale superficielle dont
lles sont séparées par le peaucier, auquel elles ne fournissent
ucune branche. Nous verrons plus tard que ce muscle est
ourni par le facial. Il suit de là que la branche cervicale su-
erficielle est exclusivement destinée à la peau.

Leurs rapports avec les divisions du nerf facial.

La branche cervicale superficielle est cutanée.

2° Branches ascendantes.

Branche auriculaire.

Branche ascendante antérieure du plexus cervical , la
branche auriculaire naît de la 2ᵉ et de la 3ᵉ paires cervicales
ar un tronc qui lui est commun avec la cervicale superficielle;
merge du plexus immédiatement au dessus de ce dernier
erf, avec lequel il forme un système de nerfs cutanés, diver-
ents, qu'on pourrait considérer comme une émanation du
1ême tronc; embrasse, comme lui, le bord postérieur du ster-
o-mastoïdien, en formant une anse à convexité postérieure;
e porte en haut et un peu en avant, entre le peaucier et le
terno-mastoïdien, dont elle atteint le bord antérieur au niveau
e l'angle de la mâchoire inférieure. Là, elle fournit plusieurs
lets *faciaux* ou *parotidiens*, et se termine en se divisant en
eux rameaux : l'un, *externe*, destiné à la face externe ; l'autre,
nterne, destiné à la face interne du pavillon.

Trajet de la branche auriculaire.

Sa terminaison.

1° Les *filets faciaux* ou *parotidiens* sont très grêles : les
ns se portent entre la parotide et la peau à laquelle ils s'ac-
olent ; les autres traversent la parotide d'arrière en avant et
e bas en haut, et vont se distribuer à la peau de la joue : j'en
i suivi jusque sur la peau qui recouvre la pommette. Il n'est
as démontré que quelques uns de ces filets aillent se perdre
ans l'épaisseur de la parotide, ainsi qu'on l'a avancé (1).

1° Filets faciaux ou parotidiens.

(1) J'ai vu deux filets parotidiens aboutir à un petit ganglion anormal, du-

2° Rameau auriculaire externe. 2° Le rameau *auriculaire externe* se dirige verticalement en haut, dans l'épaisseur du tissu fibreux très dense qui unit la parotide à la peau ; gagne la partie inférieure de la conque au niveau de l'antitragus, et se divise en plusieurs filets remarquables par leur distribution : le plus considérable se porte au dessus du lobule dans la scissure qui sépare la conque de la queue de l'hélix, et se distribue à la peau qui revêt la face externe de l'oreille et surtout à la peau de la conque ; un autre filet contourne la circonférence du pavillon, et gagne la rainure de l'hélix, qu'il suit jusqu'à sa partie supérieure, en se divisant en filaments très déliés.

3° Rameau auriculaire interne. 3° Le rameau *auriculaire interne* traverse l'épaisseur de la glande parotide, pour se placer au devant de l'apophyse mastoïde ; croise à angle aigu, dans ce point, le rameau auriculaire du nerf facial, qui est plus profond que lui, et avec lequel il ne s'anastomose jamais ; puis se porte derrière le muscle **Sa division :** auriculaire postérieur, et se divise en deux rameaux secondaires : **En rameau postérieur ou mastoïdien,** l'un, *postérieur* ou *mastoïdien*, qui se porte en haut et en arrière, reste accolé à l'apophyse mastoïde, et peut être suivi jusqu'au bord externe du muscle occipital, où il s'anastomose avec un filet très délié de la branche occipitale externe ; l'autre, **En rameau antérieur.** *antérieur*, qui se porte sur la partie supérieure de la face interne du pavillon. Ceux de ces filets qui arrivent jusqu'à la partie la plus élevée de la circonférence du pavillon, se réfléchissent sur cette circonférence, pour se porter sur la face externe du pavillon, et fournir ainsi aux parties de la peau qui n'ont point été animées par le rameau auriculaire externe.

Le rameau auriculaire interne perfore obliquement, dans plusieurs points, le pavillon de l'oreille, pour se distribuer à **Perforation du cartilage du pavillon par quelques filets.** la peau de la rainure de l'hélix. Ces perforations, en nombre variable, ont lieu à la partie supérieure de ce cartilage, au voisinage de la circonférence.

quel émanaient plusieurs filets qui se comportaient, d'ailleurs, de la manière déjà indiquée.

Il suit de ce qui précède, que la branche auriculaire, de même que la branche cervicale transverse, ne donne aucun filet musculaire, et qu'elle est exclusivement destinée à la peau. Les muscles auriculaire postérieur et occipital reçoivent exclusivement leurs filets du rameau auriculaire du facial. *La branche auriculaire est exclusivement cutanée.*

Branche occipitale externe. (Branche mastoïdienne des auteurs.)

Branche ascendante postérieure du plexus cervical, la *branche occipitale externe*, qui naît de la branche antérieure de la 2ᵉ paire cervicale, émerge du plexus cervical au dessus de la précédente; décrit, sur le bord postérieur du sterno-mastoïdien, une anse à concavité supérieure; se porte presque verticalement en haut, parallèlement à la branche occipitale interne, que constitue la branche postérieure de la 2ᵉ paire cervicale, parallèlement au bord postérieur du muscle sterno-mastoïdien, dont elle croise les insertions occipitales postérieures; continue son trajet ascendant sur la région occipitale, puis sur la région pariétale, et peut être suivie jusqu'au bord antérieur du pariétal. Dans ce trajet, elle est située entre le splénius, l'occipital, l'aponévrose épicrânienne, d'une part, et la peau, d'une autre part. *Trajet de la branche occipitale externe.*

La branche occipitale externe fournit à la région occipitale : *Elle fournit :*

1° Des *rameaux cutanés externes*, qui se distribuent exclusivement à la peau, s'anastomosent avec un filet de la branche auriculaire, mais aucun ne va se rendre à l'auricule. La dénomination d'*occipito-auriculaire* (Chauss.) ne lui est donc pas applicable, mais bien celle d'*occipitale externe* (1), pour *1° Des rameaux cutanés externes;*

(1) La dénomination de branche mastoïdienne est mauvaise, car cette branche n'a aucun rapport avec l'apophyse mastoïde. Il est à remarquer que les branches occipitales externe et interne viennent de la 2ᵉ paire cervicale : l'externe de la branche postérieure, l'interne de la branche antérieure.

la distinguer de l'*occipitale interne*, fournie par la branche postérieure de la 2ᵉ paire cervicale.

2° Des rameaux cutanés internes.

2° Des *rameaux cutanés internes*, qui s'anastomosent plusieurs fois avec la branche occipitale interne.

La branche occipitale externe ne fournit aucun rameau musculaire.

Aucun filet ne va au muscle occipital. Aucun ne s'anastomose avec le nerf facial. La branche occipitale externe est essentiellement une branche cutanée.

Petite branche occipitale externe supplémentaire.

On trouve quelquefois, entre la branche auriculaire et la branche occipitale externe, une petite branche supplémentaire qui leur est parallèle, et qu'on pourrait appeler petite branche occipitale externe, car elle affecte la même distribution que la branche occipitale.

3° Branches descendantes superficielles.

Branches sus-claviculaires.

Disposition générale des branches sus-claviculaires.

Branches de terminaison du plexus cervical, les *branches sus-claviculaires* sont ordinairement au nombre de deux : l'une, interne, *branche sus-claviculaire* proprement dite ; l'autre, externe, *branche sus-acromiale*. Elles se détachent du plexus au niveau du bord postérieur du sterno-mastoïdien (1), se portent verticalement en bas comme autant de perpendiculaires abaissées sur la clavicule, et se divisent en plusieurs rameaux qui se subdivisent encore avant d'atteindre cet os, en sorte qu'elles couvrent de leurs filets divergents le triangle sus-claviculaire. Toutes ces branches coupent la clavicule à des intervalles assez réguliers et vont se perdre sur la partie supérieure et antérieure du thorax et de l'épaule.

Rameaux sternaux.

Les plus internes, qui constituent les *rameaux sternaux*, croisent très obliquement la veine jugulaire externe, puis les insertions claviculaires et sternales du sterno-mastoïdien pour

(1) Les branches ascendantes et les branches descendantes du plexus cervical, partent toutes comme en rayonnant du bord postérieur du sterno-mastoïdien, un peu au dessous de la partie moyenne de ce muscle.

s'épanouir dans la peau, en filaments qu'on peut suivre jusque sur la ligne médiane.

Les plus externes ou *rameaux sus-acromiens*, se portent obliquement sur la face externe du trapèze, croisent l'extrémité externe de la clavicule, et vont se distribuer à la peau qui recouvre l'acromion et l'épine de l'omoplate. J'ai suivi un certain nombre de filets jusque sur le moignon de l'épaule et jusqu'au niveau du bord inférieur du grand pectoral.

> *Rameaux sus-acromiens.*

Les rameaux intermédiaires ou *claviculaires* croisent la clavicule perpendiculairement, s'accolent à la peau qui revêt la partie supérieure du thorax, et peuvent être suivis jusqu'à une petite distance de la mamelle (1).

> *Rameaux claviculaires proprement dits.*

Tous ces rameaux, avant de devenir sous-cutanés, sont placés sous le peaucier. Une lame aponévrotique et le muscle omoplat-hyoïdien les séparent des scalènes et du plexus brachial. Un tissu cellulaire lâche les sépare de la clavicule sur laquelle ils glissent avec la plus grande facilité. On peut aisément les sentir et même les voir à travers la peau sur les personnes amaigries.

> *Rapports des branches sus-claviculaires.*

4° Branches descendantes profondes.

A. *Branche cervicale descendante interne* ou *branche musculaire de la région sous-hyoïdienne.*

La *branche cervicale descendante interne*, entièrement destinée aux muscles de la région sous-hyoïdienne, peut être considérée comme la branche inférieure de bifurcation de la

---

(1) Il n'est pas rare de voir la branche sus-claviculaire traverser la clavicule à la réunion des deux tiers internes avec le tiers externe de la longueur de cet os ; quelquefois, au lieu d'un conduit osseux, on trouve une arcade aponévrotique, qui occupe le bord postérieur de l'os. Dans ce cas, les rameaux claviculaires ne sont point éparpillés, mais bien réunis, et alors, au sortir du conduit osseux ou fibreux, les rameaux internes se portent horizontalement en dedans, entre la clavicule et la peau jusque sur le sternum ; les rameaux externes se dirigent horizontalement en dehors, le long du bord antérieur de la clavicule jusqu'à l'acromion.

Branche cer-
vicale descen-
dante interne.. 2ᵉ paire cervicale, bien que la 1ʳᵉ et la 3ᵉ paires cervicales lui envoient chacune un petit filet qui la renforce.

Sa direction. Elle se porte verticalement en bas, en dehors de la veine jugulaire interne qu'elle longe, reçoit par son côté interne, un filet qui vient de la 1ʳᵉ paire cervicale, et parvenue un peu au dessous de la partie moyenne du cou, elle se réfléchit de dehors en dedans, au devant de la jugulaire interne, et forme

Son anasto-
mose à anse
avec le nerf hy-
poglosse. avec le rameau descendant du grand hypoglosse, une anastomose à anse, quelquefois plexiforme, anastomose très remarquable, et qui présente beaucoup de variétés sous le rapport

Elle est exclu-
sivement desti-
née aux muscles
de la région
sous-hyoïdien-
ne. de sa disposition. De la convexité de cette anse, qui regarde en bas, naît un rameau qui quelquefois dépasse à peine en volume, l'une des branches de formation, et qui s'épanouit en deux filets bientôt subdivisés, savoir : l'un ascendant, qui fournit aux insertions supérieures des muscles sterno-hyoïdien et omoplat-hyoïdien ; l'autre transversal, qui se porte au corps des muscles sterno ou cléido-hyoïdien et sterno-thyroïdien. On suit plusieurs filets jusqu'à la partie inférieure de ce dernier muscle, c'est à dire, jusqu'au niveau de la 2ᵉ côte. Le ventre inférieur du muscle omoplat-hyoïdien est animé par des divisions qui émanent des rameaux destinés au ventre supérieur.

B. *Nerf phrénique* ou *diaphragmatique*.

Rameaux d'o-
rigine. Le *nerf phrénique* est une branche de la 4ᵉ paire cervicale, que renforcent quelquefois un filet très tenu, venant de la 3ᵉ, presque toujours un filet plus considérable, qui vient de la 5ᵉ (1), et quelquefois un filet délié, détaché de la 6ᵉ paire. Il n'est pas rare de voir un des rameaux de formation de l'anse de l'hypoglosse, s'ajouter à ce nerf. Le nerf phrénique du côté

(1) Le mode de communication du nerf phrénique avec la 5ᵉ paire, présente beaucoup de variétés. Quelquefois le nerf phrénique envoie un filet de communication à la 5ᵉ paire, laquelle lui rend presque immédiatement un filet plus considérable que celui qu'elle a reçu. Dans un cas, ce n'était pas un filet, mais bien une branche de bifurcation que le nerf phrénique envoyait à la 5ᵉ paire. Diminué de moitié par cette émission, le nerf phrénique doublait ensuite

Variétés.

droit, et celui du côté gauche, sont rarement de même volume. Sur un sujet, j'ai vu le nerf phrénique réduit à un filet très grêle, tandis que le nerf phrénique droit était très volumineux.

Direction.

A partir de son origine, le nerf phrénique se porte verticalement en bas, au devant du bord antérieur du muscle scalène intérieur, contre lequel il est maintenu par une aponévrose. Arrondi jusque là, ce nerf s'aplatit au moment où il se place Rapports. entre la veine et l'artère sous-clavières (je l'ai vu passer au devant de la veine), en dehors du nerf pneumo-gastrique et du grand sympathique, et s'incline un peu en dedans, pour pénétrer dans le thorax, par l'orifice supérieur de cette cavité. Dans le thorax, il continue son trajet vertical, longe à gauche le tronc veineux brachio-céphalique; à droite, longe la veine cave, croise la racine du poumon, puis s'accole au péricarde, contre lequel il est maintenu par la plèvre jusqu'au muscle diaphragme, dans lequel il s'épanouit. L'artère diaphragmatique supérieure, branche de la mammaire interne, et la veine diaphragmatique supérieure l'accompagnent. Le nerf phrénique gauche est un peu plus long que le nerf phrénique droit, attendu qu'il contourne la pointe du cœur; il est également sur un plan Rameaux terminaux du nerf phrénique. un peu postérieur.

Exclusivement destiné au diaphragme, le nerf phrénique ne donne aucune branche ni au cou ni dans le thorax; je noterai seulement quelques branches anastomotiques : ainsi, peu après son origine, il s'anastomose avec le grand sympathique, par une branche transversale; à la partie inférieure du cou, il fournit quelquefois un filet qui s'anastomose par arcade avec une branche émanée des 5e et 6e paires cervicales. Je ne l'ai jamais vu communiquer avec le ganglion cervical in-

de volume par l'addition de trois filets inégaux qu'il recevait de la 5e paire. Le plus souvent ce filet phrénique de la 5e paire naît par un tronc commun avec le nerf du muscle sous-clavier, croise la veine sous-clavière, au devant de laquelle il est placé, entre cette veine et le cartilage de la 1re côte auquel il est accolé, et passe derrière l'artère mammaire interne, pour aller s'unir à angle très aigu avec le nerf phrénique.

Mode de dis-
tribution de ce
nerf en dia-
phragme.

férieur. Je n'ai pas vu l'anastomose avec le nerf spinal, indiquée par M. Blandin.

La distribution de ce nerf au diaphragme, est curieuse. De
ses filets épanouis, divergents et généralement très longs, les
uns se portent entre la plèvre et le diaphragme, et pénètrent ce
muscle de haut en bas; les autres traversent le diaphragme et,
se portant entre ce muscle et le péritoine, pénètrent dans les
faisceaux charnus, de bas en haut; on les suit jusqu'aux insertions costales. Le nerf phrénique droit se termine par un
rameau transverse, qui passe derrière la veine cave et va s'a-
nastomoser avec des rameaux également transverses du nerf
phrénique gauche, avant de se rendre aux piliers du diaphragme, dans lesquels il s'épanouit. Je n'ai jamais vu aucun
filet du nerf phrénique se porter sur l'œsophage ni au bord
postérieur du foie : presque constamment l'un des nerfs diaphragmatiques, quelquefois tous les deux, s'anastomosent avec
le plexus diaphragmatique, émanation du plexus solaire, plexus
diaphragmatique, qui pénètre avec l'artère dans l'épaisseur du
diaphragme (1). D'après H. Cloquet, il n'est pas rare de voir les
filets terminaux des nerfs phréniques présenter des renflements
ganglionnaires.

C. *Branches cervicales postérieures et profondes.*
Elles sont toutes musculaires.

Ce sont : 1° une *branche anastomotique* que le plexus cervical envoie à l'accessoire de Willis, branche volumineuse qui
émane de la 2ᵉ paire, en même temps que la branche occipitale externe, s'anastomose à angle aigu avec l'accessoire,
entre les faisceaux cervicaux du splénius et le sterno-mastoïdien, et se jette avec l'accessoire dans le muscle trapèze.

2° Une *branche trapézienne* émanée de la 3ᵉ paire, qui se

(1) Sur une pièce préparée pour le dernier concours de prosecteurs, par
M. Jarjavay, le nerf diaphragmatique droit présente un rameau qui descend
dans le pilier droit et envoie un filet très grêle dans le plexus solaire. Au reste,
on ne saurait trop rappeler que les anastomoses nerveuses ont bien peu d'importance, puisque les filets nerveux sont indépendants les uns des autres.

porte obliquement en arrière et en bas, pour gagner la face profonde du muscle trapèze, et s'anastomoser avec l'accessoire de Willis, qu'il renforce, et avec lequel il peut être suivi jusqu'à l'angle inférieur du muscle.

Branche trapézienne.

3° Les *branches supérieures de l'angulaire et du rhomboïde*, lesquelles sont assez grêles, se détachent du côté postérieur de la 3e et de la 4e paires cervicales, au moment où ces nerfs sortent de l'intervalle des apophyses transverses, se portent obliquement en bas et en arrière, en contournant le scalène postérieur auquel elles sont accolées, et se distribuent à l'angulaire et à la partie supérieure du rhomboïde. Les mêmes branches paraissent affectées à ces deux muscles, que nous verrons recevoir aussi des nerfs du plexus brachial.

Branches supérieures de l'angulaire et du rhomboïde.

BRANCHES ANTÉRIEURES DES 5e, 6e, 7e, 8e PAIRES CERVICALES ET 1re DORSALE.

Ces branches sont remarquables par leur volume, qui est beaucoup plus considérable que celui des paires précédentes, et qui est, à peu de chose près, le même pour toutes : elles répondent à leur sortie du trou de conjugaison, aux deux muscles scalènes qu'elles séparent l'un de l'autre, et qu'elles traversent quelquefois, émettent des filets très grêles pour ces muscles, convergent et s'anastomosent pour constituer le *plexus brachial*, duquel partent tous les nerfs qui vont se distribuer au membre thoracique. Chacune de ces branches envoie un filet de communication au ganglion cervical inférieur.

Branches qui donnent naissance au plexus brachial.

PLEXUS BRACHIAL.

Obliquement étendu de la partie latérale inférieure du cou, au creux de l'aisselle, ou plutôt au côté interne de la tête de l'humérus, où il se termine en se partageant entre les nerfs du membre thoracique, le *plexus brachial* est formé de la manière suivante :

Mode de formation du plexus brachial.

La 5e et la 6e paires cervicales se réunissent en dehors et à peu de distance des scalènes, et se dirigent très obliquement en bas et en dehors, pour se *bifurquer*.

D'une autre part, la 8ᵉ paire cervicale et la 1ʳᵉ dorsale se réunissent immédiatement après leur sortie des scalènes, quelquefois même entre les scalènes, pour se porter presque horizontalement en dehors, et se *bifurquer* près de la tête de l'humérus.

Entre ces deux cordons anastomotiques, marche la 7ᵉ paire, qui décrit un trajet beaucoup plus long que les précédentes, et se *bifurque* au niveau de la clavicule, pour s'unir, par sa branche de bifurcation supérieure à la branche de bifurcation inférieure du 1ᵉʳ cordon, par sa branche de bifurcation inférieure, à la branche de bifurcation supérieure du 2ᵉ cordon.

C'est de l'ensemble de ces bifurcations et de ces réunions successives, lesquelles se font toutes à angle très aigu, que résulte l'entrelacement connu sous le nom de *plexus brachial.*

Le plexus bra- chial communi- que avec le plexus cervical.
Large à son extrémité supérieure, rétréci à sa partie moyenne, s'élargissant encore à sa partie inférieure, vu la divergence des branches de terminaison, le plexus brachial communique avec le plexus cervical, par une branche considérable qu'il reçoit de la 4ᵉ paire, et par le filet qu'il fournit au nerf phrénique : il n'est pas tellement compliqué, qu'on ne puisse saisir l'origine des branches qui en émanent. J'aurai soin de l'indiquer à l'occasion de chaque nerf.

Rapports du plexus brachial.
Ses *rapports sont les suivants :* 1° à son origine, il est placé entre les scalènes, qui le recouvrent dans une plus grande étendue en bas qu'en haut. Une aponévrose très forte, jetée sur les scalènes et sur lui, l'isole complètement des parties environnantes.

2° Plus bas, il est sous-claviculaire, situé entre la clavicule et le muscle sous-clavier, d'une part, la première côte et la partie supérieure du grand dentelé, d'une autre part.

3° Plus bas encore, il est logé dans le creux axillaire, séparé en avant du grand pectoral par l'aponévrose coraco-claviculaire, et appuyé en arrière sur l'articulation scapulo-humérale, dont il est séparé par le tendon du muscle sous-scapulaire.

Ses rapports avec l'*artère sous-clavière* et l'*artère axillaire*, sont les suivants. A son passage entre les scalènes et au dessous, l'artère est située sur le même plan vertical que le plexus brachial et en dessous de lui, entre ce plexus et la 1ʳᵉ côte. Plus bas, elle occupe la partie antérieure du plexus; ce n'est qu'à l'extrémité inférieure de ce plexus qu'elle s'engage sous l'angle de réunion des deux cordons d'origine du nerf médian par lesquels elle est comme enlacée : la veine axillaire toujours antérieure à l'artère, a des rapports moins directs avec le plexus.

Les branches fournies par le plexus brachial peuvent être divisées en *collatérales* et en *terminales*.

Les *branches terminales* sont au nombre de cinq, savoir : le *brachial cutané interne* et *son accessoire*, le *musculo-cutané*, le *médian*, le *radial* et le *cubital* (1).

Les *branches collatérales* peuvent être divisées : 1° en celles que fournit le plexus au dessus de la clavicule : ce sont les branches du *sous-clavier*, de l'*angulaire*, du *rhomboïde*, la branche dite *thoracique postérieure* ou *branche du grand dentelé*, la *branche sus-scapulaire* ou *nerf des muscles sus et sous-épineux* et la *branche sous-scapulaire supérieure*.

2° En celles qu'il fournit au niveau de la clavicule, ce sont les *branches thoraciques*.

3° En celles qu'il fournit dans le creux de l'aisselle : ce sont l'*axillaire* ou la *circonflexe* et les *branches sous-scapulaires*, qui comprennent le *nerf du grand dorsal*, le *nerf du grand rond* et le *nerf sous-scapulaire inférieur*.

Une seule branche se détache de la partie antérieure du plexus brachial, c'est le nerf sous-clavier ; toutes les autres branches collatérales se détachent de la partie postérieure de ce plexus.

Ses rapports avec l'artère axillaire.

Branches terminales.

Branches collatérales.

Énumération des branches collatérales fournies par le plexus brachial.

(1) J'ai cru devoir ranger le nerf axillaire ou circonflexe parmi les branches collatérales, et non point, de même que la plupart des auteurs, parmi les branches de terminaison du plexus brachial.

A. BRANCHES COLLATÉRALES DU PLEXUS BRACHIAL.

1° *Branches fournies au dessus de la clavicule.*

Branches du muscle sous-clavier. 1° *Branche du muscle sous-clavier.* Petite, mais constante elle naît de la 5ᵉ paire cervicale, un peu avant sa conjugaison avec la 6ᵉ, se porte verticalement en bas au devant de l'artère sous-clavière, pour s'engager dans l'épaisseur de la partie moyenne du muscle sous-clavier, qu'elle pénètre ainsi perpendiculairement à sa longueur.

Son anastomose avec le nerf phrénique. Constamment, cette petite branche fournit, avant d'arriver au muscle sous-clavier, le *rameau* ou plutôt le *filet phrénique* déjà mentionné, qui se porte obliquement en dedans au devant de la veine sous-clavière, et va s'anastomoser avec le nerf phrénique.

Branche du muscle angulaire. 2° *Branche du muscle angulaire.* Elle naît aussi souvent du plexus cervical que du plexus brachial : dans le 1ᵉʳ cas, elle naît de la 4ᵉ paire cervicale, dans le second, elle naît de la 5ᵉ. Il n'est pas rare de voir le muscle angulaire de même que le rhomboïde recevoir deux branches, l'une émanée du plexus cervical, l'autre émanée du plexus brachial. La branche du muscle angulaire se sépare du nerf immédiatement après sa sortie du canal des apophyses transverses, contourne le scalène postérieur pour gagner la face profonde de l'angulaire qu'elle pénètre, fournit à ce muscle un grand nombre de filets, et le traverse pour aller gagner le muscle rhomboïde sous lequel elle s'engage. Un de ses filets de terminaison s'anastomose avec un filet provenant de la branche propre du rhomboïde.

Branche du muscle rhomboïde. 3° *Branche du rhomboïde.* Elle naît de la 5ᵉ paire immédiatement au dessous de la branche de l'angulaire ; je l'ai vue naître par un tronc commun avec le rameau supérieur d'origine du nerf destiné au muscle grand dentelé. La branche du rhomboïde se porte en arrière et en bas entre le scalène postérieur et l'angulaire, puis sous l'angulaire, au voisinage de ses insertions au scapulum, pour s'enfoncer entre le rhomboïde et les côtes ; elle peut être suivie jusqu'à la partie inférieure de ce muscle. Un de

ès filets traverse le rhomboïde et va s'anastomoser dans le
muscle trapèze avec les branches spinales postérieures.

4° *Branche du grand dentelé* (*branche thoracique postérieure des auteurs, nerf respiratoire externe*, de Ch. Bell.).
Cette branche, fort remarquable par la longueur de son trajet, Branche du
naît des 5ᵉ et 6ᵉ paires cervicales, immédiatement après leur muscle grand dentele.
sortie du canal des apophyses transverses, par deux racines
tantôt égales, tantôt inégales en volume, se porte verticalement
en bas derrière le plexus brachial et les vaisseaux brachiaux,
au devant du scalène postérieur, gagne la partie latérale du
thorax entre le muscle sous-scapulaire et le grand dentelé, dont
le mesure toute la longueur, et s'épanouit à la partie inférieure
de ce dernier muscle.

Dans ce trajet, la branche du grand dentelé fournit successivement un grand nombre de filets qui pénètrent le muscle : les
filets inférieurs peuvent être suivis jusqu'à la dernière digita-
tion. Le rameau qu'elle fournit à la partie supérieure du grand
dentelé, est remarquable par son volume.

J'ai vu un rameau né de la 7ᵉ paire cervicale venir se jeter
dans la branche du grand dentelé sur la partie supérieure de
ce muscle, en sorte que cette branche émanait dans ce cas de
trois paires, des 5ᵉ, 6ᵉ et 7ᵉ paires cervicales.

5° *Branche sus-scapulaire* ou *nerf des muscles sus et sous-* Branche des muscles sus et sous-épineux.
épineux. Cette branche naît en arrière de la 5ᵉ paire cervicale
au moment de sa conjugaison avec la 6ᵉ, se porte obliquement
en arrière, en dehors et en bas, s'enfonce sous le trapèze, puis
sous l'omoplat-hyoïdien dont elle suit à peu près la direction,
augmente progressivement de volume à mesure qu'elle appro- Son trajet.
che de l'échancrure coracoïdienne du scapulum, passe seule
dans cette échancrure qui est convertie en trou par un ligament, tandis que l'artère et la veine sus-scapulaires jusque là
contiguës au nerf, l'abandonnent dans ce point et passent au
dessus du ligament pour rejoindre le nerf dans la fosse sus-
épineuse.

Ce nerf traverse d'avant en arrière la fosse sus-épineuse

4.   32

Dans la fosse
sus-épineuse. dans laquelle il est protégé par une lamelle fibreuse épaisse, et gagne le bord concave de l'épine de l'omoplate contre lequel il est maintenu par une bandelette fibreuse, se réfléchit sur ce

**Dans la fosse
sous-épineuse.** bord concave en dedans et en bas pour gagner la fosse sous-épineuse dans laquelle il se divise immédiatement en deux branches, l'une qui s'irradie dans la partie supérieure, et l'autre qui s'irradie dans la partie inférieure du muscle sous-épineux.

Dans son trajet à travers la fosse sus-épineuse, le nerf sus-scapulaire fournit deux branches sus-épineuses dont l'une se détache au niveau de l'échancrure coracoïdienne, et l'autre sur l'épine de l'omoplate. Toutes deux pénètrent le muscle sus-épineux.

Le nerf sus-scapulaire est exclusivement affecté aux muscles sus et sous-épineux. Aucun filet n'est fourni par lui au muscle sous-scapulaire.

**Branche su-
périeure du mus-
cle sous-scapu-
laire.** 6° *Branche sous-scapulaire supérieure* très grêle, elle naît immédiatement au dessus de la clavicule, et se porte en bas et en avant pour atteindre le bord supérieur du sous-scapulaire, dans lequel elle pénètre.

2° *Branches fournies au niveau de la clavicule* ou *branches thoraciques.*

Les *branches thoraciques* (1) sont le plus souvent au nombre de deux, l'une *antérieure*, l'autre *postérieure :* elles naissent de la partie antérieure du plexus brachial, au niveau du muscle sous-clavier.

**Branche du
grand pectoral.** 1° *Branche thoracique antérieure.* L'*antérieure*, ou *branche du grand pectoral*, qui est la plus volumineuse, se porte en bas et en avant entre le muscle sous-clavier et la veine sous-clavière, et se divise en deux rameaux : l'un *externe*, anastomotique, qui naît quelquefois directement du plexus

(1) Branches thoraciques antérieures des auteurs, qui donnent le nom de thoracique postérieure à la branche du grand dentelé.

brachial, et va former, par son anastomose avec la branche thoracique postérieure, une anse autour de l'artère axillaire ; l'autre, *interne*, qui s'accole à la face profonde du grand pectoral et s'épanouit en un grand nombre de filets remarquables par leur longueur et par leur ténuité, qui pénètrent très obliquement le grand pectoral et qu'on peut suivre jusqu'à son insertion sternale. On voit constamment un filet très grêle le long de la clavicule.

2° La *branche thoracique postérieure* ou *branche du petit pectoral* se porte derrière l'artère axillaire, au dessous de laquelle elle se recourbe d'arrière en avant pour former, avec la branche externe de la thoracique antérieure, l'anse anastomotique dont j'ai parlé. De cette anse ou arcade, pour la formation de laquelle les filets nerveux se sont dissociés, partent deux ordres de rameaux : les uns se portent entre le grand et le petit pectoral, s'accolent au grand pectoral, dans lequel ils pénètrent en divergeant et peuvent être suivis jusqu'à la partie inférieure du muscle ; les autres se portent sous le petit pectoral, qu'ils pénètrent par sa face profonde ; quelques uns traversent obliquement ce muscle pour se jeter dans le grand pectoral avec la branche thoracique antérieure.

Branche du petit pectoral.

3° Branches fournies au dessous de la clavicule.

1° *Nerf axillaire* ou *circonflexe*. Non moins remarquable par son volume qui l'a fait considérer comme une branche de terminaison du plexus brachial, que par sa direction réfléchie, il se détache de la partie postérieure du plexus, en arrière du nerf radial ; ou plutôt le nerf axillaire et le nerf radial semblent les deux branches de bifurcation d'un tronc à la formation duquel concourent les cinq branches du plexus brachial.

Nerf axillaire ou circonflexe.

Aussitôt après son origine, le nerf axillaire se porte en bas et en dehors au devant du muscle sous-scapulaire, qui le sépare de l'articulation scapulo-humérale ; contourne obliquement le bord inférieur de ce muscle, la partie postérieure de l'articulation, et enfin le col chirurgical de l'humérus ; se réfléchit de

Sa réflexion autour du col de l'humérus.

bas en haut en décrivant un arc à concavité supérieure, et se termine en s'épanouissant dans l'épaisseur du deltoïde.

Ses rapports. Dans ce trajet curviligne, le nerf axillaire, accompagné par les vaisseaux circonflexes postérieurs, passe d'abord entre le sous-scapulaire et le grand rond, puis au dessous du petit rond, en dehors de la longue portion du triceps brachial, et s'accole ensuite à la face profonde du muscle deltoïde contre lequel il est maintenu par une lame aponévrotique très dense.

Le rapport du nerf axillaire avec l'articulation rend compte de la déchirure possible de ce nerf dans les luxations de l'humérus en bas.

Rameaux collatéraux. *Rameaux collatéraux de l'axillaire*, au nombre de trois. Presque toujours un rameau se rend au muscle sous-scapulaire. J'ai déjà dit qu'on pouvait considérer les nerfs sous-scapulaires comme des branches de l'axillaire.

Au moment où il contourne le bord inférieur du muscle sous-scapulaire, l'axillaire donne le *nerf du petit rond* et le *rameau cutané de l'épaule*.

Nerf du petit rond. Le *nerf du petit rond* pénètre dans ce muscle par son bord inférieur; presque toujours il naît par un tronc commun avec une branche deltoïdienne qui se dirige en haut et en arrière, pour fournir à la partie postérieure du muscle deltoïde.

Rameau cutané de l'épaule. Le *rameau cutané de l'épaule* naît souvent par un tronc commun avec les deux rameaux précédents, et dans ce cas le nerf axillaire semble bifurqué, passe sous le bord postérieur du muscle deltoïde, s'accole immédiatement à la peau qui revêt la partie postérieure du moignon de l'épaule, et se divise en rameaux divergents, les uns ascendants, les autres descendants, et les autres horizontaux. Indépendamment de ce nerf cutané de l'épaule, un second, et quelquefois un troisième rameau cutané, traversent l'épaisseur des fibres charnues du deltoïde, et se distribuent à la peau correspondante.

Rameaux terminaux de l'axillaire. *Rameaux de terminaison de l'axillaire* ou *rameaux deltoïdiens*. Au moment où il contourne le col de l'humérus, le nerf axillaire se divise en plusieurs rameaux divergents dont le supérieur *ascendant* semble la continuation du tronc et se porte de bas en haut, dont les autres *descendants* se portent obliquement en bas et peuvent être suivis jusqu'aux insertions humérales du muscle.

2° *Nerf du grand dorsal.* C'est le plus considérable des nerfs généralement décrits sous le nom de *sous-scapulaires;* il se détache à angle aigu du côté interne du nerf axillaire, se porte verticalement en bas au milieu du tissu cellulaire du creux de l'aisselle, entre le sous-scapulaire et le grand dentelé, parallèlement au nerf du grand dentelé avec lequel il a beaucoup de rapport tant pour le volume et la direction que pour la longueur du trajet, vient se placer au devant du muscle grand dorsal, gagne son bord externe et peut être suivi jusqu'à la partie la plus inférieure de ce muscle.

Nerf du muscle grand dorsal.

3° *Nerf du grand rond.* Il se sépare à angle très aigu du précédent, en dedans duquel il est placé, s'applique contre le muscle sous-scapulaire, dont il contourne le bord externe pour venir se placer au devant du grand rond qu'il pénètre par un grand nombre de filets.

Nerf du grand rond.

4° *Nerf sous-scapulaire inférieur* ou *nerf du muscle sous-scapulaire.* Quelquefois multiple, il présente des variétés d'origine et de nombre. Ainsi, il vient tantôt directement du plexus brachial, tantôt d'un tronc commun avec le nerf axillaire. Souvent encore il naît par un tronc commun avec le nerf du grand rond. Quelle que soit son origine, qu'il soit unique ou multiple, il s'enfonce immédiatement dans l'épaisseur du muscle sous-scapulaire où il se termine.

Nerf du muscle sous-scapulaire.

Nous avons vu qu'une petite branche venue du plexus brachial au dessus de la clavicule, que nous avons décrite sous le nom de *nerf sous-scapulaire supérieur*, pénétrait le même muscle sous-scapulaire par son bord supérieur.

B. BRANCHES TERMINALES DU PLEXUS BRACHIAL.

Brachial cutané interne et son accessoire.

La plus interne et la plus grêle des branches terminales du

plexus brachial, le *brachial cutané interne* naît par un tronc
commun avec le nerf cubital et avec la branche interne d'origine

du nerf médian. Caché d'abord par l'artère axillaire, ce nerf
se porte verticalement en bas, en dedans du nerf médian, au

devant de la veine basilique : sous-aponévrotique dans la partie supérieure de son trajet, il devient sous-cutané avec la
veine basilique, et se trouve alors séparé du nerf médian par

l'aponévrose humérale ; à la partie moyenne du bras, il se divise en deux branches terminales, l'une *externe antérieure*
ou *cubitale*, l'autre *interne postérieure* ou *épitrochléenne*.

Le brachial cutané ne fournit dans son trajet le long du bras
qu'une *branche cutanée*, variable pour le volume non moins
que pour le lieu de sa séparation. Cette branche naît dans le
creux de l'aisselle, s'anastomose souvent avec une branche
intercostale, s'accole à la peau de la partie interne du bras,
et peut être suivie jusqu'au coude (1).

Branches terminales. 1° La *branche externe antérieure*,
ou *branche cubitale*, qui est la plus considérable, continue le
trajet vertical du tronc, et se divise en deux rameaux qui descendent au devant de l'articulation du coude, tantôt en avant,
tantôt en arrière de la veine médiane basilique, se subdivisent
encore en un grand nombre de filets qui vont en divergeant et

se comportent de la manière suivante : les plus internes se
dirigent obliquement en bas, en dedans et en arrière en croisant
la veine cubitale, puis le cubitus, et se portent à la peau qui
revêt la région interne et postérieure de l'avant-bras : on les
suit jusqu'au voisinage du carpe ; le plus externe qu'on pourrait appeler filet médian, parce qu'il suit la veine médiane, se
porte verticalement en bas et peut être suivi jusqu'à la partie supérieure de la paume de la main. Constamment l'un de

(1) J'ai constamment rencontré un filet remarquable par sa ténuité et par sa
longueur, qui se détache du brachial cutané interne à la partie supérieure du
bras, longe ce nerf, passe au dessous de la veine basilique, s'accole à l'aponévrose anti-brachiale, qu'il traverse au voisinage de l'épitrochlée, et va se perdre
sur la synoviale de l'articulation du coude.

tes filets s'anastomose, à la partie inférieure de l'avant-bras, avec un filet émané du nerf cubital.

2° La *branche interne postérieure* ou *épitrochléenne*, se porte verticalement en bas derrière la veine médiane basilique, au devant de l'épitrochlée, au dessous de laquelle elle se réfléchit de manière à l'embrasser dans une espèce d'anse, se porte ensuite très obliquement en arrière et en bas, croise le cubitus au dessous de l'olécrane, vient se placer sur la face dorsale de l'avant-bras, se porte verticalement en bas le long de cette face dorsale et peut être suivie jusqu'au poignet. Autour de l'épitrochlée, la branche interne fournit plusieurs branches qui s'épanouissent à la peau qui revêt le côté interne de l'articulation du coude; l'un de ces rameaux se réfléchit de bas en haut entre l'épitrochlée et l'olécrane, et va s'anastomoser avec le nerf accessoire du brachial cutané interne. Souvent, avant d'arriver à l'épitrochlée, cette branche a déjà fourni un rameau qui s'anastomose avec le même nerf.

Résumé. Ainsi, le *brachial cutané interne* est exclusivement destiné à la peau. Il ne fournit qu'un petit rameau à la peau du bras : les autres divisions sont destinées à l'avant-bras. L'une d'elles anime la région dorsale, et l'autre, la région interne.

Accessoire du brachial cutané interne. J'ai cru devoir désigner sous ce nom une petite branche difficile à découvrir mais constante, qui serait mieux classée parmi les branches collatérales du plexus brachial que parmi les branches terminales de ce plexus. Elle naît au dessus et quelquefois au dessous de la clavicule, en arrière du tronc qui résulte de la réunion de la 8e paire cervicale et de la 1re dorsale, se porte en bas, sur les côtés du thorax, et se divise en deux rameaux, l'un *externe*, l'autre *interne*.

Le *rameau externe*, plus grêle, se porte verticalement en bas, coupe perpendiculairement les tendons réunis du grand rond et du grand dorsal, s'accole à la peau qui revêt les régions

2° Branche épitrochléenne.

Le brachial cutané interne est essentiellement destiné aux régions postérieure et interne de l'avant-bras.

Accessoire du brachial cutané interne.

Sa division.

Son rameau externe.

interne et postérieure de l'avant-bras, et peut être suivi jusqu'au coude.

Le *rameau interne* s'anastomose avec la 2ᵉ branche inter-costale, se porte verticalement en bas en croisant les tendons réunis du grand dorsal et du grand rond, s'accole à la peau, se divise en plusieurs filets très grêles qui répondent aux régions interne, antérieure et postérieure du bras, et peuvent être suivis jusqu'à la région du coude. Un de ces filets s'anastomose avec le brachial cutané interne.

L'accessoire du brachial cutané interne est donc un nerf ex-clusivement destiné à la peau.

Nerf musculo-cutané.

La plus externe des branches terminales du plexus brachial, et la moins volumineuse après le brachial cutané interne, le *musculo-cutané* naît par un tronc commun avec la branche externe d'origine du nerf médian, se porte en bas et en dehors, au devant de l'insertion humérale du muscle sous-scapulaire,
en dedans du coraco-brachial, qu'il traverse et qui est appelé pour cette raison *muscle perforé de Casserius*. Au sortir de ce muscle, qu'il a traversé très obliquement, d'arrière en avant
et de haut en bas (1), le musculo-cutané se trouve placé entre le biceps et le brachial antérieur, et continuant toujours son trajet oblique, se dégage sous le bord externe du tendon du biceps, et devient sous-cutané.

Dans son trajet le long du bras, il fournit : 1° les *rameaux du coraco-brachial*, au nombre de deux, l'un *supérieur*, qui pénètre dans le muscle par sa partie supérieure, et va se jeter dans la courte portion du biceps ; l'autre *inférieur*, qui, chez quelques sujets, après avoir fourni un certain nombre de filets au coraco-brachial, vient s'accoler au tronc du musculo-cu-tané lui-même.

---

(1) Il n'est pas rare de voir le musculo-cutané ne point traverser le muscle coraco-brachial.

2° Les *rameaux du muscle biceps* sont très multipliés. Il n'est pas rare de les voir naître par un tronc commun, qui alors paraît être une branche de bifurcation du musculo-cutané. Un de ces rameaux traverse le biceps, se porte transversalement en dehors, et gagne l'articulation du coude, à laquelle il est destiné.

2° Rameaux du muscle biceps.

3° Les *rameaux du muscle brachial antérieur* naissent presque toujours par un tronc commun volumineux, qui paraît également une branche de bifurcation du nerf déjà amoindri de moitié après qu'il a fourni les rameaux du biceps ; tandis que ces derniers pénètrent dans le muscle par sa face postérieure, les rameaux du brachial antérieur y pénètrent par sa face antérieure.

3° Rameaux du musc e brachial antérieur.

Après avoir fourni toutes ces branches musculaires, le musculo-cutané, réduit au quart ou au cinquième de son volume, est entièrement destiné à la peau : il se porte verticalement en bas, au devant de l'articulation du coude, derrière la veine médiane céphalique, et se divise en deux rameaux terminaux, dont l'un, *interne*, longe le côté interne, tandis que l'autre, *externe*, longe le côté externe de la veine radiale.

Rameaux terminaux du musculo-cutané.

Ces deux rameaux, qui, pendant leur trajet à l'avant-bras, sont intermédiaires à l'aponévrose anti-brachiale et au fascia superficialis, s'épuisent graduellement par les filets cutanés qui s'en détachent, et se terminent de la manière suivante :

1° Le *rameau externe* devient dorsal, et peut être suivi jusqu'à la peau qui revêt le carpe.

Rameau externe.

2° Le *rameau interne* a une distribution plus étendue : il s'anastomose avec un rameau du nerf radial à la partie inférieure de l'avant-bras, et fournit un *rameau profond* ou *articulaire* qui se divise en plusieurs filets pour entourer l'artère radiale. L'un de ces filets s'épanouit en filaments, qui pénètrent dans l'articulation radio-carpienne par sa partie antérieure ; les autres accompagnent l'artère radiale dans son trajet oblique sur le côté externe du carpe, et s'épanouissent ensuite,

Rameau interne.

Il fournit le nerf de l'articulation radio-carpienne.

»

Les filets du
musculo–cutané
peuvent   être
suivis   jusqu'à
l'éminence hy-
pothénar.

pour se terminer à la partie postérieure de la synoviale de l'articulation radio-carpienne. Après avoir fourni cette branche articulaire si remarquable (1), le rameau interne se place au devant des tendons des muscles court extenseur et long abducteur du pouce, au devant de la branche correspondante du nerf radial et sur un plan plus superficiel, et se divise en plusieurs rameaux qui sont destinés à la peau de l'éminence hypothénar. L'un de ces rameaux, qui longe le côté externe de cette éminence, peut être suivi jusqu'à la peau qui revêt la première phalange du pouce.

Variétés du
nerf musculo-
cutané.

Variétés. Lorsque le nerf musculo-cutané ne traverse pas le muscle coraco-brachial, il reste accolé au nerf médian, et quelquefois même il est confondu avec ce nerf jusqu'à la partie moyenne du bras. Dans ce cas, le nerf du muscle coraco-brachial naît du tronc commun formé par le médian et le musculo-cutané, et une fois détaché du médian, le nerf musculo-cutané présente sa distribution accoutumée.

Un élève m'a montré un jour une disposition plus remarquable : il n'y avait pas de nerf musculo-cutané distinct, les branches ordinairement fournies par ce nerf naissaient successivement du nerf médian, savoir : 1° le nerf du muscle coracobrachial, nerf à trajet récurrent, qui, après s'être détaché à angle aigu, se portait directement de bas en haut; 2° le nerf du muscle biceps, qui se détachait un peu plus bas que le précédent, et pénétrait dans ce muscle, de la manière accoutumée; 3° une branche plus volumineuse naissait du nerf médian, au niveau de la réunion du tiers moyen avec le tiers inférieur du bras, s'enfonçait entre le muscle biceps et le brachial antérieur, et se divisait en deux rameaux, dont l'un constituait le nerf du brachial antérieur, et l'autre le rameau cutané. Le nerf musculo-

---

(1) Chez un sujet, les filets articulaires présentaient, sur leur partie latérale, des renflements gangliformes, tout à fait semblables à ceux qu'on rencontre dans les filets cutanés de la paume de la main; les filets articulaires offrent, d'ailleurs, presque constamment l'aspect grisâtre des nerfs de la vie organique.

cutané était donc fourni en détail par le tronc du nerf médian.

Résumé. Le musculo-cutané fournit : 1° des *rameaux musculaires* exclusivement destinés au coraco-brachial, au biceps et au brachial antérieur. La section de ce nerf paralyserait donc le mouvement de flexion de l'avant-bras sur le bras ; 2° des *rameaux cutanés* à la peau du côté externe de la circonférence de l'avant-bras, et à celle du côté externe de la main ; il fournit, en outre, 3° des *branches articulaires* au poignet et au coude. Sa tendance à la fusion avec le médian s'explique par son origine, le musculo-cutané étant une division de la racine externe du nerf médian. *Résumé de la distribution du nerf musculo-cutané.*

Médian.

Le *nerf médian*, l'une des branches de terminaison les plus importantes et les plus volumineuses du plexus brachial, naît de ce plexus par deux racines bien distinctes, entre le nerf musculo-cutané, qui est en dehors, et le nerf cubital qui est en dedans (1). La racine interne vient d'un tronc qui est commun au médian, au cubital et au brachial cutané interne. La racine externe vient d'un tronc qui est commun au médian et au musculo-cutané. Entre ces deux racines passe l'artère axillaire. *Son importance. Son origine par deux racines.*

Le tronc qui résulte de la réunion de ces deux racines, est situé en dedans de l'artère axillaire : d'abord creusé en gouttière pour recevoir le demi-cylindre interne de l'artère, il se ramasse bientôt sur lui-même pour constituer un cordon arrondi, se porte verticalement en bas, gagne la partie moyenne et antérieure de l'articulation du coude, s'enfonce dans l'épaisseur des muscles de la région antérieure de l'avant-bras, et passe derrière le ligament annulaire pour gagner la paume de la main, où il se termine en s'épanouissant en six branches. Étudions ce nerf au bras, à l'avant-bras, à la main. *Son trajet.*

(1) Ces deux racines du médian, réunies aux nerfs musculo-cutané et cubital, représentent, assez exactement, une M majuscule. Il n'est pas rare de trouver, pour le médian, une 3e racine interne.

A. *Portion humérale du médian.*

Direction. 1° Rectiligne et vertical au bras, satellite de l'artère humérale, le nerf médian se dirige un peu obliquement en bas, en avant et en dehors, pour gagner la partie moyenne et antérieure de l'articulation du coude.

Rapports. *Rapports.* Il est sous-aponévrotique *en dedans*, de telle sorte que le bras étant écarté du corps, et l'avant-bras étant étendu sur le bras, le médian soulève la peau à la manière d'une corde tendue, très manifeste à la vue, chez les personnes amaigries.

En *dehors*, il répond d'abord au coraco-brachial, puis il est reçu dans l'espèce de gouttière que forme le bord externe du biceps, avec le brachial antérieur.

En *avant*, il est recouvert par le bord interne du biceps, qui le laisse à découvert chez les personnes amaigries.

En *arrière*, il est en rapport avec le nerf cubital, puis avec le muscle brachial antérieur.

Importance de ses rapports avec l'artère humérale. Ses *rapports avec l'artère humérale* sont d'autant plus importants à connaître, qu'ils servent souvent de guide dans la ligature de ce vaisseau. D'abord situé en dehors de l'artère axillaire, puis en dehors de l'artère humérale, lorsqu'il est parvenu à la réunion du tiers supérieur avec les deux tiers inférieurs du bras, il se place au devant de cette dernière artère, qu'il longe et qu'il recouvre jusqu'à 3 centim. (1 pouce) du pli du coude; là, il croise légèrement cette artère, de telle manière qu'au pli du coude il se trouve placé à 2 lignes environ (4 millimètres), en dedans de ce vaisseau (1).

Les *rapports du nerf médian avec les autres nerfs* sont

(1) J'ai vu un cas, dans lequel le nerf médian, au lieu de passer au devant de l'artère, passait en arrière de celle-ci. Ce cas s'est rencontré un assez grand nombre de fois dans les manœuvres de médecine opératoire, pendant l'été dernier. J'ai vu ce nerf situé dans l'épaisseur de la portion interne du muscle brachial antérieur.

les suivants : le brachial cutané interne le côtoie en dedans ; Rapports du médian avec les autres nerfs du bras. d'abord immédiatement, puis séparé de lui par l'aponévrose humérale.

Le nerf cubital longe son côté postérieur, dans le tiers supérieur du bras, puis il s'en éloigne, de manière que les deux nerfs interceptent un espace triangulaire, dont la base est en bas et le sommet en haut.

Le nerf médian ne fournit aucune branche le long du bras, hormis le cas exceptionnel où il est confondu avec le musculo-cutané.

B. *Portion anti-brachiale du médian.*

Au pli du bras, le médian, comme l'artère brachiale, en dedans de laquelle il est ordinairement placé, est subjacent à Rapports du médian à l'avant-bras. l'expansion aponévrotique du biceps, et séparé de l'articulation du coude par le muscle brachial antérieur.

Il traverse presque toujours le rond pronateur, de telle manière, qu'il ne laisse derrière lui qu'une petite languette de ce muscle (1), puis il se place entre le fléchisseur sublime et le fléchisseur profond des doigts, au niveau de la ligne celluleuse qui sépare ce dernier du long fléchisseur propre du pouce ; à la partie inférieure de l'avant-bras, il longe le côté externe du fléchisseur sublime : là, il pourrait être facilement mis à découvert entre le tendon du palmaire grêle, qui est en dedans, et celui du radial antérieur, qui est en dehors. J'ai vu ce nerf traverser la partie supérieure du fléchisseur sublime, qui lui formait une gaîne. Dans son trajet entre les deux fléchisseurs, le nerf médian est longé par une artère qui manque souvent, ou n'est qu'à l'état de vestige, mais qui, lorsqu'elle existe, est

---

(1) Dans un cas où les insertions humérales du rond pronateur étaient aussi élevées que celles du long supinateur, le médian traversait la partie supérieure du rond pronateur et se plaçait entre le brachial antérieur et ce muscle, qui le recouvrait encore au pli du coude ; dans ce même cas, la division de l'artère humérale en radiale et en cubitale, se faisait à la partie moyenne du bras, et l'artère cubitale, accolée au nerf médian, affectait les mêmes rapports que l'artère humérale dans les cas ordinaires.

quelquefois aussi volumineuse que l'artère cubitale dont elle émane : c'est l'*artère du nerf médian*.

Les branches fournies par le médian à l'avant-bras sont presque toutes musculaires.

Branches. Les branches collatérales fournies par la portion anti-brachiale du nerf médian sont toutes musculaires, à l'exception de la *palmaire cutanée*, qui naît à la partie inférieure de l'avant-bras : elles fournissent à tous les muscles de la région antérieure de l'avant-bras, à l'exception du cubital antérieur, et de la moitié interne du fléchisseur profond, qui est animé par le nerf cubital. Enfin, toutes, à l'exception du palmaire cutané, naissent au voisinage du pli du coude.

Rameau du rond pronateur.

1° *Rameau supérieur du rond pronateur.* Il se détache de la partie antérieure du médian, un peu au dessus de l'articulation du coude, et se dirige verticalement en bas, pour pénétrer dans l'épaisseur du muscle. Il se détache de ce rameau plusieurs

Filets articulaires destinés au coude.

filets articulaires qui se portent d'avant en arrière, entourent la fin de l'artère brachiale et le commencement de la radiale et de la cubitale, forment une anse à concavité supérieure dans l'angle de bifurcation de la brachiale, et pénètrent dans l'articulation du coude.

Branche des muscles de la couche superficielle.

Les autres rameaux collatéraux du médian se détachent tous de la partie postérieure du nerf ; ce sont : la *branche des muscles de la couche superficielle* et la *branche des muscles de la couche profonde*.

2° *Branche des muscles de la couche superficielle.* Elle naît au niveau de l'articulation du coude, et s'épanouit de suite en plusieurs rameaux qui se portent au *rond pronateur*, au *radial antérieur*, au *palmaire grêle* et au *fléchisseur sublime*. Les filets destinés au fléchisseur sublime, sont remarquables par leur ténuité et par leur direction ascendante, et comme réfléchie au dessous de l'épitrochlée : indépendamment de ces filets ascendants qui appartiennent à la partie supérieure du muscle, le nerf médian fournit encore au fléchisseur sublime deux ou trois rameaux, qui se détachent successivement du médian, un peu au dessous du pli du coude.

3° *Branche des muscles de la couche profonde.* Volumineuse, elle s'éparpille immédiatement en plusieurs rameaux : un *externe*, destiné au muscle *long fléchisseur propre du pouce*, qu'il pénètre par son extrémité supérieure; deux *internes*, qui s'enfoncent dans le *fléchisseur profond des doigts*, et qui n'appartiennent qu'à la moitié externe, c'est à dire, aux deux faisceaux externes de ce muscle, l'autre moitié, c'est à dire, les deux faisceaux internes, recevant ses nerfs du cubital (1); un *moyen*, ou *nerf interosseux*, qui mérite une description particulière.

Branche des muscles de la couche profonde.

Le nerf interosseux ou *nerf du carré pronateur*, satellite de l'artère interosseuse antérieure, se porte verticalement en bas, au devant du ligament interosseux, dans la ligne cellulaire qui sépare le fléchisseur profond du long fléchisseur propre du pouce auxquels il fournit plusieurs filets : parvenu au bord supérieur du carré pronateur, le nerf interosseux passe derrière lui, et se divise en un grand nombre de filets, dont les uns pénètrent dans ce muscle, d'arrière en avant, tandis que les autres se dirigent en bas, pour se porter à la partie inférieure de ce même muscle. J'ai vu le nerf interosseux perforer le ligament interrosseux, derrière le muscle carré pronateur, apparaître un instant sur la face postérieure de ce ligament, pour le traverser de nouveau d'arrière en avant, et pénétrer dans le même muscle carré pronateur.

Nerf interosseux.

Il est destiné au carré pronateur.

4° *Branche cutanée palmaire.* Elle se détache du médian à la réunion des trois quarts supérieurs avec le quart inférieur de l'avant-bras, longe le nerf médian, et se divise en deux rameaux, l'un externe, l'autre interne, qui traversent l'aponévrose anti-brachiale, immédiatement au dessus du ligament annulaire du carpe. Le *rameau externe*, plus petit, croise obliquement le tendon du muscle radial, et va se porter à la peau qui revêt l'éminence thénar; le *rameau interne*, plus considérable, descend verticalement au devant du ligament annulaire,

Branche cutanée palmaire.

Sa division.

(1) On suit toutes les branches profondes jusqu'au périoste des os de l'avant-bras.

au dessous de la peau, dont il est séparé par une couche de tissu adipeux, et se perd dans la paume de la main, beaucoup plus promptement que ne semblerait l'annoncer son volume (1); à peine peut-on le suivre jusqu'à la partie moyenne de la paume de la main.

C. *Portion palmaire et digitale du médian.*

Aplatissement du nerf médian derrière le ligament annulaire. Le nerf médian, en passant derrière le ligament annulaire du carpe, s'élargit et s'aplatit considérablement; on dirait même qu'il augmente graduellement de volume. A peine a-t-il franchi le ligament, qu'il s'aplatit encore, se divise en deux branches, l'une *interne*, l'autre *externe*, lesquelles se subdivisent ensuite, savoir : l'interne en deux, et l'externe en quatre rameaux, en tout six branches terminales.

Une seule branche terminale est musculaire. *Branches terminales* du médian. Des six branches terminales du médian, une seule est musculaire et affectée aux muscles de l'éminence thénar; cinq sont destinées aux téguments des doigts, dont elles forment les nerfs collatéraux palmaires.

1re Branche ou branche des muscles du thénar. *1re Branche* ou *branche des muscles du thénar.* Elle est récurrente : née au devant du médian, elle se porte en haut et en dehors, en formant une courbure horizontale, à concavité supérieure, traverse les couches superficielles du muscle court fléchisseur, fournit immédiatement un rameau descendant pour ce muscle, continue son trajet ascendant et se partage presque également entre le court abducteur et l'opposant.

2e Branche ou *branche collatérale externe du pouce* (2). Elle se porte obliquement en bas et en dehors, placée en de-

---

(1) Cette disposition, c'est à dire, la promptitude de terminaison est commune à tous les nerfs du sentiment, lesquels se perdent le plus souvent presque immédiatement dans la peau ; elle est inverse de celle des nerfs du mouvement, qui parcourent, au contraire, un très long trajet à l'état filamenteux avant de se fondre dans les muscles.

(2) Je l'ai vue naître après la 3e branche, sur un plan antérieur, en sorte qu'elle croisait cette 3e branche à son origine.

dans du tendon du long fléchisseur propre du pouce, croise l'articulation métacarpo-phalangienne, pour se placer au côté externe de la face antérieure du pouce, en dehors du tendon du long fléchisseur, et arrive ainsi jusqu'à la phalange unguéale. Parvenue sur cette phalange, elle se divise en deux rameaux : l'un, *dorsal* ou *unguéal* proprement dit, qui contourne le bord de la phalange, et s'épanouit pour se distribuer au derme sous-unguéal, et l'autre, *palmaire*, qui s'épanouit dans la peau qui revêt la pulpe des doigts. Quelques uns de ces derniers filets se contournent autour de l'extrémité inférieure de la phalange unguéale pour venir se distribuer au derme sous-unguéal. Aucun de ces filets ne se termine en s'anastomosant avec le rameau collatéral interne.

2e Branche ou nerf collatéral externe du pouce.

Rameau dorsal ou unguéal.

Rameau palmaire.

3e *Branche* ou *nerf collatéral interne du pouce.* Moins oblique et plus volumineuse que la précédente, elle marche dans le premier espace interosseux, au devant du muscle adducteur du pouce, et vient se placer au côté interne du plan antérieur du pouce, le long du tendon du grand fléchisseur de ce doigt et se termine comme la précédente. Cette branche fournit un rameau au muscle adducteur du pouce.

3e Branche ou nerf collatéral interne du pouce.

4e *Branche* ou *nerf collatéral externe de l'index.* Cette branche, qui vient quelquefois d'un tronc commun avec la précédente, marche également dans le premier espace interosseux au devant de l'adducteur du pouce, le long du côté externe du premier muscle lombrical, auquel elle fournit un filet et se divise en deux rameaux, un *dorsal* et un *palmaire* : 1° le *rameau dorsal*, plus petit, se porte en arrière et en bas, le long du bord externe de la 1re phalange, s'unit au rameau collatéral dorsal, fourni par le nerf radial, gagne la face postérieure de la 2e phalange, et se termine sur la 3e, au voisinage de l'ongle ; 2° le *rameau palmaire*, qui est la véritable continuation du tronc, se comporte comme les précédents, sans s'anastomoser en aucune manière avec le rameau collatéral interne.

4e Branche ou nerf collatéral externe de l'index.

5e *Branche* ou *tronc commun des nerfs collatéral in-*

5e Branche.

4.

terne de l'index et collatéral externe du médius. Elle se porte verticalement en bas, au devant du 2ᵉ espace interosseux, à la partie moyenne duquel elle se divise en deux rameaux, qui vont former, l'un, le *collatéral interne de l'index*, et l'autre, le *collatéral externe du médius*. Ces nerfs collatéraux se divisent, d'ailleurs, comme les précédents, en rameau dorsal et en rameau palmaire, et celui-ci, parvenu à la dernière phalange, se subdivise en rameau sous-unguéal et en rameau de la pulpe du doigt.

Filet du 2ᵉ lombrical.
Cette 5ᵉ branche fournit, avant sa bifurcation, un filet au 2ᵉ muscle lombrical.

6ᵉ Branche.
6ᵉ *Branche* ou *tronc commun des branches collatérales interne du médius et externe de l'annulaire*. Légèrement oblique en dedans, elle se porte au devant du 3ᵉ espace interosseux et se comporte de la même manière que la précé-

Filet du 3ᵉ lombrical.
dente ; elle fournit quelquefois, avant sa bifurcation, un filet au 3ᵉ muscle lombrical ; constamment elle reçoit un filet anastomotique du nerf cubital. La bifurcation de cette 6ᵉ branche a lieu un peu au dessous du niveau des articulations métacarpo-phalangiennes.

Rapports :
Rapports. Les rapports de la portion palmaire et digitale du nerf médian, sont les suivants :

1ᵉ Au carpe ;
1° *Derrière le ligament annulaire antérieur du carpe*, le nerf médian est situé en dehors des tendons du muscle fléchisseur superficiel, au devant des tendons du fléchisseur profond : de même que les tendons avec lesquels on le confond, au premier abord, ce nerf est revêtu, en avant et en arrière, par la synoviale.

2° A la paume de la main ;
2° *A la paume de la main*, il est recouvert par l'aponévrose palmaire et situé au devant des tendons fléchisseurs. L'arcade palmaire superficielle qui lui est antérieure, coupe perpendiculairement ses trois branches internes.

3° Aux doigts.
3° Les *nerfs collatéraux des doigts* sont satellites des vaisseaux collatéraux, et sortent avec eux de la paume de la main dans l'intervalle des articulations métacarpo-phalangiennes.

De même que les vaisseaux, en dedans desquels ils sont placés, ces nerfs occupent les côtés de la face palmaire des doigts, en dedans et en dehors de la coulisse tendineuse.

Résumé. Il résulte de ce qui précède : 1° que le médian ne fournit aucun filet au bras ; 2° qu'à l'avant-bras, il ne donne aucun nerf à la peau, mais qu'il fournit à tous les muscles de la région antérieure de l'avant-bras, à l'exception du cubital antérieur et de la moitié interne du fléchisseur profond, que nous verrons recevoir leurs nerfs du cubital ; qu'à la main, il fournit : 1° tous les nerfs cutanés de la paume de la main, les nerfs collatéraux cutanés des trois premiers doigts, pouce, index et médius, et le collatéral externe cutané de l'annulaire ; 2° les nerfs musculaires de la région thénar, les nerfs des deux muscles lombricaux externes, et quelquefois le nerf du troisième lombrical.

Résumé de la
distribution du
nerf médian.

Nerf cubital.

Un peu moins volumineux que le précédent, en arrière duquel il est placé, le *nerf cubital* naît par un tronc qui lui est commun avec la branche interne d'origine du médian et avec le brachial cutané interne, se porte verticalement en bas derrière le nerf médian, auquel il est d'abord contigu, mais dont il s'éloigne bientôt en se portant un peu en arrière, tandis que le médian se dirige en avant et en dehors, traverse les fibres supérieures du vaste interne du triceps brachial et se place dans la gaîne de ce muscle, derrière l'aponévrose intermusculaire interne. Ce nerf gagne ainsi la gouttière qui sépare l'épitrochlée de l'olécrâne en passant entre l'attache olécrânienne et l'attache épitrochléenne du muscle cubital antérieur, se réfléchit d'arrière en avant sur cette gouttière, puis, sur le côté interne de l'apophyse coronoïde du cubitus : devenu antérieur après cette réflexion, il se porte verticalement en bas, entre le muscle cubital antérieur et le muscle fléchisseur profond des doigts, et gagne la paume de la main, où il se termine en se divisant. De même que pour le nerf médian, nous distingue-

Origine du
nerf cubital.

Son trajet.

rons, dans ce nerf, une portion humérale, une portion anti-brachiale et une portion palmaire et digitale.

A. *Portion humérale du cubital.*

Le rapport le plus important de ce nerf le long du bras, est celui qu'il présente à sa partie supérieure avec le nerf médian et avec l'artère humérale. A la partie supérieure du bras, il longe le côté interne de l'artère, tandis que le nerf médian est situé au devant de ce vaisseau, ou plutôt, dans cette région, l'artère se trouve intermédiaire au nerf médian et au nerf cubital : en sorte que, pour découvrir l'artère immédiatement au dessous du creux de l'aisselle, il suffit d'écarter le nerf médian du nerf cubital.

Le cubital ne donne aucune branche au bras : l'erreur des anatomistes qui ont avancé le contraire, vient de ce que la branche du vaste interne, qui vient du radial, s'accole au nerf cubital dans une assez grande partie de son trajet ; si bien qu'il semblerait, au premier abord, qu'elle se détache de ce dernier nerf.

B. *Portion anti-brachiale du cubital.*

Recouvert par le corps charnu du muscle cubital antérieur, qui le sépare de la peau, le nerf cubital devient sous-aponévrotique, au défaut des fibres charnues de ce muscle, et se voit au niveau des trois quarts inférieurs de l'avant-bras, dans l'espace celluleux qui sépare le tendon du cubital antérieur qui est en dedans, des tendons du fléchisseur sublime qui sont en dehors.

Son rapport avec l'artère cubitale est remarquable. Cette artère décrit un trajet curviligne pour venir se placer au côté externe du nerf ; mais le nerf et l'artère ne sont contigus que dans le tiers inférieur de l'avant-bras. Dans les deux tiers supérieurs, ils sont séparés par un intervalle assez considérable.

Branches. Elles sont assez nombreuses :

1° Entre l'épitrochlée et l'olécrâne, le nerf cubital donne plusieurs *filets articulaires* très ténus qui s'enfoncent dans l'articulation du coude : il donne aussi les *rameaux du muscle cubital antérieur* dont un très considérable peut être suivi jusqu'à la partie inférieure du corps charnu du muscle.

2° Après sa réflexion, le cubital donne le *rameau du muscle fléchisseur-profond des doigts*, rameau qui pénètre en s'épanouissant dans l'épaisseur de ce muscle. Ses divisions rampent sur la face antérieure du muscle avant d'y pénétrer. Ce rameau est exclusivement destiné aux deux divisions internes du fléchisseur profond, les deux divisions externes recevant leurs filets du médian.

3° A la partie moyenne de l'avant-bras, il donne un petit rameau long et grêle qui se détache de la partie antérieure du nerf et se divise en deux filets dont l'un suit l'artère cubitale (*filet de l'artère cubitale*) et l'autre traverse l'aponévrose anti-brachiale pour venir s'anastomoser avec le nerf brachial cutané interne (*filet cutané anastomotique*).

4° La *branche dorsale interne de la main* est la plus volumineuse des branches fournies par le cubital ; en sorte qu'on pourrait la considérer comme une des branches de terminaison du nerf cubital : elle est exclusivement destinée à la peau de la région dorsale de la main. Elle naît à la réunion des deux tiers supérieurs avec le tiers inférieur de l'avant-bras, se porte obliquement en bas, en arrière et en dedans, entre le cubitus, qu'elle croise, et le muscle cubital antérieur, et ne se dégage de dessous le tendon de ce muscle qu'un peu au dessus de la petite tête du cubitus. Devenue verticale, elle se place entre la peau et cette petite tête, sur laquelle elle peut être comprimée, longe le côté interne du carpe et se divise en deux *rameaux dorsaux*, l'un, *interne*, l'autre, *externe*.

Le *rameau dorsal interne*, plus petit, longe le bord interne du 5e métacarpien, puis le côté interne de la région dorsale du petit doigt, dont il forme le *collatéral dorsal interne*.

Le *rameau dorsal externe*, bien plus considérable, émet d'abord un petit *filet anastomotique*, qui croise obliquement les

Branches fournies par le nerf cubital à l'avant-bras.

Nerfs articulaires.

Nerfs du muscle cubital antérieur,

Du fléchisseur profond des doigts.

Filet de l'artère cubitale.

Filet anastomotique.

Branche dorsale interne de la main.

Rameau dorsal interne.

Rameau dorsal externe.

os métacarpiens pour s'anastomoser sur la partie inférieure du deuxième espace interosseux avec une branche également oblique du nerf radial. Il se porte ensuite verticalement en bas le long du 4ᵉ espace interosseux, et se divise en deux rameaux secondaires, qui se subdivisent encore pour aller constituer les *collatéraux dorsaux*, savoir : l'un, le *collatéral externe du petit doigt* et le *collatéral interne de l'annulaire*, l'autre, le *collatéral externe de l'annulaire* et le *collatéral interne du médius*.

Collatéraux dorsaux des doigts.

C. *Portions palmaire et digitale du cubital.*

Gaîne particulière au nerf cubital. Le nerf cubital pénètre dans la paume de la main en passant non pas derrière le ligament annulaire du carpe, mais bien dans une gaîne particulière, pratiquée en dedans du ligament annulaire, entre le pisiforme qui est en dedans et l'os crochu qui est en dehors. Cette gaîne, que tapisse une synoviale, lui est propre. La gaîne de l'artère cubitale est située immédiatement au devant de cette gaîne.

A peine le nerf cubital a-t-il franchi cette gaîne, qu'il se divise en deux *branches terminales*, l'une, *superficielle*, l'autre, *profonde*.

Branche palmaire superficielle. *Branche palmaire superficielle* ou *branche des nerfs collatéraux palmaires des doigts*. Elle fournit immédiatement une branche qui passe sous le court fléchisseur du petit doigt, qu'elle pénètre par sa face profonde, et se divise immédiatement en deux rameaux, l'un, *interne*, l'autre, *externe*. L'*interne*, plus petit, croise obliquement les muscles de la région hypothénar, est subjacent au palmaire cutané lorsqu'il existe, et gagne le côté interne de la face antérieure du petit doigt, dont il forme le *collatéral interne palmaire* (1); l'autre, *externe*, plus considérable, envoie un filet de communication au nerf médian, et se bifurque pour aller

(1) J'ai noté qu'il fournissait au muscle palmaire lorsqu'il existe.

cónstituer le *collatéral externe palmaire du petit doigt*, et le *collatéral interne palmaire de l'annulaire.*

Branche palmaire profonde ou *branche palmaire musculaire.* Elle est un peu plus volumineuse que la superficielle. Immédiatement après son origine, elle se réfléchit de dedans en dehors, au dessous de l'os crochu, traverse le muscle court fléchisseur du petit doigt pour s'enfoncer profondément dans la paume de la main, en sorte que, pour la mettre à découvert, il faut diviser tous les tendons de la région palmaire.

Branche terminale profonde.

Cette branche décrit, dans la paume de la main, une courbe ou arcade transversale à concavité supérieure, située au devant des os métacarpiens, analogue et concentrique à l'arcade artérielle profonde, qui la croise à angle aigu.

Elle décrit une arcade.

Il ne naît aucun rameau de la concavité de cette arcade, mais sa concavité en fournit un grand nombre dans l'ordre suivant :

1° Au niveau de son passage, entre le pisiforme et l'os crochu, trois rameaux pour les *trois muscles de l'éminence hypothénar* ; savoir : l'abducteur, le fléchisseur et l'opposant.

Nerfs des muscles de l'hypothénar.

2° Deux filets descendants fort remarquables, qui fournissent aux *deux derniers interosseux palmaires*, et qui vont se terminer aux *deux lombricaux les plus internes*. Les deux lombricaux externes et souvent le 3e lombrical, reçoivent du médian.

Nerfs des deux derniers interosseux palmaires,

Des deux lombricaux internes.

3° *Trois rameaux perforants*, qui se portent directement l'avant en arrière entre les extrémités supérieures des os métacarpiens, fournissent des rameaux aux interosseux palmaires, marchent dans la ligne celluleuse qui sépare l'interosseux dorsal de l'interosseux palmaire, fournissent à l'interosseux dorsal correspondant et se terminent en s'anastomosant avec les rameaux collatéraux dorsaux fournis , soit par le cubital, soit par le radial.

Les trois rameaux perforants appartiennent aux muscles interosseux.

4° Nous pouvons considérer comme les divisions terminales de la branche profonde : 1° deux rameaux qui sont des-

Nerfs de l'ad-
l'adducteur du
pouce,

Du 1er inter-
osseux dorsal.
tinés aux deux portions du muscle *adducteur du pouce* (1);
2° le rameau du *premier interosseux dorsal*, lequel fournit à
l'adducteur du pouce un filet qui pénètre dans ce muscle près
de son bord inférieur.

Résumé de la
distribution du
nerf cubital.
Résumé. Il résulte de ce qui précède que le nerf cubital ne
fournit aucune branche au bras et qu'il fournit à l'avant-bras :
1° des branches musculaires destinées au cubital antérieur et à
la moitié interne du fléchisseur profond ; 2° un filet cutané qui
s'anastomose avec le brachial cutané interne.

Qu'il fournit à la main : 1° une *branche dorsale cutanée*,
de laquelle émanent les nerfs collatéraux dorsaux du petit
doigt, de l'annulaire et le collatéral interne du médius ; 2° une
branche palmaire cutanée, qui donne les deux collatéraux
palmaires du petit doigt et le collatéral interne de l'annulaire.

3° Une *branche palmaire musculaire*, qui fournit aux trois
muscles de l'éminence hypothénar, à tous les muscles interosseux, parmi lesquels nous pouvons comprendre l'adducteur
du pouce (2), et aux deux lombricaux internes.

Nerf radial.

Destination
générale du nerf
radial.
Le *nerf radial*, qui constitue la plus volumineuse des
branches de terminaison du plexus brachial, est destiné :
1° au muscle triceps brachial, aux muscles de la région postérieure et externe de l'avant-bras, par conséquent, aux muscles
extenseurs de l'avant-bras, de la main et des doigts ; 2° à la

---

(1) On doit se rappeler que j'ai considéré (Voyez MYOLOGIE) comme appartenant au court adducteur du pouce toute la portion du court fléchisseur des auteurs, qui est en dedans du tendon du long fléchisseur propre du pouce, ou,
en d'autres termes, toute la portion qui s'attache à l'os sésamoïde interne de
l'articulation métacarpo-phalangienne. La distribution des nerfs vient à l'appui de ma manière de voir ; car le court fléchisseur du pouce reçoit du médian,
tandis que les deux chefs du muscle adducteur reçoivent du cubital.

(2) Il est tout à fait rationnel de considérer l'adducteur du pouce comme
le premier interosseux palmaire, qui, pour des circonstances relatives au puissant mouvement d'adduction, s'insère au troisième métacarpien.

peau du bras, de l'avant-bras et de la région dorsale de la main. Le nerf radial est donc un nerf musculo-cutané.

Il naît à la fois des cinq paires qui constituent le plexus brachial, par un tronc qui lui est commun avec le nerf axillaire, et se détache du plexus sur un plan postérieur au nerf cubital, auquel il est accolé. Aussitôt après son origine, il se porte en bas, en arrière et en dehors, au devant des tendons réunis du grand dorsal et du grand rond, pour gagner la gouttière humérale, dans laquelle il s'engage en passant entre la longue portion et la portion interne du muscle du triceps brachial, parcourt, dans toute son étendue, cette gouttière, où il se trouve en rapport avec l'artère et avec la veine humérales profondes. Devenu externe et antérieur au sortir de cette gouttière, c'est à dire, à la réunion des deux tiers supérieurs avec le tiers inférieur de l'humérus, le nerf radial se porte verticalement en bas, entre le long supinateur et le brachial antérieur, puis entre le brachial antérieur et le premier radial externe, croise l'articulation du coude, en passant au devant de la petite tête de l'humérus et de l'extrémité supérieure du radius, et se termine en se bifurquant.

Origine du nerf radial.

Sa direction.

Son trajet spiroïde dans la gouttière humérale.

Dans tout le cours de son trajet, le long de l'avant-bras, le nerf radial est situé en dehors de l'artère radiale, de même que le nerf cubital est situé en dedans de l'artère cubitale. Les nerfs de l'avant-bras sont donc plus éloignés que les artères de l'axe du membre.

Ses rapports avec l'artère radiale.

Branches collatérales.

Dans son trajet inflexe et comme spiroïde le long du bras, et dans son trajet direct le long de l'avant-bras, le nerf radial fournit un grand nombre de rameaux collatéraux dans l'ordre suivant :

Branches

A. *Rameaux que fournit le radial avant de s'engager dans la gouttière humérale.* Ce sont :

1° Un *rameau cutané brachial interne*, qui, d'abord sous-aponévrotique, traverse l'aponévrose pour s'accoler à la peau

Rameau cutané brachial interne.

et se diviser en deux filets, qui se portent obliquement en arrière et peuvent être suivis jusqu'à l'olécrâne.

Rameaux de la longue portion du triceps. 2° *Plusieurs rameaux considérables à la longue portion du triceps.* Le plus élevé de ces rameaux est récurrent et peut être suivi jusqu'aux attaches scapulaires du muscle. Un rameau descendant, très volumineux, peut être suivi jusqu'à l'olécrâne.

Rameau du vaste interne. 3° Un *rameau au vaste interne.* Une division de ce rameau, qui est considérable, longe le bord interne de l'humérus, au devant du vaste interne du triceps huméral, et ne pénètre dans ce muscle qu'au voisinage de l'articulation du coude.

B. *Rameaux fournis par le nerf radial au sortir de la gouttière humérale.* Ce sont :

Rameau cutané brachial externe. 1° Le *rameau cutané brachial externe.* Nerf très considérable, qui traverse les fibres musculaires du triceps et l'aponévrose humérale, pour s'accoler immédiatement à la peau de la région externe du bras, se dirige obliquement en arrière et se divise en un grand nombre de filets, qui fournissent à la peau de la région postérieure de l'avant-bras, et peuvent être suivis jusqu'au carpe.

Rameau du vaste externe et de l'anconé. 2° Le *rameau du vaste externe et de l'anconé,* si remarquable par sa longueur, qui se place entre le vaste externe et la longue portion du triceps huméral, fournit au premier de ces muscles, se porte verticalement en bas, pénètre dans l'épaisseur du muscle anconé et peut être suivi jusqu'à sa partie inférieure.

Tous ces rameaux présentent ceci de remarquable, qu'ils naissent, à peu de chose près, à la même hauteur, c'est à dire, au voisinage de l'articulation scapulo-humérale, et marchent à côté du tronc du nerf radial, auquel ils sont accolés.

Rameaux du long supinateur et du premier radial externe. C. *Rameaux collatéraux fournis par le nerf radial à l'avant-bras.* Ce sont les rameaux du *long supinateur* et ceux du *premier radial externe,* lesquels pénètrent dans ces muscles par leur partie supérieure et par leur face interne.

Branches terminales du nerf radial.

Réduit à la moitié et même à moins de la moitié de son volume par l'émission successive des rameaux précédents, le nerf radial se divise au devant de l'articulation du coude en deux branches inégales, l'une, *profonde* ou *musculaire* ou *anti-brachiale*, l'autre, *superficielle cutanée* ou *digitale*.

A. La *branche anti-brachiale profonde* ou *musculaire* du radial est la plus considérable : elle fournit immédiatement le *rameau du muscle deuxième radial externe*, lequel se porte verticalement au devant de ce muscle dans lequel il s'enfonce bientôt. Après avoir fourni ce rameau, la branche anti-brachiale s'aplatit, traverse le court supinateur, se contourne en spirale très oblique autour du radius, et toujours dans l'épaisseur du court supinateur auquel elle fournit ses rameaux (*rameaux du court supinateur*) : devenue postérieure, elle émerge de ce muscle et s'épanouit immédiatement en un grand nombre de rameaux divergents, dont les uns sont destinés à la couche superficielle et les autres à la couche profonde des muscles de la région postérieure de l'avant-bras.

Les rameaux qu'il fournit à la couche superficielle, sont : 1° les *rameaux de l'extenseur commun des doigts*, qui sont très nombreux, divergents, et dont les supérieurs sont récurrents ; 2° le *rameau de l'extenseur du petit doigt* ; 3° le *rameau du cubital postérieur* : tous ces rameaux naissent par un tronc commun et pénètrent les muscles par leur face profonde.

Les *rameaux de la couche profonde* naissent d'un tronc commun, qu'on peut considérer comme la continuation de la branche musculaire considérablement amoindrie. Ce tronc commun se porte verticalement en bas entre la couche musculaire superficielle et la couche profonde, s'engage entre les muscles long abducteur et court extenseur du pouce, d'une part, et le long extenseur du même doigt, d'une autre part, s'accole au ligament interosseux, fournit un premier rameau

Bifurcation du nerf radial.

A. Branche profonde.

Rameau du deuxième radial externe.

Rameaux du court supinateur.

Rameaux de la couche superficielle.

Rameaux de la couche profonde.

au *long extenseur propre du pouce*, qu'il pénètre par sa face superficielle, un deuxième rameau, qui s'engage dans ce muscle par sa face profonde, à l'*extenseur propre de l'index*, un petit rameau qui y pénètre par son bord externe; il fournit en outre le nerf du muscle *long abducteur*, et le nerf du muscle *court extenseur du pouce*.

Enfin, réduit à un rameau extrêmement grêle, la branche musculaire du nerf radial se place dans la gouttière des tendons du muscle extenseur commun, au dessous desquels il est placé, s'accole au périoste, traverse le carpe et s'épanouit en *Filets arti-* une multitude de *filets articulaires*, qui pénètrent dans les *culaires du nerf* articulations radio-carpiennes, carpiennes et carpo-métacar-*radial.* piennes. Dans toute cette dernière portion de son trajet, le nerf est grisâtre, renflé et comme noueux, disposition qui est commune à tous les nerfs articulaires.

B. Branche   B. *Branche superficielle*, *cutanée* ou *digitale*. Entière-*superficielle du* ment destinée à la peau, elle forme la *branche dorsale* *nerf radial.* *externe de la main*. D'un volume moindre de moitié que la branche musculaire, cette branche se porte verticalement en bas, entre le long supinateur et le premier radial externe, en dehors de l'artère radiale qu'elle longe; parvenue à la portion moyenne de l'avant-bras, elle se dégage de dessous le tendon du long supinateur, dont elle côtoie le bord externe.

D'abord sous-aponévrotique, elle traverse bientôt l'aponévrose, pour devenir sous-cutanée, se porte verticalement en bas, et, parvenue à un pouce et demi au dessus de l'apophyse styloïde du radius, se divise en deux rameaux, l'un, *externe*, l'autre, *interne*.

Rameau col-   Le *rameau externe*, qui est le plus petit, côtoie la partie *latéral externe* externe de l'apophyse styloïde du radius, le bord externe du *dorsal du pouce.* carpe, du premier métacarpien, de la première phalange du pouce, puis de la seconde, et va se terminer dans le tissu cutané sub-unguéal: c'est le *nerf collatéral externe dorsal du pouce*.

Le *rameau interne*, beaucoup plus volumineux, se porte

obliquement derrière le radius, croise les tendons du long abducteur et du court extenseur du pouce, et se divise en trois
rameaux secondaires, qui sont successivement de dehors
en dedans : le *collatéral dorsal interne du pouce*, le *collatéral dorsal externe* et le *collatéral dorsal interne de
l'index*.

Résumé. Il résulte de la description qui précède, que le nerf
radial fournit : 1° *au bras, deux rameaux cutanés*, l'un interne, plus petit, l'autre, externe, beaucoup plus considérable,
que j'ai pu suivre jusqu'au carpe ; des *rameaux musculaires*,
aux trois portions du triceps brachial et à l'anconé ; 2° *à
l'avant-bras*, des *branches musculaires*, à tous les muscles
de la couche profonde et de la couche superficielle de la région postérieure, à tous les muscles de la région externe ; 3° *à
la main*, des rameaux cutanés, savoir : les collatéraux dorsaux du pouce et de l'index.

Nous avons vu, dans la description du nerf cubital, que ce
nerf fournissait les collatéraux dorsaux des autres doigts.

RÉSUMÉ DE LA DISTRIBUTION DES NERFS DU PLEXUS BRACHIAL.

La description qui précède établit que le plexus brachial
fournit à la peau, aux muscles et aux articulations du membre
thoracique, en y comprenant l'épaule. Résumons brièvement :
1° les branches musculaires ; 2° les branches cutanées.

A. *Branches musculaires. Par ses branches collatérales*,
le plexus brachial fournit aux scalènes et à tous les muscles
qui meuvent l'épaule, sauf le trapèze, qui reçoit ses rameaux
du plexus cervical et de l'accessoire de Willis ; par ses *branches
terminales*, il fournit à tous les muscles du bras, de l'avant-
bras et de la main.

1° *Nerfs des muscles qui meuvent l'épaule.* Chacun des
muscles qui meuvent l'épaule, reçoit un nerf particulier : ainsi,
on trouve, indépendamment des filets nerveux des scalènes :
1° le nerf du sous-clavier ; 2° le nerf de l'angulaire ; 3° les nerfs

Rameau in-
terne.

Sa division en
trois rameaux
collatéraux dor-
saux.

Résumé du
nerf radial.

Branches
musculaires col-
latérales et ter-
minales.

1° Nerfs des
muscles qui
meuvent l'é-
paule.

du rhomboïde ; 4° le nerf du grand dentelé, plus connu sous le nom de nerf mammaire externe.

2° Nerfs des muscles qui meuvent le bras. Les muscles qui meuvent le bras sur l'épaule, reçoivent également leurs nerfs du plexus brachial. Tantôt il existe un nerf isolé pour chaque muscle, tantôt le même nerf fournit à deux muscles ; ce sont : 1° le nerf du grand dorsal, nerf collatéral né au dessus de la clavicule, généralement décrit, mais à tort, comme un rameau émané du nerf sous-scapulaire ; 2° le nerf du grand rond, qui provient du nerf sous-scapulaire ; 3° le nerf du grand pectoral ; 4° le nerf du petit pectoral ; 5° le nerf du deltoïde. Le nerf du deltoïde ou nerf axillaire qui donne en même temps au muscle petit rond. Les muscles sus-épineux et sous-épineux reçoivent leurs filets de la même branche, du sus-scapulaire (1).

3° Nerfs des muscles qui meuvent l'avant-bras sur le bras. Les muscles qui meuvent l'avant-bras sur le bras, savoir : 1° les muscles de la région antérieure ou fléchisseurs, biceps, coraco-brachial, brachial antérieur, reçoivent leurs nerfs du musculo-cutané ; 2° le muscle unique de la région postérieure, le triceps, reçoit exclusivement ses nerfs du radial. Le nerf cubital n'y jette aucun filet.

4° Nerfs des muscles qui meuvent le radius sur le cubitus, la main et les doigts. Le nerf radial fournit aux muscles de la région postérieure de l'avant-bras, savoir : 1° à la *couche superficielle*, extenseurs communs, extenseur propre du petit doigt, cubital postérieur ; 2° à la *couche profonde*, court supinateur, long abducteur, court extenseur et long extenseur du pouce, extenseur de l'index.

---

(1) Le petit rond et le sous-épineux sont donc animés par deux branches différentes ; savoir : le petit rond, par une branche émanée du nerf axillaire ou circonflexe, le sous-épineux, par une branche du nerf sus-scapulaire : circonstance qui motiverait la description distincte de ces deux muscles, si l'on ne voyait les muscles composés et même quelquefois les muscles simples recevoir deux ou plusieurs nerfs distincts.

[Marginal notes:]
2° Nerfs des muscles qui meuvent le bras.

3° Nerfs des muscles qui meuvent l'avant-bras sur le bras.

4° Nerfs des muscles de la région postérieure de l'avant-bras.

Les muscles de la région externe de l'avant-bras, le long su-pinateur, le premier et le deuxième radial externes, reçoivent leurs rameaux du même nerf radial. Nerfs des muscles de la région externe,

Les muscles de la région antérieure de l'avant-bras, re-çoivent leurs filets du nerf médian, à l'exception du cubital antérieur, et de la moitié interne du fléchisseur profond, qui sont fournis par le nerf cubital. Le muscle fléchisseur profond, par une exception qui n'est pas très rare pour les muscles com-posés, reçoit donc ses nerfs de deux sources différentes : d'où il résulte que la section du nerf médian paralyse les fléchis-seurs de l'index et du médian, et que la section du nerf cubital paralyse les fléchisseurs du petit doigt et de l'annulaire. De la région antérieure de l'avant-bras.

5° *Nerfs des muscles intrinsèques de la main.* Les muscles de la main sont animés : 5° Nerfs des muscles intrin-sèques de la main.

1° Ceux du thénar par le nerf médian ;

2° Ceux de l'hypothénar par le nerf cubital ;

3° Les deux lombricaux externes par le nerf médian ; les deux lombricaux internes par le nerf cubital ;

4° Tous les interosseux y compris l'adducteur du pouce, par le nerf cubital (1).

B. *Branches cutanées* (2). 1° La peau qui revêt la région

(1) La distribution des nerfs dans les muscles de la main, légitime donc le rapprochement que j'ai établi (voyez MYOLOGIE) entre l'adducteur du pouce et les autres interosseux. L'adducteur du pouce n'est autre chose qu'un interos-seux palmaire, dont les insertions internes ont lieu, non au deuxième métacar-pien, mais au troisième. L'étendue ou l'importance des mouvements d'adduc-tion du pouce, nécessitent cette transposition d'insertions. Il y a donc quatre interosseux dorsaux et quatre interosseux palmaires.

(2) Une belle préparation des rameaux cutanés du membre thoracique, consiste à dépouiller ce membre de la peau, soit en la renversant, comme on le fait sur une anguille qu'on écorche, soit en faisant une incision longitudi-nale de la peau qui revêt le côté externe du membre. Dans l'un et l'autre cas, on doit enlever les aponévroses avec la peau. Dans le premier mode, qui donne un très beau résultat, la peau renversée figure une espèce de gant dont la sur-face interne est formée par la surface épidermique de la peau, et dont la surface externe est formée par la face profonde de la peau.

antérieure externe de l'épaule, reçoit ses nerfs du plexus cervical. Ce sont les filets sus-acromiaux. La région postérieure
de l'épaule est fournie par le nerf circonflexe.

1° et 2° Nerfs
cutanés de l'é-
paule et du bras;
2° La peau de la région externe du bras reçoit ses filets des
rameaux cutanés du nerf circonflexe, et du rameau cutané
brachial externe du nerf radial. La peau des régions interne et
antérieure du bras reçoit les siens du rameau cutané brachial
interne du radial, de l'accessoire du brachial cutané interne
anastomosé avec le deuxième nerf intercostal, d'un petit rameau émané du brachial cutané interne et du rameau brachial du troisième nerf intercostal.

3° La peau de l'avant-bras reçoit ses filets du brachial cutané
interne qui s'anastomose avec des filets cutanés émanés du radial ; elle reçoit en outre du cubital et du musculo-cutané.

4° Nerfs de la
région dorsale
de la main ;
4° La peau de la *région dorsale* de la main et des doigts reçoit ses filets, dans les deux tiers externes de cette région, de
la branche dorsale, du nerf radial, et dans son tiers interne, de
la branche dorsale du nerf cubital (1).

La peau de la *région palmaire* de la main et des doigts reçoit ses filets, dans les deux tiers externes, du nerf médian, et
dans le tiers interne, du nerf cubital ; ou, plus exactement, le nerf
médian fournit, indépendamment des rameaux cutanés palmaires, les rameaux collatéraux palmaires externe et interne du
pouce, de l'index, du médius, et le collatéral externe de l'annulaire ; le nerf cubital fournit les rameaux collatéraux palmaires externe et interne du petit doigt, et le collatéral interne de
l'annulaire.

(1) Tandis que la distribution des nerfs cutanés palmaires est constante,
celle des nerfs cutanés dorsaux présente quelques variétés : ainsi, il n'est pas
rare de voir le nerf radial ne fournir que les collatéraux dorsaux du pouce ou
de l'index, et le collatéral dorsal externe du médius ; c'est à dire, cinq collatéraux dorsaux, et le même nombre fourni par le cubital, qui donne alors les
collatéraux dorsaux du petit doigt, de l'annulaire, et le collatéral interne du
médius. On peut dire qu'il y a une solidarité parfaite entre les rameaux dorsaux
cutanés fournis à la main par le radial et par le cubital.

Quelques unes des branches de terminaison du nerf médian, es divisions terminales du brachial cutané et du musculo-cutané viennent se perdre à la peau de la partie supérieure de à paume de la main.

Les nerfs collatéraux palmaires des doigts présentent ceci le remarquable, que les rameaux qu'ils fournissent à la peau sont ou opposés ou alternes, que chaque branche se termine isolément en s'épanouissant en pinceau, que les rameaux fournis par les branches internes ne s'anastomosent jamais avec es rameaux fournis par les branches externes, que les extrémités terminales des branches collatérales externe et interne ne s'anastomosent pas non plus entre elles dans la pulpe du doigt, mais s'épanouissent isolément et fournissent à la peau de la main et à la peau située sous l'ongle.

Disposition générale des nerfs collatéraux des doigts.

Les rameaux qui fournissent à la face palmaire des doigts, présentent une disposition fort remarquable (1), qui consiste dans la présence de corpuscules gangliformes grisâtres, aplatis, durs, d'une forme constante en croissant, du volume d'un grain de mil. Ces corpuscules sont en grand nombre, tantôt isolés, tantôt groupés ; ils n'appartiennent pas essentiellement aux nerfs, mais sont appliqués contre eux et peuvent en être séparés par une traction légère. Ce ne sont donc pas des ganglions.

Corpuscules gangliformes des nerfs digitaux palmaires.

Si l'on considère que ces corps gangliformes occupent seulement la région palmaire de la main, et nullement la région dorsale, qu'ils existent à la plante des pieds comme à la paume des mains, que j'en ai trouvé sur les nerfs qui entourent les articulations, et par conséquent sur des nerfs soumis à des pressions habituelles, que j'en ai même rencontré sur un rameau intercostal qui se réfléchissait sur la partie latérale du sternum, et qu'ils sont d'autant plus multipliés que la paume des mains

Cause probable de la formation des corps gangliformes.

(1) Cette disposition a été signalée dans un des derniers concours d'aides de la Faculté, par MM. Andral, Camus et Lacroix, qui avaient à préparer les nerfs cutanés de la main.

4.   34

est plus calleuse, on sera fondé à les considérer comme un résultat des pressions extérieures (1).

Branches articulaires, périostiques et osseuses. Les filets articulaires sont remarquables par leur disposition noueuse. Les branches périostiques sont remarquables par la ténuité et par la longueur de leur trajet. Ces dernières ne peuvent être bien vues que sur des membres qui ont macéré dans l'acide nitrique. Tous ces nerfs devront être l'objet d'une description particulière.

BRANCHES ANTÉRIEURES DES NERFS DORSAUX OU INTERCOSTAUX.

Préparation. Rechercher avec beaucoup de soin les rameaux cutanés, dont les uns répondent aux côtés du sternum, dont les autres répondent à la partie moyenne des espaces intercostaux. Scier le sternum sur la ligne médiane, diviser l'abdomen sur la ligne blanche. Sacrifier une moitié du thorax, ou mieux, fracturer les côtes à leur partie moyenne, pour pouvoir étudier les nerfs du dedans au dehors.

Au nombre de douze, les *branches antérieures des nerfs dorsaux* ou *nerfs intercostaux* sont destinées aux muscles et à la peau des parois du thorax et de l'abdomen (2).

Ces branches présentent à la fois une grande uniformité et une grande simplicité de distribution. Je vais d'abord exposer leurs caractères communs, j'indiquerai ensuite les particularités que présentent quelques unes d'entre elles.

(1) Cette théorie sur ces corps gangliformes serait renversée si les corps gangliformes existaient chez le fœtus et chez l'enfant nouveau-né. M. Longet (ouvrage cité, t. 1, p. 859) dit que M. Guitton, interne des hôpitaux, lui a montré ces corps gangliformes sur les mains du fœtus, il assure même qu'ils sont plus développés proportionnellement que chez l'adulte. M. Guitton pense qu'il sont de nature nerveuse et qu'ils sont en rapport avec la sensibilité tactile de la main.

(2) Haller n'en admet que onze, parce qu'il considère, non sans motif, le douzième nerf dorsal comme une paire lombaire.

Caractères communs.

Séparées des branches postérieures par le ligament costo-transversaire supérieur, les *branches antérieures des nerfs dorsaux* ou *nerfs intercostaux* se présentent sous l'aspect d'un ruban aplati, et gagnent la partie moyenne de l'espace intercostal qui leur correspond ; là, elles sont placées entre la plèvre et l'aponévrose qui fait suite au muscle intercotal interne. Immédiatement après leur sortie du trou de conjugaison, elles fournissent un ou deux filets aux ganglions thoraciques correspondants du sympathique. Parvenues à une certaine distance, elles s'engagent entre les muscles intercostaux interne et externe, et vont se rapprochant de la gouttière de la côte qui est au dessus, mais ne s'y logent pas, car elles sont toujours subjacentes aux vaisseaux intercostaux.

Forme rubanée.

Distribution commune à tous ces nerfs.

A une distance qui est à peu près la même pour tous les espaces, c'est à dire, à la partie moyenne de l'intervalle qui sépare la colonne vertébrale du sternum, les branches intercostales se divisent en deux rameaux, l'un *intercostal*, l'autre *perforant* ou *cutané*.

Leur bifurcation.

A. Le *rameau intercostal* ou *musculo-cutané* est la continuation du tronc, dont il ne se distingue que par son moindre volume. Il longe le bord inférieur de la côte qui est au dessus, puis celui du cartilage costal ; quelquefois il se place à la face interne de ce cartilage, et parvenu à l'extrémité antérieure de l'espace intercostal, perfore cet espace d'arrière en avant, en longeant le sternum, s'incline un peu en dedans sur le sternum, pour se réfléchir ensuite de dedans en dehors, entre le grand pectoral et la peau à laquelle il se distribue. On peut appeler ces petits filets, *filets perforants antérieurs*. Chemin faisant, la branche intercostale et le rameau intercostal qui lui fait suite, fournissent un grand nombre de filets nerveux. Il n'est pas rare de voir la branche intercostale fournir en arrière un petit rameau qui gagne le bord supérieur de la côte qui est au dessous. Lorsque ce rameau n'existe pas, il est remplacé par plusieurs filets qui

A. Rameau intercostal.

Filets perforants antérieurs.

affectent la même distribution, et dont plusieurs vont même gagner l'espace intercostal qui est au dessous, en coupant obliquement la face interne de la côte. De même, on voit quelquefois de petits filets détachés du bord supérieur du nerf, se porter sur la face interne de la côte qui est au dessus, et atteindre l'espace intercostal supérieur. Enfin, du bord inférieur de la branche intercostale et du rameau intercostal, se détachent incessamment des filets qui se décomposent en filaments, lesquels s'infléchissent les uns vers les autres pour former des arcades ou anses, d'où partent les filaments de terminaison. Nulle part, on ne voit des filaments plus longs et plus déliés : il en est qui parcourent la moitié d'un espace intercostal sans diminuer de volume : plusieurs de ces filets sont évidemment périostiques.

Séparation successive des filets dont la réunion constitue la branche intercostale et le rameau intercostal.

B. *Rameau perforant* ou *cutané*. Souvent plus considérable que le rameau intercostal, il perfore très obliquement le muscle intercostal externe, et, après un certain trajet entre ce muscle et le grand dentelé, se divise en deux filets, l'un *antérieur* ou *direct*, l'autre *postérieur* ou *réfléchi* : 1° le *filet antérieur* se porte horizontalement d'arrière en avant, devient sous-cutané en passant entre les digitations du grand dentelé, pour les huit premiers nerfs intercostaux, et entre celles du grand oblique, pour les quatre derniers, s'accole à la peau sur laquelle il s'épanouit en un grand nombre de filets qui s'anastomosent presque toujours avec les filets voisins des paires situées au dessus et au dessous.

B. Rameau perforant ou cutané.

1° Filet antérieur ou direct.

2° Le *filet postérieur* ou *réfléchi* traverse immédiatement le grand dentelé et le grand oblique, se réfléchit aussitôt sur lui-même, pour se porter d'avant en arrière, entre le grand dorsal et la peau, et, après un trajet horizontal d'un à deux pouces, se réfléchit de nouveau d'arrière en avant, pour s'accoler à la peau, et s'y épanouir.

2° Filet postérieur ou réfléchi.

Caractères propres à chacune des branches antérieures des douze paires dorsales.

Premier nerf dorsal ou *intercostal.* Il appartient au plexus brachial dans lequel il va se jeter immédiatement après sa sortie du trou de conjugaison, en croisant à angle aigu le col de la première côte. Son volume considérable le rapproche des dernières paires cervicales, autant qu'il l'éloigne des onze autres paires dorsales. Le premier nerf dorsal n'est intercostal que par un petit rameau qu'il fournit à sa sortie du trou de conjugaison. Ce *rameau intercostal* s'applique contre la face inférieure de la première côte, qu'elle croise obliquement d'arrière en avant, de manière à n'atteindre le premier espace intercostal qu'au niveau de la jonction de la côte avec son cartilage, et à gagner la partie moyenne de cet espace, au voisinage du sternum; là, elle traverse perpendiculairement cet espace à la manière des autres paires intercostales, et s'épanouit dans les muscles et dans la peau.

Deuxième nerf dorsal ou *intercostal*. Il croise obliquement la deuxième côte en dehors de son col, pour gagner le premier espace intercostal, croise de nouveau la même côte vers le milieu de sa longueur, à la manière d'une sécante, pour rejoindre le deuxième espace intercostal, et se divise en deux rameaux : le rameau *intercostal*, qui suit le bord inférieur de la deuxième côte et qui ne présente rien de remarquable, et le rameau *perforant* ou *cutané*, qui mérite une description particulière.

Le *rameau perforant* ou *cutané*, exclusivement destiné à la peau du bras, est remarquable par son volume, qui est de beaucoup supérieur à celui des autres branches du même ordre. Il sort du thorax au niveau de la partie moyenne du deuxième espace intercostal, immédiatement au dessous de la deuxième côte, perfore directement cet espace, se réfléchit à angle droit sur une arcade aponévrotique, se dirige de dedans en dehors, et se divise immédiatement en deux ramuscules d'égal volume, l'un *externe*, l'autre *interne*.

1° Le *ramuscule externe* traverse le creux de l'aisselle, reçoit un filet anastomotique de l'accessoire du brachial cutané interne, gagne le bord externe du grand dorsal qu'il croise, et se divise

[marginalia:]

Le 1er nerf dorsal ou intercostal appartient au plexus brachial.

Son rameau intercostal.

2e Nerf dorsal ou intercostal.

Son rameau perforant ou cutané est remarquable.

Sa division :

1° Son ramuscule externe ;

en deux filets cutanés : l'un, qui s'accole à la peau de la région postérieure du bras à laquelle il se distribue ; l'autre, qui s'accole à la peau de la région interne du bras, marche parallèlement à l'accessoire du brachial cutané, et peut être suivi jusqu'au coude.

2° Son ramuscule interne.

2° Le *ramuscule interne* croise le bord externe du grand dorsal, au dessous du précédent, s'accole à la peau et se divise en filets internes et en filets postérieurs, lesquels se perdent tous dans la peau du bras.

Le rameau perforant du deuxième nerf dorsal est donc destiné à compléter le système des nerfs cutanés du bras.

3° Nerf dorsal ou intercostal.

Troisième nerf dorsal ou *intercostal*. Sa description rentre exactement dans la description générale, à l'exception de sa *branche perforante* ou *cutanée*, qui se partage pour ainsi dire entre les téguments du thorax et ceux du bras. Beaucoup moins volumineuse que la précédente, elle sort entre les digitations du grand dentelé, se réfléchit sur elle-même d'avant en arrière, fournit un petit rameau à la mamelle, croise le bord

Sa branche perforante ou cutanée.

externe du grand dorsal, au dessous de la branche perforante du précédent ; parvenue au niveau du moignon de l'épaule, elle se réfléchit sur elle-même en décrivant une courbure à concavité supérieure, et se termine dans la peau qui revêt la partie interne et supérieure du bras.

4e, 5e, 6e, 7e Nerfs dorsaux ou intercostaux.

Quatrième, cinquième, sixième et *septième nerfs doraux* ou *intercostaux*. Leur description rentre exactement dans la description générale. D'*une part*, les muscles intercostaux, le triangulaire du sternum, le grand oblique, le grand dentelé, la partie supérieure des muscles droits, d'*une autre part*, les téguments du thorax, reçoivent leurs nerfs de ces branches, dans l'ordre et d'après le mode que j'ai indiqués. J'appellerai l'attention sur le nombre considérable de filets que reçoit la peau de la mamelle chez la femme. Les branches perforantes des quatrième et cinquième nerfs dorsaux, fournissent chacune un rameau destiné à la mamelle, et un rameau postérieur qui croise le grand dorsal, pour se distribuer à la peau qui revêt omoplate : la peau de la mamelle reçoit donc des nerfs qui proviennent des 3e, 4e et 5e paires dorsales.

Huitième, neuvième, dixième et onzième nerfs dorsaux ou intercostaux. Ces nerfs appartiennent aux espaces intercostaux formés par les fausses côtes ; ils abandonnent ces espaces au moment où les cartilages costaux changent de direction pour devenir ascendants, traversent les insertions costales du diaphragme, sans leur fournir aucun filet, continuent leur trajet oblique dans l'épaisseur des parois abdominales auxquelles ils sont destinés, et se comportent dans ces parois, de la même manière que dans les espaces intercostaux, toutefois avec quelques modifications. Ainsi, les *rameaux perforants* traversent les muscles intercostaux externes et le grand oblique, au même niveau que les rameaux perforants des branches précédentes ; les *rameaux intercostaux* proprement dits, devenus *nerfs abdominaux*, marchent entre le grand et le petit obliques, comme ils marchaient pour les paires supérieures, entre les intercostaux externe et interne. Parvenus au muscle droit, ils émettent, avant de s'engager dans la gaîne de ce muscle, un rameau *cutané* ou *perforant;* puis ils pénètrent dans cette gaîne par des ouvertures pratiquées à son angle externe, et se placent entre le muscle droit et l'aponévrose postérieure de la gaîne de ce muscle : à la réunion des deux tiers externes avec le tiers interne du muscle droit, ces rameaux le traversent très obliquement de dehors en dedans, et se divisent : 1° en *filets musculaires*, qui se perdent dans le muscle droit, et dont les plus inférieurs se portent verticalement en bas ; 2° en *filets cutanés*, qui traversent l'aponévrose antérieure de la gaîne du muscle droit, de chaque côté de la ligne blanche, à une distance qui n'est pas toujours la même des deux côtés, se réfléchissent horizontalement en dehors, dans l'épaisseur du tissu cellulaire sous-cutané, et s'accolent à la peau où ils se distribuent.

Douzième nerf dorsal ou *intercostal.* On pourrait, avec Haller, le considérer comme une première paire lombaire. Plus volumineux que les autres paires dorsales, il sort du canal ver-

8e, 9e, 10e, 11e Nerfs dorsaux ou intercostaux.

Les nerfs intercostaux deviennent les nerfs abdominaux.

Leur pénétration dans la gaîne du muscle droit.

Leur division en filets musculaires et en filets cutanés.

tébral entre la première côte et la première vertèbre lombaire, passe au devant des insertions costales du muscle carré des lombes, longe le bord inférieur de la douzième côte, se porte très obliquement en bas, comme la côte à laquelle il correspond, traverse l'aponévrose du transverse, et de même que les nerfs précédents, se divise presque immédiatement en deux rameaux : 1° le *rameau abdominal*, qui répond au rameau intercostal, se porte horizontalement d'arrière en avant, entre le transverse et le petit oblique, fournit à ces muscles, envoie presque toujours en bas un rameau anastomotique à la branche abdominale du plexus lombaire, et pénètre dans la gaîne du muscle droit, où il présente la disposition indiquée pour les paires précédentes.

Rameau abdominal du 12e nerf dorsal ou intercostal.

2° Le *rameau perforant* ou *cutané* est extrêmement remarquable par son volume plus considérable que celui du rameau abdominal, et par sa distribution. Il traverse très obliquement les muscles petit et grand obliques, auxquels il fournit, s'accole immédiatement à la peau, se porte verticalement en bas, coupe perpendiculairement la crête iliaque, et se divise en *filets antérieurs*, *filets postérieurs* et *filets moyens*, qui se distribuent à la peau de la région fessière.

Son rameau perforant ou cutané.

Sa distribution à la région [fessière.

Il n'est pas rare de voir cette branche cutanée fessière, fournie par la première paire lombaire, et alors la branche cutanée de la douzième paire dorsale se comporte comme les paires précédentes, et se distribue dans la portion de peau intermédiaire à la dernière côte et à la crête iliaque. Il y a une sorte de solidarité entre la douzième paire dorsale et la première paire lombaire, si bien que leur développement est souvent en raison inverse; il existe toujours une communication entre ces deux paires de nerfs; mais le mode et le lieu de communication présentent beaucoup de variétés : ainsi, quelquefois elle a lieu par un rameau flexueux qui longe le bord externe du carré des lombes, d'autres fois, c'est dans l'épaisseur des muscles abdominaux que se fait cette anastomose (1).

Solidarité entre la 12e branche antérieure dorsale et la 1re branche antérieure lombaire.

(1) Chez un sujet qui présentait une treizième côte ou côte lombaire, il y

RÉSUMÉ DE LA DISTRIBUTION DES NERFS DORSAUX OU INTERCOSTAUX.

Ces nerfs sont affectés aux parois du thorax et de l'abdo- *Ils appartiennent aux parois du thorax et de l'abdomen.* men, que nous pouvons considérer, sous tous les rapports, comme constituant une seule et même cavité, la cavité thoraco-abdominale. Les nerfs thoraciques musculaires et cutanés, émanés du plexus brachial, quelques petits rameaux émanés du plexus lombaire, les branches spinales postérieures des nerfs dorsaux, complètent le système nerveux pariétal du thorax et de l'abdomen.

Les nerfs dorsaux et intercostaux se divisent en *musculaires* et en *cutanés*.

Les *rameaux musculaires*, qui comprennent ceux fournis *Rameaux musculaires.* par les branches postérieures aussi bien que ceux fournis par les branches antérieures, donnent à tous les muscles qui forment les parois thoraco-abdominales, et à ceux qui les recouvrent, savoir, aux muscles des gouttières vertébrales ou spinaux postérieurs, aux intercostaux, au triangulaire du sternum, aux muscles grand, petit oblique, transverse et grand droit de l'abdomen.

Rameaux cutanés. Pour avoir une bonne idée de ces der- *Rameaux cutanés.* niers, il faut les mettre à découvert dans une seule et même préparation. On voit alors plusieurs séries linéaires verticales de filets cutanés parallèles, qui sont, en procédant d'avant en arrière : 1° les *rameaux perforants* ou *cutanés antérieurs* *Il y a trois séries linéaires de rameaux cutanés.* extrêmement grêles, qui émergent sur le côté du sternum et de la ligne blanche, et se réfléchissent en avant.

2° Les *rameaux perforants* ou *cutanés*, qu'on pourrait appeler *moyens*, divisés en *rameaux postéro-antérieurs*, les-

avait une treizième paire dorsale, très considérable, qui croisait la côte surnuméraire, et qui présentait à la fois la distribution de la douzième paire dorsale et celle de la première paire lombaire : elle ne communiquait avec la première paire lombaire que par un filet très grêle ; elle fournissait un rameau perforant ou cutané qui allait à la région fessière, et un rameau ilio-scrotal. Chez ce sujet il n'y avait que quatre paires lombaires,

quels se dirigent parallèlement d'arrière en avant vers le sternum, et en *rameaux antéro-postérieurs*, dirigés parallèlement d'avant en arrière vers la colonne vertébrale.

3º Nous avons vu que d'autres *rameaux cutanés postérieurs* émanaient des branches postérieures des nerfs dorsaux, se dirigeaient parallèlement de dedans en dehors, et pouvaient être suivis jusqu'au niveau du creux de l'aisselle.

BRANCHES ANTÉRIEURES DES NERFS LOMBAIRES.

Préparation. Pour voir ces nerfs au sortir du trou de conjugaison, de même que pour voir le plexus lombaire, il faut inciser avec précaution le muscle psoas, dans l'épaisseur duquel ils se trouvent ; les branches qui émanent du plexus doivent être disséquées avec le plus grand soin au moment de leur passage sous l'arcade fémorale et dans leur distribution définitive.

Distribution générale des branches antérieures des nerfs lombaires. Au nombre de cinq, distinguées par les noms numériques de 1re, 2e, 3e, 4e, 5e, d'un volume graduellement croissant depuis la première jusqu'à la cinquième, les *branches antérieures des paires lombaires* font suite aux branches antérieures des paires dorsales, fournissent immédiatement un rameau ou deux aux ganglions lombaires du grand sympathique, quelques rameaux au muscle psoas, et se jettent dans le *plexus lombaire* qu'elles constituent par leurs anastomoses.

1re Paire lombaire. *Branche antérieure de la 1re paire lombaire.* La plus petite de toutes, d'un volume à peu près égal à celui de la 12e paire dorsale, elle se divise, immédiatement après sa sortie du trou de conjugaison, en trois rameaux d'inégal volume, dont deux externes obliques ; ce sont les *branches abdominales (ilioscrotales* des auteurs), et une interne, *anastomotique*, verticale, souvent très grêle, qui va s'anastomoser avec la 2e paire.

2e Paire lombaire. *Branche antérieure de la 2e paire lombaire.* Double au moins en volume de la précédente, elle se porte presque verticalement en bas, et fournit une branche antérieure, c'est l'*inguinale interne* (génito-crurale de Bichat) ; une branche

externe, c'est l'*inguinale externe* (inguino-cutanée de Chaussier). A peine diminuée de volume par l'émission de ces deux
branches, la 2ᵉ paire lombaire s'aplatit en un ruban plexiforme, qui donne des rameaux considérables au psoas, et va
s'anastomoser avec la 3ᵉ paire.

Branche antérieure de la 3ᵉ paire. Elle a un volume double $\qquad$ 3ᵉ Paire lom-
de celui de la précédente; se porte obliquement en bas et en baire.
dehors, reçoit la 2ᵉ paire, qui la renforce beaucoup. Il en résulte un tronc volumineux, qui, après un court trajet, se divise en deux branches inégales en volume, lesquelles se séparent à angle très aigu, et vont s'anastomoser avec deux
branches de la 4ᵉ paire, pour constituer le *nerf crural* et le
nerf obturateur.

Branche antérieure de la 4ᵉ paire lombaire. Un peu su- 4ᵉ Paire lom-
périeure en volume à la troisième, elle se divise, après un baire.
court trajet en trois branches : une externe, qui s'unit à la bifurcation externe de la troisième, pour constituer le *nerf cru-*
ral; une moyenne qui s'unit à la bifurcation interne de la même
paire, pour former le *nerf obturateur;* une interne, verticale,
anastomotique, qui va s'unir à la 5ᵉ paire.

Branche antérieure de la 5ᵉ paire lombaire. Un peu su- 5ᵉ Paire lom-
périeure en volume à la quatrième, elle reçoit la branche in- baire.
terne de la 4ᵉ paire, et constitue avec elle un gros tronc qui va
se jeter dans le plexus sacré sous le nom de *nerf lombo-sacré*
(Bichat).

PLEXUS LOMBAIRE.

Le *plexus lombaire* (plexus lombo-abdominal, Bichat) est
l'entrelacement assez compliqué qui résulte des anastomoses
des branches antérieures des paires lombaires. Étroit en haut, où Forme triangulaire du
il est représenté par le cordon de communication quelquefois plexus lombaire.
grêle de la 1ʳᵉ et de la 2ᵉ paire lombaire, il s'élargit inférieu·
rement, ce qui lui donne une forme triangulaire. Ce plexus est Sa situation.
situé sur les côtés du corps des vertèbres lombaires, entre les
apophyses transverses et les faisceaux du muscle psoas.

Des branches
terminales et
des branches
collatérales du
pexus lombaire

Les branches qui émanent du plexus lombaire se divisent : 1° en *terminales*, ce sont le *nerf crural*, le *nerf obturateur* et le *nerf lombo-sacré*; 2° en *collatérales*, connues sous le nom impropre de *musculo-cutanées* : ces dernières sont au nombre de quatre, marchent entre le psoas-iliaque et le péritoine, et gagnent l'arcade fémorale. Je diviserai ces branches collatérales en deux ordres : 1° en *abdominales*, subdivisées en *grande* et en *petite;*

2° En *inguinales*, distinguées en *interne* et en *externe* (1). De ces branches, les abdominales seules marchent dans le tissu adipeux sous-péritonéal; les inguinales sont revêtues par une lame aponévrotique, qui les maintient contre le muscle psoas-iliaque.

BRANCHES COLLATÉRALES DU PLEXUS LOMBAIRE.

A. Branches abdominales.

Analogie de
destination des
branches abdo-
minales et des
branches mus-
culaires.

Les *branches abdominales* du plexus lombaire sont destinées aux parois de l'abdomen, et font suite aux branches antérieures des nerfs dorsaux, avec lesquelles elles présentent beaucoup d'analogie sous le rapport de la distribution (2).

1° Grande
branche abdo-
minale.

1° La *grande branche abdominale* est la plus externe, ou si l'on veut, la plus élevée des branches émanées du plexus lombaire (c'est la *branche musculo-cutanée supérieure* de Bichat); le nom de *branche ilio-scrotale*, sous lequel elle est

---

(1) Une modification à la nomenclature des branches collatérales du plexus lombaire m'a paru nécessaire. Bichat qui, le premier, les a distinguées par des noms propres, les divise en branches externes ou musculo-cutanées, et en branche interne ou génito-crurale. Des trois branches externes, Chaussier a désigné l'externe sous le nom d'*ilio-scrotale*, et l'interne sous le nom d'*inguino-cutanée*, la branche moyenne à laquelle il n'avait pas donné de nom particulier restant désignée sous le nom de *branche moyenne.*

(2) Les variétés anatomiques qu'elles offrent sous le point de vue de leur nombre, de leur origine et de leurs divisions, rendent leur description difficile; j'indiquerai, chemin faisant, celles de leurs variétés qui sont les plus importantes.

généralement connue aujourd'hui, vient de ce qu'elle envoie un petit rameau cutané à la région pubienne (1).

Elle est la continuation de la branche antérieure de la 1re paire lombaire.

Elle naît de la première paire lombaire, dont elle peut être considérée comme la continuation, traverse immédiatement le psoas, devient sous-péritonéale, marche au devant du carré des lombes, dans une direction oblique en bas et en dehors, au milieu du tissu graisseux sous-péritonéal , parallèlement à la 12e branche dorsale, et atteint la crête iliaque en dehors du muscle carré des lombes. Là, elle traverse obliquement les insertions aponévrotiques iliaques du muscle transverse, se place entre ce dernier muscle et le petit oblique, longe la crête iliaque, et se divise en deux rameaux, le rameau *abdominal* proprement dit, et le rameau *pubien*.

Sa division en rameau abdominal,

Le *rameau abdominal* proprement dit se porte de dehors en dedans, entre les muscles transverse et petit oblique, marche parallèlement à la branche abdominale de la 12e paire dorsale avec laquelle elle s'anastomose presque toujours, et se divise bientôt à la manière des dernières branches intercostales en deux filets, l'un qui pénètre dans l'épaisseur du muscle droit , l'autre qui, après avoir pénétré dans la gaîne de ce muscle, la traverse pour se distribuer à la peau correspondante.

Et en rameau pubien.

Le *rameau pubien* continue le trajet primitif du nerf, reçoit, au niveau de l'épine iliaque antérieure et supérieure, et souvent beaucoup plus loin, un filet anastomotique de la petite branche abdominale , et même quelquefois la petite branche abdominale tout entière, marche parallèlement à l'arcade fémorale, au dessus et à une distance plus ou moins considérable de laquelle il est placé, rencontre le cordon testiculaire chez l'homme, et le ligament rond chez la femme, sort par l'o-

(1) J'ai trouvé plusieurs fois la grande branche abdominale divisée dans toute sa longueur en deux rameaux distincts qui s'anastomosaient sur la crête iliaque, en affectant ensuite une distribution commune. J'ai vu la division la plus supérieure s'accoler tellement à la douzième paire dorsale, qu'on aurait pu la prendre pour une émanation de cette paire.

rifice cutané du trajet inguinal, se réfléchit de dedans en de
hors sur l'angle supérieur de cet orifice, et s'épanouit e

Filets inter-
nes ou pubiens, *filets internes* ou *pubiens*, qui viennent se distribuer à l

Filets exter-
nes ou ingui-
naux du rameau
pubien. peau du pubis, et en *filets externes* ou *inguinaux* qui se dis
tribuent à la peau du pli de l'aîne ; quelquefois ce ramea
pubien se divise derrière l'arcade fémorale en deux filets, qu
sortent isolément de l'anneau.

On voit très fréquemment la grande branche abdominable
au moment où elle atteint la crête iliaque, se diviser en deu:

Variétés de la
grande branche
abdominale. branches, l'une *cutanée fessière*, qui croise obliquement l
crête iliaque, et va se distribuer à la peau de la région fes
sière, l'autre *abdominale* proprement dite, qui se comport
comme je viens de le dire : dans ce cas, la grande branch
abdominale présente une distribution tout à fait analogue :
celle des paires dorsales.

2° Petite bran-
che abdominale. 2° La *petite branche abdominale,* la deuxième du plexu
lombaire, en comptant de dehors en dedans (*branche musculo-cutanée moyenne*, Bichat), n'est qu'une dépendance d
la précédente, de laquelle elle naît quelquefois, à laquelle ell

Son anasto-
mose avec la
petite branche
abdominale. est souvent accolée, et avec laquelle elle s'anastomose tou
jours. Elle croise obliquement la face antérieure du carré de
lombes, puis le muscle iliaque, et tantôt se dirige obliquemen
en dehors vers l'épine iliaque antérieure supérieure, pour se
jeter dans le rameau pubien de la grande branche abdominale, avec lequel elle se confond; tantôt elle marche isolément

Sa terminai-
son à la peau du
pubis. entre les muscles transverse et petit oblique ; parvenue au niveau de la partie moyenne de l'arcade fémorale, elle s'anastomose par un simple filet avec le rameau pubien de la grande
branche abdominale, marche au dessous de ce rameau pubien,
et parallèlement à lui, le long de l'arcade fémorale, traverse
avec lui l'orifice cutané du trajet inguinal, et se termine de la
même manière, c'est à dire, dans la peau du pubis : je l'ai vue
fournir un rameau à la partie inférieure du muscle grand droit
de l'abdomen. La petite branche abdominale mériterait, tout
aussi bien que la grande, le nom d'*ilio-scrotale*. Si cette dé-

nomination devait être conservée, on pourrait l'appeler *petite ilio-scrotale.*

B. Branches inguinales.

1° La *branche inguinale externe*, la troisième du plexus lombaire, en comptant de dehors en dedans (*inguino-cutanée*, Chaussier ; *branche musculo-cutanée inférieure*, Bichat), est exclusivement destinée aux téguments des régions externe et postérieure de la cuisse. Elle naît le plus souvent de la 2ᵉ paire lombaire : je l'ai vue naître d'un tronc commun à la 2ᵉ et à la 3ᵉ paires lombaires ; je l'ai vue aussi se détacher du côté externe du nerf crural. Son origine a lieu par un, et assez souvent par deux rameaux qui se réunissent au sortir du psoas ou dans l'épaisseur de ce muscle. Quoi qu'il en soit, ce nerf traverse obliquement la partie postérieure du psoas, croise le muscle iliaque, maintenu contre ce muscle par une lame aponévrotique, puis gagne l'épine iliaque antérieure et supérieure, au dessous de laquelle il sort de l'abdomen en passant derrière l'arcade fémorale, et semble augmenter de volume au moment de son passage.

Ses variétés d'origine.

Son trajet.

Au dessous de l'arcade fémorale, ce nerf est sous-aponévrotique, ou plutôt situé dans une gaîne pratiquée aux dépens des couches les plus profondes de l'aponévrose fascia-lata, et se divise en deux rameaux cutanés, un *postérieur* ou *fessier* (1), et un *antérieur* ou *fémoral.*

Sa division.

1° Le *rameau postérieur* ou *fessier* se contourne très obliquement en dehors, en bas et en arrière, croise le muscle du fascia-lata, et se distribue à la peau de la région postérieure de la cuisse. Ce rameau vient quelquefois de la branche inguinale interne, et alors il sort de l'abdomen en dehors de la

1° Rameau postérieur ou fessier.

(1) Il n'est pas rare de voir la branche inguinale externe fournir un troisième rameau interne, très petit, qui s'accole immédiatement à la peau de la région antérieure de la cuisse, et peut être suivi jusqu'au tiers inférieur de cette région. Ce rameau s'anastomose toujours avec une branche cutanée du nerf crural.

branche inguinale externe, qu'il croise obliquement en passant au devant d'elle. Lorsque la grande branche abdominale (ilio-scrotale des auteurs) fournit un rameau cutané fessier, le rameau postérieur de l'inguinale externe n'existe qu'à l'état de vestige.

2° Rameau antérieur ou fémoral cutané. — 2° Le *rameau antérieur* ou *fémorale cutané* se divise en deux ramifications : l'une *externe*, l'autre *interne*, qui se séparent à angle aigu ; l'*externe* fournit successivement des filets qui se portent en arrière et en bas, en décrivant des anses à concavité supérieure, et s'épuise vers le tiers supérieur de la cuisse : elle est alors remplacée par la ramification *interne*, qui, verticale jusque-là, se déjette en dehors et en arrière pour aller se distribuer au côté externe et antérieur de l'articulation du genou.

Les rameaux et les ramifications de la branche inguinale externe sont accolés à l'aponévrose fémorale, les filets sont accolés à la peau à laquelle ils sont destinés.

Trajet de la branche inguinale interne. — 2° *Branche inguinale interne* (*branche génito-crurale*, Bichat ; *rameau sous-pubien*, Chaussier). Elle émane de la 2ᵉ paire lombaire, traverse le muscle psoas directement d'arrière en avant, sort de ce muscle à côté du corps des vertèbres lombaires, se dirige verticalement en bas, accolée à la face antérieure du psoas par une lamelle aponévrotique très mince, et parvenue à une distance plus ou moins grande de l'arcade fémorale, se divise en deux rameaux, l'un *interne* ou *scrotal*, l'autre *externe* ou *fémoral cutané*. Il n'est pas rare de voir cette division s'effectuer au moment où le nerf émerge du psoas. Quelquefois même la branche inguinale interne est double, et cette duplicité apparente n'est qu'une division précoce. Dans ce trajet, la branche inguinale interne est croisée par l'uretère, et recouverte par les vaisseaux spermatiques (1).

(1) On voit quelquefois un petit filet se détacher du nerf encore contenu dans l'épaisseur du psoas, se porter verticalement en bas, en dedans de ce nerf, fournir un filament qui vient se jeter sur l'artère iliaque externe, où il se perd, et venir lui-même s'anastomoser avec le nerf dont il émane.

1° Le *rameau interne* ou *scrotal* croise l'artère fémorale au levant de laquelle il est placé, gagne l'orifice interne du canal inguinal, croise l'artère épigastrique et fournit, avant de pénétrer dans le canal inguinal, plusieurs filets qui se réfléchissent le bas en haut, pour s'enfoncer dans l'épaisseur des muscles petit oblique et transverse : le rameau scrotal est placé au dessous du cordon spermatique, dont il est tout à fait distinct, parcourt avec lui toute la longueur du trajet inguinal, appuyé contre la portion réfléchie de l'arcade crurale ou ligament de Gimbernat, et sort par l'orifice externe du canal inguinal, au niveau de l'extrémité inférieure du pilier externe : là, il se réfléchit, se porte verticalement en bas derrière le cordon, va s'accoler à la peau du scrotum chez l'homme, de la grande lèvre chez la femme, et s'y épanouit.

Rameau interne ou scrotal.

Il parcourt le trajet inguinal dans toute sa longueur.

2° Le *rameau fémoral cutané* gagne l'anneau crural ; mais, avant de s'y engager, il fournit un grand nombre de filets très déliés qui se réfléchissent de bas en haut derrière l'arcade, pour se distribuer à la partie inférieure des muscles psoasiliaque et transverse ; après quoi, il traverse l'anneau crural, appliqué contre l'angle externe de cet anneau, croise l'artère circonflexe iliaque à son origine, comme nous avons vu le rameau scrotal croiser l'artère épigastrique : sous-aponévrotique après avoir franchi l'anneau crural, il devient bientôt sous-cutané, s'anastomose avec un rameau cutané du nerf crural, et peut être suivi jusqu'au dessous de la partie moyenne de la cuisse (1).

Rameau fémoral cutané.

Il traverse l'anneau crural.

J'ai déjà dit, à l'occasion de la branche inguinale externe, qu'on voyait assez fréquemment le rameau postérieur ou fessier

---

(1) Pour faciliter la mémoire, en rattachant ces nerfs à des points importants, j'ai coutume d'appeler le rameau fémoral cutané de la branche inguinale interne, *rameau de l'anneau crural*, et le rameau scrotal, *rameau du trajet inguinal*. On voit que le rameau scrotal peut être coupé dans le débridement sur le ligament de Gimbernat, et que le rameau fémoral cutané peut être divisé dans le débridement de la hernie crurale sur l'angle externe de l'anneau crural.

4. 35.

cutané de l'inguinale externe, fourni par la branche inguinale interne. Alors on voit ce rameau se porter en dehors, croiser à angle très aigu la branche inguinale externe sous l'arcade fémorale, sortir de l'arcade en dehors de cette branche, pour contourner ensuite le muscle du fascia-lata. Il n'est pas rare de voir les filets destinés à la partie inférieure des muscles petit oblique et transverse, naître par un ou plusieurs rameaux.

BRANCHES TERMINALES DU PLEXUS LOMBAIRE.

Elles sont au nombre de trois. Ce sont le *nerf obturateur*, le *nerf crural* et la grosse branche de communication du plexus lombaire avec le plexus sacré, *tronc lombo-sacré,* que je regarde comme une dépendance du plexus sacré ; en tout, trois branches de terminaison.

A. Nerf obturateur.

Destination, origine et trajet du nerf obturateur. Exclusivement destiné au muscle obturateur externe, aux trois adducteurs et au droit interne, le *nerf obturateur* est la plus petite des branches terminales du plexus lombaire ; il naît de la troisième et de la quatrième paires lombaires par deux rameaux égaux en volume, qui se réunissent à angle aigu, traverse le muscle psoas, passe sous l'angle de bifurcation des artère et veine iliaques primitives, longe le côté interne du psoas, croise très obliquement les parties latérales du détroit supérieur, et se trouve placé au dessous des vaisseaux iliaques externes, avec lesquels il forme un angle aigu : dans tout ce trajet, il est plongé au milieu du tissu cellulaire sous-péritonéal de cette région, et gagne ainsi, en s'aplatissant et s'élargissant, l'orifice interne du canal ova'aire, ou sous-pubien, au sortir duquel il (1) s'épanouit en quatre ra-

(1) Au niveau de l'orifice externe du canal sous-pubien, le nerf obturateur est appliqué contre la partie inférieure et externe de cet orifice. Au sortir de ce canal, le nerf obturateur, au lieu de s'épanouir, se divise quelquefois en deux rameaux : l'un, sous-pectinéal, qui s'épanouit en plusieurs filets pour le droit interne, l'adducteur superficiel et le petit adducteur ; l'autre, plus profond, qui passe au dessous du petit adducteur pour se jeter dans l'adducteur profond.

eaux divergents, destinés aux trois adducteurs de la cuisse
au droit interne.

Branche collatérale. Dans le bassin, le nerf obturateur ne [Branche collatérale du nerf obturateur.]
urnit aucun filet. A son passage par le conduit ovalaire ou
us-pubien, il donne deux filets pour le muscle *obturateur*
terne : l'un, qui pénètre dans ce muscle par son bord su-
:rieur, l'autre, qui y pénètre par sa face antérieure. Le muscle
turateur interne ne reçoit aucun filet du nerf obturateur.

Branches terminales. Elles sont au nombre de quatre ; [Les branches terminales sont au nombre de quatre :]
ois d'entre elles passent sous le pectiné et vont se rendre :
nterne, au droit interne, *l'externe*, au premier adducteur
adducteur superficiel, la *moyenne*, au petit adducteur, la
atrième, plus profonde, appartient au grand adducteur.

1° Le *rameau du droit interne* s'épanouit, au moment où [1° Rameau du droit interne ;]
pénètre dans ce muscle, en plusieurs filets dont le plus long
voit longtemps sur la face interne de ce muscle avant de se
rdre dans son épaisseur.

2° Le *rameau du premier adducteur* ou *adducteur su-* [2° Rameau du premier adducteur ou adducteur superficiel ;]
rficiel* pénètre par le bord supérieur et par la face profonde
ce muscle : un ramuscule assez considérable, échappant,
ur ainsi dire, à cette distribution, se porte tantôt au devant,
ntôt en arrière de ce muscle qu'il croise dans le premier
s, qu'il traverse en bas dans le second, et se divise en plu-
eurs filets, dont les uns s'anastomosent avec la branche ac-
ssoire du nerf saphène, dont un autre s'anastomose avec le
rf saphène lui-même, dont un troisième vient se terminer à la
noviale de l'articulation du genou (c'est un nerf articulaire).
ramuscule qu'on peut appeler anastomotique est quelquefois
ssi considérable que le rameau destiné au premier adducteur.

3° Le *rameau du petit adducteur* croise le bord supé- [3° Rameau du petit adducteur ;]
eur de ce muscle, s'épanouit et ne s'enfonce dans l'épaisseur
muscle, qu'au voisinage de sa partie moyenne ; presque
njours il envoie en outre un filet anastomotique au saphène
terne du crural (1).

(1) Chez un grand nombre de sujets, j'ai trouvé un petit cordon nerveux

4° Rameau du nerf obturateur.

4° Le 4ᵉ *rameau* ou *rameau du grand adducteur* est le plus profond et le plus considérable. Il se porte entre le peti et le grand adducteur, pour se distribuer à ce dernier muscle.

B. Nerf crural.

Destination du nerf crural.

Le *nerf crural* est la branche terminale la plus externe, la plus volumineuse du plexus lombaire (1) ; la troisième et la quatrième paires lombaires sont presque tout entières consa crées à la formation de cette branche importante, qui est des tinée à tous les muscles de la région antérieure de la cuisse et aux téguments des régions antérieures de la jambe, de la cuisse et du pied.

Son trajet.

Situé d'abord dans l'épaisseur du psoas, le nerf crural, à sa sortie de ce muscle, est reçu dans la gouttière de séparation du psoas et de l'iliaque : il sort du bassin avec ce muscle, dans

Son épanouis·sement.

la gaîne duquel il est contenu. Parvenu au dessous de l'arcade fémorale, il se déjette un peu en dehors, s'aplatit en s'élargissant, et s'épanouit immédiatement, à la manière d'une patte d'oie, en un grand nombre de rameaux divergents. Quelquefois ces divers rameaux partent d'une bifurcation que présente le nerf.

Ses rapports.

Rapports. Dans la fosse iliaque, recouvert par l'aponévrose iliaque (*fascia-iliaca*), le nerf crural est séparé, par le psoas, de l'artère et de la veine iliaques. Au niveau de l'arcade fémo-

qui se détachait tantôt de la troisième paire lombaire, tantôt du nerf obtura-teur lui-même, et qu'on peut appeler *accessoire du nerf obturateur* ou *nerf de l'articulation coxo-fémorale :* il traversait le muscle psoas pour se porter en dedans de lui, marchait parallèlement au nerf obturateur, au dessus du-quel il était situé, gagnait le pubis, qu'il croisait en dedans de l'éminence ilio-pectiné, et auquel il était accolé, s'enfonçait sous le pectiné, et venait s'anastomoser avec le nerf saphène interne, branche du crural, en passant dans l'angle de bifurcation de l'artère fémorale avec la profonde. Au niveau du pubis, il fournissait plusieurs rameaux qui traversaient la capsule fibreuse de l'articulation coxo-fémorale, pour se porter à la synoviale.

(1) Si l'on en excepte, toutefois, le tronc anastomotique du plexus lombaire avec le plexus sacré.

ale, il occupe toujours la gouttière de séparation du psoas et e l'iliaque, et se trouve en dehors de l'artère fémorale, dont est séparé par le psoas, devenu très étroit dans ce point.

importe de rappeler (voyez *Angéiologie*, t. 2, p. 721) que nerf crural n'est nullement contenu dans la gaîne des vaisaux fémoraux, dont il est séparé par l'aponévrose iliaque.

Rameaux collatéraux. Ce sont les nerfs du muscle psoas-iaque et le nerf du muscle pectiné.

Rameaux collatéraux du nerf crural.

1° *Nerfs du muscle psoas-iliaque.* Dans le bassin, le nerf rural émet, en dehors, un grand nombre de petits rameaux, qui énètrent isolément le muscle iliaque, après avoir rampé quelue temps à la surface de ce muscle à la partie inférieure duquel est destiné. Nous avons déjà vu la partie supérieure de ce musie fournie par d'autres nerfs émanés du plexus lombaire. Parmi s rameaux du muscle iliaque, il en est un très long qui se orte verticalement en bas, au devant de ce muscle, dans leuel il s'enfonce après en avoir contourné le bord externe. *Un ul nerf* pénètre le muscle psoas. J'ai déjà dit qu'il n'est pas re de voir le nerf inguinal externe (*inguino-cutané* des auurs) naître du nerf crural.

1° Nerfs du muscle psoas-iliaque.

2° *Nerf du muscle pectiné.* Il naît de la partie interne du erf crural, au niveau de l'arcade fémorale, se porte transverlement en dedans, derrière l'artère et la veine fémorales qu'il ut enlever pour le mettre à découvert, et s'épanouit de suite plusieurs filets divergents, qui pénètrent le pectiné par sa ce antérieure, au niveau de la partie moyenne de ce muscle.

2° Nerf du muscle pectiné.

Rameaux terminaux du nerf crural. Ce sont : 1° un *rameau usculo-cutané* ; 2° la *petite branche de la gaîne des vaisaux fémoraux* : ces deux rameaux naissent sur un plan anrieur aux autres divisions. Les autres rameaux sont, en rocédant de dehors en dedans ; 3° le *rameau du droit ntérieur* ; 4° les *rameaux du vaste externe* ; 5° les *rameaux u vaste interne* ; 6° le *rameau cutané*, appelé *saphène terne*.

Rameaux terminaux du nerf crural.

1° *Nerf musculo-cutané crural.*

Il se porte obliquement en bas et en dehors, entre le coutu rier et le psoas-iliaque, s'épanouit immédiatement en *bran ches musculaires*, lesquelles appartiennent exclusivement a couturier, et en *branches cutanées*.

Les *branches musculaires* pourraient être divisées e *courtes*, qui pénètrent le muscle couturier par sa partie su périeure, et en *longues*, qui parcourent un assez long traje sur la face profonde du muscle, avant de pénétrer dans so épaisseur.

Les *branches cutanées* sont au nombre de trois : il e est deux qui perforent le couturier à diverses hauteurs, e qu'on peut appeler *branches perforantes* ; j'appellerai la tro sième, *branche accessoire du nerf saphène*.

1° La *perforante cutanée supérieure* traverse très obliqué ment la partie supérieure du muscle couturier, s'anastomos souvent, au sortir de ce muscle, avec un rameau venu du ne inguinal interne, se porte verticalement en bas, parallèlemen au nerf inguinal externe, en dedans duquel elle est située accolée à l'aponévrose fémorale, ou plutôt contenue dans un gaîne fibreuse particulière, la perforante cutanée supérieur fournit, chemin faisant, des filets cutanés internes et externe et se bifurque, au niveau de la partie moyenne de la cuisse, e deux rameaux égaux en volume, qui marchent parallèlemen s'épuisent par degrés, et peuvent être suivis jusqu'à la pea qui revêt la rotule.

2° La *perforante cutanée inférieure* longe le bord intern du couturier, dans la gaîne duquel elle est située, travers obliquement ce muscle à la partie moyenne de la cuisse, n perfore que beaucoup plus bas l'aponévrose fémorale, des cend verticalement, accolée à cette aponévrose, et, parvenu au niveau du condyle interne du fémur, se réfléchit sur elle même, d'arrière en avant, en décrivant une anse à concavit supérieure, gagne la rotule en se plaçant entre la peau et l bourse synoviale sous-cutanée, et s'épanouit en un grand nombre de filets divergents, qui s'anastomosent en dehors de la rotule avec la branche réfléchie du nerf saphène interne. On voit souvent un filet resté dans la gaîne du couturier, s'anastomoser au devant de ce muscle avec un rameau venu de la branche accessoire du saphène, traverser la gaîne du couturier au niveau du genou, et s'anastomoser au côté interne de l'articulation avec la branche réfléchie du nerf saphène.

3° Branche cutanée accessoire du nerf saphène interne. Elle naît du nerf musculo-cutané en dedans des branches perforantes, se porte verticalement en bas, et se divise en deux rameaux, dont l'un plus petit, *superficiel*, pénètre dans la gaîne du couturier, longe son bord interne, sort de sa gaîne au dessous de la partie moyenne de la cuisse, croise les adducteurs et le droit interne, s'accole à la veine saphène interne, et ne l'abandonne qu'à la partie interne du genou, où elle s'anastomose avec le nerf saphène interne. L'autre rameau, *rameau satellite de l'artère fémorale*, croise obliquement le nerf du vaste interne et le nerf saphène interne, au devant desquels il est situé, côtoie l'artère fémorale qu'il recouvre dans son quart inférieur, en la croisant très obliquement, croise le tendon du troisième adducteur, et parvenu au niveau de l'anneau fibreux qui donne passage à l'artère fémorale, s'épanouit en un grand nombre de filets, dont l'un s'anastomose avec le rameau précédent, un autre avec le nerf obturateur, un troisième avec le nerf saphène interne : il en résulte une sorte de plexus d'où partent plusieurs nerfs qui croisent obliquement le droit interne, pour se distribuer à la peau de la région postérieure de la jambe.

2° Petite branche de la gaîne des vaisseaux fémoraux.

Cette branche, qui naît souvent isolément du plexus lombaire, est, comme le musculo-cutané, située au devant des autres branches du nerf crural ; elle s'épanouit de suite en un

[marginal notes:]

Anastomose de la perforante cutanée inférieure avec le nerf saphène interne.

Branche cutanée accessoire du nerf saphène interne.

Rameau satellite de la portion fémorale de la veine saphène interne.

Rameau satellite de l'artère fémorale.

grand nombre de filets très grêles, qui enlacent l'artère et la
veine fémorales. Deux de ces filets, l'un qui passe au devant et
l'autre qui passe en arrière de l'artère fémorale, se réunissent
pour constituer un petit nerf qui sort par l'ouverture de la veine
saphène interne, et qui accompagne cette veine dans une assez
grande étendue. Il n'est pas rare de voir celui des filets qui a
passé entre l'artère et la veine, traverser un ganglion lymphatique. D'autres filets vont, l'un au petit adducteur, l'autre à
l'adducteur superficiel; plusieurs contournent l'artère et la
veine fémorales profondes, pour devenir sous-cutanés et s'a-
nastomoser avec d'autres rameaux satellites des vaisseaux cru-
raux, et plus particulièrement avec le nerf saphène interne.

Petite bran-
che de la gaîne
des vaisseaux
fémoraux.

  Cette petite branche présente beaucoup de variétés : je l'ai
vue naître isolément de la 4ᵉ paire lombaire; elle longeait la
face antérieure du nerf crural.

3° *Nerf du droit antérieur.*

Nerf du droit
antérieur de la
cuisse.

  Le *nerf du droit antérieur* se détache en dedans des précé-
cédents, pénètre le muscle par la partie supérieure de sa face
profonde, et se divise en deux branches : l'une *supérieure* ou
courte, qui se porte horizontalement en dehors, dans l'épaisseur du muscle; l'autre *inférieure* ou longue, qui s'accole à
son bord interne, et pénètre dans le muscle, au niveau de la
partie moyenne de la cuisse.

4° *Nerf du vaste externe.*

Nerf du vaste
externe

  Quelquefois le *nerf du vaste externe* naît par un tronc commun avec le précédent, se porte obliquement en bas et en dehors,
au dessous du droit antérieur, auquel il fournit un rameau, et
se divise en deux branches : l'une qui pénètre immédiatement
dans la partie supérieure du muscle, et fournit, avant d'y pénétrer, un rameau cutané qui traverse l'aponévrose fascia-lata, et
s'accole à la peau de la région externe de la cuisse; l'autre plus
long, qui s'enfonce entre le vaste externe et le vaste interne,
pour pénétrer dans le premier de ces muscles, au niveau de sa

partie moyenne. Ce dernier rameau fournit presque toujours un ramuscule qui pénètre dans le vaste interne.

5° *Nerfs du vaste interne* (1).

Au nombre de deux, l'un *externe*, qui se porte verticale-ment en bas, pénètre dans la portion du muscle vaste interne qui répond à la face antérieure du fémur (portion crurale des auteurs), et peut être suivie jusqu'à la partie inférieure du muscle : ce nerf fournit plusieurs filets *périostiques* et *arti-culaires ;* l'autre *interne*, plus considérable, qui naît souvent par un tronc commun avec le nerf saphène interne, se dirige ver-ticalement en bas, au devant du vaste interne, parallèlement à l'artère fémorale, en dehors de laquelle il est situé, côtoie cette artère supérieurement, s'en éloigne inférieurement, et s'en-fonce dans l'épaisseur du vaste interne. Avant d'y pénétrer, il fournit un rameau *articulaire* et *périostique* fort remarquable, qui longe la surface de ce muscle, à l'aponévrose duquel il est accolé ; ce rameau, parvenu au niveau de l'articulation, se ré-fléchit d'arrière en avant, traverse la couche fibreuse épaisse qui entoure le côté interne de l'articulation, et se divise en deux filets, dont l'un, *articulaire*, va se perdre derrière le ligament rotulien, dans le tissu adipeux si abondant qu'on y remarque, et dont l'autre, *périostique*, gagne la face antérieure de la ro-tule, et se perd dans le périoste. Ce dernier filet est renforcé sur le bord interne de la rotule , par un autre filet qui émane de l'épaisseur du vaste interne.

Nerfs du vaste interne.

Rameau articulaire et périostique.

6° *Nerf saphène interne.*

Satellite de l'artère fémorale à la cuisse, satellite de la veine saphène interne à la jambe, le *nerf saphène interne,* d'abord situé en dehors de l'artère, se porte bientôt au devant de ce vaisseau, est reçu dans la même gaîne fibreuse que lui ; puis,

---

(1) On se rappelle que, d'après ma manière de voir (Myologie), la portion du triceps dite *muscle crural,* n'est pas distincte du vaste interne.

Trajet du nerf saphène interne. lorsque l'artère a traversé le tendon du troisième adducteur, pour devenir poplitée, le nerf saphène interne continue son trajet vertical au devant de ce tendon, qu'il croise très obliquement d'avant en arrière, gagne la partie postérieure du condyle interne du fémur, au devant du tendon du droit interne, séparé de la peau par le couturier, et se divise en deux branches terminales, l'une *antérieure* ou *réfléchie*, l'autre *postérieure* ou *directe*. Cette division a souvent lieu au moment où le nerf saphène interne croise le tendon du troisième adducteur.

Ses branches collatérales : *Branches collatérales*. A sa partie supérieure, le nerf saphène interne reçoit du nerf obturateur une branche d'origine fort remarquable, en ce qu'elle se porte d'arrière en avant, dans l'angle de bifurcation de l'artère fémorale et de la profonde. Il émet en dehors, à la partie moyenne de la cuisse, un *ra-*

1° Rameau cutané fémoral ; *meau cutané fémoral*, qui s'engage entre le couturier et le droit interne, se porte en arrière et en bas, et va se distribuer à la peau de la région interne et postérieure de la cuisse. Plusieurs filets se portent à la partie postérieure et interne du genou, s'anastomosent avec des rameaux venus de la portion jambière du même nerf saphène, et se distribuent à la peau de la région interne et postérieure de la jambe.

2° Rameau cutané tibial ; 2° Au moment où l'artère fémorale traverse le troisième adducteur, le nerf saphène interne fournit un *second rameau cutané* ou *cutané tibial*, qui passe entre le couturier et le droit interne, contourne le bord interne de ce dernier muscle, se porte verticalement en bas, parallèlement au tronc du nerf saphène interne, et se divise en plusieurs filets, dont les uns s'anastomosent avec ce dernier nerf, et dont les autres se distribuent à la peau de la région interne et postérieure de la jambe.

3° Filet articulaire. 3° Dans la gaîne du troisième adducteur, le saphène fournit un filet *articulaire*, qui se porte verticalement en bas dans l'épaisseur de la cloison intermusculaire interne, gagne l'articulation du genou, traverse la couche fibreuse et peut être suivi dans le tissu adipeux synovial.

Branches terminales. La *branche antérieure* ou *réfléchie* ou *rotulienne*, perfore le couturier (1), au niveau de la partie Branche antérieure ou réfléchie du nerf saphène interne. postérieure du condyle interne, se réfléchit d'arrière en avant et de haut en bas, en s'aplatissant sur le côté interne de l'articulation du genou, parallèlement au tendon du couturier, au dessus duquel il est placé et s'épanouit largement : 1° en *filets ascendants*, qui passent au devant du ligament rotulien, contournent l'extrémité inférieure de la rotule, puis son bord externe, et s'épanouissent dans la peau correspondante ; 2° en *filets descendants*, qui croisent obliquement la crête du tibia, et vont se répandre à la peau qui revêt la région jambière externe ; 3° en *filets moyens*, qui occupent l'espace intermédiaire aux précédents : tous se distribuent à la peau ; plusieurs s'anastomosent avec les filets cutanés qui occupent la région externe de la rotule.

Branche postérieure ou *directe*. Plus volumineuse que la Branche postérieure ou directe. précédente, elle continue le trajet primitif du nerf, reçoit presque toujours une branche anastomique du nerf obturateur, se place au devant du tendon du muscle droit, puis entre le couturier et ce tendon, qu'elle croise très obliquement pour venir à la rencontre de la veine saphène dont elle suit la direction ; parvenue à la réunion des trois quarts supérieurs avec le quart inférieur de la jambe, elle se divise en deux rameaux : l'un *postérieur*, plus petit, qui se porte verticalement en bas au devant de la malléole interne, sur laquelle il s'épanouit ; quelques filets vont jusqu'à la peau qui revêt le côté interne de la plante du pied ; l'autre, *antérieur*, plus considérable, qui longe la veine saphène interne, se place comme elle au devant de la face interne du tibia, puis au devant de la malléole interne, et s'épanouit en *filets articulaires* qui pénètrent dans l'articulation tibio-tarsienne, et en *filets cutanés* qui se distribuent à la peau qui revêt le côté interne du tarse.

Les rapports de la branche postérieure du nerf saphène in-

_____

(1) Le couturier est donc perforé successivement par trois rameaux cutanés, savoir : deux rameaux perforants venus du nerf musculo-cutané, et un rameau perforant venu du nerf saphène interne.

Rapports du nerf saphène interne avec la veine correspondante.
terne avec la veine saphène interne sont les suivants : d'abord placé au devant de cette veine, il la croise obliquement en passant au dessous d'elle, pour se placer en arrière de cette veine, et revenir ensuite à sa partie antérieure.

Rameaux que fournit à la jambe la branche postérieure du nerf saphène interne.
Rameaux qu'elle fournit. Dans son trajet le long de la jambe, la branche postérieure terminale du nerf saphène interne présente des rameaux internes et des rameaux externes : les *rameaux internes* sont très ténus ; les supérieurs s'anastomosent avec le *rameau cutané tibial* fourni par le tronc du nerf saphène, et concourent avec lui à fournir des filets à la peau de la partie postérieure de la jambe. Les *rameaux externes*, au nombre de trois ou quatre, sont remarquables par leur volume considérable décroissant de haut en bas, par leur direction oblique en bas et en dehors au devant du tibia qu'ils croisent, par la longueur de leur trajet et par l'étendue de leur distribution à divers étages de la peau de la jambe. Toutes ces divisions sont parallèles entre elles et à la branche réfléchie ou rotulienne du nerf saphène.

BRANCHES ANTÉRIEURES DES NERFS SACRÉS.

Préparation. Coupe verticale antéro-postérieure du bassin, comme pour la préparation de l'artère hypogastrique.

Il y a six paires sacrées.
Les *branches antérieures des nerfs sacrés* sont toujours au nombre de six : les quatre premières sortent par les trous sacrés antérieurs ; la cinquième, entre le sacrum et le coccyx ; la sixième, au niveau de la première pièce du coccyx. Toutes communiquent, à la sortie du trou de conjugaison, avec les ganglions sacrés par un filet nerveux très délié, et présentent la disposition suivante :

1re paire sacrée.
La *première paire*, très volumineuse, se porte obliquement en bas et en dehors au devant du muscle pyramidal, et s'unit à angle très aigu avec le gros tronc nerveux, nerf lombo-sacré, que nous avons vu provenir du plexus lombaire, pour concourir à la formation du plexus sacré.

La *deuxième paire*, aussi volumineuse que la précédente, se porte beaucoup moins obliquement en bas et en dehors, et se jette immédiatement dans le plexus sacré.

La *troisième paire*, dont le volume égale à peine le quart de celui de la deuxième, se porte presque horizontalement en dehors, pour se jeter dans le plexus sacré. Un intervalle considérable, dans lequel se voit une bonne partie du muscle pyramidal, la sépare de la deuxième. Un filet nerveux se porte de la deuxième à la troisième paire, en croisant obliquement la direction de ce muscle, auquel il est antérieur.

La *quatrième paire*, qui n'est que le tiers en volume de la troisième, 1° concourt, par une de ses divisions qui est ascendante, à la formation du plexus sacré ; 2° communique, par une division qui est descendante, avec la cinquième paire ; 3° fournit plusieurs rameaux viscéraux qui vont se jeter dans le plexus hypogastrique ; 4° envoie un ou deux rameaux au muscle ischio-coccygien ; 5° donne un rameau coccygien cutané, qui longe le bord du sacrum, s'engage dans l'épaisseur du grand ligament sacro-sciatique, qu'il croise très obliquement, contourne son bord inférieur, traverse les insertions coccygiennes du grand fessier et se termine dans ce muscle qu'il traverse très obliquement, et à la peau.

La *cinquième et la sixième paires*, entièrement étrangères au plexus sacré, sont extrêmement petites : la cinquième n'a que la moitié du volume de la quatrième, la sixième n'est autre chose qu'un filet tellement grêle, qu'il a souvent échappé à l'investigation des anatomistes : d'où l'opinion accréditée, mais à tort, qu'il n'existe souvent que cinq paires sacrées.

La *cinquième paire* se divise, à sa sortie du trou sacré antérieur, en *branche ascendante*, qui communique avec la quatrième, et en *branche descendante*, qui se porte directement en bas pour s'anastomoser avec la sixième, dont elle paraît constituer la branche ascendante.

La *sixième paire* n'est formée que par un filet nerveux qui se divise, pendant qu'il est encore contenu dans le trou sacré, en

1° *filet ascendant* ou anastomotique, qui n'est autre chose que la branche descendante de la cinquième; en 2° *filet descendant*, ou *rameau coccygien inférieur*, qui se porte verticalement en bas, le long du coccyx, dans l'épaisseur du ligament sacro-sciatique, et vient se distribuer à la peau; en 3° *filets externes*, qui traversent l'épaisseur du grand ligament sacro-sciatique, pour se terminer dans le muscle grand fessier.

PLEXUS SACRÉ.

Mode de formation du plexus sacré. Le *plexus sacré* résulte de la réunion des quatre premières paires sacrées et de la branche lombo-sacrée du plexus lombaire. Les trois premières paires sacrées se jettent tout entières dans le plexus; la quatrième paire n'y concourt que par une division. La branche lombo-sacrée, qui est une émanation du plexus lombaire, est constituée par la cinquième paire lombaire tout entière, et par un rameau de la quatrième paire.

Le plexus lombaire et le plexus sacré ne constituent qu'un seul plexus. Cette grosse branche établit une large communication entre le plexus lombaire et le plexus sacré, lesquels constituent un seul et même plexus, qu'on peut appeler lombo-sacré. Je rappellerai qu'il existe une disposition toute semblable relativement au plexus cervical et au plexus brachial, avec lesquels le plexus lombaire et le plexus sacré présentent une analogie non contestée.

Simplicité de composition du plexus sacré. Le plexus sacré diffère, par sa simplicité, de la plupart des autres plexus, qui sont toujours plus ou moins compliqués. Pour le former, cinq troncs convergent vers l'échancrure sciatique. Le cordon lombo-sacré étant vertical, la troisième et la quatrième paires sacrées étant horizontalement dirigées, il en résulte que le plexus sacré présente la forme d'un triangle, dont la base mesure toute la longueur du sacrum, et dont le sommet répond à la portion de l'échancrure sciatique, qui est au dessus de l'épine sciatique. Le grand nerf sciatique est la continuation de ce plexus, qui, suivant la judicieuse remarque de Bichat, n'est autre chose que le nerf sciatique lui-même, aplati d'avant en arrière, et dont l'intrication si manifeste est la fidèle image de celle qu'on trouve dans tous les cordons nerveux.

Les rapports du plexus sacré sont les suivants : en arrière, il appuie sur le muscle pyramidal; en avant, il répond aux vaisseaux hypogastriques, dont le sépare une lame aponévrotique : ces vaisseaux eux-mêmes séparent le plexus du rectum et du péritoine. Les branches qu'il fournit peuvent être divisées en *collatérales* et en *terminales*.

Rapports du plexus sacré.

Les *branches collatérales* sont les unes *antérieures*, savoir : 1° les branches viscérales qui se jettent dans le plexus hypogastrique, 2° la branche du releveur de l'anus, 3° la branche de l'obturateur interne, 4° le nerf hémorrhoïdal ou anal, 5° le nerf honteux interne; — les autres *postérieures*, savoir : 1° le nerf fessier supérieur, 2° le nerf fessier inférieur ou petit nerf sciatique. A ces branches, il faut ajouter : 3° le nerf du muscle pyramidal, 4° le nerf des jumeaux, 5° celui du carré. Le grand nerf sciatique est la seule *branche terminale* du plexus sacré.

Branches collatérales.

Branche terminale.

BRANCHES COLLATÉRALES.

1° *Branches viscérales.*

Préparation. Après avoir fait la coupe du bassin sur l'un des côtés de la symphyse, renversez la vessie et le rectum du côté de la section, détachez avec beaucoup de précaution le péritoine qui du bassin se réfléchit sur ces viscères; lacérez le tissu cellulaire pour arriver aux branches qui se détachent de la 4e paire; après quoi vous suivrez les nerfs rectaux et viscéraux, en consultant la description qui va suivre. Il importe de vider préalablement les veines si volumineuses du bassin, et de plonger dans l'eau la pièce anatomique pendant quelque temps. Cette seule préparation sert à la démonstration de toutes les branches collatérales.

Les *branches viscérales* ne viennent pas, à proprement parler, du plexus sacré, mais bien directement de la quatrième et de la cinquième paires sacrées. Elles sont au nombre de trois ou quatre, se dirigent de bas en haut sur les côtés du rectum et de la vessie chez l'homme, du rectum, du vagin et de la vessie chez la femme, et vont, les unes se porter directement dans ces organes, et les autres, en plus grand nombre, se jeter dans le plexus hypogastrique, qui sera décrit à l'occasion du grand symphatique.

2° *Nerfs du releveur de l'anus.*

Indépendamment de plusieurs filets rectaux et vésicaux, qui vont au releveur de l'anus, ce muscle reçoit directement deux nerfs de la quatrième paire : de ces nerfs, le plus volumineux se jette dans la partie moyenne du muscle ; le plus petit se porte sur les côtés de la prostate chez l'homme, du vagin chez la femme, et va se rendre à la portion antérieure du muscle où il se perd.

3° *Nerf du muscle obturateur interne.*

Il naît de la partie antérieure du plexus sacré, et plus spécialement de la portion de ce plexus qui appartient au cordon lombo-sacré et au premier nerf sacré ; il passe immédiatement derrière l'épine sciatique qu'il contourne pour se réfléchir, d'arrière en avant, à la manière de l'artère honteuse interne, et s'épanouit en trois rameaux divergents qui se distribuent dans l'épaisseur du muscle. Pour mettre ce nerf à découvert, il importe de diviser le petit ligament sacro-sciatique.

4° *Nerf hémorrhoïdal ou anal.*

Destiné au sphincter et à la peau de l'anus, ce nerf naît en dedans du nerf honteux interne dont il est quelquefois une émanation, s'engage immédiatement, comme ce dernier, entre les deux ligaments sacro-sciatiques, puis au devant de la portion du grand fessier qui déborde en bas le grand ligament sacro-sciatique, communique avec la branche superficielle du périnée, gagne les côtés du rectum, et, parvenu à la circonférence supérieure du sphincter, s'épanouit en un grand nombre de rameaux : les uns *antérieurs*, qui vont souvent s'anastomoser avec l'une des divisions de la branche superficielle du périnée, l'autres *moyens*, qui se portent sur les côtés du sphincter jusqu'à la peau de l'anus où ils se terminent ; les autres *postérieurs*, qui vont à la partie postérieure du sphincter. Le nerf hémorrhoïdal ou anal est quelquefois exclusivement destiné à la peau de l'anus, et mérite le nom de *nerf cutané anal.*

5° *Nerf honteux interne.*

Préparation. Il convient de procéder à la dissection : 1° de dedans en dehors, en divisant le petit ligament sacro-sciatique, et en écartant l'aponévrose obturatrice du muscle obturateur. On peut suivre, sans désemparer, la branche supérieure ou pénienne sur le dos de la verge. 2° Procéder du dehors au dedans, en préparant, par une dissection très attentive, les rameaux périnéaux ; 3° établir la continuité de ces rameaux avec les branches disséquées dans le bassin.

Beaucoup plus considérable que le précédent, le *nerf honteux interne* naît du bord inférieur de l'espèce de ruban aplati que forment les nerfs du plexus sacré au niveau de leur jonction, de telle sorte qu'on peut le considérer comme provenant du grand nerf sciatique aussi bien que du plexus sacré ; il s'engage de suite entre les ligaments sacro-sciatiques, en dedans de l'artère honteuse interne, et se divise en deux branches : la *branche inférieure* ou *périnéale*, la *branche supérieure* ou *profonde*, ou *dorsale de la verge.* {.marginnote Origine du nerf honteux interne. Sa division en deux branches.}

A. *Branche périnéale.*

La *branche inférieure* ou *périnéale* répond au tronc de l'artère honteuse interne et à toutes ses divisions, moins l'artère dorsale de la verge. Elle est la véritable continuation du nerf, accompagne le tronc de l'artère honteuse interne au dessous duquel elle est située, se porte d'arrière en avant, puis de bas en haut, entre le muscle obturateur interne et l'aponévrose pelvienne, décrit une courbure à concavité supérieure, en dedans de la tubérosité de l'ischion, traverse l'aponévrose pel- {.marginnote Branche inférieure ou périnéale.}

4.

vienne, au niveau du point de jonction de la tubérosité avec la branche ascendante de l'ischion, et se divise immédiatement

Division de la branche inférieure ou périnéale, en deux rameaux terminaux. en deux rameaux terminaux : l'un *inférieur*, qui répond à l'artère superficielle du périnée, *rameau superficiel du périnée*; l'autre *supérieur*, qui répond à l'artère du bulbe, mais qui présente une distribution beaucoup plus étendue : je le désignerai sous le nom de *bulbo-urétral*.

Rameau collatéral de la branche périnéale. *Rameau collatéral de la branche périnéale.* Dans son trajet, la *branche périnéale* fournit un seul rameau collatéral, qu'on pourrait appeler *rameau périnéal externe*, qui traverse le grand ligament sacro-sciatique en effleurant la face interne de la tubérosité de l'ischion, passe en dedans et en bas, puis au dessous de cette tubérosité, longe le corps caverneux de la verge chez l'homme, du clitoris chez la femme, et vient se perdre dans le dartos et dans le scrotum chez l'homme, dans l'épaisseur de la grande lèvre chez la femme. J'ai vu cette branche fournir le rameau de l'ischio-caverneux en même temps que deux rameaux au sphincter.

Variétés du rameau périnéal externe. Le rameau périnéal externe présente d'ailleurs beaucoup de variétés. Dans quelques cas, il se termine en s'anastomosant avec le rameau superficiel du périnée. Dans un cas où le rameau périnéal externe était très petit, il était fortifié par une branche venue du petit nerf sciatique ou fessier inférieur, qui croisait le côté externe de cette tubérosité, et venait s'unir à la branche périnéale au devant de cette tubérosité.

Rameaux terminaux : *Des deux rameaux de terminaison de la branche péri-*

1° Rameau superficiel du périnée ; *néale.* 1° Le *rameau superficiel du périnée* suit l'artère superficielle du périnée, se porte comme elle obliquement en dedans et en avant, au milieu de l'espace celluleux qui sépare l'ischio du bulbo-caverneux, reçoit un filet assez considérable du rameau périnéal externe, se divise presque toujours en plusieurs filets d'une longueur remarquable, qui traversent le dartos, et dont les uns vont se rendre au scrotum (1), tandis que les au-

_____

(1) Les nerfs du scrotum chez l'homme et de la grande lèvre chez la femme,

res longent la face inférieure de la verge, à la peau de laquelle ls se distribuent, et peuvent être suivis jusqu'au prépuce.

2° Le *rameau profond* ou *bulbo-uréthral*, seconde branche le terminaison de la branche périnéale, passe au dessus et quel- uefois au travers des fibres du muscle transverse, fournit des ameaux à la partie antérieure du sphincter et du releveur de 'anus et à la partie postérieure du bulbo-caverneux, fournit in rameau bulbaire, qui s'enfonce dans l'épaisseur du bulbe où l se perd en s'épanouissant en filaments extrêmement déliés. Chez la femme, la branche périnéale se porte entre le muscle constricteur et le bulbe du vagin, et s'épanouit dans ce muscle, lans le bulbe du vagin et dans le canal de l'urètbre.

2° Rameau profond ou bul- bo-uréthral.

B. *Branche profonde* ou *dorsale de la verge*.

Cette branche, *branche pénienne* chez l'homme, *branche clitoridienne* chez la femme, répond à la branche profonde de 'artère honteuse interne ; c'est la plus supérieure et la plus pro- onde des deux divisions terminales du nerf honteux interne. D'abord appliquée avec cette artère contre la face interne de la ubérosité de l'ischion, elle se porte de bas en haut entre le re- eveur de l'anus et l'obturateur interne, gagne ainsi l'arcade lu pubis, traverse d'arrière en avant, et par une ouverture par- iculière, le tissu fibreux subjacent à cette arcade, au milieu des eines sous-pubiennes, et gagne ainsi le dos de la verge, où lle se place sur le côté du ligament suspenseur. Devenue pé- iienne, cette branche longe la ligne médiane du dos de la verge, comme l'artère pénienne, mais plus superficiellement que cette irtère, et se divise en deux rameaux, l'un interne, l'autre ex- erne.

Trajet de la branche pénien- ne.

Sa division.

Le *rameau interne* ou *rameau du gland*, continue le trajet

ont complétés par des rameaux assez considérables émanés du nerf fessier in- férieur (petit nerf sciatique), lesquels s'anastomosent ordinairement avec les filets scrotaux du rameau superficiel du périnée, et sont placés sur un plan plus superficiel que ces derniers.

Rameau du gland. primitif du nerf sur les côtés de la ligne médiane, devient plus profond à mesure qu'il est plus antérieur, sans toutefois s'enfoncer dans l'épaisseur du corps caverneux, et parvient ainsi à la couronne du gland ; là, il s'épanouit pour s'enfoncer profondément entre la base du gland et le corps caverneux, ne fournit aucun filet à ce dernier, mais se distribue en entier au gland, qu'il pénètre par des filaments extrêmement déliés, lesquels traversent son tissu spongieux, et peuvent être suivis, au moins en grande partie, jusqu'aux papilles de cet organe.

Rameau pénien cutané. Le *rameau externe* ou *pénien cutané*, plus superficiel, se sépare du rameau précédent, à angle très aigu, se porte obliquement sur les côtés de la verge, et s'épanouit en une multitude de filets très longs et très grêles, dont les uns s'accolent au corps caverneux et lui envoient des filaments d'une excessive ténuité qui se perdent dans son épaisseur, dont les autres rampent dans le tissu cellulaire sous-cutané, pour se distribuer à la peau de la verge : un bon nombre va se terminer dans l'épaisseur du prépuce. Le rameau externe de la branche pénienne fournit aux trois quarts supérieurs de la circonférence de la peau de la verge. Les branches périnéales fournissent au quart inférieur. Je n'ai trouvé dans le nerf honteux interne aucun rameau qui répondît à l'artère caverneuse.

Branche clitoridienne. Chez la femme, la branche pénienne, devenue branche clitoridienne, est très petite, passe sous l'arcade, entre la racine du clitoris et l'arcade du pubis, longe cette racine, se recourbe ensuite comme le clitoris, sur le côté duquel il s'épanouit en filaments qui pénètrent dans son épaisseur ; plusieurs se portent, en avant, à la peau de la partie antérieure de la grande lèvre.

Petitesse du nerf honteux interne chez la femme. Le nerf honteux interne, chez la femme, ne m'a pas paru égaler la moitié du volume du nerf honteux interne de l'homme. Dans un cas, le nerf honteux interne de la femme était exclusivement constitué par la branche clitoridienne, la branche superficielle était entièrement fournie par le fessier inférieur.

6° Nerf fessier supérieur.

Destiné aux muscles moyen fessier, petit fessier et tenseur du fascia lata, le *nerf fessier supérieur* naît en arrière du cordon lombo-sacré, avant sa conjugaison avec la 1re paire sacrée. Je l'ai vu naître par deux racines, dont l'une venait du cordon lombo-sacré, et dont l'autre naissait de la face postérieure du plexus sacré. Il sort du bassin par la partie antérieure et supérieure de l'échancrure sciatique, au devant du muscle pyramidal, se réfléchit sur cette échancrure pour se placer entre le moyen fessier et le petit fessier, et se divise en deux rameaux : l'un, *ascendant*, qui contourne l'insertion supérieure circulaire du muscle petit fessier, à la manière de la branche correspondante de l'artère fessière ; l'autre, *descendant*, qui se porte obliquement en bas et en dehors, entre le moyen fessier et le petit fessier, auxquels il fournit de nombreux filets qui l'affaiblissent graduellement, embrasse pour ainsi dire la face postérieure du petit fessier, et, parvenu au bord externe de ce muscle, se déjette en bas, s'engage dans la gaîne du muscle du fascia lata, s'enfonce dans l'épaisseur de ce muscle et s'y termine. Avant de s'engager dans cette gaîne, il émet un rameau remarquable, qui contourne le bord antérieur du muscle petit fessier, qu'il pénètre.

Sa réflexion.

Sa division en rameau ascendant,

Et en rameau descendant.

Nerf du muscle fascia lata.

7° Nerf du muscle pyramidal.

Ce petit nerf naît isolément de la face postérieure du plexus sacré, et plus particulièrement de la 3e paire, et se divise de suite en deux rameaux qui pénètrent immédiatement le muscle par sa face antérieure.

Nerf du muscle pyramidal.

8° Nerf fessier inférieur.

Le nerf *fessier inférieur* (Boyer), *petit nerf sciatique* (Bichat), le plus volumineux des nerfs émanés du plexus sacré, après le grand nerf sciatique, est destiné au muscle grand fessier, aux téguments de la région postérieure de la cuisse, et

Destination de ce nerf.

s'étend jusqu'à la peau de la jambe. Il naît en arrière et en bas
du plexus sacré, tantôt par un cordon, tantôt par plusieurs
cordons bien distincts. Il sort du bassin au dessous du muscle
pyramidal, en même temps que le grand nerf sciatique, dont
il peut être considéré comme une appendice, se place derrière
ce nerf et se divise en deux ordres de branches : les *branches
musculaires* et la *branche cutanée*.

Les *branches musculaires*, multiples, quoique exclusivement destinées au grand fessier, se divisent en rameaux *ascendants* et *externes*, qui s'accolent à la face antérieure du
grand fessier, sur laquelle ils s'épanouissent avant de le pénétrer, et peuvent être suivis jusqu'à son bord supérieur, en
rameaux *descendants* et *internes*, qui se portent entre la tubérosité de l'ischion et le muscle fessier dans lequel ils pénètrent.

La *branche cutanée*, destinée à la peau de la région fessière, du scrotum et de la région postérieure de la cuisse et de
la jambe, continue le trajet primitif du nerf, derrière le grand
nerf sciatique, au devant du muscle grand fessier, croise obliquement, en bas et en dedans, la tubérosité de l'ischion et les
insertions ischiatiques des muscles biceps et demi-tendineux ;
considérablement diminuée par les rameaux qu'elle a fournis, et
devenue sciatique, elle se dirige verticalement en bas, devient
de plus en plus grêle, et peut être suivie jusque dans la région
postérieure de la jambe.

La branche cutanée fournit, au sortir du muscle grand fessier, un *rameau récurrent collatéral* considérable, qu'on
pourrait considérer comme une branche de terminaison du
nerf. Ce rameau se réfléchit de bas en haut, en décrivant une
arcade à concavité supérieure, et se divise en deux rameaux
secondaires, l'un externe, l'autre interne ; le *rameau externe*
En fessier cu-
tané et en scro-
tal. ou *fessier cutané*, plus considérable, vient s'épanouir dans la
peau de la région fessière ; le rameau *interne* ou *scrotal* (*pu-
dendalis longus inferior*, Sœmmer.) est extrêmement remarquable ; il se réfléchit d'arrière en avant le long de la face

externe de la tubérosité de l'ischion, longe à distance les Distribution du rameau scrotal. branches ascendante de l'ischion, et descendante du pubis, s'anastomose avec la branche superficielle du périnée, gagne la peau du périnée, puis le scrotum en passant au dessus du testicule, et se divise en deux rameaux secondaires : l'un externe, qui se porte au côté externe du testicule; l'autre interne, qui se porte au côté interne de cet organe, qu'ils embrassent pour venir se distribuer à la peau de la partie antérieure du scrotum et de la partie inférieure de la verge. Il s'anastomose avec le nerf superficiel du périnée. Chez la femme, ce rameau est destiné à la peau de la grande lèvre.

Tout le long de la cuisse, la branche cutanée du fessier in- Portion fémorale de la branche cutanée du nerf fessier inférieur. férieur fournit des rameaux externes très peu considérables, et des rameaux internes plus volumineux qui se réfléchissent d'arrière en avant, décrivent des arcades à concavité supérieure, et fournissent à la peau de la région interne et postérieure de la cuisse.

Au creux du jarret, le rameau cutané se divise en deux filets, Portion jambière. l'un sous-cutané, qui peut être suivi, malgré son extrème ténuité, jusqu'au milieu de la région postérieure de la jambe ; l'autre sous-aponévrotique, qui traverse l'aponévrose jambière, s'accole à la veine saphène externe, et s'anastomose avec le nerf saphène externe.

Le fessier inférieur est donc un nerf musculo-cutané ; il ne fournit qu'à un seul muscle, le grand fessier.

9° Nerfs du carré crural et des jumeaux.

Le *jumeau supérieur* reçoit un nerf qui lui est propre, et Nerf du jumeau supérieur. qui naît de la partie antérieure du plexus sacré. Le nerf du *jumeau inférieur* émane du nerf du carré crural.

Le *nerf du carré crural* est remarquable. Il naît au devant Nerf du carré crural. du plexus sacré, ou plutôt sur la limite de ce plexus et du grand nerf sciatique, se porte verticalement en bas, au devant des muscles jumeaux et obturateur externe, qui le séparent du grand nerf sciatique, appliqué contre l'os coxal en dehors de

Rameaux pé-- la tubérosité de l'ischion. Il fournit : 1° des rameaux *externes*
riostiques. *périostiques et osseux* qui s'enfoncent dans les trous de la tu-
Rameaux ar- bérosité de l'ischion, 2° des rameaux *internes* ou *articulaires*,
ticulaires. qui traversent la capsule fibreuse, 3° le *rameau du jumeau*
Rameau du *inférieur*, et va se perdre dans le muscle carré, qu'il pénètre
jumeau infé- par sa face antérieure.
rieur.

BRANCHE TERMINALE DU PLEXUS SACRÉ.

Grand nerf sciatique.

Il est la ter-   Le *grand nerf sciatique* (*grand fémoro-poplité*, Chauss.)
minaison du est destiné aux muscles de la région postérieure de la cuisse,
plexus sacré. aux muscles et aux téguments de la jambe et du pied ; il est la
terminaison du plexus sacré, ou plutôt c'est le plexus sacré
lui-même condensé en un cordon nerveux. La 5ᵉ paire lombaire, un cordon émané de la 4ᵉ, les trois 1ʳᵉˢ paires sacrées,
un cordon émané de la 4ᵉ paire sacrée : telles sont les origines
de ce gros nerf, qui est le plus volumineux des nerfs de l'é-
conomie.

Sa sortie du   Il sort du bassin par l'échancrure sciatique, au dessous du
bassin. bord inférieur du muscle pyramidal, immédiatement au dessus
de l'épine sciatique, se porte verticalement en bas, entre la tubérosité de l'ischion et le grand trochanter, dont la double
saillie l'éloigne de la peau, ou plus exactement, longe le côté
externe de la tubérosité de l'ischion, dans une gouttière très
prononcée qui sépare cette tubérosité du rebord de la cavité
cotyloïde.

Sa direction.   Aplati, rubané, large de six lignes (12 à 14 millimètres) à sa
sortie du bassin, il s'arrondit bientôt, se dirige verticalement
en bas, le long de la partie postérieure de la cuisse, en affectant toutefois une légère obliquité en dehors, et parvenue à
trois ou quatre travers de doigt au dessus de l'articulation du
Sa division en genou, se divise en deux branches désignées sous le nom de
deux branches. *nerf sciatique poplité externe* ou *nerf péronier*, et de *nerf
sciatique poplité interne* ou *nerf tibial*.

La division du nerf sciatique a quelquefois lieu à sa sortie du bassin, ou dans tout autre point intermédiaire à sa sortie et au creux du jarret, et même quelquefois avant sa sortie du bassin. Cette division précoce est sans importance, elle existe toujours par le fait; car, lors même qu'il n'y a qu'un seul tronc apparent, les deux branches de bifurcation sont accolées, mais distinctes tout le long de la cuisse (1).

Variétés du nerf sciatique quant au lieu de sa bifurcation.

Rapports. En *arrière*, le grand nerf sciatique est recouvert par le muscle grand fessier, puis par la longue portion du biceps et par le demi-tendineux; plus bas, il occupe la ligne celluleuse qui sépare ces deux derniers muscles, et devient sous-aponévrotique, au moment où ces muscles s'écartent l'un de l'autre, pour aller constituer les bords du creux du jarret. En arrière, le nerf sciatique est accompagné par l'artère ischiatique et par une de ses branches, qui acquiert un volume très considérable dans la ligature du vaisseau principal.

Ses rapports : En arrière,

En *avant*, le grand nerf sciatique répond aux jumeaux et à l'obturateur externe, qui le séparent de l'os coxal, au carré et au troisième adducteur. Dans son trajet, il est entouré par une grande quantité de tissu cellulaire adipeux; il n'est accompagné par aucun vaisseau (2).

En avant.

Rameaux collatéraux du nerf sciatique. Le nerf *sciatique* fournit le long de la cuisse cinq rameaux musculaires et un *rameau articulaire;* ces rameaux naissent tantôt isolément,

Rameaux collatéraux.

---

(1) Lorsque la division du grand nerf sciatique a lieu avant de sortir du bassin, la division la plus supérieure traverse le muscle pyramidal, tandis que la division la plus inférieure passe en dessous. Il est très rare de voir la division du nerf sciatique se faire au dessous du creux poplité.

(2) Trois fois j'ai vu le grand nerf sciatique accompagné par une grosse veine qui faisait suite à la poplitée, et qui traversait la partie supérieure du 3e adducteur, à la manière de la veine fémorale profonde. Dans deux de ces cas, la division du nerf sciatique avait lieu à la sortie du bassin. Je n'ai pas noté la disposition du nerf dans le 3e. Une chose fort remarquable, c'est qu'en même temps il existait une autre veine poplitée accolée à l'artère : dans un de ces cas, la veine était antérieure à l'artère au lieu de lui être postérieure.

tantôt par un tronc commun. Ce sont : 1° le *nerf de la longue portion du biceps*, qui se divise en deux *rameaux ascendants* pour les insertions ischiatiques du muscle, et en *rameaux descendants*, lesquels marchent longtemps au devant du muscle, qu'ils pénètrent par des filets qui s'en détachent successivement.

2° Le *nerf du demi-tendineux*, qui gagne la face antérieure du muscle, contre laquelle il s'applique, et ne s'enfonce dans son épaisseur qu'au tiers inférieur de la cuisse.

3° Les *nerfs du demi-membraneux*, qui sont au nombre de deux, s'anastomosent presque toujours entre eux, et pénètrent le muscle par sa face interne et dans deux points différents.

4° Un *nerf du grand adducteur*, qui se porte d'arrière en avant, puis de dehors en dedans, et pénètre le muscle par son bord interne. Nous avons vu que le grand adducteur recevait principalement ses filets du nerf obturateur.

Tous les rameaux précédents naissent de la partie supérieure du nerf sciatique, au niveau du carré crural, et souvent par un tronc commun.

5° Le *nerf de la courte portion du biceps*, qui naît quelquefois au même niveau que les précédents, mais qui, le plus souvent, se détache du tronc sciatique à la partie moyenne de la cuisse. Lorsque la division du nerf sciatique est précoce, le nerf de la courte portion vient du sciatique poplité externe. Ce nerf pénètre le muscle par son extrémité supérieure, en s'épanouissant en filets divergents.

6° Un *nerf articulaire du genou*, qui naît souvent par un tronc commun avec le précédent, que fournit non moins souvent le sciatique poplité externe : il se porte verticalement en bas, au devant du grand nerf sciatique, au milieu du tissu adipeux, pour gagner le côté externe de l'articulation ; parvenu au dessus du condyle externe, il contourne ce condyle et se divise en plusieurs filets, qui traversent la couche fibreuse de l'articulation, et se distribuent au tissu adipeux articulaire, où ils s'éparpillent les uns au dessus, les autres au dessous, d'autres enfin en dehors de la rotule.

NERF SCIATIQUE POPLITÉ EXTERNE OU NERF PÉRONIER.

Le *nerf sciatique poplité externe*, ou *nerf péronier*, branche externe de bifurcation du nerf sciatique, est destiné à tous les muscles de la région antérieure et externe de la jambe, à la peau de la jambe, et à celle de la région dorsale du pied. Son volume égale à peine la moitié de celui du nerf sciatique poplité interne : il se dirige obliquement en bas et en dehors, derrière le condyle externe du fémur, occupe au creux du jarret un plan plus superficiel et plus externe que le nerf sciatique poplité interne, lequel occupe la ligne médiane de l'espace intercondylien, croise obliquement l'insertion supérieure du jumeau externe, passe derrière la tête du péroné (1), dont il est séparé par l'insertion supérieure du muscle soléaire, se contourne horizontalement sur le col de cet os, entre ce col et le long péronier latéral, et s'épanouit en quatre branches: deux supérieures plus petites ou récurrentes, destinées au muscle jambier antérieur, branches récurrentes que nous considèrerons comme des branches collatérales ; deux inférieures, plus considérables, qui sont la véritable terminaison du nerf, ce sont : *la branche musculo-cutanée péronière externe* et la *branche musculo-cutanée péronière antérieure* ou *interosseuse*.

Destination du nerf sciatique poplité externe.

Son volume.

Son trajet.

Son épanouissement sur le col du péroné.

Branches collatérales.

Dans ce trajet, le nerf sciatique poplité externe fournit deux nerfs cutanés, savoir : un *nerf saphène*, que nous appellerons *saphène péronier*, pour le distinguer du nerf saphène tibial, et la *branche cutanée péronière ;* et deux nerfs musculaires, savoir : les *deux branches récurrentes du jambier antérieur.*

Branches collatérales.

---

(1) Ce rapport du nerf sciatique poplité externe avec le col du péroné, explique pourquoi ce nerf peut être dilacéré dans les fractures de l'extrémité supérieure du péroné.

1° *Nerf saphène péronier.*

Trajet du nerf saphène péro-nier. Le *nerf saphène péronier* présente beaucoup de variétés, suivant les sujets, tant pour le volume que pour le lieu de son origine. Ordinairement plus grêle que le saphène tibial, dont il peut être considéré comme un accessoire, il naît dans le creux du jarret, se porte verticalement en bas, au-dessous de l'aponévrose fémorale, entre le sciatique poplité externe et le sciatique poplité interne, traverse l'aponévrose jambière à la partie moyenne de la jambe, pour aller joindre la veine saphène externe, longe avec elle le tendon d'Achille, et se termine sur Filets cutanés. le côté externe du calcanéum. Dans ce trajet, il donne plusieurs filets cutanés et un rameau de communication avec le Rameau anas-tomotique avec le saphène ti-bial. nerf saphène tibial : ce rameau anastomotique est considérable, et se détache pendant que le nerf saphène est encore situé sous l'aponévrose. Devenu très grêle, après l'émission successive de ces filets, le saphène péronier s'épanouit au niveau de la partie inférieure du tendon d'Achille, sur le côté externe du calcanéum, en plusieurs rameaux, qu'on peut ap-Rameaux cal-caniens.peler *rameaux calcaniens*, dont l'un contourne obliquement la face postérieure du calcanéum, dont les autres se portent verticalement en bas, se réfléchissent sur la face inférieure de cet os, et se distribuent à la peau du talon. Il n'est pas rare de Rameau mal-léolaire.voir le nerf saphène péronier fournir un *rameau malléolaire* qui se porte entre la malléole externe et la peau, et s'anastomose au devant de l'articulation du pied avec un rameau de la branche musculo-cutanée péronière. Ce rameau malléolaire, qui vient souvent de cette dernière branche, est remarquable d'ailleurs, ainsi que tous les nerfs soumis à une forte pression, par son épaisseur, par sa couleur grisâtre, par son aspect noueux et comme ganglionnaire.

Souvent le nerf saphène péronier est très grêle et va se perdre dans la peau, au niveau de la partie moyenne de la jambe : il est alors remplacé dans les deux tiers inférieurs de à jambe par le nerf saphène tibial, dont le développement est toujours en raison inverse de celui du saphène péronier.

Du reste, aucun nerf ne présente plus de variétés que le sa-phène péronier, tant pour son volume que pour le lieu de son anastomose avec le saphène tibial. Une des variétés les plus remarquables est celle dans laquelle le saphène péronier et le saphène tibial se réunissent au creux du jarret en un seul tronc dont la distribution représente la distribution collective des deux nerfs.

Variétés du nerf saphène péronier.

2° *Branche cutanée péronière.*

Elle naît du nerf sciatique poplité externe, derrière le con-dyle externe du fémur, se porte verticalement en bas, le long du péroné, s'accole à la peau, et se divise en rameaux ascen-dants et en rameaux descendants : ces derniers peuvent être suivis jusqu'à la partie inférieure de la jambe.

Distribution.

3° et 4° *Branches du jambier antérieur.*

Les deux *branches supérieures* ou *récurrentes*, qui ré-sultent de l'épanouissement du sciatique poplité externe, au niveau du col du péroné, se portent horizontalement en dedans, derrière le grand extenseur commun des orteils, et se distri-buent au jambier antérieur : un de ces rameaux se porte à l'ar-ticulation péronéo-tibiale.

Branches du jambier anté-rieur.

Branches terminales du nerf sciatique poplité externe.

1° *Branche musculo-cutanée péronière.*

La plus externe des deux branches de terminaison du scia-tique poplité externe, la *branche musculo-cutanée péronière*, est destinée aux muscles de la région externe de la jambe, et à la peau de la région dorsale du pied (*prétibio-digital*, Chauss.; *peroneus externus*, Sœmm.)

Sa destination.

Elle se porte d'abord obliquement, puis verticalement en bas, dans l'épaisseur du muscle long péronier latéral, se con-tourne d'arrière en avant, pour s'engager entre le long et le

Trajet de la branche musculo - cutanée péronière.

court péronier latéral, et traverse l'aponévrose jambière au dessus de l'articulation du pied avec la jambe : devenue sous-cutanée, elle se porte obliquement en bas et en dedans, en suivant la direction du muscle jambier antérieur, s'aplatit en s'élargissant, et se divise un peu au dessous de l'articulation tibio-tarsienne en deux rameaux, l'un interne et l'autre externe ; celui-ci se subdivise en trois rameaux secondaires : ce

Sa division en quatre rameaux.

qui fait en tout quatre rameaux terminaux, qui vont constituer les nerfs collatéraux dorsaux des orteils.

Il n'est pas rare de voir le nerf musculo-cutané péronier se bifurquer au moment où il se dégage de dessous l'aponévrose jambière, et ses deux branches de bifurcation se réunir au niveau de l'articulation tibio-tarsienne, de manière à figurer une ellipse alongée.

Rameaux collatéraux.

Rameaux collatéraux. Ce sont : 1° les rameaux du long péronier latéral, au nombre de deux, dont l'un se détache im

1° et 2°. Rameaux des muscles péroniers latéraux.

médiatement après l'origine de ce nerf, et dont l'autre naît plus bas et parcourt un très long trajet dans l'épaisseur du muscle ; 2° le rameau du court péronier latéral, qui naît sou

3° Rameaux cutanés : filet malléolaire externe.

vent rameau par un tronc commun avec le précédent ; 3° dans sa portion sous-cutanée, le nerf musculo-cutané fournit à la peau plusieurs filets collatéraux, parmi lesquels on distingue un filet malléolaire externe, qui se porte entre la malléole externe et la peau, augmente considérablement de volume et devient grisâtre et noueux, comme tous les nerfs soumis à la pression. Ce filet s'anastomose souvent avec le rameau malléolaire fourni par le saphène péronier, et supplée quelquefois ce rameau malléolaire.

Rameaux terminaux ou nerfs collatéraux dorsaux des orteils.

Rameaux de terminaison. Des quatre rameaux qui terminent le nerf musculo-cutané, et que nous distinguerons par les noms numériques de 1er, 2e, 3e et 4e, le 1er, ou l'interne, se porte très obliquement en avant et en dedans, pour constituer le nerf collatéral interne dorsal du gros orteil ; ce nerf, de même que tous les nerfs soumis à la pression, augmente de volume, devient grisâtre et comme noueux, au niveau de l'arti culation métatarso-phalangienne ; 2° le deuxième, qui naît Rameaux col-
latéraux dor-
saux du pied. souvent par un tronc commun avec le premier, fournit le *col-latéral dorsal externe* du gros orteil, et le *collatéral interne* du second orteil. Le troisième fournit le *collatéral externe* du deuxième et le *collatéral interne* du troisième orteil. Souvent ces deux derniers rameaux sont suppléés par un rameau venu du nerf tibial antérieur, avec lequel ils s'anastomosent. Le 4° rameau de terminaison ou *rameau interne*, fournit les *colla-téraux dorsaux, externe du 3° et interne du 4°.*

Tous les filets détachés de ces rameaux vont à la peau de la région dorsale du pied et des phalanges.

Chez un grand nombre de sujets, c'est le nerf saphène tibial Variétés. qui fournit les nerfs collatéral interne du petit orteil, et colla-téral externe du 4°; mais, chez d'autres, ils sont fournis par un 4e rameau de terminaison du musculo-cutané péronier ; dans tous les cas, il y a anastomose entre les uns et les autres.

2° *Branche-musculo-cutanée péronière antérieure* ou *interosseuse.*

La *branche musculo-cutanée péronière antérieure* ou *in-* Destination
de la branche
musculo-cuta-
née péronière
antérieure. *terosseuse*, destinée aux muscles de la région jambière anté-rieure, aux muscles pédieux et interosseux, égale en volume au nerf musculo-cutané péronier externe, se porte en dedans de lui, au dessous du muscle extenseur commun des orteils, pour venir s'accoler au ligament interosseux avec l'artère tibiale an-térieure, au devant de laquelle elle est située. Placée, comme ce vaisseau, entre le jambier antérieur et l'extenseur commun des orteils, dont la sépare, en bas, l'extenseur propre du gros orteil, la branche musculo-cutanée péronière antérieure four-nit à tous ces muscles un grand nombre de filets, passe avec l'artère sous le ligament annulaire du tarse, dans la gaîne de l'extenseur propre du gros orteil, et se divise en deux rameaux, qui restent placés au dessous de l'aponévrose pédieuse, ce sont: les *rameaux profonds dorsal externe* et *dorsal interne.*

1° Le *rameau interne* et *profond du dos du pied*, qui est

Rameau pro-
fond dorsal in-
terne.

la véritable continuation du tronc, se porte horizontalement en avant, au dessous de l'artère pédieuse, au niveau du premier espace interosseux, fournit un petit filet aux muscles de cet espace, et se divise en deux rameaux, qui vont former le *nerf collatéral externe dorsal profond* du gros orteil, et le *nerf collatéral interne dorsal profond* du second orteil. Ces rameaux communiquent avec les rameaux dorsaux superficiels, fournis par le nerf musculo-cutané péronier externe, et quelquefois les suppléent.

Rameau pro-
fond dorsal ex-
terne.

2° Le *rameau externe* et *profond du dos du pied* se porte de dedans en dehors, entre les os du tarse, du métatarse et le muscle pédieux, dans lequel il se perd ; il fournit, en avant, successivement, au niveau de chaque espace interosseux, un filet très délié, qui s'enfonce dans l'extrémité postérieure de cet espace. Souvent les filets des deux derniers espaces naissent par un tronc commun. Ils sont excessivement déliés et accolés au tarse.

NERF SCIATIQUE POPLITÉ INTERNE OU NERF TIBIAL.

Destination
du nerf sciati-
que poplité in-
terne.

Le *nerf sciatique poplité interne* ou *nerf tibial*, est destiné à tous les muscles de la partie postérieure de la jambe et à la peau de la plante du pied : ce nerf, bien plus considérable que le nerf sciatique poplité externe, paraît être, sous le rapport de sa direction, non moins que sous celui de son volume, la continuation du grand nerf sciatique. Il se porte verticalement en bas dans le creux poplité : d'abord placé entre les têtes des muscles jumeaux, il s'engage ensuite sous ces muscles,

Direction.

passe sous l'arcade aponévrotique du muscle soléaire, se place entre le soléaire et la couche musculaire profonde, s'incline un peu en dedans, et, arrivé au défaut du corps charnu du soléaire, gagne le côté interne du tendon d'Achille ; plus bas, il se place derrière la malléole interne, contre laquelle il

Division ter-
minale.

s'aplatit en s'élargissant, pour se diviser en *nerf plantaire interne* et en *nerf plantaire externe*.

Sous-aponévrotique au creux du jarret, le nerf tibial est au

niveau de la portion charnue de la jambe, séparé de l'aponé-
rose par la double couche que forment les muscles jumeaux
et le soléaire, et redevient sous-aponévrotique le long du tendon
l'Achille. Il répond, en avant, aux vaisseaux poplités et tibiaux
postérieurs (1), qui le séparent supérieurement de l'articulation du genou et du muscle poplité, et plus bas des muscles de
la couche profonde de la jambe. Derrière la malléole interne,
et sous la gouttière calcanienne, il est maintenu par une gaîne
fibreuse qui lui est commune avec les vaisseaux tibiaux, lesquels sont placés au devant de lui : cette gaîne est postérieure
à celle des tendons du jambier postérieur et du fléchisseur
commun des orteils.

Branches collatérales.

Elles sont très multipliées. Je les diviserai en celles que
donne le sciatique poplité interne, au niveau de l'articulation
du genou, et en celles qu'il fournit le long de la jambe.

.. Branches collatérales qui naissent derrière l'articu-lation du genou.

Les branches collatérales poplitées du nerf sciatique poplité
interne sont au nombre de six, savoir : 1° deux antérieures, très
grêles, l'une, pour le plantaire grêle, l'autre, pour l'articulation du genou ; 2° deux internes, dont l'une est le nerf saphène
tibial, l'autre, le nerf du jumeau interne; 3° deux externes, le
nerf du jumeau externe et le nerf du muscle soléaire. De ces six
branches, une seule est *cutanée*, c'est le *nerf saphène tibial*,
une seule est *articulaire*, et quatre sont *musculaires*.

(1) Ce rapport, important pour la ligature de l'artère poplitée, mérite quelques détails. Le nerf sciatique poplité interne n'est pas placé précisément derrière les vaisseaux, mais un peu en dehors, de telle sorte qu'on a beaucoup
plus de facilité à porter le nerf sciatique en dehors qu'en dedans, pour mettre
l'artère à découvert.

1° *Nerf saphène tibial.*

1° Nerf sa-
phène latéral.
Nerf exclusivement destiné à la peau, généralement connu
sous la dénomination de *saphène externe*. Son volume est plus
considérable que celui du saphène péronier qui s'anastomose
Son anasto-
mose constante
avec le saphène
péronier.
constamment avec lui. J'ai déjà dit que le mode et le lieu de
cette anastomose présentaient beaucoup de variétés. Né au
milieu du creux du jarret, le saphène tibial se porte verticalement en bas entre les jumeaux, puis sur la face postérieure de
ces muscles, le long de la cloison fibreuse médiane qui les sépare : maintenu contre cette cloison par un petit canal fibreux
qui appartient en commun à ce nerf, à une artériole et à une
veine, il reçoit, à une hauteur variable, un filet plus ou moins
volumineux provenant du saphène péronier, devient sous-
Il devient sa-
tellite de la veine
saphène exter-
ne.
cutané, longe le côté externe du tendon d'Achille, comme le
nerf tibial postérieur longe son côté interne; à partir de ce
point, il devient satellite de la veine saphène externe, qui, jusque-là, avait été accompagnée par le nerf saphène péronier, se
réfléchit derrière la malléole externe, de la même manière que
le nerf tibial se réfléchit sur la malléole interne, se dirige ensuite, en avant et en bas, sur le côté externe du calcanéum, où
il fournit plusieurs *nerfs calcaniens externes* très volumineux,
et se termine diversement, suivant les sujets. Chez quelques-
Sa réflexion.
uns, il se termine en formant le nerf collatéral dorsal du cinquième métatarsien; chez d'autres, il est plus volumineux, et
se divise en deux rameaux, dont l'un, externe, va former le
nerf collatéral externe du cinquième métatarsien, et l'autre,
interne, qui reçoit une branche anastomotique du musculo-
cutané, se porte horizontalement en avant, croise le pédieux et
Sa terminai-
son.
les tendons des extenseurs, et se divise en deux rameaux secondaires, dont l'un va constituer le collatéral interne dorsal
du petit orteil, et l'autre, le collatéral externe dorsal du quatrième. Je ferai remarquer l'épaississement, la couleur grisâtre,
et la disposition noueuse et comme ganglionnaire du collatéral
externe du petit orteil, au niveau des articulations.

Les *nerfs calcaniens externes*, qui peuvent être considérés comme une terminaison du saphène tibial, sont fort remarquables ; ils se portent verticalement le long du côté externe du calcanéum, s'épanouissent en plusieurs filets qui se réfléchissent sur l'arête qui sépare la face externe de la face inférieure de cet os, et se terminent à la peau du talon. Nerfs calcaniens externes.

Dans son trajet le long de la jambe, le saphène tibial ne fournit presque aucun filet, mais, le long du bord externe du pied, il en donne un grand nombre, qui se portent en bas et en avant, et se terminent à la peau de la région plantaire externe. Solidarité du déve'oppement entre les saphènes et les branches péronières musculo-cutanées.

Le développement du nerf saphène tibial est en raison inverse de celui du nerf saphène péronier et des branches musculo-cutanées péronières. Aussi, lorsque le nerf saphène péronier est considérable, il fournit la plupart des rameaux calcaniens externes, et lorsque les branches musculo-cutanées péronières ont un grand développement, elles fournissent, indépendamment des calcaniens externes, les collatéraux dorsaux interne du petit orteil et externe du quatrième.

2° *Nerfs du jumeau interne, du jumeau externe, du soléaire et du plantaire grêle.*

Le nerf du jumeau interne naît souvent par un tronc commun avec le saphène tibial ; le nerf du jumeau externe et celui du soléaire naissent souvent aussi par un tronc commun : les nerfs des jumeaux pénètrent ces muscles par leur face antérieure, et s'y épanouissent immédiatement. Le nerf du soléaire, qui est le plus volumineux, pénètre le muscle par son arcade supérieure : tous ces nerfs s'épanouissent au moment où ils pénètrent dans l'épaisseur des muscles qu'ils animent. 2° Nerfs des jumeaux, Du soléaire,

Le *nerf du plantaire grêle* naît toujours isolément du nerf sciatique tibial, et s'enfonce immédiatement dans l'épaisseur du muscle. Du plantaire grêle.

3° *Nerf articulaire postérieur du genou.*

Le *nerf articulaire postérieur du genou* se porte d'arrière en avant, pour pénétrer le ligament postérieur de l'articulation : 3° Nerf articulaire du genou.

un de ses filets suit la direction de l'artère articulaire interne, et se perd dans le muscle poplité.

B. *Branches collatérales qui naissent le long de la jambe.*

Branches jam-bières collaté-rales du nerf tibial :

Les *branches jambières collatérales du nerf tibial* sont : 1° les nerfs de tous les muscles de la couche profonde de la jambe, savoir : le nerf du muscle poplité, le nerf du jambier postérieur, le nerf du long fléchisseur propre du gros orteil ; 2° un nerf cutané, le nerf calcanien interne : enfin, du nerf tibial partent de très petits filets qui s'accolent à l'artère tibiale postérieure, et après un trajet plus ou moins long, traversent l'aponévrose et se perdent à la peau.

1° Nerf du muscle poplité.

1° Le *nerf du muscle poplité* naît au niveau de l'articulation du genou, se porte d'arrière en avant au côté externe des vaisseaux poplités, pour gagner le bord inférieur du muscle, qu'il embrasse en le contournant : avant de pénétrer dans le muscle, le nerf s'épanouit en plusieurs rameaux, qui se portent tous horizontalement d'arrière en avant, au niveau du ligament interosseux, qu'ils semblent traverser. Mais avec un peu d'attention, on voit que ces filets se perdent presque tous dans le muscle. Cependant j'ai vu l'un d'eux traverser le ligament interosseux, en même temps que l'artère tibiale antérieure, abandonner ensuite l'artère, marcher dans l'épaisseur du ligament interosseux pour redevenir postérieur, et se perdre dans le muscle jambier postérieur ; plusieurs filets du nerf poplité vont encore se rendre manifestement à l'articulation péronéo-tibiale et au périoste du péroné et du tibia.

2° Nerf du jambier posté-rieur.

2° Le *nerf du jambier postérieur*, qui naît presque toujours par un tronc commun avec le précédent, se porte en bas et en avant, s'accole à la face postérieure du muscle dans lequel il pénètre par des filets qui se détachent successivement de sa partie antérieure : il ne s'enfonce dans l'épaisseur du muscle que vers sa partie moyenne, et peut être suivi jusqu'à sa partie inférieure.

3° et 4°. Les *nerfs du long fléchisseur propre du gros or-*

teil et du *fléchisseur commun*, qui naissent par un tronc commun un peu au dessous des précédents : le nerf du long fléchisseur propre du gros orteil, plus considérable que celui du fléchisseur commun et du jambier postérieur, devient le nerf satellite de l'artère péronière, qu'il accompagne jusqu'à la partie inférieure de la jambe.

3° et 4° Nerfs du long fléchisseur propre du gros orteil et du fléchisseur commun.

5° *Nerf calcanien interne*, branche volumineuse exclusivement destinée à la peau, qui se détache du côté interne du nerf tibial, et qui, dans le cas de bifurcation prématurée du nerf en plantaire interne et plantaire externe, vient du plantaire externe, se porte verticalement en bas, sur la face interne du calcanéum, et se divise en deux rameaux divergents qui longent le côté interne de cet os, se réfléchissent sur sa face inférieure, et se distribuent à la peau du talon, l'un en avant, l'autre en arrière.

5° Nerf calcanien interne.

Branches terminales du sciatique poplité interne.

Nerf plantaire interne.

Plus volumineux que le plantaire externe, le *nerf plantaire interne*, destiné aux muscles et à la peau de la plante du pied, est situé, à son origine, derrière la malléole interne, derrière les vaisseaux tibiaux postérieurs qui le croisent à angle aigu, et occupe une coulisse qui lui est commune avec ces vaisseaux, et qui est bien distincte de la coulisse tendineuse, laquelle lui est antérieure. Il se réfléchit au dessous de la malléole interne, pour devenir horizontal, gagne la gouttière calcanienne, traverse l'extrémité postérieure du court fléchisseur des orteils, et se trouve, pendant son trajet sous la gouttière, protégé par un canal fibreux, subjacent aux coulisses des tendons.

Réflexion du nerf plantaire interne.

Au sortir du canal fibreux calcanien, le nerf plantaire interne se trouve placé sur la limite de la région plantaire interne et de la région plantaire moyenne, entre le muscle court fléchisseur propre du gros orteil, qui est en dedans, et le court fléchisseur commun qui est en dehors, traverse l'aponévrose du muscle court fléchisseur commun pour se loger dans la même

Ses rapports à la plante du pied.

gaîne que ce dernier muscle, dont il longe le bord interne.

Sa division en trois branches terminales. Parvenu au niveau de l'extrémité postérieure des os métatarsiens, il se divise en trois branches qui vont former les nerfs collatéraux des orteils. Quelquefois on trouve une quatrième branche qui se porte horizontalement en dehors, pour s'anastomoser avec le nerf plantaire externe.

Ses rameaux collatéraux. A. *Rameaux collatéraux.* Ils sont en très grand nombre.

1° Nerfs cutanés. Ce sont : 1° des *nerfs cutanés*, qui traversent l'aponévrose plantaire, et vont se distribuer à la peau. Les plus remarquables sont un petit *nerf calcanien cutané*, qui croise les nerfs tibiaux postérieurs, pour se rendre à la peau qui revêt le côté interne du calcanéum; un *nerf cutané plantaire*, qui sort entre le court fléchisseur propre du gros orteil et le court fléchisseur commun, et se divise en deux petits rameaux cutanés, dont l'un se dirige en avant, et l'autre en arrière, à la manière des nerfs récurrents.

2° Nerfs musculaires. 2° Des *nerfs musculaires*, savoir : le *nerf du muscle court fléchisseur du gros orteil*, le *nerf de l'adducteur du gros orteil*, le *nerf du muscle court fléchisseur commun des orteils*, les *nerfs du muscle interosseux* du premier espace.

3° Nerf collateral interne plantaire du gros orteil. 3° Le *nerf collatéral interne plantaire du gros orteil*, remarquable par son volume, qui pourrait le faire considérer comme une branche de terminaison du plantaire interne : il naît de ce nerf, au sortir du canal couvert que lui fournit le muscle court fléchisseur du gros orteil, se porte d'arrière en avant le long du côté externe du tendon du long fléchisseur des orteils, au dessous de l'abducteur oblique, gagne le côté interne et inférieur de l'articulation métatarso-phalangienne du gros orteil; là, il est situé dans le sillon qui sépare l'os sésamoïde interne de cette articulation, de l'os sésamoïde externe; se porte ensuite, d'arrière en avant, au dessous du bord interne de la première, puis de la deuxième phalange du gros orteil, et, parvenu au dessous de celle-ci, se divise, comme les rameaux collatéraux des doigts, en deux rameaux, l'un *dorsal* ou *onguéal*, et l'autre *plantaire*.

B. *Rameaux terminaux du plantaire interne.* Au nombre

dè trois, distingués par les noms numériques de premier, deuxième, troisième, en allant de dedans en dehors.

1° Le *premier rameau terminal*, qui est le plus considérable, longe le côté externe du tendon du long fléchisseur propre du gros orteil ; passe entre les articulations métatarso-phalangiennes des deux premiers orteils, sous une arcade qui lui est commune avec les vaisseaux correspondants, et se divise en deux rameaux secondaires, qui vont former le *nerf collatéral externe du gros orteil*, et le *collatéral interne du second*. Il n'est pas rare de voir ce rameau envoyer au nerf collatéral interne un filet anastomotique qui passe au dessous de l'articulation métatarso-phalangienne du gros orteil.

Le premier rameau terminal du plantaire interne fournit le *filet du premier lombrical;* il fournit ensuite plusieurs *filets articulaires*, pour l'articulation métatarso-phalangienne du gros orteil, et un très grand nombre de filets *cutanés*, qui s'en détachent successivement.

2° Le *deuxième rameau terminal*, beaucoup moins volumineux que le précédent, se porte un peu de dedans en dehors, au dessous du tendon du fléchisseur du second orteil, dont il croise la direction, puis d'arrière en avant, et se bifurque au niveau des articulations métatarso-phalangiennes, pour constituer les *nerfs collatéraux plantaire externe* du second orteil, et *plantaire interne* du troisième.

Dans son trajet, ce rameau fournit au *deuxième lombrical*, à l'articulation métatarso-phalangienne du deuxième orteil et à la peau.

3° Le *troisième rameau terminal* se porte très obliquement en dehors, croise le tendon fléchisseur du troisième orteil, et se bifurque pour constituer le *nerf collatéral externe du troisième*, et le *collatéral interne du quatrième* orteil.

Ce rameau fournit aux articulations métatarso-phalangiennes du troisième et du quatrième orteil, et à la peau correspondante.

Résumé. Ainsi, le plantaire interne fournit : 1° des *rameaux*

Résumé du nerf plantaire interne. *cutanés* au côté interne de la plante du pied, les nerfs collatéraux plantaires du gros orteil, du deuxième orteil, du troisième orteil, et le nerf collatéral interne du quatrième, qui sont tous des rameaux cutanés.

Ses rameaux cutanés.

Ses rameaux musculaires. 2° Des *rameaux musculaires* au court fléchisseur ou l'adducteur du gros orteil, au court fléchisseur commun, aux muscles interosseux du premier espace, aux deux lombricaux internes.

Ses filets articulaires. 3° Un grand nombre de *filets articulaires* aux articulations tarsiennes, tarso-métatarsiennes, métatarso-phalangiennes et phalangiennes.

Nerf plantaire externe.

Trajet. Moins volumineux que le plantaire interne, le *nerf plantaire externe* se place, comme lui, dans la gouttière calcanienne, traverse le muscle court fléchisseur, qui lui fournit une arcade bien distincte de celle du plantaire interne, et qui lui est commune avec les vaisseaux plantaires externes, se porte de haut en bas et de dedans en dehors, entre le muscle court fléchisseur et l'accessoire du long fléchisseur des orteils, se réfléchit d'arrière en avant, et se divise en deux branches, l'une *superficielle*, l'autre *profonde*.

Division terminale.

Branches collatérales. *Branches collatérales*. Chemin faisant, le nerf plantaire externe donne : 1° immédiatement après son origine, un rameau volumineux, qui se porte horizontalement de dedans en dehors, au devant de la tubérosité antérieure du calcanéum, en passant sous l'accessoire du long fléchisseur des orteils, et se réfléchit d'arrière en avant, pour s'enfoncer dans l'épaisseur du muscle *abducteur du petit orteil*. Au moment de sa réflexion, il fournit un rameau transverse, qui se perd dans l'attache postérieure du muscle ; 2° il fournit encore le nerf ou les *nerfs du muscle accessoire* du long fléchisseur commun.

Nerf de l'abducteur du petit orteil.

Nerf du muscle accessoire.

A. Branche terminale superficielle. *Branches terminales*. A. La *branche terminale superficielle*, qui est la continuation du tronc, se divise en deux rameaux, l'un externe, l'autre interne.

1° Le *rameau externe* se porte très obliquement en dehors,

au dessous du muscle court fléchisseur du petit orteil, croise obliquement le tendon du court abducteur, pour se porter au côté externe de l'articulation métatarso-phalangienne, et former le *nerf collatéral externe du petit orteil*. Il fournit, indépendamment d'un grand nombre de *nerfs cutanés*, les nerfs du *court fléchisseur du petit orteil*, les nerfs des *muscles interosseux du quatrième espace*, et des *filets articulaires*.

Sa division : En rameau externe.

Muscles auxquels il fournit.

2° Le *rameau interne* se porte d'arrière en avant, au dessous du tendon fléchisseur, en suivant la direction primitive du tronc, et après un assez long trajet, se bifurque pour constituer le *nerf collatéral interne du petit orteil*, et le *collatéral externe du quatrième ;* il ne donne aucun nerf musculaire, se distribue exclusivement à la peau et fournit des *nerfs articulaires*.

En rameau interne.

B. La *branche terminale profonde* passe au dessus du muscle accessoire du long fléchisseur, change de direction, de manière à décrire une arcade dont la concavité est en dedans et en arrière, et la convexité en dehors et en avant, s'enfonce avec l'artère plantaire externe, au dessus de laquelle il est situé, entre l'*abducteur oblique du gros orteil* et les interosseux, et se perd dans le premier de ces muscles.

B. Branche terminale profonde.

Avant de s'engager sous le muscle abducteur oblique, la branche terminale profonde fournit : 1° des *filets articulaires* aux articulations métatarsiennes et tarso-métatarsiennes, et le *filet du quatrième lombrical ;* 2° au dessous de l'abducteur oblique, elle fournit le *filet du troisième lombrical ;* ce filet, remarquable par la longueur de son trajet, se porte horizontalement d'arrière en avant, au niveau du troisième espace interosseux, et passe à travers les fibres de l'abducteur transverse, pour arriver à sa destination ; il fournit ensuite le *nerf de l'abducteur transverse* et les *nerfs des muscles interosseux des troisième et deuxième* espaces.

Résumé du nerf plantaire externe. Le nerf plantaire externe fournit donc : 1° des *filets cutanés* au côté externe de la plante du pied, au troisième orteil, dont il forme les nerfs col-

Résumé du nerf plantaire externe.

latéraux, et au quatrième, dont il forme le collatéral externe; 2° des *nerfs musculaires* à l'accessoire du long fléchisseur commun, à l'abducteur et au court fléchisseur du petit orteil, aux abducteurs oblique et transverse du gros orteil, aux interosseux des deuxième, troisième et quatrième espaces, aux deux lombricaux externes; et enfin, 3° des *filets articulaires.*

Résumé des nerfs du membre abdominal.

Le membre abdominal reçoit ses nerfs du plexus lombaire et du plexus sacré.

A. Branches émanées du plexus lombaire.
A. *Plexus lombaire.* Le plexus lombaire donne presque tous ses rameaux au membre abdominal, savoir : les nerfs inguinaux externe et interne, le nerf crural et le nerf obturateur; il donne encore le gros cordon lombo-sacré, pour constituer le plexus sacré.

Distribution des nerfs inguinaux externe et interne et obturateur.
Les nerfs inguinaux externe et interne sont les nerfs cutanés principaux des régions antérieure et externe de la cuisse ; le nerf obturateur est un nerf musculaire destiné au muscle obturateur externe, aux trois adducteurs et au droit interne.

Distribution du nerf crural.
Le nerf crural est un nerf musculo-cutané, qui fournit : 1° par sa portion cutanée, à la peau de la région antérieure de la cuisse, de la région interne de la jambe, et dorsale interne du pied, 2° par sa portion musculaire, au psoas iliaque, au pectiné, à tous les muscles de la région antérieure de la cuisse; 3° plusieurs nerfs articulaires, pour l'articulation coxo-fémorale et pour l'articulation du genou.

B. Branches émanées du plexus sacré.
B. *Plexus sacré.* Le plexus sacré est entièrement destiné au membre abdominal, à l'exception du nerf honteux interne et des branches rectale et vésico-prostatique chez l'homme, des branches rectale, vaginale et utérine chez la femme.

Le muscle obturateur interne, le pyramidal, les jumeaux et le carré de la cuisse, sont pourvus chacun d'un nerf spécial émané du plexus sacré ; les muscles moyen et petit fessiers, le muscle du fascia-lata, sont surtout fournis par le nerf fessier supérieur, et le grand fessier, par le nerf inférieur ou petit nerf

siatique. Ce dernier nerf fournit encore les nerfs cutanés de
la région postérieure de la cuisse.

Le grand nerf sciatique est le nerf de la région postérieure de la cuisse et de toutes les régions de la jambe et du pied : **Distribution du grand nerf sciatique.** il fournit à tous les muscles de la région postérieure de la cuisse ; 2° par sa *division poplitée externe* ou *péronière*, il **Sa division poplitée externe.** fournit aux muscles de la région externe de la jambe (branche musculo-cutanée), aux muscles de la région antérieure (branche interosseuse), à la peau de la région externe de la jambe et de la région dorsale du pied.

3° Par sa *division poplitée interne* ou *tibiale*, il fournit à **Sa division poplitée interne.** tous les muscles de la région postérieure de la jambe, à la peau des régions calcanienne interne et externe, et à la peau de la région dorsale externe du pied.

4° Par les branches terminales de la division poplitée in- **Plantaire interne.** terne, il fournit, par la *plantaire interne*, aux muscles de la région plantaire interne du pied, au court fléchisseur commun, aux deux premiers interosseux, aux deux premiers lombricaux, et à la peau de région plantaire interne ; il donne enfin les nerfs collatéraux plantaires des orteils, moins ceux du cinquième, et le collatéral externe du quatrième.

5° Par la *plantaire externe*, il donne aux muscles de la ré- **Plantaire externe.** gion plantaire externe, à l'accessoire du long fléchisseur commun des orteils, aux muscles interosseux des trois derniers espaces, aux deux lombricaux externes, aux abducteurs oblique et transverse, et à la peau de la région plantaire externe ; il donne aussi les nerfs collatéraux interne et externe du cinquième orteil, et le collatéral externe du quatrième.

Parallèle des nerfs du membre thoracique et des nerfs du membre abdominal.

Le plexus lombo-sacré, qui fournit à tout le membre abdomi- **Parallèle du plexus lombo-sacré et du plexus cervico-brachial,** nal, répond parfaitement au plexus cervico-brachial, qui fournit à tout le membre thoracique. Le plexus lombaire correspond au plexus cervical, et le plexus sacré au plexus brachial. La

Analogies
différences. et connexité, l'espèce de fusion qui existe entre le plexus cervical et le plexus brachial, d'une part, le plexus lombaire et le plexus sacré, d'une autre part, expliquent pourquoi, dans le parallèle des nerfs du membre thoracique et des nerfs du membre abdominal, on voit plusieurs nerfs émanés du plexus brachial trouver leurs analogues dans ceux émanés du plexus sacré, et plusieurs nerfs du plexus cervical trouver leurs analogues dans ceux émanés du plexus lombaire. On conçoit d'ailleurs que ce parallèle, pour être légitime, ne doit pas être poussé trop loin, et qu'il faut en exclure tous les nerfs qui appartiennent à des organes propres à l'une à l'autre régions. Ainsi, les nerfs phrénique, occipital, auriculaire, branches du plexus cervical, ne seront pas plus représentés dans les membres inférieurs, que le nerf honteux interne ne le sera dans les membres supérieurs.

D'une autre part, il ne répugne nullement d'admettre que les nerfs inguinaux externe et interne du membre abdominal sont représentés par les nerfs claviculaires du membre thoracique.

Nerfs du mus-
cle   supérieur
qui représentent
le nerf crural. Le nerf crural, branche du plexus lombaire, n'a point rigoureusement d'analogue dans les branches émanées du plexus cervical, mais avec un peu d'attention, il sera facile de reconnaître qu'il est représenté par la portion brachiale du nerf radial pour ses branches musculaires, et par le brachial cutané interne pour ses branches cutanées. Le nerf crural fournit en effet aux muscles extenseurs de la jambe sur la cuisse, comme le nerf radial fournit aux extenseurs de l'avant-bras sur le bras; le nerf saphène interne fournit à la peau de la jambe comme le brachial cutané interne fournit à la peau de l'avant-bras.

Parallèle du
nerf obturateur
et des nerfs tho-
raciques. Le nerf obturateur, qui fournit aux muscles adducteurs de la cuisse, est représenté par les nerfs thoraciques et par le nerf du grand dorsal, qui fournissent au grand pectoral et au grand dorsal, adducteurs du bras.

Les nerfs fessiers ont leurs analogues dans les nerfs sus-scapulaire et axillaire. Le fessier supérieur, qui se distribue aux muscles moyen et petit fessier, répond au sus-scapulaire, qui

partient aux muscles sus et sous-épineux ; et le fessier inférieur ou petit nerf sciatique, qui appartient au grand fessier et
à la peau de la cuisse, répond au nerf axillaire, qui appartient
au deltoïde et à la peau du bras.

Le tronc du grand nerf sciatique représente à la fois les nerfs musculo-cutané, cubital, médian, et la portion anti-brachiale du radial.

Parallèle du grand nerf scia-tique et des nerfs du mem-bre supérieur.

Les muscles de la région antérieure du bras, c'est à dire, les fléchisseurs de l'avant-bras sur le bras reçoivent leurs rameaux du nerf musculo-cutané, comme les muscles de la région postérieure de la cuisse, ou fléchisseurs de la jambe sur la cuisse, reçoivent leurs nerfs du grand nerf sciatique.

Le nerf sciatique poplité externe représente la portion anti-brachiale du nerf radial : le premier fournit aux muscles des régions antérieure et externe de la jambe, comme le dernier aux muscles des régions postérieure et externe de l'avant-bras ; le premier fournit les nerfs cutanés dorsaux du pied, comme le second fournit les nerfs cutanés dorsaux de la main.

Le nerf sciatique poplité interne représente le nerf médian et le nerf cubital réunis. Les muscles de la région postérieure de la jambe sont animés par le nerf sciatique poplité interne, comme les muscles de la région antérieure de l'avant-bras le sont par le médian et le cubital.

Le sciatique poplité interne représente les nerfs médian et cubital.

Le nerf sciatique poplité interne fournit tous les collatéraux plantaires des orteils, moins ceux du petit orteil, et moins le collatéral externe du quatrième : il fournit en outre le complément des nerfs dorsaux cutanés du pied, comme le nerf cubital fournit le complément des nerfs dorsaux de la main.

Enfin, le nerf plantaire interne représente la portion palmaire du nerf médian ; le nerf plantaire externe représente la portion palmaire du nerf cubital, et fournit le complément des collatéraux plantaires.

DES NERFS CRANIENS.

Définition.   On appelle *nerfs crâniens*, les nerfs qui sortent par les trous
de la base du crâne, et nullement les nerfs qui naissent du cerveau, comme la dénomination assez généralement adoptée de
nerfs du cerveau, *nerfs encéphaliques*, semblerait l'indiquer.

Classification.   Nous admettrons, d'après Willis et la plupart des auteurs,
neuf paires de nerfs, lesquelles sont presqu'indifféremment
désignées, tantôt d'après l'ordre de leur origine, par les noms
numériques de 1ro, 2e, 3e, etc., en procédant d'avant en arrière,
tantôt d'après leur distribution et leurs usages. Voici leur nomenclature considérée sous ce double point de vue :

1re paire ou nerfs olfactifs.

2e paire ou nerfs optiques.

3e paire ou nerfs moteurs oculaires communs.

4e paire ou nerfs pathétiques, nerfs trochléateurs.

5e paire, nerfs trijumeaux ou nerf trifacial.

6e paire, nerf moteur oculaire externe.

7e paire, divisée en { portion molle, nerf auditif.
                          { portion dure, nerf facial.

8e paire, divisée en { glosso-pharyngien.
                         { pneumo-gastrique ou nerf vague.
                         { accessoire de Willis ou spinal.

9e paire, grand hypoglosse.

La modification que Sœmmerring (1) a introduite dans la
nomenclature, porte 1° sur la 7e paire, qu'il a dédoublée en
nerf facial, auquel il a conservé le nom de 7e paire, et en nerf

_____

(1) Dissert. de basi. encephal. 1798.

uditif, dont il a fait la 8ᵉ paire ; et 2° sur la 8ᵉ paire, qu'il a di-
isée en trois autres, savoir : la 9ᵉ constituée par le glosso-
haryngien ; la 10ᵉ, par le pneumo-gastrique ; la 11ᵉ, par l'ac-
essoire de Willis ou spinal ; le grand hypoglosse constitue, dans
ette nomenclature, la 12ᵉ paire,

La modification de Sœmmerring est fondée, en ce sens
u'elle sépare des nerfs aussi distincts que le facial et l'auditif,
squels n'ont été réunis que parce qu'ils s'engagent dans le
ême conduit de la base du crâne, le conduit auditif interne.
lle est beaucoup moins fondée quant à la séparation du glosso-
haryngien, du pneumo-gastrique et du spinal, qui ont entre
ux des connexions intimes et dans leur origine et dans leur
istribution, et qui ne constituent réellement qu'une seule et
ême paire.

Je regarde cette modification comme une variante sans
tilité pour la science, ayant l'inconvénient majeur de jeter de
obscurité dans le langage en donnant une double acception
ux mêmes dénominations.

Il serait plus philosophique de dénommer et de décrire les
erfs crâniens en procédant d'arrière en avant, de telle ma-
ière que les nerfs grands hypoglosses constitueraient la
ʳᵉ paire, et les nerfs olfactifs, la dernière. L'analogie non con-
stée qui existe entre les nerfs crâniens postérieurs et les nerfs
achidiens, et d'ailleurs l'exemple de J. F. Meckel, justifie-
aient pleinement cette innovation. Je crois néaumoins devoir
aintenir l'antique usage de procéder d'avant en arrière dans
 description comme dans l'énumération des nerfs.

Avantages de
l'étude collec-
tive des extré-
mités centrales
des nerfs crâ-
niens.

Les origines ou extrémités centrales de tous les nerfs crâ-
iens et leur trajet dans le crâne pouvant être étudiés sur le
ême cerveau, j'ai cru devoir réunir dans un même article
utes ces origines ou extrémités centrales, qui s'éclaireront
utuellement de leurs contrastes et de leurs analogies : l'ex-
érience des amphithéâtres d'anatomie prouve d'ailleurs que,
ute d'un nombre suffisant de cerveaux pour étudier les ori-
ines de chaque nerf en particulier, à l'occasion de la descrip-

tion de ce nerf, l'origine des nerfs crâniens est généralement négligée. Je considèrerai à chaque nerf une *origine apparente* ou point d'émergence de la masse encéphalique, et une *origine réelle*.

EXTRÉMITÉ CENTRALE DES NERFS CRANIENS.

Préparation. Deux pièces sont nécessaires. Ce sont : 1° un cerveau extrait du crâne avec des précautions telles, que l'origine des nerfs soit parfaitement intacte ; 2° une base du crâne avec conservation des parties du cerveau qui avoisinent l'origine des nerfs. La première pièce servira à l'étude de l'extrémité centrale en elle-même. La seconde servira à l'étude du trajet crânien des nerfs.

L'extrémité centrale des nerfs crâniens semble échapper à toute règle. Tandis que l'origine de tous les nerfs spinaux se fait d'une manière uniforme et régulière, l'origine des nerfs crâniens semble échapper à toute règle, de telle sorte que les nerfs crâniens diffèrent autant les uns des autres, sous le point de vue de leur origine, qu'ils diffèrent en masse des nerfs spinaux. Nous verrons cependant plus tard qu'en faisant le départ des nerfs spéciaux de la tête, savoir : les nerfs olfactif, optique et acoustique ; les autres nerfs peuvent être, jusqu'à un certain point, rattachés à la loi des doubles racines (dont l'une ganglionnaire) que nous avons vue présider à l'origine des nerfs spinaux ; et que la grande différence qui existe entre les nerfs crâniens et les nerfs spinaux, tient à ce que les racines sensitives et les racines motrices des nerfs spinaux s'unissent intimement entre elles en dehors du ganglion, tandis qu'elles restent en général séparées dans les nerfs crâniens. Quant aux tentatives qui ont été faites pour rattacher les nerfs crâniens sensitifs aux prolongements crâniens des faisceaux postérieurs de la moelle, et les nerfs crâniens moteurs, aux prolongements crâniens des faisceaux antéro-latéraux de cette même moelle, ces tentatives n'ont encore conduit à aucun résultat satisfaisant, parce qu'elles sont prématurées. On ne saurait assez se dire : dans l'état actuel de la science, la détermination de l'extrémité centrale réelle des nerfs est entièrement à faire.

Extrémité centrale et trajet crânien du nerf olfactif.

Les *nerfs olfactifs* ou *première paire crânienne* (*nerfs ethmoïdaux*, Chauss.) sont deux rubans blancs et gris qui naissent de la circonvolution la plus reculée du lobe antérieur du cerveau, marchent, d'arrière en avant, dans l'anfractuosité que nous avons décrite sous le nom d'*anfractuosité des nerfs olfactifs*, et se renflent dans la gouttière ethmoïdale pour constituer une espèce de ganglion ou de *bulbe*, d'où partent les filets qui vont se distribuer à la membrane pituitaire (1).

Disposition générale des nerfs olfactifs.

Sous le rapport de leur extrémité centrale et de leur trajet crânien, les nerfs olfactifs sont des nerfs à part, et leur disposition justifie l'incertitude qui a longtemps régné et qui règne encore sur leur véritable caractère. Les anciens les regardaient non comme des nerfs, mais comme des prolongements du cerveau, prolongements qu'ils désignaient sous le nom de *caronculœ, processus mamillares olfactorii*, et qu'ils considéraient comme destinés à servir de couloir aux mucosités de cet organe : Massa, d'après Sprengel ; Zerbi, d'après Haller, les ont, les premiers, rattachés aux nerfs crâniens sous le titre de première paire. L'anatomie comparée, qui avait probablement suggéré aux anciens l'opinion qu'ils avaient émise au sujet de ces nerfs, est venue encore de nos jours inspirer des doutes sur leur qualité de nerfs, et les a fait considérer comme une dépendance de l'encéphale, comme le vestige des *lobes olfactifs* (2) des animaux. D'après les mêmes anatomistes, et je me

Les nerfs olfactifs sont des nerfs à part.

Ils sont le vestige des lobes olfactifs.

(1) Sur une femme morte hémiplégique, le ruban olfactif d'un côté, était notablement moins considérable que le ruban olfactif du côté opposé. Je n'ai pas noté si c'était du côté de l'hémiplégie.

Il y avait absence complète de l'un des rubans olfactifs et de l'anfractuosité antéro-postérieure correspondante sur le cerveau d'un enfant âgé de 8 à 9 ans, sur une pièce anatomique qui m'a été montrée par M. Bonamy.

(2) Nous avons vu, à l'occasion de l'anatomie comparée du cerveau, que chez un grand nombre d'animaux, au devant des lobes ou hémisphères cérébraux, se voyait une paire de lobes (*lobes olfactifs*) continue avec les nerfs qui

4.

rangerais volontiers de cette opinion, le nom de nerfs olfactifs serait réservé aux filets nerveux, qui, émanés du bulbe eth-moïdal, s'épanouissent dans la pituitaire. Sans entrer ici dans des discussions qui appartiennent à l'anatomie philosophique, voici les circonstances les plus remarquables que présentent l'origine et le trajet crânien de ce nerf.

Origine apparente. 1° Les nerfs olfactifs proviennent du cerveau, et c'est là un caractère qui leur est exclusivement propre : c'est le seul *nerf cérébral* proprement dit.

2° Ils naissent de la circonvolution la plus reculée du lobe antérieur, au devant de la substance perforée de Vicq-d'Azyr, qui limite cette circonvolution en arrière. Cette origine a lieu par un mamelon ou renflement pyramidal, *pyramide grise*, qu'on considère comme la racine grise du nerf olfactif. Ce renflement ou bulbe grisâtre, qu'on voit très bien en renversant le nerf d'avant en arrière, se prolonge, comme une traînée linéaire de substance grise, sur la face supérieure du nerf.

3° Indépendamment du renflement d'origine, si bien décrit par Scarpa, il existe encore deux ou trois racines blanches, ou plutôt des stries parfaitement figurées par Vicq-d'Azyr, savoir : la *racine externe* ou *longue*, cachée dans la scissure de Sylvius, et qui m'a paru provenir du lobe postérieur du cerveau, ou, plus exactement, de la lèvre postérieure de la scissure de Sylvius; la *racine interne* ou *courte*, qui naît de la circonvolution la plus interne du lobe antérieur, et vient s'unir à angle aigu avec la racine longue; souvent, entre ces racines, se voient une, deux, et même trois stries, qui viennent de la portion la plus reculée du même lobe antérieur. Il serait inutile et fastidieux tout à la fois de décrire toutes les variétés de cette origine.

Origine apparente des nerfs olfactifs.

Renflement ou bulbe d'origine.

Stries blanches ou racines blanches d'origine.

vont se distribuer dans la pituitaire, augmentant et diminuant avec ces nerfs et avec les facultés olfactives. Dans plusieurs espèces animales, les lobes olfactifs sont aussi volumineux, et même plus volumineux que les hémisphères cérébraux proprement dits.

Origine réelle. Les anatomistes n'ont pas borné leurs recherches à l'origine apparente des nerfs olfactifs, ils ont encore essayé d'en déterminer l'origine profonde ou réelle. Willis les faisait provenir de la moelle allongée, Ridley du corps calleux, Vieussens, Winslow et Monro, des corps striés (1) ; Tréviranus faisait naître la racine blanche externe de la corne d'Ammon.

Origine réelle des nerfs olfactifs.

Si, à l'exemple de Scarpa, on divise le cerveau par une coupe perpendiculaire dirigée transversalement au niveau du point de réunion des racines olfactives ; si on projette le jet d'eau sur le mamelon pyramidal d'origine ; si, enfin, comme Herbert-Mayo, on étudie cette origine sur un cerveau durci par l'alcool, on verra qu'indépendamment des stries blanches superficielles, il existe un grand nombre de racines blanches, profondes, divergentes, lesquelles m'ont paru provenir de la commissure antérieure, et nullement du corps strié (2), idée déjà émise par Malacarne, et adoptée par Meckel.

Racines blanches profondes.

Leurs rapports avec la commissure antérieure.

Il suivrait de là que les nerfs olfactifs naîtraient par une commissure, à la manière des nerfs optiques.

Trajet crânien. Né de cette manière par une sorte de bulbe ou renflement gris (*renflement* ou *bulbe d'origine*), le nerf olfactif se rétrécit, s'effile immédiatement, est reçu dans le sillon cérébral antéro-postérieur qui lui est destiné, et qui le conduit

Trajet crânien.

(1) Chaussier, qui avait adopté cette dernière opinion, désigne les corps striés sous le nom de *lobes olfactifs*, par opposition avec les couches des nerfs optiques qu'il appelait *lobes optiques*. Mais l'anatomie comparée établit qu'il n'y a aucune relation de développement entre les corps striés et les nerfs olfactifs, et que les dauphins, par exemple, dont les nerfs olfactifs rudimentaires sont tellement grêles, que leur existence a été révoquée en doute, ont des corps striés très volumineux.

(2) Scarpa dit que les racines profondes viennent d'un cordon blanc, placé en avant et au dessous des corps striés. Herbert Mayo, dans ses belles planches, a représenté ces racines comme provenant des corps striés. Voir, à ce sujet, l'excellente dissertation de M. Pressat, thèses de Paris, 18 décembre 1837. *Observation sur un cas d'absence du nerf olfactif* : dans cet intéressant travail, on trouve consignées et classées toutes les opinions des auteurs sur l'origine profonde du nerf olfactif.

v

jusque dans la gouttière ou fosse ethmoïdale, où il présente un renflement ou bulbe, *bulbe ethmoïdal*, analogue, à beaucoup d'égards, au renflement ou *bulbe d'origine*.

Aspect soyeux et sillonné du ruban olfactif. Vu inférieurement, le nerf olfactif se présente sous l'aspect d'un ruban soyeux, sillonné longitudinalement à sa partie moyenne (1).

Sa forme prismatique et triangulaire. Mais si on le renverse d'avant en arrière, on voit que ce nerf est prismatique et triangulaire, que ses deux faces latérales, concaves, répondent à l'une et à l'autre circonvolutions qui limitent le sillon antéro-postérieur, que son arête supérieure est formée par une traînée linéaire de substance grise qui unit la substance grise du renflement d'origine à la substance grise du renflement ethmoïdal.

Disposition de l'arachnoïde et de la pie-mère. L'arachnoïde se comporte, à l'égard de ce nerf, d'une manière particulière : au lieu de lui former tout d'abord une gaîne, elle passe au dessous de lui, et le maintient appliqué contre son sillon protecteur, tandis que la pie-mère passe au dessus, pour aller tapisser l'anfractuosité correspondante. Ce n'est qu'à quelques lignes en deçà du renflement ethmoïdal que le nerf se détache entièrement du cerveau.

Le ruban olfactif n'est pas canaliculé. Le ruban olfactif de l'homme n'est d'ailleurs nullement creusé à son centre, comme chez les mammifères ; durci par l'alcool, ce nerf se décompose en filaments blancs parallèles, tout à fait semblables aux fibres de la substance médullaire du cerveau. Sœmmerring et Tiedemann, qui rejettent ce canal chez l'adulte, l'admettent dans le fœtus humain, qui présenterait ainsi transitoirement la disposition permanente des ani-

---

(1) Willis et Santorini ont noté ce sillon. Scarpa a noté trois sillons, qu'il considère comme répondant à autant de lignes cendrées. M. Hipp. Cloquet (*Anatom. descrip.*, t. 2, p. 88) renchérit encore sur Scarpa, et admet sept stries longitudinales, dont trois cendrées et quatre blanches. Scarpa a remarqué que la proportion de la substance cendrée ou grise est beaucoup plus considérable chez le fœtus, qu'elle diminue chez l'adulte, et que c'est à peine si la substance grise existe chez le vieillard.

maux. Mais jusqu'à présent, mes recherches pour la démonstration de ce canal n'ont pas été plus heureuses chez le fœtus
que chez l'adulte.

Bulbe ou *renflement ethmoïdal*. Parvenus au niveau des
gouttières ethmoïdales, les nerfs olfactifs, qui ont convergé l'un
vers l'autre, se renflent immédiatement en un bulbe olivaire,
cendré (*tuberculus cinereus*, Sœmmerring), d'une consistance extrêmement molle, auquel Malacarne, le premier, a
donné le nom de *ganglion*, qui remplit la gouttière ethmoïdale,
et qui est composé de la manière suivante : au moment où ils
vont plonger dans le bulbe, les filaments blancs qui constituent
le ruban, ou mieux le prisme olfactif, s'écartent à la manière
d'une palme, et plongent dans l'épaisseur d'une substance
grise ou cendrée qui remplit également leurs intervalles : cette
substance est tout à fait analogue à la substance grise du cerveau, mais moins consistante ; elle n'est pas moins analogue à la
substance des ganglions : aussi Scarpa, à l'exemple de Malacarne, n'hésite-t-il pas à considérer le renflement ethmoïdal
comme un ganglion. C'est de ce renflement que partent les nerfs
olfactifs proprement dits, qui s'expriment pour ainsi dire à
travers les trous de la lame criblée de l'ethmoïde. On a dit que
la substance cendrée envoyait des prolongements à travers ces
trous ; mais la chose n'est nullement démontrée.

Bulbe ethmoï-dal.

Structure de ce bulbe.

Extrémité centrale de la 2e paire ou des nerfs optiques.

Les *nerfs optiques*, *deuxième paire*, présentent dans leur
origine, dans leur trajet crânien et dans leur texture, des
particularités qui les différencient de tous les autres nerfs.

Ils offrent ce caractère propre, qu'ils naissent par une commissure (la commissure optique) ; ou plutôt, par une exception
toute spéciale, les deux nerfs optiques se réunissent avant de
se rendre à leur destination respective.

Les nerfs op-tiques naissent par une com-missure.

Si on renverse d'arrière en avant le cervelet, on voit que les
nerfs optiques font suite aux corps genouillés externes, et conséquemment tirent leur origine des couches optiques, dont le

Ils font suite aux corps ge-nouillés exter-nes.

Le nerf opti-
que de l'homme
ne vient pas des
tubercules qua-
drijumeaux.

corps genouillé externe est une dépendance. Chez quelques
sujets, la lame blanche rubanée, qui constitue l'origine des
nerfs optiques, fait également suite au corps genouillé interne.
Jamais, chez l'homme, le nerf optique ne provient directement
ni en totalité, ni en partie, des tubercules quadrijumeaux antérieurs; ce n'est que par induction qu'on a admis cette origine
dans l'espèce humaine (1).

Ainsi, né du corps genouillé externe, auquel il fait suite, sans
autre ligne de démarcation que la différence de couleur, le nerf

(1) L'origine des nerfs optiques varie dans les diverses espèces d'animaux.
Chez les oiseaux, qui présentent ces nerfs à leur maximum de développement,
ils naissent, en totalité, des tubercules quadrijumeaux, devenus *lobes optiques*,
chez ces animaux, et transposés du côté de la base du cerveau. Les couches optiques ne concourent en rien à l'origine de ces nerfs. Chez les rongeurs, un
petit nombre de fibres provenant des couches optiques, viennent s'associer à la
masse de celles qui proviennent des tubercules quadrijumeaux antérieurs.
Chez les carnassiers, il y a, à peu de chose près, égalité entre les filets qui viennent des tubercules quadrijumeaux, et ceux qui émanent des couches optiques.
Au reste, si l'on a égard à ce fait, que les tubercules quadrijumeaux, les corps
genouillés externe et interne, et les couches optiques elles-mêmes, appartiennent au même système d'organes et font suite aux faisceaux innominés du
bulbe rachidien; si l'on prend en considération cet autre fait confirmatif du
précédent, savoir, qu'une bandelette blanche va du tubercule quadrijumal
antérieur au corps genouillé externe, et une autre bandelette blanche du tubercule quadrijumal postérieur au corps genouillé interne, on se rendra aisément compte de ces variétés d'origine, qu'il est facile de faire rentrer dans un
même type. Un fait important pour la question dont il s'agit, c'est que, dans
un grand nombre de cas d'atrophie des nerfs optiques, que j'ai eu occasion
d'examiner chez l'homme, l'atrophie portait sur le corps genouillé externe, et
nullement sur les tubercules quadrijumeaux antérieurs.

Un fait d'anatomie pathologique semblerait établir que le corps genouillé
externe et le ruban optique qui lui fait suite, sont indépendants de la couche
optique proprement dite. Voici ce fait: Sur une femme de 53 ans, complètement hémiplégique du mouvement à droite, j'ai trouvé la couche optique
gauche entièrement détruite et remplacée par du tissu cellulaire jaunâtre. Le
corps genouillé externe était intact, ainsi que le ruban optique. Je n'ai point
noté l'état de la vision; mais il est certain que j'en aurais fait mention, si elle
avait présenté quelque chose de particulier.

optique se présente sous l'aspect d'un ruban mince et large, qui contourne le pédoncule cérébral, parallèlement à la grande fente cérébrale, en dedans de laquelle il est situé. Dans ce trajet, il est appliqué contre le pédoncule cérébral, dont on le sépare facilement sans déchirure, sauf toutefois à son bord externe, où il adhère si intimement, qu'on a supposé que le pédoncule lui fournissait plusieurs racines.

Le nerf optique contourne le pédoncule cérébral.

Aussitôt qu'il a franchi ce pédoncule, le nerf se condense en un cordon aplati, qui se détache du pédoncule, se projette en dedans et en avant, et s'unit à celui du côté opposé pour constituer le *chiasma* (espace carré de Zinn), ou plutôt pour former, avec le nerf du côté opposé, une *commissure* dont la convexité est en avant et la concavité en arrière.

Commissure ou chiasma des nerfs optiques.

À partir du chiasma, le nerf optique change complètement de direction, et se porte en avant et en dehors, pour pénétrer presque aussitôt dans le trou de la base du crâne connu sous le nom de trou optique.

Trajet du nerf optique à partir du chiasma.

Dans son trajet au devant du pédoncule cérébral, il est en rapport : en arrière, avec le tuber cinereum, dans l'épaisseur duquel semblent naître quelques filets blancs, qui vont se porter au chiasma; en avant, avec la membrane qui forme le plancher antérieur du quatrième ventricule, et qui se prolonge sur la face supérieure du chiasma.

Une question importante se présente ici à résoudre. Y a-t-il entrecroisement total ou partiel des nerfs optiques dans le chiasma? Y a-t-il entrelacement sans entrecroisement, ou bien mélange intime des deux nerfs? Y a-t-il simple juxta-position des nerfs optiques qui seraient unis par une bandelette transversale? Enfin, le chiasma constitue-t-il une commissure, à laquelle aboutirait les deux nerfs optiques, ou qui serait le point d'origine de ces deux nerfs? Ces diverses opinions ont trouvé des partisans; des faits ont été invoqués à l'appui de chacune d'elles, ce qui indique, non point des variétés anatomiques dans la disposition du chiasma, mais une disposition complexe.

Diverses hypothèses sur la disposition des nerfs optiques dans le chiasma.

Il y a entrecroisement des nerfs optiques dans le chiasma; l'anatomie comparée le prouve : chez les poissons, les deux nerfs se croisent, sans s'unir; des faits pathologiques le prouvent encore : dans un grand nombre de cas d'atrophie d'un œil, l'atrophie se propageait au delà du chiasma, du côté opposé.

D'un autre côté, dans un non moins grand nombre de cas d'atrophie d'un œil, l'atrophie se propageait au delà du chiasma du même côté : d'où il semblerait résulter qu'il n'y a pas entrecroisement.

Enfin, dans tous les cas d'atrophie d'un œil, l'atrophie porte spécialement sur un des nerfs optiques au delà du chiasma, mais l'autre nerf m'a paru présenter constamment une diminution notable dans son volume.

Triple dispo-
sition des fibres
nerveuses au ni-
veau du chias-
ma.

Si on cherche à résoudre ces questions anatomiquement, soit sur des nerfs optiques durcis dans l'alcool, soit à l'aide du jet d'eau, on verra qu'au niveau du chiasma les fibres présentent une triple disposition : 1° que les fibres les plus externes du chiasma ne s'entrecroisent pas, 2° que les fibres les plus internes (et ce sont les plus nombreuses) s'entrecroisent, 3° que les fibres les plus postérieures se continuent d'un côté à l'autre à la manière d'une commissure.

Structure. Le nerf optique a une structure particulière. 1° Son origine n'a point lieu par filaments ou filets distincts, comme celle des autres nerfs, mais il est constitué jusques et y compris le chiasma, par une bandelette médullaire, dont les fibres sont juxta-posées et parallèles, absolument comme pour le nerf olfactif, comme pour la substance cérébrale; 2° à partir du chiasma, le nerf optique est enveloppé par une gaîne névrilématique, de la face interne de laquelle partent des prolongements ou cloisons qui partagent l'intérieur du nerf en canaux longitudinaux, dans lesquels est contenue la substance

Elle diffère de
de celle de tous
les autres nerfs.

médullaire. Le nerf optique n'est donc point, comme les autres nerfs, un groupe plexiforme de filets ou cordons nerveux, mais une réunion de canaux accolés, ce qui lui donne un aspect semblable à la moelle du jonc : de là sans doute l'opinion d'Eusachi et de quelques autres, qui croyaient le nerf optique creusé de canaux ; de là encore l'erreur de Reil, qui, ayant pris le nerf optique pour type de la structure des nerfs, regardait chaque filet nerveux comme creusé d'un canal central (1).

Extrémité centrale de la 3ᵉ paire ou du nerf moteur oculaire commun.

Le *nerf moteur oculaire commun, troisième paire*, a une *origine apparente* pénicillée ; il naît, par un groupe de filaments très déliés, des cordons intermédiaires aux pédoncules cérébraux, dans l'espèce de fossette intermédiaire à la protubérance et aux tubercules mamillaires. Quelques filets sembleraient émaner des pédoncules cérébraux eux-mêmes (2). Cette origine se fait dans une direction oblique en dedans et en avant, et dans l'étendue d'une ligne et demie environ. Les filets d'origine les plus internes avoisinent, sans l'atteindre jamais, la ligne médiane : c'est donc à tort que Varole et Vieussens ont admis qu'il y avait continuité entre le nerf moteur commun

Origine apparente.

(1) Chez le plus grand nombre des poissons, dont la vision s'exerce dans un milieu moins éclairé que le nôtre, le nerf optique est formé par une membrane plissée sur elle-même. Chez les oiseaux de proie, la membrane est plissée tantôt à la manière d'un éventail, tantôt à la manière d'un livre. Ces plis sont destinés à multiplier l'étendue de la surface et à augmenter l'intensité de la vision. Malpighi avait déjà fait cette observation sur le nerf optique de certains poissons. Desmoulins, qui a beaucoup étudié cette disposition, a démontré qu'elle était en rapport avec la perfection de la vue. Cette loi s'observe encore dans la rétine : ainsi, dans l'aigle, la rétine présente deux, trois, quatre plis superposés ; en sorte que chaque rayon lumineux agit sur seize surfaces au lieu d'agir sur deux.

(2) On voit assez souvent, en effet, les filaments les plus externes naître du bord interne, et même de la face inférieure du pédoncule cérébral, à une certaine distance du bord interne ; dans ce cas, ils ne naissent pas des pédoncules, mais ils se bornent à les traverser. Il en est sans doute de même des filets d'origine que Ridley et Molinelli disent avoir vus provenir de la protubérance. Je n'ai jamais rencontré cette origine à la protubérance, ni ce nerf accessoire que Malacarne dit venir de la partie supérieure des jambes du cervelet ou pédoncules cérébelleux moyens, et qui contournerait le bord de la protubérance pour aller grossir la 3ᵉ paire.

du côté droit et celui du côté gauche, et expliquent, par cette disposition anatomique, la simultanéité d'action des deux yeux.

Origine réelle de la 3e paire. *Origine réelle.* Sur un cerveau durci par l'alcool, et mieux encore, sur un cerveau de fœtus, on suit assez bien ces filaments dans l'épaisseur des faisceaux médians intermédiaires aux pédoncules cérébraux, et nous avons vu que ces faisceaux médians étaient le prolongement des faisceaux innominés du bulbe. On voit les filaments d'origine du nerf traverser ces faisceaux, en divergeant, et se porter de haut en bas au niveau de la protubérance, où ils m'ont échappé à raison de leur ténuité et de leur divergence. Je n'ai vu aucun de ces filets se diriger vers les tubercules mamillaires, et atteindre les parois du ventricule moyen ou la commissure antérieure, ainsi qu'on l'a dit. Je ne les ai pas vus se renforcer, d'après l'idée de Gall, dans la substance noirâtre (*locus niger*, de Sœmmerring) qui sépare les pédoncules cérébraux proprement dits du prolongement des faisceaux innominés du bulbe.

Trajet crânien. *Trajet crânien.* Nés de cette manière, les filets d'origine du nerf moteur commun convergent en un faisceau aplati qui passe entre l'artère cérébrale postérieure et l'artère cérébelleuse supérieure, sur laquelle il se réfléchit; aussitôt qu'il a franchi l'intervalle compris entre ces artères (1), il s'arrondit, se porte en haut, en dehors et en avant, plongé dans le tissu cellulaire réticulé sous-arachnoïdien de la base du cerveau, et gagne les côtés de la selle turcique pour s'engager dans un canal que lui fournit la dure-mère, dans l'épaisseur de la paroi externe du sinus caverneux.

(1) Cette disposition des artères et des nerfs avait fixé l'attention de Sabatier, qui croyait pouvoir expliquer par là la pesanteur des yeux aux approches du sommeil, et l'affaiblissement, porté jusqu'à la paralysie, des muscles auxquels se distribuent ces nerfs dans les congestions cérébrales.

Cette explication ne saurait être admise; d'ailleurs la plupart des nerfs crâniens affectent des rapports analogues avec les gros troncs artériels de la base du crâne.

Extrémité centrale de la 4ᵉ paire ou nerf pathétique.

Le plus grêle des nerfs crâniens, le *nerf pathétique*, *qua-* Sa destination.
rième paire, *nerf du grand oblique de l'œil*, *nerf trochléa-*
teur, n'est pas moins remarquable par sa destination exclusive
au muscle grand oblique de l'œil, que par son origine et par le
long trajet qu'il parcourt dans le crâne. Le nom de *nerf pathé-*
tique vient de ce qu'on a considéré le muscle grand oblique
comme spécialement destiné à l'expression de l'amour et de la
pitié. D'après Ch. Bell, ce nerf serait le *nerf respiratoire de*
l'œil.

L'origine apparente de ce nerf a lieu immédiatement au Son origine
dessous des tubercules quadrijumeaux (*nervus qui propè* apparente.
lates oritur, Eustachi), de chaque côté de la valvule de Vieussens, tantôt par une, tantôt par deux, trois ou même quatre
racines. Quelquefois les racines sont multiples d'un côté, tandis
qu'il n'y en a qu'une seule du côté opposé. Souvent le nerf du
côté droit et celui du côté gauche sont unis par des stries blanches qui constituent une sorte de commissure transversale;
d'autres fois ils ne naissent pas au même niveau. On suppose,
plutôt qu'on ne le démontre, que ce nerf, exclusivement moteur, émane du prolongement crânien du faisceau moteur
(faisceau antéro-latéral) de la moelle (1).

Origine réelle. On a pensé que quelques filets venaient des Son origine
tubercules testes, que d'autres venaient du cervelet, que réelle.
quelques uns avaient leur origine réelle bien plus bas que
l'origine apparente : tout ce qu'on voit, c'est que ces nerfs
se détachent de la valvule de Vieussens, à laquelle ils adhèrent si faiblement que la moindre traction suffit pour les détacher.

Trajet crânien. Immédiatement après leur origine, les

(1) M. Longet, considérant le faisceau triangulaire latéral de l'isthme comme
prolongement du faisceau antéro-latéral de la moelle, en fait naître le nerf
pathétique, ainsi que la branche non ganglionnaire du trijumeau.

Trajet crânien
des nerfs pathé-
tiques.

nerfs pathétiques se contournent, d'arrière en avant et de haut en bas, autour de l'isthme de l'encéphale, au devant de la circonférence antérieure du cervelet ; arrivent ainsi à la base du crâne, accompagnés par l'artère cérébelleuse supérieure, entre la 5e et la 3e paires, mais beaucoup plus rapprochés de la 5e, et se portent directement en avant, sur les côtés de la selle turcique, pour traverser la dure-mère, bien au dessous de la 3e paire, et pénétrer dans le sinus caverneux où nous les suivrons plus tard. Dans tout ce trajet, ils sont situés entre l'arachnoïde et la pie-mère, au milieu du tissu cellulaire réticulé qui se voit dans cette région.

Variétés.

Wrisberg dit que le nerf pathétique droit est plus volumineux que le nerf pathétique gauche. Ruysch dit avoir vu le nerf pathétique double, ce qui est bien difficile à croire, à moins que Ruysch n'ait voulu parler d'un nerf bifurqué à son origine. Vésale considérait ce nerf comme une racine de la 3e paire ; d'autres anatomistes l'ont regardé comme une dépendance de la 5e.

Extrémité centrale de la 5e paire ou des nerfs trijumeaux.

Origine appa-
rente des nerfs
trijumeaux.

Origine apparente. Le *nerf trijumeau*, 5e *paire*, *nerf trifacial*, *nerf sympathique moyen*, est le plus volumineux des nerfs crâniens, après le nerf optique. Il naît des côtés de la protubérance sur la limite qui sépare ce renflement des pédoncules cérébelleux, précisément dans le lieu où les fibres moyennes de la protubérance viennent croiser, en se plaçant au devant d'elles, les fibres inférieures, pour constituer les pédoncules cérébelleux : en sorte que les nerfs trijumeaux semblent

Elle a lieu par
deux racines :

sortir par une fente étroite du sein de la protubérance. Cette origine est constituée par deux racines : l'une, *grosse*, l'autre,

1° Grosse ra-
cine ou racine
ganglionnaire ;

petite, que sépare un petit relief. 1° La *grosse racine ou racine ganglionnaire*, est une grosse masse fasciculée, qui est comme étranglée au point d'émergence, se renfle immédiatement, et s'aplatit en un gros faisceau, dans lequel on a pu compter jusqu'à 100 filets. Lorsqu'on arrache ce faisceau, la léchirure des filets n'ayant pas lieu au même niveau, il en réulte une espèce de mamelon, que Bichat considérait comme m mamelon d'origine, appartenant à la protubérance, et ayant pour avantage, à raison de sa convexité, de multiplier es surfaces.

2° *La petite racine, racine non ganglionnaire*, se comose de petits faisceaux, bien distincts les uns des autres, qui aissent de la protubérance en haut et en arrière de la grosse acine, par plusieurs filets : ils émergent de la protubérance ar une fente distincte de celle de la grosse racine, qu'ils croient pour venir se placer le long de son bord supérieur.

2° Petite racine ou racine non ganglionnaire.

On verra, plus tard, que la petite racine ne participe nullenent à la formation du plexus gangliforme connu sous le nom le *ganglion semi-lunaire* ou de *Gasser*, et va exclusivement ormer le *nerf crotaphylo-buccal*, branche du nerf maxillaire nférieur. Sœmmerring qui, le premier, a signalé cette dispoition, en a compris toute la portée et a fort ingénieusement omparé cette petite racine aux racines antérieures des nerfs pinaux, petite racine qui, comme ces dernières, est complèement étrangère aux ganglions correspondants.

La petite racine représente la racine antérieure des nerfs spinaux.

Origine réelle. Jusque dans ces derniers temps, l'origine le la 5e paire n'avait pas été suivie au delà du point d'émergence (1). Les auteurs modernes ont donné sur cette origine éelle des détails qui laissent bien peu à désirer. Gall, en étudiant la 5e paire, chez les mammifères d'abord, puis chez 'homme, a très bien vu que, chez ce dernier, l'origine du nerf était masquée par des faisceaux transverses de la protubérance qui n'existent pas chez les animaux. Ayant suivi ce nerf en râclant à travers les fibres de la protubérance, il a cru voir que la grosse racine se divisait en trois faisceaux principaux, qu'il a fait naître successivement de la substance grise

Origine réelle.

(1) Il faut en excepter Santorini, qui avait suivi cette origine jusque dans sa queue de la moelle allongée.

de la protubérance, et qu'il a pu suivre jusqu'au côté externe des corps olivaires (1).

Étude de l'origine réelle : Rolando, par des coupes successives faites de la protubérance vers la moelle, a parfaitement démontré qu'il n'existe pour la grosse racine de la 5ᵉ paire, qu'un seul faisceau ; que

1° Par des coupes ; ce faisceau se porte de haut en bas et d'avant en arrière, sous la forme d'un gros cordon, dans l'épaisseur de la protubérance, ou plutôt sur les limites de la protubérance et du pédoncule cérébelleux correspondant, parallèlement aux faisceaux de la pyramide antérieure, et qu'il va progressivement en diminuant de volume jusqu'au niveau de l'angle inférieur du 4ᵉ ventricule, où il disparaît. L'étude de cette origine sur un cerveau durci par l'alcool, et mieux encore sur un cerveau de fœtus, confirme toutes ces données, et établit que la grosse racine de la 5ᵉ paire est indivise et qu'elle vient de la

2° Sur un cerveau durci et sur un cerveau de fœtus. partie postérieure du bulbe rachidien, dans l'épaisseur du faisceau innominé du bulbe (2). Quant à la petite racine, on ne peut pas la suivre au delà de la surface de la protubérance, bien qu'il soit certain qu'elle naisse plus profondément. C'est par induction et non par démonstration que les physiologistes modernes ont admis que cette petite racine, que nous verrons être une racine motrice, naissait du prolongement du faisceau moteur ou antéro-latéral de la moelle, tandis que la grosse racine, ou racine sensitive, naissait du prolongement du faisceau sensitif ou postérieur de la moelle.

Trajet crânien de la 5ᵉ paire. *Trajet crânien.* Sortie de la protubérance, la 5ᵉ paire se porte en haut, en dehors et en avant, sous la forme d'un fais-

(1) Chez l'homme, l'origine de la 5ᵉ paire est aussi profondément placée que possible ; elle est moins profonde chez les carnassiers, moins encore chez les ruminants. Chez les ovipares, qui n'ont ni protubérance, ni lobes latéraux du cervelet, ni pyramides, ni olives, on voit à découvert, sans préparation, l'origine des nerfs de la 5ᵉ paire.

(2) Vicq-d'Azyr dit que les racines de ce nerf s'étendent jusqu'au cervelet ; mais cette assertion n'a pas été vérifiée. Le même anatomiste dit avoir vu souvent la 5ᵉ paire du côté droit plus volumineuse que celle du côté gauche.

eau aplati, gagne le bord supérieur du rocher, qui lui présente une dépression convertie en canal par un repli de la dure-mère, se réfléchit sur ce bord supérieur, et se comporte comme je le dirai plus bas.

Extrémité centrale de la 6e paire ou des nerfs moteurs oculaires externes.

Exclusivement destiné au muscle droit externe ou abducteur de l'œil, le *nerf moteur oculaire externe* ou *sixième paire*, si remarquable par sa communication avec le système du grand sympathique, est la moins volumineuse de toutes les paires crâniennes, après le nerf pathétique.

Origine apparente. Les auteurs ont singulièrement varié au sujet de cette origine : les uns, avec Morgagni, faisant provenir e nerf à la fois de la protubérance et des pyramides antérieures; les autres, avec Vieussens, de la protubérance seulement, ou, avec Lieutaud, des pyramides antérieures. Winslow le faisait naître entre la protubérance annulaire et le corps olivaire, et Haller, du sillon de séparation de la pyramide antérieure et de la protubérance. *[Origine apparente.]*

Le fait est que ce nerf, au milieu de quelques variétés, résente deux faisceaux d'origine bien distincts : l'un *interne*, plus petit, qui naît de la protubérance, soit au niveau de son bord inférieur, soit au voisinage de ce bord; l'autre *externe*, plus volumineux, qui semble émerger en dehors de la partie supérieure de la pyramide antérieure. Ces deux faisceaux sont composés de filets bien distincts : il n'est pas rare de voir quelques uns de ces filets naître de l'olive, ou du sillon qui sépare les deux pyramides. *[Il présente deux faisceaux d'origine.]*

Origine réelle. Plus facile à voir chez les mammifères que chez l'homme. Chez les premiers, Gall l'a suivie le long et à côté des pyramides; Herbert-Mayo lui fait traverser la protubérance pour se rendre à la partie postérieure de la moelle allongée. La ténuité des filets de ce nerf, la facilité avec laquelle ils se détachent du bulbe par la traction la plus légère, permettent difficilement de les suivre au delà de leur point d'émergence. *[Origine réelle.]*

Mais en étudiant cette origine sur une pièce durcie par l'alcool concentré, il est facile de voir que ces filets ne s'enfoncent pas dans la pyramide antérieure, mais se portent horizontalement en dehors, en se moulant sur la convexité de cette pyramide, immédiatement au dessous du bord inférieur de la protubérance ; que, parvenu au côté externe de la pyramide, ce nerf semble s'épanouir en filets ascendants qui montent dans l'épaisseur de la protubérance, à côté des racines du nerf facial, et en filets descendants qui vont se porter dans le plan supérieur du bulbe.

Trajet crânien. Ce nerf se porte de bas en haut, et un peu de dedans en dehors, de chaque côté de la gouttière basilaire, et traverse la dure-mère au niveau et au dessus du sommet du rocher pour pénétrer dans le sinus caverneux : souvent les deux faisceaux d'origine du moteur oculaire externe se sont réunis avant de traverser la dure-mère ; plus souvent, ils la traversent isolément et ne se réunissent que dans le sinus.

Trajet crânien de la 6e paire.

Extrémité centrale de la 7e paire (nerf facial et nerf auditif).

Nous étudierons successivement : 1° l'extrémité centrale du *nerf facial* ou *portion dure* de la 7e paire, 2° l'extrémité centrale du *nerf auditif* ou *portion molle*.

1° *Extrémité centrale du nerf facial, portion dure de la septième paire.* Le nerf facial naît dans la fossette latérale du bulbe, immédiatement au dessous du bord inférieur du pédoncule cérébelleux, ou plutôt sur la limite qui sépare le pédoncule de la protubérance, en dedans des racines antérieures du nerf auditif, au dessus du nerf de la 8e paire. Il émerge de la partie antérieure du corps restiforme sous l'aspect d'un ruban fasciculé, dont quelques filets, d'abord situés à distance du ruban, viennent bientôt s'y rallier ; contourne le bord inférieur du pédoncule auquel il est accolé, et sur la convexité duquel il se moule, et devient libre pour se porter en dehors et en haut. Il est complètement dépourvu de névrilème jusqu'au moment où il devient libre.

Origine apparente.

L'*origine réelle* de ce nerf est bien plus profonde ; on peut la suivre, à travers le corps restiforme, jusque dans l'épaisseur de la protubérance où on voit ce nerf s'épanouir en filaments dont les uns se portent en dedans, du côté de la ligne médiane de la protubérance, les autres en dehors du côté du cervelet. J'ai pu suivre quelques uns de ces filaments jusque dans l'épaisseur du faisceau innominé, au voisinage du sillon médian du calamus.

Origine réelle.

2° *Extrémité centrale du nerf auditif.* Le *nerf auditif, portion molle de la septième paire*, est rubané et non fasciculé à son origine ; il naît par deux racines bien distinctes : l'une antérieure, l'autre postérieure : l'antérieure naît dans la même fossette que le nerf facial, et immédiatement en dehors de ce nerf et au dessous du pédoncule cérébelleux ; la racine postérieure contourne horizontalement la partie postérieure du corps restiforme, apparaît sur la face postérieure du bulbe rachidien, s'éparpille en filets qu'on suit jusqu'au sillon médian du calamus, et qui forment quelques unes des barbes de la plume du calamus scriptorius (1). On admet assez généralement pour les nerfs auditifs une commissure transversale, mais cette commissure en forme de bandelette ne me paraît nullement démontrée.

Origine de la portion molle par deux ordres de racines.

Trajet crânien. La portion dure et la portion molle, si rapprochées à leur origine, ont un trajet crânien commun ; elles se détachent du bulbe au même niveau, se portent en dehors et en haut, au devant du lobule du cervelet qu'on appelle lobule du pneumo-gastrique, pour gagner le conduit auditif interne. Dans ce trajet, la portion dure est toujours située au devant de la portion molle.

Trajet crânien.

Le nerf auditif est le plus mou de tous les nerfs : c'est en

Mollesse du nerf auditif.

(1) Il est certain que le nombre des filaments blancs de la paroi antérieure du 4° ventricule, est extrêmement variable, et que plusieurs ne se continuent pas avec le ruban olfactif. On dit même avoir vu les filets postérieurs d'origine du nerf auditif, manquer complètement.

4. 39

grande partie à l'opposition qui existe sous ce point de vue entre le nerf facial et lui, que se rapporte la distinction des nerfs en mous ou sensitifs et en durs ou moteurs.

Extrémité centrale de la 8ᵉ paire.

Des trois nerfs qui constituent la 8ᵉ paire. Des trois nerfs superposés qui, par leur réunion, constituent la 8ᵉ paire, le *glosso-pharyngien* est le plus élevé; le *pneumo-gastrique* est au dessous, et, après lui, l'*accessoire* ou *spinal.* Ces trois nerfs naissent par une série non interrompue de racines rapprochées en haut, largement espacées en bas. Aucune ligne de démarcation réelle n'existant entre le glosso-pharyngien et le pneumo-gastrique, j'étudierai simultanément les extrémités centrale de ces deux nerfs.

1° et 2° *Extrémité centrale des nerfs glosso-pharyngien et pneumo-gastrique.* Les nerfs *glosso-pharyngien* et *pneumo-* **Origine commune des nerfs glosso-pharyngien et pneumogastrique.** *gastrique* ont une origine commune. Ils naissent à la manière des nerfs spinaux, par une série linéaire de filets qui se détachent, non point du sillon de séparation des corps olivaires et des corps restiformes, mais des corps restiformes eux-mêmes, au niveau des nerfs auditifs. Sœmmerring dit avoir vu quelques uns de ces filets naître de la paroi antérieure du quatrième ventricule; mais j'ai vainement cherché à constater ce fait, et je ne sache pas qu'aucun observateur ait été plus heureux.

Du reste, comme pour les nerfs spinaux, chaque filet nerveux résulte de la réunion de deux ou trois filaments convergents. Les filets du glosso-pharyngien, qui sont les plus élevés et qui naissent immédiatement au dessous du nerf auditif, ne sont nullement distincts à leur origine des filets du pneumo-gastrique; nous verrons, dans un instant, que les filets du pneumo-gastrique ne sont pas non plus distincts des filets de l'accessoire qui l'avoisinent. La distinction entre ces nerfs ne peut être établie qu'après leur groupement définitif.

On ne peut pas suivre les filets d'origine au-delà de la surface du bulbe. On a avancé, mais sans preuve, que les filets des nerfs glosso-pharyngien et pneumo-gastrique pouvaient être suivis, à travers les corps restiformes, jusqu'à la partie postérieure du ulbe. Ces filets qu'enveloppe le névrilème au moment où ils se détachent de la moelle, sont tellement grêles, que leur arrachement laisse à peine sur le lieu de l'implantation une trace sensible à l'œil armé de la loupe.

3° *Extrémité centrale de l'accessoire de Willis ou spinal.* Sous le rapport de l'origine, *l'accessoire* ou *spinal* est un nerf à part, qui a singulièrement fixé l'attention des anatomistes modernes ; et la divergence d'opinion des auteurs à cet égard tient à des variétés anatomiques très remarquables, non moins qu'à des différences d'interprétation des connexions de ce nerf avec la 1ʳᵉ paire cervicale (1).

Origine du spinal ou accessoire de Willis.

Il naît des parties latérales de la région cervicale de la moelle, entre les racines antérieures et les racines postérieures les nerfs cervicaux, derrière le ligament dentelé. Ch. Bell, qui le classe parmi les nerfs respiratoires, insiste beaucoup sur son origine du faisceau de la moelle, intermédiaire aux faisceaux antérieurs et aux faisceaux postérieurs, sur la même ligne que les nerfs pneumo-gastrique et facial, faisceau moyen qu'il considère gratuitement comme consacré aux nerfs respiratoires.

Idée de Charles Bell à cet égard.

Les racines du nerf accessoire ou spinal sont remarquables par leur nombre, par le long espace qu'elles occupent sur les côtés de la moelle, et par les variétés de nombre de ces racines.

On peut les diviser en deux groupes : 1° en celles qui naissent au dessous de la 1ʳᵉ paire cervicale (*racines cervicales*), 2° et en celles qui naissent dans l'intervalle qui sépare la 1ʳᵉ paire cervicale du nerf pneumo-gastrique (*racines bulbaires*).

On peut diviser les origines du spinal en deux groupes.

1° Les *racines cervicales* naissent immédiatement au devant des racines postérieures des nerfs du cou, à un quart de millimètre de ces racines. Leur origine va se rapprochant de

1° Racines cervicales du spinal.

(1) Lisez à ce sujet les dissertations ex-professo de Lobstein, Scarpa et Bischoff sur ce nerf. Dans l'étude des origines de ce nerf, il importe de ne point considérer comme des filets d'origine, de petits tractus fibreux sous-arachnoïdiens, qui se trouvent mêlés à ces filets d'origine.

plus en plus des racines postérieures à mesure qu'on s'élève vers la 1re paire cervicale. Plusieurs auteurs ont noté, comme une disposition assez fréquente, un filet d'origine émané de la 2° paire cervicale. Je ne l'ai pas rencontré dans quatre pièces, et par conséquent dans huit nerfs spinaux que j'ai étudiés pour cet objet; mais chez un grand nombre de sujets, le nerf spinal reçoit des filets d'origine de la 1re paire cervicale. Sur deux pièces que j'ai sous les yeux, et par conséquent sur quatre nerfs spinaux, une racine postérieure de la 1re paire se bifurque : l'une des branches de bifurcation se réfléchit de bas en haut, pour aller s'ajouter au nerf spinal ; l'autre branche continue le trajet primitif du nerf, pour aller se rendre au ganglion de la 1re paire cervicale.

Accolement du nerf spinal au cordon formé par la racine postérieure de la 1re paire cervicale. — Chez le plus grand nombre des sujets, le petit cordon cylindroïde formé par le spinal, cordon verticalement dirigé, s'accole à la face antérieure du cordon horizontal formé par les racines postérieures réunies de la 1re paire, si bien qu'on dirait au premier abord qu'il y a anastomose ou fusion de ces deux cordons (1). C'est dans ce point de conjugaison cruciforme qu'on voit quelquefois un aplatissement, une espèce de renflement d'apparence ganglionnaire, bien décrit par Huber (*in ganglion vix hordeaceum intumescit nervus accessorius*). Mais **Variétés.** cette disposition gangliforme n'est qu'apparente, de même que l'anastomose ou fusion des racines postérieures avec le nerf spinal, dans le point de conjugaison de ces deux nerfs. Chez quelques sujets, la racine postérieure de la 1re paire cervicale présente à ce point de jonction un renflement grisâtre ou nœud gangliforme, qui se prolonge jusqu'à la sortie du canal vertébral avec la même couleur et la même disposition, et semble n'être autre chose que le ganglion prolongé de cette 1re paire.

(1) Il n'est pas rare de voir le nerf spinal accolé aux racines postérieures de la 2°, de la 3° et de la 4° paires cervicales ; mais cet accolement est moins intime pour la 1re paire cervicale : en sorte qu'il y a toujours possibilité de le séparer.

Pour terminer ce qui a trait à ces filets d'origine cervicaux du nerf spinal ou accessoire, je dirai que ces filets sont tous ascendants verticaux et très largement espacés ; que ces filets naissent tous isolément ; que le filet le plus inférieur naît quelquefois au niveau de la 3ᵉ paire cervicale, plus souvent au niveau de la 4ᵉ ou de la 5ᵉ, rarement de la 6ᵉ ; je ne l'ai jamais vu naître au niveau de la 7ᵉ, disposition qui paraît normale chez le bœuf ; que, dans le cas où le nerf spinal naît au niveau de la 6ᵉ paire, le nombre des filets n'est pas plus considérable, mais les intervalles qui les séparent, beaucoup plus grands (1) ; que les filets inférieurs d'origine sont toujours distincts des racines postérieures, et naissent sur un plan antérieur, mais que les filets d'origine cervicaux supérieurs sont quelquefois sur la même ligne que les racines postérieures. J'ai vu cette disposition entre la 1ʳᵉ et la 2ᵉ paires cervicales.

Remarques sur les filets cervicaux d'origine des nerfs spinaux.

2° Les *filets bulbaires d'origine du nerf spinal,* qu'on pourrait encore appeler filets restiformes à raison du lieu précis de leur origine, naissent dans toute la hauteur de l'intervalle qui sépare les racines du pneumo-gastrique des racines postérieures de la 1ʳᵉ paire cervicale, font suite aux unes et aux autres, et semblent établir la continuité entre ces deux ordres de racines. Voilà pourquoi on a pu croire que tous ou presque tous les filets postérieurs de la 1ʳᵉ paire cervicale venaient s'ajouter au nerf accessoire, et que, dans ce cas, des filets émanés du nerf accessoire remplaçaient les filets postérieurs de la 1ʳᵉ paire.

2° Racines bulbaires du nerf spinal.

Les filets bulbaires du spinal naissent exactement sur la même ligne que les filets du pneumo-gastrique, et nullement sur un plan antérieur à ces derniers.

Lieu précis de l'origine de ces filets bulbaires.

Les filets bulbaires inférieurs sont ascendants, les filets bulbaires supérieurs sont horizontalement dirigés : ces derniers ont

---

(1) Dans un cas où l'origine la plus inférieure du spinal avait lieu au niveau de la 3ᵉ paire, cette origine qui ordinairement se fait par un seul filet, avait eu à la même hauteur par deux filets inégaux.

avec le pneumo-gastrique, des connexions intimes. Il est extrêmement fréquent de voir les filets bulbaires supérieurs former
un petit groupe distinct du spinal, distinct du pneumo-gastrique, se porter horizontalement en dehors, recevoir, au moment
où il s'engage dans le trou déchiré postérieur, un filet du pneumo-gastrique, et se jeter dans le spinal, ou bien rester distinct
de ce dernier.

Trajet crâ-
nien 1° des nerfs
glosso-pbaryn-
gien et pneumo-
gastrique;

*Trajet crânien 1° des nerfs glosso-pharyngien et pneumo-
gastrique.* Ils se portent horizontalement en dehors, accolés à
la lamelle fibreuse latérale du 4ᵉ ventricule, en formant deux
groupes à peine séparés par un léger intervalle. Les deux, trois
ou quatre petits faisceaux qui constituent le glosso-pharyngien,
sortent de la partie supérieure du trou déchiré postérieur par
une ouverture particulière. Les filets qui constituent le pneumo-gastrique, se rapprochent les uns des autres pour sortir par
le même trou déchiré postérieur, mais à travers une ouverture
distincte de celle qui appartient au précédent.

2° Du nerf
accessoire.

2° Le *trajet crânien ou plutôt vertébral du nerf accessoire
de Willis* est remarquable. Ce nerf, très ténu en bas, où il est
formé par un filet, et rarement par deux filets, se porte verticalement en haut, sur les côtés de la région cervicale de la
moelle à laquelle il est accolé, jusqu'au niveau de la 1ʳᵉ paire
cervicale. A partir de ce point, il s'éloigne de la moelle, se
porte en haut, en dehors et un peu en arrière, va grossissant
progressivement à mesure qu'il reçoit de nouveaux filets, gagne
la partie latérale du trou occipital, croise perpendiculairement
cette partie latérale, sur laquelle il se réfléchit en décrivant
une courbe à concavité inférieure, pour s'enfoncer dans le
trou déchiré postérieur, en dedans et en arrière du nerf pneumo-gastrique, avec lequel il sort du crâne.

Le nerf spinal, la moelle et le nerf pneumo-gastrique constituent un triangle rectangle dont le côté interne est formé
par la moelle; le côté externe est formé par le spinal, et la base
par le nerf pneumo-gastrique.

Le nerf spinal, considéré à la fois dans sa portion intra-crâienne et dans sa portion extra-crânienne, forme une courbe parabolique dont le sommet se trouve au trou déchiré postérieur.

Il résulte de ce qui précède : 1° que si les filets d'origine du nerf spinal qui répondent aux paires cervicales naissent du cordon latéral de la moelle, au devant de ces racines (1), les filets bulbaires sont évidemment sur la même ligne que les racines postérieures des nerfs spinaux et que les filets d'origine du nerf pneumo-gastrique.

Les racines bulbaires du spinal font suite aux racines postérieures des nerfs rachidiens.

Il suit encore que, relativement à la portion bulbaire du spinal, l'anatomie est en opposition formelle avec cette opinion des physiologistes, qui tendrait à établir que le nerf spinal remplit, à l'égard du pneumo-gastrique, le rôle de racine motrice, tandis que le pneumo-gastrique remplirait celui de racine sensitive.

Extrémité centrale du grand hypoglosse ou 9ᵉ paire.

Le *grand hypoglosse* ou *neuvième paire* naît du sillon qui sépare les éminences olivaires des éminences pyramidales, à la manière des nerfs spinaux, c'est à dire, par une série linéaire de filets superposés.

Lieu précis de l'origine du grand hypo-glosse.

Le sillon d'origine des filets de la 9ᵉ paire fait suite à la ligne d'origine des racines antérieures des nerfs spinaux : aucun filet ne vient de la ligne des racines postérieures; plusieurs semblent naître de la partie externe des pyramides, de même que quelques autres semblent naître de la portion de l'olive qui avoisine le sillon. Aucun de ces filets n'atteint la partie la plus élevée du sillon de séparation des olives et des pyramides. Les plus supérieurs émergent au niveau de la réunion des deux tiers supérieurs avec le tiers inférieur de l'olive.

Il fait suite aux racines antérieures des nerfs spinaux.

Chaque filet commence par trois ou quatre filaments bien distincts, divergeant à leur origine à la manière d'une patte d'oie. On doit noter les rapports de ces filets d'origine avec

( ) Il ne serait pas impossible que, par leur origine réelle, ces filets inter-cervicaux du spinal, appartinssent aux racines postérieures.

l'artère vertébrale qui passe au devant d'eux, et avec l'artère cérébelleuse inférieure interne qui passe derrière, et avec les ramifications vasculaires qui enlacent ces filets d'origine.

Origine réelle.   *L'origine réelle* ne peut pas être suivie au-delà du point d'origine apparente. Il m'a semblé que ces filets pénétraient dans l'épaisseur des corps olivaires, où il n'est pas possible de les suivre profondément.

Trajet crâ-nien.   *Trajet crânien.* Les nombreux filets d'origine du grand hypoglosse, qui commencent tous par trois ou quatre filaments, lesquels sont immédiatement revêtus par le névrilème, se groupent en deux ou trois faisceaux qui se portent horizontalement en dehors pour gagner le trou condylien antérieur, qu'ils traversent presque toujours séparément. Ainsi, on trouve deux, et quelquefois trois canaux fournis par la dure-mère pour le nerf grand hypoglosse.

DES NERFS CRANIENS

ÉTUDIÉS DEPUIS LEUR ENTRÉE DANS LES CANAUX ET LES TROUS
DE LA BASE DU CRANE, JUSQU'A LEUR TERMINAISON.

1ʳᵉ PAIRE OU NERFS OLFACTIFS.

Préparation. Solidifier ce nerf au moyen de l'acide nitrique étendu.
Étudier la membrane pituitaire, non par sa surface libre, mais par sa
surface adhérente au périoste. C'est entre le périoste et la pituitaire
qu'a lieu la distribution du nerf.

Avant Scarpa, on ne connaissait que les pédicules ou rubans
olfactifs, et le bulbe ou renflement ethmoïdal ; le passage des
nerfs olfactifs à travers les trous de la lame criblée, leur distribution dans l'épaisseur de la pituitaire, étaient à peine indiqués. L'anatomie comparée me paraît établir, de la manière la
plus positive, que les rubans olfactifs et le bulbe ethmoïdal
ne sont autre chose qu'un prolongement du cerveau, et que les
nerfs olfactifs proprement dits ne commencent qu'à partir du
bulbe ethmoïdal lui-même. *Les nerfs olfactifs ne commencent qu'au bulbe ethmoïdal.*

1° *Passage des nerfs olfactifs à travers la lame criblée de
l'ethmoïde.* Je rappellerai ici que la lame criblée de l'ethmoïde
est percée de trous, ou plutôt de divers ordres de canaux qui
se ramifient dans l'épaisseur même de cette lame criblée ; que
les uns se terminent directement à la voûte ou paroi supérieure
des fosses nasales, que les autres se divisent en internes, qui
se portent le long de la cloison et dégénèrent en gouttières, et
en externes, qui sont creusés sur les cornets supérieur et moyen,
et sur la lame quadrilatère située au devant d'eux. *Trous et canaux de la lame criblée de l'ethmoïde.*

Les nerfs olfactifs qui naissent du bulbe ethmoïdal par un
nombre considérable de faisceaux blancs, pénètrent immédia-

Les nerfs ol-
factifs s'expri-
ment à travers
les trous de la
lame criblée,

tement à travers la lame criblée, en se divisant et se ramifian
comme les canaux osseux eux-mêmes : la dure-mère fournit à
chacune des divisions une gaîne qui soutient leur mollesse.
Tous ces filets nerveux se partagent entre la cloison et la paroi
externe des fosses nasales : les antérieurs se portent d'arrière
en avant, les moyens verticalement en bas, les postérieurs
d'avant en arrière. Quelques uns seulement s'entrecroisent au
sortir de la lame criblée; tous s'épanouissent en pinceaux extrêmement déliés. C'est entre le périoste et la pituitaire que
sont reçues les divisions des nerfs olfactifs, dont aucune n'atteint ni le cornet inférieur, ni les orifices des sinus maxillaire,
sphénoïdal et ethmoïdaux : en dedans, ils ne dépassent pas la
partie moyenne de la cloison ; en dehors, ils ne dépassent pas le
cornet moyen (1).

Terminaison
de ces nerfs.

Quant à la terminaison définitive des filets olfactifs, a-t-elle
lieu par des papilles analogues aux papilles cutanées ? a-t-elle
lieu par un épanouissement en membrane, à la manière du
nerf optique dans la rétine, du nerf auditif dans le labyrinthe
membraneux ? Je n'ai vu rien autre chose que la terminaison
en pinceaux à filaments extrêmement déliés et très rapprochés.

Usages   des
nerfs olfactifs.

Usages. Les nerfs olfactifs sont les organes de l'olfaction.
Leur distribution établit que la faculté olfactive réside essentiellement et exclusivement à la voûte des fosses nasales et à
son voisinage. Le rôle de la 5e paire dans l'olfaction paraît se
réduire à donner à la pituitaire la sensibilité générale.

Aucun fait positif n'établit que cette 5e paire préside à la faculté olfactive, et un grand nombre de faits au contraire démontrent que l'olfaction est abolie toutes les fois que les rubans
olfactifs et les bulbes ethmoïdaux ont été détruits ou forte-

(1) Chez les mammifères, et en particulier chez le cheval, on voit un cordon
émané du nerf olfactif se porter en bas et en avant, le long de la cloison, parallèlement au nerf naso-palatin, au devant duquel il est situé, et se terminer dans
cette petite cavité incisive, située dans l'épaisseur de la voûte palatine des animaux, que M. Jacobson croit être le siège d'un 6e sens.

ment comprimés par le développement de quelque tumeur (1).

2ᵉ PAIRE OU NERFS OPTIQUES.

Nous avons suivi les nerfs optiques depuis leur origine jus- *Passage des nerfs optiques à travers les trous optiques.* qu'au chiasma, et depuis le chiasma jusqu'aux trous optiques : ces nerfs traversent les trous optiques, en même temps que l'artère ophthalmique qui leur est subjacente ; une gaîne de la dure-mère et un prolongement de l'arachnoïde qui se réfléchit immédiatement, les accompagnent.

Aplati jusque-là, le nerf optique s'arrondit au sortir du trou, et est reçu dans un anneau fibreux, formé par les insertions postérieures des muscles de l'œil ; là, il change un peu de di- *[Changement de direction de ces nerfs.* rection : d'oblique en avant et en dehors qu'il était jusqu'à ce point, il se porte presque directement d'arrière en avant jusqu'au globe de l'œil, qu'il pénètre par sa partie postérieure interne et un peu inférieure. Un étranglement circulaire bien manifeste se voit au point d'immersion du nerf optique dans l'œil (2).

Dans son trajet orbitaire, le nerf optique est entouré par *Trajet orbitaire des nerfs optiques.]* une très grande quantité de tissu adipeux, qui le sépare des muscles et des nerfs. Le ganglion ophthalmique, les nerfs et les vaisseaux ciliaires lui sont immédiatement appliqués. Une gaîne fibreuse, fournie par la dure-mère, l'accompagne jusqu'à la sclérotique, en sorte que par une exception toute spéciale, les nerfs optiques sont pourvus de deux gaînes protectrices : 1° de leur névrilème, 2° d'une gaîne fournie par la dure-mère. *Leur double gaîne fibreuse.* Du reste, le nerf optique présente dans toute sa longueur cette structure en moelle de jonc que nous avons vue commencer au chiasma. (Voyez *Extrémité centrale du nerf optique.*)

(1) Voyez, pour plus de détails, *Anat. et physiol. du système nerv.* par M. Longet.

(2) M. Arnold, dans ses belles planches sur les nerfs de la tête, a fait représenter deux filaments très déliés, établissant une communication entre le nerf maxillaire supérieur et le nerf optique. Je n'ai pas été assez heureux pour voir ces filaments.

Continuité du
nerf optique
avec la rétine.

Au moment où il pénètre dans le globe de l'œil, le nerf optique se dépouille de ses deux gaînes, qui semblent se continuer avec la sclérotique, et se trouve ainsi réduit à sa pulpe, qui s'épanouit pour constituer la rétine. Chez quelques sujets, la rétine présente une disposition radiée, très prononcée, autour de l'extrémité tronquée du nerf. (Voyez *Globe de l'œil, rétine.*)

Usages. Le nerf optique est le nerf de la vue : cet usage, fondé sur sa continuité avec la rétine, ne saurait être contesté.

3ᵉ PAIRE OU NERFS MOTEURS COMMUNS.

Préparation. Tous les nerfs de l'orbite doivent être étudiés simultanément. On commencera par les branches frontale et lacrymale de l'ophthalmique et par le nerf de la 4ᵉ paire. On passera ensuite à l'étude de la portion orbitaire du nerf nasal qu'on suivra plus tard dans les fosses nasales, et à celle du nerf moteur commun. On terminera par le ganglion ophthalmique, et par le nerf optique.

Trajet de la 3ᵉ
paire dans le si-
nus caverneux.

Nous avons suivi le *nerf moteur commun* depuis son origine en dedans des pédoncules cérébraux jusque sur les côtés de la lame carrée du sphénoïde, au dessous et en dehors de l'apophyse clinoïde postérieure (1); là, il est reçu dans une gouttière que lui forme la dure-mère, perfore cette membrane pour pénétrer dans le sinus caverneux, qu'il traverse d'arrière en avant, et un peu de dedans en dehors, et se divise avant de pénétrer dans l'orbite en deux branches d'inégal volume, l'une *supérieure*, l'autre *inférieure*.

Ses *rapports* dans le sinus caverneux sont les suivants : il est situé dans l'épaisseur de la paroi externe de ce sinus, en dehors de l'artère carotide interne, au dessus du nerf moteur

---

(1) La direction des nerfs moteurs communs dans leur trajet crânien est remarquable et mérite quelques détails. Entre les pédoncules, ces nerfs sont dirigés d'arrière en avant, puis ils se portent directement en dehors pour gagner la face inférieure des pédoncules, puis ils se dirigent d'arrière en avant pour gagner la dure-mère. Je ferai également observer que les filets d'origine ou nerfs se contournent les uns sur les autres, et que les inférieurs deviennent supérieurs.

externe, en dedans du nerf pathétique et de la branche oph- *Rapports des nerfs de la 3e paire dans le sinus caverneux.*
thalmique de la 5e paire ; il pénètre dans l'orbite par la portion
la plus interne, et par conséquent la plus large de la fente
sphénoïdale.

Il n'affecte de rapports immédiats avec les nerfs qui comme
lui traversent le sinus, qu'au moment où il va pénétrer dans
l'orbite ; là, il reçoit des filets très déliés du plexus caverneux du
grand sympathique, un filet également très délié de la branche
ophthalmique de la 5e paire ; après quoi le nerf moteur externe (1) vient se placer au dessous de lui, tandis que les nerfs
frontal et pathétique croisent sa direction en passant au dessus ; le nerf nasal est accolé à son côté externe pour se porter
ensuite entre ses deux divisions.

Le tendon du muscle droit externe lui fournit, pour son pas- *Son passage à travers l'anneau fibreux du muscle droit externe.*
sage à travers la fente sphénoïdale, un anneau fibreux bien
distinct de l'anneau fibreux destiné au nerf optique, anneau
fibreux qui lui est commun avec le nerf moteur externe et le
rameau nasal de l'ophthalmique.

Branche terminale supérieure. Beaucoup plus petite que *Branche terminale supérieure.*
l'inférieure, elle se place au dessous du muscle droit supérieur
de l'œil, et s'épanouit immédiatement en un grand nombre de
filets, dont un très gros avoisine le bord externe de ce muscle.
La presque totalité de ces filets est destinée au muscle droit
supérieur dans lequel ils pénètrent par sa face inférieure.
Plusieurs très grêles longent le bord interne du droit supé- *Elle fournit au droit supérieur et au releveur de la paupière supérieure.*
rieur pour se porter au releveur de la paupière supé-
rieure. Les filets de ce dernier muscle sont proportionnellement bien plus grêles et bien moins nombreux que ceux du
droit supérieur.

Branche terminale inférieure. Véritable continuation du *Branche terminale inférieure.*
tronc et pour son volume et pour sa direction, cette branche
se porte entre le nerf optique et le nerf moteur externe qui lui

(1) Il m'a paru qu'il existait une communication dans le sinus caverneux,
entre le nerf moteur commun et le moteur externe.

est accolé, et qui le sépare du muscle droit externe de l'œil,
Sa trifurca-
tion. et se divise presque immédiatement en trois rameaux : 1° un
interne, qui gagne la face interne du muscle droit interne,
dans lequel il s'épanouit : 2° un *moyen*, qui s'enfonce de suite
dans l'épaisseur du droit inférieur ; 3° un *externe* plus petit,
qui longe le bord externe de ce muscle jusqu'au petit oblique,
qu'il pénètre par son bord postérieur, et dans une direction
presque perpendiculaire. C'est du rameau du petit oblique que
Filet gros et
court du gan-
glion ophthal-
mique. naît le *filet gros et court*, qui va se rendre au ganglion ophthalmique. Quelquefois ce filet du ganglion naît isolément, et
semble une quatrième division de la branche inférieure.

J'ai vu le rameau du muscle droit inférieur naître par deux
racines dont l'une venait du rameau droit interne, et l'autre
du rameau du petit oblique. J'ai vu le rameau du petit oblique
envoyer directement une branche surnuméraire dans le muscle
droit inférieur, Enfin, quelquefois le rameau du petit oblique
et celui du muscle droit inférieur sont réunis : de telle sorte que
la branche inférieure de la 3ᵉ paire se divise en deux rameaux
seulement.

Chez un sujet, le nerf moteur commun fournissait un petit
filet au muscle droit externe ou abducteur de l'œil.

Chez un autre sujet, indépendamment du filet gros et court
qu'il fournit au ganglion ophthalmique, le nerf moteur commun envoyait au même ganglion plusieurs filets très déliés.

Communica-
tion du nerf mo-
teur commun
avec le ganglion
de Meckel. J'ai vu le nerf moteur commun communiquer avec le ganglion de Meckel de la manière suivante : deux filets nerveux,
l'un direct, l'autre rétrograde, naissaient du nerf moteur
commun encore contenu dans le sinus caverneux ; ces filets
se réunissaient bientôt et du point de conjugaison partaient :
1° un filet de communication avec la branche ophthalmique,
2° un autre filet qui descendait au ganglion de Meckel ; celui-ci, assez long, caché par l'artère carotide interne, se portait au nerf maxillaire inférieur pour aller se jeter dans le
ganglion de Meckel, précisément au point d'origine du nerf
vidien.

Résumé. Le nerf moteur commun fournit donc à tous les muscles de l'œil, moins le grand oblique et le droit externe. Son volume est remarquable et en rapport avec l'agilité et la fréquence de contraction de ces muscles : c'est dans ces muscles qu'on peut bien voir que la terminaison des nerfs musculaires n'a pas lieu par anses ou arcades. En pénétrant dans les muscles, les divisions du nerf moteur commun s'épanouissent en pinceaux aplatis, dont les filets s'anastomosent entre eux.

Usages. Ce nerf est exclusivement moteur ; sa compression ou sa destruction, assez fréquente chez l'homme, sa section chez les animaux, entraînent la paralysie de tous les muscles auxquels il se distribue, et par conséquent, 1° la paupière supérieure est abaissée ; 2° l'œil est entraîné en dehors par le droit externe de l'œil (strabisme externe) ; 3° l'oblique supérieur, privé de l'antagonisme de l'oblique inférieur, imprime à l'œil un mouvement de rotation de dedans en dehors, et un mouvement en avant (1) ; 4° par le filet gros et court, qu'il fournit au ganglion ophthalmique, filet gros et court que les physiologistes modernes considèrent comme la racine motrice de ce ganglion, le nerf moteur commun préside aux contractions de l'iris, qui reste dilaté et immobile par suite de la paralysie de ce nerf.

4ᵉ PAIRE. — NERFS PATHÉTIQUES OU TROCHLÉATEURS.

Le *nerf pathétique*, si remarquable par son excessive té- nuité, par son origine sur les côtés de la valvule de Vieussens, par l'étendue de son trajet crânien et par sa marche circulaire autour des pédoncules cérébraux, pénètre dans un pertuis que lui offre la dure-mère, sur le prolongement antérieur de la petite circonférence de la tente cérébelleuse, en dehors du nerf moteur commun ; il marche dans l'épaisseur de la paroi externe du sinus caverneux, en dehors et un peu au dessous du

---

(1) Ces effets de la contraction du muscle grand oblique, n'ont pas encore été bien analysés.

Trajet du nerf
pathétique dans
le sinus caver-
neux.
niveau du nerf moteur commun, sur le même plan que la branche ophthalmique, au dessus de laquelle il est situé; envoie un filet à cette branche ophthalmique, s'accole à son bord supérieur, et communique avec elle par plusieurs filets (1); il pénètre ensuite dans l'orbite avec le nerf frontal, division principale de cette branche ophthalmique, par la partie la plus large de la fente sphénoïdale, se porte en dedans et en avant, abandonne le nerf frontal, croise obliquement la branche supérieure du nerf moteur commun et la partie postérieure des muscles releveur de la paupière supérieure et droit su-

*Trajet orbi-
taire de ce nerf.* périeur de l'œil, pour atteindre le muscle grand oblique, qu'il pénètre par son bord supérieur, après s'être épanoui. Dans tout son trajet orbitaire, ce nerf est, comme le frontal de l'ophthalmique, subjacent au périoste.

*Intimité de
l'union du nerf
pathétique et de
la branche oph-
thalmique de
Willis.* L'union de la branche ophthalmique et du nerf pathétique est si intime, qu'on a pu croire que le nerf lacrymal provenait en entier et toujours du nerf pathétique et non du nerf ophthalmique lui-même. Mais une dissection attentive établit que cette assertion est complètemeent erronée. Cependant, j'ai vu, chez plusieurs sujets, le nerf pathétique fournir un rameau qui s'unissait à un filet émané de la branche ophthalmique, pour constituer le nerf lacrymal. Cette anastomose avait lieu dans le fond de la cavité orbitaire. Une autre manière de voir serait de considérer le nerf pathétique et la branche ophthalmique de Willis comme un seul et même nerf : chez certains sujets, il y a, en effet, un entrelacement tel, qu'il est impossible de les séparer.

Cette connexité du nerf pathétique et du nerf ophthalmique,

---

(1) Il n'est pas rare de voir le nerf pathétique, parvenu dans le sinus caverneux, se diviser en deux branches égales, dont l'une anastomotique, s'accole au bord supérieur de la branche ophthalmique, et dont l'autre continue le trajet primitif du nerf. Cette branche anastomotique m'a paru, dans un cas, se jeter dans le nerf frontal, à l'exception d'un seul filet qui rentrait pour ainsi dire dans le nerf pathétique.

m'avait fait croire (voyez la 1ʳᵉ édition de cet ouvrage) que le nerf pathétique concourait à la formation des nerfs de la tente du cervelet ; mais l'étude plus attentive de ce nerf, après macération prolongée dans l'acide nitrique étendu, m'a prouvé que ceux des nerfs de la tente du cervelet qui se détachent du nerf pathétique ne sont, en dernière analyse, que des filets de la branche ophthalmique qui, après s'être accolés au nerf pathétique, s'en détachent après un certain trajet.

Le nerf pathétique ne fournit point de nerfs à la tente du cervelet.

Usages. Le nerf de la 4ᵉ paire est exclusivement destiné au muscle grand oblique de l'œil. Pourquoi un nerf spécial pour ce muscle ? Est-ce pour exprimer certaines affections de l'âme, et en particulier l'amour et la pitié ? Mais, suivant la remarque de Sœmmerring, ce nerf existe chez tous les mammifères, chez les oiseaux et même chez les poissons.

Usages.

Camper a dit que les fonctions du pathétique survivent à celles des autres nerfs, et que cette circonstance influait sur la direction de l'œil des mourants.

D'après Ch. Bell, le nerf pathétique serait le nerf respiratoire de l'œil. Il occuperait, par son origine, la partie la plus élevée du faisceau des nerfs respiratoires. C'est, suivant le même physiologiste, le nerf de l'expression : il associe les muscles de l'œil, et établit des rapports entre l'œil et le système respiratoire ; mais les idées de Ch. Bell à ce sujet ne peuvent être regardées que comme une hypothèse ingénieuse.

5ᵉ PAIRE OU NERFS TRIJUMEAUX.

Le *nerf trijumeau* (*trifacial*, Chauss.), que nous avons vu se détacher des côtés de la protubérance par deux faisceaux ou racines bien distinctes, l'une grosse, l'autre petite, gagne le bord supérieur du rocher sur lequel il se réfléchit, et qui est déprimé près de son sommet pour le recevoir : un repli de la dure-mère, en forme de pont, convertit cette dépression en canal. Le nerf trijumeau, qui s'est élargi en passant sur le bord supérieur du rocher, continue à s'élargir sur la

Trajet de la 5ᵉ paire sur le rocher.

4. 40

face supérieure du même os, et se dirige en bas, en avant et en dehors; aussitôt, ses filets s'écartent et s'entrelacent pour se rendre à la concavité d'un renflement gris-jaunâtre, semi-lunaire, connu sous le nom de *ganglion semi-lunaire* ou de *Gasser*. Tous les filets de la 5ᵉ paire ne concourent pas à la formation de ce ganglion : si on renverse le nerf de dedans en dehors, on voit en effet au dessous du ganglion de Gasser, un cordon aplati, qui ne lui donne aucun filet, et si, d'une part, on poursuit ce cordon du côté de la protubérance, on voit qu'il est constitué par la petite racine de la 5ᵉ paire, laquelle occupe le côté interne du nerf qu'elle contourne ensuite pour se porter à sa face inférieure; si, d'une autre part, on poursuit ce cordon du côté de sa terminaison, on voit qu'il va se distribuer à tous les muscles élévateurs de la mâchoire supérieure et au muscle buccal.

Ganglion se-mi-lunaire ou de Gasser.

Cette disposition fort remarquable établit une analogie parfaite entre le nerf de la 5ᵉ paire et les nerfs rachidiens, qui nous ont présenté des racines ganglionnaires (racines postérieures) et des racines non-ganglionnaires (racines antérieures).

La 5ᵉ paire présente une racine non ganglionnaire et une racine ganglionnaire.

Le *ganglion de Gasser*, qui est logé dans une fossette particulière du rocher, est tellement adhérent à la dure-mère, qu'il est impossible de l'en séparer sans lacération. De sa convexité, qui est dirigée en avant et en dehors, partent trois rubans plexiformes, divergeant à la manière d'une patte d'oie et qui sont, en procédant d'avant en arrière : la *branche ophthalmique de Willis*, la *branche maxillaire supérieure* et la *branche maxillaire inférieure* : c'est à ce dernier nerf qu'aboutit directement la racine non ganglionnaire du nerf trijumeau; la branche ophthalmique et la branche maxillaire inférieure naissent souvent par un tronc commun; plusieurs filets s'éloignent des trois groupes, mais s'y rallient bientôt. On voit quelquefois des filets de communication entre la branche maxillaire supérieure et la branche maxillaire inférieure, au moment où ces nerfs vont s'engager dans leurs trous respectifs.

Adhérence du ganglion de Gasser à la dure-mère.

Trois branches partent de la convexité de ce ganglion.

D'ailleurs, la nature ganglionnaire du ganglion de Gasser

e saurait être contestée : car, de même que tous les gan- Nature gan-
glionnaire du
ganglion de Gas-
ser.
lions, il est formé par une substance grisâtre, pulpeuse,
u milieu de laquelle les filets nerveux sont éparpillés et
omme enchevêtrés pour se réunir sous de nouvelles combi-
aisons.

Du ganglion de Gasser (1) et plus souvent de la branche
maxillaire inférieure, partent plusieurs filets destinés à la
ure-mère, et qu'on peut suivre dans l'épaisseur de la tente
u cervelet : un certain nombre de filets sont destinés à la por- Filets de la
dure-mère par-
on de la dure-mère qui revêt le rocher et le sphénoïde. L'un tant du ganglion
de Gasser.
eux suit le trajet de l'artère méningée moyenne, et peut être
uivi jusqu'au voisinage du sinus longitudinal supérieur. La
émonstration de ces nerfs exige que la dure-mère ait été
réalablement rendue transparente par l'action de l'acide ni-
·ique étendu d'eau.

A. Branche ophthalmique de Willis.

La *branche ophthalmique de Willis* (*nerf orbitaire*, Son trajet dans
le sinus caver-
Vinslow ; *orbito-frontal*, Chauss.), *branche supérieure* de neux.
 5° paire, la moins volumineuse des trois branches du nerf
·ijumeau, se porte en avant, en dehors et en haut, dans l'é-
aisseur de la paroi externe du sinus caverneux où elle pré-
ente une disposition plexiforme. Là, elle se divise en trois
ameaux, savoir : un *externe* ou *nerf lacrymal*, un *moyen*, Sa division en
trois rameaux.
erf frontal, un *interne*, *nerf nasal*, lesquels pénètrent dans
orbite par des points différents de la fente sphénoïdale (2).

(1) Le ganglion de Gasser peut servir de type pour la démonstration de la
ructure des ganglions, tant est facile la séparation de la substance grise et des
ets blancs.

(2) L'étude de la branche ophthalmique, après macération dans l'acide ni-
iique, prouve mieux que celle de tout autre nerf la manière dont s'opère la
intorsion ou le *renversement* des filets nerveux les uns sur les autres dans
iaque nerf : ainsi, le nerf nasal est constitué par les fibres les plus supérieures
u nerf ophthalmique, lesquelles se portent en bas en croisant les fibres les plus
férieures du nerf ophthalmique, qui se portent en haut pour constituer le nerf
ccrymal.

Avant cette division, la branche ophthalmique fournit un filet
rétrograde (*nervus recurrens inter laminas tentorii*, Arnold), qui se porte en arrière, pour se jeter dans la tente du
cervelet.

Les nerfs de la tente du cervelet, qui m'avaient d'abord
paru naître à la fois du pathétique et de l'ophthalmique, mais
qui naissent bien évidemment de la branche ophtalmique seulement, se dirigent d'avant en arrière dans l'épaisseur de cette
tente, plus près de la face inférieure que de la face supérieure
et se divisent en filaments très déliés, dont les uns, externes,
se portent au voisinage de la partie antérieure du sinus latéral,
et dont les autres se contournent, d'arrière en avant, pour
gagner le sinus droit.

Nerf lacrymal ou lacrymo-palpébral.

Préparation. Découvrir d'abord ce nerf dans l'orbite, le suivre ensuite, d'avant en arrière, jusqu'à son origine. Cette dissection est difficile, à moins qu'on ne l'exécute sur une pièce qui a macéré dans l'a-
cide nitrique étendu. On poursuit, après cela, le nerf dans l'épaisseur
de la paupière supérieure.

La plus petite des trois divisions de la branche ophthalmique, le *nerf lacrymal*, naît en dehors de cette branche,
dans l'épaisseur de la paroi externe du sinus caverneux où
son origine et son trajet sont difficiles à découvrir, à cause de
son adhérence intime avec la dure-mère ; il pénètre dans l'orbite par la partie la plus étroite de la fente sphénoïdale, longe
le bord supérieur du muscle droit externe, traverse la glande
lacrymale, à laquelle il fournit plusieurs filets, perce l'aponévrose de la paupière supérieure, descend verticalement dans
l'épaisseur de cette paupière, entre l'aponévrose palpébrale
et le muscle orbiculaire, et se divise en deux filets cutanés
principaux, dont l'un, *palpébral*, longe le bord inférieur du
cartilage tarse, dont l'autre, *temporal* ascendant, va se perdre
dans la peau de la région antérieure de la tempe. Chemin faisant, la branche lacrymale a fourni un *rameau malaire* qu'on

ourrait considérer comme une branche de bifurcation du
erf. Ce rameau traverse l'os malaire, et va se distribuer à la
eau de la joue sans s'anastomoser en aucune manière avec le
erf facial (1).

Les *rameaux lacrymaux* proprement dits sont extrême-
1ent grêles. La principale terminaison du nerf lacrymal est
ans la paupière supérieure : aussi, ai-je cru devoir donner
ce nerf le nom de *lacrymo-palpébral*.

Chez un grand nombre de sujets, il semble que le nerf (et
I. Swan décrit cette disposition comme normale) naisse par
eux filets, dont l'un vient de la 5ᵉ paire et l'autre de la 4ᵉ.
lans une pièce que j'ai sous les yeux, il semblait au premier
bord qu'il y avait deux nerfs lacrymaux, dont l'un venait de la
1anière accoutumée, c'est à dire, de la branche ophthalmique,
t dont l'autre, externe, plus petit, venait à la fois du pathétique
t du frontal ; mais en étudiant avec soin ces pièces, après ma-
ération dans l'acide nitrique, il m'a été facile de voir que cette
isposition n'était qu'apparente, que, par le fait, les filets lacry-
1aux qui paraissent venir du pathétique appartiennent essen-
ellement à la branche ophthalmique, de laquelle ils se sont
réalablement détachés pour s'accoler fortement au nerf pathé-
que, dont ils semblent être une émanation directe : il se
asse là ce qui a lieu pour les nerfs de la tente du cervelet, que
ai cru longtemps provenir à la fois et du nerf pathétique et de
i branche ophthalmique.

Pourquoi le nerf lacrymo-palpébral semble venir à la fois de le 5ᵉ et de la 4ᵉ paires.

Nerf frontal.

Le *nerf frontal* (*fronto-palpébral*, Chaussier) est la conti-
uation du nerf ophthalmique, et sous le rapport du volume
; sous celui de la direction ; il pénètre dans l'orbite par la

(1) Les auteurs parlent d'un filet fourni par le nerf lacrymal, et qui s'ana-
•moserait avec la branche maxillaire inférieure, vers l'extrémité antérieure de
ffente orbitaire inférieure. Je n'ai point vu ce filet.

partie la plus élevée et la plus large de la fente sphénoïdale, en même temps que le nerf pathétique (1).

Division du nerf frontal en deux branches. Il se porte horizontalement en avant, entre le périoste et le releveur de la paupière supérieure, qu'il croise à angle aigu, et se divise dans le fond de l'orbite en deux rameaux inégaux, qui souvent ne se séparent qu'à la partie antérieure de cette cavité : ce sont le *frontal interne* et le *frontal externe* (2).

Branche frontale externe. *Branche frontale externe* ou *sus-orbitaire.* Plus considérable que l'interne, elle gagne le trou sus-orbitaire par lequel **Sa division :** elle sort de l'orbite pour s'épanouir en rameaux *ascendants* ou **1° En rameaux palpébraux ;** *frontaux*, et en rameaux *descendants* ou *palpébraux.* 1° Les *rameaux palpébraux*, très nombreux, se portent verticalement en bas dans l'épaisseur de la paupière supérieure ; un de ces rameaux se dirige horizontalement en dehors sous le muscle **2° En rameaux frontaux.** orbiculaire ; 2° les *rameaux frontaux*, ordinairement au nombre de deux, l'un externe, l'autre interne, sont la véritable continuation du frontal externe, qui se bifurque presque toujours à son passage par le trou orbitaire. Ils se réfléchissent de bas en haut : le *rameau frontal externe,* qui est le plus considérable, se place entre le muscle et le périoste, le *rameau frontal interne* se place entre le muscle et la peau ; tous deux se dirigent un peu obliquement en haut et en de-

(1) Les nerfs qui pénètrent dans la cavité orbitaire par la fente sphénoïdale, se divisent : 1° en ceux qui passent par l'anneau fibreux du muscle droit externe : ce sont le nerf moteur commun, le nerf nasal, et le nerf moteur externe ; 2° en ceux qui passent au dessus et en dehors des précédents, immédiatement au dessous de l'apophyse d'Ingrassias, entre le périoste et le droit supérieur : ce sont le nerf frontal, le nerf pathétique et le nerf lacrymal : celui-ci traverse isolément la fente sphénoïdale.

(2) Il n'est pas rare de voir se détacher du côté interne du nerf frontal un troisième rameau qu'on peut appeler *fronto-nasal,* qui se porte obliquement en dedans et en avant, passe au dessus du grand oblique qu'il croise, s'anastomose avec le nerf nasal externe, sort de l'orbite au dessous de la poulie du grand oblique, s'anastomose avec le nasal externe avant sa sortie, et se termine avec lui dans l'épaisseur de la paupière supérieure.

hors, s'épanouissent en ramifications divergentes, qui se sépa- rent à angle aigu, et peuvent être suivies jusqu'à la suture lamb-doïde. Tous ces filets sont destinés à la peau, il faut en excepter quelques uns qui sont périostiques ; mais pour bien voir ces derniers, il est nécessaire de soumettre la pièce à une macération dans l'acide nitrique. Il est certain qu'aucun de ces filets ne va se perdre dans le muscle frontal, lequel est exclusivement fourni par le nerf facial ou portion dure de la 7ᵉ paire.

Chez quelques sujets, il existe un *rameau frontal osseux* fort remarquable, qui pénètre dans le trou orbitaire supérieur par un pertuis ouvert dans ce trou, et parcourt un canal creusé dans l'épaisseur du frontal. Ce nerf, verticalement dirigé en haut comme le canal, émet successivement de petits filets qui deviennent périostiques. Le nerf lui-même sort définitivement du canal au niveau de la bosse frontale pour devenir sous-cutané.

Branche frontale interne. Presque toujours plus petite, elle est quelquefois cependant aussi considérable que la branche frontale externe ; son volume m'a paru en raison inverse de celui de cette dernière branche et de la branche externe du nerf nasal ; souvent divisé en deux rameaux, il sort de l'orbite entre le trou orbitaire supérieur et la poulie du grand oblique (*supra-trochlearis*), et se divise en filets *ascendants* ou *frontaux*, qui se répandent dans toute la portion des téguments du front intermédiaire aux nerfs frontaux externes droit et gauche, et en *filets descendants* ou *palpébraux* et *nasaux*, qui se portent, les premiers, verticalement dans la paupière supérieure, et les seconds sur le dos du nez, où ils s'anastomosent avec le nerf nasal.

Lorsqu'il existe deux rameaux frontaux internes, on voit le rameau le plus interne passer dans un anneau fibreux pratiqué dans l'épaisseur de la partie supérieure de la poulie du muscle grand oblique de l'œil, et se diviser en filets *palpébraux* et *nasaux*, tandis que le rameau le plus externe fournit les filets *frontaux*. Ce rameau externe traverse quelquefois l'arcade

Rameau du
sinus frontal.
orbitaire d'arrière en avant, dans un conduit particulier ; j'ai vu
ce rameau pénétrer dans le sinus frontal, en se portant de
dehors en dedans, s'appliquer contre la paroi antérieure du
sinus, puis sortir sur les côtés de la bosse nasale par un trou
particulier. Ce rameau ne fournissait aucun filet appréciable
dans le sinus, bien qu'il fût placé entre sa paroi antérieure
et la membrane qui le tapisse.

J'ai vu le nerf frontal divisé, dès son entrée dans l'orbite, en
quatre rameaux, dont les deux externes appartenaient au
frontal externe, et les deux internes, au frontal interne.

Nerf nasal.

Préparation. La portion orbitaire de ce nerf est facile à découvrir,
entre le nerf optique et le muscle droit supérieur. Le rameau nasal
externe est également facile à suivre sur la région frontale. Pour voir
le nasal interne, il faut pratiquer la coupe verticale antéro-postérieure des fosses nasales, sur le côté de la cloison : cette coupe
servira, d'ailleurs, à la démonstration de tous les nerfs profonds de la
face.

Mode d'ori-
gine.
Intermédiaire sous le rapport du volume au nerf frontal et
au nerf lacrymal de la branche ophthalmique de Willis, le
nerf nasal naît en dedans de l'ophthalmique, dont il est quel-
Ses rapports
dans le sinus
caverneux.
quefois distinct à l'entrée de cette branche dans le sinus caverneux : accolé d'abord à la face interne de la branche ophthalmique, il s'accole ensuite au côté externe du nerf moteur
commun, et pénètre avec lui dans l'orbite, en passant entre la
branche supérieure et la branche inférieure de ce dernier nerf ;
il se porte ensuite en dedans et en avant, au dessus du nerf optique, qu'il croise obliquement au dessous du muscle droit supérieur, puis au dessous du grand oblique ; gagne la paroi interne
Sa division.
de l'orbite et se divise, au niveau du bord supérieur du droit interne, en deux rameaux, le *nasal interne* et le *nasal externe*.

Filet long et
grêle du gan-
glion ophthal-
mique.
Avant d'entrer dans l'orbite, le nerf nasal fournit un *filet
long et grêle*, et quelquefois deux filets qui vont se rendre au
ganglion ophthalmique ; il fournit en outre directement un ou

lusieurs nerfs ciliaires qui se comportent comme les nerfs ci-
aires émanés du ganglion ophthalmique.

A. *Rameau nasal externe* (*palpébral*, Chauss.). Il se porte
'arrière en avant, en suivant la direction primitive du nerf, au
essous du muscle grand oblique, sort de l'orbite en passant
u dessous de la poulie cartilagineuse de ce muscle (*infrà tro-
chlearis*, Arnold), reçoit quelquefois la division du frontal,
ue j'ai désignée sous le nom de fronto-nasal (note de la page
30) (1), et se divise 1° en filets *palpébraux*, qui se portent en
as et en dehors dans l'épaisseur du muscle orbiculaire, et
anastomosent par arcade au niveau du bord libre de la pau-
ière supérieure; 2° en filets *nasaux* très multipliés, qui se
ortent sur le dos du nez, sans s'anastomoser en aucune ma-
ière avec les filets du nerf facial qui accompagnent la veine
ngulaire; 3° en filets *frontaux*, qui vont s'anastomoser avec
s divisions du nerf frontal interne.

B. *Rameau nasal interne* ou *ethmoïdal*. Son trajet est fort
emarquable : il s'engage dans le petit canal orbitaire interne,
ui le conduit dans la fosse ethmoïdale de la base du crâne (2),
a réfléchit d'arrière en avant sur les côtés de l'apophyse crista-
alli, pénètre dans les fosses nasales par la fente ethmoïdale,
ugmente sensiblement de volume, et se divise en deux ra-
uscules : l'un *interne* ou *nerf antérieur de la cloison*, l'autre
xterne ou *nerf de la paroi externe des fosses nasales*.

Marginalia: Rameau nasal externe. — Sa division: — En filets palpébraux, — En filets nasaux, — En filets frontaux. — Petit rameau nasal interne. — Sa division.

(1) J'ai vu le nerf nasal externe fournir un rameau qui se portait de dehors
n dedans, s'anastomosait avec le fronto-nasal, traversait la voûte orbitaire
our pénétrer dans la cavité du crâne, parcourait, sous la dure-mère, un trajet
un pouce, traversait l'os frontal en dehors et au dessus du sinus frontal, et se
istribuait à la peau du front.

(2) Il n'est pas rare de voir le nerf nasal interne, lorsqu'il est dans la gout-
ère ethmoïdale, donner un filet nerveux récurrent qui pénètre dans l'orbite
ir un petit conduit, antérieur au conduit orbitaire interne, et venir s'anasto-
oser avec le nerf nasal externe. J'ai vu ce petit rameau s'anastomoser avec le
meau fronto-nasal, que j'ai dit être (p. 630, note) une division anormale du
erf frontal.

Nerf antérieur de la cloison.

Le *ramuscule interne*, ou *nerf antérieur de la cloison*, gagne l'épaisseur de la membrane fibro-muqueuse qui revêt la partie antérieure de la cloison, et se divise en plusieurs filaments fort grêles qu'on peut suivre jusqu'au dessous de la partie moyenne de cette cloison.

Nerf de la paroi externe des fosses nasales.

Le *ramuscule externe*, ou *nerf de la paroi externe des fosses nasales*, longe le bord antérieur de la cloison, et se divise en deux filets secondaires, dont l'un se porte sur la partie antérieure de la paroi externe des fosses nasales, et s'épanouit sur les cornets; et dont l'autre (*naso-lobaire*, Chauss.), moins grêle, suit la direction primitive du nerf, se place derrière l'os propre du nez, qui lui fournit un sillon et souvent même un canal: de ce

Filet naso-lobaire.

filet naso-lobaire émanent plusieurs filets plus petits qui traversent plus ou moins obliquement l'os propre du nez, et vont se distribuer à la peau du nez. Parvenu au niveau du bord inférieur des os propres du nez, le filet naso-lobaire traverse d'arrière en avant, en s'élargissant, le tissu fibreux qui l'unit au cartilage du nez, et se répand à la peau de l'aile du nez et au lobule, sans s'anastomoser avec le nerf facial.

Dans sa partie crânienne, le nerf nasal interne est subjacent à la dure-mère, et bien distinct du nerf olfactif avec lequel il ne s'anastomose jamais.

Ganglion ophthalmique (1).

Préparation. On peut arriver au ganglion ophthalmique de plusieurs manières : 1° en préparant le rameau que le nerf moteur commun fournit au muscle petit oblique ; 2° directement, en enlevant le tissu adipeux, situé entre le muscle droit externe et le nerf optique. Le rameau que le nerf nasal fournit au ganglion ophthalmique et les nerfs ciliaires se découvrent d'ailleurs avec la plus grande facilité.

Le *ganglion ophthalmique, ganglion ciliaire*, est un petit renflement grisâtre, aplati, lenticulaire (*ganglion lenticu-*

---

(1) Les connexions du ganglion ophthalmique avec le nerf nasal (branche de l'ophthalmique de Willis), motivent la description de ce ganglion à la suite de ce nerf.

laire), qui occupe le côté externe du nerf optique, contre lequel il est appliqué, à deux ou trois lignes du trou optique, au milieu d'une grande quantité de tissu adipeux qui rend sa préparation difficile. Son volume présente beaucoup de variétés : quelquefois c'est un simple renflement miliaire, qui est le point de départ et l'aboutissant d'un certain nombre de nerfs. Pour la commodité de la description, on considère à ce ganglion quatre angles, deux postérieurs et deux antérieurs. Par l'*angle postérieur et supérieur*, il reçoit du nerf nasal le rameau long et grêle (*racine longue*) déjà indiqué, qui se détache de ce nerf pendant qu'il est encore contenu dans le sinus caverneux ; il n'est pas rare de voir une seconde racine longue, mais extrêmement grêle, fournie par le même nerf nasal au ganglion ophthalmique. Par l'*angle postérieur et inférieur*, il reçoit le rameau court et gros qui vient de la branche inférieure du moteur commun (*racine courte*). Par ses *angles antérieurs*, le ganglion fournit deux petits faisceaux de nerfs connus sous le nom de *nerfs ciliaires* (*nerfs iriens*, Chauss.). Enfin, il existe, pour le ganglion ophthalmique, une racine ganglionnaire (*racine molle*), ou mieux, un filet de communication entre ce ganglion et le ganglion cervical supérieur ; cette racine, signalée par Lecat et mieux décrite par M. Ribes, naît du plexus caverneux, et se porte tantôt à la racine longue ou nasale du ganglion ophthalmique, tantôt à ce ganglion ophthalmique lui-même.

Situation du ganglion ophthalmique.

Sa longue racine.

Sa courte racine.

Nerfs ciliaires.

Sa racine ganglionnaire.

Les nerfs ciliaires sont remarquables 1° par leurs flexuosités, qui sont identiques à celles des artères du même nom ; 2° par leur groupement en deux faisceaux, l'un *supérieur* au nerf optique, assez généralement composé de quatre filets ; l'autre *inférieur* au nerf optique, composé de cinq ou six. Les nerfs ciliaires ne s'anastomosent point entre eux avant d'arriver au globe de l'œil (1), à l'exception cependant du nerf ciliaire

Les nerfs ciliaires sont divisés en deux faisceaux.

---

(1) C'est donc à tort que Meckel appelle *plexus ciliaire* l'ensemble des nerfs ciliaires.

qui provient directement du rameau nasal, et qui s'anastomose avec un nerf ciliaire inférieur provenant du ganglion ophthal-

Les nerfs ci-
liaires perforent
la sclérotique.

mique. Parvenus à la sclérotique, les nerfs ciliaires la perforent plus ou moins obliquement et tout autour de l'insertion du nerf optique, à l'exception de deux ou trois qui traversent la sclérotique au voisinage de l'insertion des muscles de l'œil. Les rameaux ciliaires, après avoir traversé la sclérotique, s'aplatissent en rubans qui se portent d'arrière en avant, et parallèlement entre la sclérotique et la choroïde, attachés en quelque sorte à la première de ces membranes qui est sillonnée pour les recevoir; parvenus au voisinage du cercle ciliaire, chacun de ces nerfs se divise en deux ou trois filets qui s'anastomosent avec les filets voisins, et semblent se perdre dans le cercle ciliaire, lequel a été considéré, non sans quelques motifs, par les anatomistes modernes, comme un ganglion nerveux, *ganglion annulaire* (*annulus gangliformis seu gan-*

Leur terminai-
son dans le cer-
cle ciliaire et
dans l'iris.

glion annulare, Sœmmer.). Mais si on poursuit la dissection de ces filets nerveux à travers le cercle ciliaire, on voit que tous vont se rendre à l'iris où ils se terminent : on ne les voit pas manifestement pénétrer dans les procès ciliaires (1). Suivant quelques anatomistes (2), quelques uns de ces filets percent la sclérotique à son union avec la cornée, pour se distribuer à la conjonctive.

(1) Tiedemann, invoquant l'anatomie comparée, admet que les artères qui pénètrent dans la rétine, sont accompagnées par des filets nerveux très déliés, provenant du ganglion ophthalmique et des nerfs ciliaires; il a vu un filet nerveux pénétrer dans le nerf optique avec l'artère centrale de la rétine; il dit que les artères ciliaires sont accompagnées par des filets nerveux très déliés, qu'il a pu suivre jusque dans la rétine, jusque dans la zone de Zinn.

Tiedemann dit encore avoir vu, une seule fois, il est vrai, un filet nerveux assez considérable, venant du renflement nerveux connu sous le nom de ganglion de Meckel, se rendre au rameau gros et court qui, de la 3ᵉ paire, va concourir à la formation du ganglion ophthalmique.

(2) Études anatomiques sur l'œil. Thèse inaug. de M. Giraldès, 1836, n° 375.

B. *Branche maxillaire supérieure.*

Préparation. Scier l'arcade zygomatique, renverser le masseter, enlever la voûte orbitaire, préparer d'abord le filet lacrymal, le filet malaire et le filet temporal du rameau orbitaire ; vider ensuite la cavité orbitaire, enlever la paroi supérieure de la fosse zygomato-maxillaire pour arriver dans la fosse ptérygo-maxillaire à l'aide de deux coupes qui se réunissent à angle aigu sur le trou rond. Détacher les muscles ptérygoïdiens à leur insertion ptérygoïdienne ; suivre le nerf dans le canal sous-orbitaire et à la face.

Le *branche maxillaire supérieure*, branche moyenne du nerf trijumeau et pour la position et pour le volume, se porte d'arrière en avant, pour s'engager, après un très court trajet, dans le trou grand rond, qui le conduit dans la fosse sphéno-maxillaire ; gagne le canal sous-orbitaire, qu'il parcourt dans toute sa longueur ; prend, dans ce canal, le nom de nerf *sous-orbitaire* (*infrà orbitalis*). Parvenu à la partie antérieure de ce canal, il se recourbe de haut en bas, pour s'épanouir dans la joue. Plexiforme à son origine et dans le trou grand rond, la branche maxillaire supérieure est fasciculée dans le reste de son étendue. La petite racine ou racine non ganglionnaire du trijumeau lui est entièrement étrangère.

Son trajet.

Branches collatérales. Ce sont, dans l'ordre de leur origine : 1° le rameau orbitaire ou lacrymo-temporal ; 2° les nerfs qui partent du renflement connu sous le nom de ganglion de Meckel, savoir : les nerfs palatins, les rameaux sphéno palatins et le rameau vidien ou ptérygoïdien ; 3° les nerfs alvéolo-dentaires postérieurs, et le nerf alvéolo-dentaire antérieur ; 4° enfin, plusieurs filets grêles naissent soit du ganglion de Meckel, soit du nerf maxillaire supérieur lui-même, enlacent l'artère maxillaire interne, et concourent à la formation de son plexus (1).

Ses branches collatérales.

(1) J'ai vu un petit filet, émané du nerf maxillaire supérieur, croiser obliquement la branche ophthalmique en passant au dessus d'elle et du nerf de la 3e paire, et aller se jeter sur l'artère carotide interne, pour concourir à la formation du plexus caverneux.

Rameau orbitaire ou lacrymo-temporal.

Sa division : Ce rameau naît immédiatement au devant du trou du grand
rond, se détache du côté supérieur du nerf, traverse la fente
sphéno-maxillaire à laquelle il est accolé, pour pénétrer dans
l'orbite, dont il longe la paroi inférieure, et se divise en deux

1° En rameau lacrymo-palpébral ; rameaux secondaires : 1° un ascendant, c'est le *rameau lacrymo-palpébral de l'orbitaire*, qui pénètre la glande lacry-
male par sa face inférieure, s'anastomose avec le nerf lacrymo-
palpébral de la branche ophthalmique pour se distribuer à la
glande lacrymale, et envoie quelques rameaux à la paupière
supérieure, au voisinage de son angle externe : ces rameaux

2° En rameau temporo-malaire. sont tous cutanés ; 2° le *rameau temporo-malaire*, qui se
porte horizontalement en avant, pénètre dans le petit canal
pratiqué dans l'épaisseur de l'os malaire, et se subdivise en
filet malaire, qui traverse l'os malaire, et vient se distribuer
à la peau de la région malaire (1) et en *filet temporal*, qui
traverse la portion orbitaire du même os malaire et s'enfonce
dans l'épaisseur de la partie antérieure du muscle temporal,
où il s'anastomose avec le nerf temporal profond antérieur,
branche du maxillaire inférieur. J'ai vu quelquefois deux filets
temporaux traverser l'os malaire dans deux points différents.

Ganglion sphéno-palatin ou ganglion de Meckel.

Ganglion sphéno-palatin. Après avoir fourni le nerf orbitaire et pendant qu'elle est encore contenue dans la fosse sphéno-palatine, la branche maxil-
laire supérieure émet, par son côté inférieur, un gros rameau,
souvent deux (et quelquefois plusieurs), desquels partent immédiatement un grand nombre de nerfs divergents ; ce sont
les trois nerfs palatins, les nerfs sphéno-palatins et le nerf vidien : au point de divergence de ces nerfs, se voit un nœud
ou renflement que Meckel l'ancien (2), dont le nom est attaché

(1) On dit qu'il s'anastomose dans cette région avec le nerf facial ; je n'ai
jamais vu cette anastomose.

(2) Mém. de Berlin, 1749.

à la description de la 5ᵉ paire, a regardé comme un ganglion, et qui est connu, depuis lui, sous le nom de *ganglion de Meckel, ganglion sphéno-palatin*.

Dans un certain nombre de cas, j'ai vainement cherché, dans ce renflement, la structure ganglionnaire, c'est à dire, la substance grise et l'éparpillement des filets blancs. Ce renflement paraît alors n'être autre chose que le tronc commun ou le point de départ d'un grand nombre de nerfs ; dans d'autres cas plus nombreux, on voit manifestement, même à l'œil nu, une certaine quantité de substance grise interposée aux filets nerveux, mais tellement disposée, qu'elle permet, en général, de suivre les nerfs et en deçà et au delà du renflement ganglionnaire, en sorte qu'il est aisé de voir que les nerfs ne se détachent pas du ganglion lui-même, mais qu'ils viennent tous directement du nerf maxillaire supérieur (1). Voici d'ailleurs la description exacte de ce ganglion : renflement grisâtre, triangulaire, situé au dessous de la branche maxillaire supérieure, en dehors du trou sphéno-palatin (d'où le nom de ganglion sphéno-palatin qui lui a été donné par Meckel), au devant du trou vidien, au dessus des nerfs palatins postérieurs.

Variétés de la disposition du ganglion sphéno-palatin.

Description de ce ganglion.

Je vais décrire successivement les rameaux qui naissent de ce renflement ganglionnaire, ou plutôt qui lui font suite.

1° *Nerfs palatins.*

Au nombre de trois : un *antérieur*, qui est le plus considérable ; un *postérieur*, qui est le moyen sous le rapport du volume ; un *intermédiaire*, qui est le plus petit. Ces nerfs font suite au renflement connu sous le nom de ganglion de Meckel : il

(1) Dans un cas, le ganglion de Meckel se trouvait appliqué contre la face interne du nerf maxillaire supérieur. Dans ce même cas, de la partie supérieure du ganglion de Meckel partait un filet qui allait s'unir à la branche que le nerf moteur externe fournit au grand sympathique. Je n'ai pas pu découvrir les filaments qu'on dit établir une communication entre le ganglion de Meckel et le nerf optique.

est de toute évidence, dans le plus grand nombre de cas, qu'ils se détachent directement de la partie inférieure du nerf maxillaire supérieur. Les trois nerfs palatins semblent constitués par un rameau de bifurcation de la branche maxillaire supérieure.

Grand nerf palatin.

Le *nerf palatin antérieur*, ou *grand nerf palatin*, pénètre immédiatement dans le canal palatin postérieur, le parcourt dans toute son étendue, et, parvenu à son orifice inférieur, se réfléchit d'arrière en avant et se termine à la voûte palatine en se bifurquant.

Rameau nasal inférieur.

Chemin faisant, immédiatement après son entrée dans le canal palatin, il fournit : 1° un *rameau nasal inférieur*, rameau qui est destiné au méat moyen et aux cornets moyen et inférieur : la division destinée au cornet inférieur peut être suivie jusqu'à la partie antérieure du cornet ; 2° plusieurs petits filets qui traversent la paroi interne du sinus maxillaire et vont se rendre aux dernières dents molaires ; 3° au sortir du canal palatin, et même quelquefois pendant qu'il y est encore contenu, un *rameau staphylin*, qui s'épanouit en plusieurs filets, qui se portent tous en arrière dans l'épaisseur du voile du palais, et se divisent en *supérieurs*, qui vont se distribuer à la muqueuse nasale, et en *inférieurs*, qui vont à la muqueuse buccale de ce voile et à la couche glanduleuse subjacente : aucun filet ne peut être suivi dans l'épaisseur des muscles du voile du palais. Des deux branches terminales, qui toutes deux occupent la voûte palatine, l'une, externe, avoisine l'arcade alvéolaire, l'autre, interne, avoisine la ligne médiane ; elles se portent dans l'épaisseur de la couche glanduleuse palatine et se perdent dans l'épaisseur de ces glandes et de la muqueuse palatine et gengivale.

Rameau staphylin.

Nerf palatin postérieur ou moyen.

Le nerf *palatin postérieur* par la position, ou *moyen* par le volume, s'engage dans un conduit particulier, au sortir duquel il se porte d'avant en arrière, sous la muqueuse nasale du voile du palais et se divise en deux ordres de filets : les uns qui sont destinés aux téguments muqueux et à la couche glanduleuse du voile du palais ; les autres qui vont se distribuer aux muscles péristaphylin interne et palato-staphylin. M. Longet, à qui nous devons la connaissance de ce fait, l'a parfaitement expliqué en montrant que la branche crânienne du nerf vidien était une émanation du nerf facial, la racine motrice du ganglion sphéno-palatin ; et, en effet, il est extrêmement facile de suivre ce filet à travers le ganglion jusque dans le nerf palatin postérieur (1). *Filets du péristaphylin interne et du palato-staphylin.*

Le *petit nerf palatin*, qui est le moyen par la position, est extrêmement grêle, et s'engage dans un conduit particulier et quelquefois dans le conduit palatin postérieur, et va se distribuer au tégument muqueux du voile du palais et à la couche glanduleuse subjacente. *Petit nerf palatin.*

J'ai vu un nerf palatin pénétrer dans le sinus maxillaire, au dessous de la membrane du sinus, traverser verticalement la tubérosité maxillaire derrière la dernière dent molaire, et se porter à la voûte palatine. *Variété.*

2° *Nerfs sphéno-palatins* ou *nasaux postérieurs*.

Préparation. Sur une coupe verticale du crâne qu'on aura fait macérer préalablement dans l'acide nitrique étendu, décoller la pituitaire de dessus la cloison et les cornets, étudier ces nerfs par la surface adhérente de cette membrane.

Extrêmement grêles, ils pénètrent par le trou sphéno-palatin dans les fosses nasales, où Scarpa les a suivis avec son exactitude accoutumée. Ils se placent tous dans l'épaisseur de la pituitaire, ou mieux, entre le périoste et la muqueuse, et ne peuvent être bien vus que lorsqu'on a détaché cette membrane fibro-muqueuse des os qu'elle revêt : on voit alors les filets nerveux à travers la demi-transparence de la couche fibreuse. Sous ce rapport, les pièces macérées dans l'acide nitrique étendu sont indispensables. Les nerfs sphéno-palatins se par- *Leur situation.*

(1) Ce fait d'anatomie explique la déviation de la luette dans les paralysies du nerf facial, dont la cause a son siège au dessus du premier coude du nerf facial, c'est à dire, au dessus de l'origine du filet crânien du grand nerf pétreux.

4. 41

tagent entre la cloison et la paroi externe des fosses nasales ; on les divise en *internes* et en *externes*.

Nerf de la cloison ou nerf naso-palatin.
A. Il n'existe qu'un nerf *sphéno-palatin interne :* c'est le *nerf de la cloison (naso-palatin,* Scarpa), qui se porte de dehors en dedans, au devant du sinus sphénoïdal, au dessous de l'orifice de ce sinus, gagne ainsi la cloison des fosses nasales. Dirigé d'abord presque verticalement en bas, il se porte ensuite presque horizontalement d'arrière en avant jusqu'au niveau de l'orifice supérieur du canal palatin antérieur où il s'engage, pénètre dans un conduit particulier, bien distinct du canal palatin antérieur, et parallèlement au conduit du naso-palatin du côté opposé. D'après M. Hipp. Cloquet, les deux nerfs naso-

Le ganglion naso-palatin ne paraît pas exister.
palatins se terminent aux angles supérieurs d'un ganglion qu'il appelle *naso-palatin,* sans arriver jusque dans la bouche; mais, quelques recherches que j'aie faites à cet égard, il m'a été impossible de rencontrer ce ganglion (1).

On voit manifestement les nerfs se porter dans la muqueuse palatine, derrière les dents incisives, sur cette saillie de la muqueuse palatine contre laquelle vient si souvent s'appliquer la pointe de la langue. Je n'ai vu d'anastomoses ni entre les deux nerfs naso-palatins, ni entre ces nerfs et le nerf palatin antérieur ou le nerf dentaire antérieur et supérieur.

Il n'est pas certain que le naso – palatin fournisse à la pituitaire.
Le nerf naso-palatin fournit-il quelques filets à la pituitaire sur la cloison? Les anatomistes ne sont pas d'accord à cet égard. J'ai inutilement cherché des ramifications de ce nerf sur un très grand nombre de pièces, dont la pituitaire était devenue transparente par l'immersion prolongée dans l'acide nitrique étendu. Assez constamment un filet se détache de la partie supérieure du naso-palatin, pour se réunir de nouveau après un

(1) Je lis dans Arnold, que j'ai eu si souvent occasion de citer, parce que ses travaux sont d'une exactitude et d'une sévérité au dessus de tout éloge, que le ganglion naso-palatin n'existe pas. Il fait observer, avec raison, que la description, ci-jointe, de M. Hippolyte Cloquet, laisse beaucoup à désirer. « C'est une petite masse rougeâtre, fongueuse, un peu dure, comme fibro-cartilagineuse et plongée dans un tissu cellulaire graisseux. »

certain trajet. Trois fois seulement j'ai vu un filet né de la partie antérieure du nerf se porter de bas en haut (1).

B. Les *nerfs sphéno-palatins externes*, *nasaux supérieurs* par opposition au nasal inférieur fourni par le nerf palatin, au nombre de trois ou quatre, se dirigent verticalement le long de la partie postérieure de la paroi externe des fosses nasales, et s'épanouissent en filets qui se portent sur les cornets et dans les méats : c'est seulement par la surface externe de la pituitaire qu'on peut voir ces filets.

Nerfs sphéno-palatins externes ou nasaux supérieurs.

Les nerfs sphéno-palatins externes et internes s'anastomosent-ils avec les divisions du nerf olfactif? Il ne m'a pas été donné de voir cette anastomose admise par quelques anatomistes.

C. *Rameau naso-pharyngien.* Bock et, après lui, Arnold ont décrit, sous le nom de *nerf pharyngien*, un rameau assez considérable, qui peut être considéré comme appartenant aux nerfs sphéno-palatins externes. Ce rameau passe dans un canal situé entre la face inférieure du sphénoïde et l'apophyse sphénoïdale de l'os palatin, se porte en arrière et en dedans, et se divise en plusieurs filets, qui se distribuent, les uns, à la muqueuse de la partie supérieure et postérieure aux fosses nasales ; les autres, à la muqueuse de la partie supérieure du pharynx, au voisinage de la trompe d'Eustachi. On peut rapporter à ce nerf un filet que M. Longet a vu se détacher du ganglion sphéno-palatin et se porter dans le sinus sphénoïdal.

Rameau naso-pharyngien.

3° *Nerf vidien* ou *ptérygoïdien*.

On décrit généralement ce nerf comme une émanation du ganglion de Meckel. Contentons-nous, pour le moment, de le considérer comme un moyen de communication entre ce ganglion, d'une part, le nerf facial et le ganglion cervical supérieur, d'une autre part, et ne prenons les expressions d'origine et de terminaison que dans un sens purement métaphorique. Né en

Nerf vidien ou ptérygoïdien.

(1) Arnold a fait représenter sept filets émanés du nerf naso-palatin se distribuant dans la pituitaire.

Trajet du nerf vidien. arrière du renflement connu sous le nom de ganglion de Meckel, le *nerf vidien* pénètre dans le canal vidien ou ptérygoïdien, au sortir duquel il traverse la substance cartilagineuse du trou déchiré antérieur, et se divise en deux filets : l'un, *supérieur*, ou *crânien*, ou *grand nerf pétreux superficiel*; l'autre, *inférieur*, ou *profond*, ou *carotidien*. Souvent la division du nerf ptérygoïdien a lieu, dès son origine, au ganglion de Meckel.

Rameau inférieur ou carotidien. 1° Le *rameau inférieur* ou *carotidien*, beaucoup plus considérable que le supérieur, est la continuation du tronc; il pénètre dans le canal carotidien, s'applique contre le côté externe de l'artère carotide, où il s'anastomose avec les nerfs qui établissent une communication entre le ganglion cervical supérieur et le nerf moteur oculaire externe, et concourt à la formation du plexus carotidien : un renflement gangliforme, aplati, se voit dans le lieu de cette anastomose. J'ai vu quelquefois deux rameaux carotidiens, dont l'un était très petit. Meckel avait considéré le rameau carotidien du nerf vidien comme l'origine principale et vraie du grand nerf sympathique ou nerf intercostal.

Grand nerf pétreux superficiel. Le *rameau supérieur* ou *crânien*, *grand nerf pétreux superficiel*, souvent double, pénètre dans le crâne entre le temporal et le sphénoïde, en même temps que le petit rameau correspondant de l'artère vidienne à laquelle il est accolé, se dirige en arrière et en dehors sous la dure-mère, logé, comme la petite artère pétreuse, dans une gouttière que présente la face supérieure du rocher, pénètre par l'hiatus de Fallope dans le canal du nerf facial, et s'anastomose avec ce nerf (1). Je dis

---

(1) J'ai vu le rameau supérieur du nerf vidien formé par trois filets bien distincts. Les anatomistes sont encore indécis sur la question de savoir si le rameau carotidien part du ganglion de Meckel, ou bien du ganglion cervical supérieur. Suivant M. Arnold, il appartient au système végétatif par sa couleur, sa mollesse et sa structure ; je ne saurais partager cette opinion, car il m'a paru qu'il y avait identité, sous tous les rapports, entre le rameau crânien et le rameau carotidien.

qu'il s'anastomose, car il y a en quelque sorte fusion de ce nerf avec le nerf facial, et non simple juxta-position. La corde du tympan, qui se détache du nerf facial à quelque distance de ce point, ne saurait être considérée comme le filet crânien du nerf vidien prolongé, filet crânien qui se serait simplement accolé au nerf facial. Nous verrons, à l'occasion du nerf facial, que le rameau crânien du nerf vidien est une émanation du nerf facial qui va se jeter en apparence dans le ganglion sphéno-palatin, mais qu'il est facile de suivre à travers ce ganglion jusque dans le nerf palatin postérieur qu'il concourt à former, et que c'est ce même filet crânien qui va se jeter dans les muscles péristaphylin interne et palato-staphylin.

La corde du tympan n'est pas le prolongement du rameau crânien du nerf vidien.

4° Nerfs alvéolo-dentaires postérieurs.

Préparation. Sur des os ramollis par l'acide nitrique, on voit très bien ces nerfs sans préparation, à travers la demi-transparence qu'a acquise le tissu osseux. Il faut étudier ces nerfs, et par la surface externe de l'os, et par la surface interne du sinus.

Au nombre de deux, distingués en supérieur et en inférieur, quelquefois au nombre de trois, les *nerfs alvéolo-dentaires postérieurs* se détachent du nerf maxillaire supérieur, tantôt par un tronc commun, tantôt isolément, au moment où ce nerf va s'engager dans le canal sous-orbitaire; se portent en avant et en bas, s'appliquent d'abord contre la tubérosité maxillaire, fournissent quelques filets qui vont se distribuer à la muqueuse buccale et aux gencives, et dont plusieurs se perdent manifestement dans la boule graisseuse de la joue; après quoi, les nerfs alvéolo-dentaires postérieurs sont immédiatement reçus dans des canaux creusés dans l'épaisseur de la tubérosité maxillaire, s'aplatissent et se présentent alors sous l'aspect de petits rubans.

Leur nombre est variable.

Trajet.

Le *nerf dentaire postérieur et supérieur* traverse d'arrière en avant la base de la tubérosité maxillaire, et va s'anastomoser au niveau de la fosse canine avec un filet émané du nerf dentaire antérieur.

Nerf dentaire postérieur et supérieur.

Le *nerf dentaire postérieur et inférieur*, plus considérable
que le précédent, parcourt au dessous de la tubérosité maxillaire, un trajet curviligne à concavité supérieure, et va s'anastomoser au niveau de la fosse canine avec le nerf dentaire
postérieur et supérieur. Aucun filet ne naît de la partie supérieure de ces nerfs, qui, inférieurement, émettent un très
grand nombre de filets, lesquels, par leur anastomose, constituent une série de mailles ou aréoles extrèmement remarquables : ces mailles ou aréoles, et les nerfs dentaires qui en
émanent, sont contenus dans l'épaisseur de l'os, mais sont
beaucoup plus rapprochés de la surface interne du sinus, que
de la surface externe de l'os maxillaire. C'est de ces mailles
que naissent les filaments extrèmement déliés, qui vont former
les nerfs dentaires des grosses et des petites molaires, filaments
qui sont en nombre égal à celui des racines (1).

On voit manifestement quelques filets se perdre dans le tissu
de l'os maxillaire ; aucun os ne présente un aussi grand nombre
de nerfs propres que le maxillaire supérieur.

2° *Nerf alvéolo-dentaire antérieur.*

C'est le seul rameau que le nerf maxillaire supérieur fournisse dans le canal sous-orbitaire (2) ; il naît à cinq ou six
lignes de l'orifice de sortie de ce canal. Il est tellement volumineux qu'il pourrait être considéré comme une branche de
Son anasto-
mose avec le
nerf dentaire
postérieur et su-
périeur.
bifurcation du nerf sous-orbitaire. Il s'engage de suite dans un
canal particulier, que lui fournit l'os maxillaire supérieur ;
donne en dehors un petit rameau, qui va s'anastomoser avec le
nerf dentaire postérieur et supérieur ; se porte d'abord horizontalement de dehors en dedans, puis verticalement en bas,
en contournant l'ouverture antérieure des fosses nasales, et se
réfléchit sur le plancher de ces fosses, contenu, pendant tout ce

---

(1) Dans les molaires à 2 et 3 racines, les filets nerveux se divisent dans
la pulpe dentaire et s'anastomosent entre eux dans l'épaisseur de cette pulpe.

(2) Quelquefois, cependant, j'ai vu le nerf dentaire postérieur et supérieur
naître dans le canal sous-orbitaire.

trajet, dans l'épaisseur de l'os maxillaire supérieur. Il est superficiel dans sa portion horizontale, profond dans sa portion
verticale, et n'est séparé de la pituitaire, dans ce dernier sens,
que par une couche osseuse très mince. Parvenu au niveau du
plancher des fosses nasales, à deux lignes de cet orifice, il
s'épanouit en un grand nombre de filets, dont les uns sont
descendants, dont les autres sont *ascendants* : ceux-ci se
réfléchissent de bas en haut, dans l'épaisseur de l'épine nasale
antérieure, où ils se perdent. Ils m'ont paru envoyer une petite
ramification dans la pituitaire. Les *filets descendants* se terminent en fournissant les nerfs dentaires des incisives, de la
canine et de la première molaire. Un grand nombre de filets se
perdent aussi dans l'épaisseur de l'os.

*Son épanouis-
sement :*

*En filets as-
cendants*

*Et en filets
descendants.*

Je n'ai pas vu les nerfs alvéolo-dentaires fournir à la membrane du sinus maxillaire.

Branches terminales de la branche maxillaire supérieure.

Parvenu à l'orifice antérieur du canal sous-orbitaire, le nerf
maxillaire supérieur, dont les filets étaient simplement juxta-
posés, s'épanouit immédiatement en un pinceau de rameaux divergents, situés sous le muscle élévateur profond de la lèvre supérieure. Ces rameaux peuvent être divisés : 1° en *ascendants* ou
palpébraux, qui se renversent en haut et en dehors sous le
muscle orbiculaire des paupières, pour se porter à la peau et
à la conjonctive de la paupière inférieure ; 2° en *internes* ou
nasaux très multipliés, qui vont sur les côtés du nez et sont
destinés à la peau de cet organe : l'un d'eux longe la sous-cloison ; 3° en *descendants* ou *labiaux*, qui sont les plus nombreux et qui se portent, en divergeant, dans l'épaisseur de la
lèvre supérieure. Ces rameaux labiaux croisent presque à angle
droit, avec ou sans accolement, mais sans anastomoses pro-
prément dites, les rameaux correspondants du nerf facial, et
constituent ainsi avec ces derniers une espèce de treillage, auquel on a donné improprement le nom de *plexus sous-orbitaire*. (Voyez *nerf facial*.)

*Epanouisse-
ment terminal
du maxillaire
supérieur :*

*En rameaux
palpébraux,*

*En rameaux
nasaux,*

*En rameaux
labiaux.*

Division des
rameaux la-
biaux :

En rameaux
cutanés.

Et en rameaux
muqueux et
glanduleux.

Variétés.

Les rameaux labiaux de la branche maxillaire supérieure, qui sont et plus nombreux et plus volumineux que ceux du nerf facial, parvenus dans l'épaisseur de la lèvre supérieure, se divisent en deux ordres de rameaux : les uns, *cutanés*, les autres, *muqueux* et *glanduleux*. Ces derniers se distribuent : 1° à la muqueuse de la lèvre supérieure, et plus particulièrement à son bord libre, 2° à la couche glanduleuse, si remarquable, qui lui est subjacente. Les filets cutanés, destinés à la peau et aux follicules pileux, sont inférieurs en nombre et en volume aux filets muqueux et glanduleux. Le développement de ces filets cutanés est en raison directe de celui des follicules pileux. Ils sont énormes chez les animaux à moustache.

J'ai vu les rameaux nasaux et palpébraux naître du nerf maxillaire supérieur, avant qu'il eût fourni le dentaire antérieur ; s'engager dans un conduit particulier, situé en dedans du canal sous-orbitaire ; sortir de ce canal au niveau de la ligne de séparation de la joue et du nez, et s'épanouir en filets nasaux et palpébraux, tandis que les rameaux labiaux présentaient la disposition accoutumée.

C. Branche maxillaire inférieure.

Préparation. Ce nerf devant être étudié et par sa face interne et par sa face externe, il est besoin de le préparer dans ces deux sens. Une coupe médiane antéro-postérieure, permettra de voir, sur la face interne du nerf, la corde du tympan, le ganglion otique et les origines de tous les autres rameaux de la branche maxillaire inférieure, le nerf du ptérygoïdien interne, le nerf lingual, le nerf dentaire, qui naissent en dedans de ce nerf. Pour voir la distribution des nerfs temporal profond, massétérin, buccal, ptérygoïdien interne et auriculo-temporal, il faut découvrir le nerf par son côté externe, abattre l'arcade zygomatique, renverser le masséter qu'on détachera d'avant en arrière jusqu'à l'échancrure sigmoïde, scier l'apophyse coronoïde à sa base, renverser de bas en haut le muscle temporal, et diviser avec beaucoup de précaution le muscle ptérygoïdien externe, à travers lequel passe le nerf buccal.

La *branche maxillaire inférieure*, division la plus postérieure et la plus volumineuse de la *patte d'oie*, formée par les trois branches du trijumeau, se porte en dehors et un peu en avant; et, après un très court trajet dans le crâne, sort par le trou ovale qui la conduit dans la fosse zygomatique, où elle s'épanouit de suite en sept rameaux. C'est à la branche maxillaire inférieure, qu'appartient la portion non ganglionnaire de la 5ᵉ paire, portion non ganglionnaire qui occupe la face inférieure du nerf dont elle se distingue par son isolement complet et par sa disposition non plexiforme, et avec lequel elle ne se confond qu'à sa sortie du trou ovale. Des sept rameaux que fournit par son épanouissement la branche maxillaire inférieure, trois sont *externes:* ce sont, le temporal profond, le massétérin et le buccal ; un *postérieur*, l'auriculo-temporal ; un *interne*, le ptérygoïdien interne ; deux *inférieurs*, le lingual et le dentaire inférieur. Ces nerfs peuvent être divisés en *collatéraux*, ce sont les cinq premiers ; et en *terminaux*, ce sont le lingual et le dentaire inférieur. Le *ganglion otique*, décrit par M. Arnold, appartient à ce nerf (1).

Il est positif que tous les *nerfs musculaires* du nerf maxillaire viennent de la *petite racine* ou portion non ganglionnaire du trijumeau.

A. Branches collatérales.

1° Branches externes, 1° nerf temporal profond.

Le *nerf temporal profond*, nerf du muscle crotaphite ou temporal, le plus souvent double, divisé en antérieur et en postérieur (2), naît du côté externe de la branche maxillaire inférieure, se porte horizontalement en dehors et en avant, entre la paroi supérieure de la fosse zygomatique, à laquelle il est comme accolé, et le muscle ptérygoïdien externe. Parvenu à la crête

(1) On trouve quelquefois un filet de communication entre le nerf maxillaire supérieur et le maxillaire inférieur, immédiatement avant qu'ils ne s'engagent dans leurs trous respectifs.

(2) Lorsque le nerf temporal est unique, il est suppléé par des filets émanés du rameau buccal et du rameau massétérin.

Ses anasto- qui sépare la fosse temporale de la fosse zygomatique, il s'a-
moses. nastomose avec plusieurs rameaux temporaux, fournis par le
buccal et le massétérin, et constitue avec eux une espèce de
plexus. Les branches qui en émanent se portent verticalement
en haut, dans l'épaisseur des couches les plus profondes du
muscle temporal, où elles se consument pour la plupart.

Un et quelquefois deux filets traversent l'aponévrose temporale, à un travers de doigt au dessus de l'arcade zygomatique, et devenus sous-cutanés, se portent de bas en haut pour
se distribuer à la peau correspondante. Quelques filets s'anastomosent avec les rameaux temporaux du nerf lacrymal de
l'ophthalmique du rameau orbitaire du maxillaire supérieur,
Ses filets cu- et avec le nerf facial. Les filets cutanés et la plupart des filets
tanés. anastomotiques de ce nerf attestent qu'il n'est pas exclusivement formé par le rameau moteur.

2° *Nerf massétérin.*

Le *nerf massétérin* naît du même point que le précédent
Son trajet ré- qu'il surpasse de beaucoup en volume, s'en sépare à angle aigu,
fléchi. se porte horizontalement en arrière et en dehors, accolé à la
paroi supérieure de la fosse zygomatique, entre cette paroi supérieure et le muscle ptérygoïdien externe, contourne de haut
en bas la face supérieure de ce dernier muscle, pour gagner
l'échancrure sigmoïde de l'os maxillaire inférieur (1), se
réfléchit sur cette échancrure, se porte verticalement en
bas, entre la branche de la mâchoire et le muscle masséter, ou
plutôt dans l'épaisseur des couches les plus profondes de ce
muscle, et peut être suivi jusqu'à son attache inférieure. Dans
son trajet le long de la paroi supérieure de la fosse zygomato-
Son rameau maxillaire, le nerf massétérin donne un petit *rameau temporal*
temporal. *profond* qui s'accole au périoste, se porte dans la fosse tem-

---

(1) Le nerf massétérin peut-il se rompre dans les luxations de la mâchoire
inférieure ? Sa disposition indique la possibilité de cette rupture ; mais je n'en
connais aucun exemple.

porale, et envoie un *rameau articulaire* à l'articulation temporo-maxillaire.

3° *Nerf buccal* ou *bucco-labial*.

Le *nerf buccal*, ou mieux *bucco-labial* (Chauss.), est fort
remarquable par son volume et par l'étendue de sa distribution, qui lui donne quelque ressemblance avec la portion correspondante du nerf facial; il ne l'est pas moins par sa distribution, qui doit le faire classer parmi les nerfs mixtes ou mus-
culo-cutanés. Il naît du côté externe de la branche maxillaire
inférieure par une, deux et même quelquefois par trois racines
qui traversent le muscle ptérygoïdien externe, et se réunissent
au sortir de ce muscle; de là, il se porte de haut en bas entre
l'apophyse coronoïde et la tubérosité maxillaire, donne plusieurs filets au ptérygoïdien externe, fournit au muscle temporal quelques rameaux, dont l'un, ascendant, s'anastomose
avec le temporal profond, et dont l'autre, descendant, se distribue au même muscle dans le voisinage de son insertion au
condyle, traverse quelquefois les insertions les plus inférieures
du muscle temporal, et, parvenu au niveau de la partie postérieure du muscle buccinateur, s'épanouit à la surface de ce
muscle en un grand nombre de rameaux divergents.

De ces rameaux terminaux, les uns, *ascendants*, viennent se
distribuer à la peau de la région malaire et buccale: un de ces
rameaux s'anastomose par arcade, derrière le canal de Sténon,
avec le nerf facial: cette anastomose est fort remarquable;
d'autres, *moyens*, se portent horizontalement en avant au niveau de la commissure, et se terminent à la peau: plusieurs
forment une espèce de plexus autour de l'artère coronaire
labiale inférieure; les autres, *descendants*, se portent les uns,
et ce sont les plus inférieurs, verticalement en bas et même un
peu d'avant en arrière, sur la face externe du buccinateur, se
partagent ensuite entre la face profonde et la face externe du
muscle triangulaire, et vont se perdre en entier, soit à la peau,
soit à la muqueuse de la joue. La presque totalité des filets qui

Rameaux cu- pénètrent dans le muscle buccinateur, et qui au premier abord
tanés et mu-
queux du nerf paraissent se perdre dans son épaisseur, traverse les fibres de
buccal.
ce muscle pour se rendre à la muqueuse buccale et à la couche
glanduleuse subjacente. Plusieurs de ces filets s'anastomosent

Rameaux du avec le nerf mentonnier sous le muscle triangulaire. Il est
muscle bucci-
nateur. constant qu'un certain nombre de ces filets se perd dans le
muscle buccinateur ; en sorte que, sous ce rapport, ce muscle
mérite le nom de *rameau buccinateur* qui lui a été donné par
Haller et par Meckel.

Branche interne.

Nerf du ptérygoïdien interne.

Nerf du pté-   Le *nerf du muscle ptérygoïdien interne* se détache du
rygoïdien in-
terne. côté interne du nerf maxillaire inférieur où il est accolé à un
petit corps grisâtre (*ganglion otique* de M. Arnold), se porte
en bas et en dedans, à la face interne du muscle ptérygoïdien
interne, dans l'épaisseur duquel il se distribue. C'est de ce nerf
que part un petit filet mentionné par Meckel, qui va se jeter
dans le muscle péristaphylin externe (*Ramus pterygoïdeus
dat surculum non minimum musculo circonflexo palati*).

Branche postérieure.

Nerf auriculo-temporal.

Sa disposition   L'*auriculo-temporal* (*rameau auriculaire* ou *temporal
plexiforme à son
origine. superficiel* des auteurs), branche très volumineuse à son origine, aplatie, plexiforme, naissant quelquefois par un grand
nombre de racines distinctes, se porte en arrière et un peu en
bas, derrière le col du condyle de l'os maxillaire inférieur, et
se divise en deux branches, l'une *supérieure* ou *ascendante*,
l'autre *inférieure* ou *descendante*.

1° Branche   1° La *branche supérieure*, ou *ascendante*, ou *temporale*,
ascendante.
contourne le côté postérieur du col du condyle, et se porte
verticalement en haut entre l'articulation et le conduit auditif
externe ; devenue sous-cutanée, elle se divise en plusieurs

filets qui peuvent être suivis jusqu'à la partie la plus élevée de la fosse temporale.

Chemin faisant, cette branche fournit un rameau anastomo- *Anastomose de l'auriculo- temporal avec le facial.* tique fort remarquable, qui naît derrière le col du condyle, sur lequel il se réfléchit pour se porter d'arrière en avant, sous le nerf facial, avec lequel il semble confondu au niveau du bord postérieur du muscle masséter. Ce rameau anastomotique est quelquefois double et même triple. Nous verrons, à l'occasion du nerf facial, que cette anastomose si remarquable, qui présente beaucoup de variétés suivant les sujets, n'est qu'un simple accolement, et explique pourquoi le nerf facial envoie un certain nombre de filets à la peau de la face.

La branche ascendante fournit en outre des rameaux plexi- *Rameaux ar- ticulaires.* formes à l'articulation temporo-maxillaire, plusieurs rameaux au conduit auditif et au pavillon. Sur la région temporale, elle *Rameau anas- tomotique avec le temporal pro- fond.* s'anastomose par un filet très grêle avec un filet du nerf tem- poral profond, qui traverse l'aponévrose temporale.

Elle accompagne l'artère temporale, à laquelle elle fournit une espèce de plexus, et se divise en un certain nombre de filets cutanés qui vont gagner le sommet de la tête.

2° *Branche inférieure*, ou *descendante*, ou *auriculaire*. *2° Branche descendante ou auriculaire.* Aussi volumineuse que la supérieure, elle forme un plexus derrière le condyle, autour de l'artère maxillaire interne, pré- sente quelquefois de petits ganglions, et se divise en plusieurs rameaux, dont les uns traversent la glande parotide pour aller se distribuer au lobule de l'oreille, et dont les autres s'anasto- mosent avec des filets émanés du plexus cervical. Un de ces rameaux se jette dans le nerf dentaire, avant sa pénétration dans le canal dentaire; un autre rameau se jette dans l'articu- lation temporo-maxillaire.

B. Branches terminales du nerf maxillaire inférieur.

1° *Nerf lingual.*

Essentiellement destiné à la muqueuse de la langue, le *nerf lingual* (petit nerf hypoglosse de certains anatomistes) se porte en bas et en avant : situé d'abord entre le ptérygoïdien externe et le pharynx, il se place bientôt entre les deux ptérygoïdiens, puis entre le ptérygoïdien interne et la branche de la mâchoire inférieure, se dirige ensuite, d'arrière en avant, au dessus du muscle mylo-hyoïdien, le long du bord supérieur de la glande sous-maxillaire, entre cette glande et la muqueuse buccale, puis au dessous de la glande sublinguale, qu'il croise pour se porter à son côté interne et gagner le bord correspondant de la langue, dans l'épaisseur de laquelle il s'épanouit, accompagné par le canal de Warthon, qui est placé à son côté interne et qui le croise à angle très aigu.

A son passage entre les deux ptérygoïdiens, le nerf lingual reçoit le rameau du nerf facial connu sous le nom de *corde du tympan*, lequel vient s'accoler à sa partie postérieure, en formant avec lui un angle très aigu ouvert en haut : ce rameau du facial, qui peut être considéré comme une des racines du lingual, reste quelque temps accolé à ce nerf pour se confondre enfin avec lui.

Le nerf lingual reçoit en outre, tantôt avant, tantôt après la corde du tympan, un rameau anastomotique assez considérable, qui vient du dentaire inférieur : ce rameau manque rarement.

Le nerf lingual, qui a sensiblement augmenté de volume, après avoir reçu ces deux rameaux, donne, chemin faisant, un certain nombre de filets aux tonsilles, à la muqueuse pharyngienne correspondante, à la muqueuse buccale et aux gencives.

Au niveau de la glande sous-maxillaire, le nerf lingual présente un renflement ganglionnaire, décrit par Meckel l'ancien sous le nom de *ganglion sous-maxillaire*, à la formation duquel le corps du nerf est étranger, et qui paraît constitué aux dépens de ses filets les plus inférieurs. C'est gratuitement qu'on a admis que ce ganglion recevait exclusivement la corde du tympan, qui, après s'être accolée simplement au nerf, s'en détacherait pour se rendre au ganglion. Les dissections anatomiques les plus minutieuses ne peuvent établir la moindre continuité entre la corde du tympan et ce ganglion. Nous avons vu que c'est tout aussi gratuitement qu'on a supposé que la corde du tympan était la continuation du filet supérieur du nerf vidien. Le ganglion sous-maxillaire, dont le volume est très variable, donne un grand nombre de filets, dont la plupart s'enfoncent dans la glande sous-maxillaire : un de ces filets accompagne le canal de Warthon, et semble se perdre dans son épaisseur. Le plexus qui entoure l'artère faciale, plexus émané du plexus intercarotidien, envoie, à la faveur de l'artère sublinguale, des filets anastomotiques au ganglion sous-maxillaire. On conçoit que, par l'entremise de ces filets, le ganglion sous-maxillaire puisse communiquer avec le ganglion cervical supérieur.

Le ganglion sous-maxillaire ne se continue pas avec la corde du tympan.

Au niveau de la glande sublinguale, le nerf lingual fournit à cette glande un grand nombre de filets qui s'y enfoncent en formant un plexus à mailles très déliées.

Rameaux de la glande sublinguale.

A la langue, le nerf lingual occupe le bord de la langue et se trouve placé sur un plan supérieur au grand nerf hypoglosse, avec lequel il communique par un rameau anastomotique, disposé en manière d'anse. Il s'épuise en fournissant successivement un grand nombre de filets, qui contournent le bord de la langue et se portent en avant et en haut, en traversant le tissu charnu propre de la langue, et s'épanouissent en pinceaux, dont les filaments peuvent être suivis jusqu'aux papilles linguales. Arrivé à la pointe de la langue, le nerf lingual, réduit lui-même à un filet, se consume dans cette pointe.

Rameau anastomotique avec le grand hypoglosse.

Terminaison aux papilles.

2° *Nerf dentaire-inférieur.*

Plus volumineux que le précédent (1), le *nerf dentaire inférieur* (*rameau maxillo-dentaire*, Chaussier) descend avec lui, d'abord entre les deux ptérygoïdiens, puis entre le ptéry-

---

(1) J'ai observé que ce nerf était beaucoup moins développé chez les vieillards que chez les jeunes sujets, disposition qui est en rapport avec l'absence de dents chez les premiers, et en leur présence chez les derniers.

Trajet du nerf
dentaire infé-
rieur.
goïdien interne et la branche de la mâchoire inférieure : là, il est maintenu appliqué contre cette branche par une lame aponévrotique, qu'on a désignée improprement sous le nom de ligament interne de l'articulation, et qui le sépare et du nerf

Sa division.
lingual et du muscle ptérygoïdien interne ; il s'engage aussitôt dans le canal dentaire, qu'il parcourt dans toute son étendue, avec l'artère dentaire inférieure, protégé par un canal fibreux ; il fournit, chemin faisant, les filets des grosses et petites molaires, en donnant un filament à chaque racine, et, parvenu au niveau du trou mentonnier, il se divise en deux branches : l'une, *mentonnière*, l'autre, *incisive*.

IV Son rameau
myloïdien.
Rameau myloïdien. Au moment où il pénètre pans le canal dentaire inférieur, le *rameau dentaire* fournit un petit rameau, *rameau myloïdien*, qui se détache de son bord postérieur, est reçu, comme l'artère correspondante, dans un sillon creusé sur la face interne de l'os contre lequel il est maintenu

Il se distribue
au muscle mylo-
hyoïdien.
par une lamelle fibreuse, et s'en dégage pour se porter à la face supérieure du muscle mylo-hyoïdien, dans lequel il s'épanouit. Un grand nombre de filets, venus du nerf myloïdien, se rendent au ventre antérieur du digastrique. Nous verrons plus tard que le rameau myloïdien est une émanation de la racine non ganglionnaire du nerf trijumeau.

Rameau men-
tonnier
1° Le *rameau mentonnier*, continuation du nerf dentaire inférieur, si on a égard au volume, sort par le trou mentonnier et s'épanouit en filets divergents, qui se comportent, par rapport à la lèvre inférieure, comme le rameau sous-orbitaire s'est comporté dans la lèvre supérieure. Ces rameaux ascendants et radiés s'entrelacent presque à angle droit avec les filets horizontaux et divergents du nerf facial, sans s'anastomoser en

Ses filets sont
destinés à la
peau et à la mu-
queuse.
aucune manière avec eux. Ils sont destinés à la peau, à la membrane muqueuse et à la couche glanduleuse de la lèvre inférieure. Les filets muqueux sont plus nombreux et plus volumineux que les filets cutanés ; c'est au bord libre de la lèvre inférieure que sont destinés le plus grand nombre de ces nerfs.

2° Le *rameau dentaire incisif*, extrêmement grêle, continue le trajet primitif du nerf dentaire inférieur, et se divise en trois ramuscules, pour fournir à la canine et aux deux incisives correspondantes.

Rameau des incisives et canines inférieures.

Le nerf dentaire inférieur représente, pour la mâchoire inférieure, la portion de la branche maxillaire supérieure, connue sous le nom de nerf sous-orbitaire.

Ganglion otique.

Je ne puis terminer la description du nerf maxillaire inférieur, sans faire mention du ganglion décrit par M. Arnold (1), sous le nom de *ganglion otique*, qu'il compare au ganglion ophthalmique, et qui lui a servi à fonder une théorie ingénieuse des nerfs de la tête. Voici la position de ce ganglion, telle qu'elle a été indiquée par l'anatomiste que je viens de citer : « Le ganglion otique est situé immédiatement au dessous « du trou ovale, sur le côté interne de la troisième branche du « trijumeau, un peu au dessus de l'origine du nerf temporal « superficiel ou auriculaire, à l'endroit où ce nerf donne nais- « sance, par sa face externe, aux nerfs temporaux profonds, et « au buccal, à l'endroit même où la petite portion du triju- « meau s'unit intimement à la grande portion. En dedans, ce « ganglion est couvert par la partie cartilagineuse de la trompe « d'Eustachi et par l'origine du muscle péristaphylin externe ; « en arrière, il touche à l'artère méningée moyenne. Sa face « externe repose sur le côté interne de la troisième branche « du trijumeau. »

Ganglion otique.

Sa situation.

On ne saurait révoquer en doute, dans le lieu indiqué par Arnold, l'existence d'un petit corps mou, pulpeux, d'une couleur rougeâtre, d'une forme peu régulière, située sur le côté interne du nerf du muscle ptérygoïdien interne, et qui présente les principaux caractères du tissu ganglionnaire ; car ce tissu

L'existence d'un petit corps gangliforme n'est pas douteuse.

(1) Voyez Mém. sur le ganglion otique de M. Arnold, répertoire général d'anat. et de physiol., publié par M. Breschet. 1829.

4.   42

est traversé par des filaments nerveux, qui partent de ce petit corps comme d'un centre, pour se porter dans diverses directions.

Connexions du ganglion otique avec la branche maxillaire inférieure. Ses connexions avec la branche maxillaire inférieure sont établies : 1° par son adhérence à ce nerf, adhérence qui, d'après Arnold, aurait lieu par plusieurs filets nerveux, extrêmement courts (*courte racine*), lesquels semblent provenir de la petite portion ou racine non ganglionnaire de la 5° paire ; 2° par son adhérence avec le nerf du muscle ptérygoïdien interne : en sorte qu'il semblerait, au premier abord, que le ganglion naît de ce nerf, ou que ce nerf émane du ganglion.

Ses connexions avec le glosso-pharyngien. Le ganglion otique présente, en outre, des connexions avec le glosso-pharyngien, à l'aide d'un filet que M. Arnold désigne sous le nom de *petit nerf pétreux superficiel*, pour le distinguer du grand nerf pétreux superficiel ou rameau supérieur du nerf vidien : ce filet, qui est une émanation du nerf tympanique du glosso-pharyngien (*nerf de Jacobson*), a été comparé, par M. Arnold, à la *longue racine* du ganglion ophthalmique. Il sort de la caisse du tympan par un canal particulier, au devant de l'hiatus de Fallope, se porte en avant et en dehors pour sortir du crâne par un trou particulier, et se porte au ganglion otique (1). M. Arnold admet, pour le ganglion otique, une troisième racine, racine molle qu'il fait provenir du plexus nerveux qui entoure l'artère sphéno-épineuse, et qui serait une émanation du grand sympathique.

Petit nerf pétreux superficiel émané du rameau de Jacobson.

Troisième racine ou racine molle du ganglion otique.

Aux filets précédents, qui peuvent être considérés comme les filets d'origine du ganglion otique (2), il faut ajouter un

(1) Ce petit nerf pétreux superficiel est bien distinct du rameau crânien du nerf vidien, au devant duquel il est situé, et qui lui est parallèle. Sur un sujet que j'ai disséqué en 1826, j'avais trouvé ce petit nerf pétreux superficiel qui présentait cette particularité, qu'il offrait un nœud ou ganglion très prononcé, duquel partait : 1° un filet pour l'artère sphéno-épineuse ; 2° d'autres petits filets qui m'ont paru se perdre dans l'épaisseur de l'os sphénoïde ; mais je n'avais pas déterminé les connexions de ce nerf.

(2) M. Arnold admet une communication, indirecte en quelque sorte,

deuxième petit nerf pétreux superficiel émané du nerf facial, parfaitement décrit par M. Longet (1) : petit nerf pétreux superficiel, qui naît du premier coude du facial comme le grand nerf pétreux, sort de l'aqueduc de Fallope par un orifice particulier, marche d'abord parallèlement au grand nerf pétreux, s'en écarte bientôt, se porte plus en dehors, s'accole au petit nerf pétreux superficiel d'Arnold, émané du glosso-pharyngien, et aboutit avec lui à l'extrémité postérieure du ganglion otique. D'après M. Longet, ce petit nerf pétreux superficiel, émané du facial, serait la racine motrice du ganglion otique, de même que le petit nerf pétreux superficiel, émané du glosso-pharyngien, serait la racine sensitive de ce ganglion.

Petit nerf pétreux superficiel émané du nerf facial.

Rameaux qui émanent du ganglion otique. Le filet principal, qui émane du ganglion otique, se dirige en arrière et en haut vers le canal qui loge le muscle interne du marteau, et se perd dans l'épaisseur de ce muscle. Indépendamment de ce filet moteur, des *filets sensitifs*, émanés du ganglion otique, s'unissent au nerf auriculo-temporal et vont, d'après M. Arnold, se distribuer à la membrane de la caisse, à la trompe d'Eustachi et même au conduit auditif externe.

Rameaux qui émanent du ganglion otique.

Filets moteurs.

Filets sensitifs.

Résumé du nerf de la 5e paire. Il suit de ce qui précède : 1° que le nerf de la 5e paire naît à la manière des nerfs spinaux, par deux racines : l'une ganglionnaire, l'autre non ganglionnaire ; et comme ces deux racines restent distinctes jusqu'au trou ovale, on peut constater, à l'aide de pièces macérées dans l'acide nitrique, que les filets qui appartiennent à la racine non ganglionnaire sont exclusivement affectés aux muscles, et que les filets qui appartiennent à la racine ganglionnaire sont exclusivement affectés à la peau, aux membranes muqueuses et aux organes des sens.

Résumé de la 5e paire.

entre le ganglion otique et le nerf acoustique, par l'intermédiaire du nerf facial ; mais l'existence de cette communication me paraît très contestable, et je ne sache pas qu'elle ait été reconnue par d'autres anatomistes.

(1) Ouvrage cité, t. 2, p. 143.

Muscles aux-
quels fournit la
racine non gan-
glionnaire.
2° La portion non ganglionnaire de la 5ᵉ paire, qu'on pourrait décrire avec Palletta comme un nerf particulier (*nervus
crotaphitico-buccinatorius*), fournit au buccinateur, au masseter, au crotaphyte ou temporal, au ptérygoïdien externe, au
ptérygoïdien interne, au muscle mylo-hyoïdien, au ventre antérieur du digastrique et au péristaphylin externe. Bien que
la plupart de ces nerfs marchent indépendants de la racine
ganglionnaire, plusieurs s'y associent dans leur trajet : tel est
le nerf du muscle buccinateur, qui s'associe aux nerfs cutanés
et muqueux de la joue ; tel est le nerf des muscles ventre antérieur du digastrique et mylo-hyoïdien, qui s'associe au nerf
dentaire inférieur.

Parties aux-
quelles fournit
la racine gan-
glionnaire.
3° La portion ganglionnaire de la 5ᵉ paire fournit à la peau
de la face, à la peau du crâne et aux membranes muqueuses
qui tapissent les cavités de la face.

1° Elle anime la peau de la presque totalité de la face : quelques filets nerveux émanés du plexus cervical viennent s'y
ajouter pour fournir aux parties latérales et inférieures de la
face.

2° Au crâne, les nerfs émanés de la 5ᵉ paire sont affectés
à la moitié antérieure seulement de la peau qui le revêt : la
moitié postérieure est animée par les branches postérieures
et antérieures des paires cervicales.

3° Les membranes muqueuses de la face, les conjonctives,
la pituitaire, la muqueuse buccale, la muqueuse linguale, la
muqueuse du tympan et de la trompe d'Eustachi reçoivent de
la 5ᵉ paire, qui fournit encore aux annexes des membranes
muqueuses, aux dents, aux glandules qui tapissent la cavité
buccale, aux amygdales et aux glandes salivaires.

Je n'ai vu aucun filet émané de la portion ganglionnaire de
la 5ᵉ paire se terminer dans les fibres musculaires.

Usages de la
5ᵉ paire.
Usages. Ces usages sont parfaitement démontrés par l'anatomie. La portion non ganglionnaire de la 5ᵉ paire est un nerf
du mouvement ; la portion ganglionnaire ou grosse racine, est

un nerf du sentiment. Les expériences et les faits pathologiques sont parfaitement en rapport avec les données anatomiques fournies par la distribution de ces nerfs.

Les expériences et les faits d'anatomie pathologique établissent que le nerf trijumeau est le nerf de la sensibilité générale de la face et le nerf principal de la gustation. Comme nerf de la sensibilité générale des muqueuses, il exerce une influence non équivoque, mais indirecte, sur l'olfaction, la vue et l'ouïe. Il est difficile de comprendre comment on a pu avancer que, dans certaines circonstances, le nerf trijumeau pouvait remplacer les nerfs olfactif, optique et acoustique (1). *[La 5ᵉ paire est le nerf de la sensibilité générale de la face et le nerf principal de la gustation.]*

NERF DE LA SIXIÈME PAIRE.

Nerf moteur externe.

Le *nerf de la* 6ᵉ *paire* ou *moteur externe*, dont la distribution si simple contraste avec celle de la 5ᵉ paire, né, comme je l'ai dit, du sillon qui sépare la protubérance du bulbe rachidien, forme immédiatement deux faisceaux distincts, l'un, plus gros, l'autre, plus petit, qui se portent verticalement en haut, traversent la dure-mère sur les côtés de la gouttière basilaire par une ou par deux ouvertures, en dedans et au dessous du nerf de la 5ᵉ paire, gagnent le sommet du rocher, sur lequel ils se coudent, se portent horizontalement d'arrière en avant, et s'enfoncent dans le sinus caverneux, où ils se réunissent en un seul et même cordon. Dans son trajet à travers ce sinus, il est appuyé contre sa paroi inférieure, croise en dehors la portion verticale de l'artère carotide interne qu'il contourne, et longe ensuite sa partie horizontale. Le nerf de la 6ᵉ paire offre une disposition anatomique des plus importantes, et qui l'a fait longtemps considérer comme l'origine du grand sympathique. Il communique, en effet, dans le sinus caverneux, au moment où il croise l'artère carotide par deux ou trois filets, avec le ganglion cervical supérieur. Dans ce même point, il commu- *[Il naît par deux faisceaux. Son trajet dans le sinus caverneux. Sa communication avec le ganglion cervical supérieur.]*

(1) *Voyez*, pour plus de développement, l'ouvrage de M. Longet, t. II, p. 151.

Sa distribu-
tion au muscle
droit externe de
l'œil.

nique également avec la branche ophthalmique de Willis ; enfin, il entre dans l'orbite par la partie la plus large de la fente sphénoïdale, en traversant l'anneau fibreux, qui lui est commun avec la division inférieure du nerf moteur commun, croise à angle aigu la branche ophthalmique au dessous de laquelle il est placé, gagne la face interne du muscle droit externe de l'œil, dans lequel il pénètre après s'être épanoui en un pinceau de filets très déliés.

Plusieurs anatomistes ont noté une communication anormale du nerf moteur externe avec le ganglion ophtalmique.

Ses usages.

Usages. Le nerf de la 6e paire a pour usage d'animer le muscle droit externe de l'œil. Sa section et sa compression ont pour conséquence la paralysie de ce muscle, d'où le strabisme interne.

Nous reviendrons ailleurs sur le mode de communication du nerf moteur externe avec le ganglion cervical supérieur.

NERFS DE LA SEPTIÈME PAIRE.

A. Portion dure ou nerf facial.

Nous avons suivi le *nerf facial* ou *portion dure de la septième paire*, depuis son origine jusqu'au conduit auditif interne, dans lequel il pénètre en même temps que le nerf auditif, lequel est situé au dessous et en arrière du nerf facial, et dis-

Trajet du nerf
facial dans le
conduit auditif
interne.

posé en gouttière pour le recevoir. Parvenu au fond du conduit auditif interne, le nerf facial parcourt le long trajet du canal facial (1), ou aqueduc de Fallope, canal inflexe creusé dans l'épaisseur du rocher, et qui s'ouvre par une de ses extrémités

Trajet du nerf
facial dans l'a-
queduc de Fal-
lope.

au fond du conduit auditif interne, et par l'autre extrémité, à la face inférieure du rocher, sous le nom de trou stylo-mastoïdien. Le nerf facial parcourt ce canal, qui lui est exclusive-

(1) Suivant MM. Ribes, Hippolyte Cloquet et Hirzel, ce rameau s'appliquerait contre le nerf facial sans s'anastomoser avec lui, pour s'en détacher plus bas sous le nom de corde du tympan ; et comme, d'une part, le filet crânien du nerf vidien naît, suivant ces auteurs, du ganglion sphéno-palatin ; comme, d'une autre part,

ment destiné. Dirigé d'abord horizontalement de dedans en dehors, il se coude brusquement, après une ligne de trajet, pour se porter, d'avant en arrière, dans l'épaisseur de la paroi interne de la caisse du tympan, au dessus de la fenêtre ovale ; parvenu derrière la caisse, il forme un nouveau coude pour se diriger verticalement en bas jusqu'au trou stylo-mastoïdien. Il suit de là que le nerf facial décrit deux courbures comme le canal de Fallope, qui, horizontal dans ses deux premières portions, est vertical dans la troisième. *Ses deux courbures.*

Au sortir du trou stylo-mastoïdien, le nerf facial se porte en bas et en avant, dans l'épaisseur de la glande parotide, et après un trajet de cinq à six lignes, se divise en deux branches terminales : la *temporo-faciale* et la *cervico-faciale*, lesquelles s'épanouissent en une multitude de filets divergents, qui couvrent de leurs radiations et de leurs anastomoses les tempes, toute la face et la partie supérieure du cou. *Son trajet dans l'épaisseur de la parotide. Ses deux divisions terminales.*

Nous allons étudier 1° les rameaux que le nerf facial émet et ceux qu'il reçoit, depuis son origine jusqu'au trou stylo-mastoïdien ; 2° les rameaux qu'il émet depuis sa sortie du trou stylo-mastoïdien jusqu'à sa terminaison.

la corde du tympan est supposée se rendre au ganglion sous-maxillaire, on voit que, d'après cette manière de voir, le rameau supérieur du nerf vidien et la corde du tympan, qui n'en serait que le prolongement, établiraient une communication entre le ganglion sphéno-palatin et le ganglion sous-maxillaire. Or, 1° il n'est pas du tout démontré que la corde du tympan se rende au ganglion sous-maxillaire ; 2° la connexion admise entre le filet supérieur du nerf vidien et la corde du tympan, est en opposition avec les faits. En effet, il n'y a pas seulement accolement, mais bien anastomose, fusion du nerf vidien avec le nerf facial, et la corde du tympan n'a aucune espèce de rapport avec le premier de ces nerfs. Cette indépendance du nerf vidien et de la corde du tympan, se voit surtout bien manifestement sur une pièce qu'on a fait macérer dans l'acide nitrique étendu d'eau.

1° Du nerf facial dans le conduit auditif interne.

Ce qu'il faut penser de l'a-nastomose du nerf facial et du nerf auditif. Dans le *conduit auditif interne*, le nerf facial s'anastomo-se-t-il avec le nerf acoustique? Plusieurs anatomistes ont admis cette anastomose; mais l'étude attentive de pièces qui ont macéré dans l'acide nitrique, établit qu'il n'y a point d'anasto-mose réelle, mais simple accolement entre une petite portion du nerf facial, ordinairement distincte du corps de ce nerf pendant son trajet dans le conduit auditif interne, et une portion du nerf acoustique; d'ailleurs cet accolement cesse au fond du conduit auditif interne, au moment où les deux portions du nerf facial viennent se confondre.

De la petite portion du nerf facial. Wrisberg, le premier, a décrit la petite portion du nerf facial qui est distincte du corps du nerf, dans le conduit auditif in-terne, sous le titre de *portio media inter communicantem faciei* (nerf facial) et *auditivum nervum;* Sœmmerring l'a également mentionné sous le nom de *portio minor facialis.* M. Bischoff et d'autres physiologistes allemands, se fondant sur des expériences, ont considéré cette petite division du nerf facial comme la *portion sensitive* de ce nerf. M. Longet (t. 2, p. 410) serait porté à croire que cette portion du nerf facial irait consti-tuer le petit nerf pétreux superficiel (émanation du nerf facial), et animer le muscle interne du marteau et le muscle de l'étrier. Ces différentes manières de voir sont tout à fait hypothétiques.

2° Du nerf facial dans le canal de Fallope.

Anastomose du nerf facial avec le filet crâ-nien du nerf vi-dien. Au niveau de l'hiatus de Fallope, c'est à dire, au niveau du premier coude qu'il décrit dans le canal de ce nom, le nerf facial reçoit ou émet (nous examinerons dans un instant cette question importante) un filet crânien, *grand nerf pétreux superficiel* (filet crânien du nerf vidien) et le *petit nerf pétreux superfi-ciel.* M. Arnold a signalé, au point de conjugaison du filet crâ-nien du nerf vidien avec le nerf facial, une *intumescence gangli-forme* qu'il considère comme une transition entre un renflement gangliforme et un véritable ganglion. De cette intumescence

gangliforme qu'il compare aux ganglions des racines postérieures des nerfs spinaux, il fait partir un filet qui va, dit-il,
s'anastomoser avec le nerf auditif, au fond du conduit auditif
interne (1). Renchérissant encore sur M. Arnold, M. Bischoff
considère l'intumescence gangliforme comme un véritable ganglion, analogue aux ganglions des racines postérieures des nerfs
spinaux; et, en conséquence de cette idée, il admet que ce ganglion, qui n'occupe qu'une partie de l'épaisseur du coude du
facial, existe sur le trajet de la portion du nerf facial de Wrisberg, portion du nerf facial qu'il considère par conséquent
comme la racine sensitive du nerf facial. Mais il est certain qu'il
n'existe ni ganglion, ni intumescence gangliforme au point de
conjugaison du grand nerf pétreux avec le nerf facial : il n'y a
qu'une apparence de renflement, un coude à angle droit, de la
convexité duquel part un nerf dont les filets sont quelquefois
divergents ou au moins distincts les uns des autres.

Du *grand nerf pétreux superficiel* (filet crânien du nerf vidien). Ce nerf est généralement décrit comme une émanation du
ganglion sphéno-palatin, qui pénètre dans le crâne par un canal
particulier pratiqué entre le temporal et le sphénoïde, se dirige
en arrière et en dehors sous la dure-mère, logé dans une gouttière que présente la face supérieure du rocher, pénètre par
l'hiatus de Fallope dans le canal du nerf facial, et s'anastomose avec ce nerf. Telle n'est pas ma manière de voir au
sujet de ce nerf. Je pense avec M. Longet (2) que le grand nerf
pétreux superficiel est une émanation, non du ganglion sphéno-
palatin, mais du nerf facial. Sur des pièces qui ont macéré
dans l'acide nitrique étendu, on voit en effet que le grand nerf
pétreux superficiel est constitué par plusieurs filets qui se détachent du nerf facial, filets qui sont tantôt distincts, tantôt
réunis sous le même névrilème; que si ces filets provenaient
du ganglion sphéno-palatin, il faudrait de toute nécessité ad-

(1) Je n'ai pas été assez heureux pour trouver ce filet.
(2) Ouvrage cité, t. 2, n. 414.

Le grand nerf pétreux superficiel peut être suivi dans les muscles du voile du palais. — mettre que ces filets, à leur point de jonction avec le nerf facial, iraient en remontant du côté de l'origine de ce nerf, au lieu de se porter du côté de l'extrémité terminale comme toutes les anastomoses nerveuses. Si on poursuit le grand nerf pétreux superficiel dans l'épaisseur du ganglion sphéno-palatin, on voit, après macération suffisante, que ce nerf pétreux peut être suivi à travers ce ganglion jusque dans le nerf palatin postérieur, auquel il s'accole, et dont il se sépare lorsque ce nerf est parvenu dans l'épaisseur du voile du palais, pour aller se jeter dans le muscle péristaphylin interne et dans le palato-staphylin.

Le grand nerf pétreux n'est pas un nerf mixte. — Quant à l'opinion conciliatrice de M. Longet (1), qui admet que le grand nerf pétreux superficiel est un *nerf mixte* qui comprend à la fois des filets du facial et des filets du trijumeau, je ne saurais l'admettre pour ce qui a trait à la présence des filets du trijumeau : le grand nerf pétreux superficiel me paraît être exclusivement un rameau du nerf facial.

Le petit nerf pétreux superficiel est également une émanation du nerf facial. — *Petit nerf pétreux superficiel.* Du même coude du facial qui donne naissance au grand nerf pétreux superficiel, naît le petit nerf pétreux superficiel, qui est reçu dans un sillon antérieur et parallèle au sillon du grand nerf pétreux, s'en éloigne, se dirige en dehors, et traverse un trou particulier pour aller se porter au ganglion otique, à travers lequel on le suit parfaitement pour

(1) « Au niveau du premier angle du facial, j'ai constaté qu'indépendam-
« ment des filets du grand nerf pétreux, qui se rendent du facial au ganglion
« sphéno-palatin, il en est d'autres qui *se dirigent en sens inverse,* c'est à
« dire, *de ce ganglion ou plutôt de la branche maxillaire supérieure, au nerf
« facial :* ceux-ci, arrivés au niveau de l'angle indiqué, se séparent des précé-
« dents, et de la divergence de tous résulte un espace ou plutôt un petit corps
« triangulaire, riche en ramifications vasculaires, peut-être pourvu d'un peu
« de substance grise, et qui ne serait autre chose que l'intumescence gangli-
« forme déjà décrite. Les *filets rétrogrades* du trijumeau, desquels nous par-
« lons, rendent compte de la sensibilité du facial, à sa sortie du trou stylo-
« mastoïdien, et expliquent peut-être comment M. H. Cloquet a pu émettre son
« opinion sur l'origine de la corde du tympan, opinion, d'ailleurs, impos-
« sible à démontrer. » (Ouv. cité, t. II, p. 415.)

le conduire jusqu'au muscle interne du marteau auquel il est destiné. Ce petit nerf pétreux superficiel du facial, bien décrit par M. Longet, doit être soigneusement distinct du petit nerf pétreux superficiel d'Arnold, émanation du glosso-pharyngien, et plus particulièrement du rameau de Jacobson, petit nerf pétreux qui va également au ganglion otique.

Le petit nerf pétreux va au muscle interne du marteau.

3° Dans la portion verticale du canal de Fallope, au niveau de la base de la pyramide, le nerf facial émet un filet parfaitement décrit et figuré par Sœmmering, qui se détache du nerf facial au niveau de la base de la pyramide, et pénètre par un canal qui lui est propre jusqu'au muscle de l'étrier où il se termine (1).

Filet du petit muscle de l'étrier.

Avant de sortir du canal de Fallope, et quelquefois immédiatement après sa sortie, le nerf facial fournit un filet remarquable, connu sous le nom de *corde du tympan*, lequel, par un trajet rétrograde, se porte de bas en haut dans un canal particulier, parallèle à celui de Fallope, pénètre dans la caisse du tympan par un trou pratiqué en dedans et en arrière de l'encadrement de la membrane du tympan, parcourt la caisse de haut en bas et d'arrière en avant, entre le manche du marteau et la branche verticale de l'enclume, sort de cette caisse non par la scissure de Glaser, mais par une ouverture particulière dont j'ai parlé ailleurs (*voyez* OREILLE, *caisse du tympan*), et va s'accoler au nerf lingual, qui augmente notablement de volume après l'addition de ce filet. C'est spéculativement et nullement par démonstration qu'on a dit qu'après s'être accolée au nerf lingual, la corde du tympan ne tardait pas à s'en détacher pour se rendre au ganglion sous-maxillaire et constituer ses racines motrices; mais rien ne prouve que la corde du tympan se rende, en totalité ou en partie, à ce ganglion. D'après cette manière de voir, la corde du tympan serait donc une émanation du nerf facial, et nullement une

Corde du tympan.

Il n'est pas prouvé qu'elle se porte au ganglion sous-maxillaire.

---

(1) J'ai déjà dit (*voyez* OREILLE INTERNE) que M. Richer, prosecteur de la Faculté, avait démontré le filet du muscle de l'étrier dans une pièce de concours.

La corde du tympan est une émanation du nerf facial. émanation du nerf maxillaire supérieur, la continuation du grand nerf pétreux superficiel, ainsi que le croyait H. Cloquet. Rien ne prouve non plus l'opinion de M. Longet, d'après laquelle la corde du tympan serait un nerf mixte à la fois constitué et par des filets du nerf facial et par des filets rétrogrades venus du nerf lingual. La corde du tympan, de même que le grand nerf pétreux superficiel, tous deux émanés du nerf facial, sont exclusivement des nerfs du mouvement; et il faut chercher une autre raison que l'accession de filets réfléchis ou rétrogrades de la 5e paire, pour expliquer la sensibilité dont est doué le nerf facial à sa sortie du trou stylo-mastoïdien.

Quant aux filets nerveux que la corde du tympan fournirait au muscle interne du marteau et au muscle de l'étrier, filets admis par plusieurs anatomistes distingués, ils ne me paraissent pas exister; nous avons d'ailleurs vu la source des nerfs qui animent ces muscles.

3° Branche anastomotique fournie par le facial au pneumogastrique ou rameau de la fosse jugulaire.

Le rameau de la fosse jugulaire est une émanation du nerf facial. Cette branche, découverte par Comparetti, décrite par Arnold sous le nom de *rameau auriculaire* du pneumo-gastrique, et que j'appellerai *rameau de la fosse jugulaire*; cette branche, dis-je, naît du nerf facial, au niveau du point où il émet la corde du tympan : elle pénètre immédiatement dans la fosse jugulaire, dans laquelle elle décrit un trajet horizontal demi-circulaire très remarquable autour de la veine du même nom, et vient se jeter dans le pneumo-gastrique au niveau de son ganglion. Ce rameau de la fosse jugulaire me paraît provenir exclusivement du nerf facial. Rien ne prouve que ce rameau soit un nerf mixte, composé à la fois de nerfs émanés du facial pour se rendre au pneumo-gastrique, et de nerfs émanés du pneumo-gastrique pour se rendre au facial.

Branche anastomotique fournie par le facial au glosso-pharyngien.

Cette branche, parfaitement bien indiquée par Haller, naît du nerf facial au moment où il va sortir du canal de Fallope.

Du nerf facial après sa sortie du canal de Fallope.

Avant sa division terminale, le facial fournit trois rameaux collatéraux : l'*auriculaire postérieur*, le *stylien* et le *mastoïdien postérieur*. Je n'ai pas vu de filet parotidien proprement dit.

1° L'*auriculaire postérieur*, mieux nommé *auriculo-occipital*, se détache du nerf encore engagé dans le trou stylo-mastoïdien, s'applique immédiatement contre l'apophyse mastoïde qu'il contourne en passant au devant, puis au côté externe de cette apophyse (1) : c'est au moment où il est situé au devant de l'apophyse mastoïde qu'il s'anastomose avec un filet remarquable de la branche auriculaire postérieure du plexus cervical ; après quoi il se divise en deux filets : l'un *ascendant* ou *auriculaire* proprement dit, qui traverse le muscle auriculaire postérieur, auquel il fournit, contourne le pavillon de l'oreille, et va se terminer dans le muscle auriculaire supérieur ; l'autre *horizontal* ou *occipital*, plus considérable, continuation du tronc, passe immédiatement au dessous du muscle auriculaire postérieur, auquel il donne quelques filets, gagne la ligne courbe demi-circulaire postérieure de l'os occipital, qu'il suit rigoureusement, et se perd en émettant successivement en haut des petits filaments qui se perdent dans le muscle occipital : on peut les suivre jusqu'à la ligne médiane ; aucun de ces filaments ne va se rendre à la peau.

Rameau auriculo-occipital.

Sa division.

Ce rameau est exclusivement moteur.

2° *Rameau stylien.* Il se détache en arrière du nerf facial, à *Rameau stylien.*

(1) Ce petit nerf est logé dans le sillon qui sépare l'apophyse mastoïde de la crête vaginale. (Voyez *Ostéol.* p. 130.)

sa sortie du trou stylo-mastoïdien, et se jette dans le muscle stylo-hyoïdien, après avoir longé son bord supérieur.

Rameau mas-toïdien.

3° *Rameau mastoïdien postérieur.* Il naît souvent d'un tronc commun avec le précédent et se jette dans le ventre postérieur du muscle digastrique : je l'ai vu envoyer un filet anastomotique au nerf glosso-pharyngien.

Branches terminales du nerf facial.

A   Branche temporo-faciale.

Trajet de la branche tempo-ro-faciale.

La *branche temporo-faciale* se porte de bas en haut et d'arrière en avant, dans l'épaisseur de la parotide, en formant avec le tronc du nerf facial une arcade à concavité supérieure, croise le col du condyle de la mâchoire inférieure, et reçoit à ce niveau, par celle de ses faces qui répond au col du condyle, un rameau et quelquefois deux rameaux émanés du nerf auriculo-temporal, branche du maxillaire inférieur.

Son anasto-mose avec la 5e paire.

Ce rameau établit une anastomose extrêmement importante entre le nerf de la 5e paire et le nerf facial. Plexiforme, et aplatie au moment où elle reçoit le rameau de la 5e paire, la branche temporo-faciale s'épanouit de suite en rameaux qui s'anastomosent entre eux, en formant des arcades de la convexité desquelles partent, comme autant de rayons, une multitude de filets divergents, inégaux en volume, qui occupent tout l'intervalle compris entre une verticale abaissée au devant de l'oreille et une ligne horizontale qui répondrait à la base du nez.

Son épanouis-sement.

Tous ces rameaux, qui s'anastomosent plusieurs fois entre eux et forment une succession d'arcades assez analogues aux arcades vasculaires du mésentère, peuvent être divisés en *temporo-frontaux*, en *orbitaires*, en *sous-orbitaires* ou *buccaux*.

1° Les *rameaux temporo-frontaux* sont ascendants, coupent à angle droit l'arcade zygomatique, et couvrent de leurs rameaux, qui forment par une anastomose une espèce de réseau nerveux, toutes les régions temporale et frontale. Tous **1° Rameaux temporo-frontaux.** ces rameaux sont subjacents au muscle auriculaire antérieur et au muscle frontal, se distribuent dans ces muscles qu'ils pénètrent par leur face profonde, et peuvent être suivis jusqu'à la ligne médiane. Il est bien remarquable que les nombreux filets frontaux du facial croisent à plusieurs reprises les filets frontaux émanés de l'ophthalmique de Willis, qu'ils les croisent en passant d'abord devant, puis derrière, puis devant ces nerfs, sans jamais s'anastomoser avec eux.

2° *Rameaux orbitaires.* On peut les diviser 1° en *palpébraux* **2° Rameaux orbitaires.** *supérieurs*, remarquables par leur longueur, qui s'enfoncent sous le muscle orbiculaire des paupières et se distribuent à ce muscle et au sourcilier ; 2° en *rameaux palpébraux moyens*, qui gagnent la commissure externe des paupières, et se partagent entre la paupière supérieure et la paupière inférieure ; 3° en *rameaux palpébraux inférieurs :* généralement décrits sous le nom de *malaires*, ils se portent horizontalement d'arrière en avant, au niveau de la moitié inférieure du muscle orbiculaire, et se réfléchissent de bas en haut, pour se placer dans l'épaisseur de la paupière inférieure, entre l'aponévrose palpébrale et le muscle palpébral, où ils se perdent. On peut les suivre jusqu'au bord libre du cartilage tarse où ils s'anastomosent entre eux.

3° *Rameaux sous-orbitaires.* Fournis par une ou deux **3° Rameaux sous-orbitaires.** branches volumineuses qui accompagnent le canal de Sténon, ils s'épanouissent en une multitude de filets, qui se divisent en *superficiels* et en *profonds :* les *rameaux superficiels* se portent entre la peau et les muscles orbiculaire, grand et petit zygomatiques, élévateur superficiel de la lèvre supérieure, auxquels ils se distribuent. Des filets cutanés provenant de ces rameaux sous-orbitaires, ne sauraient être révoqués en doute : ils sont très ténus, très longs, et on peut les suivre à la peau de la joue, au niveau de la commissure des lèvres, jusqu'au bulbe des poils de la lèvre supérieure. Je signalerai particulièrement un long filet labial inférieur qui naît du rameau facial couché sur le buccinateur, et qui va s'épanouir sur les parties

Les filets cutanés du 'nerf facial lui viennent du rameau auriculo-temporal. latérales de la lèvre inférieure : quelques uns gagnent la paupière inférieure, plusieurs accompagnent les veines faciale et angulaire, et s'anastomosent avec les divisions du nerf nasal, branche de l'ophthalmique. Il résulte des dissections les plus multipliées, faites dans le but de déterminer la source des filets cutanés qui émanent du nerf facial; il résulte, dis-je, que ces filets cutanés, qui sont incontestables, viennent exclusivement des filets anastomotiques que la branche auriculo-temporale a envoyés au nerf facial.

Les *rameaux profonds*, qui sont les plus nombreux, s'enfoncent sous le muscle élévateur profond de la lèvre supérieure, envoient de nombreux filets à ce muscle et au muscle canin, et forment, avec les divisions terminales du sous-orbitaire de la 5ᵉ paire, un entrelacement fort remarquable, qu'on pourrait

Plexus sous-orbitaire. appeler *plexus sous-orbitaire*, si le mot plexus n'impliquait pas des communications anastomotiques, lesquelles manquent entièrement entre ces deux ordres de nerfs.

Il constitue une espèce de treillage. Cette espèce de treillage ou de plexus sous-orbitaire résulte de l'entrecroisement des radiations du facial avec les radiations du nerf sous-orbitaire de la 5ᵉ paire. Or, le facial s'irradiant de dehors en dedans, c'est à dire, dans le sens horizontal, tandis que le sous-orbitaire s'irradie de haut en bas, c'est à dire, dans le sens vertical, il en résulte que les rameaux de ces deux nerfs sont réciproquement perpendiculaires. On rend cette disposition plus sensible en exerçant sur les deux ordres de radiations une traction dans le sens de leur longueur. Toutes ces branches s'entrecroisent sans anastomose, et vont directement à leur

Anastomose des rameaux de la 7ᵉ avec les rameaux de la 5ᵉ paire. destination. La destination du nerf facial est exclusivement musculaire, de même que celle du nerf sous-orbitaire de la 5ᵉ paire est exclusivement cutanée et muqueuse. Quant aux anastomoses entre le nerf facial et le nerf de la 5ᵉ paire, elles ne sauraient être révoquées en doute. Telle la double anastomose du facial avec le nerf auriculo-temporal, avec le nerf buccal, rameaux émanés de la branche maxillaire inférieure; mais ces

anastomoses, au milieu desquelles chacun des filets compo-
sants conserve ses propriétés primitives, ces anastomoses,
dis-je, ne sont en quelque sorte que temporaires, et le nerf facial restitue à la peau et à la muqueuse, de même que le nerf
de la 5e paire restitue aux muscles les filets qu'ils s'étaient
réciproquement empruntés.

Les rameaux sous-orbitaires du nerf facial fournissent au
grand et au petit zygomatiques, à l'élévateur superficiel de la
lèvre supérieure, à l'élévateur profond, au canin, au triangulaire, au muscle pinnal transverse et au muscle pinnal radié.
Pour ce dernier muscle, un filet très remarquable se porte
dans l'épaisseur de l'aile du nez.

Muscles aux-
quels se distri-
nuent les ra-
meaux sous-or-
bitaires du nerf
facial.

Les rameaux sous-orbitaires de la 5e paire se distinguent des
rameaux sous-orbitaires du nerf facial : 1° par leur direction
divergente et par l'absence complète d'anastomoses en arcades ;
2° par leur situation sur un plan plus profond que les radiations
du nerf facial ; 3° par leur volume, qui est beaucoup plus considérable ; 4° par leur disposition en couches ou étages superposés, qui sont au nombre de trois : une sous-cutanée, une
sous-muqueuse et une musculaire : cette dernière couche traverse l'épaisseur du muscle orbiculaire des lèvres sans y laisser
aucun filet (1).

Caractères
différentiels des
rameaux de la 5e
et des rameaux
de la 7e paire.

2° Branche cervico-faciale.

La *branche cervico-faciale*, moins volumineuse que la pré-

---

(1) Au premier abord, il semble qu'un certain nombre de filets de la 5e paire
se terminent dans le muscle orbiculaire ; mais l'étude attentive de pièces qui
avaient macéré dans l'acide nitrique étendu, puis qui étaient devenues trans-
parentes par leur immersion dans l'eau, m'a démontré, d'une manière positive, qu'aucun filet de la 5e paire n'allât se perdre dans les muscles. Parmi les
radiations sous-orbitaires de la 5e paire, il en est une qu'on peut appeler
nerf de la sous-cloison, qui se porte sur les côtés de la ligne médiane, jusqu'au lobule du nez, où elle se termine. Les radiations sous-orbitaires de la
5e paire fournissent encore un rameau dorsal du nez, des rameaux palpébraux
ascendants, qu'il est facile de distinguer des rameaux palpébraux du nerf facial.

Division de la
branche cervi-
co-faciale en
trois ordres de
rameaux :
cédente, suit la direction primitive du nerf, et, comme lui, se
porte en bas et en avant dans l'épaisseur de la glande parotide.
parvenue à l'angle de la mâchoire inférieure, elle se divise en
trois ou quatre rameaux qui se subdivisent eux-mêmes pour
constituer des rameaux secondaires qu'on peut diviser en *buccaux, mentonniers* et *cervicaux.*

1° Rameaux
buccaux,
1° *Rameaux buccaux.* Ils se portent horizontalement en
avant, au devant du masseter, auquel ils envoient quelques petits filets et s'anastomosent, soit entre eux, soit avec les rameaux sous-orbitaires de la branche temporo-faciale. On voit,
en outre, une très belle anastomose, entre le nerf buccal de la
5° paire et l'un de ces rameaux buccaux du facial : nous avons
déjà indiqué une anastomose semblable entre un rameau sous-
orbitaire du facial et ce même nerf buccal de la 5° paire.

2° Rameaux
mentonniers,
2° *Rameaux mentonniers du facial.* Destinés aux muscles de
la lèvre inférieure, ils se réfléchissent de bas en haut en décrivant une arcade à concavité supérieure : situés d'abord sous le
peaucier, ils s'enfoncent sous le muscle triangulaire des lèvres et
forment, avec le nerf mentonnier de la 5° paire, un entrelacement,
Plexus men-
tonnier.
plexus mentonnier, qui a beaucoup d'analogie avec l'entrelacement formé par les nerfs sous-orbitaires du facial et les nerfs
sous-orbitaires de la 5° paire, mais qui est moins compliqué.
Ainsi les nerfs mentonniers de la 7° paire sont plus superficiels
que les nerfs mentonniers de la 5°, et les filets des premiers sont moins considérables que les filets des seconds : les
radiations de la 7° paire se font d'arrière en avant, d'abord,
puis de bas en haut ; les radiations de la 5° se font directement
de bas en haut. Les radiations du facial traversent les muscles
carré, orbiculaire, auxquels elles se distribuent presque en totalité ; elles envoient aussi à cette masse charnue, connue
sous le nom de houppe du menton : aucun de ces filets ne va se
Rapports en-
tre les radia-
tions menton-
nières de la 7°
paire et celles
de la 5° paire.
rendre à la peau. Les radiations mentonnières de la 5° paire
se placent, les unes, et c'est incomparablement le plus grand
nombre, entre les muscles et la muqueuse, pour se terminer
à cette muqueuse, et plus spécialement au bord libre de la

lèvre inférieure ; les autres, bien moins nombreuses, se placent entre les muscles et la peau, à laquelle elles se distribuent.

3° *Rameaux cervicaux du facial.* Ils marchent d'arrière en avant, au niveau de la région sus-hyoïdienne, sous le peaucier, en décrivant des arcades à concavité supérieure, et se dirigent en haut et en avant pour se terminer au niveau du menton. Parmi ces rameaux, il en est un qui se porte verticalement en bas pour s'anastomoser avec la branche cervicale transverse du plexus cervical.

3° Rameaux cervicaux.

Leur anastomose avec la cervicale transverse.

Les rameaux cervicaux du facial sont séparés par le peaucier des rameaux cervicaux fournis par le plexus cervical : ils sont tous destinés au peaucier.

Ils sont tous destinés au peaucier.

Résumé. Le nerf facial fournit à tous les muscles peauciers du crâne et de la face (1); il fournit encore au ventre postérieur du digastrique, au muscle stylo-hyoïdien, au muscle interne du marteau et au petit muscle de l'étrier. Indépendamment de ces rameaux, qu'il donne pour ainsi dire directement, il en est un grand nombre qu'il fournit indirectement, à l'aide de ses nombreuses anastomoses : ainsi, à l'aide du grand nerf pétreux superficiel, qui traverse le ganglion de Meckel et va se jeter dans le nerf pétreux postérieur, il fournit au muscle péristaphylin interne et au palato-staphylin. A l'aide de la corde du tympan qui s'accole au nerf lingual, il fournit probablement aux fibres musculaires, subjacentes à la muqueuse papillaire de la langue. A l'aide de son rameau de communication avec le nerf glosso-pharyngien, que nous verrons encore recevoir une branche du spinal, il va fournir aux muscles du pharynx et du voile du palais (2). A l'aide du rameau de la fosse jugulaire qu'il fournit au pneumo-gastrique, il concourt probablement à fournir aux muscles du larynx.

Résumé de la distribution du nerf facial.

(1) Le buccinateur seul reçoit la plus grande partie de ses nerfs de la branche non ganglionnaire de la 5° paire.

(2) N'oublions pas que les péristaphylins externes reçoivent leurs filets de la branche non ganglionnaire de la 5° paire.

Le nerf facial
ne donne aucun
filet aux tegu-
ents.

Le nerf facial ne donne aucun filet aux téguments. Les nerfs cutanés qui en émanent ne sont autre chose que des filets que le nerf facial a empruntés par des anastomoses avec diverses branches de la 5ᵉ paire et du plexus cervical (1). N'oublions pas que les anastomoses nerveuses ne sont qu'un simple accolement temporaire de filet à filet, et non une combinaison, une fusion de filets.

Action. Le nerf facial est le nerf du mouvement de la face, de même que le nerf de la 5ᵉ paire est le nerf du sentiment. Ses usages ressortent de la description anatomique de ce nerf, non moins que des expériences physiologiques. Or, les muscles de la face constituant un appareil spécial destiné à l'expression des passions, le nerf facial pourrait être appelé *nerf de l'expression*, bien plus exactement que *nerf respiratoire de la face*. J'ai vainement cherché, dans la structure comparée du nerf de la 5ᵉ paire et du nerf facial, des différences anatomiques en rapport avec leur différence de destination. L'anatomie de texture démontre une homogénéité parfaite entre les filets et filaments du nerf facial, et les filets et filaments du nerf trijumeau.

B. Nerf auditif ou portion molle de la 7ᵉ paire.

Le *nerf auditif*, que nous avons suivi jusqu'à son entrée dans le conduit auditif interne, pénètre dans ce conduit avec le nerf facial, se creuse en gouttière pour recevoir ce nerf, et se divise en deux cordons qui restent distincts dans toute la longueur du conduit, bien qu'ils ne soient pas séparés, et qui traversent les trous de la lame criblée que nous avons

---

(1) Ces anastomoses du nerf facial qui sont si nombreuses, que les anciens avaient donné à ce nerf le nom de petit sympathique, doivent être divisées en anastomoses d'*émission* et en anastomoses de *réception*. Ainsi, comme types d'anastomoses de réception, quant au nerf facial, je donnerai l'anastomose de ce nerf avec l'auricule-temporal de la 5ᵉ paire ; comme type d'anastomose de réception, par rapport au même nerf, je donnerai l'anastomose du nerf facial avec le glosso-pharyngien.

dit occuper le fond du conduit auditif interne. (Voyez *Ostéologie.*)

Pour avoir une bonne idée de la distribution ultérieure du nerf auditif, il faut donner à la lame criblée du conduit auditif la même attention que Scarpa a donnée à la lame criblée de l'ethmoïde, avec laquelle elle a une si grande analogie. De même que la lame criblée ethmoïdale présente une fente particulière pour laisser passer le filet ethmoïdal de l'ophthalmique, de même la lame criblée auditive présente une ouverture pour laisser passer le nerf facial ; d'une autre part, le nerf auditif, de même que le nerf olfactif, s'exprime à travers les trous de la lame criblée auditive pour pénétrer dans l'oreille interne. *(Lame criblée du conduit auditif.)*

Des deux branches ou cordons du nerf auditif, l'une, antérieure, est destinée au *limaçon* ; l'autre, postérieure, est destinée au *vestibule* et aux *canaux demi-circulaires*.

La *branche limacienne* se contourne en pas de vis, comme la partie du fond du conduit auditif qui lui est destinée. Elle est donc contournée sur elle-même, comme l'avait observé Valsalva, et présente quelque chose de ganglionnaire. De l'espèce de renflement gangliforme que présente cette branche au fond du conduit auditif, partent les filets limaciens, dont les uns s'accolent à la surface de la columelle, ce sont ceux destinés au premier tour ; dont les autres pénètrent dans les canaux de la columelle, et se partagent entre le deuxième tour et le demi-tour du sommet du limaçon. J'ai indiqué ailleurs la manière si régulière dont ces filets s'étalent sur la cloison spirale ; la division de chacun de ces filets en deux ou trois filaments, qui s'anastomosent entre eux à la manière des nerfs ciliaires ; la diminution graduelle en longueur de ces filets, depuis la base jusqu'au sommet du limaçon : en sorte que, si on supposait la cloison spirale étalée, on aurait une espèce de harpe nerveuse, dont les cordes les plus longues répondraient à la base du triangle, représenté par la cloison, et les cordes les plus courtes au sommet de ce triangle. (Voyez *Oreille interne*, t. 3, p. 525.) *(Branche limacienne. — Son renflement. — Terminaison de ces filets sur la cloison spirale. — Harpe nerveuse.)*

Branche vestibulaire.

Sa division en trois rameaux.

La branche *vestibulaire* se divise en trois rameaux, dont le plus considérable se rend à l'*utricule* et aux *ampoules des canaux membraneux*, vertical supérieur et horizontal ; le moyen se rend au *saccule*, et le plus petit à l'*ampoule* du canal vertical postérieur.

Action. Le nerf auditif est exclusivement le nerf de l'audition.

HUITIÈME PAIRE.

Des trois branches constituantes de la 8ᵉ paire.

La 8ᵉ paire comprend trois nerfs : le *glosso-pharyngien*, le *pneumo-gastrique* ou *vague*, et le *spinal* ou *accessoire de Willis*, dont nous avons vu que plusieurs anatomistes avaient fait trois paires distinctes.

Première division. — *Nerf glosso-pharyngien.*

Préparation. Emporter par une coupe triangulaire la moitié postérieure du trou déchiré postérieur ; détacher avec précaution la veine jugulaire, au devant de laquelle les nerfs se trouvent placés. Etudier les connexions du glosso-pharyngien avec le pneumo-gastrique et avec le spinal.

Destination.

Le nerf *glosso-pharyngien (pharyngo-glossien), portion antérieure de la 8ᵉ paire, 9ᵉ paire de quelques modernes*, est destiné au pharynx et à la langue.

Né du corps restiforme, immédiatement au dessus et sur la même ligne que le pneumo-gastrique, par une série de filets qui fait suite aux racines de ce dernier nerf (1), le glosso-

(1) Plusieurs physiologistes modernes ayant reconnu que le nerf glosso-pharyngien était un nerf mixte, présidant à la sensibilité dans sa portion linguale et à la contractilité dans sa portion pharyngienne, ont cru trouver au glosso-pharyngien deux racines distinctes : l'une, plus grande, qui avoisine le nerf vague ; l'autre, plus petite, qui avoisine le nerf facial, et l'analogie a fait admettre que l'une de ses racines présidait au sentiment, et l'autre au mouvement ; mais cette distinction est purement arbitraire, et il est de la dernière évidence que toutes les racines du glosso-pharyngien naissent sur la même ligne. Nous verrons que la qualité de nerf mixte est donnée au glosso-pharyng en par des filets émanés et du nerf facial et du nerf accessoire de Willis.

pharyngien sort du trou déchiré postérieur par un canal tantôt fibreux, tantôt osseux, qui lui est propre, et qui est situé au devant de celui du pneumo-gastrique et du spinal réunis, en dedans de la veine jugulaire interne, dont il est séparé par une lame cartilagineuse et quelquefois osseuse.

Le glosso-pharyngien sort du crâne par un canal propre.

Dans son passage à travers ce canal, le nerf glosso-pharyngien change de direction, se courbe sur lui-même à angle très aigu, et présente un renflement ganglionnaire décrit par Andersh sous le nom de *ganglion pétreux*, et plus généralement connu aujourd'hui sous le nom de *ganglion d'Andersh* (1). A ce ganglion qui occupe une dépression osseuse du rocher (*recepta-culum ganglii petrosi*), succède un cordon arrondi qui se porte verticalement en bas, derrière les muscles styliens, au devant de la carotide interne, puis entre le muscle stylo-pharyngien et le stylo-glosse, se porte d'arrière en avant en dé-crivant une courbe à concavité supérieure, passe au devant du pilier postérieur du voile du palais, derrière l'amygdale, et va se rendre à la muqueuse de la langue.

Ganglion pétreux ou d'Andersh.

Trajet du glosso-pharyngien.

Dans ce trajet, le nerf glosso-pharyngien fournit : 1° le rameau de Jacobson; 2° il reçoit du nerf facial un rameau anastomotique; 3° il reçoit du spinal et du pneumo-gastrique ou plus exactement du spinal, une branche anastomotique; 4° il fournit un rameau musculaire au digastrique et au stylo-pharyngien, 5° des filets carotidiens, 6° des rameaux pharyn-giens, 7° des rameaux tonsillaires.

1° *Rameau de Jacobson*. Ce rameau, signalé par Andersh, a été parfaitement décrit par Jacobson, qui en a fait sentir l'importance et indiqué les principales divisions. Pour en fa-ciliter l'intelligence, je vais d'abord décrire les canaux par les-quels il passe :

(1) Muller décrit un second ganglion très petit, qui n'appartient pas au nerf tout entier, mais à quelques uns de ses filets, et qui occupe la partie supérieure du trou déchiré postérieur. C'est cette portion ganglionnaire qui, suivant le physiologiste que je viens de citer, représenterait les racines du sentiment. Je n'ai pas été assez heureux pour rencontrer ce ganglion partiel.

Conduit et embranchement destinés au rameau de Jacobson.

Sur la crête de séparation qui se voit entre la fosse jugulaire et le canal carotidien, en dehors de l'aqueduc du limaçon, se voit un pertuis qui est l'orifice inférieur du canal de Jacobson. Ce canal se porte en arrière et en haut, pénètre dans l'épaisseur de la paroi interne de la caisse au devant de la fenêtre ronde ; là, il se divise, d'après Jacobson, en trois embranchements : 1° un descendant, qui s'ouvre dans le canal carotidien ; 2° deux ascendants, savoir : l'un antérieur, qui se porte en avant et en haut, et va s'ouvrir dans la gouttière du rameau crânien du nerf vidien, l'autre postérieur, qui se porte d'abord verticalement en haut, en arrière de la fenêtre ovale, se coude brusquement pour devenir horizontal, et s'ouvre sur la face supérieure du rocher dans une gouttière parallèle et interne à la gouttière du nerf vidien.

Variétés d'origine du rameau de Jacobson.

C'est dans ce canal que pénètre le rameau de Jacobson, qui se détache de la partie supérieure du ganglion d'Andersh. J'ai vu ce rameau constitué par deux filets, l'un venu du pneumo-gastrique, l'autre venu du glosso-pharyngien.

Chez un autre sujet, j'ai vu ce rameau formé par l'anastomose d'un filet émané du rameau de la fosse jugulaire (1) avec un filet du glosso-pharyngien.

Sa division en trois filets.

Ce nerf, d'après Jacobson, se divise bientôt en trois filets correspondants aux trois embranchements : le descendant va se jeter dans le plexus carotidien ; des deux ascendants, l'un va s'accoler au rameau crânien du vidien ou grand nerf pétreux superficiel ; l'autre, qu'Arnold a appelé *petit nerf pétreux superficiel*, va gagner la face supérieure du rocher au devant du précédent, et se termine à ce tissu rougeâtre, qui est connu sous le nom de ganglion otique. Nous avons vu qu'indépendamment de ce petit nerf pétreux superficiel pro-

(1) On se rappelle que j'ai considéré ce rameau de la fosse jugulaire (nerf auriculaire d'Arnold), non comme une émanation du pneumo-gastrique, ainsi qu'on le dit généralement, mais comme une émanation du nerf facial.

venant du glosso-pharyngien, il existe un petit nerf pétreux
superficiel émané du nerf facial :

M. Arnold a démontré que le rameau de Jacobson se divisait
en six filets, qui pénètrent par six petits conduits osseux ; lesquels partent du canal de Jacobson, savoir : les trois filets
indiqués plus haut, 4° le filet de la fenêtre ronde, 5° le filet de
la fenêtre ovale, et 6° le filet de la trompe d'Eustachi. Il suit de
là 1° que, par trois filets, le rameau de Jacobson fournit à la
muqueuse de la trompe d'Eustachi, à la muqueuse de la caisse
du tympan, qui avoisine la fenêtre ronde, à celle qui avoisine
la fenêtre ovale ; 2° que, par trois autres filets, ce rameau de
Jacobson établit une communication entre le glosso-pharyngien d'une part, et le maxillaire supérieur (plus spécialement avec le ganglion sphéno-palatin par l'entremise du nerf
vidien), le ganglion otique du maxillaire inférieur, et le ganglion cervical supérieur du grand sympathique, d'une autre
part.

Division du rameau de Jacobson en six filets.

2° Le *rameau anastomotique entre le nerf facial et le
glosso-pharyngien*, n'est autre chose qu'un rameau émané du
nerf facial, immédiatement après sa sortie du trou stylo-mastoïdien, et qui va se jeter, soit dans le tronc du glosso-pharyngien lui-même, immédiatement au dessous du ganglion d'Andersh ; soit dans une de ses branches : dans ce dernier cas, la
branche du glosso-pharyngien, destinée à recueillir cette
anastomose, décrit un trajet fort remarquable que voici : née du
ganglion d'Andersh, immédiatement au dessous du rameau de
Jacobson, elle se porte en bas et en dehors, derrière l'apophyse
styloïde, et par conséquent derrière le muscle digastrique,
qu'elle traverse pour se réfléchir de bas en haut, en décrivant
une anse à concavité supérieure, aussi remarquable que celle
de l'hypoglosse, et va s'anastomoser avec une branche émanée
du nerf facial au moment de sa sortie du trou stylo-mastoïdien.

Rameau que le nerf facial envoie au glosso-pharyngien.

Le rameau anastomotique, très variable pour le volume, que
le nerf facial envoie au glosso-pharyngien, me paraît être le
vestige d'un rameau considérable du nerf facial, que j'ai vu

remplacer en partie le glosso-pharyngien, et se rendre directement sans anastomose à la base de la langue et au voile du palais (1).

3° *Anastomose du glosso-pharyngien avec le spinal et avec le pneumo-gastrique.* Le plus ordinairement, le glosso-pharyngien s'accole au pneumo-gastrique, ou plus exactement au rameau anastomotique du spinal. Quelquefois il est complètement isolé de ces nerfs, avec lesquels il ne communique que par son rameau pharyngien. Dans un cas, le nerf glosso-pharyngien, avant de se renfler en ganglion, recevait une branche du pneumo-gastrique; dans un autre cas, le glosso-pharyngien qui naissait par deux ou trois filets était en quelque sorte complété par le pneumo-gastrique à l'aide d'une communication assez analogue à celle de ce dernier nerf avec le spinal. Le glosso-pharyngien doublait de volume après cette communication, qui avait lieu par un rameau presque transversal. La communication du spinal et du glosso-pharyngien n'a lieu le plus ordinairement qu'à l'aide du rameau pharyngien du premier de ces nerfs. Je considère cette anastomose comme constituée par un rameau du nerf spinal qui va se jeter dans le glosso-pharyngien.

4° *Rameau du digastrique et du stylo-pharyngien.* Ce rameau se détache du côté externe du nerf, et se bifurque pour se rendre par une de ses divisions dans le ventre postérieur du digastrique, et par une autre dans le muscle stylo-pharyngien. Ce rameau paraît exclusivement provenir du rameau anastomotique envoyé par le nerf facial au glosso-pharyngien.

5° *Filets carotidiens.* Très nombreux, ils longent l'artère carotide interne, et parvenus à l'embranchement de la carotide

(1) Cette disposition, je veux dire un filet du nerf facial se rendant directement à la langue et au voile du palais n'est pas très rare. Dans une pièce de concours déposée dans les cabinets par M. Richer, le nerf facial du côté droit envoie directement un filet au voile du palais : la même disposition n'a pas lieu à gauche.

primitive, ils s'anastomosent avec les filets carotidiens du gan- Filets caroti-
diens.
glion cervical supérieur, et concourent à la formation du
plexus nerveux inter-carotidien, dont je parlerai à l'occasion Des nerfs éma-
nés du plexus
du grand sympathique; plexus inter-carotidien, d'où partent des intercarotidien.
prolongements plexiformes autour des artères qui émanent de la
carotide externe, et plus particulièrement autour de l'artère faciale et de l'artère temporale. Je n'ai pas pu les suivre sur le tronc
de l'artère carotide primitive. On décrit quelques uns de ces
filets comme allant s'unir aux nerfs cardiaques.

6° *Rameaux pharyngiens.* Au nombre de deux ou trois, ils Rameaux
pharyngiens.
vont de suite s'anastomoser avec les rameaux pharyngiens du
nerf pneumo-gastrique, ou plutôt du spinal, et avec les rameaux internes du ganglion cervical supérieur, pour constituer le plexus pharyngien. On a dit que ces rameaux pharyngiens ne faisaient que traverser les muscles du pharynx pour se
porter à la membrane muqueuse, mais il est de la dernière
évidence que ces rameaux fournissent au constricteur moyen
et au constricteur supérieur. Les filets de ce dernier muscle se
réfléchissent de bas en haut, sur la face postérieure du pharynx. Il est plus que probable que les filets ou rameaux musculaires fournis par le glosso-pharyngien, viennent, non du
glosso-pharyngien lui-même, mais du rameau anastomotique
qui lui est envoyé par le nerf spinal.

7° Les *rameaux tonsillaires* sont très multipliés, et forment Rameaux ton-
sillaires.
une espèce de plexus (*plexus tonsillaire*, Andersh). Ces ra-
meaux se distribuent aux amygdales, à la muqueuse des piliers
du voile du palais et de ce voile. La question de savoir si un
certain nombre de filets sont fournis aux muscles glosso-staphylin et pharyngo-staphylin n'a pas encore été résolue par
l'anatomie.

8° *Rameaux linguaux.* Après avoir fourni ces divers ra- Rameaux lin-
guaux.
meaux, le glosso-pharyngien, réduit à la moitié de son vo-
lume, s'engage dans l'épaisseur de la base de la langue où il
se perd. Parmi les rameaux linguaux, les uns se placent immédiatement sous la muqueuse, les autres traversent les couches

Ils sont tous destinés à la muqueuse de la langue.

les plus supérieures du noyau lingual, pour se porter à la muqueuse linguale, mais plus en avant que les précédents : tous sont destinés à la muqueuse et aux glandules situées derrière le V lingual : les plus internes se portent de dehors en dedans, sur les côtés de la ligne médiane ; les plus externes longent les bords de la langue. C'est essentiellement à la base de la langue, à la muqueuse située derrière le V lingual, que se distribue le glosso-pharyngien. Je n'ai vu aucun filet se perdre dans l'épaisseur des fibres musculaires de la langue. Un filet qui se détache au niveau des filets pharyngiens, suit l'artère linguale en même temps que les filets émanés du plexus inter-carotidien, et se porte avec l'artère linguale à la face inférieure de la muqueuse jusqu'à la pointe de la langue.

Action.

Action. A raison de sa distribution, ce nerf doit être considéré comme un nerf de contractilité pour le pharynx, et un nerf de sensibilité pour la base de la langue. L'origine de ce nerf, sur la même ligne que les racines spinales postérieures, le ganglion qu'il présente au niveau du trou déchiré postérieur, devaient faire présumer que ce nerf était un nerf de sensibilité, et que les filets qu'il fournit aux muscles digastrique, stylo-pharyngien, constricteurs supérieur et moyen du pharynx, glosso-staphylin et pharyngo-staphylin, lui viennent du facial et du spinal. Or, les expériences physiologiques instituées par M. Longet me paraissent mettre hors de doute cette proposition.

Le glosso-pharyngien est essentiellement l'agent de la sensibilité tactile et gustative de la base de la langue. On ne comprend pas comment Panizza a pu admettre qu'il était le seul nerf gustatif. Il n'est agent de contractilité que par les filets qu'il emprunte au nerf facial et au nerf spinal.

Deuxième division de la 8e paire.

Nerf pneumo-gastrique ou *vague.*

Préparation. Ouvrir le trou déchiré postérieur par sa partie postérieure, étudier successivement le nerf dans les diverses portions de son trajet.

Le *nerf pneumo-gastrique*, appelé aussi *nerf vague*, 10ᵉ paire des auteurs modernes, branche principale de la 8ᵉ paire, est un des nerfs les plus remarquables de l'économie, à raison de l'étendue de sa distribution et de l'importance des organes auxquels il est destiné. Il fournit, d'une part, au larynx, aux poumons et au cœur, et d'une autre part, au pharynx, à l'œsophage, à l'estomac et au plexus solaire. Bien que ce nerf soit essentiellement un nerf sensitif, car ses racines font suite aux racines postérieures des nerfs spinaux, il présente dans sa distribution tous les caractères des nerfs mixtes : or, nous verrons que ses filets moteurs sont des filets qu'il emprunte au nerf facial, au nerf spinal et au nerf grand hypoglosse. Il n'est pas rare de voir les deux nerfs pneumo-gastriques très inégaux en volume.

Destination du pneumo-gastrique.

Nous avons décrit l'origine du pneumo-gastrique au bulbe rachidien supérieur, sur les corps restiformes, dans la ligne des racines postérieures des nerfs spinaux ; la convergence de ces filets, leur réunion en sept ou huit faisceaux d'abord, puis en un seul cordon qui se dirige vers le trou déchiré postérieur, par lequel il sort du crâne. Le pneumo-gastrique se porte ensuite verticalement le long de la colonne cervicale, pénètre dans la poitrine, parcourt cette cavité en longeant l'œsophage, avec lequel il traverse le diaphragme, pour se terminer à l'estomac et au plexus solaire.

Son origine et son trajet.

Nous allons examiner successivement ce nerf : 1° à son passage par le trou déchiré postérieur, 2° au sortir du trou déchiré postérieur, 3° le long du cou, 4° le long du thorax, 5° dans l'abdomen.

A. Du pneumo-gastrique, à son passage par le trou déchiré postérieur.

Au trou déchiré postérieur, le pneumo-gastrique sort au devant du nerf spinal et par la même ouverture que ce nerf qui lui est accolé : une cloison fibreuse, cartilagineuse ou osseuse le sépare du glosso-pharyngien qui est au devant de lui ; une cloison cartilagineuse et souvent osseuse le sépare de la veine jugulaire interne.

Ganglion du pneumo-gastri-que.
A son passage dans le trou déchiré postérieur, le nerf pneumo-gastrique présente une disposition ganglionnaire bien prononcée ; je veux dire une substance grise au milieu de laquelle existent des filets nerveux, mais sans renflement notable, au moins chez le plus grand nombre des sujets : ce qui a fait rejeter, à tort, par beaucoup d'anatomistes, l'existence d'un ganglion en ce point. J'ai vu le ganglion du pneumo-gastrique aussi prononcé que celui des racines postérieures des nerfs spinaux. Il semble que dans le plus grand nombre des cas la longueur du ganglion supplée à son volume.

Accolement du nerf spinal.
A ce ganglion, *ganglion du pneumo-gastrique,* qu'on peut comparer au ganglion de Gasser et aux ganglions inter-vertébraux, s'accole le nerf spinal ou accessoire de Willis, qui communique avec lui par plusieurs filets très déliés. J'ai déjà dit qu'il n'était pas rare de voir les racines les plus élevées ou racines bulbaires du nerf spinal, venir se jeter directement dans le nerf pneumo-gastrique.

1° De ce ganglion part un filet anastomotique, qui se rend au ganglion pétreux du glosso-pharyngien (je n'ai pas toujours
Rameau anas-tomotique du nerf facial.
trouvé ce filet) ; 2° à ce ganglion aboutit le rameau *anastomotique du nerf facial* (voyez la description de ce nerf), découvert par Comparetti, que M. Arnold a désigné sous le nom de *rameau auriculaire du pneumo-gastrique,* et que j'ai proposé d'appeler *rameau de la fosse jugulaire du nerf facial,* et que l'on voit très bien à travers la veine jugulaire interne ouverte. Ce rameau, dont on me pardonnera de rappeler ici la description, né du nerf facial, à la partie inférieure du canal de Fallope, sort de ce canal par un petit conduit très court qui s'ouvre dans la fosse jugulaire, parcourt un trajet horizontal semi-circulaire entre la veine jugulaire interne et la moitié antérieure de cette fosse, fournit un filet au rameau de Jacobson, et va se jeter dans le nerf

pneumo-gastrique au moment où ce nerf traverse le trou déchiré postérieur (1). J'ai déjà dit, à l'occasion du nerf facial, que ce rameau de la fosse jugulaire, au lieu de provenir du nerf pneumo-gastrique, comme on le dit généralement, était une émanation du nerf facial qui allait se jeter dans le pneumo-gastrique pour lui fournir des filets moteurs. J'ai vu le nerf de la fosse jugulaire s'anastomoser avec le rameau tympanique du facial.

B. Du pneumo-gastrique, à sa sortie du trou déchiré postérieur.

À sa sortie du trou déchiré postérieur, le nerf pneumo-gastrique se présente sous l'aspect d'un cordon plexiforme, qu'accompagne souvent la substance grise du ganglion dans l'espace de six lignes à un pouce. Ce cordon plexiforme ganglionnaire présente des connexions importantes avec le nerf spinal ou accessoire, avec le grand hypoglosse et avec le ganglion cervical supérieur.

Disposition plexiforme du pneumo-gastrique.

1° Il reçoit la branche de bifurcation du nerf spinal, que nous désignerons sous le nom de *branche interne* ou *anastomotique* du nerf spinal, et qui s'accole au pneumo-gastrique, dont elle peut longtemps être distinguée.

Il reçoit une branche considérable du nerf spinal.

2° Il s'anastomose avec le grand hypoglosse, au moment où il est croisé par ce nerf, et d'autrefois avant cet entre-croisement. Cette anastomose offre beaucoup de variétés; quelquefois elle a lieu par un filet très grêle, d'autres fois elle a lieu par deux ou trois filets qui forment une espèce de plexus. Chez un sujet, le grand hypoglosse du côté gauche présentait des connexions intimes avec le pneumo-gastrique et le spinal,

Son anastomose avec le nerf grand hypoglosse.

(1) J'ai vu ce rameau pénétrer, immédiatement après son origine, dans la gaîne du glosso-pharyngien, s'appliquer contre son ganglion et se réfléchir d'avant en arrière, pour se porter dans la fosse jugulaire. Arnold a représenté ce rameau comme divisé en trois filets : un ascendant, qui s'anastomose avec le tronc du nerf facial; un descendant, qui s'anastomose avec le rameau auriculaire postérieur du même nerf facial; un moyen, qui va se distribuer au conduit auditif externe.

Le pneumo-gastrique reçoit un ou plusieurs filets du grand hypoglosse.

si bien que la branche descendante de l'hypoglosse était accolée au nerf pneumo-gastrique. L'étude attentive de cette anastomose me paraît établir d'une manière positive qu'elle est tout à l'avantage du pneumo-gastrique, qui reçoit les nerfs émanés de l'hypoglosse, tandis que celui-ci ne reçoit aucun filet du pneumo-gastrique. Nous verrons plus bas que le nerf grand hypoglosse est un nerf exclusivement affecté au mouvement.

Dans son anastomose avec le glosso-pharyngien, c'est le pneumo-gastrique ou p'utôt le spinal qui fournit.

3° Le pneumo-gastrique s'anastomose avec le glosso-pharyngien. L'étude de cette anastomose sur des pièces qui avaient macéré dans l'acide nitrique, m'a permis de voir qu'elle avait lieu non avec le pneumo-gastrique proprement dit, mais avec le rameau anastomotique du spinal. Rien de plus variable que ces anastomoses, qui manquent quelquefois d'un côté, et qui se font alors par l'intermédiaire des branches pharyngiennes. Dans cette anastomose du pneumo-gastrique ou plutôt du spinal avec le glosso-pharyngien, c'est le glosso-pharyngien qui reçoit tous les filets de communication.

Des rapports du pneumo-gastrique avec le ganglion cervical supérieur.

4° Le nerf pneumo-gastrique communique avec le ganglion cervical supérieur du grand sympathique par un rameau ou deux, chez l'homme et chez quelques mammifères (1) : dans les autres classes d'animaux, la connexion est si intime, que la séparation du nerf pneumo-gastrique et du ganglion cervical supérieur est tout à fait impossible. J'ai plusieurs fois rencontré chez l'homme cette même disposition, je veux dire l'accolement ou la fusion du ganglion cervical supérieur et du nerf pneumo-gastrique, dans toute la longueur du ganglion : sur un sujet, cette disposition s'observait des deux côtés.

Les connexions du pneumo-gastrique avec le spinal et avec le ganglion cervical supérieur, sont deux points très importants

_____

(1) J'ai vu le pneumo-gastrique communiquer avec le grand sympathique, par plusieurs filets qui se détachaient à diverses hauteurs du ganglion : deux partaient de la partie supérieure du ganglion cervical, en se dirigeant de bas en haut ; deux partaient de la partie inférieure du ganglion, se dirigeant de haut en bas ; tous s'unissaient au pneumo-gastrique.

de l'histoire de ce nerf. Nous reviendrons dans un instant sur
les rapports du pneumo-gastrique et du spinal.

C. Du pneumo-gastrique le long du cou.

A la région cervicale, le pneumo-gastrique est situé au devant de la colonne vertébrale, dont il est séparé par les muscles
prévertébraux, sur les côtés du pharynx et de l'œsophage,
entre l'artère carotide primitive, qui est en dedans, et la veine
jugulaire, qui est en dehors, en arrière de ces vaisseaux. Il
est accolé à l'artère carotide primitive et contenu dans la
même gaîne fibreuse; il est séparé du cordon cervical du
grand sympathique, qui lui est postérieur et externe, par une
grande quantité de tissu cellulaire : d'ailleurs, le grand sympathique n'est pas contenu dans la même gaîne fibreuse que le
pneumo-gastrique. *Rapports du pneumo-gastri-que le long du cou.*

Dans ce trajet, il fournit : 1° le rameau pharyngien, 2° le
rameau laryngé supérieur, 3° les filets cardiaques. *Branches qu'il fournit.*

1° *Rameau pharyngien.* Souvent double et alors pouvant
être distingué en supérieur et en inférieur, il se détache du
pneumo-gastrique à peu de distance du trou déchiré postérieur.
La détermination de son origine réelle est d'un grand intérêt. Il
est évident que le plus ordinairement le rameau pharyngien du
pneumo-gastrique provient essentiellement du rameau anastomotique du nerf spinal, auquel se joignent un plus ou moins
grand nombre de filets émanés du pneumo-gastrique lui-même.
Dans quelques cas, il naît exclusivement du pneumo-gastrique,
d'autres fois exclusivement du rameau anastomotique du spinal
que nous avons vu ne pas se confondre de suite avec le pneumo-gastrique, souvent à la fois et du pneumo-gastrique et du
spinal. Enfin, quelquefois il reçoit un filet, le nerf glosso-pharyngien. Le rameau pharyngien passe au devant de la carotide
interne, fournit des filets carotidiens qui se joignent aux filets
plus nombreux fournis par le glosso-pharyngien et vont concourir à la formation du plexus intercarotidien : parvenu sur
les côtés du pharynx, il s'anastomose avec les divisions du *Rameau pha-ryngien.* *Variétés d'o-rigine.* *Rapports.*

Plexus pha- glosso-pharyngien et avec plusieurs branches volumineuses du
ryngien.
ganglion cervical supérieur, pour constituer le *plexus pha-*
ryngien, plexus qui est un des plus remarquables de l'économie, et auquel il faut rapporter les phénomènes nerveux si
variés et si fréquents qu'on observe dans cette région. Je reviendrai sur ce plexus à l'occasion du grand sympathique. Le
rameau pharyngien du pneumo-gastrique se distribue à la fois
aux muscles constricteurs moyen et supérieur et à la membrane
muqueuse du pharynx.

Origine et tra-   2° *Rameau laryngé supérieur.* Plus considérable que le pré-
jet du laryngé
supérieur.   cédent, il naît du côté interne du pneumo-gastrique (1), par
un cordon arrondi qu'on peut suivre jusqu'au ganglion de
ce nerf, se porte en bas et en dedans sur les côtés du pharynx,
derrière les artères carotides interne et externe, qu'il croise
obliquement ; il se dirige ensuite en avant et en dedans pour
gagner la membrane hyo-thyroïdienne, en passant au dessus
du bord supérieur du muscle constricteur inférieur, marche quelque temps entre le muscle thyro-hyoïdien et cette
membrane hyo-thyroïdienne qu'il traverse sur les côtés de la
ligne médiane, pour s'engager dans l'épaisseur du repli muqueux épiglotti-aryténoïdien, où il se termine en s'épanouissant en un grand nombre de filets que nous suivrons
dans un instant.

Chemin faisant, il fournit un rameau qu'on désigne sous
Rameau la- le nom de *laryngé externe*, et que j'ai vu naître directement
ryngé externe.
du pneumo-gastrique lui-même : ce rameau communique
par un ou deux filets avec le ganglion cervical supérieur et
se porte en dedans et en bas sur les côtés du larynx. Il fournit
Ses filets car- au nerf cardiaque supérieur un ou deux filets qui vont s'ana-
diaques.
stomoser avec ce nerf, derrière la carotide primitive : c'est

_____

(1) Et, par conséquent, du côté opposé au rameau anastomotique du nerf
spinal, qui ne concourt nullement à sa formation. J'ai vu naître le laryngé
supérieur par deux racines, dont la principale venait du nerf pneumo-gastrique, et dont l'autre, très grêle, venait du glosso-pharyngien.

cette communication du nerf laryngé externe avec le grand sympathique, que Haller appelle *plexus laryngé* (1). Le rameau laryngé externe donne plusieurs rameaux au constricteur inférieur du pharynx, quelques filets qui vont à la glande thyroïde; il se porte ensuite en bas et en avant entre le muscle constricteur inférieur et le cartilage thyroïde, pour aller se perdre, en se divisant en un grand nombre de filets, dans le muscle *crico-thyroïdien*.

Rameau du muscle crico-thyroïdien.

L'*épanouissement terminal* du rameau laryngé supérieur dans l'épaisseur du repli muqueux épiglotti-aryténoïdien est remarquable par sa disposition radiée, qui est précédée par un aplatissement et par une sorte d'épaississement du nerf. Nous diviserons ces rameaux épanouis, qui tous sont sous-muqueux, en *antérieurs* ou *épiglottiques* et en *postérieurs* ou *laryngiens*.

Épanouissement terminal du rameau laryngé supérieur.

A. Les *rameaux antérieurs* ou *épiglottiques*, nombreux et grêles, se portent sur les bords et au devant de l'épiglotte, les uns atteignant l'extrémité libre de l'épiglotte, les autres se portant entre ce cartilage et le tissu adipeux, connu sous le nom de glande épiglottique; quelques uns percent l'épiglotte et vont se distribuer à la muqueuse qui revêt la face postérieure de ce cartilage.

Rameaux épiglottiques.

Parmi les filets antérieurs de terminaison du laryngé supérieur, j'en ai trouvé constamment au moins un qui se porte d'arrière en avant sous la muqueuse qui revêt la base de la langue et peut être suivi jusqu'au niveau du V lingual. Ces filets linguaux du laryngé supérieur sont intermédiaires aux divisions linguales droite et gauche du glosso-pharyngien, avec lesquelles ils ont été probablement confondus.

Filets linguaux du laryngé supérieur.

(1) Le laryngé supérieur décrit derrière les artères carotides une anse analogue à celle que décrit le nerf grand hypoglosse au devant de ces vaisseaux, mais sur un plan plus inférieur; la portion de ce nerf qui rampe entre la membrane hyo-thyroïdienne et le muscle thyro-hyoïdien est extrêmement flexueuse dans certaines positions du larynx,

Filets laryn-
giens.

B. Les *filets postérieurs* ou *laryngiens* contenus dans l'é-
paisseur du repli épiglotti-aryténoïdien sont les plus multipliés ; ils se divisent en deux ordres, savoir : les *filets mu-*
queux et le *filet anastomotique* ou *descendant.* 1° Les *filets*
muqueux sont très nombreux, et se dirigent de bas en haut
dans l'épaisseur du repli épiglotti-aryténoïdien : les uns sont
subjacents au feuillet muqueux externe, les autres sont subjacents au feuillet muqueux interne de ce repli. Ils sont destinés à ces deux feuillets, et se terminent, pour la plupart, à
l'orifice supérieur du larynx : leur nombre explique la sensibilité exquise dont est doué cet orifice supérieur. Quelques
uns de ces filets muqueux peuvent être suivis dans l'épaisseur
de la glande aryténoïde, où ils se perdent.

Division :

1° En filets
muqueux.

Aucun de ces
filets ne va dans
le muscle ary-
ténoïdien.

C'est à tort que les anatomistes ont admis un filet spécial pour
le muscle aryténoïdien. Aucun des filets nerveux émanés du
laryngé supérieur qui traversent ce muscle, ne s'arrête dans son
épaisseur : tous vont se rendre à la membrane muqueuse, ainsi
que l'a depuis longtemps démontré, dans sa thèse inaugurale
(1823), M. le professeur Blandin.

2° En filet
anastomotique.

2° Le *filet anastomotique* ou *descendant*, d'un volume
peu considérable, mais variable, se porte verticalement en
bas, entre la muqueuse d'une part, et les muscles thyro-
aryténoïdien et crico-aryténoïdien de l'autre, gagne la face
postérieure du cartilage cricoïde sur lequel il s'anastomose
avec le nerf récurrent. Cette anastomose remarquable était
connue de Gallien.

Ainsi le rameau laryngé supérieur est essentiellement affecté
à la muqueuse du larynx. Le seul muscle auquel il fournisse est
le muscle crico-thyroïdien, dont le nerf vient du laryngé externe.

Rameaux car-
diaques.

3° *Rameaux cardiaques cervicaux du pneumo-gastrique.*
Variables en nombre et en volume chez les différents sujets,
et même d'un côté à l'autre, ils se détachent à des hauteurs
diverses du tronc du pneumo-gastrique : les uns vont se jeter,
après un trajet plus ou moins long, dans les nerfs cardiaques

supérieurs, soit le long du cou, soit dans le thorax ; les autres se portent directement au plexus cardiaque. Le plus remarquable des nerfs cardiaques cervicaux du pneumo-gastrique est celui qui naît de la partie inférieure du cou, un peu au dessus de la première côte : à droite, il passe au devant de la carotide primitive, puis au devant du tronc brachio-céphalique, au dessous duquel il s'unit au nerf cardiaque supérieur. A gauche, il se porte au devant de la crosse de l'aorte, au dessous de laquelle il s'anastomose comme le précédent. Ce rameau va quelquefois directement au plexus cardiaque. Il est quelquefois double. Un de ces rameaux cardiaques est remarquable.

D. Du pneumo-gastrique dans le thorax.

La portion thoracique du pneumo-gastrique présente cette particularité, qu'elle offre des différences remarquables du côté droit et du côté gauche.

A *droite*, le nerf pneumo-gastrique pénètre dans le thorax, entre la veine et l'artère sous-clavières, qu'il croise presqu'à angle droit ; plus bas, il passe derrière le tronc veineux brachio-céphalique et la veine cave supérieure, sur les côtés de la trachée, ou plutôt dans le sillon qui sépare la trachée de l'œsophage ; il se porte ensuite derrière la racine du poumon, où il s'aplatit en s'élargissant : là, il fournit des branches très multipliées, et semble s'épanouir pour se reconstituer ensuite. Au dessous de la racine du poumon, le pneumo-gastrique droit est toujours divisé en deux branches aplaties, qui longent le côté droit de l'œsophage, se réunissent à peu de distance du diaphragme, pour se placer en *arrière* de l'œsophage, et pénétrer dans l'abdomen, avec ce conduit membraneux. Différence du pneumo-gastrique à droite et à gauche. Ses rapports à droite.

A *gauche*, le nerf pneumo-gastrique pénètre dans le thorax, entre l'artère carotide primitive et l'artère sous-clavière, dans l'intervalle triangulaire qui les sépare, derrière le tronc veineux brachio-céphalique, à gauche de la crosse de l'aorte (1) ; Ses rapports à gauche.

(1) Le rapport du pneumo-gastrique gauche avec la crosse aortique, rend

passe ensuite derrière la bronche gauche, sur laquelle il s'épanouit, pour se reconstituer en une ou deux branches bientôt réunies en une seule, quelquefois non réunies, qui se portent *au devant* de l'œsophage, avec lequel elles pénètrent dans l'abdomen.

Branches que le pneumo-gastrique fournit dans le thorax.

Dans le thorax, le nerf pneumo-gastrique fournit : 1° le *nerf récurrent* ou *laryngé inférieur;* 2° un *rameau cardiaque;* 3° des *rameaux trachéens, œsophagiens;* 4° le *plexus pulmonaire antérieur,* et 5° le *plexus pulmonaire postérieur.*

1° *Nerf récurrent* ou *laryngé inférieur.*

Sa réflexion à anse.

Le *nerf récurrent* ou *laryngé inférieur* (1), ainsi nommé à cause de sa réflexion et de sa direction rétrograde, naît au devant de la crosse de l'aorte à gauche, et de l'artère sous-clavière à droite : son volume est quelquefois si considérable,

Son volume.

qu'on pourrait le considérer comme une branche de bifurcation du pneumo-gastrique lui-même. Il se réfléchit au dessous, puis en arrière de la crosse de l'aorte à gauche, de l'artère sous-clavière à droite (2), de manière à former une anse ou arcade à concavité supérieure, qui embrasse ces vaisseaux.

Ses rapports.

Devenu ascendant, de descendant qu'il était d'abord, le nerf récurrent se place dans le sillon qui sépare la trachée-artère de l'œsophage (rapport important pour l'opération de l'œsopha-

---

compte de la distension et de l'atrophie de ce nerf dans les anévrismes de cette partie de l'aorte.

(1) Les anatomistes modernes, qui regardent le nerf spinal comme la branche motrice de la 8e paire, dont le nerf pneumo-gastrique serait la racine sensitive, ont admis que le nerf laryngé inférieur ou récurrent provenait exclusivement du nerf spinal. Quelques probabilités que cette manière de voir ait en sa faveur, je dirai que la continuité du nerf récurrent avec le nerf spinal me paraît impossible à démontrer anatomiquement, même sur des pièces macérées dans l'acide nitrique.

(2) Dans un cas d'anomalie artérielle, qui consistait dans l'absence du tronc brachio-céphalique, l'artère sous-clavière droite naissant en arrière de la crosse

gotomie), et continue sa marche ascendante jusqu'au niveau du bord inférieur du muscle constricteur inférieur du pharynx; s'engage sous ce muscle, auquel il fournit des filets, puis se place derrière les petites cornes du cartilage thyroïde, derrière l'articulation crico-thyroïdienne, en côtoyant le bord externe du muscle crico-aryténoïdien postérieur, et se termine en se répartissant entre les muscles du larynx.

A. *Rameaux collatéraux*. Dans son trajet, le nerf récurrent fournit : Rameaux collatéraux.

1° De la convexité de son anse de réflexion, *plusieurs filets cardiaques*, qui vont s'unir aux filets cardiaques cervicaux du pneumo-gastrique et du grand sympathique. Il importe de remarquer la connexion intime qui existe entre les nerfs récurrents et les nerfs cardiaques : on voit presque toujours des anastomoses très considérables entre les nerfs cardiaques supérieur moyen et inférieur, et le nerf récurrent; quelquefois même ce nerf est l'aboutissant des nerfs cardiaques supérieurs et moyens, et le point de départ du nerf cardiaque inférieur : les anastomoses entre les nerfs récurrents et les nerfs cardiaques constituent quelquefois un véritable plexus. Rameaux cardiaques.
Connexion intime entre les nerfs récurrents et les nerfs cardiaques.

2° Des *rameaux œsophagiens*, qui sont beaucoup plus multipliés à gauche qu'à droite : d'où il résulte que le nerf récurrent du côté gauche arrive au larynx bien plus amoindri que le nerf récurrent du côté droit. Ces rameaux peuvent être Rameaux œsophagiens.

aortique, au niveau de la sous-clavière gauche; dans ce cas, dis-je, le nerf récurrent n'existait pas, mais était remplacé par plusieurs rameaux qui naissaient successivement et à diverses hauteurs du nerf pneumo-gastrique. Du reste, la distribution collective de ces rameaux était la même que celle du nerf récurrent lui-même. Ainsi, les rameaux les plus supérieurs, volumineux, s'engageaient entre le cartilage cricoïde et le cartilage thyroïde, en passant sous le muscle constricteur inférieur, et allaient se distribuer aux muscles du larynx; les rameaux inférieurs allaient se porter à la trachée et à l'œsophage. C'est M. Demarquay, aide d'anatomie de la Faculté, qui m'a fourni l'occasion d'observer cette anomalie remarquable.

suivis, les uns, dans la tunique musculaire, les autres, dans la tunique muqueuse de l'œsophage.

3° Des *rameaux trachéens*, qui vont principalement à la partie postérieure ou membraneuse de ce conduit.

4° Des *rameaux pharyngiens*, qui sont tous destinés au muscle constricteur inférieur.

B. *Rameaux terminaux.* A l'exception d'un rameau anastomotique pour le nerf laryngé supérieur, ces rameaux sont tous destinés aux muscles intrinsèques du larynx, et se répartissent ainsi qu'il suit :

1° *Nerf du muscle crico-aryténoïdien postérieur.* Il s'enfonce dans l'épaisseur de ce muscle.

2° *Nerf de l'aryténoïdien.* Il se porte entre le cartilage cricoïde et le muscle crico-aryténoïdien postérieur, pour venir se distribuer dans l'épaisseur du muscle aryténoïdien. Nous avons vu que ce muscle ne recevait aucun filet du nerf laryngé supérieur.

3° *Nerf du crico-aryténoïdien et du thyro-aryténoïdien reunis.* C'est la véritable terminaison du nerf : il se porte au côté externe de ces deux faisceaux que nous avons vus ne constituer chez l'homme qu'un seul et même muscle, et les pénètre par des filets très déliés. J'ai vu manifestement un filet très grêle pénétrer dans l'articulation crico-thyroïdienne. Il suit de là que le nerf récurrent, complètement étranger à la membrane muqueuse du larynx, anime tous les muscles propres de cette cavité, moins le crico-thyroïdien, qui est fourni par le nerf laryngé supérieur.

2° *Rameaux cardiaques thoraciques.*

Lorsque le pneumo-gastrique a fourni le nerf récurrent, et souvent avant de l'avoir fourni, il donne, 1° des rameaux cardiaques (*cardiaques thoraciques*), qui se divisent en *péricardiaques*, lesquels se portent à la face externe du péricarde, dans lequel ils se perdent, et dans le tissu cellulaire qui remlace le thymus ; et en *cardiaques* proprement dits, qui vont concourir à la formation des plexus cardiaques.

3° *Rameaux pulmonaires antérieurs.*

2° Des *rameaux bronchiques et pulmonaires antérieurs*, qui se portent au devant de la bronche, de l'artère et des veines pulmonaires, qu'ils croisent obliquement pour s'enfoncer dans l'épaisseur du poumon, en suivant les divisions bronchiques : on a désigné ces rameaux pulmonaires sous le titre de *plexus pulmonaire antérieur*. J'ai vu plusieurs de ces rameaux parcourir sous la plèvre et particulièrement sur la portion de la séreuse qui revêt la face interne des poumons, un assez long trajet, avant de s'enfoncer dans l'épaisseur du poumon.

Rameaux pulmonaires antérieurs.

Plexus pulmonaire antérieur.

4° *Rameaux œsophagiens, trachéens, bronchiques ou pulmonaires postérieurs.*

Derrière la bronche et le long de l'œsophage, le nerf pneumo-gastrique fournit des rameaux postérieurs, qui sont : des *rameaux œsophagiens moyens*, qui sont très multipliés; des *rameaux trachéens*, qui se portent principalement à la partie postérieure ou membraneuse de la trachée, et enfin, des *rameaux pulmonaires ou bronchiques postérieurs*, qui vont constituer le *plexus pulmonaire postérieur*.

Plexus pulmonaire postérieur.

Le *plexus pulmonaire postérieur* est un des plexus les plus remarquables de l'économie. C'est à son niveau, et pour le former, que le nerf pneumo-gastrique semble se décomposer et s'épanouir. Il y a un *plexus pulmonaire droit* et un *plexus pulmonaire gauche*. Celui du côté gauche est beaucoup plus considérable que celui du côté droit. Les deux plexus ne sont pas indépendants l'un de l'autre, mais liés entre eux par des anastomoses très considérables, dans lesquelles on peut suivre à gauche de la ligne médiane les filets émanés du nerf pneumo-gastrique droit, et à droite de cette ligne, les filets émanés du

Plexus pulmonaire postérieur.

Divisé en droit et en gauche.

Fusion des deux plexus pulmonaires. nerf pneumo-gastrique gauche : disposition remarquable (1) qui établit une communauté de fonctions entre les deux nerfs : ce qui explique pourquoi l'un des nerfs pneumo-gastriques peut être suppléé par l'autre.

Du reste, les plexus pulmonaires, que complètent des filets nerveux émanés du grand sympathique (2), sont situés derrière *Leur situation.* la racine des poumons, ou, plus exactement, derrière les bronches (d'où le nom de *plexus bronchiques*). Des filets qui en émanent, les uns en petit nombre (ce sont les filets émanés *Distribution des filets qui en émanent.* du nerf grand sympathique), suivent l'artère pulmonaire, et paraissent se perdre dans ses parois ; les autres, et c'est le plus grand nombre (ce sont les filets émanés du nerf pneumo-gastrique), suivent invariablement les bronches : ils se portent en arrière de ces conduits, plusieurs se réfléchissent d'arrière en avant, dans les angles rentrants qui résultent de leur bifurcation, longent la partie antérieure des divisions bronchiques, et se terminent dans leur épaisseur. On peut les suivre jusqu'aux dernières ramifications de ces conduits aériens. Sur les grands animaux, on voit très bien ces filets se perdre dans les fibres musculaires circulaires placées en dedans des tuyaux bronchiques (3).

Rameaux œsophagiens inférieurs.

Au dessous des plexus pulmonaires, le nerf pneumo-gas-

---

(1) Nous avons vu qu'il n'existe aucun autre exemple d'anastomose médiane dans les nerfs émanés directement de l'axe céphalo-rachidien. Si l'on excepte le plexus pulmonaire, toutes les anastomoses médianes appartiennent au grand sympathique.

(2) Les nerfs fournis par le grand sympathique au plexus pulmonaire, viennent des premiers ganglions dorsaux, et se réunissent souvent en un seul tronc à la manière des nerfs splanchniques, pour constituer un nerf splanchnique supérieur ou pulmonaire.

(3) J'ai vu un nerf venant du plexus pulmonaire, qui traversait un faisceau de l'œsophage pour aller se distribuer à l'aorte. Ce nerf appartenait très probablement au grand sympathique, qui envoie de si nombreux filets autour de l'aorte.

trique fournit des *rameaux œsophagiens inférieurs*, qui sont très considérables et très multipliés autour de l'œsophage. Le nerf pneumo-gastrique droit s'anastomose avec le nerf pneumo-gastrique gauche; mais ces communications, qui ne me paraissent pas mériter le nom de *plexus œsophagien*, ne constituent pas ces cercles anastomotiques sur lesquels on a insisté pour expliquer la douleur causée par l'ingestion d'un bol alimentaire trop volumineux.

Rameaux œsophagiens inférieurs.

E. Du pneumo-gastrique dans l'abdomen.

Les deux pneumo-gastriques droit et gauche pénètrent dans l'abdomen avec l'œsophage, le gauche en avant, le droit en arrière de ce conduit, et se comportent de la manière suivante :

Le *pneumo-gastrique gauche*, placé au devant du cardia, s'épanouit en un très grand nombre de filets divergents, dont les uns se portent au grand cul-de-sac, dont les autres se portent sur la face antérieure de l'estomac, dont le plus grand nombre, qui gagne la petite courbure, se partage en deux ordres ou groupes : l'un de ces groupes abandonne la petite courbure, et gagne l'épaisseur de l'épiploon gastro-hépatique, qui le conduit à l'extrémité gauche du sillon transverse du foie, où il pénètre avec le plexus nerveux hépatique, émanation du plexus solaire. L'autre groupe reste fidèle à la petite courbure, et peut être suivi jusqu'au duodénum.

Terminaison du pneumo-gastrique gauche.

Le *nerf pneumo-gastrique droit*, placé derrière le cardia, puis sur la face postérieure de l'estomac, fournit à l'estomac un nombre de rameaux bien moins considérable que le nerf pneumo-gastrique gauche, et va se jeter dans le plexus solaire, dont il doit être considéré comme un des rameaux principaux d'origine. Nous verrons plus tard que c'est presque toujours à l'extrémité interne du ganglion semi-lunaire droit que se porte ce nerf. Quant à la distribution définitive des filets gastriques, la plupart vont se rendre à la membrane muqueuse, un certain nombre paraît s'arrêter dans l'épaisseur de la membrane mus-

Terminaison du pneumo-gastrique droit.

culeuse. Les estomacs hypertrophiés se prêtent seuls à la démonstration des filets musculaires.

Résumé du pneumo-gastri-que.

Résumé du pneumo-gastrique. Ainsi, le pneumo-gastrique présente une distribution extrêmement compliquée :

Son origine.

1° Il naît des corps restiformes, qui font suite au cordon postérieur (cordon du sentiment de la moelle) ;

Son ganglion.

2° Il présente un ganglion analogue aux ganglions des paires spinales.

Du pneumo-gastrique au trou déchiré postérieur ;

A. Au *trou déchiré postérieur*, il s'anastomose : 1° avec le spinal, 2° avec le facial, par le rameau de la fosse jugulaire, que nous avons vu être une émanation du nerf facial, et se jeter dans le pneumo-gastrique.

Au sortir de ce trou ;

B. *Au sortir du trou déchiré postérieur*, il reçoit : 1° une grosse branche du spinal, qui augmente son volume et qui se confond avec lui, 2° il reçoit plusieurs filets du grand hypoglosse, 3° il s'anastomose avec le glosso-pharyngien, 4° avec le ganglion cervical supérieur.

Le long du cou ;

C. Le *long du cou*, il donne : 1° le rameau pharyngien, 2° le rameau laryngé supérieur, 3° les rameaux cardiaques supérieurs du pneumo-gastrique.

Dans le thorax ;

D. *Dans le thorax*, il fournit : 1° le rameau récurrent ou laryngé inférieur, lequel fournit des filets cardiaques, des rameaux œsophagiens moyens, pharyngiens, trachéens et laryngiens, 2° des rameaux cardiaques inférieurs, 3° les rameaux pulmonaires ou bronchiques, 4° des rameaux œsophagiens inférieurs.

Dans l'abdomen.

E. *Dans l'abdomen*, il fournit à l'estomac, au foie ; et, par le cordon droit qui se porte au plexus solaire, et plus particulièrement au ganglion demi-lunaire droit, il concourt à la formation des plexus viscéraux.

Structure.

Sous le rapport de la *structure*, le nerf pneumo-gastrique diffère notablement des autres nerfs par la ténuité de ses filets, par leur disposition plexiforme ; et sous ce double point de vue, non moins que sous celui de sa distribution, il se rapproche bien plus des nerfs de la vie de nutrition que des nerfs de la vie de relation. Nous verrons, à l'occasion du grand sympathique, quels rapports intimes lient le pneumo-gastrique à ce nerf (1). Cette connexion du nerf pneumo-gastrique avec le grand sympathique, connexion d'où résultent les plexus pharyngiens, cardiaques, pulmonaires et solaires, est un des traits principaux de l'histoire du pneumo-gastrique. Une autre circonstance non moins importante, c'est sa connexion intime avec le nerf spinal, que les physiologistes modernes considèrent comme constituant, à l'égard du pneumo-gastrique, une racine motrice analogue à la racine motrice des nerfs spinaux : les filets moteurs fournis au pneumo-gastrique par le nerf facial et le grand hypoglosse ne sont pas dignes d'un moindre intérêt.

Usages du pneumo-gastrique. Il résulte du mode de distribution du nerf pneumo-gastrique, que ce nerf est à la fois un nerf du sentiment et un nerf du mouvement ; car il donne à la fois au tégument interne des voies respiratoires et digestives, et aux muscles et tuniques musculaires de ces mêmes voies.

Or, l'origine du nerf pneumo-gastrique, non moins que les expériences physiologiques, semble confirmer cette idée de Scarpa, développée par MM. Arnold et Bischoff; savoir: que le nerf pneumo-gastrique est un nerf exclusivement affecté au sentiment, et que le nerf spinal, accessoire de Willis, remplit, à son égard, les fonctions des racines motrices des nerfs spinaux. Nous verrons que cette idée est parfaitement justifiée par l'anatomie, en ce qui concerne la portion du nerf spinal qui naît

[marginal notes:] Connexion du pneumo-gastrique avec le ganglion cervical supérieur ;

Avec le spinal.

Usages.

Le nerf du pneumo-gastrique est un nerf du sentiment.

---

(1) Weber dit, avec raison, que le nerf pneumo-gastrique partage avec le grand sympathique les fonctions de nerf viscéral. Il a observé que, dans la série des animaux vertébrés, le nerf vague se développe dans la même proportion que le nerf grand sympathique diminue ; que chez les poissons, chez lesquels le nerf grand sympathique est très peu développé, le nerf pneumo-gastrique est tellement considérable, que le volume des deux nerfs pneumo-gastriques réunis égale presque le volume de la moelle épinière. D'après ce fait curieux d'anatomie comparée, les anastomoses si multipliées du nerf pneumo-gastrique et du nerf grand sympathique, n'ont rien qui doive nous surprendre.

entre les racines antérieures et postérieures des nerfs cervicaux, mais non à l'égard de la portion bulbaire de ce même nerf spinal. Comme filets moteurs du pneumo-gastrique, nous devons encore ajouter : 1° le petit rameau de la fosse jugulaire que lui envoie le nerf facial, et les rameaux qui lui viennent du grand hypoglosse.

Sources diverses des filets moteurs du pneumo-gastrique.

On peut donc admettre comme une chose démontrée, que le nerf pneumo-gastrique n'a d'autres fonctions que de présider à la sensibilité des membranes muqueuses du larynx, du pharynx, de la trachée, des bronches jusqu'à leurs dernières divisions, de l'œsophage et de l'estomac : il est probable que par les rameaux qu'il fournit au plexus solaire et au foie, il concourt encore à la sensibilité et du foie et des organes auxquels envoie le plexus solaire.

Tous les mouvements du larynx, de la trachée, des bronches, du pharynx, de l'œsophage et de l'estomac, sont dus aux nerfs moteurs qui lui sont surajoutés.

Effets de la section des deux nerfs pneumo-gastriques.

Les physiologistes ont étudié de mille et mille manières, l'action du pneumo-gastrique sur le larynx, les poumons, le cœur et l'estomac : il résulte de quelques expériences que j'ai tentées au sujet de ce nerf, que les animaux auxquels les deux nerfs pneumo-gastriques ont été simultanément coupés meurent presque immédiatement, lorsqu'on leur donne à manger à discrétion, parce que alors la contractilité de l'estomac et de l'œsophage étant détruite, les aliments, après avoir rempli l'estomac, distendent l'œsophage, et passent de l'œsophage dans le larynx, d'où l'asphyxie immédiate ; tandis que les animaux que l'on soumet à la diète après cette section, peuvent vivre encore plusieurs jours.

Troisième division de la huitième paire.

Nerf spinal ou accessoire de Willis.

Nous avons vu que le nerf spinal naissait par deux ordres de racines : les unes, *racines cervicales* ou *inter-cervicales,*

qui naissent entre les racines antérieures et les racines posté-
rieures des paires cervicales, immédiatement au devant des racines postérieures ; les autres, *racines bulbaires* ou *restifor-*
mes, qui naissent du bulbe, immédiatement au dessous des filets
d'origine du pneumo-gastrique, sur la même ligne que ces filets,
et sur la même ligne que les racines postérieures des nerfs cervicaux.

Enfin nous avons fait connaître ses variétés d'origine, ses
connexions avec les racines postérieures de la première paire
cervicale, sa marche ascendante jusqu'au trou occipital, par
lequel il pénètre dans le crâne, et sa sortie du crâne par le
trou déchiré postérieur.

Il sort du trou déchiré postérieur par une ouverture qui lui
est commune avec le nerf vague ou pneumo-gastrique, en arrière duquel il est placé, et qui est bien distincte de celle qui
livre passage au glosso-pharyngien. A son passage dans le trou
déchiré postérieur, il s'accole au renflement ganglionnaire du
nerf vague, sans participer, en aucune manière, à la formation
de son ganglion, et sans se confondre avec lui ; au sortir du
trou, il se divise en deux branches d'égal volume, l'une, *interne*
ou *anastomotique*, qui reste accolée au nerf vague, dont elle
partagera désormais la distribution, et l'autre, *externe* ou *mus-*
culaire (1).

A. *Branche interne* ou *anastomotique*. L'intimité des con-
nexions, l'espèce de fusion qui existe entre le nerf accessoire
et le nerf vague, sont telles que jusqu'à Willis on les avait considérés comme un seul et même nerf. Willis, le premier, le
décrivit, peut-être à tort, comme un nerf à part, sous le nom
de *nervus accessorius ad par vagum*, sive *nervus spinalis*.
Dans une excellente thèse, publiée en 1832 (2), M. Bischoff

---

(1) Il est bon de noter qu'à leur passage à travers le trou déchiré, le nerf
vague et le nerf spinal adhèrent à la dure-mère, à la manière du ganglion de
Gasser.

(2) *Nervi accessorii Willisii anatomia et physiologia.* Bischoff ; Darmstadii.

Le nerf spinal est considéré comme un nerf du mouvement. cherche à établir que le nerf vague et le nerf accessoire ne sont qu'un seul et même nerf, tout à fait analogue aux paires spinales; que l'accessoire est le nerf du mouvement, et le nerf vague, le nerf du sentiment. « Nervus accessorius Willisii est » nervus motorius, atque eamdem habet rationem ad nervum « vagum, quàm antiqua radix nervi spinalis ad posticam. « Omnis motio cui vagus præesse videtur, ab illâ portione ac- « cessorii, quæ ad vagum accidit, efficitur. Itaque vox quoque, « sive musculorum laryngis et glottidis motus, ab accessorio « pendet, et eo nomine accessorius nervus vocalis vocari po- « test. »

Distinction entre la portion cervicale et la portion bulbaire de ce nerf. J'adopte pleinement cette manière de voir quant à la portion de ce nerf qui vient des racines cervicales du nerf spinal : car, bien que ces racines cervicales soient tellement voisines des racines postérieures des nerfs spinaux, qu'elles en paraissent une dépendance; comme la physiologie démontre que les colonnes motrices de la moelle occupent toute l'étendue des cordons antéro-latéraux, on conçoit que les nerfs qui naissent tout auprès de ces racines postérieures, soient moteurs au même degré que les nerfs qui naissent à une grande distance de ces mêmes racines ; mais je ne puis adopter cette manière de voir au sujet des racines bulbaires du nerf spinal, qui naissent exactement sur la même ligne que les racines du nerf vague et qui, consé- quemment, doivent jouir des mêmes propriétés (1).

La branche anastomotique du nerf vague, qui est constituée par les racines bulbaires, et qui peut ordinairement être dis-

_____

(1) Cette fusion des racines bulbaires du nerf spinal avec celles du nerf vague, est telle que M. James Spence (*), dans un excellent travail à ce sujet, dit : « Je crois qu'on peut conclure de ces détails anatomiques, qu'à l'instar « de la 3e branche de la 5e paire, le nerf vague se compose à la fois de filets « moteurs et de filets sensitifs ; que sa portion motrice est formée en partie par « des fibres propres et non ganglionnaires, et en partie des filets qui lui vien- « nent de la division interne du spinal. »

(*) Edinburgh medical and surgical journal. (Voyez aussi Annales médico-psy- chologiques, t. 2, p. 46.)

linguée, jusqu'au trou déchiré postérieur, de la portion musculaire fournie par les racines cervicales du nerf spinal;
cette branche anastomotique peut être suivie, après la macération dans l'acide nitrique, le long du bord externe du nerf
vague. Chez un grand nombre de sujets, elle fournit manifes- *Le nerf pha-*
ryngien naît du
tement le *nerf pharyngien*, qui tantôt naît exclusivement *spinal.*
de cette branche de l'accessoire, et tantôt naît à la fois du
nerf vague et de l'accessoire. Cette dernière disposition est
indiquée, comme constante et normale par Scarpa qui l'a fait
représenter dans plusieurs figures.

La branche interne ou anastomotique pourrait, d'après *La branche*
anastomotique
Bend (1), être suivie dans toute la longueur du cou jusqu'à *va-t-elle con-*
stituer les nerfs
son entrée dans la poitrine, où ses filets paraissent se perdre *récurrents ?*
dans les nerfs récurrents et dans les plexus œsophagien et cardiaque. M. Spence moins explicite, admet que cette branche
interne paraît se consacrer principalement à la formation du
nerf récurrent, qu'il en est de même pour la branche pharyngienne, et qu'il est à présumer qu'il en est de même quant
aux filets œsophagiens (2); mais il est impossible de démontrer anatomiquement la continuité de la branche interne ou
anastomotique, avec le nerf récurrent. M. Bischoff l'avait vainement tenté. Les preuves de cette continuité sont jusqu'à ce
moment toutes physiologiques.

B. *Branche externe* ou *musculaire*. Elle se porte vertica- *Trajet de la*
branche externe
lement en bas, entre la veine jugulaire interne et l'artère oc- *ou musculaire*
du spinal.
cipitale, au dessous des muscles digastrique et stylo-hyoïdien;
se dirige en arrière et en dehors, au dessous du muscle sterno-
mastoïdien; traverse le plus souvent ce muscle, quelquefois
s'accole seulement à sa face profonde; croise obliquement le

(1) *De connexu inter nervum vagum et accessorium Willisii.* Copenha-
gue, 1837.

(2) Il importe de remarquer que M. Spence admet qu'à la branche interne
du spinal, se joint un filet émané du nerf vague, filet qui est confondu sous le
même névrilème avec cette branche interne; mais évidemment M. Spence a
pris les racines supérieures du nerf spinal comme appartenant au nerf vague.

triangle sus-claviculaire, et gagne la face profonde du muscle trapèze, dans lequel elle se perd.

Rameaux du sterno — mastoïdien. *Rameaux qu'elle fournit.* En traversant le sterno-mastoïdien, l'accessoire laisse à ce muscle de nombreux rameaux, qui s'anastomosent avec des rameaux émanés de la branche antérieure de la 3e paire cervicale, et forment, dans l'épaisseur de ce muscle, une espèce de plexus.

Le spinal concourt à la formation du plexus cervical. Au sortir du sterno-mastoïdien, le spinal, affaibli, reçoit de la branche de communication de la 2e avec la 3e paire cervicale, une branche qui augmente singulièrement son volume ; il concourt à la formation du plexus cervical, et quelquefois à la forSon anastomose avec la 3e, la 4e et la 5e paires cervicales.mation du nerf auriculaire postérieur. L'accessoire gagne ensuite la face antérieure du trapèze : là, il reçoit des rameaux considérables qui viennent des branches antérieures de la 3e, de la 4e et de la 5e paires cervicales, et qui me paraissent des rameaux de renforcement ; envoie quelques filets ascendants qui se portent à la portion occipitale du trapèze, d'autres, descendants, qui s'accolent à la face antérieure du muscle, auquel il fournit, chemin faisant, de nombreux filets, et dans lequel il s'épuise en se rapprochant des insertions scapulaires : quelques uns peuvent être suivis jusqu'à l'angle inférieur du trapèze. La branche musculaire du nerf spinal est exclusivement destinée Le spinal se perd dans le trapèze.au sterno-mastoïdien et au trapèze. On a dit, à tort, qu'il se rendait à d'autres muscles, qu'il fournissait au rhomboïde, à l'angulaire, au complexus, au splénius, au sous-scapulaire et à la peau.

Son anastomose avec les branches postérieures des paires spinales. Au devant, ou mieux dans l'épaisseur du trapèze, le spinal s'anastomose avec les branches postérieures des paires spinales qui traversent ce muscle.

Résumé du spinal. *Résumé.* Le spinal fournit, par sa branche externe ou musculaire, au sterno-mastoïdien et au trapèze ; par sa branche interne ou anastomotique, il fournit au pharynx, et il est infiniment probable qu'il envoie également aux muscles du larynx. Le spinal offre des connexions tellement intimes avec le pneumo-gastrique, qu'on peut considérer ces deux nerfs comme un seul et même nerf, qu'il serait peut-être convenable de réunir dans une description commune. Il communique avec la 2e, la 3e, la 4e et la5 e paires cervicales.

J'ai déjà dit que l'anatomie ne démontre nullement que les nerfs récurrents viennent du spinal ; elle ne démontre pas davantage que les fibres musculaires des bronches, de l'estomac et de l'œsophage reçoivent leurs filets de ce nerf.

Usages. Par sa branche externe ou musculaire, le spinal préside essentiellement à la contraction des muscles sterno-mastoïdien et trapèze. On se demande pourquoi ces muscles reçoivent en même temps leurs nerfs du spinal et des nerfs cervicaux. Bell, par sa théorie des nerfs respiratoires, semblait avoir résolu ce problème. Ces muscles, disait ce grand physiologiste, reçoivent de deux sources, car ils servent à la fois et à la volonté et aux actes respiratoires : or, c'est au nerf spinal, que Bell appelle *nerf respiratoire supérieur du tronc*, qu'est dévolue l'action de ces muscles relative aux mouvements respiratoires, car il naît de la colonne de la moelle, intermédiaire aux colonnes antérieures et aux colonnes postérieures, colonnes que Ch. Bell croyait exclusivement affectées aux muscles qui servent à la respiration.

Usages.

Théorie de Bell.

Au sujet de la branche anastomotique du spinal, qui est confondue avec le nerf vague, M. Bischoff établit la proposition suivante (page 95) : « Nervum accessorium nimirùm nervum « motorium esse, ideóque in partes vagi adscisci, ut motus, « quibus hic, qui sensificus tantummodò nervus est, præesse « videatur, ipse perficiat ; eumdem ergò præesse motibus quo-« que musculorum laryngis, indèque nervum esse vocalem. » Cette idée, antérieurement émise par Scarpa et M. Arnold, et qui leur avait été suggérée par la théorie, il chercha à la confirmer par l'expérience. La section de toutes les racines du nerf spinal sur un animal vivant, était une chose extrêmement difficile : cependant, après beaucoup de tentatives infructueuses, il parvint enfin à pratiquer la section des racines droites et des racines gauches de ce nerf. La raucité de la voix, qui fut la

Le spinal est regardé comme un nerf du mouvement.

Expériences à ce sujet.

suite immédiate de la section de toutes les racines du côté droit, alla en augmentant à mesure qu'il procédait à la section des filets du côté gauche; la section des deux côtés terminée, la voix fut remplacée par un son très rauque qui ne mérite pas le nom de voix.

Ces expériences, répétées avec un succès inespéré par M. Longet, en outre le galvanisme appliqué comparativement sur les racines du nerf pneumo-gastrique et sur celles du nerf accessoire, ont donné des résultats confirmatifs. De ces expériences, il résulte que les contractions des muscles du pharynx, de l'œsophage et du larynx, sont sous la dépendance du nerf spinal. Ce n'est que par induction qu'on a pu admettre que ce nerf préside à la contraction des fibres musculaires de la trachée, des bronches et de l'estomac.

GRAND HYPOGLOSSE OU NEUVIÈME PAIRE.

Nous avons vu que le *nerf grand hypoglosse*, 9ᵉ paire (12ᵉ paire des modernes), naît du sillon de séparation des olives et des pyramides, par une série linéaire de filets, qui se réunissent en deux groupes bien distincts, lesquels gagnent le trou ou canal condylien antérieur, traversent séparément la dure-mère et se réunissent, avant de sortir du canal, en un cordon arrondi (1).

Au sortir du canal condylien, le grand hypoglosse se porte verticalement en bas, entre l'artère carotide interne, qui est en dedans, et la veine jugulaire interne, qui est en dehors. Ses rapports avec le pneumo-gastrique sont tels, que, placé d'abord en arrière de ce nerf, il le croise très obliquement en passant à son côté externe, et se trouve plus bas au devant de ce nerf, qu'il contourne ainsi en demi-spirale.

Parvenu au dessous du ventre postérieur du digastrique, le grand hypoglosse change de direction, se porte d'arrière en avant et de haut en bas, en croisant les artères carotides in-

(1) L'artère vertébrale est située au devant des filets de l'hypoglosse.

terne et externe au devant desquelles il est situé ; il se réfléchit ensuite de bas en haut pour gagner la face inférieure de la langue, et décrire ainsi une anse à concavité supérieure, parallèle et inférieure à celle du muscle digastrique, à deux lignes au dessus de l'os hyoïde.

Rapports. Profondément placé dans sa portion verticale où il longe la colonne vertébrale, il devient superficiel dans sa portion curviligne, où il n'est séparé de la peau que par le peaucier et par la saillie du muscle sterno-mastoïdien ; il redevient profond antérieurement, où il est appliqué contre le muscle hyoglosse, et recouvert par le ventre antérieur du digastrique et par le stylo-hyoïdien, puis par la glande sous-maxillaire et par le muscle mylo-hyoïdien pour s'enfoncer ensuite dans l'épaisseur du muscle génio-glosse et se perdre dans le noyau lingual.

Les rapports du nerf grand hypoglosse avec l'artère linguale sont remarquables. D'abord parallèle à cette artère au dessus de laquelle il est situé, il en est bientôt séparé par le muscle hyoglosse, puis la rejoint au devant de ce muscle. Dans l'épaisseur de la langue, l'artère est en dehors du génioglosse, tandis que le nerf traverse d'arrière en avant les fibres de ce muscle.

Branches collatérales.

A. *Branches anastomotiques.* 1° *Avec la* 8ᵉ *paire.* Au moment où il croise la 8ᵉ paire, le nerf grand hypoglosse est accolé au pneumo-gastrique, avec lequel il communique constamment par un ou plusieurs filets : souvent, les anastomoses entre ces deux nerfs se font par un véritable plexus. Cette communication a lieu tantôt avec le rameau anastomotique du spinal, tantôt avec le pneumo-gastrique proprement dit.

Lorsqu'on étudie cette anastomose sur des pièces qui ont macéré dans l'acide nitrique étendu, il est facile de voir qu'elle est formée par des filets du nerf grand hypoglosse qui vont se jeter dans le nerf pneumo-gastrique, pour lequel ils constituent des filets de renforcement. J'ai déjà indiqué cette source de filets moteurs pour le pneumo-gastrique.

Anastomoses du grand hypoglosse avec le nerf cervical supérieur,

2° Il envoie un filet très grêle au ganglion cervical supérieur.

3° Il reçoit trois filets de l'anse nerveuse, formée par la 1re et

Avec la 1re et la 2e paires cervicales;

la 2e paires cervicales, savoir : deux de la 1re, un de la 2e. Le filet supérieur, fourni par la 1re paire, est ascendant, c'est à dire, dirigé du côté des racines du grand hypoglosse, disposition difficile à concevoir au premier abord ; d'une autre part, s'il est supposé venir du grand hypoglosse, il se dirigerait vers les racines de la 1re paire. L'étude attentive de cette récurrence, que nous verrons non moins remarquable pour la branche descendante du grand hypoglosse, m'a appris que cette direction des nerfs du côté de leur origine, n'est qu'apparente, et que le filet récurrent ne tarde pas à se réfléchir brusquement sur lui-même pour se diriger du côté de la terminaison du nerf.

Avec le lingual.

Au niveau du bord antérieur du muscle hyoglosse, le nerf grand hypoglosse fournit une branche anastomotique très remarquable, qui forme une arcade avec le lingual.

B. *Branches émises.* Ce sont : 1° la *branche descendante ;* 2° un *petit rameau musculaire sous-hyoïdien ;* 3° les *rameaux de l'hyoglosse et du stylo-glosse.*

Branche descendante.

1° *Branche descendante (ramus descendens noni).* La plus remarquable des branches de l'hypoglosse. Elle se détache

Sa direction.

du nerf au moment où il change de direction, se porte verticalement en bas, au devant de la carotide interne, puis au devant

Ses rapports.

de la carotide primitive, se recourbe en dehors, et s'anastomose sur la veine jugulaire interne, en formant une anse à

Son anastomose à anse.

concavité supérieure, avec le rameau descendant du plexus cervical. De la convexité de cette anse partent deux rameaux, dont l'un, interne, est destiné à l'omoplat-hyoïdien, dont l'autre,

Sa distribution aux muscles de la région sous-hyoïdienne.

externe, se divise en deux filets : l'un qui pénètre dans le sterno-hyoïdien par son bord externe ; l'autre qui pénètre dans le sterno-thyroïdien par sa face profonde. J'ai vu l'un de ces rameaux venir directement du nerf grand hypoglosse.

Le mode d'origine et le mode d'anastomose de la branche

descendante de la 9ᵉ paire, sont également importants à étudier (1).

1° *Mode d'origine*. Cette branche est, en effet, formée en presque totalité par les rameaux anastomotiques de la 1ʳᵉ et de la 2ᵉ paires cervicales avec le grand hypoglosse, lesquels, après s'être accolées à ce dernier nerf, s'en détachent, au moins en partie, pour constituer la branche descendante. Cette disposition devient surtout manifeste sur des pièces qui ont macéré dans l'acide nitrique. Je dois dire, toutefois, qu'elle n'est pas également évidente chez tous les sujets ; que constamment quelques filets, détachés du nerf grand hypoglosse lui-même, viennent s'ajouter à ces filets cervicaux. Il m'avait paru que le filet le plus inférieur suivait une marche rétrograde, c'est à dire, se dirigeait de bas en haut, de telle manière, qu'il paraissait tirer son origine de l'extrémité ter-

Mode d'origine de la branche descendante.

(1) Il est des cas où l'analyse des filets qui entrent dans la composition de la branche descendante de la 9ᵉ paire est toute faite : ce sont ceux dans lesquels le rameau fourni par la 2ᵉ paire cervicale ne s'accole pas au nerf grand hypoglosse, mais reste à distance de ce nerf. Dans ce cas, on voit les filets émanés de l'hypoglosse venir s'y associer, un de ces filets récurrents se diriger du côté de l'origine de la 2ᵉ paire cervicale, les autres filets se dirigeant vers la terminaison. Dans un cas, le nerf grand hypoglosse donnait un très petit filet à la 1ʳᵉ paire cervicale, avant de recevoir celui qui lui est fourni par cette 1ʳᵉ paire. La branche descendante du plexus cervical était remplacée par trois rameaux émanés des 1ʳᵉ, 2ᵉ, 3° et 4ᵉ paires cervicales, qui formaient, avec la branche descendante de la 9ᵉ et avec les branches qui en émanent, une succession d'arcades ou anses situées au devant des carotides externe et primitive. Dans un autre cas, les trois premières paires cervicales concouraient à la formation du rameau descendant de la 9ᵉ paire. Voici la description détaillée de ce cas, qui est bien propre à répandre quelque lumière sur les connexions de l'hypoglosse avec les paires cervicales. Un gros rameau partait de l'arcade formée par les deux premières paires cervicales. Ce gros rameau, au moment d'atteindre l'hypoglosse, se divisait en trois filets inégaux : un ascendant récurrent, dirigé vers l'origine du nerf, et qui semblait se continuer du côté de cette origine, mais qui, en réalité, se réfléchissait sur lui-même pour se diriger du côté de l'extrémité terminale ; un moyen, qui se confondait avec le nerf ; un descendant, c'était le plus volumineux, qui s'accolait seulement au

minale du grand hypoglosse, et se détacher de ce nerf au
point de séparation de la branche descendante, pour s'ajouter
à cette branche descendante elle-même ; mais cette disposition
si singulière, et qui me paraissait inexplicable n'était qu'apparente et le résultat d'une récurrence.

La 1re, la 2e,
et souvent la 3e
et la 4e paires
cervicales for-
ment en grande
partie la bran-
che descendan-
te.

Nous devons considérer les rameaux fournis au grand hypoglosse par la 1re et la 2e paires cervicales, comme des origines
tardives de ce nerf, qui augmente sensiblement de volume
après les avoir reçus. J'ai vu la 3e, et même la 4e branche
cervicale concourir à la formation de la branche descendante ; le rameau de la 4e se détachait en partie du nerf phrénique.

2° Le *mode d'anastomose* de la branche descendante de la 9e
paire avec la branche descendante du plexus cervical, ou plutôt
avec la branche descendante de la 3e paire cervicale, présente

nerf hypoglosse. Au moment où ce filet se détachait de l'hypoglosse pour aller
constituer le rameau descendant de la 9e paire, il recevait bien manifestement
du nerf hypoglosse, un filet descendant qui semblait venir de l'extrémité terminale de ce nerf et se réfléchissait sur le rameau descendant lui-même, en suivant un trajet rétrograde : en sorte que ce filet, venu de l'hypoglosse, semblait
avoir une de ses extrémités à l'extrémité terminale du grand hypoglosse, c'est à
dire, dans les muscles de la langue, et l'autre extrémité dans les muscles de la
région sous-hyoïdienne. Je laisse subsister la description parfaitement exacte,
quant aux apparences de ce filet venu de l'hypoglosse : mais je dois prévenir
que, lorsque je l'ai faite, je n'avais pas encore étudié la récurrence des nerfs ; et
je suis persuadé que le filet nerveux, au lieu de naître de l'extrémité terminale
de l'hypoglosse, c'est à dire, dans l'épaisseur de la langue, et de se terminer
dans le muscle hyoïdien, était un nerf récurrent, dont les inflexions brusques
m'ont échappé. D'une autre part, la branche descendante de la 2e paire cervicale
se divisait en trois filets : l'un, qui se fondait dans l'hypoglosse ; l'autre, qui
s'anastomosait par arcade avec la 3e paire ; le troisième, qui se portait en bas pour
constituer le rameau descendant du plexus cervical ; enfin, la 3e paire cervicale
fournissait un rameau ascendant, qui s'anastomosait par arcade avec la 2e, et
un rameau descendant, qui allait concourir à la formation du rameau descendant du plexus cervical : il y avait donc deux arcades successives, l'une, interne, l'autre, externe ; elles répondaient au niveau de la bifurcation de l'artère
carotide primitive.

beaucoup de variétés. La disposition la plus fréquente est la suivante : les filets de la branche descendante de la 9ᵉ paire et les filets de la branche descendante du plexus cervical s'unissent entre eux, à l'exception du filet le plus élevé, qui décrit une anse à concavité supérieure, à la manière d'une anastomose vasculaire : en sorte que si on fait venir ce filet de l'anse du nerf hypoglosse, il se dirigera du côté de l'origine des nerfs cervicaux, et si, au contraire, on le fait venir des nerfs cervicaux, il se dirigera vers l'origine du grand hypoglosse. Avant que j'eusse approfondi le fait de la récurrence, je considérais cette disposition, que j'ai eu l'occasion d'observer dans un grand nombre de points du système nerveux, comme constituant un mode de communication nerveuse, destinée à établir des communications entre les divers points de la moelle épinière (1), et je n'étais pas éloigné de considérer cette disposition comme ayant quelque rapport avec cette *action réflexe* de la moelle épinière que M. Marshall Hall admet comme cause d'un certain nombre de mouvements instinctifs.

> Variétés de l'anastomose de la branche descendante de la 9ᵉ paire avec la branche descendante de la 3ᵉ paire cervicale.

2° *Petit rameau musculaire de la région sous-hyoïdienne*. Il naît au niveau du bord postérieur du muscle hyoglosse, et s'épanouit dans la partie supérieure des muscles de la région sous-hyoïdienne : un petit filet transversal longe les attaches hyoïdiennes de ces muscles. On peut considérer ce petit rameau comme l'accessoire de la branche descendante.

> Petit rameau musculaire sous hyoïdien.

3° *Branches de l'hyo-glosse et du stylo-glosse*. Au moment où il est appliqué contre le muscle hyo-glosse, le grand hypoglosse s'aplatit en s'élargissant, et donne plusieurs rameaux ascendants, qui, pour la plupart, s'enfoncent dans l'épaisseur de ce muscle, et dont plusieurs vont se terminer au muscle stylo-glosse.

> Branches de l'hyo-glosse et du stylo-glosse.

(1) J'admets deux espèces de récurrence nerveuse, la récurrence du côté de l'origine du nerf, et la récurrence du côté de la terminaison.

Rameaux terminaux du grand hypoglosse ou *rameaux linguaux.*

Le grand hypoglosse se termine dans l'épaisseur des muscles de la langue. Au niveau du bord antérieur du muscle hyo-glosse, le nerf grand hypoglosse fournit quelques filets au bord inférieur du muscle génio-hyoïdien; puis il s'enfonce dans l'épaisseur du muscle génio-glosse, et s'épanouit en un grand nombre de filets, qui se dirigent d'arrière en avant, traversent divers plans de ce muscle et s'anastomosent en arcades successives, à la manière des filets du nerf facial; arcades, desquelles partent des filaments extrêmement déliés, et qu'il est impossible de suivre jusqu'à la membrane papillaire de la langue: tous se perdent bien évidemment dans les fibres musculaires de cet organe. Quelques uns s'anastmosent avec le nerf lingual; plusieurs accompagnent l'artère linguale.

Aucune anastomose n'existe entre le grand hypoglosse d'une part, et le glosso-pharyngien et le nerf facial d'une autre part.

Rapports du grand hypoglosse et du lingual. Les rapports de la portion linguale du grand hypoglosse avec le nerf lingual méritent d'être notés. Le nerf lingual occupe la partie inférieure du bord de la langue, longe le muscle stylo-glosse et peut être suivi jusqu'à la pointe de l'organe : il est sous-muqueux dans toute son étendue. Le nerf grand hypoglosse est situé sur un plan de beaucoup inférieur, et occupe la face inférieure de la langue, de chaque côté de la ligne médiane.

Le nerf grand hypoglosse est un nerf musculaire. *Action.* Le nerf grand hypoglosse est un nerf musculaire : il préside aux mouvements de la langue, tandis que le nerf lingual et le glosso-pharyngien président au sentiment tactile et gustatif. L'anatomie établit ce fait d'une manière positive, et les expériences physiologiques, les faits pathologiques, sont parfaitement en rapport avec les données anatomiques. Comme tous les nerfs à distribution simple, le nerf grand hypoglosse ne présente pas dans sa structure une disposition plexiforme.

RÉSUMÉ GÉNÉRAL DES NERFS CRANIENS.

Tandis que tout est régulier pour les nerfs rachidiens, dans leur origine, par deux séries de racines; dans le renflement ganglionnaire de leurs racines postérieures, et même dans leur trajet et dans leur terminaison, dont les différences ou modifications sont en rapport avec la différence d'organisation des diverses parties auxquelles ils sont destinés, l'irrégularité la plus grande semble avoir présidé à l'origine, au trajet et à la terminaison des nerfs crâniens.

Parallèle entre les nerfs crâniens et les nerfs rachidiens.

La comparaison du crâne avec les vertèbres et la possibilité de décomposer cette boîte osseuse en un certain nombre de vertèbres crâniennes, a dû conduire à l'idée d'établir un parallèle entre les nerfs crâniens et les nerfs rachidiens. On conçoit que le nombre des paires nerveuses a dû être subordonné au nombre des vertèbres crâniennes admises par les divers anatomistes ; on conçoit, en outre, que, pour que le parallèle entre les paires crâniennes et les paires vertébrales soit légitime, il importe de faire abstraction des nerfs spéciaux de la face, savoir : des nerfs olfactifs, optiques et auditifs.

Il y a deux paires nerveuses crâniennes.

Or, nous avons vu (Ostéologie) qu'il y avait trois vertèbres crâniennes, lesquelles interceptent deux trous de conjugaison; que le trou de conjugaison antérieur était représenté par la fente sphénoïdale, dont les trous grand rond et ovale doivent être considérés comme des annexes ; que le trou de conjugaison postérieur était représenté par le trou déchiré postérieur, qui a pour annexe le trou condylien antérieur.

Des trois vertèbres crâniennes et de leurs trous de conjugaison.

Cela posé, nous admettrons deux paires nerveuses crâniennes : l'une postérieure, l'autre antérieure.

1° La *paire crânienne postérieure* est constituée par la 8e et la 9e paires, pneumo-gastrique, glosso-pharyngien, spinal et grand hypoglosse. Le pneumo-gastrique et le glosso-pharyngien, qui sont pourvus d'un ganglion analogue aux ganglions intervertébraux, représentent les racines postérieures des nerfs rachidiens ; le spinal et le grand hypoglosse, qui en sont dé-

Paire crânienne postérieure.

pourvus, représentent les racines antérieures : ces deux nerfs sont des nerfs exclusivement affectés au mouvement. Le pneumo-gastrique et le glosso-pharyngien seraient exclusivement des nerfs du sentiment, bien qu'ils paraissent être des nerfs mixtes, c'est à dire, des nerfs affectés à la fois au sentiment et au mouvement.

Paire crânienne antérieure. 2° *Paire crânienne antérieure.* Elle se compose 1° du nerf de la 5e paire, dont le ganglion est parfaitement analogue aux ganglions intervertébraux, et qui, par sa grosse racine, représente très bien les racines postérieures des nerfs spinaux ; 2° de la 3e paire ou nerf moteur oculaire commun ; de la 4e, nerf pathétique ; de la 6e ou moteur oculaire externe ; de la portion dure de la 7e paire, et enfin de la portion non ganglionnaire de la 5e paire. Ces derniers sont des nerfs du mouvement. La partie ganglionnaire de la 5e paire est le nerf du sentiment.

Les deux paires crâniennes communiquent avec le ganglion cervical supérieur. En outre, les nerfs spinaux communiquant avec les ganglions du grand sympathique, il importait, pour que la similitude fût complète, de déterminer les communications des deux paires crâniennes avec le même système de ganglions. Or, je considère le *ganglion cervical supérieur* du grand sympathique comme un ganglion commun aux deux paires crâniennes et aux trois premières paires cervicales : en effet, le ganglion cervical supérieur communique 1° avec toutes les branches de la paire crânienne postérieure, pneumo-gastrique, glosso-pharyngien, grand hypoglosse, l'accessoire de Willis excepté ; 2° avec la paire crânienne antérieure, et plus particulièrement avec la 5e et la 6e paires.

Il n'y a pas de partie céphalique du grand sympathique. Quant aux ganglions ophthalmique, sphéno-palatin, otique, sous-maxillaire, que M. Arnold regarde comme annexés aux organes des sens, savoir : l'ophthalmique à l'œil, le sphéno-palatin ou nasal à l'olfaction, l'otique à l'audition, le sous-maxillaire ou lingual à la gustation, que Bichat décrit comme la partie céphalique du grand sympathique, je les regarde comme des ganglions de localité, qui n'entrent point dans le système général du grand sympathique : d'ailleurs, la connexité le ces ganglions avec les organes des sens ne peut être établie que pour le ganglion ophthalmique et le ganglion otique, et nullement pour le ganglion sphéno-palatin, dont l'existence est souvent douteuse comme ganglion, ni pour le ganglion sous-maxillaire, qui a bien plus de rapports avec la glande sublin-guale qu'avec l'organe du goût.

DU

GRAND SYMPATHIQUE.

Le grand sympathique est un nerf viscéral.

Nous avons vu que les nerfs émanés du centre céphalo-rachidien se distribuaient aux organes des sens, à la peau, aux muscles, en un mot, à tous les organes de la vie de relation. Le nerf de la 8e paire, pneumo-gastrique, glosso-pharyngien et spinal, seul, se distribue aux organes de la respiration, et à la partie supérieure du canal alimentaire, pharynx, œsophage, estomac ; en outre, il existe pour tous les viscères intérieurs, qui sont soustraits à l'empire de la volonté et de la conscience, un appareil nerveux particulier, qu'on appelle *grand sympa-thique*, *système des ganglions*, *système des nerfs de la vie organique ou nutritive*, *système nerveux ganglionnaire*, *végétatif*, *nerf intercostal*, *nerf trisplanchnique*.

Idée générale du grand sympathique.

Le grand sympathique se présente sous l'aspect d'un long cordon noueux moniliforme, étendu de chaque côté de la colonne vertébrale, depuis la première vertèbre cervicale jusqu'à la dernière vertèbre sacrée : cordon renflé au niveau de chaque vertèbre, pour constituer autant de ganglions, communiquant d'une part avec toutes les paires rachidiennes et crâniennes, et donnant d'une autre part tous les nerfs viscéraux. Deux parties constituent essentiellement le grand sympathique :

Il est constitué, 1° par une partie centrale, 2° par une partie viscérale.

1° une *partie centrale*, ce sont les deux cordons ; 2° une *partie viscérale* ou *médiane*, qui se compose en général de plexus et de ganglions communiquant d'une manière égale avec les deux cordons centraux, entourant les artères comme dans une gaîne, pénétrant avec elles dans les viscères, et établissant une communication intime entre le cordon du côté droit et le cordon du côté gauche. On ne saurait trop remarquer la connexité des nerfs du système ganglionnaire avec le système artériel qui lui sert constamment de support, et auquel il serait exclusivement destiné, suivant quelques anatomistes.

Connexité du système ganglionnaire et du système artériel.

Le nerf grand sympathique peut être décrit de deux manières, ou comme un cordon continu, entrecoupé de ganglions, ou comme une série linéaire de ganglions ou centres indépendants les uns des autres, et auxquels on rallie tous les filets qui en partent ou qui s'y rendent.

Double mode de description du grand sympathique.

La première méthode, qui est la plus naturelle, est celle des anciens, qui décrivaient le grand sympathique à la manière des autres nerfs, comme un nerf continu qui constituait leur 4e paire ; par la deuxième méthode, qui est celle de Bichat, on rattache au système du grand sympathique tous les ganglions, quel que soit le lieu qu'ils occupent : ainsi, d'après cette manière de voir, tous les ganglions, le ganglion ophthalmique, le ganglion sphéno-palatin, etc., devraient être compris dans le système du grand sympathique.

Je pense que le meilleur mode de description est celui qui a pour but de combiner l'idée de centre pour chaque ganglion avec celle de cordon. Le grand sympathique constituant en effet une double série linéaire, une chaîne non interrompue depuis la tête jusqu'au coccyx, il est naturel de le décrire comme un cordon nerveux, ayant deux extrémités : l'une céphalique, l'autre pelvienne ; en outre, chaque ganglion étant l'aboutissant ou le point de départ d'un grand nombre de filets nerveux, il est bon d'envisager les ganglions comme des points centraux. Quant à la partie viscérale du grand sympathique, elle sera décrite à l'occasion des ganglions avec lesquels elle est en communication.

Il est bon de combiner l'idée de centre avec celle de cordon.

J'étudierai successivement le grand sympathique au cou, dans le thorax, dans l'abdomen et dans le bassin. J'ai déjà dit que je ne reconnaissais point de partie céphalique proprement dite dans le grand sympathique, le ganglion ophthalmique et les autres ganglions de la tête me paraissant appartenir à une tout autre catégorie.

PORTION CERVICALE DU GRAND SYMPATHIQUE.

Pourquoi n'existe-t-il que deux ou trois ganglions cervicaux ?

La *portion cervicale du grand sympathique* offre ce caractère particulier qu'au lieu d'être constituée par un nombre de ganglions égal à celui des vertèbres, elle n'en présente que deux ou trois. On peut se rendre compte de cette particularité en admettant que le ganglion cervical supérieur représente à lui seul les ganglions en moins. Nous verrons plus bas que les ganglions lombaires offrent assez souvent une fusion analogue. La portion cervicale du grand sympathique occupe la région antérieure de la colonne vertébrale, derrière les artères carotides interne et primitive, la veine jugulaire interne et le

Rapports de la portion cervicale du grand sympathique.

nerf pneumo-gastrique. Un tissu cellulaire très lâche l'unit à toutes ces parties et aux muscles prévertébraux ; elle est séparée des unes et des autres par une lame aponévrotique ; elle commence par un ganglion fusiforme considérable, *ganglion cervical supérieur*, auquel succède un cordon nerveux plus ou moins grêle, lequel aboutit au *ganglion cervical moyen* lorsqu'il existe, et en son absence, au *ganglion cervical inférieur*, qui se continue avec le premier ganglion dorsal, tantôt directement par continuité du tissu, tantôt à l'aide de deux ou trois rameaux à anse, fort remarquables, et souvent à la fois par l'un et l'autre modes de communication. Nous allons étudier successivement les trois ganglions cervicaux.

Ganglion cervical supérieur.

Préparation. Enlever la branche correspondante de la mâchoire inférieure, séparer avec beaucoup de soin le ganglion cervical supérieur des nerfs pneumo-gastrique, glosso-pharyngien, grand hypoglosse, derrière lesquels il est placé. Pour suivre la branche supérieure ou rameau carotidien, faire une coupe médiane antéro-postérieure de la tête, faire la coupe du trou déchiré postérieur indiquée pour le pneumo-gastrique ; étudier le ganglion cervical supérieur et sa branche supérieure par son côté interne.

Le *ganglion cervical supérieur*, olivaire ou fusiforme, est situé au devant des 2ᵉ et 3ᵉ vertèbres cervicales, dont il est séparé par le muscle droit antérieur, derrière l'artère carotide interne et les nerfs glosso-pharyngien, pneumo-gastrique et grand hypoglosse ; son extrémité supérieure est distante de 2 à 3 centimètres (10 à 12 lignes) de l'orifice inférieur du canal carotidien : on dit l'avoir vu distant de 6 centimètres (2 pouces). *Situation du ganglion cervical supérieur.*

Son volume, qui est plus considérable que celui des autres ganglions cervicaux (*ganglion cervicale magnum*), présente beaucoup de variétés et sous le rapport de la longueur et sous celui des autres dimensions : ainsi, on a vu son extrémité inférieure atteindre la 4ᵉ, la 5ᵉ et même la 6ᵉ vertèbre cervicale. Sa couleur est grisâtre, sa surface lisse. Il n'est pas rare de le voir bifurqué à son extrémité inférieure; il est assez souvent double. Lobstein a fait représenter un cas de ce genre. Il avait également deux ganglions cervicaux supérieurs superposés dans un cas d'hyperthrophie considérable de ces ganglions que j'ai fait représenter (1). *Son volume.*

Les cas de ganglion cervical supérieur double sont évidemment des cas de ganglion cervical supérieur morcelé.

Les rameaux qui aboutissent au ganglion cervical supérieur ou qui en partent, peuvent être divisés en *supérieurs, inférieurs, externes, internes* et *antérieurs*. Je les diviserai : 1° en rameaux de communication avec les paires crâniennes et cervicales; 2° en rameaux de communication avec les autres ganglions cervicaux; 3° en rameaux artériels et viscéraux. Le ganglion cervical supérieur fournit encore plusieurs filets aux muscles de la région prévertébrale. *Division des rameaux qui aboutissent au ganglion cervical supérieur ou qui en émanent.*

Les *rameaux de communication* du ganglion cervical supérieur, avec les paires crâniennes et cervicales, sont : 1° pour les paires crâniennes, le rameau supérieur ou carotidien et les rameaux antérieurs; 2° pour les paires cervicales, les rameaux externes. Le rameau de communication du ganglion

(1) Anat. path., pl. 3, 1ʳᵉ livraison.

4.   46

cervical supérieur avec les autres ganglions cervicaux, c'est le
rameau inférieur. Les rameaux artériels et viscéraux constituent les rameaux internes : ce sont les rameaux pharyngiens,
les rameaux cardiaques et les rameaux de l'artère carotide externe.

Rameau supérieur ou *rameau de communication avec les
nerfs qui constituent la paire crânienne antérieure.*

Rameau su-
périeur ou ca-
rotidien. *Rameau supérieur* ou *carotidien.* Le rameau supérieur ou
carotidien a été longtemps considéré comme l'origine du grand
sympathique, et comme on ne connaissait avant Meckel que
l'anastomose de ce rameau supérieur avec le nerf de la 6ᵉ paire
ou moteur oculaire externe, on disait que le nerf grand sympathique tirait son origine de la 6ᵉ paire : la découverte du
nerf vidien par Meckel l'ancien fit admettre deux origines ou
deux racines pour le grand sympathique, savoir : l'une provenant de la 5ᵉ, l'autre de la 6ᵉ paire.

Depuis les recherches des anatomistes modernes, l'étude du
rameau supérieur ou carotidien du plexus cervical est devenue
un des points les plus compliqués de la névrologie.

Le rameau carotidien fait suite au ganglion cervical supérieur, dont il paraît être le prolongement ; il s'effile à mesure
qu'il approche du canal carotidien dans lequel il pénètre, et
Il se divise en
deux branches. avant d'y pénétrer se divise en deux branches : l'une qui se
place en dedans, l'autre qui se place en dehors de l'artère carotide interne. Ces branches communiquent entre elles, se
divisent, se réunissent, et parvenues dans le sinus caverneux,
Plexus caver-
neux. constituent un plexus, le *plexus caverneux,* duquel partent
des rameaux de communication avec la 6ᵉ paire, avec la 5ᵉ
paire et les petits plexus qui entourent la carotide interne et
ses divisions (1).

Laumonier, et d'après lui Lobstein et plusieurs autres, ont

____

(1) Le rameau carotidien, quelquefois unique, contourne l'artère à la manière d'une spire : il est d'abord placé en arrière, puis en dehors, puis en dedans, puis encore en dehors de cette artère.

admis dans le canal carotidien, au niveau de la 1re courbure, un petit renflement grisâtre appelé *ganglion caverneux* ou *carotidien;* mais on cherche en vain ce ganglion ou ces ganglions, car on en a admis plusieurs : à moins qu'on admette comme tels de petits renflements que présentent les branches externe et interne dans tous les points de division ou de réunion des filets (1).

Ganglion caverneux ou carotidien.

Pendant leur trajet dans le canal carotidien, les divisions du rameau carotidien fournissent :

1° Un *filet anastomotique avec le rameau de Jacobson.* Il est très ténu, vient de la branche externe, traverse la paroi externe du canal carotidien, pénètre dans la caisse du tympan par un pertuis, et va s'anastomoser avec le nerf de Jacobson, branche du glosso-pharyngien. (Ce filet, indiqué par Jacobson, appartient à la paire crânienne postérieure, et non à la paire crânienne antérieure.)

Filet anastomotique avec le rameau de Jacobson.

2° Un *filet anastomotique avec le ganglion sphéno-palatin.* Il émane, comme le précédent, de la division externe du rameau carotidien, et se porte au nerf vidien ou ptérygoïdien du maxillaire supérieur. Nous avons déjà parlé de ce filet, qui est connu sous le nom de rameau carotidien ou rameau profond du nerf vidien. Doit-on le considérer comme fourni par la 5e paire au ganglion cervical supérieur, ou comme fourni par le ganglion cervical supérieur à la 5e paire? Les anatomistes sont en dissidence à cet égard. M. Arnold, se fondant sur sa couleur grise et sur son peu de consistance, le considère comme provenant du ganglion cervical supérieur, tandis que le grand nerf pétreux superficiel ou branche superficielle du nerf vidien appartiendrait, par sa couleur et sa consistance, au système cérébro-rachidien. J'ai déjà dit que je n'avais pas trouvé entre le grand nerf pétreux superficiel et le

Filet anastomotique avec le ganglion sphéno-palatin.

Dissidence des auteurs au sujet de ce filet.

(1) Arnold, dont l'autorité en pareille matière est d'un grand poids, n'a jamais vu ce ganglion : il remarque, avec beaucoup de raison, que les anatomistes qui admettent le ganglion carotidien ne s'accordent pas sur sa situation.

rameau carotidien, une différence assez tranchée pour motiver
cette distinction ; ces deux nerfs sont d'ailleurs parfaitement
distincts, ils sont même isolés l'un de l'autre, excepté dans le
canal ptérygoïdien, où ils sont simplement accolés.

Il importe de remarquer que les deux rameaux du nerf vidien aboutissent au renflement connu sous le nom de ganglion
sphéno-palatin. Les connexions de ce ganglion avec le ganglion cervical supérieur, n'ont pas été négligées par les anatomistes qui, d'une part, considèrent le renflement sphéno-
palatin comme un ganglion, et qui, d'une autre part, considèrent les ganglions crâniens comme faisant partie du système
des ganglions du grand sympathique.

Meckel regarde le rameau carotidien comme l'*origine principale ou vraie* du grand sympathique.

3° Branches anastomotiques avec la 6ᵉ paire. Plusieurs
rameaux, ordinairement au nombre de trois, contournent la
convexité de la seconde courbure de la carotide interne, se
portent en dehors de cette artère et viennent s'anastomoser,
soit isolément, soit après s'être réunis, avec la 6ᵉ paire. Cette réunion se fait à angle aigu, ouvert en arrière, dans le sinus caverneux, au moment où la 6ᵉ paire croise l'artère carotide interne.
Comme ce nerf s'aplatit en s'élargissant au niveau de cette artère, on a pu penser qu'il augmentait de volume, et que cette
augmentation était due à l'addition des filets émanés du ganglion cervical supérieur ; mais cette augmentation n'est qu'apparente, et maigré la différence de couleur, je serais porté à
admettre que les filets de communication de la 6ᵉ paire avec le
ganglion cervical supérieur, sont fournis par la 6ᵉ paire et suivent une direction réfléchie. J'ai vu les trois rameaux de communication du ganglion cervical supérieur avec la 6ᵉ paire,
former un renflement gangliforme au moment où ils allaient
s'unir à cette 6ᵉ paire : c'était de ce renflement gangliforme
que partait le plexus qui enlaçait l'artère carotide interne et
ses divisions.

[marginal notes:]

Ce filet éta-
blit une con-
nexion entre le
ganglion cervi-
cal supérieur
et le ganglion
sphéno-palatin.

Branches
anastomotiques
du ganglion cer-
vical supérieur
avec la 6ᵉ paire.

Ces branches
anastomotiques
sont fournies
par la 6ᵉ paire.

Plexus caverneux.

Le *plexus caverneux*, auquel aboutissent en définitive les deux divisions du rameau carotidien, est situé en dedans de l'artère carotide interne au moment où cette artère pénètre dans le sinus caverneux. De ce plexus grisâtre, qui est entremêlé de petits vaisseaux, d'où le nom de *plexus nervoso-arteriosus*, qui lui avait été donné par Walter, partent un assez grand nombre de filets dont les uns établissent une communication entre ce plexus et la 5e paire, dont les autres enlacent la carotide interne et l'accompagnent dans toutes ses divisions. Les rameaux qui émanent du plexus caverneux sont très multipliés.

Ce sont :

1° *Des filets de communication avec la 3e paire*, avant sa division, et même avant sa pénétration dans l'orbite. Ces filets de communication, qui ne sont pas généralement admis, passent au dessus du nerf de la 6e paire, auquel ils paraissent accolés (1).

2° Un *filet de communication avec le ganglion ophthalmique*. Il naît de la partie antérieure du plexus caverneux, pénètre dans l'orbite, en passant entre la branche ophthalmique et le nerf de la 3e paire, et se réunit, tantôt à la longue racine du ganglion ophthalmique, longue racine que nous avons dit provenir du rameau nasal de la branche ophthalmique de Willis ; tantôt au ganglion ophthalmique lui-même.

Cette racine avait été décrite et figurée par Lecat avant que Bock, M. Ribes (2) et M. Arnold appelassent de nouveau l'attention sur ce sujet.

Il résulterait de cette dernière disposition que le ganglion ophthalmique aurait trois racines, deux cérébro-rachidiennes et une ganglionnaire.

(1 Je n'ai point vu la communication du ganglion cervical supérieur avec le nerf facial, indiquée par quelques anatomistes.

(2) M. Ribes, Mémoires de la Société médicale d'émulation, t. 7.

3° Les *filets de communication avec la 5ᵉ paire*, qui vont, les uns au ganglion de Gasser, les autres à la branche ophthalmique de la 5ᵉ paire.

Filets de communication avec la 5ᵉ paire.

4° Les *filets qui accompagnent l'artère carotide interne et ses divisions*. Ils sont excessivement déliés ; cependant certains sujets se prêtent admirablement à leur étude. On peut les suivre jusque sur les divisions principales de l'artère carotide interne, savoir : les cérébrales antérieures et moyennes.

Filets de la carotide interne.

On a admis un plexus pour l'artère ophthalmique et pour chacune de ses divisions. On a même décrit un plexus jusque sur l'artère centrale de la rétine (1).

Plusieurs auteurs admettent comme émanation du plexus cervical, un certain nombre de filets pour le corps pituitaire ou hypophyse, que quelques anatomistes modernes seraient fort disposés à regarder comme un ganglion du grand sympathique (*filets sus-sphénoïdaux*, Chauss.). Je n'ai pas été assez heureux pour les découvrir, non plus que le ganglion admis sur l'artère communicante antérieure du cerveau, ganglion qui, suivant plusieurs anatomistes, se trouverait au point de réunion du cordon sympathique droit avec le cordon sympathique gauche.

Filets pour le corps pituitaire.

Il suit de ce qui précède, que par son rameau supérieur ou rameau carotidien, le ganglion cervical supérieur communique avec la plupart des divisions de la paire crânienne antérieure, savoir : 1° avec la 5ᵉ paire, par le ganglion de Gasser, par la branche ophthalmique, par le ganglion ophthalmique, soit directement, soit indirectement, et par le maxillaire supérieur, au moyen du renflement sphéno-palatin ; 2° avec la 3ᵉ paire ; 3° avec la 6ᵉ.

Des anastomoses du rameau carotidien.

_____

(1) Je rappellerai ici que sur deux sujets j'ai vu un filet émané du ganglion sphéno-palatin, se porter aux rameaux de communication de la 6ᵉ paire avec le grand sympathique.

Rameaux antérieurs, ou rameaux de communication avec la paire crânienne postérieure.

C'est par ses *rameaux antérieurs* que le ganglion cervical supérieur communique avec les diverses divisions de la paire crânienne postérieure : l'accessoire de Willis seul ne paraît avoir aucune communication directe avec ce ganglion. *Rameaux antérieurs du ganglion cervical supérieur.*

Le glosso-pharyngien et le pneumo-gastrique communiquent avec le ganglion cervical supérieur en deux points différents : 1° par leurs ganglions ; 2° par leurs branches.

1° La communication du ganglion cervical supérieur avec les ganglions du glosso-pharyngien et du pneumo-gastrique a été signalée par M. Arnold : elle est difficile à démontrer à travers le tissu dense qui entoure ces ganglions. *Communication de ce ganglion, 1° avec le glosso-pharyngien et le pneumo-gastrique.*

2° La communication du nerf glosso-pharyngien et du cordon plexiforme du pneumo-gastrique avec le ganglion cervical supérieur, est au contraire extrêmement facile à démontrer. La communication du rameau carotidien avec le rameau de Jacobson, branche du glosso-pharyngien, doit être rapportée à la paire crânienne postérieure. J'ai déjà dit (voyez *pneumogastrique*) que chez un sujet, le nerf pneumo-gastrique était accolé au ganglion cervical dans toute sa longueur, si bien qu'il était impossible de les séparer.

La communication du ganglion cervical supérieur avec le grand hypoglosse n'est pas moins évidente que celle du pneumo-gastrique. Ces filets de communication avec la paire crânienne postérieure ne partent pas toujours du ganglion cervical supérieur, mais souvent aussi de son rameau carotidien. *2° Avec le grand hypoglosse.*

Rameaux externes, ou rameaux de communication avec les 1ʳᵉ, 2ᵉ et 3ᵉ paires cervicales.

Les *rameaux externes*, qui établissent une communication entre le ganglion cervical supérieur et les paires cervicales, sont gris, volumineux et de structure ganglionnaire : on peut les considérer comme de véritables prolongements du ganglion

Les rameaux
externes font
communiquer le
ganglion cervi-
cal supérieur
avec les deux ou
trois premières
paires cervica-
les. cervical supérieur. Les principaux viennent se rendre et à l'anse que forment autour de l'apophyse transverse de la 1re vertèbre cervicale, la 1re et la 2e paires, et à l'angle de bifurcation que présente la 2e paire cervicale, entre sa branche ascendante et sa branche descendante ; d'autres rameaux, plus petits, vont à la 1re paire cervicale. Ces rameaux constituent un véritable plexus ganglionnaire. Ils forment souvent deux groupes bien distincts.

Variétés.   Souvent le ganglion cervical supérieur ne communique qu'avec les deux premières paires cervicales. D'autres fois il communique, en outre, avec la 3e et avec la 4e paires, par un rameau long et très oblique. Dans un cas, il communiquait directement avec le nerf phrénique.

Rameau inférieur, ou *rameau de communication avec le ganglion cervical moyen.*

Rameau infé-
rieur ou de com-
munication.   Cordon blanc, semblable aux nerfs appartenant au système cérébro-rachidien, excepté dans quelques cas exceptionnels, où il paraît un prolongement du tissu même du ganglion : lorsque l'extrémité inférieure du ganglion cervical supérieur est bifurquée, il naît de la bifurcation externe. Son volume varie beaucoup suivant les sujets. Il descend verticalement au devant de la colonne vertébrale, derrière la carotide primitive, la veine jugulaire interne et le nerf pneumo-gastrique, auxquels il est uni par un tissu cellulaire extrêmement lâche. Parvenu au niveau de l'artère thyroïdienne inférieure, il passe derrière ce vaisseau et va se rendre au ganglion cervical moyen, lorsqu'il existe, et à son défaut, au ganglion cervical inférieur.

Il reçoit des
filets de la 3e et
de la 4e paires
cervicales.   Chemin faisant, il reçoit le plus communément des rameaux provenant de la 3e et de la 4e paires cervicales, rameaux que nous avons dit se rendre quelquefois au ganglion cervical supérieur. A son origine, il émet en dedans, 1° deux filets qui vont au nerf cardiaque supérieur dont ils augmentent le volume; 2° un filet anastomotique avec le rameau externe du nerf

laryngé supérieur. Il n'est pas rare de voir le nerf cardiaque *Il émet des fi-lets cardiaques.* supérieur naître entièrement de la branche de communication du ganglion cervical supérieur avec le ganglion cervical moyen, et alors cette branche se bifurque.

La branche de communication du ganglion cervical supé- *Variétés de la branche de com-munication.* rieur avec le ganglion cervical moyen présente beaucoup de variétés. J'ai vu ce rameau présenter, au niveau de l'artère thyroïdienne inférieure, un petit ganglion : de ce ganglion qui était comme à cheval sur cette artère, et qui pouvait être considéré comme un vestige du ganglion cervical moyen, partaient deux cordons, l'un antérieur, qui allait se jeter dans le nerf cardiaque, l'autre postérieur, qui allait se rendre au ganglion cervical inférieur : l'un et l'autre cordons présentaient une disposition gangliforme. Il n'est pas rare de voir le cordon du grand sympathique entrecoupé d'espace en espace par de petits nœuds ganglionnaires.

Rameaux internes, ou *rameaux carotidiens et viscéraux.*

Les *rameaux internes*, très nombreux, se divisent en ceux qui accompagnent l'artère carotide externe et ses divisions, et en ceux qui sont destinés aux viscères.

A. *Branches satellites de la carotide, externe, et de ses divisions.*

Nous avons vu que de l'extrémité supérieure du ganglion cervical supérieur partaient des nerfs qui enlaçaient l'artère carotide interne, et se prolongeaient autour de ses divisions.

Du côté interne de ce même ganglion naissent des nerfs *Des nerfs qui enlacent la ca-rotide externe.* destinés à enlacer l'artère carotide externe et les branches qui en émanent.

Ces nerfs sont des cordons gris (*subrufi*), mous (*nervi molles et penè mucosi*, Scarpa), noueux et gangliformes (*rami gangliformes*, Neubaüer), qui se détachent du ganglion au niveau de l'origine de l'artère faciale : ils se portent en dedans, derrière les artères carotide externe et interne, forment une espèce de plexus gris (*plexus inter-carotidien*) qui se prolonge- *Plexus inter-carotidien.*

Le plexus in- jusqu'à l'embranchement de la carotide interne et de la carotide
tercarotidien est
complété par le externe (1), contournent la première à la manière d'une anse et
glosso-pharyn-
gien et le pneu- viennent s'anastomoser avec les rameaux carotidiens que nous
mo-gastrique.
avons dit venir du glosso-pharyngien, et les rameaux pharyngien et laryngé supérieur du pneumo-gastrique. Aucune des
branches émanées de ce plexus ne se prolonge sur l'artère carotide primitive : toutes se portent sur l'artère carotide externe et
sur les diverses branches qui en émanent, pour former autant
de plexus qu'il y a de divisions artérielles, et se distribuer

Plexus thy- avec elles au cou et à la face. Ainsi, il y a un *plexus thyroï-*
roïdien.
dien qui enlace l'artère thyroïdienne supérieure, et qu'on
suit jusque dans l'épaisseur de la glande thyroïde; un *plexus*

Plexus lin- *lingual* qui pénètre dans l'épaisseur de la langue, et qu'on
gual.
suppose s'anastomoser avec le rameau lingual et même avec

Plexus facial. le grand hypoglosse; un *plexus facial* qu'on suppose s'anastomoser à la face avec le nerf facial. Les rameaux qui pénètrent la glande maxillaire ont fixé l'attention des anatomistes
dont les uns soupçonnent, dont les autres admettent comme
démontrée la communication avec le ganglion sous-maxillaire.
Je n'ai pas été assez heureux pour la découvrir.

Plexus pha- Il y a un plexus *pharyngien*, un plexus *occipital*, un plexus
ryngien, occi-
pital, auricu- *auriculaire* : Meckel l'ancien (2) a même décrit une anasto-
laire.
mose entre le nerf facial et le petit plexus qui accompagne l'artère auriculaire : enfin l'artère temporale, l'artère maxillaire
interne et ses divisions sont également entourées (*hederæ ad*
modum, Scarpa) de petits plexus nerveux, et ces plexus sont
quelquefois si considérables, que Meckel l'ancien a pu dire
que de tous les vaisseaux du corps, ce sont les artères de la
face qui offrent les plexus nerveux les plus considérables. Ces
plexus me paraissent surtout remarquables par le mélange
de filets blancs et de filets mous, mélange qui atteste leur
double origine.

(1) C'est dans cet embranchement qu'existe souvent un renflement gangliforme, que M. Arnold propose d'appeler *ganglion inter-carotidien.*

(2) Mémoires de Berlin, 1752.

Tous ces plexus présentent çà et là des renflements gangli- *Renflement gangliforme de ces plexus.*
formes, ainsi qu'on peut le voir sur la magnifique planche de
Scarpa (1). Cet auteur a figuré, d'après Andersh, un ganglion
qu'il regarde comme constant au niveau de la division de la
carotide externe et de la temporale. A ce ganglion ou renflement gangliforme aboutit un filet du nerf facial (2).

B. *Branches viscérales.*

Elles naissent toutes du côté interne du ganglion et se divi- *Branches viscérales.*
sent en pharyngiennes, en laryngiennes et en cardiaques.

Rameaux pharyngiens. Ce sont de gros cordons ganglion- *Division :*
naires qui naissent de la partie supérieure et interne du gan- *En rameaux pharyngiens,*
glion cervical supérieur, se portent transversalement en dedans
et s'associent aux rameaux pharyngiens du glosso-pharyngien,
du pneumo-gastrique et du spinal, pour former un des plexus
les plus remarquables de l'économie, lequel se distribue au
pharynx. C'est à ce plexus qu'il faut rapporter les phénomènes
nerveux si importants qui siègent dans le pharynx et plus particulièrement la sensation de la soif.

Rameaux laryngiens. Ces rameaux s'unissent au nerf la- *Rameaux laryngiens,*
ryngé supérieur et à ses branches. Dans un cas où le rameau
laryngé externe naissait isolément du pneumo-gastrique, ce
nerf avait autant de filets d'origine provenant du ganglion
cervical supérieur que du pneumo-gastrique.

Rameaux cardiaques. Ils constituent le nerf cardiaque su- *Rameaux cardiaques.*

(1) Tabulæ nevrologicæ, tabula 3, 1794.
(2) M. Arnold a décrit et figuré un filet émané du plexus qui entoure i'artère
sphéno-épineuse, et qui, suivant ce laborieux investigateur, irait se rendre à
son ganglion otique ; il admet aussi des filets nerveux qui, du plexus de l'artère palatine ascendante, iraient se rendre au ganglion sous-maxillaire. C'est
ainsi qu'il établit la connexion de ces deux ganglions de la tête avec le grand
sympathique. Quelque attention que j'aie donnée à ce point d'anatomie, il m'a
été impossible de découvrir rien de semblable, et pourtant toutes les préparations difficiles ont été faites sur des pièces qui avaient préalablement macéré
dans l'acide nitrique étendu d'eau.

périeur sur lequel je vais revenir après avoir décrit les ganglions cervicaux moyen et inférieur.

Ganglion cervical moyen.

Le ganglion cervical moyen manque souvent.

Ganglion cervical moyen. Il manque chez un grand nombre de sujets, et, dans ce cas, les rameaux qu'il émet ou qu'il reçoit sont émis ou reçus par les cordons de communication entre le ganglion cervical supérieur et le ganglion cervical inférieur, ou par le ganglion cervical inférieur lui-même : quelquefois le ganglion cervical moyen est double, d'autres fois il est à l'état de vestige.

Sa position.

Il occupe le niveau de la cinquième ou sixième vertèbre cervicale, appliqué au devant de l'artère thyroïdienne inférieure au niveau de sa première courbure, et quelquefois derrière elle : son rapport avec l'artère thyroïdienne inférieure, qui est à peu près constant, motive la dénomination de *ganglion thyroïdien* qui lui a été donnée par Haller ; cependant je l'ai vu souvent à huit lignes au dessus de cette artère. Sa forme et son volume sont extrêmement variables non seulement chez les divers individus, mais encore chez le même individu d'un côté à l'autre. Quelquefois c'est un simple renflement gangliforme. Scarpa a fait représenter un ganglion cervical moyen presqu'aussi considérable que le ganglion cervical supérieur et olivaire comme lui. Je ne l'ai jamais vu aussi volumineux (1).

Ses variétés de forme et de volume.

Nerfs qui aboutissent au ganglion cervical moyen ou qui en émanent.

Au ganglion cervical moyen, quand il existe, aboutissent :
1° *En haut,* le cordon de communication avec le ganglion cervical supérieur ; 2° *en bas,* le cordon de communication souvent multiple avec le ganglion cervical inférieur ; 3° *en dehors,* trois branches venues de la 3e, de la 4e et de la 5e paires cervicales : il n'est pas rare de voir la branche de communica-

(1) Je crois qu'il ne faut pas considérer comme ganglion cervical moyen les nœuds ganglionnaires, sans filets afférents ni efférents, qui se présentent assez souvent à des hauteurs variables sur le cordon du grand sympathique.

tion de la 4ᵉ paire cervicale appartenir au nerf phrénique ;
4° *en dedans*, plusieurs filets qui forment un plexus autour de
l'artère thyroïdienne inférieure, et paraissent destinés au corps
thyroïde, quelques filets anastomotiques avec le nerf récurrent.
Le plus considérable des nerfs internes est le *nerf cardiaque* Nerf cardia-
moyen, ou le *grand nerf cardiaque de Scarpa*, sur lequel je
vais revenir.

Le volume du ganglion cervical moyen m'a toujours paru en
rapport avec le développement de ses filets de communication
avec les paires cervicales.

Ganglion cervical inférieur.

Neubaüer a parfaitement décrit le ganglion cervical infé- Situation du
rieur sous le titre de *premier ganglion thoracique*, qui lui cal inférieur.
conviendrait assez, 1° à raison de la fréquence de sa continuité
avec ce dernier ganglion; 2° à cause de sa situation au devant
de l'apophyse transverse de la septième vertèbre cervicale et
de la tête de la première côte. Ce ganglion est constant ; il est
placé profondément derrière l'origine de l'artère vertébrale
qui le masque complètement (1).

Sa forme est semi-lunaire, sa concavité regarde en haut, et Sa forme.
sa convexité en bas. Par son extrémité interne, il reçoit le Ses connexions.
cordon du grand sympathique ; par son extrémité externe, il
reçoit un gros nerf satellite de l'artère vertébrale, et qu'on peut
appeler *nerf vertébral :* par cette même extrémité externe, il
reçoit des branches de communication avec la 5ᵉ, la 6ᵉ et la 7ᵉ
paires cervicales, et souvent avec la 1ʳᵉ paire dorsale. De sa convexité qui est inférieure, partent plusieurs branches, dont les unes
passent devant, les autres derrière l'artère sous-clavière qu'elles
embrassent à la manière d'une anse. De ces rameaux inférieurs,
la plupart sont des moyens de communication du ganglion

(1) Il n'est pas rare de voir le ganglion cervical inférieur décrire autour de
l'artère vertébrale un demi-anneau, que complète, en avant, un cordon gris,
tendu de l'une à l'autre extrémité du ganglion.

cervical inférieur avec le ganglion thoracique supérieur, et ces moyens de communication existent lors même qu'il y a continuité d'un ganglion à l'autre. Un des rameaux se rend quelquefois au nerf récurrent du pneumo-gastrique. Le plus remarquable des rameaux inférieurs constitue le *nerf cardiaque inférieur*, qui vient assez souvent du premier ganglion thoracique.

Nerf cardiaque inférieur. Pour compléter la description de la portion cervicale du grand sympathique, il me reste à parler du *nerf vertébral* et des *nerfs cardiaques*.

Nerf vertébral.

Fausses idées sur ce nerf. Le *nerf vertébral* occupe le canal que les apophyses transverses des vertèbres cervicales fournissent à l'artère vertébrale. On dit généralement que ce nerf émane du ganglion cervical inférieur; qu'il parcourt toute la longueur du canal de l'artère vertébrale et pénètre avec elle dans le crâne, s'unit à celui du côté opposé pour former un plexus basilaire, lequel se diviserait et se subdiviserait autour des artères terminales du tronc basilaire, à la manière des plexus fournis autour de l'artère carotide interne, par le rameau carotidien : mais tel n'est pas le mode de distribution de ce nerf qui me paraît résulter de la réunion successive de filets émanés des 3e, 4e et 5e paires cervicales, à la manière des grands nerfs splanchniques, dont je parlerai dans un instant; qui va grossissant de haut en bas, à mesure qu'il reçoit de nouveaux filets, se place derrière l'artère vertébrale, sort du canal des apophyses transverses, derrière cette artère, pour se jeter dans le ganglion cervical inférieur. Je regarde ce rameau comme destiné à établir une communication entre les 3e, 4e et 5e paires cervicales et le ganglion cervical inférieur (1). Je n'ai pas rencontré sur ces rameaux,

Le nerf vertébral est formé par la réunion de filets émanés des 3e, 4e et 5e paires cervicales.

(1) M. Jarjavay a rencontré, dans une pièce de concours pour le prosectorat, une anomalie fort remarquable qui vient à l'appui de cette manière de voir. Dans ce cas, l'artère vertébrale ne pénètre dans le canal de la base des apo-

les renflements ou ganglions qui, suivant une idée fort ingénieuse de M. de Blainville (1), seraient destinés à remplacer
les ganglions cervicaux, et sauveraient cette apparence d'irrégularité que présente la région cervicale, sous le rapport des
ganglions.

NERFS CARDIAQUES.

Préparation. Elle comprend la préparation des nerfs cardiaques : Mode de pré-
1° depuis leur origine jusqu'au niveau de l'entrecroisement de l'aorte paration.
et de l'artère pulmonaire ; 2° depuis cet entrecroisement jusqu'aux divisions extrêmes de ces nerfs. Pour cela : 1° après avoir préliminaire-
ment mis à nu les ganglions cervicaux et les nerfs cardiaques, on plonge
la pièce dans de l'acide nitrique étendu ; on dissèque avec soin tous
les nerfs internes qui émanent des ganglions, en ménageant les rapports de ces nerfs cardiaques ganglionnaires avec les nerfs cardiaques
qui viennent du pneumo-gastrique et du récurrent ; 3₀ il faut ensuite
étudier les nerfs qui passent au devant de l'aorte, ceux qui passent
entre l'aorte, d'une part, et l'artère pulmonaire et la trachée, d'une autre
part, et enfin ceux qui passent derrière l'artère pulmonaire ; étudier
leur corrélation avec les plexus cardiaques antérieur et postérieur.

Les *nerfs cardiaques, nerfs du cœur* (2), distingués en   Nerfs cardia-
droits et en *gauches*, naissent essentiellement des ganglions ques.
cervicaux. A ces nerfs ganglionnaires viennent s'associer un

physes transverses des vertèbres, qu'entre la 3ᵉ et la 4ᵉ vertèbres cervicales. Le
ganglion cervical moyen forme une demi-gaîne au devant de cette artère et
reçoit des filets émanés des 4ᵉ, 5ᵉ, 6ᵉ et 7ᵉ paires cervicales. Le ganglion cervical inférieur ne reçoit qu'un filet émané de la 8ᵉ paire cervicale. Le nerf vertébral manque complètement : par conséquent, il n'y a pas de *nerf vertébral
proprement dit.*

(1) « Quant aux ganglions des vertèbres cervicales, dit le célèbre académi-
« cien, ils existent réellement en aussi grand nombre qu'il y a de vertèbres,
« mais ils sont dans le canal de l'artère vertébrale, et le filet (nerf vertébral
« qu'on décrit comme fourni par le ganglion cervical inférieur) n'est réellement
« que la continuation du grand sympathique. » (*Consid. génér. sur le syst.
nerv. Journ. de physique*, 1821.)

(2) L'histoire des nerfs du cœur est singulière. Les anciens philosophes,

grand nombre de rameaux émanés du pneumo-gastrique et plus
particulièrement du nerf récurrent : tous convergent sur l'origine
de l'aorte et de l'artère pulmonaire, pour constituer plusieurs
plexus cardiaques, desquels partent les *plexus coronaire droit*
et *gauche*, qui entourent les artères coronaires, et s'éparpillent
ensuite à la surface du cœur, qu'ils ne pénètrent qu'après avoir
parcouru un long trajet sous le feuillet séreux qui l'enveloppe.

Idée générale des nerfs et plexus cardiaques.   Telle est l'idée la plus générale qu'on doive se faire des nerfs
et des plexus cardiaques, qui nous présentent un exemple des
plus remarquables d'anastomoses médianes. Scarpa les a, le
premier, bien décrits et bien figurés dans des planches qui
serviront toujours de modèle en iconographie anatomique.

Leurs infinies variétés.   Aucune partie du système nerveux ne présente autant de variétés anatomiques, de nombre, de volume et d'origine, que les
nerfs cardiaques; et c'est surtout à l'occasion de ces nerfs,
qu'on regrette un travail relatif aux variétés anatomiques du
système nerveux. Pour ma part, je déclare que je n'ai jamais
rencontré, dans mes dissections, les nerfs cardiaques tels qu'ils
sont figurés dans les magnifiques planches de Scarpa, lesquelles
ont servi de type pour toutes les descriptions des ouvrages modernes. J'ai décrit minutieusement les nerfs cardiaques de huit
sujets différents : ces huit descriptions présentent des diffé-

avec Aristote, fondés sur des idées préconçues, disaient que le cœur était la
source des nerfs de toute l'économie. Galien réfuta cette opinion, et n'admit
pour le cœur qu'un nerf très grêle qui descendait du cerveau. Vésale fit provenir ce nerf grêle du nerf récurrent, et l'a fait représenter dans une figure. Fallope, le premier, décrivit les nerfs du cœur, et dit avoir démontré à ses auditeurs *insignem nervorum plexum à quo abundans copia nervosæ materiæ totam
cords basim complexatur, perque ipsum plures propagines parvorum nervorum dispergit.* Behrends soutint, en 1792, une thèse dans laquelle il cherche à
démontrer que le *cœur manque de nerfs, cor nervis carere,* et que les prétendus nerfs du cœur sont exclusivement destinés aux parois des artères coronaires. Sœmmerring soutint la même opinion. Tel était l'état de la science,
lorsqu'en 1794, Scarpa publia son beau travail qui a fixé la science sur ce point.
(*Tabulæ nevrologicæ ad illustrandam anatomiam cardiacorum nervorum,
noni nervorum cerebri, glosso-pharyngæi et pharyngæi ex octavo cerebri.*)

rences très prononcées, au moins jusqu'au plexus cardiaque ; mais la distribution terminale des rameaux du cœur m'a paru identique chez tous les sujets. Les anastomoses médianes des nerfs cardiaques expliquent sans doute la solidarité des nerfs cardiaques du côté droit, avec ceux du côté gauche. Il y a en effet un rapport inverse de développement entre les nerfs cardiaques du côté droit et ceux du côté gauche. Dans un cas où les nerfs cardiaques droits moyen et inférieur manquaient, et où le cardiaque supérieur était peu développé, ils étaient remplacés par des rameaux volumineux émanés du nerf récurrent droit, et par les nerfs cardiaques du côté gauche, qui étaient d'un volume considérable. Dans une pièce préparée par M. Jarjavay, pour le dernier concours de prosecteur, le nerf récurrent du côté droit envoyait au cœur un très grand nombre de rameaux qui formaient un plexus avec d'autres rameaux émanés du rameau cardiaque moyen ; tandis qu'à gauche, les rameaux cardiaques étaient incomparablement moins développés. Tantôt, en effet, ce sont les nerfs cardiaques droits qui l'emportent sous le rapport du volume ; tantôt ce sont les nerfs cardiaques gauches.

Tous les nerfs cardiaques sont gris , mais tous ne sont pas mous, comme le dit Scarpa, qui les décrit sous le nom de *nervi molles*.

On admet, d'après Scarpa, trois nerfs cardiaques de chaque côté, savoir : un *supérieur*, qu'il appelle superficiel , et qui vient du ganglion cervical supérieur; un *moyen*, qu'il appelle *grand nerf cardiaque* ou *cardiaque profond*, qui vient du ganglion cervical moyen, et un *inférieur*, petit nerf cardiaque, qui vient du ganglion cervical inférieur. Cette distinction , fondée en général, est souvent impossible à établir, à raison des variétés anatomiques dont j'ai parlé plus haut. Souvent il n'existe pas de nerf cardiaque moyen proprement dit , d'autres fois il n'existe pas de nerf cardiaque inférieur, ou plutôt l'un et l'autre ne sont qu'à l'état de vestige ; enfin le nerf cardiaque supérieur peut, sinon manquer complètement ; au moins être

Marginnotes:
Identité de la distribution terminale des nerfs cardiaques.

Solidarité des nerfs cardiaques droits et des nerfs cardiaques gauches.

Des trois nerfs cardiaques.

4.   47

extrêmement grêle, et se jeter dans le nerf cardiaque moyen ; quelquefois tous les nerfs cardiaques d'un côté se réunissent en un seul tronc, ou bien en un plexus situé derrière l'artère sous-clavière, sur les côtés de la trachée, plexus auquel concourt le nerf récurrent, et duquel partent trois, quatre, ou un plus grand nombre de branches, qui vont se terminer au cœur comme de coutume. Un des points les plus importants de l'histoire des nerfs cardiaques, c'est l'espèce de fusion de ces nerfs avec le pneumo-gastrique, si bien qu'il y a une sorte de

solidarité entre les nerfs cardiaques du pneumo-gastrique et les nerfs cardiaques venus des ganglions ; de même qu'il y a solidarité entre les nerfs cardiaques droits et gauches et les nerfs cardiaques supérieur, moyen et inférieur, de chaque côté. Le nerf récurrent en particulier paraît quelquefois se partager à peu près également entre le larynx et le cœur, tant sont volumineux et multipliés les rameaux cardiaques qu'il fournit. Nous verrons plus bas qu'il y a une liaison tout aussi intime entre le pneumo-gastrique et le plexus solaire qu'entre le pneumo-gastrique et les plexus cardiaques.

Je décrirai d'abord avec détail les nerfs cardiaques droits, pour indiquer ensuite brièvement les caractères différentiels des nerfs cardiaques gauches.

Nerfs cardiaques droits.

A. *Nerf cardiaque supérieur*. Son origine est très variable. Le plus souvent, il naît de l'extrémité inférieure du ganglion cervical supérieur, dont il paraît être la bifurcation interne ; le cordon de communication entre le ganglion cervical supérieur et le ganglion cervical inférieur étant la branche de bifurcation externe. D'autres fois, il naît de ce cordon de communication ; dans un grand nombre de cas, son origine est mixte et a lieu, 1° par deux ou trois filets très grêles, qui viennent du côté interne du ganglion cervical supérieur ; 2° par un rameau souvent volumineux qui émane du cordon de communication ; 3° souvent par deux filets venus du pneumo-gastrique. Chez un sujet qui appartenait à cette dernière catégorie, le rameau cardiaque qui provenait du cordon de communication, présentait un ganglion très prononcé.

Quelle que soit son origine, le nerf cardiaque supérieur se porte obliquement en bas et en dedans, derrière l'artère carotide primitive, dont il est séparé par une lame aponévrotique très mince, de telle sorte qu'il est presque impossible de le comprendre dans la ligature de cette artère ; longe la trachée, reçoit très souvent un rameau du cordon du grand sympathique, croise l'artère thyroïdienne inférieure, au devant de laquelle il est placé, et quelquefois se divise en deux rameaux, l'un *antérieur*, qui passe au devant de cette artère, l'autre *postérieur*, qui se rend au récurrent (1). A la partie inférieure du cou, le cardiaque supérieur longe le nerf récurrent, avec lequel on serait tenté de le confondre, pénètre dans le thorax en passant derrière et quelquefois devant l'artère sous-clavière (2), longe le tronc brachio-céphalique, gagne la face postérieure de la crosse de l'aorte, fournit un certain nombre de filets qui vont au devant de cette crosse, se dirige obliquement en bas et à gauche entre la crosse aortique et la trachée, s'anastomose très fréquemment avec les rameaux cardiaques moyen et inférieur, et avec des rameaux émanés du nerf récurrent, et se

[marginalia: Trajet du nerf cardiaque supérieur.]

[marginalia: Ses rapports au cou,]

[marginalia: Dans le thorax.]

(1) On a vu quelquefois le cordon du grand sympathique, parvenu au niveau de l'artère thyroïdienne inférieure, se diviser en deux rameaux, dont l'un passait au devant de cette artère pour aller se rendre au nerf cardiaque supérieur, dont l'autre passait derrière l'artère pour se rendre au ganglion cervical inférieur. Il n'est pas rare de voir le rameau cardiaque supérieur présenter un nœud ganglionnaire qui occupe la totalité ou une partie de son épaisseur.

(2) Il est commun de voir le nerf cardiaque supérieur se bifurquer pour embrasser l'artère sous-clavière dans un anneau complet. D'autres fois le nerf cardiaque supérieur, passant derrière l'artère sous-clavière, et le rameau cardiaque du pneumo-gastrique, passant au devant, forment, par leur anastomose sous la sous-clavière, une anse, qui est en dedans de celle du récurrent. Le plus souvent, le rameau cardiaque du pneumo-gastrique s'anastomose avec le cardiaque supérieur du grand sympathique entre la crosse de l'aorte et la trachée.

Sa division en deux ordres de filets.

divise en deux ordres de filets, dont les uns passent entre l'aorte et l'artère pulmonaire, les autres entre le tronc pulmonaire droit et la trachée : les uns et les autres s'anastomosent avec les rameaux cardiaques gauches, et se comportent comme nous le dirons plus bas. Dans quelques cas rares, le nerf cardiaque supérieur droit va directement aux plexus cardiaques, sans s'anastomoser avec les rameaux cardiaques moyen et inférieur.

Le nerf cardiaque supérieur reçoit plusieurs filets du pneumo-gastrique.

Dans son trajet le long du cou, le cardiaque supérieur droit reçoit les petits rameaux cardiaques supérieurs du pneumogastrique, émet plusieurs filets dont les uns vont au pharynx, les autres à la trachée, à la glande thyroïde et dont plusieurs concourent à la formation du plexus de l'artère thyroïdienne inférieure ; souvent il en donne trois ou quatre qui vont s'anastomoser avec le nerf récurrent.

Dans le thorax, le rameau cardiaque supérieur reçoit le rameau cardiaque que le pneumo-gastrique fournit à la partie inférieure du cou, rameau qui quelquefois est très considérable, et qui le renforce manifestement. Ce rameau du pneumo-gastrique se jette quelquefois directement dans le plexus cardiaque.

Origine variable du nerf cardiaque moyen.

B. *Nerf cardiaque moyen.* Il naît du ganglion cervical moyen, ou, à son défaut, du cordon du grand sympathique, à une distance plus ou moins grande du ganglion cervical inférieur. Assez souvent il est le plus volumineux des nerfs cardiaques, d'où le nom de grand cardiaque qui lui a été donné par Scarpa (*magnus, profundus*). D'autres fois, il est à l'état de vestige, et remplacé, soit par le cardiaque supérieur, soit par le cardiaque inférieur, soit par des rameaux du récurrent.

Variétés.

Assez souvent ce nerf se divise en plusieurs branches qui se séparent pour laisser passer l'artère sous-clavière, s'anastomose presque toujours avec les nerfs cardiaques supérieur et

Il communique avec le nerf récurrent.

inférieur de son côté, longe le nerf récurrent avec lequel il pourrait être confondu et avec lequel il communique toujours, et va se jeter dans le plexus cardiaque.

C. *Nerf cardiaque inférieur.* Généralement moins volumineux que le précédent (*cardiacus minor*), cependant quelquefois plus considérable, il naît ordinairement du ganglion cervical inférieur, assez souvent du premier ganglion thoracique, accompagne le nerf cardiaque moyen avec lequel il s'anastomose, se porte comme lui verticalement en bas au devant de la trachée, et comme lui se termine dans les plexus cardiaques. La connexion des nerfs cardiaques moyen et inférieur avec le nerf récurrent est digne de fixer l'attention. Quelquefois le nerf récurrent envoie de gros rameaux à ces nerfs, dont ils constituent la principale origine. J'ai vu les nerfs cardiaques moyen et inférieur réunis, croiser perpendiculairement le nerf récurrent auquel ils adhéraient intimement, sans présenter le mélange de filets qui constituent les anastomoses (1).

Origine d
nerf cardiaqu e
inférieur.

Connexion d s
nerfs cardiaqu es
avec le nerf ré-
current.

Nerfs cardiaques gauches.

Les particularités que présentent les *nerfs cardiaques gauches* se réduisent à un petit nombre de points (2) : au cou, ils se placent au devant de l'œsophage, à raison de la position de ce conduit ; les connexions des nerfs cardiaques gauches avec le nerf récurrent m'ont paru plus multipliées que celles des nerfs cardiaques droits. Dans un cas, j'ai vu les rameaux cardiaques supérieur et inférieur fournir successivement quatre filets assez volumineux, qui s'accolaient au nerf récurrent pour s'en détacher au niveau de l'anse de ce

Particularités
des nerfs car-
diaques gau-
ches.

(1) C'est surtout dans les anastomoses des nerfs cardiaques avec le nerf récurrent, que j'ai pu m'assurer, à raison de la différence d'aspect des filets, que les anastomoses nerveuses ne sont qu'apparentes et consistent dans un accolement pur et simple, sans communication aucune ; car on peut suivre ces filets anastomotiques, depuis le moment de leur immersion jusqu'à celui de leur émergence. La même observation s'applique parfaitement aux anastomoses entre les nerfs du même ordre.

(2) Chez un sujet, trois filets naissaient du ganglion cervical supérieur gauche, se réunissaient à un petit nœud ganglionnaire auquel aboutissait, en outre, un filet provenant du nerf laryngé. De ce nœud ganglionnaire partaient plusieurs filets pharyngiens et le nerf cardiaque supérieur.

dernier nerf, et aller se terminer comme de coutume. Je me suis assuré que, dans ce cas, il y avait accolement et non point anastomose.

Rapports et terminaison des nerfs cardia- ques gauches.

Dans le thorax, les nerfs cardiaques supérieur et moyen du côté gauche se portent sur la concavité de la crosse de l'aorte : le nerf cardiaque inférieur, qui est le plus considérable de tous les nerfs cardiaques chez le sujet que j'ai en ce moment sous les yeux, se porte à gauche du tronc de l'artère pulmonaire, contourne son côté postérieur et l'embrasse en manière d'anse, pour se jeter dans la portion du plexus cardiaque qui se trouve entre l'aorte et la division droite de l'artère pulmonaire. Enfin du côté gauche, bien plus communément que du côté droit, le plexus pulmonaire antérieur envoie quelques filets dans cette même portion du plexus cardiaque.

Du ganglion et des plexus cardiaques.

Anastomoses des nerfs car- diaques droits et gauches.

Nous avons vu que les nerfs cardiaques du même côté, s'anastomosaient entre eux, au devant ou sur les parties latérales de la trachée. En outre, les nerfs cardiaques droits s'ana-

Première anas- tomose.

stomosent avec les nerfs cardiaques gauches, 1° sur la concavité de la crosse de l'aorte; 2° au devant de la trachée, au dessus du tronc pulmonaire droit; 3° dans les plexus cardiaques antérieur et postérieur.

Le ganglion car- diaque n'existe pas chez tous les sujets.

Wrisberg a décrit le premier un ganglion au niveau de la première anastomose, c'est à dire, sur la concavité de la première courbure de l'aorte, entre l'aorte et l'artère pulmonaire, à droite du canal artériel ou du cordon qui le remplace chez l'adulte. A ce ganglion, connu sous le nom de *ganglion cardiaque* (qui n'existe pas, à beaucoup près, chez tous les sujets), aboutissent surtout les deux rameaux cardiaques supérieurs droit et gauche, et quelquefois le rameau cardiaque qui se détache du pneumo-gastrique, à la partie inférieure du cou.

La 2e anastomose, c'est à dire, celle qui a lieu au devant

de la trachée, au dessus du tronc pulmonaire droit, derrière la crosse aortique, est connue, depuis Haller, sous le nom de grand *plexus cardiaque* (*magnus, profundus plexus cardiacus,* Scarpa). Il n'est pas rare de rencontrer un renflement ganglionnaire au point de convergence des principaux rameaux. Ce grand plexus cardiaque est formé surtout par les cardiaques moyen et inférieur, droits et gauches. Enfin, le 3e ordre d'anastomoses, celle qui a lieu sur les artères coronaires antérieures et postérieures, autour de l'orifice de l'aorte, est la terminaison définitive de tous les nerfs cardiaques.

Deuxième anastomose des nerfs cardiaques droits et gauches.

Grand plexus cardiaque. Troisième anastomose.

Autant il y a de variétés dans le trajet et dans le volume des nerfs cardiaques jusqu'à l'origine des gros vaisseaux, autant il y a d'uniformité dans leur distribution sur l'origine des vaisseaux, et dans leur terminaison définitive au cœur.

Uniformité de la terminaison des nerfs du cœur.

Sur l'origine des gros vaisseaux, les nerfs cardiaques se partagent en trois plans :

1° *Plan nerveux cardiaque superficiel.* Il est le moins considérable, occupe la face antérieure de la crosse de l'aorte, surtout la partie latérale droite. Ils apparaissent, sans dissection, à travers la transparence du péricarde ; ils gagnent tous l'artère cardiaque antérieure, à droite de l'infundibulum du ventricule droit. On peut rapporter à ce plan superficiel le ganglion de Wrisberg, quand il existe, et les rameaux qui en émanent et qui vont en grande partie concourir à la formation du même plexus cardiaque antérieur.

Les nerfs cardiaques forment trois plans nerveux :

1° Plan nerveux cardiaque superficiel ;

2° *Plan nerveux cardiaque moyen.* Il se compose de deux parties bien distinctes : 1° du grand plexus cardiaque de Haller, qui est situé entre la trachée et la crosse aortique, au dessus du tronc pulmonaire droit ; 2° d'une seconde partie beaucoup moins considérable, située au dessous du plexus de Haller, dont il est une émanation, entre le tronc droit de l'artère pulmonaire et la crosse aortique. Pour bien voir ce plan, il faut diviser la crosse aortique.

2° Plan nerveux cardiaque moyen ;

3° *Plan nerveux cardiaque profond.* Il est situé entre le tronc droit de l'artère pulmonaire et la bifurcation de la trachée. Pour

3° Plan nerveux cardiaque profond.

le mettre à découvert, il faut diviser le tronc de l'artère pulmonaire.

Plexus cardiaques antérieur et postérieur. Le plan nerveux superficiel va tout entier au plexus cardiaque antérieur. Le plan moyen et le plan postérieur se réunissent au dessous du tronc pulmonaire droit, au devant des oreillettes, et forme un plexus qui mériterait mieux le nom de grand plexus cardiaque, que l'entrelacement auquel Haller a appliqué cette dénomination. De ce plexus, dans lequel vient se jeter directement le nerf cardiaque inférieur gauche, partent, 1° des *rameaux auriculaires antérieurs :* ils sont très multipliés ; 2° des rameaux qui se glissent entre l'aorte et l'artère pulmonaire pour gagner le côté droit de l'infundibulum, et se porter au *plexus cardiaque antérieur* que nous avons déjà vu formé par le plan superficiel ; 3° les rameaux du *plexus cardiaque postérieur* qui enlacent l'artère cardiaque postérieure à son origine, et se divisent, comme l'artère, en deux plexus secondaires : l'un, qui contourne le sillon auriculo-ventriculaire gauche ; l'autre, qui se porte dans le sillon ventriculaire antérieur.

Les filets nerveux émanés de ces plexus abandonnent bientôt les divisions artérielles ; ils marchent isolés, sont tous également grêles, et apparaissent sans préparation, sous la forme de lignes blanches, étendus de la base à la pointe du cœur ; ils sont tous destinés à la portion ventriculaire du cœur : on voit cependant quelques filets ascendants, pour la face postérieure des oreillettes, qui est beaucoup moins abondamment pourvue que la face antérieure.

Le cœur n'est pas la seule terminaison des filets cardiaques : plusieurs se perdent dans l'épaisseur des tuniques de l'aorte ; un certain nombre va se rendre au plexus pulmonaire antérieur ; quelques uns vont au péricarde.

PORTION THORACIQUE DU GRAND SYMPATHIQUE.

Dans le thorax, le grand sympathique constitue un cordon grisâtre, présentant autant de nœuds ou de ganglions, qu'il y a de vertèbres. Ce cordon est placé, non au devant des vertèbres dorsales, mais bien au devant des têtes des côtes; les renflements ou nœuds répondant pour la plupart au niveau de ces têtes. Les deux renflements ou ganglions thoraciques supérieurs sont les plus volumineux; ils sont presque toujours continus; les suivants sont à peu près égaux en volume. Le douzième est le plus considérable après les deux premiers.

Situation de la portion thoracique du grand sympathique.

Les ganglions thoraciques varient singulièrement quant à leur volume et quant à la quantité de substance grise qui entre dans leur composition.

Du reste, la structure ganglionnaire s'observe dans toute la longueur du cordon que représente la portion thoracique du grand sympathique : en sorte qu'on peut dire que les cordons de communication des ganglions entre eux, ne sont autre chose que les ganglions prolongés. Chez quelques sujets, les ganglions sont si peu considérables, ils contiennent si peu de substance grise, ils sont si peu distincts de la portion de cordon qui précède et de celle qui suit, que leur place ne se reconnaît que par l'apparence renflée qui résulte des rameaux qui y aboutissent, et de ceux qui en émanent : ce serait donc une grave erreur anatomique, que de considérer les portions de cordon intermédiaires aux ganglions thoraciques comme de simples filets de communication entre eux. Chez quelques sujets, le cordon de communication est, dans l'intervalle de deux ganglions, divisé en deux ou trois filets. Les variétés de nombre observées dans les ganglions thoraciques sont plutôt apparentes que réelles, et tiennent, les unes, à la fusion du premier ganglion thoracique avec le ganglion cervical inférieur, ou à la fusion des deux premiers ganglions thoraciques en un seul; les autres, à la fusion de deux ganglions centraux, à celle moins rare du dernier ganglion thoracique avec le premier ganglion lombaire; à une sorte de transposition du dernier ganglion thoracique, qui est placé sur la première vertèbre lombaire; ou bien enfin à ce que les deux derniers ganglions thoraciques sont situés dans le dernier espace inter-

La structure ganglionnaire s'observe dans toute la longueur du cœur.

Constance du nombre des ganglions thoraciques.

Variétés des *costal*. Du reste, les trois derniers ganglions thoraciques pré-
trois derniers
ganglions thora- sentent un grand nombre de variétés, tant sous le rapport de
ciques.
la situation que sous celui de la forme; il en est de même du
mode de communication du douzième ganglion thoracique
avec le premier ganglion lombaire.

Rapports du La portion thoracique du grand sympathique est subjacente
grand sympa-
thique dans le à la plèvre et à la lame fibreuse très mince qui la soutient.
thorax.
Elle s'aperçoit très bien sans préparation à raison de la transparence de ces feuillets. Les artères et veines intercostales
passent derrière lui; à droite, ce cordon est cotoyé par la
grande veine azygos.

1° A la portion thoracique du grand sympathique se rendent
des *branches externes*, ou branches de communication avec
les nerfs dorsaux; 2° de cette même portion thoracique partent
des *branches internes*, qui sont destinées à l'aorte et aux viscères abdominaux.

1° *Branches externes* ou *rachidiennes*.

Il y a deux Elles sont au moins au nombre de deux pour chaque gan-
branches inter-
nes pour chaque glion : l'une, superficielle, plus grosse, se porte à l'angle
ganglion.
externe du ganglion; l'autre, profonde, plus petite, se porte
à la face postérieure de ce ganglion. Il existe quelquefois un
troisième filet de communication entre les paires spinales et
les ganglions thoraciques; il n'est pas rare de voir ces branches
se réunir en un seul tronc, avant d'arriver au ganglion.

Les branches Je considère les branches de communication des paires spi-
externes éma-
nent des paires nales avec les ganglions du grand sympathique, non comme
spinales.
des rameaux fournis par ces ganglions aux paires spinales,
non comme de simples moyens d'anastomose entre les uns et

Ce sont des les autres, mais bien comme des branches d'origine pour le
branches d'ori-
gine pour le grand sympathique : cette manière de voir tout anatomique,
grand sympa-
thique. est manifestement démontrée par la disposition des branches
externes ou rachidiennes du grand sympathique. Elles sont,
en effet, toujours en rapport avec le volume des ganglions correspondants. En général, la communication n'existe qu'entre

les ganglions et les paires rachidiennes du même rang. Cependant il n'est pas rare de voir les ganglions recevoir un filet du nerf intercostal qui est au dessous (1).

Les branches de communication des paires dorsales avec les ganglions thoraciques sont horizontales ou plutôt légèrement obliques de haut en bas et de dehors en dedans, à l'exception des branches destinées au premier ganglion thoracique, qui sont ascendantes ; et de celles destinées au dernier ganglion thoracique, qui sont descendantes. Leur couleur est blanche, comme celle des nerfs qui appartiennent au système cérébro-rachidien, et non point grise comme celle des nerfs qui émanent du système ganglionnaire. Si, sur une pièce qui a macéré successivement dans l'acide nitrique étendu et dans l'eau pure, on étudie, d'une part, leur distribution ultérieure dans le ganglion, d'une autre part, leurs connexions avec les paires dorsales ou intercostales, on verra : 1° que ces branches de communication du grand sympathique avec les paires rachidiennes sont manifestement une émanation des nerfs rachidiens ; que ces branches se réfléchissent immédiatement après leur émission pour aller se porter aux ganglions ; que les nerfs dorsaux ou intercostaux qui les ont fournies diminuent en proportion du volume des branches émises ; 2° qu'arrivées aux ganglions, ces branches de communication se divisent en filets, dont les uns, *ascendants*, peuvent être suivis sur la portion du cordon du grand sympathique qui est au dessus, s'accolent au filet descendant de la paire antécédente, jusqu'au ganglion ; qu'arrivées à ce point, elles se continuent avec le ganglion, mais vont se jeter par une espèce de récurrence dans les nerfs viscéraux qui procèdent de ce ganglion ; dont les autres, *descendants*, se portent à la portion de cordon située au des-

Preuves qui établissent que les branches de communication sont des branches d'origine pour le grand sympathique.

Leur réflexion.

Division de ces branches en filets ascendants et en filets descendants.

(1) J'ai rencontré, chez un sujet, une disposition fort remarquable pour les quatre derniers ganglions thoraciques. De petits filets émanés de ces quatre ganglions venaient se terminer à un petit ganglion anormal, duquel partaient les rameaux qui se rendaient au grand sympathique. Nous verrons que la même disposition est fréquente à la région lombaire.

sous ; 3° que ces filets blancs marchent à la surface du cordon, et contrastent, par leur blancheur, avec la couleur grise du centre du cordon lui-même.

2° *Branches internes* ou *aortiques et splanchniques.*

Branches internes des six premiers ganglions thoraciques.

Les *branches internes des cinq ou six premiers ganglions thoraciques*, paraissent, au premier abord, exclusivement destinées à l'aorte ; mais, si l'on suit ces branches sur cette artère, on voit que le plus grand nombre va se jeter dans le plexus pulmonaire, et que quelques unes vont se porter à l'œsophage où elles s'unissent par anastomoses avec des rameaux œsophagiens.

Branches internes des six derniers ganglions thoraciques.

Les *branches internes des six derniers ganglions thoraciques* sont, les unes, destinées à l'aorte ; les autres, et ce sont les principales, destinées à former, par leur réunion, les nerfs *splanchniques* ou *nerfs des viscères abdominaux.*

A. Branches aortico-pulmonaires.

Un petit nombre est destiné à l'aorte.

Les *branches aortico-pulmonaires* sont des filets excessivement grêles, au nombre de deux ou trois par chaque ganglion. Elles accompagnent les artères intercostales, sans présenter autour d'elles la disposition plexiforme. Ces filets, beaucoup plus longs à droite qu'à gauche, à raison de la situation de l'aorte, se portent, les uns, au devant, les autres, en arrière de ce vaisseau, sur lequel il est extrêmement difficile de les suivre sans macération préalable dans l'acide nitrique étendu, d'où l'opinion que ces filets lui sont exclusivement destinés ; mais si l'on étudie ces filets sur des pièces qui ont subi cette préparation, on voit manifestement qu'un très petit nombre de ces filets se perd dans les parois mêmes de l'aorte

Le plus grand nombre se porte dans le plexus pulmonaire.

et que le plus grand nombre se porte dans le plexus pulmonaire. Cette disposition est surtout remarquable pour les filets du côté gauche, qui croisent perpendiculairement l'aorte avant de se jeter dans le plexus pulmonaire (1).

(1) Les filets aortico-pulmonaires convergent quelquefois en certain nombre,

Les filets aortico-pulmonaires fournis par les trois premiers ganglions thoraciques, se réunissent quelquefois en un seul tronc, tout-à-fait analogue aux nerfs splanchniques des derniers ganglions thoraciques, et qu'on peut appeler *nerf splanchnique pulmonaire*.

Nerf splanchnique pulmonaire.

Ces mêmes ganglions thoraciques émettent des rameaux longs et très grêles, qui se jettent sur l'œsophage où ils s'anastomosent avec les rameaux œsophagiens du pneumo-gasque, *filets œsophagiens*.

Filets œsophagiens.

Le premier ganglion thoracique envoie quelques filets aux plexus cardiaques. Il n'est pas rare de voir le nerf cardiaque inférieur émaner de ce ganglion. Quelques filaments émanés de ce même ganglion se distribuent à la partie inférieure du muscle long du cou.

Filets cardiaques.

Filets du muscle long du cou.

Lobstein (1) parle d'un filament très délié provenant de ce ganglion, qui traverse le grand ligament vertébral commun antérieur, et pénètre dans l'épaisseur d'une vertèbre. Cette disposition m'a paru commune à tous les ganglions cervicaux thoraciques, lombaires et sacrés. Les vertèbres, comme les autres os, sont pourvues de nerfs qui n'échappent à un examen peu attentif qu'à raison de leur excessive ténuité,

Filets osseux destinés aux vertèbres.

B. Des nerfs splanchniques.

Fournis par les six derniers ganglions thoraciques, ces nerfs sont divisés en *grand* et en *petits*.

1° Du *grand splanchnique*. Le grand nerf splanchnique est un nerf blanc, n'ayant nullement l'aspect des nerfs ganglionnaires. Il est formé de la manière suivante : du côté interne du sixième ou du septième ganglion thoracique, quelquefois du cinquième et même du quatrième, se détache un gros rameau qui se porte en bas et en dedans sur le côté des

Mode de formation du grand nerf splanchnique.

vers de petits ganglions ou nœuds anormaux, situés au devant ou le long des côtés de l'aorte, desquels partent un certain nombre de filets.

(1) Page 19 : De nervo magno sympathico.

vertèbres dorsales ; à ce rameau supérieur d'origine, viennent successivement s'ajouter trois ou quatre rameaux moins volumineux, qui se détachent non seulement des ganglions thoraciques, mais encore du cordon de communication des ganglions les uns aux autres : ces rameaux sont parallèles entre eux et obliques en bas et en dedans. Le onzième et le douzième ganglion thoracique ne concourent jamais à la formation du grand nerf splanchnique.

Le 11e et le 12e ganglions thoraciques ne concourent pas à la formation du grand nerf splanchnique.

Ces rameaux se réunissent pour constituer les *grands nerfs splanchniques*, qui sont, relativement aux ganglions thoraciques, ce que sont les nerfs cardiaques relativement aux ganglions cervicaux. Il importe de remarquer que le plus grand nombre des nerfs ganglionnaires des viscères thoraciques émanent de la portion cervicale du grand sympathique, et que le plus grand nombre des nerfs ganglionnaires des viscères abdominaux sont fournis par les ganglions thoraciques.

Le grand nerf splanchnique naît par quatre racines.

En général, le grand nerf splanchnique naît par quatre racines ; il n'est pas rare de le voir naître par deux racines seulement, lesquelles représentent alors les quatre branches d'origine.

Origine réelle de ce nerf.

Si, sur une pièce qui a macéré dans l'acide nitrique étendu, on cherche à déterminer d'une manière exacte le point le plus élevé de l'origine du grand nerf splanchnique, on verra, d'une part, que les filaments blancs dont la réunion constitue ce nerf, sont déjà distincts au niveau du troisième ganglion thoracique ; d'une autre part, que ces filaments blancs sont simplement accolés eux-mêmes au cordon de communication des ganglions entre eux et aux ganglions, et que ces filaments se continuent manifestement avec les branches émanées des paires rachidiennes : en sorte que l'anatomie de texture démontre de la manière la plus évidente la continuité du grand nerf splanchnique avec les paires rachidiennes.

Ainsi constitué, le grand nerf splanchnique, qui est complet au niveau de la onzième côte, se porte en bas et en dedans, au devant de la colonne vertébrale ; s'aplatit en s'élargissant, traverse le diaphragme, dont les fibres s'écartent et lui ouvrent passage (1), et se termine immédiatement au ganglion semi-lunaire. Il n'est pas rare de voir le grand nerf splanchnique présenter un ganglion olivaire, à une petite distance au dessus de l'ouverture que lui offre le diaphragme pour son passage (2).

Le grand nerf splanchnique se termine au ganglion semi-lunaire.

2° *Petits nerfs splanchniques* ou *nerfs rénaux*. Je crois devoir réunir dans une même description le *petit nerf splanchnique* des auteurs, et les *rénaux postérieurs* de Walter, la distinction établie entre ces nerfs me paraissant tout-à-fait arbitraire. Ils sont au nombre de deux, et quelquefois au nombre de trois. Le plus élevé est celui qui porte le nom de *petit splanchnique* : il naît du onzième ganglion thoracique, et quelquefois en même temps du dixième et du onzième. Le moins élevé, qui est le *nerf rénal* des auteurs, plus volumineux que le précédent, vient du douzième ganglion thoracique : souvent c'est du nerf rénal que part un petit filet qui va au premier ganglion lombaire, et ce petit filet est, dans un grand nombre de cas, le seul moyen de communication entre les ganglions thoraciques et les ganglions lombaires. C'est alors qu'on dit que la série des ganglions est interrompue; mais cette interruption n'est qu'apparente.

Petits nerfs splanchniques.

Au nombre de deux ou trois.

Origine du nerf rénal.

Les petits nerfs splanchniques ou nerfs rénaux représentent exactement les branches d'origine non réunies ou solitaires du

(1) C'est par une ouverture spéciale que le grand nerf splanchnique pénètre dans l'abdomen. Nous avons vu ailleurs que c'est également par une ouverture spéciale du diaphragme que la grande veine azygos pénétrait de l'abdomen dans le thorax. C'est à côté de la capsule surrénale que le grand nerf splanchnique traverse le diaphragme, d'où le nom de *grand* et de *petit nerf surrénal*, donné par Chaussier, au grand et au petit nerf splanchnique.

(1) Lobstein a noté (p. 2) un cas dans lequel ce ganglion anormal du grand nerf splanchnique était semi-lunaire et émettait, par sa convexité, sept à huit filaments ténus, qui accompagnaient l'aorte et se perdaient tous dans le diaphragme; il a noté un autre cas dans lequel partaient de ce ganglion trois filets, dont deux se rendaient au plexus solaire et un au plexus mésentérique.

Origine des petits nerfs splanchniques. grand nerf splanchnique, auxquels elles font suite. Comme ces branches d'origine, ils émanent des deux et quelquefois des trois derniers ganglions thoraciques. Ils se portent en dedans et en bas, parallèlement au grand nerf splanchnique, en dehors duquel ils sont placés, et vont se jeter dans le plexus Variétés de terminaison. rénal et dans le plexus aortique abdominal; souvent ils se partagent entre ces deux plexus et le grand nerf splanchnique. Il n'est pas rare de voir le petit nerf splanchnique supérieur s'anastomoser avec le grand nerf splanchnique, ou même se confondre entièrement avec lui (1).

Ganglions solaires et plexus viscéraux de l'abdomen.

Le plexus solaire est le centre de tous les plexus viscéraux. Le *ganglion semi-lunaire* et les *plexus viscéraux* de l'abdomen faisant suite aux nerfs splanchniques, il est conforme à l'ordre logique des idées, autant qu'à l'ordre le plus favorable aux dissections, de placer ici la description de ces parties.

Le centre de tous ces ganglions et plexus est situé à l'épigastre, et constitue un plexus ganglionnaire connu sous le nom de *plexus solaire*, *plexus épigastrique*.

Plexus solaire ou épigastrique.

Idée générale du plexus solaire. Le *plexus solaire* est constitué par une série non interrompue de ganglions, étendu du grand nerf splanchnique du côté droit, au grand nerf splanchnique du côté gauche. De ce point partent, comme d'un centre, une multitude de radiations, qu'on a comparées aux rayons du soleil, d'où vient le nom de *plexus solaire*.

Ce plexus solaire, que les physiologistes considèrent comme

(1) Parmi les nombreuses variétés que j'ai rencontrées dans la disposition des petits nerfs splanchniques, je signalerai la disposition suivante : un filet, provenant du onzième ganglion thoracique, et un filet venant du grand nerf splanchnique, aboutissaient à un petit ganglion anormal, duquel partaient : 1° plusieurs filets qui allaient se perdre sur l'aorte ; 2° un petit cordon qui s'unissait à un filet émané du douzième ganglion thoracique pour se distribuer comme de coutume.

le centre de la vie nutritive, est situé profondément à la région épigastrique, d'où le nom de *centre nerveux épigastrique* (*cerebrum abdominale*), sous lequel il a été désigné : il occupe la ligne médiane (*plexus nerveux médian*), au devant de l'aorte et des piliers du diaphragme, autour du tronc cœliaque, au dessus du pancréas; il est limité à droite et gauche, par les capsules surrénales; sa forme irrégulière échappe à toute description. Les ganglions qui le constituent (*ganglions solaires*), ont des formes non moins irrégulières et non moins variées que le plexus lui-même. Ce sont de gros cordons renflés, des arcades ou aréoles, des cercles ganglionnaires, dans les mailles desquels sont contenus des ganglions et des vaisseaux lymphatiques, faciles à distinguer des ganglions nerveux et des nerfs, surtout après macération préalable dans l'acide nitrique étendu. On ne décrit généralement parmi les ganglions si multipliés qui constituent le plexus solaire (*ganglions solaires*), que les deux ganglions extrêmes, auxquels aboutissent directement les grands nerfs splanchniques; ces ganglions extrêmes sont les *ganglions semi-lunaires*, ainsi nommés à raison de leur forme en croissant, et qui présentent eux-mêmes beaucoup de variétés de forme et de volume. Leur bord convexe, qui regarde en bas, est divisé en plusieurs dents, de chacune desquelles part un pinceau de nefs; de leur bord concave, qui regarde en haut, part également un grand nombre de filets. Ces ganglions qu'on rencontre constamment au devant du pilier correspondant du diaphragme, en dedans de la capsule surrénale, sont souvent eux-mêmes amorphes et comme morcelés. Le ganglion semi-lunaire droit, ordinairement plus volumineux que le gauche, présente cette particularité, que par son extrémité interne, il reçoit le rameau que le nerf pneumo-gastrique du même côté envoie au plexus solaire (*fascia communicans memorabilis* de Wrisberg).

Du reste, il suffit d'avoir vu une seule fois le plexus solaire, pour être convaincu de l'impossibilité de l'extirpation de ce plexus, extirpation que quelques expérimentateurs prétendent avoir faite sur les animaux vivants, dans le but de déterminer les usages de ce plexus.

Nerfs qui aboutissent au plexus solaire. Au plexus solaire aboutissent : 1e le grand nerf splanchnique du côté droit et le grand splanchnique du côté gauche; et 2° en partie les petits nerfs splanchniques; 3° le pneumo-gastrique droit; 4° j'ai vu le nerf phrénique droit venir se jeter en partie dans le plexus solaire.

Plexus qui en partent. Du plexus solaire partent, comme d'un centre, des plexus pour toutes les artères qui naissent de la partie antérieure de l'aorte, et pour les artères rénales, spermatiques et ovariennes. Ces plexus, incomplets pour les artères rénales et mésentérique inférieure, sont complétés par les nerfs viscéraux émanés directement des ganglions lombaires. Il y a deux plexus diaphragmatiques et surrénaux, un plexus cœliaque, un plexus mésentérique supérieur, un plexus mésentérique inférieur, un plexus rénal, un plexus spermatique ou ovarique et un plexus capsulaire.

Du reste, tous les nerfs émanés des ganglions solaires sont gris, très grêles, toujours plexiformes et généralement résistants en raison de l'épaisseur de leur névrilème.

Plexus diaphragmatiques et plexus surrénaux.

Le plexus diaphragmatique droit s'anastomose avec le nerf phrénique. Les *plexus diaphragmatiques*, très peu considérables, se détachent de la partie supérieure du plexus solaire, et gagnent les artères diaphragmatiques, avec lesquelles ils pénètrent dans l'épaisseur du diaphragme : d'abord subjacents au péritoine, puis s'enfonçant dans l'épaisseur des fibres charnues du muscle, ils ne suivent pas rigoureusement la distribution des vaisseaux. S'anastomosent-ils avec des filets du nerf phrénique? J'ai pu résoudre dans plusieurs cas cette question d'une manière affirmative pour le nerf phrénique droit : toujours est-il qu'ils parcourent, à peu de chose près, le même trajet que ces nerfs.

Le plexus diaphragmatique du côté droit est plus considérable que celui du côté gauche. (1). J'ai vu deux ganglions si-

(1) Sur une pièce de concours, préparée par M. Jarjavay, l'anastomose du

tués sur le pilier droit du diaphragme devenir l'origine du plexus diaphragmatique droit et de quelques nerfs hépatiques.

A côté des plexus diaphragmatiques, je place les *plexus des capsules surrénales*, avec lesquels ils ont des connexions si intimes. **Plexus surrénaux.**

Ces *plexus surrénaux* naissent directement des ganglions semi-lunaires par deux pinceaux nerveux très déliés, qui gagnent la face postérieure des artères capsulaires, et se perdent dans l'épaisseur des capsules surrénales. Plusieurs filets détachés des plexus diaphragmatiques viennent s'y joindre en se portant au devant des artères. Le plexus surrénal est considérable eu égard à la petitesse de l'organe, et cette abondance de nerfs, qui dénote l'importance de cet organe, fait *regretter* doublement que leurs usages soient entièrement inconnus.

Plexus cœliaque.

Le *plexus cœliaque* est une des deux divisions principales du plexus épigastrique, dont il est le prolongement immédiat : de telle sorte qu'il est à peu près impossible d'établir une ligne de démarcation entre le plexus cœliaque et le plexus solaire proprement dit ; il enlace le tronc cœliaque, et se divise immédiatement comme ce tronc artériel, en trois plexus : le *plexus coronaire stomachique*, le *plexus hépatique* et le *plexus splénique*. **Le plexus cœliaque se continue sans ligne de démarcation avec le plexus solaire.**

Sa division en trois plexus :

1° *Plexus coronaire stomachique*. Il se détache de la partie supérieure du plexus solaire, reçoit un certain nombre de filets émanés du nerf pneumo-gastrique droit, avant que ce nerf n'aille se jeter dans le plexus solaire : de ces filets, les uns vont s'épanouir sur le cardia, les autres suivent l'artère coronaire stomachique le long de la petite courbure de l'estomac, et s'anastomosent avec les filets pyloriques venus du plexus hépa- **1° Plexus coronaire stomachique ;**

plexus diaphragmatique avec le nerf phrénique, n'a lieu que du côté droit. Elle est tellement intime qu'il serait difficile de déterminer quels sont dans ce plexus les filets qui appartiennent à l'un ou à l'autre de ces ordres de nerfs.

tique. Il suit de là que l'estomac est essentiellement animé par le nerf pneumo-gastrique. Du reste, les filets du plexus coronaire stomachique, de même que ceux du nerf pneumo-gastrique, après avoir marché quelque temps sous le péritoine, traversent la tunique musculeuse de l'estomac, et paraissent se perdre en partie dans cette tunique musculeuse, en partie dans la membrane muqueuse.

2° *Plexus hépatique*. Plexus très considérable, qu'on pourrait diviser, avec Lobstein, en *antérieur* et en *postérieur*. L'*antérieur*, satellite de l'artère hépatique, est formé : 1° par des filets provenant du nerf pneumo-gastrique droit ; 2° par sept ou huit filets gris cylindriques volumineux, provenant du ganglion semi-lunaire gauche, auxquels se joignent deux ou trois rameaux provenant du ganglion semi-lunaire droit.

Le *plexus hépatique postérieur*, satellite de la veine-porte, vient presqu'en entier du ganglion semi-lunaire droit ; il se compose également de cordons grisâtres gros et cylindriques. Je signalerai un cordon remarquable par son volume, autant que par son trajet : il vient directement des ganglions solaires du côté droit, décrit un trajet curviligne horizontal, pour gagner l'épiploon gastro-hépatique, continue son trajet horizontal dans l'épaisseur de ce double feuillet séreux, au devant du lobe de Spigel ; après quoi, il se dirige de bas en haut, pour gagner le sillon transverse du foie, se place sous la veine-porte, et peut être suivi le long de cette veine, dans l'épaisseur du foie. J'ai vu ce gros rameau hépatique venir directement de deux ganglions situés sur le pilier droit du diaphragme.

Avant d'arriver au foie, le plexus hépatique émet un plexus secondaire considérable, autour de l'artère gastro-épiploïque droite, *plexus gastro-épiploïque droit*, *plexus* qu'augmentent encore des filets venus directement du plexus solaire, à travers le pancréas. Il donne en outre deux autres petits plexus : le *plexus pylorique* et le *plexus cystique*, qui sont portés par les artères du même nom, le premier au pylore et le deuxième à la

Marginal notes:

2° Plexus hépatique.
Divisé en antérieur,

Et en postérieur, qui est satellite de la veine porte.

Cordon nerveux remarquable.

Plexus gastro-épiploïque droit.

vésicule biliaire. Les filets du petit *plexus cystique* se voient très bien à travers le péritoine, autour de l'artère cystique jusque sur la vésicule.

Le plexus hépatique envoie encore des rameaux : 1° au pylore et à la petite courbure de l'estomac ; 2° au pancréas ; 3° à la grande courbure de l'estomac et au grand épiploon. Il suit de là que le pylore et la grande courbure de l'estomac reçoivent à peu près exclusivement leurs filets du plexus hépatique (1). *Terminaison du plexus hépatique.*

Ainsi diminué par l'émission successive de ces plexus, le plexus hépatique gagne la scissure transverse du foie, se divise comme l'artère et peut être suivi assez loin dans la capsule de Glisson.

Tous les nerfs du foie sont gris, mais très résistants.

3° *Plexus splénique et pancréatique.* Moins remarquable par le nombre que par le volume des filets qui le constituent, le plexus splénique entoure l'artère splénique, donne des filets au pancréas, fournit un *plexus gastro-épiploïque gauche* moins considérable que le plexus gastro-épiploïque droit, lequel gagne la grande courbure de l'estomac et fournit à cet organe et au grand épiploon ; le plexus splénique émet encore quelques filets nerveux pour le grand cul-de-sac de l'estomac, et arrive ainsi très amoindri à la scissure de la rate dans l'épaisseur de laquelle il est très facile de le suivre chez l'homme et surtout chez les grands animaux, le long des divisions vasculaires. *3° Plexus splénique.*

Ces nerfs sont gris et très résistants. On peut considérer les filets nombreux qui se rendent au pancréas, autour des artères pancréatiques, comme constituant un *plexus pancréatique*, dépendance du plexus splénique. *Plexus pancréatique.*

---

(1) Le cardia et la petite courbure sont les parties de l'estomac qui sont le plus abondamment pourvues de nerfs. Le pylore, auquel on accorde une si grande sensibilité, en reçoit incomparablement moins.

Plexus mésentérique supérieur.

Le *plexus mésentérique supérieur*, qu'on peut considérer comme la bifurcation inférieure du plexus solaire ou épigastrique, est le plus considérable de tous les plexus abdominaux ; il enlace la grosse artère mésentérique supérieure, à laquelle il fournit une gaîne plexiforme extrêmement épaisse, s'engage avec elle dans l'épaisseur du mésentère après avoir passé au dessous du pancréas, et se divise comme cette artère en un grand nombre de plexus secondaires qui vont se distribuer à tous les organes auxquels est destinée cette artère, savoir : à tout l'intestin grêle, moins le duodénum, et à la moitié droite du gros intestin.

Sans entrer dans des détails descriptifs aussi fastidieux qu'inutiles, je me contenterai de quelques remarques sur la distribution générale de ces nerfs.

Ainsi les filets nerveux mésentériques sont remarquables par leur longueur, leur quantité et leur résistance. Je me suis assuré que leur enveloppe névrilématique avait proportionnellement beaucoup plus d'épaisseur que celle de tous les autres nerfs. Ces nerfs s'éloignent plus ou moins des vaisseaux et marchent en droite ligne dans l'épaisseur du mésentère pour gagner l'intestin sans avoir fourni aucun filet ; parvenus à une petite distance du bord concave de cet intestin, ils se comportent de deux manières : tantôt ils se rendent directement à l'intestin, tantôt ils s'anastomosent à angle ou en arcade, de la convexité de laquelle partent des filets qui vont se distribuer à l'intestin.

D'ailleurs, jamais il n'y a plus d'une arcade nerveuse anastomotique dans le mésentère, quel que soit le nombre des arcades vasculaires : cette arcade, quand elle existe, répond à l'arcade vasculaire qui est la plus rapprochée de l'intestin, et donne des filaments d'une excessive ténuité (1).

(1) Dans un cas, j'ai rencontré une anastomose en croix fort remarquable. Quatre filets venant de quatre points opposés convergeaient vers un point com-

Les filets nerveux pénètrent l'intestin par son bord adhérent, marchent quelque temps entre la tunique séreuse et la tunique musculeuse, traversent cette dernière tunique à laquelle ils laissent quelques filets, et rampent dans la tunique fibreuse pour se terminer dans la muqueuse.

Plexus mésentérique inférieur.

Le *plexus mésentérique inférieur* est constitué, 1° Par des filets émanés du plexus épigastrique, ou plutôt du plexus mésentérique supérieur avec lequel il se continue au devant de l'aorte abdominale; 2° par des rameaux émanés des ganglions lombaires, que nous verrons constituer le *plexus lombo-aortique*. Le plexus mésentérique inférieur présente des mailles beaucoup moins serrées que le plexus mésentérique supérieur. *(Constitution du plexus mésentérique inférieur.)*

Le plexus mésentérique inférieur fournit, comme l'artère qui lui sert de support, à la moitié gauche de l'arc du colon, au colon descendant, à l'S iliaque et au rectum : de ces filets, ceux qui accompagnent les artères coliques gauches, sont remarquables par leur ténuité, par leur longueur et par l'absence de toute division. Je signalerai en particulier les filets et plexus qui accompagnent l'artère colique gauche supérieure, filets et plexus qui s'anastomosent avec le plexus qui entoure l'artère colique droite supérieure (1). Il n'est pas sans intérêt de remarquer que le nombre de ces nerfs est bien plus considérable dans l'épaisseur du méso-colon iliaque, que dans tous les autres points. *(Parties de l'intestin auxquelles il se distribue.)*

mun ; mais, au moment de se couper, ils se divisaient de manière à intercepter un espace losangique. Deux de ces filets pouvaient être considérés comme des filets d'origine, les deux autres comme des filets de terminaison.

(1) Je crois devoir faire remarquer que l'intestin grêle est exclusivement fourni par le plexus solaire, et, par conséquent, par des nerfs émanés des ganglions thoraciques, et en communication avec ces nerfs, tandis que le gros intestin est fourni, dans sa moitié droite, par les nerfs émanés des ganglions thoraciques, et dans sa moitié gauche, en grande partie par les nerfs émanés des ganglions lombaires.

Plexus hemor-rhoïdaux supérieurs. Le plexus mésentérique inférieur, affaibli par tous les plexus secondaires qu'il a fournis, se termine comme l'artère mésentérique inférieure en se bifurquant; chaque plexus ou branche de bifurcation porte le nom de *plexus hémorrhoïdal supérieur*; il entoure l'artère hémorrhoïdale supérieure correspondante, et se termine en partie dans le plexus hypogastrique, en partie dans le rectum.

Plexus rénaux, plexus testiculaires ou ovariques.

Plexus rénaux. Les *plexus rénaux* sont extrêmement complexes : ils résultent de nerfs émanés du plexus solaire et des petits nerfs splanchniques ou rénaux, lesquels, au nombre de deux ou trois, vont se jeter presque exclusivement autour de l'artère rénale.

Plexus testiculaires, et ovarique. Du plexus rénal part en grande partie le *plexus testiculaire* chez l'homme, le *plexus ovarique* chez la femme. Le *plexus testiculaire* est exclusivement destiné aux testicules, le *plexus ovarique* se partage comme l'artère ovarique entre l'ovaire et l'utérus. Les rapports de dépendance qui existent, sous le point de vue des nerfs, entre les reins et les testicules chez l'homme, les reins, les ovaires et l'utérus chez la femme, ne sauraient trop appeler l'attention des physiologistes.

PORTION LOMBAIRE DU GRAND SYMPATHIQUE.

Situation de la portion lombaire du grand sympathique. La *portion lombaire du grand sympathique* occupe la région antérieure de la colonne vertébrale, en dedans du muscle psoas qu'elle longe. Les ganglions de cette région sont par conséquent plus rapprochés de la ligne médiane que les ganglions thoraciques, et il n'est pas rare de voir les ganglions lombaires inférieurs, déviés en quelque sorte, avoisiner les nerfs lombaires à leur sortie du canal rachidien. Dans ce cas, ils sont cachés par le muscle psoas. Leur volume présente beaucoup de variétés. Il est des ganglions lombaires tellement petits, qu'ils échapperaient à l'œil de l'observateur, si leur couleur grisâtre ne les distinguait du reste du cordon nerveux.

Le nombre de ces ganglions n'est pas moins variable ; on en trouve rarement plus de quatre. Souvent deux ou trois ganglions sont confondus en un cordon gangliforme ; on reconnaît aisément cette fusion aux filets de communication de ce cordon avec les paires lombaires.

Nombre des ganglions lombaires.

Chez un sujet, le douzième ganglion thoracique droit était confondu avec le premier ganglion lombaire ; un filet grêle ayant la longueur de deux vertèbres, établissait une communication entre ce ganglion et un cordon gangliforme volumineux, qui représentait à lui seul les quatre derniers ganglions lombaires. A gauche, les deuxième et troisième ganglions lombaires étaient réunis, et le cinquième ganglion lombaire était confondu avec le premier ganglion sacré. Cette fusion presque constante des ganglions lombaires établit une grande analogie entre la portion lombaire du grand sympathique et sa portion cervicale qui ne nous présentent que trois et souvent deux ganglions. Elle prouve que le ganglion cervical supérieur peut être considéré comme le représentant des cinq ganglions cervicaux supérieurs et des deux ganglions répondant aux deux paires crâniennes, et que le ganglion cervical inférieur est le représentant des deux derniers ganglions cervicaux, quand le moyen vient à manquer.

Fusion presque constante de plusieurs ganglions lombaires.

Analogie entre la portion lombaire et la portion cervicale du grand sympathique.

Du reste, il n'est pas rare de voir le cordon du grand sympathique interrompu, soit entre le douzième ganglion thoracique et le premier lombaire, soit entre le dernier ganglion lombaire et le premier ganglion sacré : toutefois cette solution de continuité est plutôt apparente que réelle, et toujours dans ces cas, comme je l'ai dit plus haut, la continuité entre le douzième ganglion thoracique et le premier ganglion lombaire, est établie par un petit filet émané du grand nerf rénal.

Interruption apparente du grand sympathique.

Les rameaux fournis par les ganglions lombaires, peuvent se diviser 1° en rameaux de communication d'un ganglion à l'autre 2° en rameaux externes ; 3° en rameaux internes. Je dois ajouter comme fournis par ce ganglion, de petits filets très déliés, destinés au corps des vertèbres et qui s'enfoncent dans leur épaisseur.

1° *Rameaux de communication des ganglions lombaires entre eux.*

Couleur blanche des rameaux de communication des ganglions lombaires.

1° Les rameaux de communication d'un ganglion à l'autre, sont des cordons blancs uniques ou multiples ; ils ne présentent presque jamais l'aspect gris et la structure ganglionnaire du cordon de communication des ganglions ; il n'est pas rare de voir manquer le filet de communication du quatrième avec le cinquième nerf lombaire.

2° *Rameaux externes.*

Les rameaux externes viennent des paires lombaires.

Ce sont les rameaux de communication avec les paires lombaires. Je regarde ces rameaux comme fournis par les paires lombaires aux ganglions lombaires. Ils sont en général au nombre de deux, quelquefois de trois pour chaque ganglion ; naissent au sortir du trou de conjugaison des branches antérieures des paires lombaires (1), se joignent à l'artère lombaire, sont reçues avec elles dans la gouttière du corps des vertèbres lombaires, et viennent se terminer au ganglion correspondant ; leur direction est en général oblique de haut en bas.

Ces rameaux sont au nombre de deux par chaque ganglion.

En général, à chaque ganglion aboutissent des nerfs fournis non seulement par la paire correspondante, mais encore par la paire qui précède immédiatement. Ainsi, au deuxième ganglion lombaire, aboutissent deux rameaux : l'un émané du premier nerf lombaire, l'autre du second ; au troisième aboutissent des filets du deuxième et du troisième ; lorsqu'un ganglion vient à manquer, il est suppléé par le ganglion voisin, qui reçoit, avec les rameaux qui lui appartiennent en propre, ceux qui appartiennent au ganglion manquant. Il n'est pas rare de voir un ganglion communiquer avec trois paires lombaires.

Lorsque plusieurs ganglions sont réunis en un seul, on conçoit que le ganglion unique doive recevoir l'ensemble des filets

---

(1) Il n'est pas rare de voir les branches de communication naître dans l'épaisseur du muscle psoas des branches émanées du plexus lombaire.

qui se rendent isolément à chacun de ces ganglions. On conçoit en outre que ces filets doivent se diriger plus ou moins obliquement, soit de bas en haut, soit de haut en bas, et présenter une longueur qui mesure l'intervalle de séparation entre les paires lombaires et les ganglions. Les filets supérieurs se dirigent de haut en bas ; les filets inférieurs, de bas en haut.

Anomalies relatives à la fusion des ganglions.

Une disposition fort remarquable des rameaux de communication entre les paires et les ganglions lombaires, c'est la présence de ganglions ou renflements, sur le trajet de ces rameaux, et ce qui n'est pas moins remarquable, c'est le nombre presqu'indéfini d'anomalies qui existent à ce sujet. J'ai trouvé jusqu'à trois nœuds ganglionnaires sur le même rameau : quelquefois les deux ou trois rameaux de communication parvenus sur le côté de la vertèbre, convergent vers un petit ganglion anormal, duquel partent deux ou trois rameaux qui vont au ganglion lombaire correspondant (1).

Ganglions anormaux.

Du reste, ces ganglions, comme tous les ganglions anormaux, présentent rarement ce caractère, inhérent à tous les ganglions qui entrent dans le plan régulier de l'organisation, savoir : d'être l'aboutissant et le point de départ d'un certain nombre de filets.

3° *Rameaux internes* ou *aortiques et splanchniques.*

Les *rameaux internes* des ganglions lombaires vont constituer les *rameaux aortiques* et *splanchniques*, *lombaires* et *pelviens*, et par une série non interrompue, continuent les rameaux aortiques et splanchniques des ganglions thoraciques, si bien que les rameaux internes émanés du premier, et quelquefois même du deuxième ganglion lombaire, vont s'associer à des rameaux émanés des onzième et douzième ganglions thoraciques, pour constituer un petit nerf splanchnique, qui va se partager entre le plexus solaire et le plexus rénal. De petits

Ils représentent les rameaux aortiques et splanchniques du thorax.

_____

(1) Cette disposition a été figurée sur la belle planche du grand sympathique, publiée par M. Manec.

Nœuds gan-
gliformes anor-
maux.

Filets osseux
vertébraux.

nœuds gangliformes s'observent quelquefois sur le trajet de ces rameaux, parmi lesquels nous devons distinguer des filets nerveux très déliés, lesquels pénètrent bien manifestement dans le corps des vertèbres lombaires. Tous ces rameaux internes vont constituer les *nerfs splanchniques lombaires.*

Nerfs splanchniques des ganglions lombaires, ou nerfs viscéraux pelviens.

Plexus lombo-
aortique.

Ils se portent en dedans, au devant de l'aorte, au dessous de l'artère mésentérique supérieure, s'anastomosent entre eux et avec ceux du côté opposé, pour constituer un plexus très compliqué, que complète un prolongement assez considérable du plexus mésentérique supérieur.

Ce plexus, qu'on peut appeler *lombo-aortique,* entoure l'aorte, dans toute la portion de cette artère qui est intermédiaire à la mésentérique supérieure et à la mésentérique inférieure : dans les mailles qu'interceptent les filets nerveux, se voient des ganglions lymphatiques qu'il faut bien distinguer de quelques ganglions nerveux, qui entrent dans sa composition.

Sa bifurca-
tion.

Le plexus lombo-aortique se bifurque en quelque sorte inférieurement : une partie se porte sur l'artère mésentérique inférieure, pour constituer la majeure partie du plexus mésentérique inférieur ; une autre partie se prolonge sur l'aorte et même un peu au delà de sa bifurcation, pour se terminer entre les artères iliaques primitives, au devant de l'angle sacro-vertébral, dont il est séparé par les veines iliaques primitives. Quelques filets se prolongent autour de l'artère iliaque primitive, des artères iliaque externe et interne, et de leurs divisions.

Considérablement amoindri par les branches qu'il a fournies au plexus mésentérique inférieur, et qui constituent ses branches de bifurcation supérieures, le plexus lombo-aortique, parvenu dans le bassin, se termine en se partageant en deux *cordons plexiformes secondaires,* l'un *droit,* l'autre *gauche,* lesquels vont se porter en bas, sur les côtés du rectum et de la vessie; et se jeter, l'un dans le *plexus hypogastrique droit,* et l'autre dans le *plexus hypogastrique gauche*, qu'ils forment en presque totalité.

Plexus hypogastrique. Le plexus hypogastrique est un des grands plexus de l'économie destiné à fournir au rectum, à la vessie, en outre, à la prostate et au testicule, chez l'homme; au vagin, à l'utérus et aux trompes utérines, chez la femme. Destination
des plexus hy-
pogastriques.

Il y a deux plexus hypogastriques, l'un droit et l'autre gauche. Ces plexus occupent la partie latérale et inférieure du rectum et de la vessie, chez l'homme; du rectum, du vagin et de la vessie, chez la femme; distincts l'un de l'autre, ils sont réunis, non par des anastomoses médianes, que je n'ai pu voir, mais par le plexus lombo-aortique, dont ils sont la bifurcation et l'épanouissement. Le plexus hypogastrique, par ses renflements et par sa disposition aréolaire, offre une grande analogie d'aspect avec le plexus solaire. Leur situation.

Ce plexus est constitué : 1° essentiellement par une des deux divisions du plexus lombo-aortique; 2° par un certain nombre de filets émanés du plexus mésentérique inférieur; 3° par quelques filets très grêles, émanés des ganglions sacrés, et parmi lesquels on distingue ceux qui viennent du troisième ganglion sacré; 4° par des rameaux émanés des branches antérieures des paires sacrées. (Voyez paires sacrées.) Leur consti-
tution.

Ainsi formé par la combinaison des filets de ces diverses sources, le plexus hypogastrique fournit les plexus hémorrhoïdaux, vésicaux, vaginaux, utérins, testiculaires ou ovariques, lesquels sont doubles comme le plexus hypogastrique. Du grand
plexus hypogas-
trique émanent
une foule de
plexus.

Plexus hémorrhoïdaux inférieurs. Ils se confondent avec les plexus hémorrhoïdaux supérieurs, que nous avons dit être la terminaison du plexus mésentérique inférieur, et se portent, les uns en avant, les autres en arrière du rectum. On peut démêler, à raison de la différence de couleur, ceux des filets qui appartiennent aux branches antérieures des nerfs sacrés, de ceux qui appartiennent au grand sympathique. Plexus hémor-
rhoïdaux infé-
rieurs.

Plexus vésicaux. Ces plexus se composent de filets très multipliés, mais excessivement grêles. Situés sur les côtes du bas- Plexus vési-
caux.

Mode de dis-tribution des plexus vésicaux. fond de la vessie, en dehors des urèthres, ils se divisent en deux ordres : 1° en *ascendants vésicaux*, lesquels se portent de bas en haut, sur les côtés de la vessie, embrassent, les uns, le côté externe, les autres, le côté interne des uretères, et s'éparpillent pour se distribuer à la face antérieure et à la face postérieure de la vessie ; 2° en *vésicaux horizontaux*, lesquels se dirigent d'arrière en avant, sur les côtés de la base de la vessie, en dehors du plexus veineux, si considérable, qui longe cette base, et s'irradient en filaments extrêmement grêles, dont les uns pénètrent dans l'épaisseur de la vessie, et abondent surtout au niveau du col, dont les autres *prostatiques*, assez nombreux, contournent la prostate qu'ils pénètrent bientôt : un des filets nerveux prostatiques peut être suivi jusque dans l'épaisseur de la portion membraneuse du canal de l'urèthre.

Filets prosta-tiques.

Plexus des vésicules sémi-nales. *Plexus des vésicules séminales, plexus déférentiel et testiculaire.* Parmi les filets qui se sont portés en dedans des uretères, il en est un nombre assez considérable qui entoure les vésicules séminales pour constituer un véritable plexus ; ils sont très grêles, quelques uns se perdent dans ces vésicules ;

Plexus défé-rentiel et testi-culaire. deux ou trois filets remarquables par leur volume se portent de bas en haut, le long du canal déférent, qu'ils accompagnent ; parvenus à l'anneau, ils se joignent au plexus spermatique, et vont se rendre au testicule en même temps que le plexus testiculaire, émanation du plexus rénal.

Les rameaux de la prostate, des vésicules spermatiques du canal déférent et du testicule, sont remplacés chez la femme par les nerfs et plexus vaginaux, utéro-vaginaux, ovariques et tubaires.

Plexus vagi-naux. Les *nerfs* et *plexus vaginaux* viennent principalement des nerfs sacrés, gagnent les côtés du vagin et vont principalement se perdre dans la muqueuse.

Plexus utéro-vaginaux. *Nerfs et plexus utéro-vaginaux.* Malgré les figures de Walter sur le grand sympathique, où sont assez bien reproduits les nerfs de l'utérus, malgré la description bien plus explicite qu'en a donnée Hunter, les nerfs utérins étaient encore révoqués en doute par la plupart des anatomistes. Lobstein, dans un ouvrage publié en 1822 sur le grand sympathique, niait encore leur existence, lorsque Tiedemann publia la même année (1) deux belles figures qui représentent les nerfs de l'utérus d'une femme grosse. En 1841, M. Robert Lee (2) a publié de belles planches représentant un nombre prodigieux de nerfs pénétrant, dans tous les sens, l'utérus développé par la grossesse. La même année, M. Jobert a lu devant l'Académie des sciences un mémoire sur le même sujet.

Nerfs utérins.

Les nerfs utérins viennent de plusieurs sources. J'ai déjà dit que le plexus qui entoure l'artère ovarique, et qui est une émanation du plexus rénal, se partage, comme l'artère qui lui sert de support, entre l'utérus et l'ovaire.

Ils viennent de plusieurs sources.

Il m'a paru qu'il en est des nerfs comme des vaisseaux, c'est à dire que les nerfs utérins qui viennent du plexus ovarique sont plus considérables que les nerfs ovariques proprement dits.

Les nerfs tubaires en sont une émanation.

Les nerfs utérins qui proviennent du plexus hypogastrique se divisent : 1° en *ascendants*, lesquels se dirigent de bas en haut le long du bord de l'utérus, se portent, les uns en avant, les autres en arrière de cet organe, et s'épuisent dans son épaisseur ; 2° en *descendants*, qui longent les côtés du vagin et s'y terminent. Les nerfs vaginaux semblent se confondre sans ligne de démarcation avec les nerfs vésicaux et hémorrhoïdaux. M. Robert Lee a fait représenter un plexus nerveux au niveau du museau de tanche ; M. Jobert nie formellement cette disposition, et affirme n'avoir jamais rencontré de nerfs dans la partie vaginale du col utérin (3).

Distribution définitive des nerfs utérins.

(1) Tabulæ nervorum uteri. Heidelberg, 1822, infol.

(2) The anatomy of the nerves of the uterus, London, 1841.

(3) Quant à l'augmentation de volume des nerfs utérins pendant la grossesse, cette question est encore controversée. M. Robert Lee dit que ces nerfs sont plus volumineux pendant la grossesse que dans l'état de vacuité de l'utérus. M. Jobert affirme avoir suivi les nerfs sur l'utérus de la femme et sur celui de

Telles sont les divisions du plexus hypogastrique ; l'analogie, bien plus que l'observation directe, a fait admettre des plexus nerveux fessiers, ischiatiques, honteux interne, et en un mot *des plexus* nerveux autour de tous les vaisseaux qui naissent de l'artère hypogastrique.

PORTION SACRÉE DU GRAND SYMPATHIQUE.

Situation.

La *portion sacrée du grand sympathique* est constituée par un cordon renflé de distance en distance, situé en dedans des trous sacrés antérieurs qu'il cotoie.

Il n'y a pas d'interruption entre la portion lombaire et la portion sacrée du grand sympathique.

Il fait suite à la portion lombaire du grand sympathique ; quelquefois cependant il semble qu'il y ait interruption dans la chaîne ganglionnaire, entre le cinquième ganglion lombaire et le premier ganglion sacré. Mais cette interruption n'est qu'apparente, jamais il n'y a scissure complète : les deux cordons sacrés droit et gauche se rapprochent graduellement comme les trous sacrés antérieurs, à mesure qu'ils deviennent plus inférieurs.

Nombre des ganglions sacrés.

Rarement au nombre de cinq, plus souvent au nombre de quatre, quelquefois même au nombre de trois, les ganglions sacrés sont, dans des cas fort rares, groupés en un petit renflement gangliforme, compris entre le premier et le deuxième trou sacré ; le premier ganglion est quelquefois double, et d'autres fois il représente plutôt un cordon gangliforme qu'un véritable ganglion.

Le mode de connexion entre le premier ganglion sacré et le dernier lombaire, offre beaucoup de variétés (1). Le mode de

___

divers animaux, dans l'état de vacuité et dans l'état de grossesse, et n'avoir jamais rencontré de modifications dans leurs conditions physiques. S'ils paraissent plus volumineux, c'est en raison de l'infiltration du tissu cellulaire qui les entoure ; mais ils n'ont réellement pris aucun accroissement.

(1) Dans un cas, j'ai vu le cordon qui faisait suite à la portion lombaire du grand sympathique se dévier en dehors et se jeter dans la 5e paire : un filet très grêle établissait seul la communication entre le dernier ganglion lombaire et le premier ganglion sacré : dans un autre cas, du dernier ganglion lombaire

terminaison de la portion sacrée du grand sympathique en présente aussi quelques unes. La disposition la plus générale-ment admise est la suivante : du dernier ganglion sacré, qui est ordinairement le quatrième, part un filet qui vient s'anastomo-ser par arcade avec celui du côté opposé au devant de la base du coccyx. A leur point de réunion se voit souvent un petit ganglion, duquel partent des filets de terminaison. Quelque-fois il n'y a ni ganglion coccygien, ni anastomose proprement dite, mais les filets de terminaison affectent le même mode de distribution. Je n'ai pu poursuivre ces filets au delà du pé-rioste coccygien et des ligaments sacro-sciatiques. *(Mode de ter-minaison du grand sympa-thique.)*

Comme les autres ganglions du grand sympathique, les ganglions sacrés présentent : 1° des *rameaux de communi-cation* entre eux ; 2° des *rameaux externes* assez volumineux qui viennent des paires sacrées correspondantes ; 3° des *ra-meaux internes* qui s'anastomosent au devant du sacrum avec ceux du côté opposé, et se portent autour de l'artère sacrée moyenne. J'ai vu manifestement plusieurs de ces filets s'en-foncer dans l'épaisseur du sacrum. 4° Des *rameaux antérieurs* extrêmement grêles qui vont se jeter, les uns, dans le plexus hypogastrique, les autres, directement dans le rectum. *(Rameaux émanés des gan-glions sacrés.)*

RÉSUMÉ DU GRAND SYMPATHIQUE.

Pour avoir une idée générale et vraie du grand sympa-thique considéré dans son ensemble, il faut faire la prépara-tion suivante. *(Idée générale du grand sym-pathique.)*

Sur une colonne céphalo-rachidienne qui aura macéré dans l'acide nitrique étendu, enlever les corps des vertèbres en lais-sant intacts, si l'on veut, les disques intervertébraux, res-pecter avec soin dans cette ablation les rameaux de communi-cation du grand sympathique avec les paires crâniennes et rachidiennes (1). *(Préparation.)*

partaient deux filets, dont l'un, interne, allait se rendre au premier ganglion sacré du côté gauche, en croisant l'angle sacro-vertébral.

(1) Voir la 1re livraison de l'anatomie du système nerveux.

On voit alors manifestement que les deux cordons monili-
formes du grand sympathique tiennent à l'arbre nerveux céphalo-rachidien, par autant de racines ou de petits groupes
de racines (1) qu'il y a de paires crâniennes et spinales ; on
voit encore, d'une manière non moins évidente, que les rameaux de communication de la chaîne ganglionnaire avec les
paires spinales, ne procèdent pas des ganglions, mais bien
des nerfs spinaux, en sorte qu'on peut établir cette proposition comme une vérité anatomiquement démontrée : *le grand
sympathique a sa source dans le centre céphalo-rachidien* (2).

Les deux cordons droit et gauche s'anastomosent généralement en bas au devant du coccyx. On a avancé un peu légèrement qu'ils s'anastomosaient en haut, soit sur le corps pituitaire,
soit sur l'artère communiquante antérieure ; mais les véritables
anastomoses du grand sympathique sont dans les plexus centraux et médians.

Que si, après avoir acquis cette idée générale sur le cordon du grand sympathique, on débarrasse ce cordon de son
névrilème à l'aide d'une immersion prolongée dans l'eau, on
pourra alors apprécier les connexions des rameaux qui vont
des paires spinales aux ganglions, et des rameaux étendus des
ganglions aux viscères : il devient alors manifeste que la plupart
des rameaux émanés des paires spinales, ne pénètrent pas jusqu'au centre des ganglions, mais s'épanouissent en quelque sorte
à leur surface, et se divisent en deux ordres de filets : les uns,
accolés à la surface du ganglion, vont constituer directement

(1) On se rappelle qu'il y a toujours deux et quelquefois trois rameaux de
communication entre le grand sympathique et chaque paire spinale.

(2) Ces faits d'anatomie humaine concordent parfaitement avec les observations d'anatomie comparée, faite par Meckel et par Weber, savoir, que le développement du système du grand sympathique est en raison directe de celui
du système céphalo-rachidien, et que l'homme est de tous les animaux celui
chez lequel le grand sympathique est le plus considérable ; qu'il est proportionnellement plus développé chez le fœtus que chez l'adulte.

les rameaux internes ou viscéraux (1); les autres vont concourir à la formation du cordon de communication d'un ganglion à l'autre, et ces derniers se divisent en filets descendants et en filets ascendants: ceux-ci sont moins nombreux. Tous vont s'accoler au côté externe du cordon de communication, pour devenir plus tard eux-mêmes des filets viscéraux. Il est positif qu'aucun filet nerveux ne naît dans l'épaisseur du ganglion; la continuité de tous peut être suivie en deçà et au delà de ce ganglion. *(Aucun filet nerveux ne naît dans l'épaisseur des ganglions.)*

Les rameaux de communication du grand sympathique et des nerfs spinaux contiennent-ils à la fois des filets provenant des racines antérieures (filets moteurs), et des filets provenant des racines postérieures (filets sensitifs)? Pour décider cette question, affirmativement résolue par Scarpa, Panizza et autres, il faudrait pouvoir suivre ces filets à travers les ganglions spinaux, jusqu'aux racines antérieures et aux racines postérieures. Or, je ne sache pas que cette préparation ait été faite de manière à entraîner toutes les convictions. *(Impossibilité de déterminer la présence des filets moteurs et des filets sensitifs.)*

Quant aux *fibres spéciales organiques* ou *grises*, que Muller et Remark ont admises dans tous les nerfs, et qu'ils considèrent comme présidant partout aux actes nutritifs et sécréteurs, si elles devaient exister quelque part, certes, ce serait dans le système nerveux du grand sympathique; or, elles manquent complètement dans ce système nerveux, comme aussi dans le système nerveux céphalo-rachidien. *(La présence de fibres grises organiques n'est pas démontrée.)*

Il suit de ce qui précède, qu'il est anatomiquement démontré que les nerfs viscéraux qui émanent du grand sympathique, appartiennent à la fois à un très grand nombre de paires spinales, et toujours à des paires de beaucoup supérieures à la portion du grand sympathique, dont les nerfs viscéraux se détachent; d'une autre part, les nerfs viscéraux ou splanchniques, dont nous venons de voir l'origine réelle si complexe et *(Les nerfs viscéraux proviennent d'un très grand nombre de paires spinales.)*

(1) On voit quelques filets émanés des paires spinales passer au devant des ganglions, en les croisant perpendiculairement et se rendre directement aux nerfs viscéraux.

L'origine réelle des nerfs viscéraux est très distante de l'origine apparente. si distante du lieu d'origine apparente, parcourent toujours un très long trajet, avant de se rendre à leur destination. Ainsi, les nerfs splanchniques du thorax, ou nerfs cardiaques, proviennent des ganglions cervicaux ; les nerfs splanchniques de l'abdomen proviennent, pour la plupart, des ganglions thoraciques ; les nerfs splanchniques pelviens proviennent, pour la plupart, des ganglions lombaires. Toutefois, les ganglions correspondants de chaque cavité splanchnique, complètent les nerfs viscéraux de la cavité à laquelle ils appartiennent. Ainsi, le premier ganglion thoracique concourt à la formation des *plexus pulmonaires*, et les premiers ganglions lombaires, à la formation des nerfs viscéraux de l'abdomen ; les ganglions sacrés, à la formation des nerfs pelviens.

Les nerfs viscéraux se portent tantôt directement des ganglions du grand sympathique dans les viscères, tantôt indirectement, après s'être mêlés et combinés dans des plexus.

Plexus viscéraux. Dans les plexus viscéraux, il n'existe nul rapport entre les branches qui abordent à chaque plexus et celles qui en émanent : en sorte que celles des branches qui, du cordon sympathique, vont à ces plexus, doivent être considérées, non comme des branches de formation, mais comme des branches de communication.

Mode de constitution des plexus viscéraux. Les plexus viscéraux sont en outre constitués d'une manière toute particulière, non point seulement par des nerfs entrelacés, mais à la fois par des nerfs et par des ganglions, et les nerfs eux-mêmes présentent une structure ganglionnaire tout-à-fait étrangère à la structure fasciculée et plexiforme des autres nerfs.

Il y a quatre grands plexus viscéraux. Il y a quatre grands plexus viscéraux : 1° le plexus pharyngien ; 2° le plexus cardiaque ; 3° le plexus solaire ; et 4° le plexus hypogastrique. Le plus considérable de tous ces plexus, est le plexus solaire, qui, sous le point de vue anatomique, non moins que sous le point de vue physiologique, mérite le nom de *cerveau abdominal*, qui lui a été donné par Wrisberg. Ces quatre grands plexus peuvent d'ailleurs être très bien considérés

comme des centres nerveux où viennent retentir successivement ou à la fois tous les phénomènes physiologiques et pathologiques de la vie nutritive.

Ces plexus viscéraux diffèrent autant de la chaîne ganglion- *Différence entre les plexus viscéraux et les cordons du grand sympathique.*
naire qui constitue les deux cordons du grand sympathique,
que ces cordons diffèrent de la moelle épinière elle-même :
dans ces plexus s'opère une sorte de fusion entre le système
cérébro-rachidien et le grand sympathique ; dans ces plexus
s'opère, en quelque sorte, la fusion du cordon sympathique droit
et du cordon sympathique gauche.

Le pneumo-gastrique concourt à la formation de trois de ces *Concours du pneumo-gastrique à la formation des plexus viscéraux.*
plexus, savoir : du plexus pharyngien, du plexus cardiaque et
du plexus solaire. Il y a chez l'homme, tendance à la fusion
entre le pneumo-gastrique et le grand sympathique, et chez les
animaux, cette fusion est encore plus complète : c'est chez les
animaux dont le nerf grand sympathique est le plus développé,
que le nerf vague acquiert son maximum de développement et
remplace le grand sympathique, relativement aux intestins.

Le nerf glosso-pharyngien concourt à la formation du plexus *Concours du glosso-pharyngien.*
pharyngien ; les nerfs sacrés concourent à la formation du
plexus hypogastrique.

Les plexus viscéraux diffèrent essentiellement des plexus *Différence entre les plexus de la vie de relation et les plexus de la vie de nutrition.*
formés par le système cérébro-rachidien. Dans les plexus de la
vie de relation, les branches qui sortent du plexus ne sont autre chose que les branches qui y abordent, mais sous de nouvelles combinaisons. Ces plexus eux-mêmes, quelque inextricables qu'ils soient, ne sont ni plus ni moins que le lieu de
convergence et de combinaison, des branches afférentes. Dans
les plexus viscéraux, il y a un rapport moins évident de volume
et de structure entre les branches afférentes et les plexus eux-
mêmes.

Les nerfs qui émanent du grand sympathique diffèrent encore *Différences relatives au mode de distribution.*
des nerfs du système cérébro-rachidien par leur mode de dis-
tribution. En général, ils entourent les vaisseaux, comme dans
une gaîne plexiforme, et pénètrent avec eux dans les organes.

Les nerfs du grand sympathique entourent les vaisseaux.

Cette disposition a fait admettre que les nerfs du grand sympathique étaient essentiellement et exclusivement affectés au système vasculaire, et se corsumaient dans les parois artérielles ; d'autres ont admis une opinion opposée, et refusent entièrement ces nerfs aux parois artérielles. Il résulte des recherches que j'ai faites à cet égard, qu'il existe des filets propres aux parois vasculaires, mais qu'ils sont très peu nombreux, et que l'immense majorité des nerfs est destinée aux organes. Il n'est pas sans intérêt de remarquer que les nerfs du grand sympathique sont toujours satellites des artères, et jamais satellites des veines ; il n'y a d'exception que pour le tronc de la veine-porte.

Les artères servent de support aux nerfs.

Une preuve que les artères ne doivent être considérées que comme le support des plexus nerveux qui les entourent, se déduit de ce fait, que, tandis que les artères du tronc sont enlacées de plexus nerveux extrêmement considérables, les artères des membres en reçoivent si peu, qu'on les a considérées comme en étant complètement dépourvues. D'ailleurs, ne voit-on pas les plexus nerveux des artères viscérales, aboutir, en dernière analyse, aux viscères, intestins, foie, reins, etc.

Les nerfs du grand sympathique ne sont pas gris et mous.

Les nerfs du grand sympathique n'ont pas pour caractère propre d'être *gris* ou *mous*, comme on le dit assez habituellement ; la couleur grise n'appartient qu'à une partie de ce système, et la mollesse, qui n'accompagne que bien rarement la couleur grise, appartient à une fraction bien minime.

Il est des nerfs gris qui ne sont autre chose que des ganglions prolongés.

Il est des nerfs gris qui ne sont autre chose que des ganglions prolongés, et non des nerfs proprements dits ; mais l'anatomie de structure démontre au milieu de ce tissu gris la structure nerveuse, c'est à dire, des filets blancs susceptibles de se diviser en filaments juxta-posés, d'une ténuité qui égale celle du fil du ver à soie. La presque totalité des nerfs du grand sympathique offre une couleur blanche, masquée quelquefois par un névrilème plus épais que de coutume. La structure des nerfs blancs du grand sympathique ne diffère de celle des nerfs céphalo-rachidiens, que par la ténuité de ses filets et par sa disposition plexiforme plus prononcée.

Usages. Les fonctions du grand sympathique sont bien loin d'être parfaitement connues.

Les expériences physiologiques et les faits pathologiques ne démontrent pas plus que l'anatomie, que chaque ganglion soit un centre d'action, d'innervation, indépendant du cerveau et de la moelle. L'anatomie établit positivement que les ganglions ne sont autre chose qu'un point de convergence et de divergence pour un nombre plus ou moins considérable de filets nerveux : de convergence pour les rameaux qui viennent de la moelle, et de divergence pour les rameaux qui vont aux viscères ; qu'au niveau de ces ganglions, il se fait des combinaisons nouvelles, des échanges de filets; mais qu'il est toujours possible de suivre à travers les ganglions, la continuité des filets émergents avec les filets immergents. D'où il faut conclure (et la physiologie de l'état sain, comme aussi la physiologie de l'état malade, est fondée sur cette vérité) : que toutes les impressions du système céphalo-rachidien sont nécessairement transmises au système ganglionnaire, comme aussi toutes les impressions du système nerveux ganglionnaire sont transmises au système nerveux céphalo-rachidien.

La physiologie nous apprend que les mouvements des organes auxquels fournit le système ganglionnaire ne sont pas soumis à la volonté, et que les impressions de ces organes ne sont pas transmises au moi. Pourquoi cette différence entre le système nerveux céphalo-rachidien et le système nerveux ganglionnaire? Jusqu'à ce jour, cette différence est un fait aussi positif qu'inexplicable.

Le système nerveux ganglionnaire préside à toutes les fonctions de la vie nutritive ou végétative, comme le système nerveux cérébro-rachidien préside à toutes les fonctions de la vie de relation.

Je ferai remarquer la solidarité, la dépendance réciproque de toutes les parties du système nerveux ganglionnaire, de même que l'influence si générale qu'exerce sur l'économie, les moindres affections des viscères qui sont fournies par ce système nerveux ganglionnaire.

Les usages du grand sympathique ne sont pas bien connus.

Jusqu'à ce jour, les vivisections ont bien moins éclairé les fonctions des nerfs du grand sympathique, que celles du système nerveux céphalo-rachidien. La multiplicité des connexions du système ganglionnaire qui a ses racines dans toutes les paires crâniennes et rachidiennes, l'impossibilité absolue d'isoler ce nerf du reste de l'arbre nerveux, rendent compte des difficultés qu'ont rencontré les expérimentateurs, et je crains bien que ces difficultés ne soient insurmontables.

OVOLOGIE

OU

EMBRYOGÉNIE.

L'*Ovologie* ou *Embryologie* est cette branche de l'anatomie qui a pour objet, non seulement l'étude de l'évolution de l'œuf des ovipares, mais encore celle de l'évolution de l'œuf humain et de l'œuf des mammifères. L'ovologie constitue une science toute nouvelle, une science à part, dont les premiers fondements ont été établis par Graaf (1), qui, le premier, considéra les vésicules ovariennes comme le germe du nouvel être, comme fournissant l'élément femelle de la procréation, suivant l'exposition aussi énergique que vraie de M. Bischoff. Ces idées, toutefois, seraient restées stériles, si Baër n'avait reconnu, en 1827, que les vésicules de Graaf (*ova graafiana*) ne sont pas des œufs à proprement parler, mais bien des *vésicules*, des *follicules* contenant dans leur cavité *un œuf* préexistant à la fécondation, et si, d'une autre part, M. Coste, fécondant les idées de Baër, n'en avait fait comprendre toute l'importance et n'avait découvert dans l'œuf humain et dans celui des mammifères la *vésicule germinative* (*vesicula proligera*) que Purkinje avait décrite dans l'œuf des ovipares, et qu'il considère à juste titre comme la partie fondamentale de l'œuf. Les travaux des ovologistes modernes ont donc établi expérimentalement le grand fait de l'identité entre l'œuf des ovipares

(1) *De mulierum organis.* Amsterdam, 1705.

Identité de l'œuf des ovipares et des vivipares. et l'œuf de l'homme et des mammifères, réhabilité et rigoureusement démontré le vieil adage *omne vivum ex ovo*. Nous avons vu (t. 3, p. 648) qu'il était également démontré que chaque période menstruelle s'accompagnait de la rupture d'une vésicule de Graaf, de l'issue de l'œuf de Baër à travers cette rupture, et qu'il était infiniment probable que cet œuf, porté par la trompe utérine jusque dans la cavité de l'utérus, était éliminé avec le sang menstruel : en sorte qu'il se passerait chez la femme, à chaque période menstruelle, quelque chose d'analogue à la ponte spontanée des ovipares.

Phénomènes généraux que présente l'œuf depuis le premier moment de la fécondation jusqu'à l'expulsion du fœtus. Lorsqu'un ovule (œuf de Baër) parvenu à sa maturité, a subi l'influence de la fécondation, la vésicule de Graaf se déchire, l'ovule fécondé ou non encore fécondé est transporté par la trompe dans la cavité de l'utérus, qui, elle-même, a subi, dès les premiers moments de la fécondation, des changements préparatoires fort remarquables, et, s'il n'a pas encore été fécondé, rencontre dans son trajet la liqueur séminale mâle qui vient la féconder. Doué d'une vitalité propre et d'une force immense de développement, l'ovule fécondé se greffe sur l'utérus, organe de gestation dont la structure spongieuse et vasculaire est éminemment propre à fournir au fœtus les matériaux de son évolution. Ainsi greffé sur la matrice comme un végétal au sol par une sorte de racine, l'œuf humain ou plutôt le produit de la conception acquiert, en neuf mois, dans l'espèce humaine, le degré de développement nécessaire pour pouvoir vivre d'une vie indépendante, s'assimiler, par ses organes digestifs, la nourriture qui a été préparée d'avance dans les mamelles de la mère, et, par ses voies respiratoires, les principes vivifiants de l'air atmosphérique. A la fin du neuvième mois, dans l'espèce humaine, le fœtus est expulsé par les contractions utérines, secondées de l'action des muscles abdominaux. Après lui et quelques instants après, ses enveloppes ou annexes, qui lui ont fourni et des enveloppes protectrices et des moyens de développement, désormais inutiles, sont également expulsés, sous le nom de *secondines*, *arrière-faix*, *délivre*.

Or, l'étude de l'œuf humain comprend non seulement celle du fœtus parvenu à l'état de maturité, mais encore celle du produit de la conception, depuis le moment de la fécondation, jusqu'à la fin de la vie intra-utérine. J'examinerai d'abord le fœtus et ses annexes à l'état de développement complet; puis j'exposerai succinctement les phases ou périodes principales de ce développement, d'autant plus remarquable qu'on l'examine à une époque plus rapprochée de la conception, phases ou périodes qu'on pourrait comparer aux métamorphoses si connues des insectes.

L'étude de l'œuf humain comprend celle de son développement.

CHAPITRE PREMIER.

DU FOETUS A TERME ET DE SES ENVELOPPES.

ARTICLE PREMIER.

Du fœtus à terme.

§ I. *Conformation générale extérieure du fœtus à terme.*

Le fœtus à terme, étudié avant son expulsion, est plongé au sein d'un liquide (eaux de l'amnios) qui lui permet des mouvements faciles et le garantit de toute compression extérieure; il est libre de toutes parts, dans la cavité utérine, au milieu des membranes propres qui l'entourent; il est libre, excepté par l'anneau ombilical duquel part un cordon vasculaire (*cordon ombilical*) qui va se fixer à l'un des points de la poche membraneuse qui les circonscrit.

Du fœtus à terme dans la cavité utérine.

La surface de son corps est enduite d'une matière grasse, caséiforme, adhérente aux petits poils qui couvrent la peau, enduit caséiforme qui semble destiné à protéger l'épiderme fœtal contre l'imbibition.

Enduit gras du fœtus à terme.

L'attitude du fœtus considéré en lui-même est remarquable.

Attitude du
fœtus à terme.

Son tronc est recourbé sur lui-même en arc de cercle, dans le sens de la flexion ; sa tête, fortement fléchie en avant, si bien que le menton appuie contre la portion supérieure du sternum. Les membres inférieurs sont fortement fléchis, de telle manière que la face antérieure des cuisses appuie contre la paroi antérieure de l'abdomen ; la face postérieure des jambes est appliquée contre la face postérieure des cuisses ; les talons dirigés en dehors et appliqués contre les fesses, et les extrémités digitales des pieds dirigées en dedans, rapprochées l'une de l'autre, et les pieds comme croisés. Les membres supérieurs sont disposés d'une manière un peu différente : les bras sont appliqués contre les parties latérales du thorax ; les avant-bras fléchis et croisés au devant de la poitrine, et les mains appliquées de chaque côté du menton.

Conséquences
du pelotonne-
ment du fœtus.

Il suit de ce pelotonnement du fœtus, que les membres supérieurs et inférieurs sont en quelque sorte logés dans l'espèce de concavité que forme le tronc recourbé en avant ; que le fœtus, considéré dans son ensemble, représente une masse ovoïde dont une extrémité est formée par la tête, et l'autre extrémité est formée par le bassin.

Causes présu-
mées de cette
attitude.

Pourquoi cette attitude, en vertu de laquelle le fœtus présente le moins de volume possible, surtout dans le sens de sa longueur ? On ne saurait l'attribuer qu'à la compression médiate exercée par les parois de l'utérus sur le produit de la conception, compression qui, se faisant dans tous les sens à la fois et d'une manière égale, donne à son corps accroupi cette forme ovoïde ou olivaire dont la considération est si importante

Impossibilité
du mouvement
de culbute.

pour le mécanisme de l'accouchement. Le fœtus à terme est donc soumis à une compression qui ne lui permet que des mouvements sur place, et rend absolument impossible ce mouvement de culbute que les anciens regardaient comme ayant lieu constamment vers la fin du septième mois, et qui avait pour résultat, suivant eux, de porter la tête en bas et les pieds en haut ; et on conçoit que si la quantité des eaux est diminuée, que si le fœtus, au lieu d'être recourbé sur lui-même dans le sens de la flexion, est maintenu dans une position insolite, il pourra en résulter des difformités (¹).

La position du fœtus, par rapport à la matrice, n'est pas moins remarquable que celle du fœtus par rapport à lui-même. Cette position est telle, que dans l'immense majorité des cas, la tête du fœtus est dirigée en bas, du côté du col de l'utérus, et les pieds dirigés en haut. Pourquoi cette situation? Est-elle le résultat pur et simple du poids relatif plus considérable de la tête? Serait-elle l'effet d'une détermination instinctive du fœtus, comme l'a soutenu avec beaucoup de talent M. le professeur P. Dubois? La première explication me paraît si naturelle et si plausible, que je ne vois pas de nécessité à chercher une raison métaphysique de la situation du fœtus, dont l'intelligence faillirait d'ailleurs en bien des occasions, puisque sa position est bien loin d'être toujours la plus favorable pour l'accouchement.

Position du fœtus par rapport à la matrice.

La moyenne du poids du fœtus à terme est de 5 à 7 livres (2 kilog. 1/2 à 3 kilog); sa longueur, qui, lorsqu'il est pelotonné dans la cavité utérine, ne dépasse pas de 8 à 10 pouces (de 24 à 30 centim.), atteint 18 à 20 pouces (54 à 60 centim.) lorsque la tête est redressée et les membres inférieurs allongés. Du reste, ce sont moins les circonstances de volume que celles de développement qui doivent servir de règle dans l'appréciation de l'âge du fœtus.

Moyenne du poids et des dimensions du fœtus.

Le caractère général de la forme du corps du fœtus à terme est, d'une part, la prédominance relative très considérable de la tête et du tronc sur les membres, de la tête sur le tronc, et, dans cette tête, la prédominance relative non moins considérable du crâne sur la face; d'une autre part, la prédominance des membres supérieurs sur les membres inférieurs.

Caractère général de la forme du corps du fœtus à terme.

La position de l'ombilic, par rapport aux extrémités supérieures et inférieures du corps, a fixé l'attention des observateurs. L'ombilic, ainsi que l'a fait remarquer M. le professeur

(1) Voyez *Anat. pathol. du corps humain*, 2ᵉ livr.

Moreau, n'occupe que fort rarement le milieu de la longueur du corps, presque toujours il est situé au dessous. La moyenne des variétés est de 25 millimètres.

Importance du parallèle des dimensions du fœtus à terme et des dimensions du bassin. Les dimensions du fœtus à terme, comparées aux dimensions du bassin, étant en quelque sorte la base de l'art des accouchements, on conçoit que les accoucheurs aient dû étudier avec le plus grand soin les diamètres des diverses régions du corps du fœtus ; on conçoit surtout que la tête étant la partie la plus volumineuse, celle qui fait le plus obstacle à l'accouchement, ait dû être l'objet d'une étude toute particulière. La réductibilité des diverses parties du corps du fœtus par une compression extérieure ; la réductibilité de la voûte crânienne, dont les os plus ou moins flexibles sont séparés par des espaces membraneux qui leur permettent une espèce de chevauchement ; la mesure, plus limitée qu'on ne le croit généralement, de cette réductibilité ; l'irréductibilité absolue de la base du crâne ; l'explication ostéologique de cette différence entre la voûte et la base du crâne, tiennent une place importante dans la théorie des accouchements, et sont la source d'un grand nombre d'indications pratiques.

§ II. *Structure du fœtus à terme.*

Structure du fœtus à terme. Le terme de la grossesse, qui est l'époque du passage de la vie intra-utérine à la vie extra-utérine, étant une des grandes époques de la vie humaine, il serait du plus grand intérêt de décrire avec les détails les plus circonstanciés l'état précis de chacun des organes du fœtus humain au terme de la grossesse.

On trouvera disséminés dans cet ouvrage les éléments de cette espèce de *monographie anatomique du fœtus à terme ;* car, à l'article du développement de chaque organe en particulier, j'ai constamment pris pour point de départ la grande époque de la fin de la vie fœtale. Quelques considérations générales devront suffire ici.

Appareil locomoteur du fœtus à terme. Myologie. Les muscles sont pâles, peu développés, mais tous parfaitement dis-Appareil lo-comoteur du fœtus à terme. tincts, facilement séparables, à raison de l'état presque muqueux du tissu cellulaire et de l'absence complète de graisse inter-musculaire; il n'est même pas nécessaire de dissection pour isoler les muscles, pour isoler leurs faisceaux, et démêler l'intrication des muscles les plus compliqués. Je conseillerais Myologie. même d'étudier les muscles des gouttières vertébrales sur le fœtus à terme ou sur l'enfant nouveau-né, si les insertions musculaires pouvaient être mieux déterminées à cette époque de la vie.

L'ostéologie du fœtus à terme serait certainement une des Ostéo'ogie du fœtus à terme. parties les plus intéressantes de l'histoire du système osseux. Toutes les diaphyses des os longs sont osseuses et même assez développées; toutes les épiphyses sont cartilagineuses, à l'exception de l'épiphyse de l'extrémité inférieure du fémur, qui apparaît dans les derniers jours de la vie intra-utérine. Les os larges sont plus ou moins avancés suivant les besoins de l'économie : les plus avancés sont certainement les os du crâne; tous les os courts sont cartilagineux, à l'exception des vertèbres; et la raison finale de cette exception ne saurait être l'objet d'aucun doute : elle est tout entière dans cette loi qui préside à l'ostéogénie et même à l'embryogénie tout entière ; savoir : que la précocité ou le retard dans l'ossification ou plus généralement dans le développement, sont subordonnés à la précocité ou au retard et à l'importance des fonctions. Ainsi, de toutes les vertèbres, celles dont les lames, c'est à dire, la portion protectrice des vertèbres, sont les plus développées à la naissance, ce sont les vertèbres cervicales; et celles dont les corps, c'est à dire, la partie destinée à servir de colonne de sustentation, sont les plus développés, sont celles qui répondent au milieu de la hauteur du rachis. Les vertèbres les plus développées à la naissance, sont certainement les vertèbres cervicales, surtout dans la portion protectrice de ces os.

Organes digestifs. L'appareil digestif est complet chez le fœtus à terme; la longueur relative du canal intestinal est pro-

Du canal di-
gestif chez le
fœtus à terme.
portionnellement plus considérable que chez l'adulte. Une remarque importante, c'est la grande différence qui existe entre
les fœtus à terme, sous le rapport de la longueur du canal
intestinal. Cette différence a été surtout étudiée à l'occasion des
enfants affectés d'induration du tissu cellulaire. La brièveté
du canal intestinal, chez un grand nombre de ces enfants, en
général petits et peu développés, a pu faire croire que cette
brièveté était pour quelque chose dans les maladies à laquelle
ils ont succombé. Le rectum et même, chez quelques sujets une
bonne partie du gros intestin, sont remplis de méconium. Le
foie déborde les côtes droites de deux travers de doigt, et déborde bien davantage encore l'appendice xyphoïde : d'où les
précautions indiquées par les accoucheurs, pour éviter toute
pression sur l'abdomen, dans l'accouchement par les pieds (1).

Organes res-
piratoires.
Organes respiratoires. Absolument inactifs pendant toute
la durée de la vie intra-utérine, et complètement privés d'air,
les poumons sont petits, flétris, analogues aux poumons d'a-
dultes qui ont été comprimés et vidés d'air par un épan-
chement considérable dans les plèvres, et se précipitent au
fond de l'eau. Les vaisseaux artériels et pulmonaires n'ont
peut-être pas la huitième partie du développement qu'ils pren-
dront immédiatement après la naissance, aussitôt que l'air aura
pénétré dans les voies respiratoires.

Je ferai remarquer combien les lésions du poumon sont
fréquentes chez les fœtus à terme, combien d'œdèmes, combien de pneumonies lobulaires, qui font périr l'enfant au moment de la naissance, ou peu de temps après la naissance (2).

Organes cir-
culatoires.
Organes de la circulation. C'est par les organes de la circulation que la vie fœtale présente les différences les plus
tranchées avec la vie extra-utérine. Toutes ces différences,

(1) J'ai observé, à la Maternité, un fait qui tendrait à établir que, dans
l'accouchement par les pieds chez une primipare, le foie peut être contus, indépendamment de toute manœuvre.

(2) Anat. pathol. du corps humain, 15ᵉ livr.

d'autant plus remarquables qu'on examine le fœtus à une époque plus rapprochée de la conception, existent encore, quoique moins prononcées et sur le point de disparaître, chez le fœtus à terme. Dans le *cœur* du fœtus à terme, persistance de la communication entre les cavités droites et les cavités gauches, par le trou de Botal, devenu une fente étroite, oblique, par suite du développement de la valvule qui va constituer le fond de la fosse ovale. — *Artère pulmonaire*, s'ouvrant directement dans l'aorte, au bas de sa crosse, par le *canal artériel :* artères pulmonaires proprement dites, très petites. — *Artères ombilicales*, continuation des artères iliaques primitives; l'artère iliaque externe et l'artère hypogastrique constituant alors des branches collatérales secondaires. Ces artères ombilicales longent les côtés de la vessie, convergent vers le sommet de cet organe pour gagner l'ombilic qu'elles traversent, parcourent toute la longueur du cordon ombilical, et se ramifient dans le placenta. — *Veine ombilicale.* Née du placenta, parcourant toute la longueur du cordon, pénétrant par l'ombilic dans l'abdomen, gagnant la scissure antéro-postérieure du foie, où elle se bifurque : l'une des branches de bifurcation se jetant dans la veine-porte, l'autre continuant, sous le nom de *canal veineux*, le trajet primitif de la veine et s'abouchant dans la veine-cave ascendante ou dans l'une des veines sous-hépatiques, un peu avant que celles-ci ne se jettent dans la veine-cave.

Organes génito-urinaires. Forme lobuleuse des reins, à la manière des reins du veau ; — forme particulière de la *vessie*, dont le diamètre vertical est très considérable, et qui semble le résultat de l'épanouissement de l'*ouraque :* l'ouraque, cordon plein, beaucoup plus développé qu'il ne le sera par la suite ; — développement relatif considérable des capsules surrénales. (Voir, pour plus de détails, les organes de la génération de l'homme et de la femme à la naissance, t. 3.)

Organes des sensations et de l'innervation. Chez le fœtus à terme, l'*œil* et l'*appareil auditif* ont acquis leur développement complet. Imperfection au contraire de l'*organe de l'olfaction :*

4.   50

imperfection qui est en rapport avec le peu de développement de la face. — Portion périphérique du système nerveux. *Nerfs et ganglions nerveux* parfaitement développés, si bien qu'on

Moelle épinière.

pourrait étudier la névrologie chez le fœtus. — *Moelle épinière* également très développée ; mais on y voit encore des colonnes ou cordons médullaires qui n'ont pas la couleur blanche qu'elles offriront par la suite, mais bien une teinte gris-rosée.

Cerveau, cervelet.

— *Cerveau, cervelet.* Très développés quant au volume, mais remarquables par leur mollesse, par leur vascularité, leur couleur rosée, par la distinction moins tranchée entre la substance

Protubérance.

grise et la substance blanche. La *protubérance, les pédoncules*, et leurs prolongements à travers le corps strié, ont seuls leur couleur blanche et la disposition fasciculée et rayonnante.

ARTICLE DEUXIÈME.

Des enveloppes ou membranes du fœtus à terme.

Des enveloppes du fœtus à terme.

Le fœtus humain est enveloppé de plusieurs membranes superposées, qui l'isolent dans la cavité utérine en même temps qu'elles établissent ses connexions avec l'utérus. Si, chez un certain nombre de mammifères, l'œuf sort intégralement dans l'acte de l'accouchement, en sorte que, par un instinct admirable, ce sont les femelles qui, après le part, lacèrent les membranes de l'œuf pour en extraire leurs petits ; chez l'homme, le fœtus seul sort le premier (1) ; les enveloppes ou annexes sont ensuite expulsées, sous le nom d'*arrière-faix*.

Les enveloppes du fœtus à terme se composent du *placenta*, de l'*amnios*, du *chorion*, et d'une membrane intermédiaire au chorion et au placenta d'une part, à l'utérus d'une autre part, qu'on appelle, depuis Hunter, *membrane caduque*.

(1) Excepté dans les cas rares d'implantation du placenta sur le col de l'utérus, où l'on voit quelquefois la tête de l'enfant sortir coiffée par les membranes.

§ Ier. Du placenta.

Le *placenta* est une masse molle, spongieuse et vasculaire, applatie en forme de gâteau circulaire, adhérente à l'utérus par sa face externe, libre par sa face interne, de laquelle part le cordon des vaisseaux ombilicaux. Physiologiquement considéré, le placenta est l'organe essentiel de connexion entre l'œuf et l'utérus, l'organe d'hématose et de nutrition du fœtus.

Idée générale du placenta.

Dans l'espèce humaine, il forme une masse unique, tandis que chez un grand nombre d'animaux, il est divisé en une multitude de fragments distincts ou cotylédons, disséminés à la surface de l'œuf. On parle de *cotylédons* séparés du placenta dans l'espèce humaine : ce cas conduit aux placentas doubles, dont il existe bien peu d'exemples dans la science (1).

Le placenta forme une masse unique dans l'espèce humaine.

Situation du placenta. Le placenta n'a pas de position déterminée dans la cavité utérine. Il peut occuper toutes les régions de sa surface interne, même le col de l'utérus.

Sa situation.

Sa forme, variable, est généralement circulaire; ses diamètres sont de 6 à 8 pouces (de 18 à 24 centim.); son épaisseur, qui paraît en raison inverse des autres diamètres, est beaucoup plus considérable au centre qu'à la circonférence, et par centre on doit entendre le lieu d'insertion le plus ordinaire du cordon ombilical. Sur un placenta dont le centre a de 6 à 8 lignes (1 centimètre 1/2 à 2 centimètres d'épaisseur), la circonférence a de 2 à 3 lignes (de 4 à 6 millimètres).

Sa forme.

On considère au placenta une *face externe* ou *utérine*, une *face interne* ou *fœtale* et une circonférence.

La face *externe* ou *utérine*, convexe, est inégale, tomen-

---

(1) Le placenta est assez souvent unique, mais le plus souvent double dans les grossesses doubles. Deux exemples de placenta double dans deux cas de grossesse simple, ont été observés depuis peu : l'un, par M. Ebert, de Berlin, et l'autre, par M. P. Dubois. Le placenta paraît toujours double chez le singe, ainsi que je l'ai vu sur une pièce qu'a bien voulu me montrer M. Coste. L'un de ces placentas est évidemment accessoire.

teuse, recouverte par une couche d'apparence couenneuse, que nous verrons faire partie de la membrane caduque ; c'est par cette couche que le placenta adhère (1) à l'utérus. Et nous verrons bientôt que c'est au travers et aux dépens de cette couche, que s'établit, par les vaisseaux utéro-placentaires, une communication vasculaire immédiate très considérable entre l'utérus et le placenta.

La face externe du placenta est parcourue par des sillons plus ou moins superficiels, entrecroisés sous toutes sortes de directions, qui divisent très incomplètement et en général superficiellement, le placenta en un grand nombre de parties qu'on appelle *lobes* ou *cotylédons*. On cite des exemples de cotylédons complètement séparés du placenta, et qui, restés dans la cavité de l'utérus après une délivrance en apparence complète, sont devenus la source d'hémorrhagies.

Je démontrerai plus tard que cette division superficielle du placenta en lobes ou cotylédons, répond à une disposition de structure qui rend la circulation de chacun de ces lobes entièrement indépendante de celle des lobes qui l'avoisinent.

Face interne, *libre*, ou *fœtale*. C'est à cette face que s'implante le cordon ombilical qui naît ordinairement du centre du placenta, mais qui peut naître sur tout autre point de la face fœtale et même sur un des points de sa circonférence. Du lieu d'insertion du placenta comme d'un centre, partent, en rayonnant, de très gros vaisseaux superficiels présentant une disposition rameuse, et proéminents à la face interne du placenta. Le mode de radiation de ces vaisseaux est en rapport avec la forme du placenta. Lorsque le cordon ombilical s'insère à la circonférence, les radiations vasculaires ne se portant pas dans tous les sens, le placenta a une forme qui représente assez bien celle d'une raquette dont le cordon ombilical constituerait le manche.

_____

(1) Les accoucheurs appellent *placentas adhérents*, des placentas que les contractions utérines ne décollent pas aussi facilement que de coutume.

[Marginal notes:]
Face externe ou utérine du placenta.

Lobes ou cotylédons.

Face interne, libre ou fœtale.

La surface fœtale du placenta a un aspect lisse qui est dû à la membrane amnios qui la recouvre sans adhérence. Elle est en outre recouverte par le chorion qui adhère si intimement au placenta, qu'il est impossible de l'enlever sans déchirer le tissu placentaire. C'est à travers la transparence de ces deux membranes que se voient les gros vaisseaux placentaires, lesquels sont par conséquent subjacents à ces deux membranes, et non intermédiaires à l'amnios et au chorion.

Aspect lisse de la surface fœtale du placenta.

La *circonférence* du placenta, nettement terminée, est plus ou moins irrégulièrement découpée. C'est la partie la moins épaisse de cet organe.

Circonférence du placenta.

Structure. La structure du placenta est d'un haut intérêt; elle est intimement liée à la détermination des connexions de ce corps avec l'utérus.

Structure.

La structure éminemment vasculaire du placenta ne saurait être l'objet d'aucun doute. Le rapport qui existe entre la disposition aréolaire, spongieuse et comme caverneuse du placenta, et celle du corps caverneux de la verge, de l'urèthre et de la rate, a également frappé tous les observateurs. Le tissu propre du placenta appartient à l'espèce de tissu que Dupuytren a si bien décrit sous le nom de *tissu érectile*.

Elle est de nature érectile.

Voici le résultat des injections faites à ce sujet par M. Bonamy, sans préparation particulière, et dont je puis garantir l'exactitude.

Si on injecte le placenta par les artères ombilicales, la matière à injection pénètre dans toute l'épaisseur du placenta jusqu'à la face utérine, et revient par la veine ombilicale. Le placenta est pénétré de toutes parts; il a pris, par suite de l'injection, un volume, une tension considérables, et si la matière de l'injection est susceptible de se solidifier, on trouve qu'elle est contenue dans des aréoles parfaitement distinctes.

Injection du placenta par les artères ombilicales.

Cette injection semble démontrer que le placenta appartient entièrement et exclusivement au fœtus, et nullement à la mère, qu'il est comme la racine du fœtus. Mais si, d'une autre part, sur un autre placenta on injecte soit les artères utérines, soit

Injection du placenta par les artères et par les veines utérines.

les veines utérines (1), le placenta est injecté dans toute son épaisseur jusqu'à la surface fœtale ; mais la matière à injection ne pénètre nullement dans les artères et dans les veines du cordon ombilical ; enfin, si, comme l'a encore fait M. Bonamy, on injecte sur le même placenta, avec quatre liquides diversement colorés, d'une part : 1° les veines utérines, 2° les artères utérines ; d'une autre part : 1° la veine ombilicale, 2° les artères ombilicales ; on reconnaît que la matière à injection poussée par les vaisseaux utérins, a pénétré jusqu'à la face fœtale du placenta, sans se mélanger en aucune manière avec la matière à injection poussée par les vaisseaux ombilicaux, et réciproquement, que la matière à injection poussée par les vaisseaux ombilicaux, a pénétré jusqu'à la face utérine du placenta, en conservant la pureté, la netteté de sa coloration.

Indépendance de la circulation placentaire fœtale et de la circulation placentaire utérine.

Que conclure de cette expérience ? Deux choses : 1° il y a dans le placenta des vaisseaux qui se continuent avec les vaisseaux utérins, des *vaisseaux utéro-placentaires* ; 2° ces vaisseaux utéro-placentaires ne communiquent en aucune manière avec les vaisseaux ombilicaux : il y a indépendance complète entre la circulation placentaire fœtale et la circulation placentaire utérine. Il suit de là que, lorsque le placenta se décolle de l'utérus, la source de l'hémorrhagie est du côté de la mère et non du côté du fœtus.

Il y a dans le placenta humain une portion utérine et une portion placentaire.

Il y a donc dans le placenta humain une portion utérine et une portion placentaire ; il y a véritablement un placenta utérin et un placenta fœtal, comme chez les animaux dont le placenta est divisé en une multitude de cotylédons. Chez ces animaux, chaque cotylédon est constitué par une portion utérine et par une portion placentaire que l'on sépare avec la plus grande facilité à l'aide d'une traction légère. On voit, en effet, que le cotylédon utérin est comme creusé d'aréoles profondes, dans lesquelles pénètrent, comme les dents dans les alvéoles,

(1) C'est par la veine iliaque primitive et par l'une des veines ovariques, que M. Bonamy à injecté l'utérus.

par une sorte d'engrènement, une forêt de prolongements vasculaires, nés de la surface externe du chorion. Je dois ajouter que cette pénétration n'établit aucune communauté de circulation entre les cotylédons utérins et les cotylédons placentaires; qu'une matière lactescente, signalée par M. Breschet, imprègne en quelque sorte les surfaces contiguës.

Quel est le mode de connexion du placenta avec l'utérus? Nous avons vu que la surface utérine du placenta était recouverte par une substance couenneuse, dépendance de la membrane caduque. Si on examine avec attention cette membrane ou couche inter-utéro-placentaire avant le décollement du placenta, sur des coupes qui comprennent à la fois l'utérus et le placenta, on voit, de la manière la plus manifeste, que cette couche tomenteuse est creusée d'une multitude de cavités vasculaires, dont les nombreuses anastomoses, qui lui donnent un aspect réticulé, révèlent le caractère veineux au moins pour le plus grand nombre. Les injections des artères utérines, pénétrant également le placenta, permettent d'apprécier la petitesse du calibre des artères utéro-placentaires, leur disposition spirale et le petit nombre de leurs anastomoses (1).

Mode de connexion du placenta avec l'utérus.

Les injections démontrent, de la manière la plus manifeste, que, bien que le placenta humain constitue une masse unique, ses lobes ou cotylédons ont une circulation propre, indépendante de celle des lobes ou cotylédons voisins : déjà l'étude des maladies du placenta m'avait conduit à ce résultat; car on rencontre quelquefois un lobe ou plusieurs lobes complètement indurés, altérés, imperméables, et le reste du placenta conservant la liberté parfaite de sa circulation (2).

Les lobes ou cotylédons du placenta humain ont une circulation propre.

(1) La disposition, l'agencement du placenta fœtal et du placenta utérin, sont parfaitement représentés dans de très belles planches, que M. Coste se propose de publier incessamment. On voit les touffes placentaires fœtales, reçues, en quelque sorte, dans l'espèce de trame vasculaire, représentée par la substance couenneuse inter-utéro-placentaire.

(2) Dans un cas de grossesse double, à placenta unique, l'un des fœtus desséché correspondait à une portion du placenta complètement atrophiée et

Rapports du chorion avec le placenta. Leur connexion
est intime ; on peut même dire que le chorion fait partie du
placenta : on voit, en effet, partir de la face externe du chorion des prolongements très multipliés, qui semblent servir
de support, de gaînes aux vaisseaux, et remplir dans le placenta
les mêmes usages que la capsule fibreuse de la rate, qui non
seulement recouvre cet organe, mais encore envoie, au niveau
de la scissure, des prolongements considérables tout autour
des vaisseaux qui pénètrent dans cette scissure.

Y a-t-il des granulations dans le placenta ? Ces granulations ou grains glanduleux (acini), admis par Malpighi, qui
leur donnait l'usage de sécréter un liquide particulier ; ces granulations, dis-je, ne sont qu'une simple apparence et disparaissent par l'injection, ou plutôt ne sont autre chose que des pinceaux
vasculaires que les liquides injectés pénètrent entièrement.

Les *nerfs* n'ont été admis dans le placenta que par Chaussier et Ribes. — Les *vaisseaux lymphatiques* n'y ont été décrits que par Fohmann et Lauth.

Le placenta, organe temporaire, est peut-être de tous les
tissus vivants celui dont la structure est la moins compliquée ;
car elle se réduit à un simple réseau vasculaire, à des vaisseaux soutenus par un peu de tissu fibreux. Le placenta du
fœtus à terme est sujet à des pétrifications souvent disséminées, quelquefois très multipliées, et que j'ai décrites ailleurs

sous le nom d'*ossifications séniles du placenta.* Ces ossifications, très multipliées et pour ainsi dire précoces chez quelques
sujets, m'ont paru pouvoir expliquer certains accouchements
prématurés.

§ II. Cordon ombilical.

Le *cordon ombilical* est ce cordon ou pédicule vasculaire
qui est étendu du placenta à l'ombilic de l'enfant.

transparente tandis que la portion du placenta qui répondait au fœtus développé, présentait toute la plénitude de ses développements. (Voyez *Anat. pathol.*, avec planches, 6e livr., pl. 6.)

Sa longueur, qui présente de très nombreuses variétés, est généralement de 18 à 20 pouces (de 54 à 60 centim.); on en a vu qui offraient 1 mètre 50 centim. de longueur, et, par contre, il est des exemples de cordons qui n'avaient que de 5 à 6 pouces (15 à 18 centim.) de longueur, et même, dans un cas, le cordon était tellement court, que le placenta était comme implanté sur l'abdomen du fœtus. Longueur du cordon ombilical.

La grosseur du cordon ombilical est celle du petit doigt; quelquefois elle est moindre, et ces différences tiennent à la quantité plus ou moins grande de liquide infiltré dans l'épaisseur du cordon. Son volume.

Le cordon semble, au premier abord, contourné sur lui-même et décrire un grand nombre de tours de spire; mais cette disposition n'est qu'apparente et tient à la disposition effectivement spiroïde des vaisseaux qui entrent dans sa composition (1). Cependant, il n'est pas sans exemple de voir le cordon contourné sur lui-même. J'ai même observé un cas dans lequel cet entortillement du cordon sur lui-même avait eu lieu un grand nombre de fois, au point d'intercepter complètement la circulation, et par conséquent de déterminer la mort. Dans ce cas, le cordon était extrêmement long. Le terme de la grossesse était au quatrième mois, et la mort de l'enfant paraissait avoir précédé l'avortement de huit jours au moins. La trop grande longueur du cordon favorise également la formation de nœuds, qui, en général, ne sont pas assez serrés pour compromettre la circulation ou la vie. Cependant, j'ai connaissance d'un fait dans lequel la mort de l'enfant paraît avoir été occasionnée par un nœud très serré : il est très probable que ce nœud ne s'est serré que pendant la durée du travail. Les nœuds sont quelquefois multiples. Enfin, souvent, le cordon se contourne autour de certaines parties du corps de l'enfant, des jambes, du Torsion du cordon sur lui-même. Des nœuds du cordon.

(1) Nous verrons, à l'article du développement, que cette disposition spiroïde n'est pas primitive, mais bien acquise et la conséquence du mouvement de rotation du fœtus sur lui-même.

Le cordon
serré autour de
la jambe peut
produire l'amputation.
tronc et surtout du col. J'ai vu un cas dans lequel le cordon, contourné autour de la jambe, avait coupé les parties molles comme avec une ligature; un degré de plus et la jambe était complètement séparée du corps. Est-ce par ce mécanisme qu'ont lieu ces cas dans lesquels un fœtus vient au monde avec une jambe amputée qui sort avec le délivre? L'extrémité placentaire du cordon ne s'insère pas toujours au centre du placenta : quelquefois cette insertion a lieu à la circonférence. On a vu le cordon s'insérer sur les membranes fœtales, à une certaine distance du placenta. Dans ce cas, du point d'insertion partaient un certain nombre de grosses branches qui marchaient en divergeant entre les membranes chorion et amnios, pour aller gagner la circonférence du placenta.

Enfin, on cite un petit nombre de cas dans lesquels l'extrémité fœtale du placenta s'insérait non à l'ombilic, mais sur tel ou tel point du tronc de l'enfant, sur la tête, le col, les épaules.

Structure du
cordon chez le
fœtus à terme.
Structure du cordon. Le cordon est essentiellement constitué, chez le fœtus à terme, par trois vaisseaux qui sont : 1° la veine ombilicale; 2° les deux artères ombilicales. La veine, dont le calibre égale au moins celui des deux artères ombilicales réunies, occupe l'axe du cordon, mais elle n'est nullement rectiligne; il n'est pas vrai que les artères, qui occupent la circonférence, s'enroulent, à la manière d'une spire, autour de la veine : la veine prend en effet la même part que les artères à cet enroulement : on a remarqué que presque toujours cet enroulement avait lieu de gauche à droite. Les varices que présente quelquefois le cordon, appartiennent à la veine. On cite quelques exemples de cordons qui contenaient deux ou trois veines ombilicales, et, par opposition, une seule artère ombilicale.

On a admis dans le cordon des vaisseaux lymphatiques et des nerfs; mais il s'en faut bien que leur existence soit anatomiquement démontrée.

Le cordon est-il enveloppé par une double gaîne formée par

le chorion et l'amnios? La présence de la gaîne formée par la membrane amnios ne saurait être contestée ; il n'en est pas de même de la membrane chorion, qui ne peut être anatomiquement démontrée. Dans cette gaîne se trouve déposée une matière gélatineuse connue sous le nom de *gélatine de Warthon*, matière dont la quantité varie beaucoup suivant les sujets. Cette matière transparente est infiltrée dans une trame aréolaire ; sa quantité variable établit, bien plus que la différence dans le calibre des vaisseaux, les différences de volume que présente le cordon ombilical. Je suppose que cette matière gélatiniforme a pour but de protéger les vaisseaux contre la constriction qu'y produisent et les nœuds et l'enroulement.

Le cordon est enveloppé par la membrane amnios.

Gélatine de Warthon.

Le point le plus mince, le moins résistant du cordon est, sans contredit, celui de son insertion au placenta. Là, il y a absence de gélatine de Warthon, et les vaisseaux ombilicaux sont un peu écartés les uns des autres. Aussi la moindre traction a-t-elle pour conséquence la rupture du cordon à son insertion placentaire.

Partie la moins résistante du cordon.

Le placenta et le cordon ombilical ne sont, pour le fœtus, que des organes de circulation et d'implantation. Le fœtus est implanté à l'utérus, comme un végétal au sol, par ses racines placentaires. La vie végétative, qui est une vie d'implantation, est donc propre au fœtus : s'il est décollé de l'utérus, il meurt comme un arbre arraché du sol. N'oublions pas l'indépendance réciproque des cotylédons placentaires de l'espèce humaine ; elle nous explique la possibilité de la persistance de la vie du fœtus, lors même qu'un certain nombre de cotylédons seraient décollés. Indépendamment du placenta qui ne lui forme qu'une enveloppe partielle, le fœtus est entouré de trois membranes concentriques qui sont, en procédant de dehors en dedans, la caduque, le chorion et l'amnios.

Le placenta est un organe d'implantation et de circulation.

§ III. Membrane caduque chez le fœtus à terme.

La *membrane caduque* (*membrane adventive* de quelques

Aspect géné-
ral de la cadu-
que chez le fœ-
tus à terme.
anatomistes ; *decidua* de Hunter) (1), est la plus extérieure
des membranes de l'œuf. Chez le fœtus à terme, elle se présente sous l'aspect d'une couche molle, tomenteuse, tout-à-
fait analogue à la couche qui sépare le placenta de l'utérus, et
se continuant manifestement avec elle. Sur les enveloppes du
fœtus à terme, il est de la dernière évidence que la membrane
caduque enveloppe la totalité de l'œuf, le placenta y compris : elle s'épaissit d'une manière sensible au voisinage de la
circonférence du placenta, et acquiert son maximum d'épaisseur
sur cette circonférence elle-même. Cette membrane, que nous
verrons n'être en quelque sorte qu'à l'état de vestige chez le
fœtus à terme, est éminemment vasculaire dans toute son étendue, comme dans la portion utéro-placentaire déjà indiquée à
La caduque
du fœtus à ter-
me ne présente
qu'une lamelle.
l'occasion du placenta. C'est en vain qu'on chercherait à séparer cette membrane en deux lamelles, dont l'une appartiendrait
à la caduque vraie, et l'autre à la caduque réfléchie. Du reste,
cette membrane, qui est à son maximum de développement
dans les premiers temps de la vie embryonnaire et fœtale, est
intimement unie au chorion, qui envoie dans son épaisseur des
prolongements analogues à ceux qu'il envoie dans l'épaisseur
du placenta : prolongements qui ont été vasculaires dans le
principe et qui sont devenus fibreux par une sorte d'atrophie.
Nous reviendrons avec détails sur la caduque, à l'occasion du
développement de l'œuf.

§ IV. Chorion chez le fœtus à terme.

Idée générale
du chorion.
Le *chorion*, que nous verrons être une membrane propre à
l'œuf et non une membrane adventive comme la caduque, est
une membrane très mince, transparente et néanmoins résistante, intermédiaire à la membrane caduque et au placenta
d'une part, et à la membrane amnios, d'une autre part. Cette
membrane, qui n'est autre chose que l'allantoïde, ainsi que l'a
parfaitement démontré M. Coste, forme à l'œuf une enveloppe
complète et semble se prolonger sur le cordon ombilical. Chez

(1) Périône ou Périvone, autour de l'œuf, de M. Breschet.

le fœtus à terme, sa *surface interne* est contiguë à l'amnios, Surface interne du chorion.
sans membrane, ni sans liquide intermédiaire (1). J'ai vainement cherché entre l'amnios et le chorion du fœtus à terme cette espèce de couche gélatineuse continue que M. Bischoff a désignée sous le nom de *membrane médiane*, et que M. Velpeau a appelée *corps vitriforme* et *corps réticulé*. Nous verrons que cette couche gélatiniforme appartient à une époque antérieure à la grossesse, et est extrêmement considérable dans les premiers temps de la vie intra-utérine. Sa *surface externe* Surface externe.
est unie à la caduque et au placenta par des prolongements fibreux et vasculaires qu'on a désignés sous le nom de *villosités* ou *chevelu du chorion*. Ces prolongements très rares et Villosités, ou chevelu du chorion.
très grêles au niveau de la caduque, sont beaucoup plus considérables au niveau du placenta, à la structure duquel ils concourent. Chez le fœtus à terme, on cherche vainement les deux feuillets admis dans le chorion par quelques anatomistes; on y cherche non moins vainement les vaisseaux sanguins qui y sont si développés à une époque donnée de la vie intra-utérine.

En étudiant le chorion du fœtus à terme, indépendamment Le chorion a la densité d'une membrane fibreuse.
des phases diverses qu'il a parcourues, j'aurais été tenté de le considérer comme une membrane fibreuse destinée à servir de soutien à la membrane amnios, et par conséquent remplissant dans l'œuf humain des fonctions relatives à sa résistance (2). Cette manière de voir est confirmée par l'analogie qui nous montre dans toute l'économie les membranes séreuses (et l'amnios est évidemment une membrane séreuse) soutenues par un feuillet fibreux dans toute la portion de ces membranes qui ne recouvre pas des viscères, c'est à dire, dans oute leur portion pariétale. Par les prolongements si multipliés qu'envoie le chorion au placenta, le chorion remplit,

(1) Nous verrons plus tard que c'est entre le chorion et l'amnios que se voit la vésicule ombilicale qui est très lisse.

(2) C'est par le chorion que la poche des eaux qui se forment dans la première période du travail, résiste aux contractions utérines, à tel point que l'accoucheur est quelquefois obligé d'intervenir pour la déchirer.

par rapport à cet organe, des fonctions analogues à celles que la membrane fibreuse de la rate ou l'enveloppe du corps caverneux remplissent par rapport à ces organes : fonctions de résistance, fonctions de trame ou de charpente pour soutenir les vaisseaux.

Opinions diverses sur la nature du chorion. On a dit que le chorion était une membrane séreuse ; mais la résistance et les prolongements nés de sa face externe excluent cette manière de voir. — On a dit que le chorion était une membrane vasculaire : il mérite à tous égards cette qualification dans les premiers temps de la conception ; mais les vaisseaux lui paraissent complètement étrangers, à la fin de la vie intra-utérine. Les villosités ou filaments, nés de sa face externe, présentent dans l'œuf à terme tous les caractères du tissu fibreux, et nullement la disposition vasculaire ; toutefois, sa dénomination de membrane vasculaire appliquée au chorion serait exacte, si l'on considérait le placenta comme une dépendance de cette membrane.

Le chorion ne se prolonge pas sur le cordon ombilical. Le chorion se prolonge-t-il sur le cordon ombilical ? C'est l'opinion généralement admise. M. Velpeau a établi contradictoirement que le chorion allait se terminer à la base du cordon : le fait est qu'on peut suivre le chorion jusqu'à cette base seulement, et qu'il disparaît immédiatement. Conséquemment, il faut regarder comme surannée l'opinion des anatomistes anciens, encore adoptée par quelques modernes, d'après laquelle la membrane chorion de l'œuf irait se continuer avec le derme du fœtus. Nous verrons bientôt que c'est avec la membrane amnios toute seule que se continue la peau du fœtus.

§ V. Membrane amnios chez le fœtus à terme.

La membrane *amnios* est l'enveloppe immédiate du fœtus, avec lequel elle contient dans sa cavité une quantité plus ou moins considérable de liquide.

Disposition générale de l'amnios. L'amnios revêt le chorion dans toute son étendue et par conséquent forme une coque complète ; comme le chorion, elle tapisse la face fœtale du placenta, et parvenue au niveau de l'insertion placentaire du cordon ombilical, elle ne se termine pas brusquement comme le chorion, mais elle se réfléchit sur ce cordon qu'elle recouvre dans toute sa longueur jusqu'à l'ombilic, où elle se continue de la manière la plus manifeste avec la peau du fœtus. Une ligne de démarcation, extrêmement tranchée, établit la limite de l'amnios et de la peau.

Par sa surface externe, l'amnios est en rapport immédiat avec le chorion, avec lequel elle ne contracte aucune adhérence : il y a simple juxta-position. C'est là dans l'intervalle de ces deux membranes, que dans les premiers temps de la vie fœtale, se trouve la vésicule ombilicale, et pendant presque toute la grossesse une couche gélatiniforme qui, abondante dans les premiers temps, devient de plus en plus rare à mesure qu'on approche de la fin de la grossesse. *Rapports de la surface externe.*

Par sa surface interne, l'amnios présente l'aspect lisse de toutes les membranes séreuses, et est lubrifiée par le liquide amniotique. On cite quelques exemples d'adhérence morbide de l'amnios avec telle ou telle partie de la surface du fœtus. *Surface interne.*

Par sa structure, la membrane amnios ressemble exactement à toutes les membranes séreuses. Aucun vaisseau sanguin n'y a été démontré. L'analogie me fait admettre pour cette membrane, comme pour toutes les séreuses, une structure exclusivement lymphatique; mais jusqu'à présent les tentatives d'injection en piquant directement cette membrane, comme on le fait avec tant de succès pour toutes les séreuses, ont complètement échoué. *Structure séreuse.*

En opposition avec presque toutes les membranes séreuses, qui sont simplement lubrifiées par le liquide qu'elles fournissent, la membrane amnios contient dans l'état normal une très grande quantité de liquide connu sous le nom d'*eau de l'amnios* (1). *Elle contient l'eau de l'amnios.*

Les *eaux de l'amnios* sont un liquide séreux, limpide, lé-

____

(1) Sous ce rapport, l'arachnoïde se rapproche de l'amnios, avec cette diffé-

Caractère des eaux de l'am-nios. gèrement verdâtre, d'une odeur spermatique, d'une saveur légèrement salée, composées, d'après Vauquelin, de 98,8 parties d'eau et de 1,2 partie d'albumine, d'hydrochlorate de soude, de phosphate de chaux et de chaux.

Leur quantité variable. Sa quantité varie beaucoup chez les femmes au terme de la grossesse. Ses usages ne sauraient être équivoques. Les eaux de l'amnios protègent le fœtus et contre les contractions de la Leur usages. matrice et contre les chocs extérieurs. La poche des eaux qui précède l'accouchement dilate mollement le col utérin, et l'écoulement des eaux, après la rupture de cette poche, facilite, en lubrifiant les parties de la mère, la sortie du fœtus. Quant aux usages attribués à ces eaux, de servir à la nutrition du fœtus, pendant une très grande partie de la vie intra-utérine, ces usages sont purement hypothétiques.

Les auteurs modernes ne sont pas d'accord sur la source du liquide amniotique, que les uns font provenir de la mère, d'autres du fœtus, d'autres encore en partie de la mère et en Source du liquide amnioti-que. partie du fœtus. Il me semble aussi naturel d'admettre que les eaux de l'amnios sont un produit d'exhalation de la membrane amnios que d'admettre que la sérosité de la plèvre ou du péritoine est fournie par la plèvre ou par le péritoine. Quant à l'opinion de Burdach, qui considère les eaux de l'amnios comme sécrétées par la surface interne de l'utérus, de telle sorte qu'elles transsuderaient à travers les membranes de l'œuf pour pénétrer dans la cavité de l'amnios, j'avouerai, au risque de passer pour rétrogade, que je ne crois nullement démontrée, quant aux corps vivants, la théorie de l'imbibition ou théorie de l'exosmose et endosmose, si généralement admise de nos jours. La vie est un obstacle invincible pour tous ces phénomènes de capillarité (1).

rence que le liquide arachnoïdien n'est pas contenu dans la cavité de l'arachnoïde, mais bien dans le tissu cellulaire sous-arachnoïdien.

(1) Voyez si la bile de la vésicule transsude à travers les membranes de cette vésicule pour pénétrer dans le péritoine.

CHAPITRE II.

DÉVELOPPEMENT DE L'OEUF.

Bien que la fécondation du germe ou ovule ait lieu le plus or- *La fécondation a lieu dans tous les points où l'ovule est rencontré par le sperme.* dinairement dans l'ovaire, il paraît démontré que la fécondation de ce germe ou ovule peut se faire dans tous les points des voies génitales ou il est recontré par le sperme : ainsi, dans l'ovaire, dans les trompes utérines ou oviductes et dans la cavité de l'utérus (1). La connaissance, récemment acquise à la science du phénomène de la ponte des œufs chez les mammifères à l'époque du rut, et chez les femmes à l'époque des règles (2), paraît établir ce fait, que les belles expériences de Spallanzani, répétées sur une plus large échelle par MM. Prévost et Dumas, avaient d'ailleurs dû faire pressentir.

Avant la fécondation, le germe ou ovule, parvenu à l'état de *Composition de l'ovule avant la fécondation.* maturité, est composé ainsi qu'il suit : 1° d'une enveloppe ou *membrane vitelline*, ainsi nommée parce qu'elle est l'analogue de la membrane du jaune chez les oiseaux ; 2° du *jaune* ou *vitellus*, qui présente une disposition granuleuse ; 3° de la *vésicule germinative*, découverte par Purkinje chez les ovipares, et par M. Coste chez l'homme et les mammifères ; 4° de la *tache germinative* ou *corpuscule germinatif* découvert par Wagner.

Quinze jours environ après la fécondation, dont le mécanisme est encore pour nous enveloppé d'un voile impénétrable (3), l'œuf se compose d'une manière entièrement diffé-

(1) Voyez Embryogénie comparée par M. Coste, 1837.

(2) N'est-ce pas à ce déplacement d'un ovule à chaque époque menstruelle, qu'est dû le fait de l'aptitude bien plus grande à la fécondation des femmes, immédiatement après la fin de l'époque menstruelle.

(3) M. Bischoff a vu des animalcules spermatiques sur la membrane vitelline d'un œuf déjà engagé dans la trompe du lapin ; il ne les a pas vus dans l'intérieur de l'œuf. Déjà Spallanzani avait suivi les animalcules jusque dans l'intérieur de l'œuf de la grenouille ; cette observation, confirmée chez la plupart des ovipares par MM. Prévost et Dumas, a été étendue par M. Bischoff aux mammifères.

Composition
de l'œuf après la
fécondation.
rente : au centre de l'œuf est le nouvel être, l'embryon, à
peine humecté par une petite quantité de liquide ; autour de lui
plusieurs membranes, qui sont, en procédant du dedans au
dehors : 1° la membrane amnios ; 2° le chorion, dont la surface
externe est hérissée de villosités ou plutôt d'une espèce de
chevelure qui constituera plus tard le placenta ; 3° entre le chorion et l'amnios est la vésicule ombilicale, contenue au milieu
d'un liquide gélatiniforme, très abondant en ce moment, interposé au chorion et à l'amnios ; 4° en dehors du chorion est
la membrane caduque, que nous verrons constituée d'abord
par un double feuillet à la manière des membranes séreuses.

Changements
que subit l'œuf.
Quels sont les changements qu'a subis l'œuf depuis le premier moment de la fécondation jusqu'au moment où le fœtus
s'individualise en se dégageant progressivement des membranes
dont il est partie constituante dans les premiers temps de la
conception ? C'est ce point ardu de la science que les observateurs modernes, à la suite de Haller et de Baër, ont
éclairé de leurs savants travaux en étudiant d'abord l'évolution plus facilement observable de l'œuf des oiseaux, et en
appliquant ensuite à l'œuf des mammifères, à l'œuf du lapin,
de la brebis et de l'espèce humaine, le résultat de leurs observations, et c'est ainsi qu'ils ont ramené à l'unité le grand phénomène du développement du germe dans les diverses espèces
animales. Renvoyant donc pour les détails aux traités *ex professo* à ce sujet, et plus particulièrement aux excellents ouvrages de M. Coste (1) et de M. Bischoff (2), je me contenterai
de présenter ici un résumé rapide des points culminants de
leurs travaux, et je dois à l'obligeance de M. Coste (qui a bien
voulu mettre à ma disposition toutes les pièces de son cabinet
et me donner à cet égard toutes les explications dont j'avais besoin) de pouvoir le faire avec connaissance de cause.

(1) Embryogénie comparée ; divers mémoires présentés à l'Acad. des Sc.

(2) Traité du développement de l'homme et des mammifères, suivi d'une
Histoire du développement de l'œuf du lapin. *Encyclopédie anatom.*, traduction
de M. Jourdan, 1833.

Le fœtus porte le nom d'*embryon*, depuis le premier moment de la conception jusqu'à la fin du 3e mois. A partir de cette dernière époque, il porte le nom de *fœtus*. Cette distinction est purement arbitraire. Dans les premiers jours de la conception, l'embryon est confondu avec les membranes sous le nom de *germe fécondé*.

L'obscurité la plus grande règne sur l'époque précise à laquelle l'ovule humain fécondé est transporté de l'ovaire dans l'utérus par les trompes utérines. Les expériences sur certaines espèces d'animaux ont à peine éclairé cette question, relativement à ces espèces. Il paraîtrait qu'il faut trois jours pour que cette descente s'accomplisse chez le lapin et de huit à douze jours pour qu'elle ait lieu dans l'espèce canine. Il n'existe pas d'exemple authentique d'œuf humain observé dans l'utérus avant le douzième jour. M. Weber dit avoir vu un ovule humain dans l'utérus d'une femme morte huit jours après la conception ; mais sa description est insuffisante et ne donne pas une idée exacte de la structure de ce produit.

C'est dans les trois premières semaines que le germe fécondé subit les changements les plus remarquables, ceux qui sont le plus difficilement observables ; car, une fois que l'embryon est constitué, une fois que la circulation placentaire a remplacé pour lui la circulation de la vésicule ombilicale, c'est à dire, du vingt-cinq au trentième jour, du moment où, par conséquent, il n'est plus besoin, pour le fœtus, d'organes transitoires, d'enveloppes transitoires, de transformations transitoires, l'étude du fœtus se réduit à l'appréciation facile du développement de ses diverses parties.

A. *Changements subis par l'ovule fécondé dans les trompes utérines.* Dans son passage à travers les trompes, l'œuf fécondé subit des changements importants : 1° comme l'œuf de l'oiseau, il s'enveloppe d'un albumen ; 2° la vésicule germinative, la tache ou corpuscule germinatif disparaissent, ou du moins on n'en trouve plus de traces appréciables ; 3° c'est le vitellus, d'après MM. Barry et Bischoff, qui éprouve les plus

(marginal notes) Embryon, — Fœtus, — Germe fécondé. — Durée du transport de l'ovule fécondé. — Changements remarquables éprouvés dans les trois premières semaines. — Changements subis par l'ovule dans les trompes utérines.

Changements
éprouves par le
vitellus.

grandes modifications : il revient sur lui-même, de manière à ne plus remplir complètement la membrane vitelline; il acquiert une plus grande densité, il se divise d'abord en deux masses sphéroïdales égales, puis, en 4, en 8 et 16, etc. C'est à cet état de division globulaire que se présente le vitellus lorsque l'œuf arrive dans la cavité utérine.

Changements
dans l'utérus.

B. *Changements subis par l'ovule fécondé dans l'utérus.* Aussitôt qu'il est arrivé dans l'utérus, le germe fécondé contracte des adhérences, en même temps que disparaît la couche d'albumine qui l'avait enveloppé dans la trompe. Dans l'utérus, les granulations du vitellus ont complètement disparu; à leur place se voit un liquide transparent, et la membrane vitelline se trouve tapissée par une membrane de nouvelle formation,

Formation
de la membrane
blastodermique.

qu'on a appellée *blastoderme, membrane* ou *vésicule blastodermique*, membrane dont une portion va se transformer en embryon. Est-ce aux dépens du jaune que se forme cette membrane blastodermique? Cette membrane existait-elle préalablement à la disparition du jaune? L'obscurité la plus grande règne à cet égard : MM. Coste, Barry et Bischoff pensent que la membrane blastodermique est formée aux dépens des granulations du vitellus. Toujours est-il que cette membrane blastodermique est constituée par deux lamelles juxta-posées, l'une externe, l'autre interne; que sur une partie de la surface de cette membrane ou vésicule, apparaît une tache ou épaissis-

Tache em-
bryonnaire.

sement, circulaire d'abord, puis elliptique (*tache embryonnaire* de M. Coste); que la partie de la membrane blastodermique, qui est le siège de cet épaississement, devient proéminente, de telle façon que, si on coupe l'œuf sur le milieu de la tache, on voit, de la manière la plus manifeste, la tache ou plaque épaissie faire un relief prononcé à l'extérieur, se creuser, pour ainsi dire en dedans, de manière à appartenir à une sphère plus petite, et figurer assez bien à l'égard du reste de la membrane blastodermique, la même disposition que la cornée à l'égard de la sclérotique.

C'est cette partie épaissie, proéminente, de la membrane ou

vésicule blastodermique, qui va constituer l'embryon : tout le reste de cette membrane ou vésicule, va peu à peu s'isoler de la partie épaissie pour constituer la vésicule ombilicale.

Les deux lamelles ou feuillets de la membrane blastodermi- *Rôles de la lamelle externe et de la lamelle interne du blastoderme.* que se retrouvent facilement observables dans la partie épaissie ou embryonnaire. La lamelle externe, qu'on pourrait appeler *cutanée*, fournit la peau et ses dépendances, os, muscles, système nerveux et organes des sens (toutes les parties sensibles et locomotives); la lamelle interne, qu'on pourrait appeler *muqueuse* ou *viscérale*, fournit le canal intestinal, et toutes les glandes annexes.

La portion embryonnaire de la vésicule blastodermique con- *Isolement de la portion embryonnaire du blastoderme.* tinue à se développer, et à mesure qu'elle se développe, elle s'isole du reste de la vésicule blastodermique par un étranglement circulaire : les bords du segment elliptique, de plus en plus allongé, que représente cette partie embryonnaire, se renversent du côté de la concavité, et déjà les rudiments de l'embryon peuvent être distingués. On reconnaît son extrémité céphalique, son extrémité caudale, le côté convexe du tronc qui répond à la colonne vertébrale, le côté concave qui répond à l'abdomen, et qui est largement ouvert, et qui, par conséquent, communique largement avec la cavité de la vésicule ombilicale.

Jusque-là le côté convexe de l'embryon se trouve recouvert par la membrane vitelline seulement, comme d'ailleurs tout le reste du blastoderme.

La membrane blastodermique prend le nom de *vésicule om-* *La membrane blastodermique devient vésicule ombilicale.* *bilicale* aussitôt que l'embryon se dessine et s'en est séparé par un étranglement circulaire. La vésicule ombilicale n'est donc autre chose que la vésicule blastodermique moins la portion qui s'est transformée en embryon.

Or, par un mécanisme difficile à concevoir sans le secours d'une figure, à mesure que l'embryon s'isole du reste de la membrane blastodermique, par un étranglement circulaire, le feuillet externe de cette membrane se prolonge tout autour de la face dorsale de l'embryon, et forme une espèce de pli, lequel étant beaucoup plus prononcé autour de l'extrémité céphalique et de l'extrémité caudale, au dessus desquelles il représente une espèce de capuchon, a pris le nom de *capuchon céphalique* et de *capuchon caudal*. Ces plis ou capuchons prenant un accroissement rapide, viennent en contact sur la ligne médiane de la région dorsale de l'embryon, et ne tardent pas à se souder.

Formation de la membrane qui enveloppe immédiatement l'embryon.

Il suit de là que la face dorsale de l'embryon est recouverte par trois membranes, savoir : 1° par la membrane vitelline ; 2° par les deux feuillets du pli formé par la membrane externe de la vésicule blastodermique. Or, le feuillet interne du pli blastodermique se continue avec l'embryon par toute la circonférence de sa large ouverture ventrale : ce feuillet interne est d'ailleurs immédiatement appliqué (1) sur l'embryon ; plus tard il en sera séparé par une grande quantité de liquide. Ce feuillet interne du pli continu avec l'embryon par le pourtour de sa large ouverture ventrale, c'est l'amnios ; le liquide qui s'interposera plus tard, c'est le liquide amniotique.

Cette enveloppe immédiate est l'amnios.

Jusqu'à cette époque, l'embryon, enveloppé de la membrane vitelline, du feuillet externe du blastoderme, et plus immédiatement de la portion du repli de ce feuillet externe qui constitue l'amnios, est libre de toute adhérence avec l'utérus. Ses moyens de nutrition sont les vaisseaux de la vésicule ombilicale, laquelle est constituée par le feuillet interne de la vésicule blastodermique, et se prolonge dans l'abdomen par un pédicule de plus en plus étroit, à mesure que l'ouverture ventrale devient plus resserrée. Cette vésicule ombilicale s'ouvre à cette époque très largement dans l'intestin dont elle paraît être l'organe formateur ; ses vaisseaux sont les vaisseaux *omphalo-mésentéri-*

La vésicule ombilicale s'ouvre dans l'intestin.

Vaisseaux opmhalo-mésentériques.

(1) Les cas d'adhérence de l'embryon avec la membrane s'expliquent aisément par l'absence du liquide amniotique à cette époque de la vie. On admet encore que ces adhérences peuvent s'établir à une époque plus avancée de la vie intra-utérine, par suite de la déchirure des membranes de i'œuf et de l'écoulement d'une certaine quantité des eaux de l'amnios.

ques, vaisseaux extrêmement développés dans les premiers temps, qui se composent de deux artères et de deux veines, plus tard d'une artère et d'une veine. A cette époque, le cordon ombilical est donc exclusivement constitué par le pédicule de la vésicule ombilicale et par les vaisseaux omphalo-mésentériques.

Mais la vésicule ombilicale n'est qu'un moyen de nutrition provisoire, transitoire, qui va disparaître à mesure que va se former la *membrane allantoïde*, membrane que l'on regarde généralement comme propre aux mammifères, et tout à fait étrangère à l'espèce humaine. Mais l'allantoïde a été déjà observée trois fois dans le fœtus humain : la première fois par M. Coste, plus tard par M. Allen Thomson d'Edimbourg (1) et par M. Wagner. La difficulté de ces observations résulte de la courte durée de son existence et de sa transformation en chorion. Le chorion humain n'est autre chose que l'allantoïde. La découverte de ce grand fait d'ovologie est due à M. Coste, et je ne doute pas que cette manière de voir, contestée en ce moment, ne soit bientôt généralement adoptée.

La membrane allantoïde apparaît vers le dixième jour de la conception, au moment précis où se circonscrit et se délimite la vésicule ombilicale par le resserrement de l'ouverture ventrale. Cette membrane allantoïde sort de la partie inférieure de cette ouverture ventrale sous la forme d'une vésicule pédiculée qui naît de la partie inférieure de l'intestin alors confondu avec la vessie sous le nom de cloaque. Cette vésicule allantoïde, dont le pédicule est situé immédiatement au dessous de celui de la vésicule ombilicale, proémine du côté de l'extrémité caudale de la même manière que la vésicule ombilicale proémine du côté de l'extrémité céphalique. Elle se développe avec une très grande rapidité, s'épanouit en forme de parapluie autour de la vésicule

Membrane allantoïde.

Le chorion humain n'est autre chose que l'allantoïde.

Développement de l'allantoïde.

(1) Muller, dans son *Traité de physiologie*, cite les trois cas avec figure. Le petit nombre de ces faits tient à ce que la membrane allantoïde se transforme presqu'immédiatement, en chorion et en placenta.

ombilicale et du fœtus enveloppé de ses annexes, et va s'appliquer
contre la surface interne du feuillet externe de la membrane
blastodermique (car, n'oublions pas que le feuillet interne de la
membrane blastodermique est devenu vésicule ombilicale).

L'ouraque n'est autre chose que le pédicule creux de l'allantoïde. C'est le pédicule creux de l'allantoïde qui constitue l'*ouraque*,
dont la vessie urinaire ne paraît autre chose que l'épanouisse-
ment ou plutôt l'origine renflée.

Epanouissement de l'allantoïde ; sa transformation en chorion. L'allantoïde est une membrane éminemment vasculaire. Les
vaisseaux épanouis sur cette grande surface se réunissent à
quatre troncs qui viennent se placer autour de l'ouraque : ces
quatre vaisseaux sont les deux artères ombilicales et les deux
veines ombilicales : une de ces veines s'atrophie et ne tarde pas
à disparaître. Cependant à mesure qu'elle se développe, l'allantoïde s'épanouit en parapluie autour du fœtus, et cet épanouissement est tel, que les extrémités de ce parapluie, en se moulant sur le fœtus entouré de l'amnios, ne tardent pas à venir au
contact et à se souder ; aussitôt après cette soudure, la vésicule
allantoïde est devenue *membrane chorion*. D'après cette manière de voir, qui appartient à M. Coste et qui soulève encore
beaucoup de contradictions, le chorion serait constitué par les
deux lamelles ou feuillets juxta-posés de la vésicule allantoïde,

Disparition de la membrane vitelline et du feuillet externe du blastoderme. feuillets qui ne tarderaient pas à se souder entre eux. Alors, la
membrane vitelline et le feuillet externe du blastoderme, de-
venus inutiles, s'atrophient, disparaissent, comme disparaîtra
bientôt la vésicule ombilicale qui, jusque là, avait joué un si
grand rôle dans l'évolution du fœtus.

Autre opinion sur la formation du chorion. Dans une autre opinion qui compte beaucoup d'adhérents,
le chorion serait essentiellement constitué par le feuillet ex-
terne de la membrane blastodermique (membrane non vasculaire), une adhérence s'établirait entre la base de l'allantoïde et le chorion, et les vaisseaux de l'allantoïde passeraient
au chorion et s'épanouiraient sur sa face externe pour constituer le chevelu vasculaire, et par conséquent le placenta.

Après avoir pesé les arguments qui militent en faveur de ces
deux opinions, je dois dire que mes convictions sont tout

entières du côté de celle de M. Coste. Le feuillet externe du blastoderme ne peut être considéré que comme un chorion provisoire qui disparaît comme le chorion des animaux, aussitôt que l'allantoïde est complètement développée ; et chez ces animaux, les cotylédons placentaires naissent bien évidemment de l'allantoïde, et de l'allantoïde toute seule. L'analogie est donc tout entière du côté de la doctrine que je soutiens.

Jusqu'au moment où les villosités du chorion apparaissent à la surface de l'œuf et, par conséquent, jusqu'au moment de la disparition de la membrane vitelline et du feuillet externe du blastoderme, aucune adhérence ne s'était établie entre l'œuf et l'utérus. Cette adhérence se produit en même temps qu'a lieu l'apparition de ces villosités.

Epoque à laquelle l'ovule fécondé adhère à l'utérus.

Nous ne sommes que du dixième au quinzième jour environ de la conception, et déjà les membranes transitoires de l'œuf ont disparu. L'embryon et ses enveloppes définitives sont constitués. L'embryon est entouré immédiatement par la membrane amnios, qui se moule exactement sur lui à la manière d'une chemise, comme l'indiquent les diverses dénominations de *indusium*, *amiculum*, *quod amicè fœtum obvolvit*, sous lesquelles il a été désigné ; car, à cette époque, il n'existe pas encore de liquide amniotique : la surface de l'embryon n'est qu'humectée, lubrifiée, à la manière du poumon par la sérosité pleurale, et du foie par la sérosité du péritoine. Mais bientôt la membrane amnios prenant un accroissement considérable, vient remplir toute la cavité du chorion, à la surface interne duquel elle s'applique, et à mesure qu'elle se développe, tout l'intervalle qui la sépare de l'embryon se remplit de sérosité (eaux de l'amnios). On peut dire, au sujet du développement relatif de l'amnios et du fœtus, que dans les quatre ou cinq premiers mois, ce développement est à l'avantage de l'amnios, tandis que dans les quatre derniers, il est à l'avantage du fœtus. Du reste, la continuité de la membrane amnios avec la peau de l'embryon, continuité longtemps en litige, ne saurait être l'objet d'aucun doute.

Du dixième au quinzième jour, les membranes définitives de l'ovule fécondé sont constituées

Il n'existe pas encore d'eau de l'amnios.

Continuité de la membrane amnios avec la peau de l'embryon.

Membrane   En dehors de l'amnios, est la membrane chorion, membrane
chorion.
fibro-vasculaire, qui est séparée de l'amnios par un liquide
albumineux (magma réticulé de M. Velpeau), et par la vésicule ombilicale. Ce magma réticulé, qui remplit l'intervalle
d'abord considérable qui sépare l'amnios du chorion, va diminuant d'une manière rapide à mesure qu'a lieu le développement de l'amnios.

Chevelu du   La surface externe du chorion est d'abord uniformément
chorion.
hérissée d'un chevelu vasculaire, qui n'adhère à l'utérus que
par une partie déterminée de sa surface, celle sur laquelle va
se développer le placenta.

Or, ce chevelu du chorion est enveloppé par une membrane de nouvelle formation, qu'on appelle *caduque réflé-*
Caduque ré-
fléchie.   *chie*, et d'une autre part, la surface interne de l'utérus est
Caduque vraie. tapissée par une membrane qu'on appelle *caduque vraie*. La
caduque vraie et la caduque réfléchie, qui forment deux couches membraneuses bien distinctes, sont des membranes ad-
ventives fournies par l'utérus au produit de la conception, et qui
jouent un rôle important et pour le greffer aux parois de cet
organe, et pour lui fournir des moyens de nutrition.

Composition   A cette même époque, le cordon ombilical, extrêmement
du cordon om-
bilical à cette compliqué, est constitué : 1° par le pédicule de la vésicule om-
époque.
bilicale et par les vaisseux omphalo-mésentériques; 2° par le
pédicule de l'allantoïde, pédicule constitué par l'ouraque et par
les vaisseaux ombilicaux. L'ouraque, à cette époque, forme
un canal qui persiste jusqu'au quarantième jour de la conception, et qui, dans certaines circonstances, a persisté jusqu'à la
naissance pour constituer une fistule ombilicale congéniale.
Bientôt la vésicule ombilicale s'atrophie, ainsi que ses vaisseaux omphalo-mésentériques; son pédicule devient extrêmement grêle, extrêmement long et quelquefois contourné, en
même temps que les vaisseaux ombilicaux se développent.
Plus tard, c'est à peine si on peut retrouver, dans l'épaisseur
du cordon, le vestige du pédicule de la vésicule ombilicale et
de l'ouraque.

Pour compléter la description des enveloppes fœtales, il me reste à parler de la membrane caduque.

Membrane caduque.

Entrevue depuis longtemps, mais bien décrite seulement par W. Hunter, la *membrane caduque* (*decidua* de Hunter, *périône* de M. Breschet) est une membrane adventive que l'ovule fécondé trouve toute formée lorsqu'il arrive dans l'utérus, et sur le mécanisme de la formation de laquelle les auteurs ne sont nullement d'accord.

Théorie de la formation de la caduque vraie ou utérine.

Aussitôt après la fécondation, l'utérus devient le siège d'une irritation qui a pour résultat un développement, une turgescence remarquable de l'organe, et la présence à sa surface interne d'une couche membraneuse blanchâtre, épaisse, adhérente, qui préexiste bien certainement à la descente de l'œuf dans l'utérus; car on la trouve, au moins dans le plus grand nombre des cas, non seulement dans la gestation normale, mais encore dans un certain nombre de grossesses extra-utérines.

Cette membrane revêt entièrement la surface interne du corps de l'utérus, mais nullement le col de cet organe, auquel elle est complètement étrangère : adhérente à l'utérus par sa face externe, elle est libre par sa face interne; d'après M. Breschet, elle contient, dans sa cavité, un liquide plus ou moins albumineux, auquel il a donné le nom d'*hydro-périône*, liquide qu'il a trouvé non seulement dans l'espèce humaine, mais encore dans les mammifères : cette membrane, qui revêt avec adhérence la cavité du corps de l'utérus, c'est la *caduque vraie* ou *utérine*.

Elle appartient au corps de l'utérus, mais non pas au col.

Aussitôt que l'ovule fécondé, arrivé dans la cavité utérine, s'est greffé sur tel ou tel point de la surface de cette cavité, la surface libre de l'œuf est recouverte d'une membrane analogue à la membrane qui revêt la cavité utérine, qui se continue manifestement avec elle aux limites de l'adhérence de l'ovule, qui paraît n'être autre chose que le résultat de la réflexion de la membrane caduque utérine, au moment où elle

Caduque réfléchie.

rencontre cette adhérence, et qu'on appelle pour cette raison *caduque réfléchie, caduque ovuline*, que Chaussier a appelée *épichorion*, parce qu'elle recouvre et égalise en quelque sorte, en s'enfonçant un peu dans leurs intervalles, les villosités du chorion. Comme la caduque vraie, la caduque réfléchie est libre par sa face interne et adhérente par sa face externe.

La caduque utérine et la caduque réfléchie, libres par leurs surfaces correspondantes, adhérentes par leurs surfaces externes, représentent assez bien, au moins quant à leur disposition, une membrane séreuse qui recouvre les organes sans les contenir dans sa propre cavité. Ainsi, la portion pariétale de la membrane séreuse est représentée par la caduque utérine, et la portion viscérale par la caduque réfléchie. Ces deux portions, d'abord séparées, d'après M. Breschet, par une assez grande quantité de liquide, finissent par arriver au contact. Je dois faire remarquer que l'épaisseur de la caduque utérine est de beaucoup plus considérable que celle de la caduque de l'œuf ; que ces deux membranes vont diminuant d'épaisseur à mesure que l'œuf acquiert un plus grand volume, mais que cette diminution d'épaisseur porte beaucoup plus sur la caduque de l'œuf que sur la caduque de l'utérus. Ces deux membranes se confondent-elles dans les dernières périodes de la vie intra-utérine ou restent-elles toujours distinctes ? Je puis assurer que sur des arrière-faix appartenant à des fœtus à terme, ces deux membranes ou feuillets étaient tellement confondus, que leur séparation en deux couches était purement artificielle.

Qu'est-ce que c'est que la membrane caduque vraie ? qu'est-ce que c'est que la membrane caduque réfléchie ? Voici l'opinion la plus généralement adoptée à cet égard :

La caduque vraie n'est autre chose qu'un produit de sécrétion solidifié, qu'une fausse membrane adhérente, qui résulte de l'irritation que subit l'utérus par le fait de la conception. Cette fausse membrane obture les trois orifices du corps de l'utérus, savoir : les deux orifices des trompes et l'orifice de communi-

[marginalia:] La caduque vraie et la caduque réfléchie représentent une membrane par leur réunion séreuse.

[marginalia:] Opinion généralement admise sur la formation de la caduque vraie et réfléchie.

cation du corps avec le col de l'utérus. C'est dans ces conditions Soulèvement de la caduque vraie pour constituer la caduque réfléchie. que l'ovule fécondé arrive dans la cavité utérine : or, l'orifice de la trompe étant obturé par la caduque utérine, l'ovule, d'après un mécanisme parfaitement décrit par M. Moreau dans sa thèse inaugurale, rencontrant cette membrane caduque utérine à l'orifice de la trompe, s'insinuerait entre cette membrane et la paroi de l'utérus, et soulèverait la caduque utérine dont il s'envelopperait de toutes parts, excepté dans la portion de sa surface, qui est en contact avec l'utérus, auquel il adhère. Dès lors la membrane caduque réfléchie est constituée.

Cette opinion ingénieuse et satisfaisante à beaucoup d'é- Cette opinion a pour elle l'analogie. gards, a pour elle l'analogie. Tout le monde sait que les sécrétions pseudo-membraneuses organisables sont un des produits les plus fréquents de l'économie, qu'elles sont le résultat d'une irritation particulière éprouvée par les tissus vivants : or, l'utérus, excité par le travail de la conception, n'est-il pas dans les conditions les plus favorables au développement de ces fausses membranes ? J'étais tellement persuadé de ce mode de formation de la caduque, qu'à l'exemple de Dupuytren et autres, je citais sans cesse la caduque comme un type de fausses membranes nées sur des surfaces muqueuses et de fausses membranes organisables.

Les considérations suivantes, dont la plupart m'ont été sug- La caduque utérine serait-elle constituée par la muqueuse utérine ? gérées par M. Coste, les faits nombreux qu'il a bien voulu mettre à ma disposition ont beaucoup ébranlé mes convictions à cet égard, et me paraissent tendre à réhabiliter la première idée de Hunter, généralement considérée de nos jours comme une erreur de ce grand homme, savoir : que la caduque utérine n'était autre chose que la membrane muqueuse de l'utérus considérablement développée.

1° Est-il bien démontré que la caduque utérine obture com- Arguments en faveur de cette opinion. plètement les trois orifices de l'utérus ; qu'elle représente une cavité close de toutes parts ? Telle n'était pas l'opinion de Hunter, qui admettait les trois ouvertures ; telle n'est pas l'opinion de MM. Weber, Sharpey, de plusieurs autres observa-

Les orifices des trompes ne sont pas obturés par la caduque.

teurs, et en particulier de M. Coste, qui m'a affirmé avoir vu, de la manière la plus manifeste, la caduque se prolonger sous forme de canal dans les trompes utérines. Sur un utérus appartenant à une grossesse de trois mois, que j'ai examiné avec soin, l'obturation de l'orifice de communication du corps avec le col, n'est qu'une simple apparence, il y a simple contiguité; des pièces probantes relativement à la continuité de la caduque dans les trompes n'ont pas encore pu m'être fournies. S'il est anatomiquement démontré que la caduque utérine n'obture pas les orifices de la trompe, la question est jugée relativement au mécanisme de la formation de la caduque réfléchie, qui ne pourrait plus être considérée comme le refoulement de la caduque utérine; mais elle ne serait pas jugée quant à l'origine de la membrane caduque qui, dans cette hypothèse, pourrait être tout aussi bien une fausse membrane qu'une membrane muqueuse.

La caduque utérine se prolonge entre l'utérus et le placenta.

2° Une seconde objection, qui s'applique encore au mécanisme de la formation de la caduque réfléchie, c'est que la caduque utérine se prolonge de la manière la plus évidente entre le placenta et l'utérus : ce qui ne devrait pas avoir lieu dans la théorie du refoulement de cette caduque utérine par l'ovule pour constituer la caduque réfléchie. Quant à la réalité de cette continuité de la caduque utérine sur la face externe du placenta, elle est telle, que tous les observateurs l'ont décrite, et que pour faire cadrer son existence avec le refoulement de la caduque, ils ont admis que sa formation était postérieure à la descente de l'œuf, à la formation de la caduque utérine, et qu'ils l'ont décrite sous le nom de *decidua serotina, caduque inter-utéro-placentaire.*

Objections déduites des variétés d'insertion de l'ovule fécondé.

3° D'après la théorie de la formation de la caduque réfléchie par refoulement, l'insertion de l'ovule fécondé devrait toujours avoir lieu à l'orifice de la trompe, et non presque indifféremment dans tous les points de la surface interne de l'utérus. Je sais bien qu'on a répondu que l'ovule pouvait glisser par son propre poids entre la muqueuse et la caduque utérine; mais comment admettre qu'un ovule, qui n'a guère qu'un quinzième de millimètre quand il arrive dans la cavité utérine, puisse décoller quoi que ce soit?

4° Lorsqu'on examine à la loupe la surface interne du corps de l'utérus, en dehors de la conception et de la gestation, on trouve que cette surface interne est criblée de trous; lorsqu'on examine la surface interne de la caduque utérine dans toutes les époques de la grossesse, depuis le vingtième jour de la conception jusqu'au moment où là caduque utérine n'est plus distincte de la caduque ovuline, on trouve la même disposition poreuse. Il y a identité parfaite. *(Identité entre la caduque vraie et la membrane muqueuse utérine sous le rapport de la disposition poreuse.)*

5° Lorsqu'on examine une coupe faite à l'utérus et aux membranes fœtales, à l'époque la plus rapprochée possible de la conception, on voit que la membrane caduque utérine présente une disposition de texture tout à fait semblable à la membrane muqueuse utérine hors l'état de grossesse, mais seulement qu'elle est beaucoup plus développée. Cette disposition consiste dans des lignes parallèles, fortement pressées, qu'on serait tenté de prendre pour des villosités, mais qui, d'après les recherches de M. Weber, ne sont autre chose que de petits canaux qu'il appelle *glandes utriculaires*, qui marchent en serpentant et viennent s'ouvrir à la surface de la muqueuse. Or, la membrane caduque présente cette même disposition : seulement les canaux sont incomparablement plus développés. *(Identité de structure.)*

6° Si on enlève la caduque utérine à quelque époque que ce soit de la conception, au vingtième jour, aux deuxième, troisième mois, à la fin de la gestation, le tissu propre de l'utérus est mis à nu : il semble que la membrane interne de l'utérus ait été enlevée ou détruite; il ne reste attachés aux fibres utérines que quelques débris : il y a eu véritable exfoliation. *(Le tissu propre de l'utérus est mis à nu par l'ablation de la caduque utérine.)*

Tels sont les principaux faits sur lesquels s'appuient les partisans de la formation de la caduque utérine par le développement et l'exfoliation de la membrane muqueuse.

Voici les objections : 1° *Comment se forme la caduque refléchie ?* Elle se forme, répondent-ils, comme les fausses membranes : l'ovule, descendu dans l'utérus, s'y greffe ; la partie par laquelle il se greffe sur la muqueuse utérine répondra au placenta ; la partie qui n'est pas appliquée contre l'utérus se couvrira d'une fausse membrane, ou par le fait de la sécrétion de l'utérus, ou par le fait de la sécrétion de l'œuf lui-même, qui vit d'une vie propre, et qui, dans l'adhérence qu'il contracte avec l'utérus, doit fournir son contingent de vitalité.

2° *L'identité entre la caduque réfléchie et la caduque utérine* me paraît une objection bien plus puissante que la continuité de ces deux membranes. Cette identité est repoussée par les auteurs qui admettent que la caduque vraie n'est autre chose que la muqueuse utérine. La structure canaliculée, la vascularité, caractères de la caduque vraie, sont, disent-ils, étrangères à la caduque de l'œuf. J'admettrai tant qu'on le voudra, la vascularité, infiniment plus puissante de la caduque vraie ; mais je ne puis accorder que la caduque réfléchie ne soit pas vasculaire et organisée à la manière des fausses membranes.

3° *La facilité de la séparation de la caduque utérine et du tissu propre de l'utérus*, même dès les premiers temps de la conception, est un fait incontestable et qui explique pourquoi dans l'avortement, même à une époque très peu avancée, le produit de la conception présente les deux caduques : cette facilité de séparation, cette fragilité d'adhérence, ils l'admettent, sans prétendre l'expliquer autrement que par la fragilité qu'acquiert la muqueuse hypertrophiée et pénétrée de sucs, fragilité qui n'est nullement partagée par le tissu propre de l'utérus, et ils répondent par cet autre fait incontestable, que lorsque la caduque vraie a été éliminée complètement avec l'œuf dans l'avortement, même au début de la grossesse, et qu'on a eu occasion d'examiner la surface interne de l'utérus, il y a absence complète de la membrane muqueuse. Sur plusieurs matrices qui contiennent des produits de conception, à diverses époques de la gestation, dont l'un de quarante à cinquante jours, j'ai pu m'assurer que la caduque utérine présentait à sa surface libre des orifices ou pores tout à fait analogues à ceux de la surface interne de la muqueuse utérine; qu'on voyait dans son épaisseur les canaux tortueux indiqués par Weber comme des glandes utriculaires; que cette disposition était d'autant plus prononcée qu'on l'étudiait à une époque plus rapprochée de la conception, et que cette membrane pouvait être enlevée en masse comme si elle n'adhérait à l'utérus qu'à l'aide d'un tissu glutineux; que cette membrane enlevée, le tissu propre de l'utérus apparaissait à nu ou couvert seulement de quelques débris qui paraissaient n'être autre chose que la partie la plus profonde des canaux utriculaires.

4° Des objections plus sérieuses se déduisent de l'analogie. La première fois que j'ai eu connaissance de l'opinion qui tend à établir que la caduque vraie n'est autre chose que la membrane muqueuse utérine, je l'ai repoussée comme une opinion rétrograde, comparable à celle des anciens lorsqu'ils supposaient que les pseudo-membranes intestinales rendues par les selles étaient formées par la tunique interne de l'intestin; je me disais: dans l'économie animale, les tissus vivants ne se séparent, ne s'éliminent que par gangrène, ne se détruisent que par ulcération; dans quelle région de l'économie et à quelle occasion voit-on s'exfolier, se détacher une membrane muqueuse, même par fragments? Il faudrait donc qu'à chaque grossesse une nouvelle muqueuse utérine s'organisât de toutes pièces.

L'analogie est en opposition avec l'idée que la membrane caduque utérine est constituée par la membrane muqueuse utérine.

Mais ces objections, toutes puissantes qu'elles soient et qu'elles me paraissent encore, cèdent devant ce grand fait qu'une matrice, examinée immédiatement après l'accouchement à terme, ou immédiatement après l'avortement, à quelque époque de la grossesse que ce soit, est vraiment dépouillée de sa muqueuse comme par une véritable exfoliation. Mon séjour à la Maternité m'ayant permis de suivre pas à pas le travail réparateur de la muqueuse utérine, j'ai vu qu'il se formait un travail de cicatrisation, une muqueuse nouvelle, comme il se fait une peau nouvelle dans les plaies avec perte de substance. Seulement, la restauration de la muqueuse utérine m'a paru plus parfaite, si

Les faits semblent néanmoins l'établir.

Travail réparateur destiné à reproduire une muqueuse nouvelle.

Perfection de la restauration de la muqueuse. je puis ainsi parler, que la restauration de la peau, car cette muqueuse de nouvelle formation présente identiquement la même structure et les mêmes fonctions que la muqueuse naturelle : ce sont les mêmes pores, c'est la même vascularité ; elle devient apte comme la muqueuse primitive à l'évacuation menstruelle.

Nécessité de nouvelles recherches. Je conclus de ce qui précède que de nouvelles recherches doivent être faites sur cette question ; que cependant il est infiniment probable que la caduque utérine est constituée par la membrane muqueuse, et que, par une exception toute spéciale, elle est expulsée avec l'œuf, pour se reproduire avec les débris de l'ancienne muqueuse après l'accouchement. Par une exception toute spéciale, la muqueuse utérine aurait été destinée à tomber à chaque parturition, comme la peau qui revêt le bois du cerf à chaque renouvellement de ce bois.

Pour terminer ces considérations générales sur l'ovologie, il me reste à dire quelques mots sur le développement du fœtus à dater du moment où sa forme et sa structure sont appréciables.

DÉVELOPPEMENT DU FŒTUS (1).

Description d'un embryon de 20 à 25 jours.

Conformation extérieure d'un embryon de vingt à vingt-cinq jours. L'embryon humain n'est bien observable qu'à la fin de la troisième semaine. Voici la description d'un embryon parfaitement sain de vingt à vingt-cinq jours : il est fortement recourbé sur sa face antérieure, en arc de cercle, de manière à représenter un petit ovoïde de 2 à 3 lignes (4 à 6 millimètres), dans son plus grand diamètre. Il est facile de distinguer l'extrémité céphalique de l'extrémité coccygienne, qui est terminée en queue très prononcée. Bien que l'extrémité céphalique soit l'extrémité renflée, je dois dire qu'elle est proportionnellement beaucoup moins développée qu'elle ne le sera

(1) Les embryons d'après lesquels je décris ce développement, appartiennent à la collection de M. Coste.

par la suite. En mettant à côté l'un de l'autre, un fœtus humain et un fœtus de lapin de même longueur, on éprouve un sentiment de surprise, je dirai presque pénible, en voyant qu'il y a, quant à la forme, quant aux proportions des parties, identité presque complète. Les espèces animales se ressemblent d'autant plus qu'elles sont plus rapprochées de leur origine. C'est à cette origine que se révèle, dans toute sa plénitude, le plan général, le type commun, qui préside à l'organisation de toutes les espèces ; c'est à cette période que la loi de l'unité de composition brille de tout son éclat. Mais si les espèces animales semblent identiques à leur point de départ, chacune d'elles a sa force de développement qui lui est propre, son *vis insita* individuel, et les caractères de classe, de genre et d'espèce ne tardent pas à se manifester.

Ressemblance du fœtus humain et du fœtus de lapin.

Voici quelques détails de forme générale et de structure, sur l'embryon de vingt à vingt-cinq jours.

La tête est aplatie latéralement ; les yeux sont très largement écartés et rejetés sur le côté comme chez le lièvre ; ils se reconnaissent à une tache circulaire noirâtre ; point de traces de paupières. La mâchoire supérieure est constituée par deux espèces de bourgeons très écartés l'un de l'autre (1); la lèvre supérieure manque sur la ligne médiane. Les deux narines sont également très écartées par un bourgeon incisif. Il n'y a qu'une pièce avec traces de division pour la mâchoire inférieure. Les narines et la bouche sont confondues en une seule cavité. Au dessous de la mâchoire inférieure, il y a de chaque côté trois fentes parallèles et horizontales, tellement analogues aux fentes branchiales des poissons, que les premiers observateurs qui les ont découvertes, les ont considérées comme les ouvertures de véritables branchies : et comme, d'une autre part, un chimiste avait reconnu de l'oxygène dans les eaux de l'am-

Tête du fœtus de vingt à vingt-cinq jours.

Séparation des narines.

Fentes branchiales.

(1) L'étude de ce fœtus m'a convaincu que le bec de lièvre, simple ou double, devait être considéré comme le résultat d'un arrêt de développement, opinion que j'avais combattue ailleurs.

Les fentes branchiales ne sont qu'en vestige. nios, on avait été conduit à conclure qu'à une certaine époque de la vie intra-utérine, le fœtus respirait à la manière des poissons. Mais ce ne sont pas des branchies proprement dites que ces ouvertures sous-maxillaires du fœtus humain et du fœtus des mammifères; ce sont de simples fentes ouvertes dans le pharynx; des vestiges de branchies, qui attestent un plan commun d'organisation. On admet généralement que la fente branchiale la plus supérieure deviendra l'oreille externe.

Poumons. Les poumons sont très petits et constitués par 5 ou 6 lobules, auxquels aboutissent les bronches.

Cœur. Le cœur, au contraire, est très développé; sa portion auriculaire est en arrière, et sa portion ventriculaire en avant.

Foie. Le foie est déjà distinct; l'intestin est droit; le renflement stomacal existe. L'intestin s'engage dans l'épaisseur de la base Intestins. du cordon ombilical, sous la forme d'une petite anse. La partie inférieure de l'intestin et la vessie sont confondues en un cloaque. On trouve, le long de la colonne vertébrale, deux corps glanduliformes, dont il n'existera plus de trace dans la période avancée Corps de Wolff. de la vie intra-utérine : ce sont les corps de Wolff, organes transitoires, étendus depuis le cloaque transitoire, où ils s'ouvrent, jusque sur les côtés des oreillettes du cœur. Ces corps de Wolff sont constitués par un canal excréteur, dans lequel viennent s'ouvrir une multitude de cœcums contournés sur eux-mêmes. Leur développement paraît être en raison inverse de celui des reins, dont ils occupent la place, et voilà pourquoi ils ont été désignés sous le nom de *faux reins*. Ils disparaissent sans vestige aussitôt que les reins ont apparu.

Il n'y a nulle distinction entre les sexes; une seule ouverture existe et pour l'anus et pour les organes génitaux.

Les membres supérieurs et inférieurs sont représentés par un petit renflement ou bourgeon latéral.

La colonne vertébrale présente déjà sa division en anneaux superposés. Aucun point d'ossification n'existe dans le squelette.

Toutes ces dispositions se voient, en grande partie, sans le secours de la dissection, à la faveur de la transparence des parties.

La vésicule ombilicale est extrêmement vasculaire ; ses vaisseaux sont superficiels et contournés sur eux-mêmes. L'ouraque peut encore être suivi dans l'épaisseur du cordon. Les vaisseaux omphalo-mésentériques sont encore très prononcés. Les vaisseaux ombilicaux ont déjà acquis un très grand développement. Le pédicule de la vésicule ombilicale s'insère d'une manière très distincte au sommet de la convexité de l'anse formée par l'intestin. Le cordon ombilical est très court. Il n'y a pas encore de placenta ; toute la surface de l'œuf est uniformément recouverte du chevelu formé par le chorion.

Vésicule ombilicale.

Ouraque.

Vaisseaux omphalo-mésentériques.

Vaisseaux ombilicaux.

Description d'un fœtus de 50 à 55 jours.

La vésicule ombilicale est flétrie, applatie comme une bourse vide. Son pédicule, extrêmement grêle, peut encore être suivi dans l'épaisseur du cordon. L'ouraque ne peut plus être suivi dans le cordon. Le chevelu du chorion est déjà flétri sur la portion de l'œuf qui ne répond pas au placenta, et considérablement développé, au contraire, sur la portion qui doit constituer le placenta. Le fœtus est beaucoup moins recourbé sur lui-même que dans les premiers temps.

Vésicule ombilicale.

Ouraque.

Chevelu du chorion.

Le cordon ombilical, déjà bien plus long, présente la disposition spirale des vaisseaux : il est évident, à cette époque de la vie, que cette disposition spirale tient uniquement aux mouvements qu'exécute le fœtus, et non à une disposition primitive, car les vaisseaux ombilicaux sont rectilignes dans le principe (1). La portion de ce cordon qui avoisine l'ombilic, contient non pas seulement une anse, mais un grand nombre d'anses intestinales qui appartiennent toutes à l'intestin grêle déjà distinct du gros intestin.

Cordon ombilical.

(1) Les torsions du cordon sur lui-même peuvent être portées au point d'intercepter la circulation et de causer la mort de l'enfant. J'ai vu un cas de ce genre, sur une femme grosse de quatre mois. Le fœtus était mort depuis plusieurs jours ; le cordon, très long, était contourné un nombre infini de fois sur lui-même, de manière à intercepter complètement la circulation.

On ne se fait pas une idée de la rapidité avec laquelle s'effectue le développement dans les premiers temps. La tête du
fœtus est déjà très développée, les yeux rapprochés, les deux
narines réunies, les deux bourgeons qui formaient la mâchoire
supérieure réunis entre eux et avec le bourgeon incisif; la lèvre
supérieure indivise ; les narines sont séparées de la cavité
buccale où se voit un rudiment de langue ; le conduit auditif
externe bien constitué, ainsi que le pavillon de l'oreille dont les
diverses éminences sont parfaitement dessinées ; les fentes
branchiales n'existent plus.— Les poumons sont plus développés, le nombre des lobules est plus considérable. — Les cavités droites du cœur sont confondues avec les cavités gauches.

Tête.

Poumons.

Cœur.

Volume considérable de l'abdomen, et ce volume est dû uniquement au grand développement du foie. Les côtes correspondantes sont écartées : elles sont ossifiées. La clavicule l'est
depuis le trentième jour; on sait que c'est le premier os dans
lequel apparaisse l'ossification.—La vessie est séparée du rectum : aussi l'orifice anal est-il distinct de l'orifice génital.

*Grand déve-
loppement du
foie.*

La distinction des sexes n'est pas encore possible. Dans l'un
et l'autre sexes , on voit une verge , au dessous de laquelle est
une fente ; le sexe mâle présente constamment un hypospa-
dias ; l'ovaire ne peut pas être distingué du testicule qui est
encore dans l'abdomen ; la trompe ne peut pas l'être du canal
déférent. Je parle d'un examen à l'œil nu ; car je ne doute pas
qu'un examen approfondi, fait avec des verres fortement gros-
sissants, ne permît d'apprécier des différences. Il est à remarquer que les différences sexuelles sont beaucoup plus rapidement prononcées dans les organes génitaux externes que dans
les organes génitaux internes.

*La distinction
des sexes n'exis-
te pas encore.*

Les corps de Wolff sont atrophiés ; les reins commencent à
se développer, et les capsules surrénales sont très volumineuses.

*Atrophie des
corps de Wolff.*

Les membres supérieurs et inférieurs sont déjà bien mode-
lés. On y reconnaît parfaitement les diverses sections de ces
membres; aux membres supérieurs : épaule, bras, avant-bras,

main, phalanges ; aux membres inférieurs : bassin, cuisse, jambe et pied. La queue a disparu, ce qui tient moins à une disparition réelle qu'au développement du bassin, qui déjà dépasse, en bas, l'extrémité coccygienne de la colonne vertébrale.

Développement des membres.

Le développement des membres supérieurs est toujours relativement plus considérable que le développement des membres inférieurs.

Description du fœtus de 3 mois.

A la fin du troisième mois, le développement du fœtus, qui a une longueur de 4 à 5 pouces (de 12 à 15 centimètres), est tel, que tous les organes sont formés, distincts, appréciables. Je me rappellerai toujours qu'ayant assisté, dans un avortement, une femme grosse de trois mois, qui expulsa l'œuf tout entier, je vis avec étonnement le fœtus agité de mouvements très vifs au milieu des eaux de l'amnios parfaitement conservées. Ces mouvements duraient encore une demi-heure après, lorsque je fus obligé de quitter la malade.

A trois mois, tous les organes sont formés.

A trois mois, le placenta est complètement formé ; le reste du chorion est chauve par l'atrophie progressive de son chevelu. La vésicule ombilicale, qui ne tardera pas à disparaître entièrement, a le volume et la forme d'un pepin de poire ; sa couleur est jaune : cette couleur jaune tient à une matière de même couleur contenue dans une poche transparente. Point de traces de vaisseaux omphalo-mésentériques qui cependant, dans quelques cas exceptionnels, persistent jusqu'à la fin de la grossesse. La première fois que j'ai eu occasion de voir ces vaisseaux, c'était chez un fœtus de huit mois : il me fut facile de les suivre à travers le cordon jusqu'aux vaisseaux mésentériques. Les spirales du cordon ombilical sont déjà formées (1), aucune anse intes-

Le placenta est complètement formé.

Vésicule ombilicale atrophiée ainsi que les vaisseaux omphalo - mésentériques.

---

(1) Il faut bien distinguer les spirales propres du cordon, qu'on pourrait appeler intrinsèques, des spirales extrinsèques. Les premières ont lieu dans les premiers temps, et entrent, pour ainsi dire, dans la constitution du cordon. Elles sont permanentes sans doute par suite d'adhérence, et il est impossible de les réduire sans dissection. Les spirales extrinsèques ont lieu après la constitution du cordon et peuvent être réduites.

Développement de la tête. tinale n'est contenue dans son épaisseur. La tête est proportionnellement plus développée qu'elle ne l'était jusqu'alors : elle est le tiers environ de la longueur du fœtus.

Le globe de l'œil est parfaitement dessiné, on peut en étudier les diverses parties constituantes ; la membrane pupillaire est formée ; les paupières ont la longueur nécessaire pour recouvrir le globe de l'œil. L'organe de l'ouïe est très développé. La peau est très distincte du tissu subjacent. Les ongles commencent à paraître. On n'aperçoit pas encore le duvet de la peau.

Les sexes sont distincts. La distinction des sexes est établie, et pour les organes génitaux externes, et pour les organes génitaux internes.

A dater du troisième mois, les changemens qui s'opèrent dans le fœtus ne sont qu'un simple développement. A dater du troisième mois, les changements qui s'opèrent dans le fœtus ne sont que le résultat du développement progressif que subissent les organes ; et c'est probablement cette différence entre l'époque antérieure à trois mois, qui est une époque de transformation, de métamorphose, et l'époque postérieure, qui n'est qu'une époque de développement, qu'ont voulu exprimer les anciens lorsqu'ils ont affecté le mot d'*embryon*, à la première période de la vie intra-utérine, et le mot de *fœtus*, à la deuxième.

L'étude de ce développement de détail, qui n'est pas, à beaucoup près, dans la même proportion pour les divers organes, dont quelques-uns, comme le foie, semblent même relativement diminuer de volume à mesure qu'on approche du terme de la grossesse, a été faite dans le cours de cet ouvrage, à l'occasion de chaque organe en partiticulier. Ce développement relatif est toujours en rapport avec cette grande loi d'unité, d'harmonie, qui préside à l'organisation générale tout entière, savoir : que les organes qui sont le plus complètement formés à la naissance, sont ceux qui devront entrer immédiatement en exercice.

FIN.

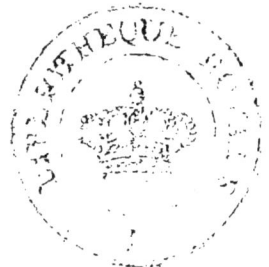

TABLE

DU QUATRIÈME VOLUME.

APPAREIL DES SENSATIONS
ET DE L'INNERVATION.

NÉVROLOGIE.

DES MEMBRANES DU CENTRE NERVEUX.

PIE-MÈRE.

DE LA MOELLE ÉPINIÉRE.

DU BULBE RACHIDIEN.

ISTHME DE L'ENCÉPHALE.

CERVELET.

DES NERFS,

OU DE LA PARTIE PÉRIPHÉRIQUE DU SYSTÈME NERVEUX.

DES NERS EN PARTICULIER.

NERS SPINAUX.

BRANCHES ANTÉRIEURES DES NERFS DORSAUX OU INTERCOSTAUX.

BRANCHES ANTÉRIEURES DES NERFS LOMBAIRES.

PLEXUS LOMBAIRE.

BRANCHES ANTÉRIEURES DES NERFS SACRÉS.

PLEXUS SACRÉ.

DES NERFS CRANIENS.

DES NERFS CRANIENS

ÉTUDIÉS DEPUIS LEUR ENTRÉE DANS LES CANAUX ET LES TROUS DE LA BASE DU CRANE, JUSQU'A LEUR TERMINAISON.

DU GRAND SYMPATHIQUE.

OVOLOGIE ou EMBRYOLOGIE.

CHAPITRE PREMIER.

DU FŒTUS A TERME ET DE SES ENVELOPPES.

CHAPITRE II.

DÉVELOPPEMENT DE L'ŒUF.

FIN DE LA TABLE DU QUATRIÈME ET DERNIER VOLUME.

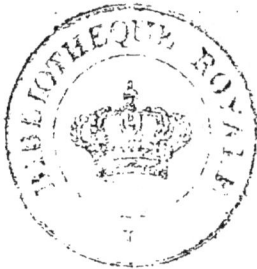

Paris. Imp. F. LOCQUIN, 16 rue N.-D.-des-Victoires.

BARRAS, docteur en médecine de la Faculté de Paris, médecin des prisons. — TRAITÉ SUR LES GASTRALGIES ET LES ENTÉRALGIES, ou maladies nerveuses de l'estomac et des intestins, tome 1er, 4e édition, 1844. 1 vol. in-8.   7 fr. 50 c.
Tome 2e, 2e édition, revue et considérablement augmentée, 1 vol. in-8, 1839.   7 fr.
Prix des deux volumes ensemble.   14 fr.

BARTH, professeur agrégé à la Faculté de médecine de Paris, médecin du Bureau central des hôpitaux, ancien chef de clinique de l'Hôtel-Dieu, etc., et **ROGER** (Henri), docteur en médecine, médecin du Bureau central des hôpitaux, etc. — TRAITÉ PRATIQUE D'AUSCULTATION, ou Exposé méthodique des diverses applications de ce mode d'examen à l'état physiologique et morbide de l'économie, suivi d'un PRÉCIS DE PERCUSSION. DEUXIÈME ÉDITION, soigneusement revue et augmentée, 1 fort vol. in-18, grand raisin. Paris, 1844. Prix :
Broché,   6 fr.
Relié à l'anglaise,   7 fr.

BOYER (le baron), membre de l'Institut et de la Légion-d'Honneur, professeur de chirurgie pratique à la Faculté de médecine de Paris, chirurgien en chef de l'hôpital de la Charité, etc., etc. — TRAITÉ DES MALADIES CHIRURGICALES et des opérations qui leur conviennent, 5e édition publiée par le baron Philippe Boyer, chirurgien de l'hôpital Saint-Louis, professeur agrégé de la Faculté de médecine de Paris, chevalier de la Légion-d'Honneur, etc., etc.

Cette cinquième édition de l'ouvrage de Boyer a été mise au niveau de la science par M. Philippe Boyer, qui a ajouté des notes sans toucher au texte de l'auteur. Il a réuni en 6 volumes, de plus de 800 pages, les onze volumes de la quatrième édition. Les matières sont distribuées de la manière suivante :

Le 1er volume comprend l'hygiène, la pathologie et la thérapeutique chirurgicales générales : les anomalies, l'inflammation, les abcès, la gangrène, la brûlure, la congélation, les plaies.

Le 2e volume comprend les maladies de la peau et des membranes muqueuses, des tissus cellulaire et adipeux, des artères, des veines, des vaisseaux et des ganglions lymphatiques, des nerfs, des muscles et des tendons, des cartilages et des fibro-cartilages, du système séreux; le squirre, le cancer, les tubercules, les calculs, les corps étrangers, l'ulcération et les ulcères, les fistules, les scrofules, la syphilis, les maladies des membres et les amputations.

Le 3e volume comprend les maladies des os.

Le 4e volume comprend les maladies de la tête, des yeux, de l'oreille, du nez et des fosses nasales, de la bouche, des organes salivaires, de la langue et de la gorge.

Le 5e volume comprend les maladies du cou, du larynx, de l'œsophage, des mamelles, de la poitrine, de l'abdomen et les hernies, etc., etc.

Le 6e volume comprend les maladies des organes et des voies urinaires, celles de l'anus et du rectum, les maladies des organes génitaux de l'homme et de la femme, etc., etc.

Cette NOUVELLE ÉDITION du Traité des Maladies Chirurgicales, par M. le baron Boyer, paraît par volume, de trois mois en trois mois. Le prix de chaque volume, de plus de 800 pages, est fixé à 8 fr. pour les souscripteurs. LES TOMES 1 ET 2 SONT EN VENTE.

CAZENAVE, docteur en médecine, médecin de l'hôpital Saint-Louis, professeur agrégé à la Faculté de médecine de Paris, etc., et **SCHEDEL,** docteur médecin, ancien interne de l'hôpital Saint-Louis. — ABRÉGÉ PRATIQUE DES MALADIES DE LA PEAU, d'après les auteurs les plus estimés et surtout d'après les documents puisés dans les leçons de clinique de M. le docteur BIETT, médecin de l'hôpital Saint-Louis, 3e édition revue et considérablement augmentée, suivie d'un NOUVEAU FORMULAIRE, ou Recueil des principales formules employées par M. BIETT, à l'hôpital Saint-Louis, et dont un grand nombre ont été introduites par lui dans la thérapeutique des maladies de la peau. 1 fort vol. in-8., fig. col.   **11 fr.**

CAZENAVE, médecin de l'hôpital Saint-Louis, professeur agrégé à la Faculté de médecine, etc. — TRAITÉ DES SYPHILIDES, OU MALADIES VÉNÉRIENENS DE LA PEAU, précédé de considérations sur la syphilis, son origine, sa nature, etc. Paris 1843. 1 volume grand in-8, accompagné d'un Atlas in-folio de 12 planches dessinées d'après nature, gravées et coloriées avec beaucoup de soin.   **34 fr.**
Le texte seul, 1 vol. grand in-8.   **13**
L'Atlas séparément.   **22**

CAZENAVE. — LEÇONS PRATIQUES SUR LES MALADIES DE LA PEAU, professées à l'Ecole de médecine en 1841-1843, publiées par fascicules avec planches gravées et coloriées. L'ouvrage paraît par livraisons, tous les deux mois; chaque livraison est composée de 3 à 4 feuilles de texte format in-folio, et de cinq planches gravées et coloriées avec beaucoup de soin. Prix: 12 fr. chaque livraison, la première livraison est en vente. (L'ouvrage se composera de 10 à 12 livraisons.)

CLOQUET (Jules), chirurgien en chef de la clinique de la Faculté, professeur à la Faculté de médecine. — MANUEL D'ANATOMIE DESCRIPTIVE DU CORPS HUMAIN, représenté en planches lithographiques. 56 livraisons in-8, fig. noires.   **120 fr.**
Fig. coloriées.   **260 fr.**
L'ouvrage se compose de 340 planches, et forme 4 vol. in-4, dont 2 vol. pour le texte et l'explication des planches.

COMPENDIUM DE CHIRURGIE PRATIQUE, ou Traité complet des maladies chirurgicales et des opérations que ces maladies réclament; par M. A. BÉRARD, professeur de clinique chirurgicale à la Faculté de médecine de Paris, membre de l'Académie de médecine, etc., et M. C. DENONVILLIERS, docteur en médecine, agrégé et chef des travaux anatomiques de la Faculté de médecine de Paris, chirurgien du Bureau central des hôpitaux, etc.

MODE DE PUBLICATION.

Le *Compendium de chirurgie pratique* se publie par livraisons de 160 pages de texte, format grand in-8, équivalant à 40 feuilles imprimées en caractères ordinaires et de format in-8, c'est à dire à 640 pages d'impression; toutes les fois que des planches seront jugées nécessaires pour faciliter l'intelligence du texte, elles seront ajoutées; les livraisons, au nombre de douze à seize, formeront trois ou quatre volumes grand in-8., imprimés sur deux colonnes.

Le prix de chaque livraison est fixé à 3 fr. 50 c. pour Paris, et 4 fr., franc de port, par la poste. Les 5 premières livraisons sont en vente.

COOPER (Astley). — OEUVRES CHIRURGICALES COMPLETES, traduites de l'anglais, avec des notes, par E. CHASSAIGNAC, professeur agrégé à la Faculté de médecine de Paris, et G. RICHELOT, docteur en médecine de la Faculté de Paris.

Les œuvres chirurgicales de sir A. Cooper se composent de quatre Traités généraux et d'un grand nombre de Mémoires sur plusieurs des points les plus importants de la chirurgie, tels que les *anévrysmes, les maladies des voies urinaires, les tumeurs, la surdité, etc.*

Les quatre Traités sont les suivants :—TRAITÉ DES LUXATIONS ET DES FRACTURES DES ARTICULATIONS; TRAITÉ DES HERNIES, TRAITÉ DES MALADIES DU TESTICULE ; TRAITÉ DES MALADIES DU SEIN. Paris, 1837, 1 fort vol. in-8.   14 fr.

CRUVEILHIER. — ANATOMIE DU SYSTÈME NERVEUX DE L'HOMME, première livraison, contenant le *centre nerveux céphalo-rachidien,* deux planches de grandeur naturelle. La deuxième livraison contient les muscles de la face.

Chaque livraison forme une partie complète, et se vend séparément. Prix de chaque livraison :   8 fr.

DICTIONNAIRE DE MÉDECINE, ou répertoire général des sciences médicales considérées sous les rapports théorique et pratique ; par MM. ADELON, BÉCLARD, P. BÉRARD, A. BÉRARD, BIETT, BLACHE, BRESCHET, CALMEIL, CAZENAVE, CHOMEL, H. CLOQUET, J. CLOQUET, COUTANCEAU, DALMAS, DANCE, DESORMEAUX, DEZEIMERIS, P. DUBOIS, FERRUS, GEORGET, GERDY, GUÉRARD, GUERSANT, ITARD, LAGNEAU, LANDRÉ-BEAUVAIS, LAUGIER, LITTRÉ, LOUIS, MARC, MARJOLIN, MURAT, OLLIVIER d'Angers, ORFILA, OUDET, PELLETIER, PRAVAZ, RAIGE-DELORME, REYNAUD, RICHARD, ROCHOUX, ROSTAN, ROUX, RULLIER, SOUBEYRAN, TROUSSEAU, VELPEAU, VILLERMÉ, 2ᵉ édition *entièrement refondue.*

Conditions de la souscription.

Cette seconde édition du Dictionnaire de médecine, en raison des additions faites aux articles de médecine et de chirurgie pratiques et des parties toutes nouvelles qui y sont traitées, et particulièrement de la Bibliographie, se compose de 30 volumes in-8.

Le prix pour les souscripteurs est fixé à 6 fr. le volume pour Paris, et 8 fr. franc de port par la poste, pour les départements.

Les 29 premiers volumes sont en vente. Prix :   174 fr.

HOLLARD (H.) docteur médecin de la Faculté de Paris, professeur d'histoire naturelle et d'anatomie comparée. — PRÉCIS D'ANATOMIE COMPARÉE, ou Tableau de l'organisation considérée dans la série animale, OUVRAGE DESTINÉ A SERVIR DE GUIDE pour l'étude de l'anatomie et de la physiologie comparées. Paris, 1837. 1 fort vol. in-8.   6 fr. 50 c.

HUNTER (John). — OEuvres complètes, traduites de l'anglais sur l'édition du docteur J. F. Palmer, avec des notes, par G. RICHELOT, docteur en médecine de la Faculté de Paris, chevalier de la Légion-d'Honneur, etc.

L'ouvrage se compose de 4 volumes grand in-8, de chacun 40 feuilles, et un atlas in-4 de 64 planches. Le premier volume contient la vie de Hunter et ses leçons de chirurgie ; le deuxième, le traité des dents et le traité de la syphilis avec des notes par MM. Oudet et Ricord ; le troisième, le traité du sang et de l'inflammation des plaies par armes à feu ; le quatrième et dernier, plus de 40 mémoires sur des points intéressants d'anatomie, de physiologie, d'embryologie et d'anatomie comparée ; il est terminé par une table analytique et alphabétique pour faciliter les recherches.   40 fr.

LALLEMAND, professeur de clinique chirurgicale à la Faculté de médecine de Montpellier, chirurgien en chef de l'hôpital civil et militaire de la même ville, etc., etc. — RECHERCHES ANATOMICO-PATHOLOGIQUES SUR L'ENCÉPHALE ET SES DÉPENDANCES, lettres 1, 2, 3, 4, 5, 6, 7, 8 et 9. Paris, 1830, 1835. in-8, br.   27 fr.
Les lettres 6, 7, 8 et 9 se vendent séparément, chacune,   3 fr. 25 c.
La neuvième lettre contient la table analytique des matières.

LALLEMAND. — DES PERTES SÉMINALES INVOLONTAIRES.
1836, 1 vol. in-8, *première partie.*   4 fr. 50 c.
Idem, *seconde partie.* 1 vol. in-8. 1838.   4 fr. 50 c.
Idem, *troisième partie.* 1 vol. in-8. 1839.   4 fr. 50 c.
Idem, *quatrième partie.* 1841.   4 fr, 50 c.
Idem, *cinquième partie.* 1842.   7 fr.
L'ouvrage se compose de 3 vol. en 5 parties.   25 fr.

LALLEMAND. — CLINIQUE MÉDICO-CHIRURGICALE, recueillie, rédigée et publiée sous ses yeux ; par H. KAULA, son élève particulier. 1 fort volume in-8, divisé en deux parties.
LA PREMIÈRE PARTIE A PARU. Prix.   5 fr.

LASSAIGNE (J.-L.), professeur de chimie et de physique à l'École royale vétérinaire d'Alfort, à l'École spéciale de commerce de Paris, etc., etc. — ABRÉGÉ ÉLÉMENTAIRE DE CHIMIE CONSIDÉRÉE COMME SCIENCE ACCESSOIRE A L'ÉTUDE DE LA MÉDECINE, DE DE LA PHARMACIE ET DE L'HISTOIRE NATURELLE. TROISIEME ÉDITION, revue, corrigée et augmentée. Paris, 1842. 2 vol. in-8, de plus de 700 pages chacun, et un atlas de planches accompagné de 16 tableaux coloriés où sont figurés, avec leurs couleurs naturelles, les précipités formés par les réactifs dans les solutions des sels métalliques employés dans la médecine et la pharmacie.   16 fr.

MAYGRIER (J.-P.), membre de l'Académie royale de médecine, professeur d'accouchements. — NOUVELLES DÉMONSTRATIONS D'ACCOUCHEMENTS. DEUXIÈME ÉDITION, entièrement refondue et considérablement augmentée par HalmaGrand, docteur en médecine, professeur d'accouchements, de maladies des femmes et des enfants.
L'ouvrage de M. Maygrier se composait seulement d'un texte succinct et explicatif, de belles et nombreuses planches. Aucune des grandes questions qui se rattachent à la science pratique des accouchements ne s'y trouvait exposée.
Dans cette nouvelle édition, M. HalmaGrand a traité avec tout l'intérêt que peuvent y prendre les élèves et les praticiens, les différentes matières qui sont du domaine de la science obstétricale : rien n'y a été omis ; c'est un ouvrage entièrement neuf, complet dans toutes ses parties. Les lacunes de la première édition ont toutes été comblées en y ajoutant : 1° la description anatomique et obstétricale du bassin, des parties sexuelles et de leurs anomalies ; 2° l'histoire de la menstruation, de la reproduction et du développement du fœtus ; 3° l'histoire de la grossesse ; 4° le mécanisme de l'accouchement naturel ; 5° la description des différents modes opératoires pour la terminaison des accouchements difficiles ; 6° l'indication des soins à donner à la mère et à l'enfant, etc.
Cet ouvrage se compose de quatre-vingt-une planches in-folio gravées en taille douce, représentant dans leur ensemble plus de deux cents sujets, et d'un fort volume in-8. de texte. Paris, 1840. Figures noires.   40 fr.
Figures coloriées avec le plus grand soin,   70 fr.
L'ouvrage a été publié en 20 livraisons de 4 planches chacune ; les personnes qui le désireraient pourront l'acquérir en retirant une ou plusieurs livraisons à la fois. Prix de chacune ; fig. noires, 2 fr. ; fig. col., 3 fr. 50.

MAYOR. — L'EXPÉRIENCE, LA CHIRURGIE PURE ET LA TACHYTOMIE. in-8. 1843. 2 fr. 50 c.

MÉMOIRES ET PRIX DE L'ACADÉMIE ROYALE DE CHIRURGIE. Nouvelle édition entièrement conforme à l'édition originale. 12 volumes in-8. 45 fr.

Cette édition se distingue des précédentes par les notes qui indiquent les progrès de la science depuis la publication de l'ouvrage. On a donné à celle que nous annonçons tous les soins possibles pour qu'elle soit très correcte ; et pour rendre les recherches plus faciles, on a placé à la fin du dernier volume une table alphabétique des noms des auteurs, ainsi qu'une table des matières qui sont traitées dans cette collection justement renommée.

« L'histoire si glorieuse pour la chirurgie, a dit M. le professeur Richerand, est renfermée tout entière dans le recueil des Mémoires et des prix de l'Académie royale de chirurgie, livre indispensable et dont on ne saurait trop constamment méditer les diverses portions. »

ORFILA, doyen et professeur à la Faculté de médecine de Paris, membre du conseil royal de l'instruction publique, du conseil général du département de la Seine, du conseil général des hospices, etc. — TRAITÉ DE MÉDECINE LEGALE. Troisième édition, revue, corrigée et considérablement augmentée, suivie de plusieurs mémoires sur deux questions importantes de médecine légale, LA SUSPENSION ET L'EMPOISONNEMENT PAR L'ACIDE ARSÉNIEUX. 3 vol. in-8. 20 fr.
L'atlas, composé de 26 pl., dont 7 color., se vend séparément. 3 fr. 50 c.

OZANAM. — Histoire médicale, générale et particulière des MALADIES ÉPIDÉMIQUES, contagieuses et épizootiques, qui ont régné en Europe depuis les temps les plus reculés jusqu'à nos jours. 2ᵉ édit., revue, corrigée et considérablement augmentée. 4 vol. in-8. 1835. 12 fr.

RICHARD. — ÉLÉMENTS D'HISTOIRE NATURELLE MEDICALE, contenant des notions générales sur l'histoire naturelle, la description, l'histoire et les propriétés de tous les aliments, médicaments ou poisons tirés des trois règnes de la nature. TROISIÈME ÉDITION, revue, corrigée et considérablement augmentée, ornée de 10 planches représentant les formes cristallines des minéraux, les espèces de sangsues officinales, les divers insectes vésicants et les vers intestinaux de l'homme. 3 vol. in-8, dont le premier contient *la Zoologie*, le deuxième *la Minéralogie*, et le troisième *la Botanique médicale*. 1838. 19 fr.

RICHARD. — FORMULAIRE DE POCHE à l'usage des praticiens, ou Recueil des formules les plus usitées dans la pratique médicale, avec l'indication des doses exprimé s en poids officinaux et en poids anciens, SEPTIEME ÉDITION refondue sur un plan entièrement neuf, et contenant, 1º le Tableau général des Eaux minérales ; 2º celui des contre-poisons ; 3º les secours à donner aux asphyxiés et aux noyés ; Paris, 1840 ; 1 fort volume in-32 sur Jésus vélin. 3 fr.

RICHERAND (le baron), chirurgien en chef de l'hôpital Saint-Louis, professeur à la Faculté de médecine : — NOUVEAUX ÉLÉMENTS DE PHYSIOLOGIE, DIXIÈME édition, revue, corrigée et augmentée d'un vol. par l'auteur, et par M. BÉRARD, professeur de physiologie à la même Faculté. Paris. 1833, 3 vol. in-8. 20 fr.

Paris. — Imp. F. LOCQUIN, 16, rue N.-D.-des-Victoires.

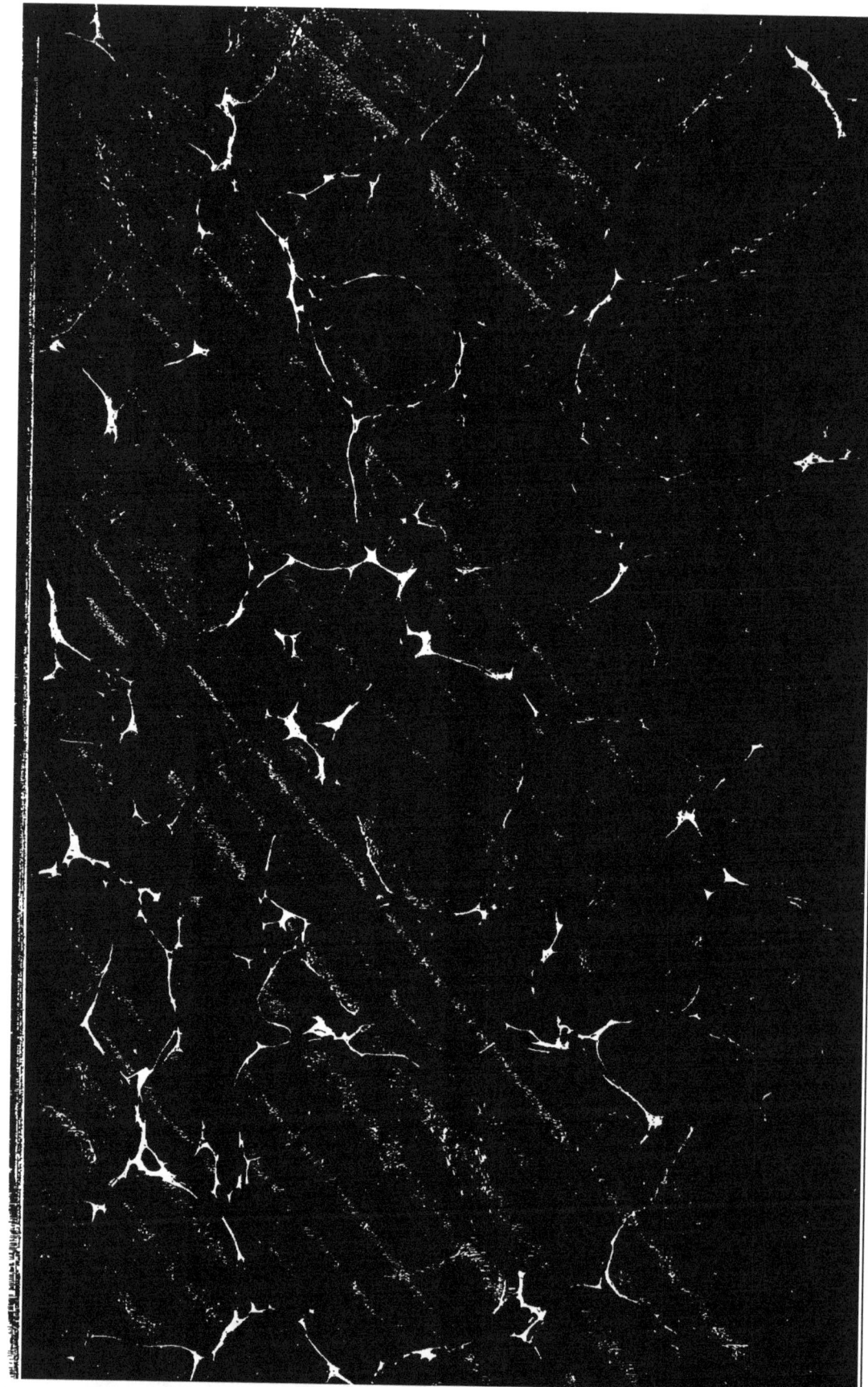